Schattauer

Wolfgang Wöller

Psychodynamische Psychotherapie

Lehrbuch der ressourcenorientierten Praxis

Unter Mitarbeit von
Johannes Kruse
Helga Mattheß
Wiebke Pape
Andrea Schleu

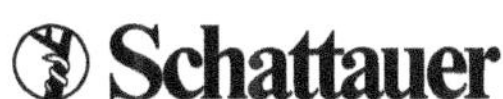

Priv.-Doz. Dr. med. Wolfgang Wöller
Homepage: www.wolfgang-woeller.de
E-Mail: wolfgang.woeller@gmx.de

Schattauer
www.schattauer.de

Cover: Jutta Herden, Stuttgart
unter Verwendung einer Abbildung von © SACHIN MEENA (Unsplash)
Gesetzt von Eberl & Koesel Studio, Altusried-Krugzell
Gedruckt und gebunden von CPI – Clausen & Bosse, Leck
ISBN 978-3-608-40074-8
E-Book ISBN 978-3-608-11894-0
PDF-E-Book ISBN 978-3-608-20578-7

Bibliografische Information der Deutschen Nationalbibliothek
Die Deutsche Nationalbibliothek verzeichnet diese Publikation in der Deutschen Nationalbibliografie; detaillierte bibliografische Daten sind im Internet über http://dnb.d-nb.de abrufbar.

Geleitwort

In den letzten Jahren hat sich Psychodynamische Psychotherapie in mancherlei Hinsicht positiv entwickelt, so liegen z. B. inzwischen zahlreiche stabile Wirksamkeitsnachweise vor, die Operationalisierte Psychodynamische Diagnostik hat die Verlässlichkeit und Transparenz der Diagnostik und der Therapieplanung verbessert, Spezialisierungen wie die mentalisierungsbasierte, übertragungsfokussierte oder strukturbezogene Psychotherapie haben weite Verbreitung gefunden. Gleichzeitig sieht sich Psychodynamische Psychotherapie aber auch vielen Herausforderungen gegenüber, angefangen bei der bis heute umstrittenen Frage, ob es vorteilhaft ist oder nicht, mit dieser Bezeichnung primär die Gemeinsamkeiten von Psychoanalyse und tiefenpsychologischer Psychotherapie zu betonen und nicht die historischen Unterschiede. Weitreichender noch ist der »common ground« der vielen konkurrierenden psychodynamischen Theorien und Modelle heute kaum feststellbar, und die Rezeption moderner Befunde aus der Neurobiologie und der Entwicklungspsychologie, aber auch aus der Psychotherapieforschung geschieht in Ausbildung und Praxis nur punktuell und oft widerwillig. Damit fehlt es bislang weitgehend an umfassenderen, kohärenten und zeitgemäßen Identifikationsangeboten für angehende psychodynamische Psychotherapeutinnen und Psychotherapeuten.

Das vorliegende Werk von Wolfgang Wöller bietet jetzt in ausgezeichneter Weise die Grundlage für einen solchen Identifikationsprozess. Es vereint eine ganze Reihe von ansonsten bestenfalls disparaten Qualitäten in einem Buch: eine von hoher klinischer und wissenschaftlicher Erfahrung geprägte persönliche Perspektive mit dem Mut zu kritischer Würdigung der heterogenen Elemente psychodynamischer Tradition; eine überzeugende Integration eines ressourcenorientierten Zugangs, der als zentrales Element moderner, interpersonell orientierter Psychodynamik die positive Emotionalität besonders in den Blick nimmt; eine ebenso überzeugende Begründung für die dissoziative Erinnerungsverarbeitung (und nicht einfach »Trauma«) als dritter klinisch-psychodynamischer Perspektive neben der Konflikt- und Strukturperspektive und, last not least, eine durchgängige Spiegelung aktueller psychodynamischer Konzepte an den Befunden und Konzepten anderer Wissenschaften, insbesondere der Neurobiologie. Die gut 600 Seiten sind zudem durchweg sehr gut lesbar und verständlich, dank der sachlich immer gut begründeten, zugleich aber persönlich geprägten Diktion ist die Lektüre oftmals regelrecht erfrischend.

Das Ganze ist damit ein sehr gut für die Aus- und Weiterbildung geeignetes Lehr-, aber ebenso ein erhellendes Aufklärungsbuch, von dem auch Erfahrene sehr viel profitieren können. Den Geleitworte klassisch abschließenden Wunsch nach einer breiten Leserschaft möchte ich für dieses schöne und wichtige Buch daher nicht nur bekräftigen – ich verbinde ihn mit der Bitte, aktiv unter Kolleginnen und Kollegen, in Kliniken und in Instituten für die entsprechende Verbreitung des Buchs zu werben.

Peter Henningsen
München, im Februar 2022

Vorwort

Das Lehrbuch will ein zeitgemäßes Verständnis psychodynamischer Psychotherapie vermitteln, das den Reichtum des psychoanalytischen Erfahrungswissens bewahrt und gleichzeitig den Befunden moderner Neuro- und Entwicklungswissenschaften und den Ergebnissen der empirischen Psychotherapieforschung Rechnung trägt. Dabei liegt der besondere Akzent auf dem Aspekt der Ressourcenorientierung.

Zentral ist und bleibt unser psychodynamisches Beziehungsverständnis und die Überzeugung von der Wirkmächtigkeit unbewusster Prozesse. Gleichzeitig nehmen wir die Befundlage der modernen Neurowissenschaften zur Kenntnis, die uns unmissverständlich auf die Bedeutung positiver Emotionen für das neuronale Wachstum und die Regulation von Beziehungen hingewiesen hat. In der konkreten Behandlungssituation kann uns das empirisch vielfach bestätigte Prinzip der Ressourcenaktivierung – es zählt heute zu den wichtigsten Wirkprinzipien jeder Form von Psychotherapie – helfen, die für die therapeutische Arbeit notwendigen positiven Emotionen zu generieren. Dabei ist die Förderung positiver Emotionalität niemals Selbstzweck und von einer oberflächlich harmonisierenden Beziehungsgestaltung weit entfernt. Doch kann sie die Voraussetzungen dafür schaffen, dass Schmerz, Leid und Scham in der therapeutischen Beziehung Raum haben und pathogene motivationale Konflikte bewusst werden dürfen. Und sie kann die Grundlage für eine sichere und kooperative therapeutische Beziehung bereitstellen, die wir brauchen, um Ich-Funktionen der Selbst- und Beziehungsregulation zu restituieren und abgespaltene traumatische Erinnerungsfragmente in die Repräsentanzenwelt des Alltags zu integrieren.

Unsere auf subjektive Bedeutungen und zentrale Beziehungsbedürfnisse hin orientierte therapeutische Haltung gebietet uns Zurückhaltung bei der Beurteilung, was für unsere Patienten[1] gut ist. Die Überzeugung, dass nicht nur unsere Patienten, sondern auch wir in unserem Verhalten unbewussten Einflüssen unterworfen sind, lehrt uns Bescheidenheit. Wir benötigen die Rückmeldungen unserer Patienten, um einschätzen zu können, ob das, was wir ihnen anbieten, tatsächlich hilfreich ist, und um Brüche in der therapeutischen Allianz identifizieren und »reparieren« zu können. Ressourcenorientierung fragt auch danach, was wir als Therapeuten brauchen, um in schwierigen therapeutischen Situationen unsere Mentalisierungsfunktion zu erhalten und um Schaden von der Therapie, unseren Patienten und uns selbst abzuwenden.

Das Buch will vertrautes psychoanalytisches Wissen in einem neuen Zusammenhang betrachten und neue Reflexionsräume eröffnen[2]. Dazu wollen wir die reichen Wissensbestände in den Gesamtkontext der uns umgebenden Nachbarwissenschaften stellen. Um in der pluralistisch unübersichtlichen Theorienlandschaft der Psychoanalyse

1 Wenn wir im Plural von »Patienten« oder »Therapeuten« sprechen, sind immer alle Geschlechter gemeint. Das gleich gilt, wenn wir im Singular die männliche und weibliche Form in unsystematischer Variation verwenden.

2 Insofern versteht sich dieses Buch auch nicht als Basisbuch. Als solches sei unsere Einführung (Wöller & Kruse 2018) weiterhin empfohlen.

Orientierung zu stiften, will eine kritische Übersicht über die psychoanalytische Theorieentwicklung Hinweise geben, welche der traditionellen Theorieelemente mit den Befunden der wichtigsten Nachbarwissenschaften kompatibel sind und welche einer Revision bedürfen. Vor diesem Hintergrund werden die Grundlinien unseres ressourcenbasierten Verständnisses psychodynamischer Therapie dargestellt.

Wie jede andere Perspektive stellt auch die Ressourcenperspektive eine spezifische Konstruktion der Realität dar, die sich bewähren muss. Ob sie sich bewähren wird, ist eine empirische Frage. Derzeit hat jedoch die Tatsache, dass Kolleginnen und Kollegen an diesem Buch mitgewirkt haben, die meine Sicht auf eine zeitgemäße psychodynamische Therapie teilen, mein Zutrauen in die gewählte Realitätskonstruktion bestärkt. Gleichwohl bleibt festzuhalten, dass alle in diesem Buch mitgeteilten Überlegungen und ausgesprochenen Empfehlungen auf einem sehr persönlichen Theorieverständnis und therapeutischen Erfahrungshintergrund beruhen. Sie bleiben offen für jede Form des kritischen Austauschs und sind jederzeit revidierbar, wenn neue empirische Befundlagen dies erfordern.

Ich danke allen, die mit ihrer klinischen Expertise und ihrer Offenheit für Neues am Entstehen dieses Buches mitgewirkt haben, und den vielen betroffenen Patienten, die mich stets an die Notwendigkeit erinnert haben, theoretisches Wissen im Lichte der klinischen Erfahrung immer wieder zu überdenken.

Wolfgang Wöller, im Februar 2022

Inhalt

1 Einleitung

1.1 Psychodynamische Psychotherapie heute

1.1.1 Zum aktuellen Stand der psychodynamischen Therapie

Psychodynamische Therapie ist als ein von der Psychoanalyse abgeleitetes psychotherapeutisches Verfahren[1] fest in unserer psychotherapeutischen Versorgungslandschaft verankert. Ihre unterschiedlichen Varianten haben in der von Sigmund Freud begründeten Psychoanalyse mit ihrer Persönlichkeits-, Krankheits- und Behandlungstheorie die gemeinsame theoretische Basis.

Durch ihre Verankerung in der Psychoanalyse ist sie das Kind einer der größten Geistesbewegungen des 20. Jahrhunderts. Ein von der Psychoanalyse inspiriertes Denken ist zu einem nicht mehr wegzudenkenden Bestandteil unserer Kultur geworden. Kaum noch findet sich ein gesellschaftlicher oder kultureller Diskurs, der sich nicht auch psychoanalytischer Begrifflichkeit und Denkmuster bediente. Vielen Zeitgenossen ist die aus der Psychoanalyse hervorgegangene Gedankenwelt so zur Selbstverständlichkeit geworden, dass sie ihre Herkunft kaum noch bemerken.

Es kann nicht verwundern, dass die aus der Psychoanalyse hervorgegangene Therapieform unter ihrer über 100 Jahre währenden theoretischen und praktischen Weiterentwicklung nicht nur eine beträchtliche Tiefe in der theoretischen Durchdringung psychotherapeutischer Prozesse erreicht hat, sondern sich in ihrer praktischen therapeutischen Anwendung in einem solchen Maße verändert hat, dass ein Zeitgenosse Freuds auf den ersten Blick ihre Herleitung aus der Psychoanalyse kaum wiedererkennen würde. Auf den zweiten Blick würde er jedoch feststellen, dass die für die Psychoanalyse grundlegenden Konzepte zu unbewussten Prozessen und konflikthaften Motivationen ebenso ihre Gültigkeit behalten haben wie das psychogenetische Prinzip, demzufolge frühe Erfahrungen späteres Erleben beeinflussen, oder die Rolle von Fantasien und inneren Bildern oder die Bedeutung von Übertragung und Gegenübertragung – wenngleich in vieler Hinsicht neue Perspektiven hinzugefügt und neue Schwerpunkte gesetzt wurden. Diese betreffen etwa die Motivierung menschlichen Verhaltens, die Rolle von Emotionen und Fantasien oder den Stellenwert unbewusster Prozesse (Shedler 2010).

Psychodynamische Therapie war und ist ein Verfahren, das zentral darauf abzielt, Unbewusstes bewusst zu machen. Doch beschränkt sich diese Zielsetzung nach neuerer Auffassung nicht darauf, bereits repräsentierte Inhalte, die durch Abwehrmechanismen ins Unbewusste »verdrängt« wurden, dem Bewusstsein zugänglich zu machen. Ebenso gilt es, prozedual gespeicherte Inhalte des impliziten Beziehungswissens bewusst zu machen, um sie verändern zu können, und maladaptive Muster der Selbst- und Beziehungsregulation zu identifizieren, um sie nachzuentwickeln.

Aus einer Wissenschaft vom Unbewussten, in deren Zentrum sexuelle und aggressive Triebkonflikte standen, ist eine zeitgemäße Beziehungswissenschaft geworden, die ihre Aufgabe darin sieht, die Komplexität psychotherapeutischen Beziehungsgeschehens im Detail zu betrachten und das daraus gewonnene Verständnis therapeutisch nutzbar zu machen.

Vermutlich würde Sigmund Freud, könnte er sich mit dem heutigen Stand der von ihm begründeten Wissenschaft vertraut machen, mit nicht geringer Befriedigung zur Kenntnis nehmen, in welchem Umfang grundlegende Postulate durch die neurobiologische Forschung bestätigt werden konnten. Leicht lässt sich spekulieren, dass er, der alles darangesetzt hätte, »seiner« Psychoanalyse den Anschluss an den heutigen interdisziplinären Wissensstand zu verschaffen, erfreut gewesen wäre über das – ungeachtet der Kritik an Details psychoanalytischer Theorieelemente – ungebrochene Interesse renommierter Neurowissenschaftler an den Grundlagen der psychoanalytischen Theoriebildung. Allerdings wäre er, dem die Einheit der psychoanalytischen Theorie immer ein großes Anliegen war, höchstwahrscheinlich verwundert gewesen über den gegenwärtigen Zustand der psychoanalytischen Theorielandschaft. Auch wenn der gegenwärtige Theorienpluralismus einen kaum zu überbietenden Reichtum an Ideen und Kreativität beinhaltet, würde er betroffen zur Kenntnis nehmen, welchen Schaden der undisziplinierte Umgang mit den Prinzipien der Theorienbildung der Reputation der Psychoanalyse im Kontext ihrer Nachbarwissenschaften zugefügt hat.

Dies ist insofern bedauerlich, als die Wirksamkeit psychodynamischer Psychotherapie durch eine Vielzahl randomisiert-kontrollierter Studien bei so gut wie allen Störungsbildern – depressiven Störungen, Angststörungen, Essstörungen, somatoformen Störungen, Substanzmissbrauch, Persönlichkeitsstörungen – zweifelsfrei belegt werden konnte (Leichsenring et al. 2004). Sie weist eine gleich starke Wirksamkeit wie die kognitiv-behaviorale Therapie auf (Steinert et al. 2017). Sogar scheint sich abzuzeichnen, dass die Wirksamkeit psychodynamischer Therapien nicht nur über einen längeren Zeitraum aufrechterhalten bleibt, sondern mit der Zeit noch ansteigt (de Maat et al. 2009)[2]. Die Befunde lassen den Schluss zu, dass psychodynamische Therapie einen therapeutischen Prozess in Gang setzt, der sich nach Abschluss der Behandlung noch fortsetzt.

1.1.2 Wirkfaktoren und die Theorien- und Methodenvielfalt psychodynamischer Therapie

Die für die beschriebenen Effekte psychodynamischer Therapien angenommenen Wirkfaktoren sind unbestreitbar komplex. Die Bedeutung unbewusster Motivationen, die Rolle der Emotionalität und die Bedeutung intrapsychischer und intersubjektiver Prozesse der Beziehungsgestaltung einschließlich der Prozesse von Übertragung und Gegenübertragung stellen als zentrale verbindende klinisch-theoretische Konzepte nach wie vor einen Bezugsrahmen für eine individualisierte Behandlungsplanung dar.

Forschungsbefunde der neueren Zeit deuten darauf hin, dass die für die Wirksamkeit psychodynamischer Therapien theoretisch angenommenen Wirkfaktoren tatsächlich für ihren Erfolg verantwortlich oder mindestens mitverantwortlich sind. So waren vor allem eine Zunahme von Einsicht in bisher nicht bewusste Zusammenhänge, Veränderungen der Abwehrfunktion und die Verbesserung im Bereich der reflektierenden Funktion mit dem Therapieerfolg assoziiert (Connolly Gibbons et al. 2009; Johansson et al. 2010; Kallestad et al. 2010)[3]. Über die genannten Befunde hinaus haben wir Grund zu der Annahme, dass psychodynamische Mechanismen die Grundlage für die Wirksamkeit auch anderer Formen von Psychotherapie sein können (Ablon & Jones 1998)[4].

Wenn wir für eine Ordnung der Theorienlandschaft plädieren, darf das nicht heißen, auf eine Vielfalt theoretischer Perspektiven zu verzichten. Eher gilt das Gegenteil: Auch wenn die psychoanalytische Veränderungstheorie in den Jahren seit ihrem Bestehen einen gravierenden Paradigmenwechsel vollzogen hat – vom Paradigma des einsichtsgeleiteten Deutens zum Paradigma der Transformation durch Beziehung – wird eine multiperspektivische Auffassung unser dynamisches Arbeiten weiterhin kennzeichnen und seine Vorzüge ausmachen. Doch sollte auch sie überschaubar und geordnet sein. Unter diesem Blickwinkel möchten wir vorschlagen, die folgende Einteilung zur Grundlage einer multiperspektivischen Betrachtung zu machen[5]:

- die *beziehungsorientierte Perspektive*, die objektbeziehungstheoretische, selbstpsychologische, postkleinianische, intersubjektive und relationale Positionen verbindet und zu den Ergebnissen der entwicklungspsychologischen Forschung und der Psychotherapieforschung in Beziehung setzt;
- die *Perspektive motivationaler Konflikte*, die sich nicht mehr auf die Triebtheorie, sondern auf Konflikte zwischen unterschiedlichen Motivationssystemen bezieht;
- die *Perspektive der Prozeduren der Selbst- und Beziehungsregulation*, die vor dem Hintergrund der ich-psychologischen Tradition und unter Nutzung der neurobiologischen Erkenntnisse zur Speicherung impliziter Wissensbestände in prozeduralen Gedächtnissystemen die Verfügbarkeit von Ich-Funktionen – der Affektregulation, Impulskontrolle, Realitätsprüfung und Objektkonstanz, aber auch der wichtigen Mentalisierungsfunktion – zu verbessern sucht;
- die *Perspektive gestörter Repräsentanzenbildung und »abgespaltener« psychischer Inhalte und Persönlichkeitsaspekte* traumatischen Ursprungs, die die in Vergessenheit geratenen Erkenntnisse Pierre Janets und das darauf aufbauende moderne psychotraumatologische Wissen aufgreift.

Was wir jedoch bedauernd feststellen müssen, ist die Tatsache, dass der für die beziehungsorientierte Perspektive so wichtige Bezug zu Ergebnissen der entwicklungspsychologischen Forschung und der Psychotherapieforschung – zumindest in der Breite der psychodynamischen Praxis – noch in den Anfängen steht. Ähnliches gilt für die Perspektive der »Prozeduren der Selbst- und Beziehungsregulation«. Auch bei ihr werden die Bezüge zu den aktuellen neurobiologischen Befunden und zur Psychotherapieforschung nur erst sporadisch sichtbar. Zwei Aspekte sind uns dabei wichtig:

1. Wir sehen eine bedeutende Rolle psychodynamischer Theoriebildung im Bereich der sogenannten »Common factors«, der Faktoren, die als »unspezifisch« gelten, weil sie über alle Therapieverfahren hinweg einen hohen Einfluss auf die Wirksamkeit von Psychotherapien haben.

Dazu zählen die Qualität der therapeutischen Beziehung, die Erwartung von Patienten an die Therapie und die Art und Weise, wie das Therapieangebot Patienten vermittelt wird. Nach Norcross und Lambert (2011) lassen sich 30 % der Psychotherapie-Ergebnisse auf »Common factors« zurückführen, während nur 15 % durch spezifische Techniken erklärbar sind[6]. Da es sich bei den Common factors im Wesentlichen um Aspekte der Beziehungsgestaltung handelt, ist ein psychodynamisches Beziehungsverständnis in besonderem Maße gefragt.

In der Behandlung komplex traumatisierter Patienten wurden ressourcenaktivierende imaginative Techniken hypnotherapeutischen Ursprungs bereits erfolgreich in psychodynamische Behandlungen integriert (Reddemann 2016, 2021; Sachsse 2004; Reddemann & Wöller 2017; Wöller 2013; Wöller et al. 2020). Ebenso hat sich die Integration der traumakonfrontativen Methode EMDR (Eye Movement Desensitization and Reprocessing; Shapiro 2013) in tiefenpsychologische und analytische Psychotherapien als äußerst hilfreich erwiesen[7].

2. Die Feststellung, dass Ergebnisse der Psychotherapieforschung noch immer unzureichend rezipiert wurden, gilt ganz besonders für das aus unserer Sicht äußerst wichtige und empirisch gut belegte Wirkprinzip der *Ressourcenaktivierung* (Grawe 1998, 2004), das bisher lediglich in der ressourcenorientierten psychodynamischen Therapie von Patienten mit komplexen Traumafolgestörungen eine systematische Anwendung gefunden hat.

Wir sind der Auffassung, dass die therapeutischen Potenziale, die dem Prinzip der Ressourcenaktivierung innewohnen, in psychodynamischen Therapien noch bei weitem nicht ausgeschöpft sind (Wöller 2015), und haben es uns zur Aufgabe gemacht, diese Perspektive dem psychodynamischen Denken und Behandeln zu erschließen.

1.1.3 Varianten psychodynamischer Therapie

Psychodynamische Therapie steht uns in unterschiedlichen Varianten zur Verfügung. Am ehesten entspricht dem, was international unter psychodynamischer Psychotherapie verstanden wird, die in den deutschen Psychotherapierichtlinien (2009/2018) verankerte tiefenpsychologisch fundierte Psychotherapie. In Deutschland ist sie neben der analytischen Psychotherapie das zweite unter den von der Psychoanalyse abgeleiteten Therapieverfahren.

- Dem Wortlaut der Psychotherapie-Richtlinien (2009/2018) zufolge versteht sich die *tiefenpsychologisch fundierte Psychotherapie* als eine Therapieform, die sich hinsichtlich des Indikationsspektrums und verschiedener behandlungstechnischer Modalitäten von der analytischen Psychotherapie abgrenzt. Anders als diese verfolgt sie eine begrenzte Zielsetzung, indem ein umschriebener neurotischer Konflikt (Konfliktfokus) oder eine umschriebene ich-funktionelle Beeinträchtigung (Strukturfokus) ohne den Anspruch auf eine Umstrukturierung der Persönlichkeit zu bearbeiten sind.

Behandlungstechnisch werden, anders als in der analytischen Therapie, regressive Tendenzen aktiv begrenzt. Die Behandlung wird in der Regel mit einer Wochenstunde im Gegenübersitzen realisiert und umfasst eine Dauer von 50 bis 100 Sitzungen, während bei der hochfrequent durchzuführenden analytischen Therapie 240 bis 300 Sitzungen zur Verfügung stehen (Gödde 2021; Wöller & Kruse 2018).

- Behandlungstechnisch finden wir auf Seiten der *analytischen Psychotherapie* eine ausgiebigere Anwendung der Methode der freien Assoziation, eine häufigere Inanspruchnahme des Couch-Settings und andersartige Nutzung von Fantasien und Träumen. Vor allem aber imponiert die höhere Sitzungsfrequenz und die längere Therapiedauer auf Seiten der analytischen Therapie.

Dieser idealtypischen Unterscheidung entspricht in der internationalen Literatur die Unterscheidung zwischen psychodynamischer und psychoanalytischer Therapie oder verkürzt zwischen »psychotherapy« und »psychoanalysis« (Busch 2010; Kächele 2010; Widlöcher 2010).

Seit aber, den Anforderungen der Versorgungsrealität entsprechend, die große Mehrzahl der Patienten mit dem Stundenkontingent tiefenpsychologisch fundierter Psychotherapie behandelt wird, haben sich die Unterschiede zwischen beiden Varianten weitgehend eingeebnet. Dazu haben die folgenden Entwicklungen beigetragen (Kruse et al. 2012; Kruse et al. 2013; Wöller & Kruse 2020):

1. Die begrenzte Zahl psychoanalytisch ausgebildeter Psychotherapeuten brachte es mit sich, dass auch Behandlungen, die wegen der umfassenden Störungen im Bereich der Persönlichkeit zum Indikationsbereich der analytischen Psychotherapie gehört hätten, durch Psychotherapeuten mit tiefenpsychologischem Ausbildungshintergrund durchgeführt werden mussten.

2. Für nicht wenige Patienten war das hochfrequente Setting mit den Anforderungen ihres persönlichen und beruflichen Umfeldes nicht vereinbar. Auch wurden kürzere und konzentriertere Therapieformen oft als ausreichend angesehen.

3. Psychodynamische Psychotherapeuten, die über das Stundenkontingent einer analytischen Therapie verfügen, nutzen dieses zunehmend auch für Patienten, die wegen der Schwere ihrer ich-strukturellen Störungen das Angebot einer Langzeittherapie brauchen. Sie nutzen es jedoch nicht regressionsfördernd und hochfrequent, sondern regressionsbegrenzend und tendenziell eher niederfrequent. Eine solchermaßen »modifizierte« analytische Therapie entspricht jedoch in der Art der Behandlungsführung und der Wahl des therapeutischen Vorgehens eher den Vorgaben der Psychotherapie-Richtlinien für die tiefenpsychologisch fundierte Psychotherapie.

Mit Blick auf diese Aspekte der Versorgungsrealität müssen wir feststellen, dass die Zuweisung zur analytischen oder tiefenpsychologisch fundierten Psychotherapie weitgehend aufgrund der lokalen Verfügbarkeit, möglicherweise auch aufgrund persönlicher Erfahrungen und Vorlieben (Janssen 2016), kaum jedoch auf der Basis einer soliden klinischen Differenzialindikation erfolgt. Heute werden Patienten aus dem gesamten Diagnosespektrum und mit Merkmalen unterschiedlicher Strukturniveaus in tiefenpsychologischer und analytischer Therapie gleichermaßen behandelt.

4. Infolge dieser Entwicklungen ist die tiefenpsychologisch fundierte Therapie, die lange Zeit als die »kleine Schwester« oder das »Adoptivkind« (Wöller 2013b) der analytischen Psychotherapie galt, zu dem mit Abstand am häufigsten angewendeten psychodynamischen Therapieverfahren avanciert, während die analytische Therapie in ihrer ursprünglichen Ausprägung deutlich an Zuspruch verloren hat.

So verwundert es nicht, dass zunehmend Stimmen laut werden, die in der tiefenpsychologisch fundierten Psychotherapie das neue »Standardverfahren« und in der analytischen Therapie klassischer Prägung eine Variante sehen, die einer entsprechenden Indikationsstellung bedarf. Umgekehrt werden für Patienten mit ich-strukturellen Störungen dringend größere Behandlungskontingente gebraucht, um Therapien durchzuführen, die dem Paradigma der tiefenpsychologisch fundierten Psychotherapie folgen.

5. Nicht nur wegen der geschilderten Überschneidungen in der Patientenversorgung, sondern auch aus inhaltlichen Gründen gibt es nach dem Votum des Wissenschaftlichen Beirats Psychotherapie (2005) und nach unserer Auffassung keine rationale Rechtfertigung für die in den Psychotherapierichtlinien (2009/2018) und den entsprechenden Kommentaren (Dieckmann et al. 2020) aufrechterhaltene Annahme zweier unterschiedlicher von der Psychoanalyse abgeleiteter Verfahren.

Beide Varianten der psychodynamischen Psychotherapie gehen auf die gleiche Krankheitslehre zurück und bedienen sich des gleichen behandlungstechnischen Instrumentariums, wenngleich mit unterschiedlichen Nuancen. Eine empirisch gestützte Differenzialindikation zwischen tiefenpsychologisch fundierter und analytischer Psychotherapie ist jedenfalls durch die Forschungslage nicht begründbar. Bei Würdigung dieser Situation müssen wir zu dem Schluss kommen, dass Unterschiede zwischen den beiden Varianten vor allem auf die zur Verfügung stehende Therapiezeit zurückzuführen und kaum in grundlegenden Differenzen begründet sind[8].

Wir plädieren daher dafür, von *einem* Verfahren zu sprechen, das in unterschiedlichen, in ihrer Methodik beschreibbaren Varianten vorliegt. Auch wenn sich schwerpunktmäßig – oder idealtypisch – Unterschiede zwischen den beiden Varianten psychodynamischer Therapie benennen lassen, denken wir, dass die Aufteilung auf zwei Verfahren zu Unrecht die Differenzen betont und die Gemeinsamkeiten aus dem Blick verliert.

Auch glauben wir, dass sich die Merkmale, anhand derer die beiden »Verfahren« nach dem Wortlaut der Psychotherapie-Richtlinien differenziert werden, bei entsprechender Anforderung mit Gewinn unabhängig von einer Verfahrenszuordnung variieren lassen. Dies betrifft die Nutzung der Technik der freien Assoziation ebenso wie die flexible Nutzung des Settings im Liegen, das nach unserer Erfahrung auch in niederfrequenten Therapien seinen Nutzen erweisen kann (→ Kap. 6.4.4).

Unabhängig von der Frage, ob wir es mit einem oder mit zwei Verfahren zu tun haben, steht uns psychodynamische Therapie in unterschiedlichen *methodischen Varianten* hinsichtlich der Therapiedauer und -intensität sowie der Settings, der Therapieintensität und der Therapiedauer zur Verfügung (→ Kap. 4.5.3):

- Die *Dauer* der Behandlung kann im ambulanten Bereich erheblich variieren und sowohl Kurztherapie, Therapien von mittlerer Dauer und Langzeittherapien umfassen[9].

- Als *Settings* kommen Einzel-, Paar-, Familien- und Gruppen-Setting, eine Kombination aus einzelnen der genannten Settings oder eine stationäre oder teilstationäre Behandlung in Betracht.
- Die Variation kann ebenso die *Sitzungsfrequenz* betreffen. Im Regelfall hat es sich bewährt, die Behandlung mit 1 Sitzung pro Woche durchzuführen und nur in Ausnahmefällen entweder eine weitere Sitzung anzubieten oder das Intervall zwischen den Sitzungen zu verlängern. Hochfrequente analytische Therapien werden in der Regel mit 3, gelegentlich auch mit 2 oder mit mehr als 3 Wochenstunden durchgeführt. Vereinzelt werden auch analytische Therapien im niederfrequenten Setting mit einer Wochenstunde praktiziert (Dreyer & Schmidt 2013; Lauer & Tangen-Petraitis 2014).
- Die Behandlung kann sich ausschließlich auf verbale Interventionen beschränken oder – bisher krankenkassenfinanziert jedoch nur im stationären oder teilstationären Bereich – auch *körpertherapeutische, musiktherapeutische, kunsttherapeutische* oder andere Therapieformen einbeziehen[10].
- Weitere Varianten ergeben sich aus den Spezifika einzelner Störungsbilder. So konnten sich während der letzten Jahrzehnte im breiten Umfang *störungsorientierte Ansätze* entwickeln, die auf zahlreiche symptomatisch definierte Störungsbilder abgestimmte Modifikationen enthalten. Charakteristisch für diese störungsorientierten Anwendungen psychodynamischer Therapie ist die zunehmende Bereitschaft, das störungsbezogene Wissen und auch Interventionen anderer Verfahrensrichtungen in die psychodynamische Therapie einzubeziehen.

Weiterführende Literatur

Dieckmann M, Becker M, Neher M (2020). Faber Haarstrick. Kommentar Psychotherapie Richtlinien. 12. Aufl. München: Urban & Fischer in Elsevier.

Fürstenau P (2005). Psychodynamische Psychotherapie als eigenständiges Verfahren gegenüber der »eigentlichen Psychoanalyse«. Psychotherapeut 50, 290–293.

Gemeinsamer Bundesausschuss (2014). https://www.g-ba.de/informationen/beschluesse/2085/

Gödde G (2021). Entwicklungslinien und Perspektiven der tiefenpsychologisch fundierte Psychotherapie. Forum Psychoanal 37, 343–360.

Hauten L (2021). Tiefenpsychologische Psychotherapie (TP). Stuttgart: Schattauer.

Psychotherapie-Richtlinien (2009/2018). Richtlinie des Gemeinsamen Bundesausschusses über die Durchführung der Psychotherapie (Psychotherapie-Richtlinie) in der Fassung vom 19. Februar 2009 BAnz. Nr. 58 (S. 1399) vom 17. 04. 2009, zuletzt geändert am 18. Oktober 2018, veröffentlicht im Bundesanzeiger (BAnz AT 20. 12. 2018 B2) in Kraft getreten am 21. Dezember 2018. https://www.g-ba.de/downloads/62-492-1733/PT-RL_2018-10-18_iK-2018-12-21.pdf

Wissenschaftlicher Beirat Psychotherapie (2005). Stellungnahme zur Psychodynamischen Psychotherapie bei Erwachsenen vom 11. Nov. 2004. Dtsch Ärztebl 102: A73–75.

Wöller W (2015). Tiefenpsychologisch fundierte Psychotherapie als ressourcenbasiertes integratives Verfahren. Psychodyn Psychothera; 14, 3–12.

Wöller W, Kruse J (2018). Tiefenpsychologisch fundierte Psychotherapie. 5. Aufl., Stuttgart: Schattauer.

Wöller W, Kruse J (2020). Stand und Zukunft der tiefenpsychologisch fundierten Psychotherapie. PDP – Psychodyn Psychothera 19, 23–35.

Anmerkungen

1 Im Einklang mit dem Vorschlag des Wissenschaftlichen Beirats Psychotherapie (2005) plädieren wir dafür, von *einem* von der Psychoanalyse abgeleiteten psychodynamischen Verfahren zu sprechen, das die Varianten der analytischen wie auch der tiefenpsychologisch fundierten Psychotherapie umfasst (→ Kap. 1.1.3)

2 Dieser Befund fand sich in 4 weiteren Metaanalysen (Abbass et al. 2006; Anderson & Lambert 1995; Leichsenring & Rabung 2008; Leichsenring et al. 2004). In der Metaanalyse von Abbass et al. (2006) über 23 randomisiert kontrollierte Studien von insgesamt 1431 Patienten, die mit psychodynamischer Therapie behandelt wurden, stieg die Effektstärke für die allgemeine Symptombesserung von 0,97 bei Therapieende auf 1,51 bei einer Einschätzung 9 Monate nach der Behandlung. Die Effektstärke für die körperliche Symptomatik stieg von 0,81 bei Therapieende auf 2,21 bei der Katamnese. In der Metaanalyse von Leichsenring et al. (2004) stieg die Effektstärke von 1,39 unmittelbar nach Therapieende auf 1,57 beim Langzeit-Follow-up 13 Monate nach der Behandlung an.

3 Zusammenhänge dieser Art fanden sich sowohl bei Patienten mit depressiven Störungen (Bressi et al. 2017) wie auch bei Patienten mit Borderline-Störungen (Clarkin et al. 2007; Levy et al. 2006; de Meulemeester et al. 2018; Fischer-Kern et al. 2015).

4 So deuten neuere Untersuchungen darauf hin, dass Therapien anderer Verfahrensrichtungen psychodynamische Elemente enthalten, die maßgeblich zu ihrem Erfolg beitragen. Dabei waren es in einer Studie, die durch ein unabhängiges Forscherteam mit sorgfältig durchdachten Methoden durchgeführt wurde, vor allem die als typisch psychodynamisch identifizierten Interventionen, die den Erfolg nicht nur psychodynamischer, sondern auch kognitiv-behavioraler Therapien voraussagen konnten (Ablon & Jones 1998).

5 Pine (1990) hatte vorgeschlagen »vier Psychologien der Psychoanalyse« zu unterscheiden: die Trieb-Psychologie, die Ich-Psychologie, die Psychologie der Objektbeziehungen und die Selbstpsychologie.

6 Die sog. Common-Factor-Hypothese wurde zuerst von Rosenzweig (1936) formuliert, der auch den Begriff des »Dodo Bird Verdict« prägte: Alle haben gewonnen und alle sollen einen Preis erhalten. Gemeint ist die Hypothese, dass alle Formen der Psychotherapie gleich gut wirken. Diese Hypothese wurde später durch Frank (1961) systematisiert und in eine umfassende Perspektive zur Psychotherapie überführt. Nach Wampold (2001) macht der Einfluss der psychotherapeutischen Behandlungstechnik nur 1 % der erklärten Varianz des Behandlungserfolgs aus.

7 Ihre Anwendung ist – wenngleich nur beim Vorliegen der Symptomatik einer Posttraumatischen Belastungsstörung – durch einen Beschluss des Gemeinsamen Bundesausschusses (2014) in den Psychotherapie-Richtlinien verankert.

8 Mertens (2020a) hat zu Recht darauf hingewiesen, dass die in den Psychotherapie-Richtlinien (2009/2018) verwendeten Definitionen von Psychoanalyse, analytischer Psychotherapie und tiefenpsychologisch fundierter Psychotherapie viel zu global sind, veraltete Auffassungen enthalten und daher zu missverständlichen Abgrenzungen zwischen diesen Therapieverfahren führen. Die irreführenden Vorstellungen betreffen vor allem die analytische Psychotherapie und hier speziell den Umgang mit der Regression, der als Unterscheidungskriterium gegenüber der tiefenpsychologisch fundierten Psychotherapie angeführt wird. Zum einen haben sich traditionelle Vorstellungen von einer Regression in der Therapie grundlegend gewandelt (Spurling 2008; Rizzolo 2016). Auch wenn in der analytischen Therapie der Entfaltung von Fantasien weiterer Raum gewährt wird, bedeutet das nicht, dass reife kognitive Funktionen ausgeschaltet wären und primärprozesshaftem Denken das Feld überlassen würde. Auch wenn mit einer stärkeren Entfaltung von Übertragungen auch kindliche emotionale Erlebensmuster stärker in den Vordergrund treten dürfen, kann damit nicht eine Regression im Bereich der Ich-Funktionen oder der Affekte gemeint sein. Auch in analytischen Therapien brauchen Patienten zu jedem Zeitpunkt die Fähigkeit, komplexe

Bedeutungszusammenhänge herstellen zu können, ohne in unreife Denkmuster zu verfallen. Zum anderen gibt die Vorstellung, man könne durch geduldiges Abwarten an Fixierungsstellen der kindlichen Entwicklung zurückkehren und zu frühesten Kindheitskonflikten vorstoßen, einen Theoriestand wieder, der heute nicht mehr als gültig betrachtet werden kann. Eine solche Auffassung übersieht, dass die psychische Entwicklung seit der Kindheit kontinuierlich voranschreitet und es nicht möglich ist, Konflikte der Kindheit in unveränderter Form in der Gegenwart anzutreffen.

9 Die deutschen Psychotherapierichtlinien (2009/2018) sehen Kurzzeittherapien, die bis zu 25 Sitzungen umfassen, und Langzeittherapien vor, die von 50 bis 100 Sitzungen bei tiefenpsychologisch fundierter Psychotherapie und bis zu 240 oder 300 Sitzungen bei analytischer Psychotherapie umfassen. Im stationären und teilstationären Bereich werden heute so gut wie nur noch Behandlungsdauern von 8 bis 12 Wochen angeboten.

10 Detaillierte Beschreibungen der spezialtherapeutischen Zugänge finden sich bei Wöller & Kruse (2018) und bei Hölzer et al. (2018).

1.2 Theorienkrise

1.2.1 Diagnose einer Theorienkrise und ihre Gründe

Obwohl die psychodynamische Therapie nicht nur ein nachweislich evidenzbasiertes psychotherapeutisches Verfahren mit einer hohen Wirksamkeit ist, das den Vergleich mit anderen evidenzbasierten Verfahren nicht zu scheuen braucht (→ Kap. 1.1.1), begegnet sie, sobald sie sich im akademischen Diskurs auf ihre theoretischen Wurzeln in der Psychoanalyse berufen will, einer höchst widersprüchlichen Rezeption.

Auf der einen Seite wird der Psychoanalyse von den modernen Neurowissenschaften *höchster Respekt* entgegengebracht. So hat der bekannte Neurobiologe und Nobelpreisträger für Medizin und Physiologie Eric Kandel (1998) die Auffassung vertreten, dass die Psychoanalyse trotz aller Probleme die kohärenteste und intellektuell am meisten befriedigende Sichtweise der menschlichen Psyche darstellt. Aus neurobiologischer Perspektive ist es wenig überraschend, dass psychodynamisch orientierte Therapieansätze wirksam sind, da sie auf Annahmen beruhen, die auch von den modernen Neurowissenschaften als grundlegend akzeptiert sind. Ihre Kernaussagen sind insofern als wissenschaftlich zu bezeichnen, als sie empirisch überprüfbar und falsifizierbar sind und durch konvergierende Beweise aus benachbarten Wissenschaftsbereichen gestützt werden. Anders verhält es sich bei spezifischen Aspekten der Theoriebildung. Welche von ihnen aufrechterhalten werden können oder nicht, muss sich empirisch erweisen; das Ergebnis einer solchen Prüfung hat jedoch keinen Einfluss auf die Gültigkeit der Kernaussagen (Solms 2018).

Auf der anderen Seite sieht sich die Psychoanalyse in der wissenschaftlichen Welt dem Vorwurf *ausgesetzt, unwissenschaftlich, verstaubt und verkrustet zu sein*. Nicht wenigen Wissenschaftstheoretikern gilt sie als ein Randphänomen im Reigen der Wissenschaften – oder gar als ein degenerierendes Programm, wie Imre Lakatos (2001) behauptete, ein Programm, das selbstprotektive Strategien erzeuge, die den Erwerb neuen Wissens störten, sodass ernsthafte Zweifel angebracht seien, ob sie als akzeptierte Wissenschaft überleben könne.

Wie kommen diese Diskrepanzen zustande? Wie jede Handlungswissenschaft ist die Psychoanalyse und mit ihr die psychodynamische Therapie auf ein solides Fundament theoretischer Annahmen angewiesen[1]. Tatsächlich beruhen psychodynamische Konzepte aber auf einem kaum noch überschaubaren Geflecht theoretischer Annahmen, die teilweise miteinander konkurrieren und oft miteinander im Widerspruch stehen.

Obwohl die Theorieannahmen von höchst unterschiedlicher wissenschaftlicher Qualität sind, hat eine systematische Revision dieser Theoriebestände bisher nicht stattgefunden. Die heute geläufigen theoretischen Orientierungen reichen von einer an die Triebtheorie Freuds angelehnten Konflikttheorie über die Ansätze der Ich-Psychologie, der Selbstpsychologie und Objektbeziehungstheorie bis hin zu den neueren Varianten der postkleinianischen und der intersubjektiv-relationalen Psychoanalyse. Auch wenn es immer wieder Versuche gegeben hat, auf der theoretischen Ebene Synthesen herzustellen[2], bleibt ein beklagenswert chaotisch anmutendes Erscheinungsbild (Thomä 2000). Fonagy et al. (1999) spricht sogar von einer Fragmentierung des psychoanalytischen Wissens; die Suche nach einem »common ground« offenbare eine Situation, die eher einem »Schlachtfeld« gleiche als einem Ort, der die Basis für eine Verständigung bereitstellen könnte. Schließlich hat auch Kandel (1998), ungeachtet seiner großen Wertschätzung der Psychoanalyse, deren Stagnation während der zweiten Hälfte des 20. Jahrhunderts scharf kritisiert.

Es gibt gute Gründe, von einer *Theoriekrise der Psychoanalyse* und damit auch der psychodynamischen Therapie zu sprechen. Als problematische Folge dieser Theoriekrise betrachten wir den Sachverhalt, dass Praktiker mit einer überbordenden Pluralität psychoanalytisch begründeter Theorien konfrontiert sind, die gleichermaßen den Anspruch erheben, den Phänomenbereich psychischer und psychosomatischer Störungsbilder erschöpfend abzubilden. Gütekriterien, anhand derer sie die Qualität der Theorien beurteilen könnten, wurden ihnen selten zur Verfügung gestellt. Von daher dürfte es vor allem der großen Zahl praktizierender Kolleginnen und Kollegen schwerfallen zu erkennen, welche der Theorien oder Theorieteile noch haltbar sind und welche nicht[3].

> Wegen des über lange Zeit bestehenden Mangels an systematischer empirischer Forschung blieb Praktikern meist nur die Orientierung an Autoritäten und ihren meist mit großer Überzeugung vorgetragenen und gleichwohl einander oft widersprechenden Auffassungen[4]. Während die Theoretiker der Gründerzeit der Psychoanalyse kaum die Möglichkeit hatten, ihre Auffassungen empirisch zu überprüfen, hätten spätere Autoren diese Gelegenheit sehr wohl gehabt. Doch haben sie es, von wenigen Ausnahmen abgesehen, versäumt, die von ihnen vertretenen Theorien einer rigorosen Prüfung zu unterziehen, um zu sehen, ob sie den Gütekriterien, die heute an wissenschaftliche Theorien gestellt werden, standhalten[5].

Eine derartige Theoriekrise ist nicht nur aus wissenschaftlicher, sondern auch aus therapiepraktischer Sicht höchst unbefriedigend. Als eine *psychotherapeutische Handlungswissenschaft* muss die psychodynamische Therapie den Anspruch haben, möglichst unvoreingenommen zu verstehen, welche ihrer Wirkmechanismen zum Erfolg oder zum Scheitern der in ihrem Namen durchgeführten Behandlungen beitragen. Dafür ist ein kritischer Blick auf die eigenen theoretischen Grundlagen unverzichtbar.

Interessanterweise wurde immer wieder beobachtet, dass die Differenzen auf der

Ebene der konkreten Behandlungspraxis weitaus geringer waren als die divergenten Theorieauffassungen es hätten vermuten lassen. So stellten sich auf der praktischen Ebene deutlich mehr Gemeinsamkeiten heraus, als es beispielsweise die unterschiedlichen Positionen der klassischen Freudianer auf der einen und der kleinianisch orientierten Psychoanalytiker auf der anderen Seite aufgrund ihrer theoretischen Ausrichtung nahegelegt hätten (Wallerstein 1990). Schon vor vielen Jahren wurde berichtet, dass erfahrene Kliniker mit unterschiedlicher theoretischer Auffassung in ihren therapeutischen Vorgehensweisen ähnlicher waren als unerfahrene Kliniker der gleichen theoretischen Überzeugung (Fiedler 1950). Auch wurde beobachtet, dass sich Therapeuten in ihrer täglichen Praxis nicht strikt an die Vorschriften der spezifischen Schule hielten, obwohl sie behaupteten, dies zu tun; in der Abgeschlossenheit ihres Behandlungsraums nutzten sie auch Konzepte rivalisierender Schulen, obwohl sie dies öffentlich negierten (Sandler 1983). Sie traten für behandlungstechnische Vorgehensweisen ein, die zu ihrer Persönlichkeit passten und sich als wirksam bei den jeweiligen Patienten erwiesen, unabhängig davon, aus welcher Therapieschule sie stammten (Pulver 1993).

Wie auch in anderen Kontexten pflegen Praktiker sich selbst zu helfen, wenn sie sich von ihren Theorien im Stich gelassen fühlen. Alles spricht dafür, dass erfolgreich arbeitende psychodynamische Psychotherapeuten mit den ihnen zur Verfügung stehenden Theorien flexibel umgehen, sie kreativ an die Erfordernisse ihrer Patienten anpassen und aus dem Theorienangebot intuitiv die Elemente auswählen, die ihnen nützlich erscheinen[6]. Wie selbstverständlich greifen Therapeuten zum Nutzen ihrer Patienten auch auf Interventionen mit Herkunft aus anderen Verfahren zurück und fügen diese ohne nennenswerte Schwierigkeiten in ihre psychodynamischen Therapien ein. Ohne die kreative Leistung der Praktiker, aus dem Überangebot an Theorien mithilfe ihrer Intuition, ihres eigenen impliziten Therapiewissens und ihrer professionellen Erfahrung diejenigen Elemente herauszufiltern, die ihnen plausibel und hilfreich erscheinen, wären die empirisch nachweisbaren Erfolge psychodynamischer Therapie nicht denkbar. Ohne ihre Bereitschaft, sich eklektisch und bruchstückhaft bei anderen Therapieverfahren zu bedienen, um eigene behandlungstechnische Lücken zu schließen und das Gefundene mit ihren eigenen privaten Theorien zu amalgamieren, hätte die psychodynamische Therapie vermutlich nicht den Status eines evidenzbasierten Verfahrens erlangt, auf den sie aufgrund der uns vorliegenden Studienlage verweisen kann.

Sollten wir nun aufhören, uns um die Theorien der Psychoanalyse Sorgen zu machen und uns damit begnügen, dass die Praktiker schon das Notwendige tun, um die Wirksamkeit der von ihnen vertretenen Therapien sicherzustellen? Das wäre aus der Sicht einer psychotherapeutischen Handelswissenschaft keine gute Option. Nicht nur, weil es bedeuten würde, die psychodynamische Psychotherapie als eine Behandlungskunst zu betrachten, die nur noch der Fertigkeit und Erfahrung und keiner wissenschaftlichen Fundierung mehr bedürfte[7]. Auch nicht nur wegen der sich abzeichnenden Bedrängnis, in die die psychodynamische Psychotherapie in der Konkurrenz mit alternativen Psychotherapieverfahren geriete, wenn ihrer Grundlagenwissenschaft, der Psychoanalyse, der Bedeutungsverlust in der akademischen Welt drohte und sie Gefahr liefe, als Randphänomen in die Nische gesellschaftlicher Bedeutungslosigkeit abgedrängt zu werden.

All dies dürften hinreichende Gründe sein, nicht auf eine solide Theoriebasis des therapeutischen Handelns verzichten zu wollen. Was uns aber am wichtigsten erscheint: Wir würden die Möglichkeit einer Reflexion unserer klinischen Erfahrungen auf dem Boden eines breit geteilten Theorienkonsenses verlieren und damit die Möglichkeit, unsere reflektierten Erfahrungen lehrend an künftige Generationen von Psychotherapeuten weiterzugeben. Und noch eins: Wir würden einen für die Krankenbehandlung unschätzbar reichen Erfahrungsschatz nur deshalb verlieren, weil wir das heute alt und staubig aussehende Paket, in das er einmal verpackt wurde, nicht mehr öffnen mögen. Dies sollte uns Grund genug sein und jede Anstrengung rechtfertigen, um die verborgenen Schätze aufzufinden und ihnen die Chance zu geben, ihren alten Glanz in einer neuen Welt zeitgemäßer Theorienlandschaften wieder auszustrahlen.

1.2.2 Historische Entstehungsbedingungen der Theorienkrise

Die Umstände in der Frühzeit der Psychoanalyse brachten es mit sich, dass das psychoanalytische Wissen im Umkreis Sigmund Freuds durch die klinischen Beobachtungen herausragender gleichgesinnter Persönlichkeiten in genialer Weise gewonnen und zu Theorien menschlichen Funktionierens ausgearbeitet wurde. Dabei kam es zur Produktion immer weitere Theorieelemente, die jedoch unsystematisch vonstattenging und auf Gebote wissenschaftlicher Theorieentwicklung wenig Rücksicht nahm, mit der Folge, dass neben empirisch gut nachvollziehbaren immer auch spekulative Theorieelemente tradiert wurden (Deneke 2013).

Das Urteil, welche Theorievorschläge sich psychoanalytisch nennen durften, oblag allein der Autorität Freuds. Obwohl Freud seine Theorieannahmen im Laufe seines Lebens immer wieder revidierte, tolerierte er abweichende Auffassungen bei seinen Anhängern nicht. Stattdessen definierte er »Shibboleths«[8], Merkmale, deren An- oder Abwesenheit über die Zugehörigkeit zum Kreis seiner Anhänger entscheiden sollten. Daher vollzog sich die über Freud hinausgehende psychoanalytische Theorieentwicklung durch eine Folge von Ausgrenzungen und Abspaltungen. Otto Rank, Alfred Adler und Carl Gustav Jung waren als Erste von ihnen betroffen. Die letzte und folgenschwerste Abspaltung betraf die Marginalisierung von Sándor Ferenczi, dessen bahnbrechende Beiträge zur Entstehung und Behandlung von Patienten mit Traumatisierungen in Kindheit und Jugend mit den Vorstellungen Freuds nicht in Einklang zu bringen waren und über Jahrzehnte dem Vergessen anheimfallen sollten.

Nach Freuds Tod fehlte eine Autorität, die Abspaltungen im Sinne realer Ausschlüsse hätte vollziehen können. Stattdessen bildeten sich innerhalb der psychoanalytischen Gemeinschaft unterschiedliche Gruppen, die ihre Auffassungen durch entschiedene Abgrenzung von konkurrierenden Richtungen zum Ausdruck brachten. Einseitigkeiten, Übertreibungen und Polemiken, teilweise mit sehr persönlicher Note[9], waren die Mittel, um die Gruppenidentität zu festigen. Man wahrte den gemeinsamen Bezug auf Freud, entwertete jedoch die Vertreter anderer Richtungen, indem man sie auf Tagungen nicht erwähnte und in wissenschaftlichen Diskursen keine Notiz von ihnen nahm (Wirth 2007).

> Wenn wir die Geschichte der psychoanalytischen Theorieentwicklung unter dieser kritischen Perspektive erzählen, laufen wir Gefahr, nicht nur die enorme kreative Kraft und den hohen Grad an Innovation zu verkennen, mit der diese Autoren unser Wissen bereichert haben, sondern auch die Bedrohung zu übersehen, unter der die psychoanalytische Bewegung damals stand. Doch müssen wir bei aller Wertschätzung ihrer Kreativität und Bedeutung im Blick auf die weitere Theorieentwicklung feststellen, dass das Prinzip, Loyalität zum eigenen Gruppenkonsens zu bewahren, auch dann noch oberste Gültigkeit behielt, als die äußere Bedrohung durch den Nationalsozialismus nicht mehr bestand. Da eine offene Auseinandersetzung mit abweichenden Beobachtungen, die die eigene Theorie herausgefordert hätten, so gut wie nie stattfand, blieb zu ihrer Erklärung nur die Produktion alternativer Theorien, die dann jeweils beanspruchten, das rechtmäßige Erbe Freuds zu repräsentieren.

Gleichzeitig blieb jede offene Kritik an Freud über lange Zeit ein allseits respektiertes Tabu. Hervorragende Autoren der Folgezeit – man denke an Balint (1966), Winnicott (1960) oder Spitz (1954), um nur einige von ihnen zu nennen – haben seine grundsätzlichen Positionen auch dann nicht infrage gestellt, als ihre eigenen Beobachtungen zunehmend mit den seinigen in Widerspruch gerieten. Auch in späteren Jahren gab es viele Hemmungen, den für eine Wissenschaftsentwicklung unverzichtbaren »Vatermord« an den Gründungsvätern der Psychoanalyse zu begehen. Er hätte darin bestanden, offensichtliche Irrtümer zu diskutieren und zu korrigieren. Wer sich, wie Heinz Kohut (1981) es tat, dezidiert von klassischen Positionen abgrenzte, hatte mit heftigster Kritik zu rechnen. Erst in den letzten Jahrzehnten ging von Vertretern der relationalen und intersubjektiven Psychoanalyse eine forcierte und sogar teilweise überspitzte Abgrenzung von den Positionen Freuds aus.

Als besonders nachteilig für die Entwicklung einer »normalen« Wissenschaft hat sich die auf Freud zurückgehende aversive Einstellung gegenüber einer empirischen Überprüfung psychoanalytischer Theoriebildungen erwiesen. So gab es kaum Möglichkeiten, eigene Theorieansätze zu überprüfen oder zu entscheiden, welche Theorien die klinischen Phänomene plausibler und sparsamer bezüglich der gewählten Theorieannahmen zu erklären vermochten. Vor allem aber wurde nicht ernsthaft nach Kriterien gesucht, anhand derer einzelne Theorien oder Theorieelemente als nicht haltbar in den Bereich der Wissenschaftsgeschichte hätten verwiesen werden können. Hinzu kamen unterschiedliche Auffassungen zum wissenschaftstheoretischen Stellenwert der Psychoanalyse, die eine Einigung auf Gütekriterien von Theorien weiter erschwerten. Die relative Isolation der Psychoanalyse führte dazu, dass Befunde der Nachbarwissenschaften und behandlungstheoretische Erfahrungen anderer Therapierichtungen, wenn überhaupt, nur äußerst zögerlich und teilweise unwillig bei der eigenen Theorieentwicklung berücksichtigt wurden.

Entsprechend vernichtend fiel die Bewertung der Psychoanalyse aus wissenschaftstheoretischer Perspektive durch namhafte Theoretiker wie Popper (1959), Grünbaum (1993) oder Lakatos (2001) aus, von denen sie als wissenschaftlich unzureichend fundiert gebrandmarkt wurde. Vor allem wurde ihre Neigung zu Dogmatismus beklagt[10]. Wissenschaftshistorisch betrachtet, ist es als Ausdruck einer paradigmatischen oder gar spät-paradigmatischen Phase im Sinne von Thomas S. Kuhn (1967) zu werten, wenn am Grundgerüst der Theorie nicht gerüttelt werden darf und es nur noch darum geht, die

Theorie immer wieder zu bestätigen[11]. Die Abschottung gegenüber Befunden, die mit den bestehenden Theorien nicht vereinbar sind, trug weiter zur Isolierung gegenüber den Nachbarwissenschaften bei. Es scheint, als habe sich ein Großteil der psychoanalytischen Gemeinschaft vor allem mit den von Freud selbst als spekulativ betrachteten Inhalten identifiziert, nicht aber mit seinem alles bisherige Denken revolutionierenden unbändigen Forscherdrang. Eine kritische Analyse dieser für eine wissenschaftliche Disziplin ungewöhnlichen Haltung erscheint überfällig; sie steht jedoch erst in den Anfängen. Soll sie gelingen, wird sie sich nicht zuletzt auch der psychoanalytischen Reflexion bedienen müssen[12].

Nur die Öffnung gegenüber empirischen Zugängen, die den eigenen Theorien widersprechende Befunde hervorbringen können, und die Bereitschaft, bestehende eigene Theoriesysteme zu dekonstruieren, Schwachstellen aufzuzeigen und theoretische Irrtümer einzuräumen, können die dringend benötigte Erneuerung bringen. Es muss möglich sein, in Anerkennung derer, auf deren Schultern wir stehen, weiterzudenken und auch Gedanken auszusprechen, die in traditioneller Vorstellung als »ketzerisch«, »verpönt« und inkorrekt gelten.

Wir wollen nicht übersehen, dass sich der interkollegiale Umgang mit der theoretischen Vielfalt im Laufe der letzten beiden Jahrzehnte im Sinne zunehmender Toleranz verändert hat. Die Zeit heftiger Polemiken, welche Behandlungstechnik die angemessenere sei, gehört mehr und mehr der Vergangenheit an[13]. Zu der größeren Toleranz mag die Einsicht beigetragen haben, dass eine fundierte Entscheidung, welche Theorierichtung die bessere sei, nicht möglich ist. Was die gegenwärtige psychoanalytische Diskussion ausmacht, ist eine stärkere Bereitschaft zur Assimilation von Formulierungen, die zuvor als abweichend und häretisch betrachtet worden wären – auch wenn bei aller Toleranz eine subtile Geringschätzung der andersartigen Position nicht immer zu übersehen ist[14], – mitunter aber auch ein resignativ anmutender Zug »postmoderner« Beliebigkeit, der von einer Haltung eines »anything goes« nicht weit entfernt ist.

1.2.3 Psychoanalyse als Natur- oder als hermeneutische Kulturwissenschaft? – Überlegungen zum wissenschaftstheoretischen Status der Psychoanalyse

Bekanntlich hat Jürgen Habermas (1973) in der von Freud und seinen Anhängern betriebenen Suche nach naturwissenschaftlicher Objektivität den Ausdruck eines »szientistischen Selbstmissverständnisses der Psychoanalyse« gesehen. Die Psychoanalyse sei nicht Naturwissenschaft, sondern eine hermeneutische Wissenschaft mit emanzipatorischem Erkenntnisinteresse.

Diese »hermeneutische Wende«, die aus philosophischer Sicht von Paul Ricoeur (1970) und aus psychoanalytischer Perspektive von Donald Spence (1982) und Roy Schafer (1983) mitvollzogen wurde, verlieh der Psychoanalyse eine alternative, dem vorherrschenden Wissenschaftsverständnis entgegengesetzte Identität als Wissenschaft von der menschlichen Subjektivität. Sie verhalf ihr in den folgenden

Jahrzehnten zu einer bis dahin ungekannten und auch später nie wieder erreichten gesellschaftlichen Akzeptanz und zu einer breiten Rezeption in den Kultur- und Geisteswissenschaften, in Soziologie, Pädagogik, Film und Kunst.

Vertreter einer Auffassung von Psychoanalyse als einer hermeneutischen Wissenschaft haben keinen Anlass, das Überangebot an Theorien zu beklagen; sie werden eher Kreativität und Reichtum in ihm erblicken. Der Theorienpluralismus stellt in einer derartigen Sichtweise kein Problem dar: Wer wie Green (2000) von einem Verständnis der Psychoanalyse als einer einzigartigen Wissenschaft von Subjektiven ausgeht, braucht auf das Kriterium der Kompatibilität mit ihren Nachbarwissenschaften keine Rücksicht zu nehmen. Er ist frei in der Formulierung von Theorien und Modellen und muss sich nicht den Kriterien unterwerfen, die von einem in der Krankenbehandlung eingesetzten Verfahren erwartet werden müssen. Ist der Psychoanalyse jedoch an einer Akzeptanz durch ihre Nachbarwissenschaften gelegen und erhebt sie den Anspruch, weiter in ein System der Krankenbehandlung integriert zu bleiben, hat sie von einem wild wuchernden Theorienpluralismus keine guten Dienste zu erwarten.

Wenn jegliche leitenden Prinzipien fehlen, wie eine Integration der neu hinzukommenden Theorien in die bestehenden Wissensbestände stattfinden kann, kann der Pluralismus auch leicht zu einem Albtraum werden: Man mag sich berechtigterweise fragen, was auf den Pluralismus folgen könnte oder wie er sich entwickeln sollte, damit tatsächlich ein Fortschritt innerhalb der psychoanalytischen Theoriebildung und Behandlungspraxis erkennbar wird. Schon jetzt kommt es einer babylonischen Sprachverwirrung gleich, wenn Angehörige unterschiedlicher psychoanalytischer Schulen miteinander ins Gespräch kommen wollen. Einige Skepsis ist angebracht, wie sich dies je ändern könnte – und die Gefahr einer nicht aufzuhaltenden Isolation der Psychoanalyse in der Welt der Wissenschaften ist nicht zu unterschätzen (Bernardi 2005; Jiménez 2005; Leuzinger et al. 2015; Strenger 1991)[15].

Daher hat es immer wieder Versuche gegeben, der Psychoanalyse einen Sonderstatus zwischen Geistes- und Naturwissenschaften einzuräumen, der die hermeneutischen und naturwissenschaftlichen Aspekte gleichermaßen berücksichtigt (Strenger 1991)[16]. Faktisch bleibt jedoch festzustellen, dass sich das ausschließlich hermeneutisch-interpretative Verständnis der Psychoanalyse heute weltweit unverbunden neben einer Position findet, die ein an den Neurowissenschaften orientiertes Verständnis aufrechterhalten will, das gleichwohl die – mit jeder psychotherapeutischen Aktivität verbundenen – interpretativen Aspekte würdigt.

Während das Verständnis der Psychoanalyse als hermeneutische Wissenschaft in den psychoanalytischen Fachgesellschaften vieler Länder von Italien bis Südamerika geradezu als eine Selbstverständlichkeit gilt, hat sich das an einer Annäherung an die Naturwissenschaften interessierte Verständnis vor allem in den anglophonen und nordeuropäischen Regionen etabliert (Leuzinger-Bohleber 2015). In Deutschland finden sich beide Positionen, wobei die jeweiligen Vertreter kaum, und wenn überhaupt, in polemischer Weise, aufeinander Bezug nehmen (Benecke et al. 2013).

Eine durch Polemik und Geringschätzung der jeweils anderen Position charakterisierte Aufspaltung in zwei feindliche Lager erscheint aus heutiger Sicht nicht mehr zeitgemäß. Überhaupt ist eine Aufteilung der Wissenschaften in Naturwissenschaften und Geisteswissenschaften, wie sie von Dilthey (1883) am Ende des 19. Jahrhunderts vorgeschlagen wurde, heute ebenso wenig haltbar wie die Idee einer »Einheitswissenschaft«, die vor allem im logischen Empirismus entwickelt wurde. Sie gilt inzwischen als überholt, da sie der Komplexität im Spektrum der Wissenschaften nicht gerecht werden kann (Hampe 2003).

Aber auch Haltungen einer »epistemologischen Autonomie« (Strenger 2013), wie sie gleichermaßen von Green (2000) und, aus der Perspektive der relationalen Psychoanalyse, besonders von Hoffman (2012) vorgetragen wurden, erscheinen hier nicht hilfreich, laufen sie doch auf die Annahme hinaus, dass die Psychoanalyse keine über ihren spezifischen Erkenntnisweg hinausgehenden Wissensquellen benötige, mehr noch, dass diese sogar schädlich seien. Offensichtlich sind immer mehr Psychoanalytiker auch bereit, sich mit den Nachbarwissenschaften der Psychoanalyse zu befassen, um interdisziplinär anschlussfähig zu bleiben.

Namhafte Autoren haben davor gewarnt, eine ausschließlich hermeneutische Herangehensweise als Alternative zu empirischen Forschungsmethoden anzusehen. Nur indem die subjektiven klinischen Daten auf rigorose Weise einer wissenschaftlichen Forschungsmethodik unterworfen werden, kann Psychoanalyse schrittweise Fortschritte machen. Luyten et al. (2006) plädieren dafür, den Gegensatz zwischen Hermeneutik und Naturwissenschaft zu überwinden. Statt wechselseitiger abwertender Etikettierungen fordern die Autoren ein »Mehr an Wissenschaft« und ein »Mehr an Hermeneutik«. Anstatt nomothetische und idiographische Aspekte in Opposition zueinander zu bringen, könnten sie miteinander integriert werden, indem Fallstudien veröffentlicht werden, die wissenschaftlichen Standards entsprechen, indem sie beispielsweise Daten aus Transkripten oder Videoaufzeichnungen systematisch nutzen und mithilfe anspruchsvoller statistischer Methoden auswerten (Luyten et al. 2006; Safran 2012).

1.2.4 Eigene Positionierung

Wir wollen unsere eigene Position folgendermaßen umschreiben:

1. Wir sollten alles dafür tun, dass unsere Theorien den Theorien unserer Nachbarwissenschaften *auf Augenhöhe* begegnen können. Es ist unstrittig, dass hermeneutische Elemente einen wesentlichen Teil jeder psychodynamisch geprägten Arbeit ausmachen. Wir glauben jedoch nicht, dass ein grundsätzlicher Verzicht auf Evidenzbasierung der Entwicklung psychodynamischer Psychotherapie zuträglich wäre; zu stark wäre die Verführung, sich über das eigene Wirken illusionäre Vorstellung zu machen (Walter & Müller 2011)[17].

Obwohl diese Problematik seit längerem erkannt wurde, bedarf es noch beträchtlicher Bemühungen, um die theoretischen Hintergrundmodelle so zu präzisieren, dass ein Anschluss der psychoanalytischen Theoriebildung an die wichtigsten Nachbarwissenschaften, vor allem an die empirische Entwicklungspsychologie, die Bindungsforschung, die neurobiologische Forschung, aber auch an die aktuelle soziologische, ethnologische und verhaltensbiologische Forschung möglich wird. Gelingt dies nicht, droht die Gefahr einer Isolierung gegenüber den Nachbarwissenschaften.

2. Unscharfe Begrifflichkeiten sollten durch *präzisierende Beschreibungen* ersetzt werden[18]. Dabei wäre es besser, konzeptuelle Multiplizität anzunehmen, als immer wieder auf einheitliche Konstrukte wie »das Unbewusste« zu rekurrieren, die nur unpräzise Erklärungen liefern können. Statt uneindeutiger Beschreibungen (»zwei Unbewusste sprechen miteinander«) sollten die angenommenen Mechanismen spezifiziert werden. Auch sollten Begriffe vermieden werden, die mit unterschiedlicher Bedeutung gebraucht werden und zu theoretischer Ungenauigkeit führen (Westen 2002).

Wir denken, dass es Zeit ist, den gegenwärtigen Zustand undisziplinierten Theoretisierens und überkreativer Neologistik zu beenden. Konzepte, die nicht in der klinischen Beobachtung verankert sind, sollten sich nicht verbreiten dürfen. Zu groß ist die Gefahr, dass sich in der öffentlichen Meinung die Sichtweise verstärkt, bei der Psychoanalyse handele es sich um eine obskure und anachronistische Kunst. Daher sollten die Ergebnisse der Psychotherapieforschung ebenso wohlwollend zur Kenntnis genommen werden wie die Erkenntnisse der modernen Entwicklungspsychologie und die Entwicklungen in anderen Psychotherapie-Schulen[19].

3. Es war ohne jede Frage verdienstvoll, die oft *widersprüchlichen Konzepte* zu vergleichen und die ihnen zu Grunde liegenden Hintergrundannahmen zu klären. So hat es Versuche der Klärung wichtiger psychoanalytischer Schlüsselkonzepte gegeben, von denen nur die Bemühungen um eine Integration der Konzepte des Enactment (Bohleber 2013) und der unbewussten Fantasie (Bohleber et al. 2016) genannt seien. Doch müssten auch Fragen an diese Konzepte und Theorien herangetragen werden, wie weit sie den Ansprüchen an eine wissenschaftlich solide Theoriebildung genügen. *Theorien müssen mit einem allgemein akzeptierten Wissenskorpus benachbarter Disziplinen konsistent sein.* Dies ist eine Standardforderung, die an jede wissenschaftliche Theorie zu stellen ist (Strenger 1991).

Wollen wir den unabsehbaren Folgen des theoretischen Pluralismus entgehen, dürfen wir uns nicht nur mit einer zufriedenstellenden internen Konsistenz unserer Theorien begnügen, sondern müssen auch auf die Suche nach externer Kohärenz gehen und eine Validierung in einem Kontext anstreben, der nicht der gleiche sein darf wie die psychoanalytische Situation (Rubovits-Seitz 1992). Vermutlich ist die ausschließliche Anwendung des Kriteriums der inneren Kohärenz für die Fragmentierung des psychoanalytischen Wissens verantwortlich. In der Konsequenz sollten Theorien oder Bestandteile von ihnen, die sich als unvereinbar mit den geforderten Gütekriterien erweisen, aus dem Kanon der akzeptierten Theorien ausgeschlossen werden (Hanly 2011; Jiménez 2006; Wallerstein 1990).

4. Wir brauchen *Forschungsmethoden*, die nicht die gleichen sind wie die, die klinische psychoanalytische Methodik ohnehin verwendet (Kandel 1999; Thomä & Kächele 1975).

Wir benötigen dazu als Referenzpunkte nicht nur den Dialog zwischen Patient und Therapeut und die Diskussion innerhalb der psychoanalytischen Gemeinschaft, sondern auch den Dialog mit der akademischen und wissenschaftlichen Welt (Cavell 1998). Das von Freud (1926, S. 293 f.) beschworene Junktim von Heilen und Forschen hat eine empirische Beforschung therapeutischer Prozesse eher behindert. Wahrscheinlich hat auch seine Vorstellung, dass die Psychoanalyse gleichzeitig eine Theorie, eine Form der Behandlung und ein Forschungsinstrument sein kann, den Theorienpluralismus befördert (Fonagy 2003; Leuzinger-Bohleber 2007).

5. Die Probleme sind keinesfalls unlösbar. Vielfach würde schon eine sorgfältigere *Unterscheidung zwischen Theorien und klinisch nützlichen Metaphern* einen wichtigen Schritt darstellen. An Theorien sind Güte-Kriterien anzulegen, unter anderem das Kriterium, dass sie nicht im Widerspruch zu bewährten Theorien benachbarter Wissenschaften stehen und ihnen gegenüber prinzipiell anschlussfähig sein sollten[20]. Vor allem aber sollte damit begonnen werden, die anhaltende Verwechslung von Theorien und Metaphern zu beenden.

Metaphern und Bilder sind für unsere therapeutische Praxis und innere Konzeptualisierung klinischer Situationen nicht weniger wichtig als die Theorien. Sie sind ein unverzichtbares Element lebendiger Psychotherapien und können unser Verständnis komplexer klinischer Phänomene in erheblichem Maße bereichern. Sie sind jedoch von anderer Qualität und haben eine andere Funktion als wissenschaftliche Theorien. Sie können Ausgangspunkte für weitreichende Theoriebildungen, jedoch keine Bestandteile von Theorien sein. Das auf eine Metapher gegründete Fundament einer Theorie würde ins Wanken geraten, wenn klinische Beobachtungen in eine andere Richtung weisen. Metaphern und Bilder stehen uns unbegrenzt zur Verfügung, nicht nur, um unser Interventionsspektrum zu erweitern, sondern auch, weil wir sie dringend brauchen, um Sachverhalte zu beschreiben, die nicht oder nur unscharf symbolisch repräsentiert sind und sich unserer logisch stringenten Durchdringung nicht oder noch nicht erschließen (→ Kap. 8.2).

6. Unter einer solchen Perspektive sind, darin ist Deneke (2013) zuzustimmen, eine Reihe theoretischer Positionen der Psychoanalyse *nicht mehr haltbar*. Darunter sind solche, die von Freud entwickelt wurden und gemeinhin als verbindliche Bestandteile der psychoanalytischen Theorie betrachtet werden, und auch solche, die durch spätere Autoren hinzugekommen sind. Während wichtige Theorieteile – wie die psychoanalytische Abwehrlehre, das psychogenetische Entwicklungsprinzip oder die Theorien zur Selbst- und Beziehungsregulation – als empirisch ausreichend abgesichert geltenkönnen, finden sich viele Theorieteile, die als spekulativ bezeichnet werden müssen und allenfalls den Stellenwert klinisch brauchbarer Metaphern beanspruchen können[21].

Nicht wenige psychoanalytische Autoren müssen sich, ungeachtet ihrer klinisch wertvollen Beiträge, die Kritik gefallen lassen, dass sie bei der Formulierung ihrer Theorien völlig unbekümmert die seit langem gesicherten Ergebnisse der Entwicklungspsychologie ignoriert haben. Hier ist in erster Linie die reichhaltige Theorieproduktion der kleinianischen Tradition zu nennen – darunter auch die Theoriebildung namhafter Autoren der jüngeren Zeit wie Thomas Ogden (1989) oder Frances Tustin (1969) –, wobei die Ausläufer der kleinianischen Theorieannahmen bis in die Theoriebildung O. F. Kernbergs (1992)[22] reichen. Es wäre nichts dagegen einzuwenden gewesen, wenn die genannten Autoren die von ihnen vorgetragenen Theorien, statt dogmatisch auf ihrem Theorienstatus – und oft auch ihrem Wahrheitsanspruch! – zu bestehen, eindeutig als Metaphern gekennzeichnet hätten, die zu einer anschaulicheren Erfassung der Phänomene bei Erwachsenen in pathologischen Zuständen beitragen können.

7. Bei einer Durchsicht des psychoanalytischen Theorienkanons fällt auf, dass sich kaum Theorien finden, die auf die *Befundlage der Nachbarwissenschaften* Bezug nehmen.

Eine Ausnahme bildet lediglich die Mentalisierungstheorie von Fonagy et al. (2011), die sich explizit auf die Säuglingsforschung und die Bindungstheorie bezieht. Auch Ergebnisse der empirischen Psychotherapieforschung waren nur selten Ausgangspunkte psychodynamischer Theoriebildungen. Vor allem fehlt bisher eine überzeugende theoretische Konzeption, die die uns vorliegenden empirischen Ergebnisse zum Prinzip der Ressourcenaktivierung als einem wichtigen Wirkfaktor von Psychotherapie (Grawe 1997) aufgegriffen hätte.

8. Nicht die Tatsache, dass unterschiedliche Theorien zur Erklärung der vielfältigen Phänomene zur Verfügung stehen, betrachten wir als problematisch. Es ist in der Welt der Wissenschaft nichts Ungewöhnliches, dass unterschiedliche und manchmal auch miteinander in Widerspruch stehende Theorien zur Erklärung komplexer Phänomene herangezogen werden. Wissenschaftstheoretisch betrachtet, finden wir in den meisten zeitgenössischen wissenschaftlichen Disziplinen eine Pluralität von Theorien und Methoden. Damit ist die Psychoanalyse im Kanon der Wissenschaften *keinesfalls isoliert* und befindet sich in guter Gesellschaft mit verschiedenen anderen Wissenschaften, die mit ähnlichen Problemen zu kämpfen haben (Hampe 2003).

Nicht die Pluralität der Theorien an sich ist das Problem. Vielmehr ist es der *theoretische Wildwuchs*, der Sorgen bereitet. Multiperspektivisches Vorgehen kann, im Gegenteil, viele Vorteile bringen. Insofern kann ein Pluralismus qualitativ hochwertiger Theorien sogar eine Chance sein. Unter den genannten Vorzeichen möchten wir unseren kurzen kritischen Abriss der Theoriegeschichte der Psychoanalyse verstanden wissen.

9. Stehen wir vor einem *Paradigmenwechsel*? Paradigmenwechsel zu durchlaufen ist für Wissenschaften ein normaler Vorgang. Jede Wissenschaft muss ihre etablierten Theorien, die »Paradigmen« nach Kuhn (1967) revidieren, um sich weiterentwickeln zu können. Ohne Wechsel der vorherrschenden Paradigmen würde jede Wissenschaft erstarren; ihre Theorien würden durch neuere und lebendigere abgelöst werden. Nicht anders dürfte es der Psychoanalyse als Wissenschaft ergehen. Ernsthafte Zweifel sind angebracht, ob die Psychoanalyse mit ihrem derzeitigen Theorienfundus als akzeptierte Wissenschaft überleben kann.

Hinzu kommt, dass nach unserem Eindruck dem Begriff »Psychoanalyse« für breite Kreise der akademischen Welt bereits der Makel des wissenschaftlich Unseriösen oder zumindest Veralteten anhaftet. Wir betrachten das als Unglück angesichts der immensen Verdienste, die sich die Psychoanalyse gesamtgesellschaftlich und in der Krankenbehandlung erworben hat. Doch gibt es auch optimistische Perspektiven. Dazu zählt das unübersehbar lebendige Weiterleben psychoanalytischen Gedankenguts in vielen klinischen und außerklinischen Kontexten. Nach wie vor prägt es das Denken vieler Psychotherapeuten in einem solchen Maße, dass es kaum vorstellbar erscheint, dass es der Vergessenheit anheimfällt. Vielen ist es zur Selbstverständlichkeit geworden; nur mögen viele ihr Denken nicht mehr als »psychoanalytisch« verstanden wissen. »Psychodynamisch« zu denken und zu behandeln, scheint der akzeptierte Kompromiss zu sein.

10. Ist die Psychoanalyse nun ein degenerierendes Programm, wie der Wissenschaftstheoretiker Imre Lakatos (2001) behauptete, ein Programm, das selbstprotektive Strategien erzeugt, weil der Erwerb neuen Wissens nur als störend empfunden würde? Wir sind uns sicher, dass Lakatos die Potenziale der Psychoanalyse in grober Weise verkennt.

Wie wären sonst die nachweisbaren Erfolge psychodynamischer Therapie und ihre breite Nutzung in der psychotherapeutischen Versorgung erklärbar? Jedoch sind wir ebenso davon überzeugt, dass es einer von klarem Denken getragenen intellektuellen Anstrengung bedarf, um der nicht haltbaren Behauptung von Lakatos entgegenzutreten. Psychodynamische Therapeuten haben die Verpflichtung, empirische Forschungsergebnisse nicht nur dann zur Kenntnis zu nehmen, wenn sie die eigenen Theorien stützen. Sie haben auch die Pflicht, von ihren Nachbarwissenschaften zu lernen. Dies würde jedoch implizieren, dass ein kontinuierlicher Erneuerungsprozess im Bereich der Theoriebildung stattfindet.

11. Wir sind der Überzeugung, dass die Psychoanalyse als intellektuelle Kraft im 21. Jahrhundert nur dann überleben kann, wenn sie sich der Herausforderung stellt, in eine *interdisziplinäre Kooperation* mit unseren Nachbarwissenschaften einzutreten und sich deren Verständnis der menschlichen Psyche zu öffnen.

Wir haben die Hoffnung nicht aufgegeben, dass dies möglich ist. Denn: »Die Stimme des Intellekts ist leise, aber sie ruht nicht, ehe sie sich Gehör geschafft hat. Am Ende, nach unzählig oft wiederholten Abweisungen, findet sie es doch.« (Freud 1927, S. 377)

12. Psychoanalytisches Gedankengut erscheint uns so wertvoll, dass wir keinen noch so kleinen Beitrag scheuen möchten, der helfen könnte, es vor den Schäden einer institutionellen Verkrustung zu bewahren[23]. Statt seinem Verdämmern in der Bedeutungslosigkeit – wahrscheinlich nicht in den Kulturwissenschaften, aber in den für die Krankenbehandlung relevanten Wissenschaften! – tatenlos zuzusehen, ziehen wir es vor, uns nicht nur der Kritik der Respektlosigkeit[24] gegenüber der Tradition auszusetzen, sondern auch dem Vorwurf, die hochdifferenzierten Gedankengänge der großen Theoretiker der Psychoanalyse in unzulässiger Weise zu vereinfachen, wenn nicht gar zu trivialisieren.

Vermutlich werden wir uns auch mit dem Vorwurf des Revisionismus auseinandersetzen müssen, der darin besteht, das revolutionäre Potenzial der Psychoanalyse verraten und eine »Billigvariante« seiner Gedanken auf dem Markt der Psychotherapien für das Erbsengericht der Anpassung an zeitbedingte Strömungen verhökert zu haben. Doch wird man uns kaum den Vorwurf machen können, die Kernsubstanz psychoanalytischen Denkens und Verstehens leidenschaftslos aufgegeben zu haben, auch dann nicht, wenn wir fortan nicht mehr vom »Gold der Psychoanalyse« in Abgrenzung zur psychodynamisch orientierten Psychotherapie, sondern vom »Gold« psychodynamischen Denkens ganz allgemein sprechen.

1.2.5 Wie können wir Orientierung gewinnen?

Welche Möglichkeiten haben wir, um die unüberschaubar werdende Komplexität der psychoanalytischen Theorienwelt zu reduzieren und mehr Orientierung zu schaffen, ohne die Kreativität psychodynamischer Psychotherapeuten allzu sehr einzuengen? Uns steht keine wissenschaftliche Methodik zur Verfügung, mit deren Hilfe wir beurteilen könnten, welcher theoretischen Perspektive wir den Vorzug geben sollten, um die Wirksamkeit psychodynamischer Therapie zu erhöhen. Es würde auch der wissenschaftlichen Redlichkeit entbehren, wollten wir die eine oder die andere theoretische Perspektive und die aus ihr abgeleiteten Behandlungsempfehlungen entweder als die allein gültige hinstellen oder als gänzlich unwirksam entwerten.

Wir denken dennoch, dass es Wege gibt, um das Gefühl der Verwirrung zu reduzieren und mehr Orientierung zu vermitteln.

1. Der erste Schritt kann darin bestehen, die wissenschaftshistorischen Bedingungen der gegenwärtigen Theoriekrise zu analysieren und eine *wissenschaftstheoretische Position* zu erarbeiten, auf deren Basis Kriterien für eine Beurteilung des gegenwärtigen Theorienangebots gewonnen werden können. Dazu werden wir metatheoretische Überlegungen einbringen, wie ein psychoanalytisch reflektierter Umgang mit Theorien vorstellbar ist.

2. Mit diesem Rüstzeug wollen wir in einem zweiten Schritt einen *Abriss der psychoanalytischen Theorieentwicklung* geben und die dargestellten Theorien nach den gewählten Kriterien bewerten. Insbesondere wird es uns darum gehen, die vorliegenden Theorien danach zu *beurteilen*, inwieweit sie mit Forschungsergebnissen der Nachbarwissenschaften – vor allem der Entwicklungs- und Neurowissenschaften und der Psychotherapieforschung – in Einklang zu bringen sind.

Dem liegt die für uns plausible Annahme zugrunde, dass therapeutische Ansätze eine umso größere Aussicht haben, sich als wirksam zu erweisen, je mehr sie sich auf Theorieelemente stützen, die mit den genannten Nachbarwissenschaften kompatibel sind, und je mehr sie sich an den zuverlässig vorliegenden Befunden der Psychotherapieforschung zur Wirksamkeit und Schädlichkeit von Interventionen orientieren.

3. In einem dritten Schritt werden wir weitere uns wichtig erscheinende und empirisch genügend abgesicherte *Befunde aus den Nachbardisziplinen* zusammentragen, um diese ebenfalls in eine Gesamtbetrachtung einzubeziehen.

Von höchster Relevanz sind für uns – neben den noch immer nicht ausreichend rezipierten Befunden zur Regulation von Beziehungen und zur Bedeutung der nonverbalen Kommunikation – die Ergebnisse der empirischen Psychotherapieforschung. Unter ihnen haben im Hinblick auf die therapeutische Praxis die überzeugenden empirischen Befunde zum Stellenwert der Ressourcenaktivierung unser größtes Interesse.

4. Auf dieser Basis werden wir in einem vierten Schritt unter Würdigung der bis dahin gewonnenen Ergebnisse Überlegungen anstellen, auf welchen Grundlagen ein psychodynamisches Behandlungskonzept entwickelt werden kann, das von der großen Mehrheit der gegenwärtig psychodynamisch arbeitenden Praktiker geteilt werden kann.

Weiterführende Literatur

Benecke C, Billhardt F, Alhabbo S (2013). Wozu all das Neuro-Bashing? Forum Psychoanal 29, 435–443.

Bohleber W, Fonagy P, Jiménez JP, Scarfone D, Varvin S, Zysman S (2013). Für einen besseren Umgang mit psychoanalytischen Konzepten, modellhaft illustriert am Konzept »Enactment«. Psyche – Z Psychoanal 67, 1212–1250.

Deneke FW (2013). Psychodynamik und Neurobiologie. Dynamische Persönlichkeitstheorie und psychische Krankheit. Eine Revision psychoanalytischer Basiskonzepte. Stuttgart: Schattauer.

Habermas J (1973/2019). Erkenntnis und Interesse. 17. Aufl. Frankfurt: Suhrkamp.

Leuzinger-Bohleber M, Böker H, Fischman T, Northoff G, Solms M (Hg) (2015). Psychoanalyse und Neurowissenschaften: Chancen – Grenzen – Kontroversen. Stuttgart: Kohlhammer.

Anmerkungen

1 »Theorie ohne Praxis ist leer, Praxis ohne Theorie ist blind«, heißt es bei Kant (1787, S. 101).

2 Als wichtigster Beitrag ist die Theorie der Objektbeziehungen von Kernberg (1992) zu nennen, in der klassisch-triebtheoretische, ich-psychologische und kleinianische Elemente zusammengeführt wurden.

3 So ist es vorstellbar, dass man als praktisch tätiger psychodynamischer Psychotherapeut eine inzwischen als überholt einzuschätzende Auffassung Freuds unverändert übernimmt, weil ein Leitfaden fehlt, anhand dessen ohne detaillierte Hintergrundkenntnisse beurteilt werden könnte, welche seiner Auffassungen als überholt und welche nach wie vor als gültig anzusehen sind.

4 Eine lange gehegte Hoffnung, den »richtigen« Weg psychoanalytischen oder psychodynamischen Intervenierens zu finden, wurde durch wissenschaftstheoretische und empirische Argumente nachhaltig enttäuscht. So ist es beispielsweise kaum möglich, eine Aussage zu machen, welche Art von Deutung die bessere und welche die weniger günstige ist. Auch dürfte es kaum realistisch sein, objektiv festzulegen, was eine exakte Deutung ist; hinzukommt, dass auch ungenaue Deutungen therapeutisch hilfreich sein können (Glover 1931). Weiterhin hat sich die Behauptung Freuds, dass Deutungen mit etwas Realem übereinstimmen müssen, um eine heilsame Wirkung zu entfalten, als nicht haltbar erwiesen. Zumindest ist dieses, auch als Tally-Argument bezeichnete Kriterium weitaus komplizierter als zunächst angenommen. Insofern lässt sich keine Auffassung aufrechterhalten, die behauptet, anderen Auffassungen in ihrer Fähigkeit, die intrapsychische Realität des Patienten zu erfassen oder das Leiden zu vermindern, überlegen zu sein. Auch ließ sich überzeugend zeigen, dass es nicht möglich ist, die Behandlungssituation als ein Laboratorium zu betrachten, das es gestattet, Hypothesen zu generieren und zu bestätigen oder zu widerlegen (Grünbaum 1993).

5 Die psychoanalytische Publikationspraxis war – und ist – von diesem Manko nicht ausgenommen. Die Entscheidung, ob ein Beitrag

in einer psychoanalytischen Fachzeitschrift veröffentlicht wird, hängt noch immer mehr davon ab, ob er mit der von den Herausgebern favorisierten Theorieauffassung harmoniert, als von wissenschaftlich transparenten Gütekriterien der ihnen zugrunde liegenden Theorieannahmen. Auf der anderen Seite wurden bewährte theoretische Beiträge und gesicherte empirische Befunde, die vor einem anderen als dem psychoanalytischen Theoriehintergrund gewonnen worden waren, über lange Zeit auch dann als irrelevant ignoriert, wenn ihre Integration therapeutisch hilfreich gewesen wäre.

6 Einen wesentlichen Einfluss auf diese Entwicklung hatte dabei sicherlich die Beschäftigung mit traumatisierten und persönlichkeitsgestörten Patienten, bei denen traditionelle Formen des Intervenierens deutlich erkennbar an ihre Grenzen gestoßen waren.

7 Mochte man der Psychoanalyse als handlungsleitender Wissenschaft in der Vergangenheit vorwerfen, sie schwelge in Theorien und überlasse die Praxis den Praktikern, so muss sie sich heute den Vorwurf gefallen lassen, zusätzlich auch noch ihre Theorien zu vernachlässigen und die Praktiker gänzlich sich selbst zu überlassen.

8 Shibboleths sind ursprünglich sprachliche Besonderheiten, anhand derer Personen einer sozialen Gruppe oder Volksgruppe zugeordnet werden konnten.

9 Über die wechselseitige Abneigung zwischen Anna Freud und Melanie Klein wurde oft berichtet.

10 »Sie (d. h. die Psychoanalyse) neigt in misslicher Weise zum Dogmatismus. Sie ist autoritätsgläubig, in krassem Gegensatz zu Freud, der sich Autorität erarbeitet, sich selbst aber niemals Autoritäten untergeordnet hat.
Sie pflegt eine für andere nicht selten unverständliche Sprache, die sich oftmals auch dann geheimnisvoll mehrwissend gibt, wenn Inhalte ohne Probleme alltagssprachlich beschrieben werden könnten. Psychoanalytisches Denken bewegt sich – besonders, wenn ich an eine bestimmte Schule (Melanie Klein und Nachfolger) denke – in einer für mich häufig mystischen Ideenwelt.« (Deneke 2013, S. 4)

11 Es fällt auf, dass psychoanalytische Fachzeitschriften kaum grundlegende neue Ideen und Konzepte erörtern, sondern eher dazu neigen, althergebrachte Theoriebildungen und Konzepte – man denke dabei an die nicht enden wollenden Diskussionen um die Berechtigung der Annahme eines Todestriebes – auszudifferenzieren oder durch Einpassung neuer Befunde ins bestehende Theoriesystem zu bestätigen (Fäh 2005).

12 Eine kritische Auseinandersetzung mit dogmatischen Tendenzen im Rahmen der Psychoanalyse hat vorsichtig begonnen. Wichtige Hinweise sind dem kürzlich erschienenen wertvollen Beitrag von Kind (2017), »Das Tabu«, zu entnehmen, der die derzeitige Verfassung der psychoanalytischen Community mit der frühen inneren Organisation der psychoanalytischen Bewegung in Verbindung bringt, die durch eine massive Intoleranz gegenüber Abweichlern geprägt war.

13 So hatten selbstpsychologisch orientierte Therapeuten den eher »klassisch« orientierten Kollegen vorgeworfen, unnötig feindselig vorzugehen und dadurch den therapeutischen Fortschritt zu behindern. Freudianer pflegten Anhängern der Selbstpsychologie vorzuhalten, diese sei wegen ihres weitgehenden Verzichts auf die Deutung unbewusster Konflikte nicht mehr als ein freundlicher Trost.

14 Eine ernsthafte Diskussion der widersprüchlichen Positionen findet sich jedoch nur selten, und in wissenschaftlichen Publikationen werden nach wie vor bevorzugt Autoren zitiert, die die eigene Auffassung teilen.

15 Mit Fürstenau (2004, S. 240) fragen wir uns, warum die Psychoanalyse in den letzten Jahrzehnten einen Weg eingeschlagen hat, der sich von der ursprünglichen Intention Freuds, ein Heilverfahren für psychogene Störungen mit klarer therapeutischer Zielsetzung zu schaffen, immer weiter entfernt hat und sich »in ein zeitlich nicht eingrenzbares immer mehr ausuferndes Unternehmen verwandelt hat, das prozessual als nicht steuerbar aufgefasst wird und häufig zu jahre- bis jahrzehntelangen unauflösbaren Verstrickungen beider Partner miteinander führt, so dass die gesellschaftliche Gestalt dieser Form von Psychoanalyse eher als Lebensform denn als Therapie imponiert«.

16 Die Sonderstellung der Psychoanalyse zwischen Geistes- und Naturwissenschaften war schon in der Person Freuds angelegt. Freud,

der immer interdisziplinär dachte, liebte die Kultur- und Geisteswissenschaften, doch entschloss er sich zunächst zu neurologisch-physiologischen Forschungen. Er verschrieb sich einem Ideal exakter Naturwissenschaften, möglicherweise auch, um sich vor seiner eigenen Neigung zur Spekulation zu schützen (Whitebook 2010). Auf die »reine Psychologie« sollte die gleiche Exaktheit angewendet werden wie auf andere medizinische Fragestellungen. Freud versuchte der neuen Psychoanalyse einen Platz in der Medizin zu verschaffen, und zugleich wollte er eine Autonomie der Psychoanalyse als »Wissenschaft vom Unbewussten«, die nicht durch die medizinische Welt vereinnahmt werden sollte. Sie sollte vielmehr eine Grundlage nicht nur für alle Wissenschaften, sondern auch für alle kulturellen Bereiche wie Kunst, Religion oder soziale Systeme bilden (Freud 1926). Dabei hat er zeit seines Lebens gehofft, dass die modernen Naturwissenschaften eines Tages die Erkenntnisse der Psychoanalyse bestätigen würden. Er hatte die Vorstellung einer Psychoanalyse, die nicht zwischen Wissenschaft und Hermeneutik wählen müsste (Fusella 2014). Bemerkenswert ist, dass sich die klassische Psychoanalyse *nicht* in einer »splendid isolation« abseits der anderen Wissenschaften entwickelt hat (Kitcher 1992).

17 Dass die derzeit in der Psychotherapieforschung noch immer vorherrschende Praxis, das Paradigma der randomisiert kontrollierten Studie (RCT) zum Maßstab der Beurteilung der Wirksamkeit von Psychotherapien zu machen, den tatsächlichen Anforderungen einer Wirksamkeitsforschung nicht gerecht werden kann, wird inzwischen breit diskutiert.

18 Als Beispiel für einen unscharfen Begriff sei der Begriff des »Raums« zwischen Therapeut und Patient angeführt, der in gegenwärtigen Schriften eine besondere Rolle spielt, aber letztlich unscharf geblieben ist.

19 Es ist hier nicht der Ort, um auf Details einer so ausgerichteten Forschung einzugehen. Sicherlich würde eine stärkere Evidenzbasierung der Psychoanalyse alternative Arten der Datensammlung erfordern, etwa solchen, wie sie in den modernen Sozialwissenschaften und Neurowissenschaften üblich sind.

20 Eine solche Anschlussfähigkeit muss nicht im Widerspruch zu der unbestrittenen Bedeutung hermeneutisch erfassbarer psychotherapeutischer Verstehensprozesse stehen (Wöller 2014).

21 »Zu den nicht haltbaren zähle ich z. B. die duale Triebtheorie; das dynamische Unbewusste; das Es, das Ich, das später hinzugekommene Selbst; alle Theorieteile, die implizit oder explizit mit der Vorstellung arbeiten, es gebe eine psychische Energie, die verschoben, verdichtet werden oder psychische Funktionen und Inhalte besetzen könne; die Annahme, es existiere ein spezifisch psychischer Wirkmechanismus, Wiederholungszwang genannt, der erklärt, warum wir uns, mit oftmals leidvollen Folgen, immer wieder gleich verhalten. Desgleichen ist meines Erachtens die klassische, auf Freud (1900) zurückgehende Traumtheorie in wesentlichen Punkten nicht mehr vertretbar. Diese Auflistung könnte ich noch um einige Punkte wie beispielsweise die Spaltung, die Projektive Identifizierung (Melanie Klein) oder den neuerdings so beliebten diagnostischen Begriff der Ichstrukturellen Störung erweitern. Dabei nehme ich das Konzept eines Über-Ich ausdrücklich aus, das klinisch außerordentlich wichtig ist. Es ist zwar Teil der klassischen Strukturtheorie der Psychoanalyse, von der ich aber annehme, dass sie in toto gleichfalls nicht länger aufrechtzuerhalten ist. Es wird in späteren Zusammenhängen detailliert begründet, warum ich der Ansicht bin, dass die genannten Konzepte aufgegeben werden müssen.« (Deneke 2013, S. 3). Wenn wir uns der Auffassung Denekes (2013) anschließen, so tun wir dies deshalb, weil uns die Offenlegung seiner Bewertungskriterien überzeugt: nämlich die Kompatibilität der psychoanalytischen Theoriebildung mit den Erkenntnissen vor allem der modernen Neurowissenschaften und seinem Buch »Psychoanalyse und Neurobiologie« eine sehr ernsthafte und profunde Auseinandersetzung mit dieser Thematik zu entnehmen ist.

22 Auch wenn für die von der Gruppe um Kernberg (Clarkin et al. 2017) entwickelte Übertragungsfokussierte Psychotherapie der Borderline-Störung der Nachweis ihrer Evidenzbasierung erbracht werden konnte, entlastet dies die Autoren nicht von der Aus-

einandersetzung mit der Tatsache, dass der Ansatz auf Theorieannahmen beruht, die nach heutigem Wissen in dieser Form nicht mehr haltbar sind.

23 Als Ausdruck der institutionellen Verkrustung der Psychoanalyse betrachten wir es, wenn die Frage einer drei- oder vierstündigen Sitzungsfrequenz zur wichtigsten behandlungstechnischen Variation wird, während die Anwendung psychodynamischer Interventionen in gruppen- oder familientherapeutischen sowie institutionellen Kontexten oder der Umgang mit neuen Medien oder dem Körper in der Psychotherapie kaum der Erwähnung wert zu sein scheint (Fäh 2005).

24 Respektlosigkeit kann jedoch auch als ein »Adelstitel« verstanden werden, dessen Verwendung mit den Worten »Pensieri di uno psicoanalista irriverente« (deutsch: »Gedanken eines respektlosen Psychoanalytikers«) sogar Eingang in einen Buchtitel von Antonino Ferro (2017), einem Vertreter der neuen »postbionisch-feldtheoretischen« Richtung der Psychoanalyse, gefunden hat.

1.3 Ressourcenorientierung in der psychodynamischen Therapie

1.3.1 Ressourcenorientiertes Denken

Warum erscheint uns eine ressourcenorientierte Perspektive für ein zeitgemäßes Verständnis psychodynamischer Therapie besonders geeignet?

Psychotherapie ist eine Handlungswissenschaft. So nützlich und befriedigend jede vertiefte Erkenntnis auch sein mag, so müssen wir doch anerkennen, dass nicht Erkenntnis, sondern Bedürfnisbefriedigung, Wohlbefinden und Veränderung in Richtung definierter therapeutischer Ziele Grundlage unseres therapeutischen Handelns ist. Ressourcenorientiertes Denken und Handeln fragt nach der *Funktion* im Dienst der Erreichung dieser Qualitäten und Ziele.

Im Kontext psychodynamischer Therapie wollen wir daher unter einer Ressource alles verstehen, was zur Erreichung der Qualitäten von Bedürfnisbefriedigung und Wohlbefinden und zur Realisierung der gemeinsam mit unseren Patienten vereinbarten Therapieziele genutzt werden kann und mit unserem psychodynamischen Beziehungsverständnis vereinbar ist[1].

Einige grundsätzliche Überlegungen zu einem ressourcenorientierten Denken seien vorangestellt:

1. Ressourcenorientiertes Denken unterscheidet üblicherweise *interne und externe Ressourcen.*

Als *interne* Ressourcen einer Person gelten Kompetenzen und positive Beziehungserfahrungen, die zur Selbst- und Beziehungsregulation und zur Erreichung der genannten Qualitäten von Bedürfnisbefriedigung und Wohlbefinden beitragen können. *Externe* Ressourcen sind äußere Hilfsangebote – unterstützende familiäre, partnerschaftliche, berufliche und gesellschaftliche Bedingungen, materielle und Umgebungsfaktoren und im besonderen Fall die Therapie und die therapeutische Beziehung –, die ebenfalls zur Erreichung dieser Qualitäten genutzt oder indirekt zur Mobilisierung interner Ressourcen in Anspruch genommen werden können.

2. Alle diese internen und externen Ressourcen können zur Erreichung der Qualitäten und Ziele in unterschiedlichem Maße *verfügbar sein oder benötigt werden.*

Ressourcenbasierte Psychotherapie sieht ihre Aufgabe in (1) der Identifikation vorhandener und benötigter Ressourcen, (2) der Klärung der Frage, wie weit die benötigten Ressourcen aktiviert oder auf andere Weise zur Verfügung gestellt werden können und (3) in der Bereitstellung von Aktivitäten, die diese Prozesse unterstützen.

3. In einem psychotherapeutischen Kontext können wir nicht nur von internen und externen Ressourcen sprechen, die unsere Patienten besitzen oder benötigen. Auch *wir* brauchen, um unsere therapeutische Arbeit erfolgversprechend ausführen zu können, zahlreiche Kompetenzen und Fähigkeiten, darunter *fachliche*, aber auch *selbst- und beziehungsregulatorische Kompetenzen* sowie unsere Fähigkeiten zu *Reflexion und Mentalisierung*.

Auf fachlicher Ebene benötigen wir unser erlerntes therapeutisches Handlungswissen und das uns leitende Inventar an Theorien, Modellen und Behandlungsstrategien. Auch wir sind auf externe Ressourcen im Sinne unterstützender beruflicher und privater Strukturen angewiesen und bedürfen nicht nur externer Hilfen durch Ausbildung und Supervision, sondern auch der kooperativen Mitarbeit unserer Patienten. Bezogen auf die therapeutische Situation können wir (1) fragen, wie gut wir mit inneren und äußeren Ressourcen ausgestattet sind, um einen therapeutischen Prozess wirksam zu unterstützen, und (2) inwieweit wir dafür Erkenntnisse und Techniken nutzen können, die im Rahmen ressourcenorientierter Therapieansätze bereits entwickelt wurden (→ Kap. 3.1).

4. Im Zusammenhang mit unserem psychodynamischen Beziehungsverständnis (→ Kap. 1.3.3) gehen wir davon aus, dass in einer ressourcenbasierten therapeutischen Beziehungsgestaltung durch das Zusammenwirken unserer eigenen und der patientenseitigen Kompetenzen *emergent* zusätzliche Ressourcen entstehen.

Im Blick auf die von uns angestrebte kooperative therapeutische Beziehung fragen wir daher nicht nur nach den eigenen Ressourcen und denjenigen unserer Patienten, sondern auch nach den Ressourcen, die den Patienten und uns aus der therapeutischen Beziehung erwachsen.

5. Psychodynamische Psychotherapie stellt spezifische *Theorien, Konzepte, Methoden und Behandlungsstrategien* zur Verfügung, die für die Erreichung vereinbarter Therapieziele genutzt werden können. Dazu zählen vor allem das psychodynamische Beziehungsverständnis mit den Aspekten von Übertragung und Gegenübertragung und die methodischen Zugänge zum Umgang mit bewussten und unbewussten Aspekten der Selbst- und Beziehungsregulation und zur Stärkung der Reflexions- und Mentalisierungsfähigkeit. Eine systematische Betrachtung der uns zur Verfügung stehenden Theorien, Konzepte, Methoden und Behandlungsstrategien unter dem Blickwinkel ihrer Ressourcenfunktion steht jedoch erst am Anfang. Wir bedürfen dazu noch gezielter Überlegungen,

- wie weit für die jeweilige therapeutische Zielsetzung Theorien, Konzepte, Methoden und Behandlungsstrategien in ausreichendem Maße *vorhanden* sind,
- welche zusätzlichen Theorien, Konzepte, Methoden und Behandlungsstrategien *benötigt* werden und
- wie sie *verfügbar* gemacht werden können.

1.3.2 Psychodynamisches Beziehungsverständnis und die Spezifika einer Ressourcenperspektive

Als *die* zentrale Ressource für unsere therapeutische Arbeit betrachten wir das *psychodynamische Beziehungsverständnis* mit der Suche nach Bedeutungen, dem Bestreben, alle in der Therapiesituation auftretenden Phänomene unter dem Blickwinkel der jeweiligen subjektiven Beziehungsrealität zu reflektieren, und der Überzeugung, dass alles therapeutische Denken und Handeln auch durch unbewusste Motive determiniert ist. Es ist die unverzichtbare Grundlage unseres Behandelns. In vielen Fällen schafft psychodynamisches Arbeiten durch die Bewusstmachung unbewusster konflikthafter Zusammenhänge und die Schaffung von Bedeutungen die Voraussetzungen, die notwendig sind, um Patienten den Zugang zu verlorenen Ressourcen zu ermöglichen. Insofern geht von psychodynamischer Therapie indirekt bereits eine ressourcenaktivierende Wirkung aus (Huber & Klug 2017). Gleichwohl wollen wir die Potenziale der Ressourcenperspektive für eine zeitgemäße Auffassung von psychodynamischer Therapie im Folgenden weiter explizieren und konkretisieren.

> Eine unserer wichtigsten Aufgaben besteht im Herstellen von Bedeutungen und Verknüpfungen. Wir unterstützen Patienten darin, psychische Bereiche, die zunächst unverständlich erscheinen und unverbunden nebeneinanderstehende Phänomene enthalten, mit Bedeutung auszustatten und Verbindungen mit anderen Vorstellungen herzustellen. Wir schaffen damit einen symbolischen Erfahrungsraum mit einem Netzwerk bedeutungsvoll erlebter Repräsentationen, aus dem sich ein Narrativ bilden lässt. Weiterhin geht es uns darum, automatisierte Abläufe zu identifizieren und zu verändern. Eine andere Linie der Veränderungstheorien sieht einen Prozess im Vordergrund, der aus gänzlich unterschiedlicher theoretischer Perspektive beschrieben wird und bei dem es im weiteren Sinne um die *Förderung von Symbolisierungsprozessen* bei unzureichend symbolisch repräsentierten psychischen Inhalten geht.

1. Eine Ressourcenperspektive betont vor allem die bisher im psychodynamischen Denken weithin unterschätzte *Rolle der positiven Emotionalität* für einen erfolgreichen Verlauf von Psychotherapien (→Kap. 3.1). Gelingt es durch das Angebot positiver Emotionen, die Motivation zu einer bestimmten Problemlösung zu stärken, kann sich das resultierende Erfolgserlebnis positiv auf die Stimmungslage auswirken. Die positive emotionale Gestimmtheit kann sich mit der Motivation verbinden, weitere Problemlösungen zu suchen.

> Insbesondere die Erfahrungen aus der Behandlung von Patienten mit Traumafolgestörungen haben uns gelehrt, der Rolle der positiven Emotionalität mehr Aufmerksamkeit zu schenken.

2. Die Ressourcenperspektive geht davon aus, dass *Patienten* viele Kompetenzen und Fähigkeiten zur Generierung von Problemlösungen und positiver Emotionalität in ihrem Innern auffinden, wenn wir sie dabei unterstützen.

Immer haben auch strukturell schwer gestörte Patienten die Gelegenheit gehabt, positive Beziehungserfahrungen und Erfahrungen eigener Kompetenz zu machen, wenngleich überschattet durch die dominierenden negativen Erfahrungen.

3. Eine übermäßige Konzentration auf die *Pathologie* eines Patienten bewirkt automatisch eine Hinwendung der Aufmerksamkeit auf negative – belastende, einschränkende und destruktive – Beziehungserfahrungen und auf Erfahrungen des Scheiterns bei der Bewältigung wichtiger Lebensaufgaben.

Die in traditionellen Psychotherapieansätzen vorherrschende Konstruktion klinischer Situationen unter dem Blickwinkel von Problemsituationen hat verschiedene Nachteile. Sie führt zur Dominanz negativer Emotionen und birgt die Gefahr, die gesamte klinische Situation mit einem negativen Vorzeichen zu versehen. Die Patienten können leicht in eine Problemtrance kommen, in der ein negativer Affekt sich an den anderen reiht. Die Aussicht, in der therapeutischen Situation mit überwiegend negativen Emotionen konfrontiert zu werden, kann sich zudem ungünstig auf die Motivationslage von Patienten auswirken.

4. Im Zusammenhang mit der Rolle positiver Emotionen sehen wir die Bedeutung positiver *Fantasiebildungen*.

Die bisher vergleichsweise geringe Beachtung positiver Beziehungsfantasien ist erstaunlich angesichts der bedeutenden Rolle, die psychodynamisches Denken immer der Fantasiebildung zugesprochen hat (→ Kap. 3.1).

5. Ein wichtiger Impuls aus der Ressourcenperspektive ist die Orientierung an *Grundbedürfnissen*. Als zentrale Orientierung bildet sie die Grundlage für die Beschäftigung mit unbewussten motivationalen Konflikten, strukturellen Defiziten und traumatischen Erinnerungen (→ Kap. 5.4).

Das Grundbedürfnis nach Sicherheit, Orientierung und Kontrolle, das Bindungsbedürfnis, das Bedürfnis nach Selbstwertregulierung, aber auch das Bedürfnis nach Lustgewinn und Unlustvermeidung sind so essenzieller Natur, dass wir sie zuallererst zur Verfügung stellen müssen, um auf dieser Basis an motivationalen Konflikten, strukturellen Defiziten oder traumatischen Erinnerungen arbeiten zu können.

6. Als eine therapeutische Ressource von herausragender Bedeutung betrachten wir die Möglichkeit, *Rupturen in der therapeutischen Beziehung reparieren* zu können (→ Kap. 5.8).

Die Nutzung dieser Ressource impliziert die Notwendigkeit, regelmäßig Rückmeldungen der Patienten zum Verlauf des Therapieprozesses einzuholen.

7. Für bedeutsam halten wir auch Aspekte der *Selbstregulation und Mentalisierungsfunktion von uns Therapeuten* (→ Kap. 9.4). Sie auch unter schwierigen klinischen Bedingungen und unter der Einwirkung patientenseitig negativer Emotionalität zu erhalten, betrachten wir als eine vordringliche Aufgabe.

Wir gehen davon aus, dass eine ausreichend positive Emotionalität auf unserer Seite, die auch unsere Bedürfnislage berücksichtigt, die beste Voraussetzung für eine gelingende *Transformation negativer Emotionalität* in unserer Gegenübertragung in eine *gemeinsam geteilte positive Emotionalität* ist (→ Kap. 9.7).

1.3.3 Zur Psychodynamik und Ressourcenfunktion von Theorien

Theorien und Modelle können wichtige Ressourcen sein, die uns helfen, die Komplexität klinischer Situationen zu reduzieren und Handlungsanweisungen für unsere Therapien zu generieren. Uns steht eine Vielzahl psychodynamischer und anderer Theorien und Modellvorstellungen zur Verfügung, die wir prinzipiell zur Erreichung von Therapiezielen nutzen können. Welche Theorien und Modelle unseren Therapien als Ressourcen dienen können, ist sowohl eine Frage ihrer Güte im Sinne definierter Gütekriterien und wie auch eine Frage der persönlichen Bevorzugung. Sie können, unabhängig von ihrer wissenschaftlichen Qualität und über ihre ordnende Funktion im Erkenntnisprozess hinaus auch wichtige Funktionen im Rahmen unserer *Selbst- und Beziehungsregulation* übernehmen. Aus psychodynamischer Sicht können die folgenden Aspekte von Bedeutung sein:

1. Theorien können die *Rolle regulierender »innerer Objekte«* annehmen, die uns leiten und uns ein Gefühl der Sicherheit vermitteln. Es ist nützlich, den Schutzcharakter von Theorien wahrzunehmen und unsere Bindung an sie ebenso zu reflektieren wie unsere Tendenz, Theorien zu idealisieren oder zu entwerten. Auch werden wir akzeptieren müssen, dass wir zur eigenen professionellen Identitätsbildung auf die gemeinsame Teilhabe an einer theoriesprachlichen Gemeinschaft angewiesen sind.

Wir können auch sagen, dass wir eine Art Bindungsbeziehung zu spezifischen Theorien eingehen, die uns Schutz und Orientierung geben (Zysman 2012). Theorien können unser Identitätsgefühl stabilisieren, indem sie uns ein Gefühl der Zugehörigkeit zu einer kollegialen Bezugsgruppe vermitteln, der wir uns verbunden fühlen. Sie werden damit zu Repräsentanten einer Gruppenidentität, an der wir als Therapeuten teilhaben möchten (Hamilton 1996)[2].

2. Von Theorien können *Forderungen* ausgehen; sie können uns Gehorsam abverlangen. Wir können uns verpflichtet fühlen, einer Theorie mehr zu folgen als unserer Intuition. Theorien können auch die Rolle negativ bewerteter innerer Objekte einnehmen. Eine Theorie kann, vor allem wenn sie über eine Fachorganisation mit Aspekten von Macht und Kontrolle assoziiert ist, wie ein »verfolgendes« Objekt auf unsere therapeutische Arbeit einwirken. Wir können auch in eine rebellische Opposition gegenüber einer Theorie geraten, die bewirkt, dass wir therapeutische Interventionen, die hilfreich sein könnten, nicht in Betracht ziehen, weil sie uns mit einem innerlich abgelehnten oder gar verhassten Theorieaspekt in Kontakt bringen.

Eine Therapeutin kann sich gequält fühlen, wenn sie das Gefühl hat, einer Patientin nur dann gerecht zu werden, wenn sie sich gegen bestimmte Prinzipien stellt, die die jeweilige Therapietheorie vorgibt. Eine Therapeutin, die es gewohnt ist, sich an die Vorgaben ihrer Theorie zu halten, kann in ein Schuld- oder in ein Schamgefühl geraten, wenn sie, möglicherweise aus gutem Grund, im Kontakt mit ihrer Patientin von den Vorgaben der Theorie abweicht. Umgekehrt kann sie auch ein Schuldgefühl gegenüber ihrer Patientin entwickeln, wenn sie an den Vorgaben ihrer Theorie festhält, obwohl sie glaubt, dass die Patientin einen anderen Umgang braucht, als die Theorie ihn vorgibt.

3. Die *Bindung an Theorien* kann enger oder distanzierter sein. Wir können uns besonders stark an eine Theorie gebunden fühlen und ihr einen umfassenden Erklärungswert für viele Sachverhalte zusprechen, oder sie nur bei gelegentlichem Bedarf konsultieren.

Wir können uns einer Theorie nahezu willenlos unterwerfen oder uns ihrer souverän bedienen. Eine starke Bindung an eine bestimmte theoretische Perspektive kann unseren Blickwinkel einengen und die Sicht auf Aspekte verstellen, die mit dieser Theorie nicht vereinbar sind. Sowohl Bion (1967) als auch Symington (1996) haben immer wieder davor gewarnt, sich an Theorien zu klammern und auf diese Weise die Verbindung zu der eigenen Erfahrungswelt und der unserer Patienten zu verlieren. Je mehr wir uns unbewusst an eine Theorie gebunden haben, desto eher werden wir sie idealisieren – oder zumindest unbewusst auch hassen[3]. Wir können illusionäre Erwartungen hinsichtlich ihres Erklärungspotenzials und blinde Flecken gegenüber ihren Mängeln haben (Cooper 2007). Eine zu starke Verbundenheit mit einer favorisierten Theorie kann uns »taub gegenüber dem Unerwarteten« werden lassen (Casement 1991, S. 9). Theorien sollten eigenes Denken nicht ersetzen.

4. Bisher ist die Neigung, *unbewusste Aspekte unserer Beziehung zu Theorien* zu reflektieren, selbst bei Psychoanalytikern nicht sehr verbreitet. Es dominieren Diskussionen um die Passung der Inhalte zu den angenommenen Theorien und um die Gültigkeit der Theorien selbst (García-Catrillón 2016).

Daher wurde vorgeschlagen, zwischen einem instrumentalisierenden und einem selbstreflexiven Gebrauch von Theorien zu unterscheiden. Als instrumentalisierend wäre ein Gebrauch zu bezeichnen, bei dem wir theoretisches Denken dazu benutzen, die Welt zu analysieren und zu zergliedern – nicht anders als andere Wissenschaften es tun, um daraus Schlüsse zu ziehen und Beweise zu erbringen. Bei einem selbstreflexiven Gebrauch fragen wir uns hingegen, während wir klinisch arbeiten, warum wir uns im gegenwärtigen klinischen Moment gerade auf die eine Theorie stützen und eine andere Theorie für weniger hilfreich halten. Was hält mich davon ab, auch eine gänzlich andere theoretische Perspektive auf den gleichen Phänomenbereich einzunehmen? Wir können uns fragen, ob wir eine bestimmte Theorie in angemessener oder weniger angemessener Weise auf eine bestimmte klinische Situation anwenden, und uns um Kriterien bemühen, anhand derer wir dies beurteilen können (Grossman 1995; Wilson 2016).

5. Theorien werden in der therapeutischen Praxis in vielfältiger Weise modifiziert. Erfahrene Therapeuten entwickeln *»implizite Theorien«,* wie eine Patientendynamik zu verstehen und eine Therapie zu führen ist. Diese auch als *»private Theorien«* bezeichneten Konzepte sind Mischungen aus »offiziellen«, d. h. im Kanon der jeweiligen Ausbildungsgänge »erlaubten« Theorien und der Art, wie die Therapeuten sie vor dem Hintergrund ihrer Erfahrungen persönlich verstehen. Die Therapeuten entwickeln daraus individualisierte Arbeitsmodelle, die ihre persönlichen Strategien, was in den Sitzungen zu tun ist, und ihre Überzeugungen und Vermutungen, mit welchen Prozessen sie in der Therapie zu rechnen haben, enthalten (Sandler 1983; Tuckett 2007; Will 2008). Die Beschäftigung mit impliziten Theoriebildungen erfahrener Therapeuten hat dazu beigetragen, die verbreitete Überschätzung herkömmlicher Theorien zu relativieren und den Wert zu entdecken, den private

Theorien für den Behandlungserfolg haben. Mehr und mehr hat sich die Überzeugung durchgesetzt, dass die Hochschätzung der Theorie im Vergleich zu einer Praxis, die sich vor dem kritischen Blick der Fachkollegen verstecken musste, weder zeitgemäß noch gerechtfertigt ist[4].

Psychotherapeutische Ausbildungskandidaten machen in aller Regel die Erfahrung, dass sie umso mehr unterschiedliche Sichtweisen zur Psychodynamik eines Patienten erfahren und umso divergentere Auffassungen zum therapeutischen Vorgehen erhalten, je mehr Supervisoren sie um Rat fragen. Dies liegt keinesfalls nur an unterschiedlichen theoretischen Hintergrundorientierungen der Supervisoren. In verschiedenen Untersuchungen konnte gezeigt werden, dass Kliniker gleiche Sachverhalte auch dann höchst unterschiedlich beurteilen und sich in ihrer Arbeitsweise deutlich unterscheiden, wenn sie in ihren grundsätzlichen theoretischen und technischen Grundpositionen übereinstimmen (Thomä et al. 1976). Hierzu liegen Berichte von Patienten oder Analysanden vor, die aus unterschiedlichen Gründen von mehreren Therapeuten behandelt worden waren. Sie zeigen, dass diese sich trotz grundsätzlich gleicher theoretischer und behandlungstechnischer Grundpositionen in ihren Arbeitsstilen und ihrem therapeutischen Vorgehen – in ihrer Art, wie sie mit der Übertragung oder mit Träumen umgingen oder inwieweit sie den Betroffenen eigene Gefühle oder Sichtweisen mitteilten –, in hohem Maße unterschieden (Simon 1993)[5]. Es verwundert daher nicht, dass die lange vernachlässigte Variable der Persönlichkeit des Therapeuten einen großen Einfluss auf die Behandlungsführung hat, der allein durch unterschiedliche theoretische Auffassungen nicht erklärbar ist.

6. Die therapeutische *Praxis ging immer der Theorie voraus* und hat sie regelmäßig modifiziert. Theorie hat sich aus der Praxis entwickelt. Bevor sie kodifiziert wurde, hat sich die psychoanalytische klinische Praxis ursprünglich auf Versuch und Irrtum gegründet. Basale Techniken wie die freie Assoziation wurden empirisch abgeleitet und weniger aus vorher bestehenden Theorien deduziert. Dennoch wurde die Theorie gegenüber der Praxis meist privilegiert – zu Unrecht, wie Guntrip (1975) meint: »Die Theorie ist ein nützlicher Diener, aber ein schlechter Meister.« In Wirklichkeit bleibt Theorie immer ein Stück hinter der Praxis zurück. Theoretiker haben Regeln aufgestellt, doch lässt sich die therapeutische Praxis nie vollständig von den Theorievorgaben bestimmen.

So sehr wir den heuristischen und beziehungsregulierenden Wert von Modellen und Theorien schätzen, so sehr müssen wir innerlich bereit sein, sie gegebenenfalls infrage zu stellen, wenn wir den Verdacht haben, dass sie uns in unserer therapeutischen Arbeit mehr einschränken als unterstützen. Wir sollten uns mit dem Gedanken auseinandersetzen, dass Theorien unter bestimmten Umständen mehr unserem eigenen Bedürfnis nach Sicherheit und Orientierung als dem Therapieprozess der Patienten dienen können.

7. Wir möchten davor warnen, von der *reinen Anwendung einer Methode* oder eines Verfahrens ohne Würdigung des Kontextes, in dem sie angewendet wird, allein heilende Effekte zu erwarten. Im Sinne unserer Ressourcenorientierung begrüßen wir die zunehmende Bereitschaft psychodynamischer Psychotherapeuten, prinzipiell alle behandlungstechnischen Vorgaben, Regeln oder Empfehlungen *nicht als vermeintlich objektiv gültig* zu übernehmen, sondern sie

im Hinblick auf ihre Funktion im Rahmen der therapeutischen Zielerreichung zu hinterfragen.

Ebenso möchten wir zur Vorsicht raten, wenn vorschnell der Beitrag eines einzelnen theoretisch abgeleiteten Wirkfaktors zum Therapieerfolg überschätzt wird. Nicht selten kann die persönliche Überzeugung von der Wirkmächtigkeit eines bestimmten Wirkfaktors dazu verleiten, diesen für so allgemeingültig zu halten, dass seine Reichweite überschätzt und diejenige anderer Wirkprinzipien unterschätzt wird[6]. Wir empfehlen daher gegenüber allen theoretischen Konstrukten die Einnahme einer »desidentifizierten« Haltung, die vorschnelle Bewertungen und dadurch mögliche Über- oder Unterschätzungen vermeidet[7]. Wir betrachten es als einen großen Fortschritt, wenn wir, anstatt uns an fragwürdige behandlungstechnische Vorgaben zu binden, unser Bewusstsein dafür schärfen, wie wir unvermeidlich in Handlungsdialoge hineingezogen werden und in unserem therapeutischen Handeln unbewussten Einflüssen unterworfen sind. An die Stelle einer homogenen Behandlungstechnik sollte die Bereitschaft treten, die psychotherapeutische Technik auf den jeweiligen Patienten abzustimmen. Wir vertreten die Auffassung, dass sich ein von der Psychoanalyse durchdrungenes therapeutisches Handeln auf sehr unterschiedliche Weise manifestieren und Veränderung herbeiführen kann. Dies impliziert, dass wir uns unterschiedlichen Denkmodellen offenhalten sollten. Das Ziel muss es sein, so formulierte es Ogden (1994), den Fallen der Ideologie zu entgehen, um im Kontext unterschiedlicher Gedankensysteme zu denken, die zusammengenommen psychodynamisches Arbeiten ausmachen.

8. Wir wollen vorschlagen, *Theorien und Konzepte als Ressourcen* zu nutzen, die uns helfen können, ein unübersichtliches klinisches Feld zu strukturieren und Anleitungen für unser Handeln zu finden[8].

Die Arbeit mit Theorien und Modellen ist in den meisten Wissenschaften zu einer Selbstverständlichkeit geworden. Eine erfolgreiche Arbeit mit ihnen impliziert jedoch, dass wir uns ihre Reichweite klarmachen und uns ihrer Begrenzungen bewusst sind. Das Gleiche gilt für Modelle: Auch sie werden unter dem Gesichtspunkt ihrer Verwendung betrachtet und konstruiert: Geht es uns um Erkenntnis, werden wir andere Modelle verwenden, als wenn wir Handlungsanleitungen suchen. Dabei ist es legitim, unterschiedliche Modelle für die Erklärung verschiedener Phänomenbereiche zu nutzen. Die Vorstellung, alle Phänomene eines Bereichs auf der Basis einer übergreifenden Theorie, die »aus einem Guss« gefertigt wurde, erklären zu wollen, würde in den Naturwissenschaften für unrealistisch gehalten, und auch in den Kulturwissenschaften ist seit längerem akzeptiert, dass die Zeit der »großen Erzählungen« (Lyotard 2012) an ihr Ende gelangt ist.

9. Bei aller Freiheit, Theorien und Konzepte als Ressourcen zu nutzen, sollten wir uns eine *kritische Haltung gegenüber diesen Modellen* bewahren. Das Wichtigste scheint uns dabei zu sein, den Modellcharakter nicht aus dem Auge zu verlieren und der Versuchung zu widerstehen, Modelle für gesicherte Erklärungen zu halten.

Auch sollten wir uns um Kriterien für die Wahl einer Theorie oder eines Modells bemühen, die nicht nur uns, sondern auch unsere Patienten überzeugen können. Besondere Wachsamkeit ist geboten, wenn

Modellvorstellungen offensichtlich im Widerspruch zu gesicherten Erkenntnissen empirischer Wissenschaften stehen. Dazu bedarf es einer klaren Unterscheidung zwischen Theorien, die an bestimmte Anforderungen gebunden sind, und Metaphern, die diesen Anforderungen nicht unterliegen, aber auch nicht den gleichen Erklärungsanspruch wie jene begründen können (→Kap. 1.2)[9].

10. Vor dem Hintergrund der dargestellten Reflexionen mag es wie ein persönliches *Credo* klingen, wenn wir unser *psychodynamisches Beziehungsverständnis* als *die Ressource für unser therapeutisches Handeln schlechthin* betrachten und gleichwohl den großen zusätzlichen Gewinn sehen, den uns das ressourcenorientierte Denken zur Verfügung gestellt hat. Angesichts der großen Herausforderung, das gigantische Wissen über die menschliche Neurobiologie mit einem psychodynamischen Verständnis von Motivation und Emotionalität zu integrieren, betrachten wir auch die *Anschlussfähigkeit* psychodynamischer Theoriebildung an die Theorienlandschaft der Nachbarwissenschaften als eine wichtige potenzielle Ressource (→Kap. 1.2).

Als psychodynamisch arbeitende Psychotherapeuten werden wir naturgemäß zunächst an psychodynamische Modelle denken, doch fühlen wir uns aus ressourcenorientierter Sicht berechtigt, im Einzelfall auch neurobiologische, entwicklungspsychologische, bindungstheoretische oder kognitiv-behaviorale Modelle zum Verständnis komplexer klinischer Situationen heranzuziehen. Aus dieser Perspektive dürfen wir sehr wohl entscheiden, welche Erklärungsebene uns für welche konkrete klinische Fragestellung den größten heuristischen Gewinn bringt, und wir sind gut beraten, klinische Fragestellungen auch unter dem Blickwinkel anderer Theorien und Modellvorstellungen zu betrachten als lediglich unter der Perspektive, die wir einzunehmen gewohnt sind.

11. Als *Entscheidungshilfe für die Wahl von Theorien und Modellen* werden wir in den nächsten Kapiteln die wichtigsten psychodynamischen Theorien vorstellen und im Hinblick auf definierte *Gütekriterien* bewerten (→Kap. 2). Anschließend werden wir Befunde aus der Psychotherapieforschung, der Neurobiologie, der Entwicklungspsychologie und der Bindungstheorie referieren, die wir aufgrund der empirischen Forschungslage für so relevant halten, dass sie die Grundlage einer zeitgemäßen psychodynamischen Behandlungstheorie sein sollten. Deren Grundlinien werden wir im →Kapitel 3 skizzieren.

Weiterführende Literatur

Flückiger C, Wüsten G (2015). Ressourcenaktivierung. 2. Aufl. Bern: Huber.

Grawe K (2004). Neuropsychotherapie. Göttingen, Bern, Toronto, Seattle: Hogrefe.

Sandler J (1983). Die Beziehung zwischen psychoanalytischen Konzepten und psychoanalytischer Praxis. Psyche – Z Psychoanal 37: 577–595.

Will H (2008). Die Position eines Analytikers, der keiner Schule entstammt. Eine Fallstudie zum Verhältnis von privater und öffentlicher Theorie. Psyche – Z Psychoanal 62, 1–27.

Willutzki U, Teismann T (2013). Ressourcenaktivierung in der Psychotherapie. Göttingen: Hogrefe.

Anmerkungen

1 In Anlehnung an eine bekannt gewordene Definition einer Ressource von Nestmann (1996).

2 Wie weit eine Theorie uns schützen kann, bemerken wir, wenn wir ins Abseits einer fachlichen Bezugsgruppe geraten. Gegen die Gruppenregeln zu verstoßen, kann Scham- und Schuldgefühle auslösen und die Betroffenen einem Gefühl des Alleingelassenseins aussetzen (Pflichthofer 2011). Theorien verbinden uns immer auch mit den Autoritäten, die uns die Theorien vermittelt haben, und mit den Institutionen und Fachkollegen, für die sie Gültigkeit haben. Insofern haben Theorien immer auch eine Mittlerfunktion zu anderen Menschen.

3 Wir werden eine Theorie besonders dann hassen, wenn wir erleben, dass unsere Loyalitätsforderung an sie uns daran hindert, eine therapeutische Beziehung so zu gestalten, wie wir sie für zuträglich halten. Der – in der Regel unbewusste – Hass kann sich jedoch auch auf den Patienten richten, wenn sein Behandlungsverlauf nicht dem folgt, was aufgrund unserer Theorie zu erwarten gewesen wäre.

4 Theorie ohne ausreichenden Bezug zur Praxis – so zitiert Pflichthofer (2014) den Philosophen Adorno (1996, S. 17) – läuft Gefahr, zu einem »Element der bloßen Bildung, schlimmstenfalls zu einem Fetisch« zu werden. Umgekehrt läuft eine Praxis, die sich von der Theorie selbstständig macht und »den Gedanken von sich wegscheucht«, Gefahr, zur Betriebsamkeit zu werden. Theorie und Praxis können nicht ohneeinander sein, aber zur Praxis, so Adorno weiter, bedarf es noch eines weiteren Moments, »das nicht in der Theorie aufgeht und das sehr schwer zu bezeichnen ist, das man vielleicht doch am besten mit dem Ausdruck Spontaneität, mit dem Ausdruck unmittelbaren Reagierens auf bestimmte Situationen angibt« (ebd., S. 17 f.).

5 So fand Streeck (1986), der Verbatimprotokolle einer psychoanalytischen Sitzung drei Lehranalytikern zur Kommentierung vorlegte, höchst unterschiedliche Auffassungen zur dominierenden Psychodynamik und ebenso unterschiedliche Empfehlungen zum therapeutischen Vorgehen. Dabei wurde von zweien der befragten Analytiker das Bedürfnis nach Angenommensein in den Vordergrund gestellt und ein aktives und empathisches Vorgehen empfohlen, während ein anderer einen analen Ambivalenzkonflikt im Zentrum sah und eine abwartende Haltung bevorzugte. Die Befunde zeigen, wie weit private Theorien und persönliche Wertentscheidungen von Therapeuten über das gewählte therapeutische Vorgehen mitbestimmen. Dies wurde über Psychoanalysen berichtet, durfte aber auch bei psychodynamischen Therapien anderer Prägung nicht anders sein. Klauber (1980, S. 151) zitiert einen Patienten, der seine Erfahrungen mit drei verschiedenen Analytikern so zusammenfasste: »Es ist außerordentlich lehrreich, auf welchen persönlichen Gewohnheiten von unsereinem der einzelne Analytiker besonders herumreitet.«

6 Ein Beispiel dafür ist die in der psychoanalytischen Tradition über lange Zeit bestehende Überschätzung des deutenden Umgangs mit Übertragungsphänomenen. Ähnlich verhält es sich mit der Überschätzung des relationalen Aspekts bei Vertretern der relationalen Psychoanalyse oder gegenwärtig mit der Überschätzung des Aspekts der Mentalisierung bei prominenten Vertretern der Mentalisierungstheorie, die ebenfalls annehmen, dass das Mentalisieren das allen Psychotherapieformen zugrunde liegende und erfolgsentscheidende Wirkprinzip sei.

7 Was die Struktur von Ausbildungseinrichtungen angeht, sollte man trotz erkennbar positiver Entwicklungen die Verführungskraft sehen, die ein Beziehungsangebot haben kann, das dazu einlädt, eine allmächtige Elternimago auf die Psychoanalyse und ihre Institutionen zu projizieren. Wenn ein solches Beziehungsangebot auf eine entsprechende Bedürftigkeit auf Seiten der Lernenden trifft, kann die Angst, aus dem Kreis dieser Gemeinschaft ausgeschlossen zu werden, so überwältigend werden, dass sie die Idealisierung der reinen Lehre und der sie vertretenden Institutionen erzwingt und alle kritischen Ansätze erstickt. Für ein solches Beziehungsangebot, das Identitätsbildung vor allem durch Abgrenzung gegenüber ungebetenen Störern der Gruppenidentität propagiert, wird billigend in Kauf genommen,

dass Denkansätze und Forschungsbefunde nur noch dann willkommen sind, wenn sie der Untermauerung der schon immer als richtig anerkannten eigenen Überzeugungen dienen. Auch wenn die Rolle der psychoanalytischen Institute im Kontext der psychotherapeutischen Ausbildungsreform eine andere sein wird, ist die Gefahr, dass sich in anderer Gestalt vergleichbare verführerisch-regressive Beziehungsangebote etablieren, nicht aus der Welt geschafft. Wachsamkeit ist auch weiterhin geboten. Welche Gestalt eine die psychodynamische Therapie vertretende Institution auch immer annehmen mag, sie wird sich an ihrem eigenen Anspruch messen lassen müssen, der eine Bereitschaft zu schonungsloser Reflexion der eigenen Motivationen verlangt. Es ist nicht zuletzt eine ethische Frage, ob es im professionellen Kontext gelingt, der Versuchung eines regressiven Beziehungsangebotes zu widerstehen und der kritischen Vernunft den ihr gebührenden Platz einzuräumen.

8 Wir sollten nicht übersehen, dass in der Vielfalt der Theorieangebote wertvolle Ressourcen gewissermaßen als Schätze gelagert sind. Dabei spielt die Identifikation mit Lehrern eine große Rolle. In jedem praktisch tätigen Psychotherapeuten sind zahlreiche Theoriemodelle implizit abgebildet, die ihn auf unterschiedliche Weise inspirieren. Mal ist präzises Denken gefordert – hier kann die Identifikation mit Otto Kernberg Sicherheit und Orientierung geben. Das Potenzial des fantasiereichen Träumens legt eine Identifikation mit Bion oder Ogden nahe. Respekt vor der Verletzlichkeit des Patienten und Vorsicht gegenüber aufdringlichem, intrusivem Intervenieren kann eine Identifikation mit Winnicott vermitteln. Wir können diesen Reichtum als Ressource nutzen, ähnlich wie Mitchell (1997/2005, S. 250), der dies so ausdrückte: »Am nützlichsten jedoch ist mir die Freiheit, in verschiedenen Situationen unterschiedlich zu reagieren und auf eine Vielzahl möglicher Antworten aus meinem Repertoire zurückgreifen zu können, wenn mir diese als erfolgversprechend erscheinen.«

9 So betrachtet, kann auch die Verwendung neurobiologischer Modellvorstellungen in unterschiedlicher Weise von Nutzen sein. In vielen Fällen können die Modellvorstellungen die Therapie wirksam unterstützen, indem sie zum Verständnis klinischer Phänomene beitragen und nicht selten auch Patienten von irrationalen Schuldgefühlen und Versagensängsten entlasten. Doch können sie problematisch werden, wenn der Eindruck entsteht, sie bildeten die hochkomplexe neurobiologische Realität in annähernd realistischer Weise ab. Diesen Anspruch können und wollen neurobiologische Modelle, auf die in diesem Buch Bezug genommen wird, nicht einlösen. Wer neurobiologische Modelle nutzt, sollte nie vergessen, dass Modelle immer nur wenige Aspekte einer höchst komplexen Realität erfassen können und ihr Wert vor allem in der Reduktion vom Komplexität liegt.

2 Eine kurze (kritische) Geschichte der psychoanalytischen Theorieentwicklung

2.1 Sigmund Freud – was bleibt und was bedarf der Revision?

2.1.1 Die Leistung Freuds aus heutiger Sicht

Wenn der britische Philosoph und Mathematiker Alfred North Whitehead (1929, S. 162) formuliert »A science which hesitates to forget its founders is lost«, so ist es nahezu unvorstellbar, diesen Satz auf Sigmund Freud zu beziehen. Gleichwohl denken wir, dass der Satz auch in Bezug auf den Begründer der Psychoanalyse richtig und falsch zugleich ist.

Nun wird niemand angesichts der geradezu übermenschlichen Leistung, die wir Freud verdanken, ernsthaft darüber nachdenken, ihn und mit ihm den Ursprung der Psychoanalyse vergessen zu wollen. Umso weniger, als kein Denker der Moderne unser Wissen um die menschliche Psyche mehr bereichert und geprägt hat als er – und führende Neurowissenschaftler uns versichern, dass das von der Psychoanalyse vertretene Modell der Psyche mehr als alle anderen Modelle mit den von ihnen gewonnenen Erkenntnissen vereinbar ist (Cozolino 2002; Solms & Turnbull 2002). Es hieße auch, seinen unermesslichen Einfluss auf die kulturelle Entwicklung des 20. und unseres Jahrhunderts zu ignorieren, der weit über den Bereich der Psychotherapie hinausgeht.

Kritiker der Theoriegebäude Freuds übersehen leicht, dass die meisten seiner zentralen theoretischen Gedanken empirisch überzeugend bestätigt werden konnten (Poscheschnik 2006; Westen 1998) und seine wichtigsten behandlungstechnischen Auffassungen für die tägliche Arbeit psychodynamisch arbeitender Psychotherapeuten weiterhin Gültigkeit haben. Nur wenige Aspekte seien hier exemplarisch genannt[1]:

1. So ist aus heutiger Sicht die Existenz und Bedeutung *unbewusster Prozesse* aufgrund der Ergebnisse der Hirnforschung der letzten zwei Jahrzehnte zweifelsfrei belegt. Ein großer Anteil psychischer Prozesse verläuft unbewusst, wenn auch das Verständnis vom Unbewussten der Neurowissenschaftler weit über das hinausgeht, was Freud mit dem Begriff des dynamisch Unbewussten beschrieben hat[2] (→ Kap. 1.1 und Kap. 3.7).

2. Trotz der dringenden Notwendigkeit einer Revision des Triebmodells (s. u.) bleibt das von Freud vorgeschlagene *zentrale Paradigma des unbewussten Konflikts* aus heutiger Sicht unverzichtbares Theorieelement beim Verständnis von psychischer und psychosomatischer Symptombildung. Das Modell des unbewussten Konflikts erweist sich auch dann als hilfreich, wenn wir nicht

mehr von Triebkonflikten, sondern von einem breiteren Spektrum motivationaler Konflikte ausgehen (→Kap. 3.7). Befreit man es aus dem theoretischen und begrifflichen Bezugsrahmen der Triebtheorie, ist das Modell der therapeutischen Arbeit mit dem Ziel der Bewusstmachung unbewusster Konflikte so aktuell und modern wie zu Zeiten Freuds[3]. In der Anwendung durch Praktiker hat es seine Anschaulichkeit und ordnende Kraft behalten, gleichgültig, ob das »Es« nun Triebe oder andere motivationale Konstrukte wie Wünsche oder Impulse repräsentiert.

So betrachten wir die ödipale Konfliktkonstellation weiterhin als einen äußerst bedeutenden Wendepunkt auf dem Weg zur Entwicklung triangulärer Beziehungsstrukturen – auch wenn wir ihn aus dem Bezugsrahmen einer dualistischen Triebtheorie lösen (→Kap. 2.1.3).

3. Unter den aus der Sicht moderner Neurowissenschaften vielfältig bestätigten und dauerhaft bleibenden Errungenschaften der Psychoanalyse Freuds ist weiterhin das *psychogenetische Prinzip* zu nennen, demzufolge frühere Erfahrungen und deren Verarbeitung das spätere Erleben und Verhalten bestimmen (Werner & Langenmayr 2006).

Eine umfassende empirische Befundlage zeigt, dass der Ursprung der meisten psychischen Störungen, sieht man von genetischen Faktoren ab, in der frühen Kindheit, insbesondere in den ersten Lebensmonaten, zu suchen ist. Sie belegt in überzeugender Weise, dass frühe Verletzungen des basalen Bindungsbedürfnisses psychobiologische Schäden im Gehirn und dauerhafte epigenetische Veränderungen hinterlassen und zur Entstehung psychischer Störungen beitragen.

4. Weiterhin kann die psychoanalytische *Abwehrlehre* als eine dauerhafte Errungenschaft bezeichnet werden. Sie besagt, dass Menschen dazu neigen, unerträgliche Aspekte ihrer Wirklichkeitserfahrung aus ihrem Wachbewusstsein zu eliminieren oder sie so umzudeuten, dass sie sie ertragen können. Auch hier handelt es sich um eine Theoriebildung, die empirisch umfangreich abgesichert ist (Westen 1998).

5. Die Modellierung der menschlichen Psyche anhand des von Freud (1923) formulierten *Strukturmodells* mit den Instanzen des Ich, Überich und Es liefert bis heute eine handhabbare Orientierung bei der Konzeptualisierung von Psychopathologie und Psychodynamik – vorausgesetzt, das metaphorische Verständnis der Begriffe »Ich«, »Es« und »Über-Ich« bleibt gewahrt und wird nicht ontologisch missverstanden und mit dem Anspruch versehen, real existierende Gegebenheiten oder gar Hirnstrukturen zu beschreiben[4].

6. In behandlungspraktischer Hinsicht führte Freud die Methode der *freien Assoziation* ein, die in Verbindung mit seinem Prinzip der *gleichschwebenden Aufmerksamkeit* mit einigen Einschränkungen (→Kap. 6.4) nach wie vor praktiziert wird. Vor allem aber legte er mit seiner Entdeckung der wichtigen Prinzipien von *Widerstand* und *Übertragung* den Grundstein für deren Weiterentwicklung durch seine Nachfolger.

7. Hinzukommt eine nahezu unüberschaubare Vielfalt von Beobachtungen, die die Lektüre der Texte Freuds bis zum heutigen Tag zu einer *unschätzbaren Fundgrube* an klinischem und kulturellem Wissen machen.

Und dennoch hat der oben zitierte Satz von A. N. Whitehead seine Berechtigung, wenn wir ihn als Plädoyer für die Fortentwicklung einer Wissenschaft und gegen eine wissenschaftsfremde Heiligsprechung ihres Begründers verstehen:

1. Er mag insofern wahr sein, als für jede Wissenschaft ein kontinuierlicher *Erneuerungsprozess* und eine fortgesetzte kritische Auseinandersetzung mit ihrer eigenen Theoriebildung zu fordern ist. Diese haben seit den bahnbrechenden Entdeckungen Freuds in der nachfolgenden Geschichte der psychoanalytischen Theorieentwicklung nur in sehr begrenztem Umfang stattgefunden.

2. Dass ein Teil der Auffassungen Freuds aus heutiger Sicht – nach zum Teil mehr als 100 Jahren seit ihrer erstmaligen Formulierung – *nicht mehr haltbar* ist, sollte niemanden überraschen. Viele seiner aus heutiger Sicht spekulativ anmutenden Auffassungen waren, legt man den Wissensstand seiner Zeit zugrunde, sehr wohl diskussionswürdig, während sie dies vor dem Hintergrund des heutigen Wissens nicht mehr beanspruchen können. Es ist zumindest auffällig, dass die von Freud entwickelte Theorie der Psychoanalyse seit seinem Todesjahr 1939 nicht nennenswert verändert wurde. Neue theoretische Entwicklungen sind ergänzend hinzugekommen, sie haben jedoch frühere Theoriekonzeptionen zu keinem Zeitpunkt ersetzt oder ersetzen wollen[5]. Statt einer wissenschaftlichen Weiterentwicklung, die das zu Erhaltende von dem zu Erneuernden trennt, wurden den Auffassungen Freuds andere Theorien hinzugefügt, die nicht selten mit den seinigen im Widerspruch standen, ohne dass die Widersprüchlichkeit offen ausdiskutiert wurde (Deneke 2013).

3. Die aus der Addition immer weiterer Theorieelemente resultierende überbordende *theoretische Pluralität* (→Kap. 1.2) ist Freud *nicht anzulasten*; er hätte sie sicher missbilligt. Man mag ihm eine autoritäre Haltung gegenüber abweichenden Meinungen vorhalten, doch wird man ihm nicht vorwerfen können, dass er unbeirrt an seinen Auffassungen festgehalten habe. Er war sich des vorläufigen Charakters seiner Konzepte und Theorien stets bewusst und hat seine Auffassungen mehrfach selbstkritisch hinterfragt und korrigiert. Er hielt es für möglich, dass in der Zukunft »unser ganzer künstlicher Bau von Hypothesen umgeblasen wird« (Freud 1920, S. 289).

> Nichts wäre Freud fremder gewesen, als zu einer unantastbaren Autoritätsfigur zu erstarren. Vor allem hätte er die durch einen wissenschaftlich fragwürdigen Umgang mit seinen und anderen Theorien eingetretene weitgehende Isolierung der Psychoanalyse im Kreis der Wissenschaften nicht zugelassen. Er hätte alles getan, um den Anschluss an die Naturwissenschaften zu bewahren. Er hätte sich den Ergebnissen der modernen Neurobiologie nicht verschlossen und, davon sind wir überzeugt, interdisziplinäre Ansätze unter Einschluss psychoanalytischer, entwicklungspsychologischer und neurobiologischer Ansätze begrüßt.

4. Die Problematik der von Freud eingenommenen und aus heutiger Sicht *unzureichend reflektierten naturwissenschaftlichen Position* ist ausreichend erörtert worden (Kächele et al. 2012). Seinen Worten ist zu entnehmen, dass er den Naturwissenschaften zutraute, Lösungen für die seinerzeit als ungelöst angesehenen Probleme zu finden. Mehr noch: Er war fest davon überzeugt, dass eines Tages naturwissenschaftliche Erkenntnisse an die Stelle seiner psychologischen Begriffe treten würden: »Die Zukunft mag uns lehren, mit besonderen chemischen Stoffen die Energiemengen und deren Verteilungen im seelischen Apparat direkt zu beeinflussen. Vielleicht ergeben sich noch

ungeahnte andere Möglichkeiten der Therapie; vorläufig steht uns nichts Besseres zu Gebote als die psychoanalytische Technik und darum sollte man sie trotz ihrer Beschränkungen nicht verachten.« (Freud 1940, S. 108). Auf der anderen Seite gibt es zahlreiche Hinweise, dass Freud der Auffassung war, dass die Trennung der Psychoanalyse von den Neurowissenschaften nur ein vorübergehendes Phänomen darstellen sollte, bis sie eines Tages wieder mit ihr liiert sein würde (Solms 2003). Unter anderem hatte er dafür plädiert, Elemente der Psychologie, der Geschichte der Zivilisation, der Soziologie ebenso wie der Anatomie, Biologie und der Evolutionsforschung in eine Ausbildung zur Psychoanalyse aufzunehmen (Freud 1926).

Sollten wir nun Freud doch in Teilen vergessen? Von manchen seiner inzwischen als überholt anzusehenden Theoriebildungen sollten wir uns mit viel Respekt vor ihrer historischen Bedeutung verabschieden – nicht aber von seinen zentralen Gedanken und vor allen Dingen nicht von seiner Rolle als Mahner einer ständigen Weiterentwicklung unserer Theorien mit Blick auf den aktuellen Wissensstand im Bereich der Nachbarwissenschaften.

2.1.2 Das Paradigma der Triebtheorie ist revisionsbedürftig, aber das Konfliktparadigma bleibt erhalten

Kaum ein Begriff hat die zeitgenössische psychoanalytische Welt so gespalten wie der Begriff des Triebs. Freud (1915) hatte den Trieb als eine psychische Repräsentanz einer kontinuierlich fließenden innerorganischen Reizquelle an der Grenze zwischen Soma und Psyche definiert. Für ihn (Freud 1920) war die Triebtheorie das *»Schibboleth«* der Psychoanalyse; sie war gleichzeitig das »wichtigste wie das dunkelste Element« seiner Theoriebildung. Mit der Triebtheorie verband er seine Vorstellung von der in Phasen voranschreitenden psychosexuellen Entwicklung, seine Überzeugung von der zentralen Bedeutung der ödipalen Konfliktdynamik für die Neurosenentstehung und die Annahme einer Regression auf frühere Entwicklungsstufen bei der Krankheitsentstehung. Während der Triebbegriff und mit ihm die klassische psychoanalytische Metapsychologie (Schmidt-Hellerau 1995) unter den Anhängern einer hermeneutischen und subjektwissenschaftlichen Theorie der Psychoanalyse seine Bedeutung und Berechtigung bewahrt und diese zu weiteren theoretischen Ausformungen inspiriert hat, wurde eine Revision dieser Auffassungen unter natur- und entwicklungswissenschaftlicher Perspektive zunehmend als unverzichtbar angesehen (Krause 2012).

Im Lichte der neueren Entwicklungsforschung erscheint eine *Neuformulierung* des Triebkonzepts überfällig. An ihm in nicht modifizierter Form festhalten zu wollen, wäre nach unserer Auffassung Ausdruck einer unangemessenen Treue gegenüber dem Begründer der Psychoanalyse, der keinen Moment gezögert hätte, das Konzept aufzugeben, wenn es ihm geboten erschienen wäre.

Neurowissenschaften und Entwicklungspsychologie favorisieren statt des Triebmodells ein Modell, das von mindestens fünf motivationalen oder emotionalen Systemen ausgeht. Lichtenberg et al. (2000) benennen die fünf motivationalen Systeme der Bedürfnisse nach (1) psychischer

Regulierung physiologischer Erfordernisse, (2) Bindung und Zugehörigkeit, (3) Selbstbehauptung, (4) sinnlichem Genuss und sexueller Erregung und (5) aversivem Reagieren. Panksepp (1988) beschreibt als »basale emotionale Systeme« die Systeme Exploration und Suche, Sexualität, Ärger/Wut, Angst/Furcht und Panik, wobei das Paniksystem mit Nähe- und Bindungsverhalten assoziiert ist.

2.1.3 Weitere revisionsbedürftige Annahmen Freuds

Als revisionsbedürftig sind verschiedene, überwiegend im Zusammenhang mit Freuds Triebtheorie entwickelte Annahmen zu nennen, die sich aus heutiger Sicht überzeugender auf anderem Wege erklären lassen:

1. So konzeptualisieren gegenwärtige Auffassungen die klinisch nach wie vor höchst relevante Beziehungskonstellation, die Freud mit dem Begriff des *Ödipuskomplexes* beschrieben hat, nicht mehr als Ausdruck eines primären kindlich-inzestuösen Sexualtriebes mit nachfolgender Rachedrohung durch einen Elternteil des gleichen Geschlechts. Sie sehen darin vielmehr eine *triadische Form der Objektbeziehung*, die im Unterschied zu früheren dyadischen Mustern Aspekte von Rivalität beinhaltet und zur Festigung der Geschlechtsidentität beiträgt.

2. Auch die von Freud (1900) angenommene *Zentralstellung des Ödipuskomplexes* lässt sich aus heutiger Sicht nicht mehr aufrechterhalten. Konflikten anderer als ödipaler Art kommt demnach eine mindestens gleichwertige Bedeutung zu (Loewald 2000; Morehead 1999).

3. Ein ähnliches Schicksal war der *Narzissmus-Theorie Freuds* beschieden: Die von Freud (1914) beschriebenen und nach wie vor uneingeschränkt als bedeutsam angesehenen narzisstischen Phänomene werden aus heutiger Sicht nicht mehr als das Produkt libidinöser Triebbesetzungen angesehen, sondern lassen sich vorteilhafter aus intersubjektiver Sicht neu konzeptualisieren (Altmeyer & Thomä 2006).

4. Weiterhin war es notwendig, die Vorstellungen Freuds zur *weiblichen Sexualität* zu revidieren. Besonders seine Auffassung von der Bedeutung des Penisneids bedurfte einer grundlegenden Revision (Blum 1976).

5. Schließlich kann auch die von Freud mit großer Emphase betriebene Suche nach einer historischen *Wahrheit* aus heutiger erkenntnistheoretischer Perspektive keine Gültigkeit mehr beanspruchen. Stattdessen gehen wir von unterschiedlichen Deutungsperspektiven im Rahmen einer konstruktivistischen Erkenntnistheorie aus (→Kap. 2.7.1). In behandlungspraktischer Hinsicht wurde die »archäologische« Rekonstruktion historischer Wahrheiten weitgehend durch eine Arbeit an impliziten Beziehungsmustern und verinnerlichten Objektbeziehungen ersetzt.

6. Kritisch sehen wir heute auch Freuds *Abkehr von der Verführungstheorie der Neurosen*. Bekanntlich hat er (Freud 1895) zu Beginn seiner Karriere die hysterischen Symptome der von ihm gemeinsam mit J. Breuer behandelten Patientinnen unter dem Einfluss von Pierre Janet und Jean-Martin Charcot als Folge sexueller »Verführungen« durch Erwachsene erklärt. Mit seiner – wenngleich auch nur teilweise erfolgten –

Rücknahme der Verführungstheorie der Neurosen vollzog er eine Wende, mit der er seine früheren, gemeinsam mit Breuer erarbeiteten Erkenntnisse zur Traumagenese hysterischer Neurosen revidierte und weitgehend für ungültig erklärte (Freud 1887/1986; Gasser 1997). An ihre Stelle traten seine Konzeptualisierung einer Abwehr- und Verdrängungstheorie und die Konzeptionen des dynamisch Unbewussten und der psychischen Realität (Freud 1894, 1896a, 1896b).

Was immer die Motive Freuds gewesen sein mögen (Masson 1984) – aus heutiger Sicht muss die Aufgabe der Verführungshypothese als ein folgenschwerer Irrtum angesehen werden. So zukunftsweisend seine neuen Konzepte für das Verständnis der Psychopathologie vieler Patienten auch waren, so schädlich war die Rücknahme der frühen Erkenntnisse für die weitere Entwicklung der Psychoanalyse. Sie bildete die Grundlage für den rigorosen Ausschluss von Weggefährten, die abweichende Positionen vertraten. Man denke nur an die aus heutiger Sicht schwer verständliche Marginalisierung von Sándor Ferenczi (1933), die er unter anderem auch deshalb erleiden musste, weil er auf der Bedeutung realer Traumatisierungen für die Entstehung hysterischer Phänomene bestanden hatte (Dupont 1988). Vor allem aber bildete die Rücknahme der Verführungstheorie den Ausgangspunkt für die jahrzehntelange Vernachlässigung der Traumaperspektive durch den Mainstream der Psychoanalyse und die ausbleibende Beschäftigung mit den Phänomenen von Kindesmisshandlung und -missbrauch[6].

2.1.4 Freuds behandlungspraktisches Beziehungsverständnis

Es würde den Rahmen dieser Abhandlung sprengen, wollten wir allen Verzweigungen der außerordentlich reichhaltigen Theorieproduktion Freuds nachgehen. In ihr finden sich tiefste und revolutionäre Einsichten, die bis heute Bestand haben, neben spekulativen Annahmen, von denen wir uns heute eher trennen sollten.

Ein weiterer Gesichtspunkt, der bei der Frage, was bleibt, noch Erwähnung finden sollte, betrifft Freuds praktisches Beziehungsverständnis, das in eklatantem Widerspruch zu vielen seiner behandlungstheoretischen Empfehlungen steht. Unter anderem hatte er in seinen Schriften eine distanzierte Arbeitshaltung propagiert, die sich in Formulierungen wie der Chirurgen-Metapher (Freud 1912) niedergeschlagen hat. Auch hatte er in seinen »Ratschlägen für den Arzt bei der psychoanalytischen Behandlung« (1912, S. 384) empfohlen, der Analytiker solle »undurchsichtig für den Analysierten sein und wie eine Spiegelplatte nichts anderes zeigen, als was ihm gezeigt wird«. Tatsächlich war Freud in seiner täglichen praktischen Arbeit äußerst pragmatisch, teilnehmend, beziehungsorientiert und sehr an den Bedürfnissen seiner Patienten orientiert.

So wird berichtet, dass er in der Behandlung des »Rattenmanns« warm und recht aktiv gewesen sei. Er hat offenbar häufiger mit Patienten auch über Privates gesprochen, sich nicht gescheut, persönliche Meinungen mitzuteilen, und nicht darauf verzichtet, die Patienten seiner Sympathie zu versichern oder ihnen Geschenke zu machen. In den meisten Fällen bediente er sich einer aktiven Technik, die in bemerkenswertem Kontrast zu der von ihm in den technischen Schriften empfohlenen Zurückhaltung und Passivität stand. Immer hat er eine persönliche Beziehung mit seinen Patienten unterhalten. Offensichtlich hat er dies für etwas Normales gehalten, das nicht der Erwähnung bedurfte. Eine genauere Durchsicht der Fallstudien von Freud aus den Jahren 1907 bis 1939 über 43 durchgeführte Behandlungen ließ deutlich erkennen, dass er von der strikten Anonymität, die er offiziell gefordert hatte, immer wieder abwich. Nicht selten sprach er mit seinen Patienten über seine Gefühle und seine Erfahrungen. Er sprach mit seinen Analysanden auch über seine Sorgen und über seine Vorlieben. In 31 Fällen unterhielt er mit Patienten auch eine private Beziehung außerhalb der Psychoanalyse, die jedoch nie sexueller Natur war (Gay 1988; Lipton 1977).

Es ist nicht leicht, die Diskrepanz zwischen den in Freuds behandlungstechnischen Schriften niedergelegten Empfehlungen und seinem tatsächlichen Verhalten in der Therapiesituation zu erklären. Am ehesten möchten wir vermuten, dass er mit der Empfehlung besonderer persönlicher Zurückhaltung verhindern wollte, dass mit der Psychoanalyse noch nicht ausreichend vertraute Behandler ihre Patienten durch eine Vermischung von privaten und professionellen Gesprächsinhalten in therapieschädigender Weise verwirren – während er eine solche Gefahr bei sich selbst ausschloss. Er hat sich unseres Wissens zu dieser Widersprüchlichkeit nie geäußert. Offensichtlich dienten seine Regeln mehr der Zunft, während er selbst sich gestattete, sie in seinem Sinne auszulegen (Alt 2016; David & Vaillant 1998; Gay 1988). Es ist aber auch vorstellbar, dass er intuitiv die Grenzen seiner eigenen Theoriebildung und den Wert einer wohlwollenden, wertschätzenden und vom Alltagsdialog nicht allzu weit entfernten Beziehungsgestaltung für den Erfolg der therapeutischen Arbeit sah und in seinen Behandlungen implizit umsetzte, ohne diese Aspekte schon explizit in seine Theorienwelt integrieren zu können. Dies sollte den folgenden Generationen psychoanalytischer Theoretiker vorbehalten bleiben, auf die wir nun eingehen werden.

Weiterführende Literatur

Alt PA (2016). Sigmund Freud. Der Arzt der Moderne. München: Beck.

Boll-Klatt A, Kohrs M (2018). Praxis der psychodynamischen Psychotherapie. Grundlagen – Modelle – Konzepte. 2. Aufl. Stuttgart: Schattauer.

Cremerius J (1981). Freud bei der Arbeit über die Schulter geschaut. Seine Technik im Spiegel von Schülern und Patienten. Jb Psychoanal 6, 123–158.

Deneke FW (2013). Psychodynamik und Neurobiologie. Dynamische Persönlichkeitstheorie und psychische Krankheit. Eine Revision psychoanalytischer Basiskonzepte. Stuttgart: Schattauer.

Ermann M (2015). Freud und die Psychoanalyse. Entdeckungen, Entwicklungen, Perspektiven. Stuttgart: Kohlhammer.

Masson JM (1984). Was hat man dir, du armes Kind, getan? Sigmund Freuds Unterdrückung der Verführungstheorie. Reinbek: Rowohlt.

Solms M (2015). Sigmund Freud heute – eine neurowissenschaftliche Perspektive auf die Psychoanalyse. In: Leuzinger-Bohleber M, Böker H, Fischman T, Nordhoff G, Solms M (Hg). Psychoanalyse und Neurowissenschaften: Chancen – Grenzen – Kontroversen. Stuttgart: Kohlhammer; 56–88.

Anmerkungen

1 Eine umfassende und kompetente Zusammenfassung der Auffassungen Freuds findet sich bei u. a. Boll-Klatt und Kohrs (2018) und bei Ermann (2015).
2 So wichtig unbewusste Prozesse auch sind, so macht es aus neurobiologischer Sicht kaum noch Sinn, von einem »dynamischen Unbewussten« als einem abgeschlossenen System zu sprechen (Deneke 2013, Solms 2018).
3 Eine Gruppe von Psychoanalytikern um Schafer (1985) und Holt (1981) hat in den 1980er Jahren den Versuch gemacht, die Sprache der Triebtheorie durch eine Handlungssprache zu ersetzen, und die Auffassung vertreten, eine Metapsychologie sei verzichtbar und durch eine klinische Theorie ersetzbar. Die aus unserer Sicht nach wie vor diskussionswürdigen Vorschläge konnten sich seinerzeit nicht durchsetzen. Allerdings dürfte der gänzliche Verzicht auf eine metapsychologische Theorieebene und die reine Beschränkung auf eine klinische Beobachtungs- und Erlebensebene, wie ihn Schafer (1985) angedacht hat, dem Anspruch, Anschluss an die Theorieebenen unserer Nachbarwissenschaften zu finden, nicht genügen (Kettner & Mertens 2010).
4 Beispielsweise verfügt das Gehirn offensichtlich nicht über eine dem »Ich« entsprechende, ordnende Zentralinstanz, wiewohl ein solcher Eindruck in unserem bewussten Erleben erzeugt wird (Deneke 2013).
5 Vertreter einer rein hermeneutisch geprägten Auffassung von Psychoanalyse würden ohnehin davon absehen, die von Freud verfassten Texte einer inhaltlichen Kritik aussetzen zu wollen. In konsequent hermeneutischer Tradition wäre ihnen der gleiche Respekt entgegenzubringen, der auch philosophischen Texten entgegengebracht würde. Es könnte demnach allenfalls darum gehen, sie auszulegen, nicht aber darum, sie zu modifizieren.
6 Die Schwierigkeiten, die die psychoanalytische Theoriebildung mit der Integration der Traumaperspektive hat, bestehen bis heute (Bohleber 2000; Wöller 2016b). Gleichwohl scheint sich die Erkenntnis durchzusetzen, dass Konflikt- und Traumaperspektive nicht als einander ausschließend, sondern als sich wechselseitig ergänzend zu denken sind (→ Kap. 4.2.1).

2.2 Pierre Janet und die frühen Grundlagen psychodynamischer Traumatheorien

2.2.1 Frühe psychodynamische Beiträge zum Verständnis psychischer Traumatisierungen

Es mag ungewohnt anmuten, an dieser Stelle eines kurzen Abrisses der Theoriegeschichte der Psychoanalyse ein Kapitel vorzufinden, das mit Pierre Janet und seinen theoretischen Auffassungen zur Bewusstseinsspaltung beginnt, dann die Beiträge des frühen Sigmund Freud aus seiner Zusammenarbeit mit Josef Breuer würdigt und schließlich auf den späten Schüler Freuds, Sándor Ferenczi, zu sprechen kommt. Der innere Zusammenhang der Beschäftigung mit diesen Theoretikern ergibt sich aus ihrer herausragenden Bedeutung für die wichtige – wenn auch lange Zeit im Schatten der Theorien zur Bedeutung unbewusster Triebkonflikte stehende – Entwicklung der psychodynamischen Traumatheorien.

Wir betrachten den französischen Psychiater und Psychotherapeuten als Wegbereiter der modernen Psychotherapie – und dann auch als Wegbereiter einer modernen psychodynamisch orientierten Traumatherapie. Wir wollen damit die herausragende Leistung würdigen, die wir Pierre Janet für unser heutiges Verständnis einer psychodynamischen Psychotraumatologie verdanken. Gleichzeitig wollen wir den Blick auf die in der damaligen französischen Psychiatrie beheimatete Gedankenwelt lenken, die den Hintergrund der wichtigen frühen Arbeiten Sigmund Freuds und seines Weggefährten Josef Breuer bildete. Ein solcher Blick erscheint uns notwendig, um das gegenwärtig beobachtbare Bemühen um ein zeitgemäßes psychodynamisches Verständnis der Folgen von Kindheitstraumatisierungen zu unterstützen. Er soll helfen, die theoretische und behandlungspraktische Lücke zu schließen, die über lange Zeit durch die ausgebliebene Auseinandersetzung mit den Folgen schwerer psychischer Traumatisierungen entstanden ist.

Bekanntlich hat die Psychoanalyse als eine Lehre von psychischen Traumatisierungen begonnen. Sie prägte die erste Phase der psychoanalytischen Forschung. Diese frühe Schaffensperiode Freuds wurde gerne als seine »voranalytische« Phase bezeichnet. Zu Unrecht erhielt sie damit das Etikett des Vorläufigen und Unausgereiften. In grober Unterschätzung ihrer Bedeutung – zu der Freud selbst beigetragen hat – wurde ihr allenfalls zugestanden, die Voraussetzungen für die unbestritten revolutionären Erkenntnisse zu unbewussten Abwehrphänomenen und zur Konfliktgenese psychischer Störungen geschaffen zu haben.

Es nimmt Freud nichts von seiner Größe, wenn wir Janet den Rang eines zweiten herausragenden Mitbegründers des psychodynamischen Denkens in der Psychotherapie zusprechen. Wir tragen damit der Tatsache Rechnung, dass sein Werk in den letzten Jahren ausgiebig wiederentdeckt und vor allem von Therapeuten, die sich in der Behandlung traumatisierter Menschen engagieren, breit rezipiert wurde. Die heute vielfach anzutreffende Bemühung, Janets unschätzbare Beiträge unserem psychodynamischen Denken wieder zugänglich zu machen, mag helfen, die Spaltung im psychodynamischen Denken zu überwinden, die, theoriengeschichtlich betrachtet, ihren Ursprung in der Rücknahme der Verführungstheorie der Neurosen hatte (→Kap. 2.1.3) und durch die langjährige Ausgrenzung des Traumagedankens aus der psychoanalytischen Gedankenwelt aufrechterhalten wurde (Wöller 2020).

Wenn das Kapitel dann auf Sándor Ferenczi eingeht, würdigt es den ungarischen Psychoanalytiker und Schüler Freuds als den viel zu spät in seiner Bedeutung wiederentdeckten Begründer einer psychoanalytischen Psychotraumatologie. Wie wir zeigen werden, gehört Sándor Ferenczi unter den frühen Vertretern der Psychoanalyse in die überschaubare Reihe derer, die aus heutiger Perspektive Bahnbrechendes für das Verständnis komplex traumatisierter Patienten geleistet haben. Wir sehen in ihm einen zu Lebzeiten verkannten und heute zu Recht hoch geschätzten Hauptvertreter einer psychoanalytischen Traumalehre, der seiner Zeit weit voraus war und erst in den letzten Jahrzehnten die ihm gebührende Anerkennung erfuhr.

2.2.2 Bewusstseinsspaltung und Traumagenese: Pierre Janet

Pierre Janet hatte, ebenso wie der junge Sigmund Freud, an der Salpêtrière in Paris die aufsehenerregenden Vorlesungen von Jean-Martin Charcot zu hypnotischen Therapien von an Hysterie erkrankten Patientinnen besucht und seine wissenschaftliche Tätigkeit dieser Thematik gewidmet. Ihm gebührt das Verdienst, die bei Patientinnen mit hysterischen Symptomen beobachteten Phänomene in einer umfassenden Theorie erklärt zu haben, die bis heute in ihren Grundzügen ihre Gültigkeit behalten hat. Er hatte damit eine seit Mitte des 19. Jahrhunderts bei französischen Neurologen bestehende Forschungstradition aufgegriffen (Janet 1889).

Unter anderem galt sein Interesse der Entdeckung seines Lehrers Jean-Martin Charcot, der fand, dass sich hysterische Symptome durch Hypnose auflösen und induzieren lassen (Gast & Wabnitz 2014; van der Hart 2016). Posthypnotische Suggestionen konnten in einem abgespaltenen Bewusstseinszustand ausgeführt werden, ohne dass der alltagsfunktionale Teil der Patientin davon Kenntnis erlangte. Diese Beobachtung veranlasste Janet, das Phänomen der »double conscience«, des »doppelten Bewusstseins«, zum Zentrum seiner Theoriebildung zu machen. Mit seiner Hilfe konnte er Zustände der Hypnose und Besessenheit sowie die Symptomatik seiner an Hysterie erkrankten Patientinnen erklären. Janet nahm als den zentralen, allen hysterischen Phänomenen zugrundeliegenden Mechanismus eine Aufspaltung des Bewusstseins mit unterschiedlichen, vom Alltagsbewusstsein abgespaltenen Anteilen an. Diese Beobachtung brachte er mit den traumatischen Erfahrungen in Verbindung, von denen hysterische Patientinnen berichteten.

Auf Janet geht auch der Gedanke einer unzureichenden Integration zweier oder mehrerer Systeme von Gedanken und Funktionen zurück. Die ihr zugrunde liegende eingeschränkte integrative Kapazität der Persönlichkeit kann eine angemessene Anpassung an die Realität erschweren und sich in Form vielfältiger kognitiver, sensorischer und motorischer Ausfälle auswirken. Ursächlich nahm Janet (1889) ein konstitutionelles Defizit an »nervöser« psychischer Energie an, doch ging er gleichzeitig davon aus, dass dieses Defizit erst durch traumatische Erfahrungen manifest wird.

> Die durch die Abspaltungen bewirkte Kompartimentalisierung der Persönlichkeit hatte unter traumatischen Lebensbedingungen einen adaptiven und schützenden Wert; unter gegenwärtigen Bedingungen erweist sie sich jedoch für die Alltagsfunktionalität eher als hinderlich. Die in Symptomen oder in alltagsunangemessenen Verhaltensweisen zum Ausdruck kommenden abgespaltenen Erlebens- und Denkmuster, die »idées fixes«, verbleiben dabei in einem zweiten System. Von dort aus können sie unter spezifischen Auslösebedingungen überraschend und, in der Regel unerwünscht, wieder in das Alltagsbewusstsein einbrechen. Dieses neue Konzept der Dissoziation gestattete es Janet, die seit langem beobachteten Phänomene »doppelter« oder auch »multipler« Persönlichkeiten zu erklären.

Die aus Janets klinischen Beobachtungen und theoretischen Überlegungen resultierende therapeutische Konsequenz bestand darin, die integrativen Fähigkeiten der betroffenen Patienten zu verbessern und ihre Fähigkeit zu stärken, das abgespaltene Erinnerungsmaterial in ihr Alltagsbewusstsein zu integrieren. Sein dafür entwickeltes phasenorientiertes Behandlungskonzept hat sich bis heute in der Behandlung von Patienten mit Traumafolgestörungen bewährt (Gast & Wabnitz 2011; ISSTD 2011; Reddemann 2017; Reddemann & Wöller 2017, van der Hart et al. 2016; → Kap. 8.1 und Kap. 8.3).

2.2.3 Hypnoide Zustände: der frühe Sigmund Freud und Josef Breuer

Sigmund Freud, der wie Janet von Jean-Martin Charcot und seinen Beobachtungen zur Wirkung von Hypnose bei an Hysterie erkrankten Patientinnen inspiriert war, und der Internist und Physiologe Josef Breuer entdeckten bei ihren Patientinnen veränderte Bewusstseinszustände, die sie mit dem Begriff des »Hypnoid« bezeichneten (Breuer & Freud 1895). Sie entsprachen den Zuständen der »idée fixes«, die Janet als das Ergebnis krankhafter Bewusstseinsspaltung beschrieben hatte.

Die veränderten Bewusstseinszustände der hysterischen Patientinnen verstanden Breuer und Freud als die Folge sexueller »Verführungen« durch Erwachsene. Sie machten den Ausschluss der Erinnerung vom assoziativen Kontakt mit dem übrigen Bewusstsein für die Symptomausprägung verantwortlich: Der Hysteriker leidet »größtenteils an Reminiszenzen« (Freud 1895, S. 86). Dabei können, so die Autoren, die traumatischen Erfahrungen in einer Vielzahl psychischer und somatischer Symptombildungen zur Darstellung kommen, mitunter in verkleideter Form wie im konversionsneurotischen Anfallsgeschehen. In diesem Zusammenhang prägten Breuer und Freud auch die Metapher des »Fremdkörpers im psychischen Gewebe«, um anzudeuten, in welchem Maße abgespaltene Erinnerungsfragmente, abgekapselt inmitten von »neurotischem« psychischem Material, aufbewahrt werden können.

Wie wir im → Kapitel 2.1.3 dargestellt haben, hat Freud mit der Rücknahme der Verführungstheorie der Neurosen eine radikale Wende vollzogen, bei der die Bedeutung sexueller Traumatisierungen für die Krankheitsentstehung in einer aus heutiger Sicht nicht vertretbaren Weise relativiert wurde. Auch wenn er die Verführungstheorie nie ganz verworfen hat und von den schädigenden Einflüssen sexueller Übergriffe an Kindern weiterhin überzeugt war, hat er doch das Ausmaß ihrer Verbreitung in grober Weise unterschätzt. Indem er einen Zusammenhang zwischen der hysterischen Symptomproduktion und möglichen Verführungen durch Erwachsene ablehnte, rückte er auch von der von ihm früher vertretenen Dissoziationstheorie ab. An die Stelle der Dissoziation war der Begriff der Verdrängung getreten; sie wurde für ihn zum »Grundpfeiler, auf dem das Gebäude der Psychoanalyse ruht« (Freud 1914b, S. 54). Der Begriff der Dissoziation tauchte fortan in seinen theoretischen Schriften so gut wie nicht mehr auf und sollte auch in der Literatur des Mainstreams der Psychoanalyse jahrzehntelang fehlen – sieht man von Ausnahmeerscheinungen wie Sándor Ferenczi ab, auf den wir nun eingehen werden.

2.2.4 Sándor Ferenczi

Eine für das Verständnis psychischer Traumatisierungen höchst bedeutsame Persönlichkeit der frühen Psychoanalyse war Sándor Ferenczi. Obwohl er über viele Jahre ein enger Weggefährte Freuds gewesen war, wich er im Laufe seines Lebens in wesentlicher Hinsicht immer mehr von dessen Auffassungen ab. So betonte er, im Gegensatz zu Freuds Auffassung von der Zentralstellung des Ödipuskomplexes, die Rolle der primären Objektliebe durch die wichtigsten Bezugspersonen. Freuds Abkehr von der Verführungstheorie der Neurosen hielt er für falsch. Mit seiner Schrift »Sprachverwirrung zwischen dem Erwachsenen und dem Kind« (Ferenczi 1933) lieferte er wertvolle Beiträge zur Psychodynamik von Introjektion und Identifikation bei Patienten mit traumatischen Kindheitserfahrungen, die bis heute gültig geblieben sind. Er sah die Grundlage der Introjektion der Täterbeziehung in der Notwendigkeit des traumatisierten Kindes, sich als unwertes, egoistisches oder »böses« Kind zu definieren, um das Bild der guten Eltern zu erhalten. Die Dynamik der Identifikation mit Aspekten des Täters bestand für ihn in der Notwendigkeit des traumatisierten Kindes, überwältigende Gefühle von Ohnmacht und Hilflosigkeit zumindest zeitweise in Gefühle von Macht und Stärke zu verwandeln.

Vor allem aber hielt er an der Bedeutung realer Traumatisierungen für die Entstehung der neurotischen Pathologie fest. Indem er Freud nicht darin folgte, die Berichte über sexuelle Übergriffe durch Erwachsene für Fantasieprodukte der betroffenen Patientinnen zu halten, und in seinen späten Schriften immer wieder auch Bezug auf die frühe, inzwischen aufgegebene Dissoziationstheorie von Breuer und Freud nahm, begab er sich in offenen Widerspruch zu Freud.

In behandlungstechnischer Hinsicht wandte er sich gegen die seinerzeit vorherrschende abwartende therapeutische Haltung und favorisierte stattdessen eine aktive Methode des Intervenierens. An die Stelle von Einsicht durch Deutungen setzte er ein taktvolles, beruhigendes, geduldiges, aufrichtiges und menschlich warmes Beziehungsangebot. Nur so glaubte er, traumatische Zustände der Kindheit therapeutisch wiederbeleben und auf heilsame Weise behandeln zu können. Man mag einige seiner behandlungstechnischen Experimente, bei denen er auch Patienten die Hand hielt oder ihnen zärtlich über den Kopf strich – wobei wir nicht genau wissen, wie weit er dabei in einem ethisch bedenklichen Sinne grenzüberschreitend geworden ist (Kind 2017) –, mit gutem Grunde ablehnen. Gleichwohl war die darin zum Ausdruck kommende therapeutische Haltung aus heutiger Sicht höchst progressiv. Sie stand jedoch mit ihrer Betonung der Qualitäten von Sympathie, Liebe und menschlicher Zuwendung in der therapeutischen Beziehung im Widerspruch zu Freuds Auffassung von behandlungstechnischer Neutralität.

Vordergründig waren es die als anstößig empfundenen behandlungstechnischen Experimente, die ihm den Bannstrahl Freuds eintrugen. In einem tieferen Sinne dürfte Freud jedoch in seiner Weigerung, den Weg der Abkehr von der Verführungstheorie mitzugehen, eine Gefährdung seines Projektes der Verdrängungstheorie gesehen haben (Howell & Itzkowitz 2016). Ferenczi wurde zwar nicht, wie es früheren abgewichenen Anhängern widerfahren war, offiziell aus der psychoanalytischen Bewegung ausgeschlossen. Doch war er anhaltenden Attacken ausgesetzt, die das Ziel verfolgten, ihn zu marginalisieren und unglaubwürdig zu machen. Über Jahrzehnte blieb er dem psychoanalytischen Mainstream der Psychoanalyse so gut wie unbekannt, bis er in den 1980er Jahren wiederentdeckt und in seinen Leistungen gewürdigt wurde.

2.2.5 Bewertung der frühen traumaorientierten Beiträge

Mit der Entwicklung moderner Traumatherapien, die weitgehend außerhalb des Mainstreams der psychoanalytischen Gemeinschaft verlief, wurde auch das Paradigma der Dissoziation und mit ihm die große Leistung Pierre Janets in Erinnerung gerufen.

Janet hatte ein umfassendes Verständnis dissoziativer Phänomene geschaffen, das bis heute aktuell geblieben ist, und die Grundlage für neuere, neurobiologisch fundierte Theoriebildungen zu dissoziativen Aufspaltungen der Persönlichkeit bereitgestellt. Von seinen klinischen Beobachtungen und Theoriebildungen nahmen bedeutende neuere Dissoziationstheorien ihren Ausgang, darunter die wichtige Theorie der strukturellen Dissoziation der Persönlichkeit von van der Hart et al. (2008). Darüber hinaus gab Janet auch in behandlungspraktischer Hinsicht einen Standard vor, der bis heute in den Konzepten zur Behandlung komplexer Traumafolgestörungen und schwerer dissoziativer Störungen beibehalten wurde. Vor allem hat die in der Behandlung von Patienten mit Traumafolgestörungen bewährte Drei-Phasen-Gliederung des therapeutischen Prozesses mit den Phasen Stabilisierung, Traumakonfrontation und Reintegration (Reddemann 2021) bei Janet ihren Ursprung.

Im Zusammenhang mit der Renaissance Janets fiel auch wieder Licht auf die frühe Schaffensphase Freuds und sein gemeinsam mit Josef Breuer erreichtes Verständnis der psychotraumatischen Genese von Patientinnen mit hysterischen Störungsbildern. Diese vielfach aus dem Blickwinkel seiner späteren konflikt- und verdrängungstheoretischen Arbeiten als »präanalytische Periode« bezeichnete frühe Schaffensperiode gilt aus heutiger Sicht als eine äußerst fruchtbare Phase der psychoanalytischen Theorieentwicklung, die mit Freuds Abkehr von der Verführungstheorie der Neurosen ein jähes Ende fand. Zahlreiche seiner Beobachtungen und klinischen Folgerungen haben Erkenntnisse moderner Psychotraumatologie vorweggenommen. Sie finden erst heute, und oft zögerlich, den Rückweg in den psychoanalytischen Mainstream.

Ungeachtet der unbestritten bahnbrechenden Perspektive, die Freud mit seinem neuen, auf dem Prinzip der Verdrängungsabwehr beruhenden Modell zur Erklärung neurotischer Phänomene und zur Rolle der psychischen Realität bei der Krankheitsentstehung gelungen war, mutet es aus heutiger Sicht doch bedauerlich an, dass diese Entwicklung nur um den Preis der Aufgabe der frühen wertvollen Errungenschaften zur Psychodynamik komplexer psychischer Traumatisierungen und zu dissoziativen Störungen möglich war. Zu bedauern ist auch, dass erst eine jahrzehntelange Ära des Vergessens aller früheren Erkenntnisse überwunden werden musste, bis in den 1980er Jahren eine erneute Beschäftigung mit psychotraumatischen und dissoziativen Störungsbildern beginnen konnte. Es handelt sich um ein in hohem Maße reflexionsbedürftiges Phänomen, dass die gesamtgesellschaftlich hinreichend bekannte Verleugnung der Traumathematik auch eine so hoch entwickelte Disziplin wie die Psychoanalyse erfasst hat. Eine Reflexion dieser professionellen Verleugnungsbereitschaft ist deshalb so bedeutsam, weil sich durch diese Haltung eine Vielzahl von Patienten mit traumatischen Erfahrungen in Kindheit und Jugend einer therapeutischen Atmosphäre ausgesetzt fühlen mussten, in der die Realität ihrer leidvollen Erfahrungen geleugnet und ihre Erinnerung daran in den Bereich kindlicher Sexualfantasien verwiesen wurde.

Abschließend wollen wir noch ein weiteres Mal auf die schon mehrfach erwähnte herausragende Leistung Sándor Ferenczis zu sprechen kommen, der mit seinen theoretischen Positionen und behandlungspraktischen Empfehlungen seiner Zeit weit voraus war. So vertrat er bereits Auffassungen, die denjenigen von Balint, Winnicott und auch Kohuts weit mehr entsprachen als den von Freud und der Mehrzahl seiner Anhänger vertretenen. Indem er nicht nur das interpersonelle Moment betonte, sondern auch von der Wechselseitigkeit aller zwischen Patient und Therapeut ablaufenden Prozesse ausging, nahm er viel später formulierte Positionen der relationalen Psychoanalyse vorweg. Bei allen seinen Verdiensten dürfte sein unerschrockenes Eintreten für die Anerkennung der Realität psychischer Traumatisierungen die höchste Anerkennung verdienen.

Weiterführende Literatur

Breuer J, Freud S (1895). Studien über Hysterie. In: Freud S, Gesammelte Werke, Bd. 1 (S. 75–312); Nachtrags-Band: S. 217–310. Frankfurt a. M.: S. Fischer.

Eckhardt-Henn A, Spitzer C (Hg) (2018). Dissoziative Bewusstseinsstörungen. Grundlagen, Klinik. Therapie. 2. Aufl. Stuttgart: Schattauer.

Ferenczi S (1933/1972). Sprachverwirrung zwischen den Erwachsenen und dem Kind. In: S. Ferenczi, Schriften zur Psychoanalyse, Bd. 2. Frankfurt a. M.: Fischer; 303–313.

Gast U, Wabnitz P (2014). Dissoziative Störungen erkennen und behandeln. Stuttgart: Kohlhammer.

van der Hart O (2016). Die Geschichte der traumabedingten Dissoziation unter besonderer Berücksichtigung der Dissoziativen Identitätsstörung. In: Eckhardt-Henn A, Spitzer C (Hg) Dissoziative Bewusstseinsstörungen. Stuttgart: Schattauer; 3–23.

Wöller W (2020). Dissoziation. Gießen: Psychosozial.

2.3 Die Beiträge der Ich-Psychologie

2.3.1 Grundlinien der Ich-Psychologie

Die psychoanalytische Ich-Psychologie nahm ihren Ausgang bei dem in Freuds (1923, 1926) später Schaffensperiode entworfenen Strukturmodell der Psyche mit den Instanzen des Es, Ich und Über-Ich. Die wichtigsten Vertreter der klassischen Ich-Psychologie – darunter Anna Freud (1936), Heinz Hartmann (1939), Otto Fenichel (1941), Robert Waelder (1936) und Edith Jacobson (1964) – standen fest auf dem Boden der Triebpsychologie Freuds. Sie bemühten sich um eine Ausarbeitung und Modifizierung seiner Strukturtheorie und nahmen wichtige Modifikationen vor. Diese betrafen in erster

Linie das Ich, das fortan ins Zentrum der Betrachtung rückte.

In diesem Rahmen haben die einzelnen Autoren, die heute der Ich-Psychologie zugerechnet werden, unterschiedliche Akzente gesetzt: Während sich die von Anna Freud ausgehende Linie der Entwicklung vor allem den im unbewussten Teil des Ich angesiedelten Abwehrmechanismen zuwandte, befasste sich die von Heinz Hartmann begründete Richtung der Ich-Psychologie mit der von Triebkonflikten freien Sphäre des Ich und den sogenannten autonomen, der bewussten Realitätsbewältigung dienenden Ich-Funktionen.

Den im unbewussten Teil des Ich lokalisierten Abwehrmechanismen kommt nach ich-psychologischer Auffassung die Aufgabe zu, Kompromisse zwischen den Ansprüchen des Es, des Überichs und der äußeren Realität herzustellen. Darüber hinaus obliegen dem Ich weitere Funktionen, die dem Bewusstsein zugänglich sind und der Anpassung an die äußere Realität dienen.

Allgemein können wir sagen: Nachdem sich die Psychoanalyse in ihrer ersten Phase den einer neurotischen Symptomatik zugrunde liegenden, ins Unbewusste verdrängten psychischen Inhalten gewidmet hatte, lag der Schwerpunkt der Ich-Psychologie nun auf den Mechanismen, die diese Inhalte unbewusst werden ließen, und auf Ich-Funktionen, die ebenfalls der Realitätsanpassung dienen, jedoch »autonom«, d.h. von Triebkonflikten als frei aufgefasst wurden.

2.3.2 Die Systematisierung der Abwehrmechanismen

Anna Freud (1936) war es, die, ausgehend von Freuds Schrift »Hemmung, Symptom und Angst« (1926a) seine Abwehrlehre konsequent weitentwickelt und eine erste Systematik der Abwehrmechanismen geschaffen hat. Sie betonte die herausragende Rolle des Ichs bei der Abwehr von Ängsten, die entweder von andrängenden Triebimpulsen, von der äußeren Realität oder vom Über-Ich ausgehen können und durch entsprechende Fantasien verstärkt werden. War die Abwehr bisher vor allem durch Verdrängung definiert, so traten nun verschiedene weitere Abwehrformen hinzu, von denen viele bereits von Freud (1900, 1905) beschrieben worden waren, darunter die Regression, die Reaktionsbildung, die Isolierung, das Ungeschehenmachen, die Projektion, die Wendung gegen das Selbst und die Verkehrung ins Gegenteil.

Anna Freud hat zudem eine umfassende Entwicklungsperspektive vorgelegt, für die sie den Begriff der Entwicklungslinien geprägt hat. Auf dem Boden der Triebtheorie beschrieb sie Entwicklungskonflikte, Fixierungen und Regressionen, die entlang dieser Entwicklungslinien in Verbindung mit den Phasen der Triebentwicklung identifiziert werden können.

In den folgenden Jahrzehnten wurde die Abwehrlehre durch weitere Aspekte ergänzt:

1. Zeitgenössische ich-psychologisch orientierte Theoretiker gehen von einer *größeren Anzahl von Motiven* aus, die Abwehrmaßnahmen und die Entwicklung unbewusster Fantasien in Gang setzen können. Insbesondere hat Joseph Sandler (1960) die Bedrohung des Gefühls der Sicherheit, narzisstische Verletzungen, Schuld oder Schamgefühle oder andere reale Bedrohungen her-

vorgehoben. Abwehr kann speziell auch zur Verbesserung des Selbstbildes eingesetzt werden (Hoffmann 1987).

2. Bezogen auf den *Gegenstand der Abwehr* wurde der Aspekt hinzugefügt, dass sich Abwehr nicht auf Affekte, Wünsche oder Über-ich-Regungen beschränken muss, sondern auch dazu beitragen kann, widersprüchliche oder unvereinbare Selbst- und Objektrepräsentanzen voneinander getrennt zu halten. Diese können in die Außenwelt projiziert und auch introjiziert werden[1].

3. Als eine neue Abwehrform wurde die *interpersonelle Abwehr* beschrieben. Abwehrvorgänge können sich nicht nur intrapsychisch, sondern auch interpersonell im Sinne einer psychosozialen Abwehr manifestieren (Mentzos 1988). Bei diesen Formen der Abwehr werden Interaktionspartner in die Abwehr einbezogen (→Kap. 3.8.3).

4. Klinisch bedeutsam ist eine komplexe Abwehrform, die erstmalig von Melanie Klein (1946) unter mit dem Begriff der projektiven Identifizierung beschrieben wurde. Bei dieser Abwehrform, die vor allem von Bion (1962) in Rahmen seiner Theorie des Container-Contained ausgearbeitet wurde, werden unerträgliche Affekte oder Selbstanteile auf Interaktionspartner projiziert, die sie dann als ihre eigenen Affekte oder Selbstanteile wahrnehmen (→Kap. 9.1.3).

5. Schließlich wurde darauf aufmerksam gemacht, dass auch *dissoziative Phänomene* und *körperliche Symptombildungen* Abwehrfunktionen übernehmen können. Das in höchst unterschiedlicher Manifestation auftretende, entwicklungspsychologisch frühe Abwehrmuster der Dissoziation kann einzelne psychische Funktionen, aber auch umfangreichere Persönlichkeitsanteile betreffen (→Kap. 8.2; Wöller 2020).

2.3.3 Von der autonomen Sphäre im Ich zur Systematik der Ich-Funktionen

Heinz Hartmann (1939, 1950), einer der einflussreichsten Vertreter der Ich-Psychologie, konzentrierte sich vor allem auf die Erforschung der Beziehungen zwischen dem Ich und der äußeren Realität, namentlich der Möglichkeiten des Ich, sich an die Anforderungen der äußeren Realität anzupassen. Die wichtigsten seiner Beiträge sind:

1. Hartmann nahm eine *konfliktfreie Sphäre* im Ich an, die der Triebdynamik nicht unterworfen ist und sich unabhängig von ihr entwickelt hat. In ihr sind die autonomen Ich-Funktionen der Wahrnehmung, des Gedächtnisses, des Denkens und der Intelligenz angesiedelt.

Mit seinem Begriff der primären Autonomie brachte er die Annahme zum Ausdruck, dass sich in einer durchschnittlich zu erwartenden Umwelt die Ich-Funktionen unabhängig von den Triebschicksalen entwickeln; sie bilden eine »konfliktfreie Sphäre« im Ich (1939). Unter sekundärer Autonomie verstand er den Sachverhalt, dass verschiedene affektregulierende und beziehungsregulierende Ich-Funktionen, die, obwohl sie ursprünglich im Kontext von Konflikten entwickelt wurden und insofern eine Abwehrfunktion innehatten, nachfolgend eine sekundäre Autonomie entwickeln und nun weitgehend konfliktfrei ausgeübt werden konnten.

2. Eine wichtige Neuerung, die Hartmann (1950) einführte, war die Unterscheidung zwischen dem »Ich« und dem »Selbst«. Mit dem Begriff des »Selbst« wollte er die eigene Person im Gegensatz zum »Objekt« bezeichnet wissen. Der Begriff des »Ich« sollte demgegenüber für die Teilstruktur der Persönlichkeit reserviert sein, die auch in Freuds Strukturmodell als das »Ich« bezeichnet wurde.

Das Ich wird, so Hartmann (1950), ausschließlich durch seine Funktionen bestimmt. Bezogen auf die Repräsentanzen unterscheidet Hartmann die Selbstrepräsentanz, die die eigene Person repräsentiert, von den Objektrepräsentanzen als Repräsentanzen wichtiger Bezugspersonen.

3. Weiterhin hat Hartmann das psychoanalytische Konfliktverständnis um den Begriff des *intrasystemischen Konflikts* erweitert. Die nach dem Strukturmodell möglichen Konflikte zwischen den »Systemen« »Ich«, »Es« und »Überich« bezeichnete er nun als intersystemische Konflikte. Intrasystemische Konflikte sind hingegen solche, die in *einem* System, d.h. einer Instanz des Strukturmodells angesiedelt sind.

Beispielsweise kann ein intrasystemischer Überich-Konflikt entstehen, wenn Verbote und Ich-Ideal-Forderungen miteinander in Widerspruch geraten. Ein intrasystemischer Es-Konflikt liegt vor, wenn innerhalb des Systems »Es« aggressive und libidinöse Impulse gegeneinander kämpfen.

Bellak & Meyers (1975) haben die von Hartmann entworfene Systematik der Ich-Funktionen weiter differenziert und ausgearbeitet. Zu ihnen gehören die Fähigkeiten zur Realitätsprüfung und zum Urteilen, der Realitätssinn sowie die Möglichkeit der Regulation und Kontrolle von Triebimpulsen und Affekten. Weiterhin zählen dazu:

- die Qualität der Objektbeziehungen, insbesondere hinsichtlich der Aspekte (1) Objektkonstanz[2], (2) Bezogenheit auf andere und (3) Fähigkeit zur Ambivalenz
- das Denken
- die Fähigkeit zur adaptiven Regression im Dienst des Ichs
- die Organisation und Reife der Abwehr
- die als »Stimulusschranke« bezeichnete Fähigkeit des Selbstschutzes gegenüber einer Überflutung durch innere und äußere Reize
- das autonome Funktionieren im Sinne eines konfliktfreien Zusammenspiels von Wahrnehmung, Intention und Motilität
- die Fähigkeit, sich zu erinnern
- Sprache
- Affektregulation und Kognition
- synthetisch-integrative Funktionen, darunter die Fähigkeit, auch widersprüchliche Erfahrungen zu integrieren
- Bewältigungskompetenzen

In späteren Jahren hat es verschiedene Versuche gegeben, die klassischen ich-psychologischen Auffassungen mit neueren intersubjektiven Ansätzen zu verbinden. So hat Argelander (1970) von einer »szenischen Funktion« des Ich gesprochen, die es dem Patienten gestattet, Kindheitskonflikte in der therapeutischen Beziehung zu inszenieren, um sie Interaktionspartnern auch ohne verbale Mitteilung zu kommunizieren.

In einem weiteren Sinne von der Ich-Psychologie abgeleitet, jedoch auch beeinflusst von Gedanken der Objektbeziehungstheorie, ist die Control-Mastery-Theorie nach Weiss und Sampson (1986). Die Autoren gehen davon aus, dass Patienten unbewusst einen Plan verfolgen, der darauf abzielt, herauszufinden, ob der Therapeut ihre inneren pathologischen Überzeugungen bestätigt oder widerlegt. Mit ihm wollen die Patienten, so die Annahme, vorbewusst oder unbewusst austesten, ob die therapeutische Beziehung tragfähig genug ist und genügend Sicherheit bietet, um bisher nicht toleriertes psychisches Material in die Beziehung einzubringen[3].

2.3.4 Die Beziehungen des Ich zum Überich

In ihren Schriften »Das Selbst und die Welt der Objekte« (Jacobson 1964) und »Depression« (Jacobson 1971) hat Edith Jacobson ein entwicklungspsychologisches und psychostrukturelles Modell mit hohem Erklärungspotenzial vorgelegt, in dem ich-psychologische Aspekte der Affektdifferenzierung und der Entwicklung der Abwehrmechanismen mit objektbeziehungstheoretischen Aspekten integriert wurden (Kernberg 1979). Sie hat damit wesentliche, bis heute gültige Beiträge zum theoretischen Verständnis der Entwicklung der Selbst- und Objektrepräsentanzen und deren Auswirkungen auf die Überich-Bildung und die Entwicklung depressiver Symptombildungen beigesteuert.

Die Rezeption ihrer wichtigen Arbeiten ist heute erschwert durch den strikten Bezug auf die klassische dualistische Trieblehre, auch wenn die triebtheoretische Grundlegung durch die Berücksichtigung äußerer Einflüsse und den Einfluss von Interaktionen mit biologischen Einflüssen ergänzt wurde. Wir denken jedoch, dass ihre Theoriebildungen auch dann bedeutsam bleiben, wenn wir sie ohne direkte Bezugnahme auf die dualistische Triebtheorie und auf der Basis moderner Motivationstheorien (→Kap. 3.7.3) mit unbewussten motivationalen Konflikten zwischen Impulsen, Wünschen und Bedürfnissen und ihrer Abwehr in Verbindung bringen.

Zwei Details ihrer Theoriebildung seien hier hervorgehoben:

1. Eines davon betrifft die *Entwicklung des Überichs* in seinen unterschiedlichen Reifestadien, beginnend bei sadistischen Über-Ich-Vorläufern bis zu deren Integration in realistische, verbietende und fordernde Aspekte der Elternbilder.

Im günstigen Fall bildet sich eine integrierte und reife innere Normenwelt aus, die eine angemessene Regulierung des Selbstwertgefühls, ein differenziertes Affekterleben, eine Kontrolle über Stimmungsabweichungen und das Erleben situationsangemessener Schuldgefühle erlaubt. Pathologische Entwicklungen sind dagegen durch ein primitives und aggressives Überich und durch depressive Stimmungsschwankungen mit einer Neigung zu Schamgefühlen und Unterlegenheitsgefühlen oder durch Verhaltensmuster geprägt, die zu deren kompensatorischer Abwehr dienen.

2. Zum anderen beschreibt Jacobson (1971) die typischen Konflikte depressiver Patienten, die mit Verlustängsten und mit Aggression gegen ein frühes frustrierendes Objekt einhergehen.

Das Scheitern der Idealisierung der frühen Bezugspersonen führt zu einer Entwertung des Objekts und zum Verlust seiner schützenden inneren Repräsentanz mit der Folge einer Ich-Entleerung. Im Anschluss an Bibring (1953) sieht sie den Ursprung depressiver Entwicklungen in einer Diskrepanz zwischen realem und gewünschtem Selbstbild. Sie entwickelte differenzierte Überlegungen zu depressiven Störungen auf neurotischem, Borderline- und psychotischem Niveau.

2.3.5 Weiterentwicklungen der Ich-Psychologie

In der Folgezeit wurde die psychoanalytische Ich-Psychologie weiterentwickelt und ausdifferenziert. Sie wurde zur dominierenden Strömung in den Vereinigten Staaten, während in Großbritannien die Psychoanalyse der kleinianischen Tradition vorherrschte (→Kap. 2.6)[4]. Zu den Theoretikern, die bemüht waren, die allgemeine Theorie der Psychoanalyse zu systematisieren und ihre Metapsychologie zu modernisieren, zählten Merton Gill (1976), David Rapaport (1970), George Klein (1973) und Robert Holt (1981). Verschiedene Vertreter der Ich-Psychologie haben wichtige Ergänzungen vorgenommen, die sie angesichts der zahlreichen Widersprüche, auf die sie in Freuds riesigem Werk trafen, für notwendig hielten:

1. Wichtige Modifikationen der psychoanalytischen Theorie gingen von Charles Brenner (1983). Er wies darauf hin, dass Abwehrvorgänge keinesfalls nur durch die bekannten Abwehrmechanismen, sondern durch eine Vielzahl anderer Phänomene vollzogen werden können: *Prinzipiell kann jede mentale Aktivität, jede Verhaltensweise, jeder Gedanke, jede Fantasie und jeder Affekt in den Dienst einer Abwehr treten.* Die Signaltheorie Freuds (1926) erweiterte er insofern, als nicht nur die Angst, sondern auch Schuld- und Schamgefühle als Signale wirken und Abwehr auslösen können.

2. Im Zentrum der von der Ich-Psychologie geprägten modernen Konflikttheorien steht die Überzeugung von der ubiquitären Natur des intrapsychischen Konfliktes und der Notwendigkeit, im Dienst der Anpassung an die Umwelt zu *Kompromissen* zwischen den miteinander im Konflikt stehenden psychischen Strukturen zu gelangen.

Hervorragende Aufgabe des Ich ist dieser Auffassung zufolge die Schaffung von Kompromissbildungen zwischen den Instanzen des Strukturmodells: zwischen Trieb- bzw. »Es«-Impulsen, den Vorgaben der normgebenden Strukturen Über-Ich und Ich-Ideal und der äußeren Realität. Wichtig war dabei die Feststellung, dass alle psychischen Inhalte, alle Gedanken, Handlungen und Fantasien als Kompromissbildungen aufgefasst werden können. Nicht nur Symptombildungen, auch Berufswahlen, Hobbies, Partnerwahlen können als Ausdruck von Kompromissbildungen verstanden werden. Der Vorteil normaler im Vergleich zu pathologischen Kompromissbildungen besteht lediglich darin, dass sie mehr Gratifikation und weniger Unlust bereiten.

3. Ein weiterer Schlüsselbegriff der ich-psychologischen Auffassung war der Begriff der *unbewussten Fantasie.*

Mit ihm verbunden ist die Annahme, dass offensichtlich selbstschädigenden Verhaltensweisen eines Patienten unbewusste Fantasien zugrunde liegen, die aufgespürt und verstanden werden können. Die unbewussten Fantasien müssen aus Verhaltensweisen, Symptomen, Träumen, Versprechern und ähnlichen nicht beabsichtigten Manifestation erschlossen werden. Mit der psychoanalytischen Methode wird dem Patienten Gelegenheit gegeben, durch unbewusste Fantasien motivierte selbstschädigende Verhaltensweisen zu verstehen, um sie schließlich aufgeben zu können (Bohleber et al. 2016).

2.3.6 Zukunftsweisende Differenzierung der Behandlungstechniken und ein therapeutischer Irrweg

Während Freud die psychoanalytische Methode im Wesentlichen für die Behandlung neurotischer Störungen mit einer unbewussten ödipalen Konfliktproblematik für geeignet und narzisstische Neurosen mit dieser Methode nicht für behandelbar gehalten hatte, hat sich ein anderer Pionier der Frühzeit, Karl Abraham (1927) schon früh der Behandlung schwer gestörter Patienten zugewendet. Seine Überlegungen wurden ab den 1950er Jahren aufgegriffen, um die Frage der psychoanalytischen Behandlungstechnik mit Blick auf diese Patientengruppe neu zu diskutieren. Blanck und Blanck (1998) sind wichtige Beiträge zur Modifikation der Behandlungstechnik bei Patienten zu verdanken, die nicht in ausreichendem Maße über die für eine konfliktaufdeckende Psychoanalyse erforderlichen Ich-Funktionen verfügen. Unter ihrem Einfluss stand für viele Vertreter der Ich-Psychologie nicht die Aufdeckung verdrängter Inhalte, sondern die Stärkung des Ich des Patienten im Vordergrund ihrer therapeutischen Zielsetzung.

Im deutschen Sprachraum war es insbesondere Fürstenau (1977), der für die Behandlung von Patienten mit Abweichungen vom »fiktiven Normal-Ich« (Freud 1937, S. 80) spezifische, auf sie zugeschnittene Behandlungsansätze forderte. Ähnliche Überlegungen finden sich auch in den Konzeptionen der »Psychoanalytisch-interaktionellen Psychotherapie« (Heigl-Evers & Heigl 1983, Heigl-Evers & Ott 1998) und der »Strukturbezogenen Psychotherapie« (Rudolf 2020).

Vor dem Hintergrund der Notwendigkeit, zur Behandlung schwerer gestörter Patienten andere, insbesondere stärker supportive Interventionen einzuführen, entwickelte sich die Tendenz, eine psychoanalytische »Standardtechnik« zu definieren, von der behandlungstechnische Modifikationen als »Parameter« im Sinne von Abweichungen abgegrenzt wurden (Eissler 1953).

In aus heutiger Sicht geradezu grotesker Weise wurde ein Ideal errichtet, das eine möglichst ungestörte Entfaltung infantiler Triebwünsche in der therapeutischen Situation gestatten sollte. Dies war nach damaliger Auffassung nur durch eine größtmögliche Zurückhaltung des Therapeuten zu erreichen, der sich weitgehend auf Deutungen unbewusster Inhalte beschränken sollte, um nicht einer Befriedigung infantiler Wünsche in der Übertragung Vorschub zu leisten[5]. Aus heutiger Sicht muss die Forderung, man solle als Therapeut weitgehend anonym bleiben und möglichst wenig von seiner eigenen Person zu erkennen geben, als therapeutischer Irrweg angesehen werden. Die Vorstellung, man könne durch ein durch extreme Zurückhaltung geprägtes Therapeutenverhalten die Rolle eines neutralen Beobachters einnehmen, der lediglich die Konflikte des Patienten versteht und deutet, hat sich als illusionäre Fehleinschätzung erwiesen. Es ist schlicht nicht möglich, keinen Einfluss auf den Patienten auszuüben. Vor allem übersieht eine solche Vorstellung, in welchem Maße negative Übertragungsfantasien gefördert werden können. Wir müssen damit rechnen, dass sich auf Seiten der Patienten umso eher ein Gefühl einstellt, unterlegen und ausgeliefert zu sein, je zurückhaltender wir uns verhalten und je weniger wir sagen, was wir denken. Zudem hat sich die Vorstellung, dass es notwendig sei, aufkommende Impulse und Wünsche zu frustrieren, um die abgewehrten Konflikte dem Bewusstsein näher zu bringen, als nicht haltbar erwiesen. Vielmehr ist eine Atmosphäre der Sicherheit am besten geeignet, um verdrängten psychischen Inhalten den Zugang zum Bewusstsein zu verschaffen.

2.3.7 Abschließende Bewertung

Mit der Systematisierung der Abwehrlehre und der Entwicklung einer Systematik der Ich-Funktionen hat die Ich-Psychologie das psychodynamische Denken in mehrfacher Hinsicht bereichert:

1. Die Abwehrlehre gehört zu den empirisch am besten abgesicherten Theorieteilen der Psychoanalyse (Giampieri-Deutsch 2004), und die Systematisierung der Ich-Funktionen hat sich als vielfältig bewährt, um über eine Differenzierung der Behandlungstechniken strukturell gestörten Patienten ein angemessenes Therapieangebot machen zu können.

2. Die von Hartmann vertretene Auffassung, dass das Neugeborene von Anfang an aktiv und adaptiv auf die äußere Realität ausgerichtet und mit ausgeprägten kognitiven und perzeptiven Ich-Mechanismen ausgestattet ist, wurde durch die moderne Säuglingsforschung nachhaltig bestätigt (Stern 1992).

3. Ausgehend von der Abwehrlehre wurde eine psychoanalytische Behandlungstechnik ausgearbeitet, die – sieht man von dem Irrweg der an der sogenannten »Standardtechnik« orientierten Behandlungsführung ab, die der Reputation der Ich-Psychologie nachhaltig geschadet und ein Zerrbild von der Psychoanalyse als inhumaner Prozedur erzeugt hat, das bis heute in der Fachwelt und in der Laienöffentlichkeit nachwirkt – im Kern für die Behandlung von Patienten mit Konfliktpathologien ihre Gültigkeit behalten hat. Vor allem aber hat die Ich-Psychologie den Weg für die Behandlung schwerer gestörter Patienten freigemacht. Von ihr aus führte der Weg zu neueren Methoden wie der psychoanalytisch-interaktionellen Therapie (Heigl-Evers und Ott 1996) und der Strukturbezogenen Psychotherapie (Rudolf 2020) und zur Abbildung der ich-strukturellen Einschränkungen in der Strukturachse der OPD-2 (Arbeitskreis OPD 2014).

Gleichwohl sind einige kritische Gedanken anzuführen:

1. Ein wichtiger Kritikpunkt betrifft die nahezu ausschließlich eingenommene intrapsychische Perspektive und die relative *Vernachlässigung einer interpersonellen Perspektive* durch die meisten Vertreter der Ich-Psychologie.

Zwar hat es – vor allem durch die Arbeiten von René Spitz (1954) zum Einfluss der frühen Umwelt auf das körperliche und psychische Gedeihen von Säuglingen – schon früh Hinweise auf die Auswirkungen erheblicher Abweichungen von einer »durchschnittlich zu erwartenden Umwelt« gegeben. Doch fand eine systematische Beachtung dieser Umstände nicht statt. Vielmehr wurde die seit Freuds (1905) Rücknahme der Verführungstheorie der Neurosen ins Abseits gedrängte Traumaperspektive nicht nur nicht mehr aufgegriffen, sondern vollständig außer Acht gelassen (→ Kap. 2.1.3).

2. Aus neurobiologischer Perspektive ist der Begriff des »Ich« problematisch, da er die Existenz einer zentralen steuernden und kontrollierenden Organisationseinheit im Gehirn suggeriert, die es offensichtlich nicht gibt (Deneke 2013). Da in uns jedoch fortwährend ein subjektives Gefühl einer solchen Instanz erzeugt wird – sie wird von Deneke (2013) »Ich-Person« genannt –, halten wir es für gerechtfertigt, auch weiterhin den Ich-Begriff zu verwenden.

3. Gleichfalls aus neurobiologischer Perspektive ist der Gedanke, Symptombildungen seien grundsätzlich als Kompromissbildungen zwischen Impuls- oder Wunschaspekten und deren Abwehr zu verstehen, kritisch zu hinterfragen. Das mag für einen Teil der psychischen und psychosomatischen Symptombildungen gelten. In vielen anderen Fällen dürften sie eher Ausdruck einer regulatorischen Überforderung als einer gezielten Kompromissbildung sein (Deneke 2013).

4. Nicht mehr ausreichend nachvollziehbar ist eine über lange Zeit geübte Kritik, die Ich-Psychologie trage durch den Anpassungsgedanken zur Verschleierung gesellschaftlicher Missstände bei. Niemand wird mehr bestreiten können, dass Anpassungen zur Lebensbewältigung notwendig sind.

5. Aus intersubjektiver und relationaler Perspektive wurde zu Recht die fehlende Berücksichtigung der wechselseitigen Beeinflussung von Patienten und Therapeuten durch Vertreter der Ich-Psychologie kritisiert, die den unzutreffenden Eindruck einer unidirektionalen, vom Therapeuten ausgehenden Behandlung eines Patienten erweckt. Andererseits finden sich in der neueren Ich-Psychologie auch Ansätze, die sich explizit mit Inszenierungen alter Beziehungsmuster in der Therapiebeziehung und daraus resultierenden Verwicklungen befassen (Jacobs 1986; → Kap. 6.5.5).

Auch unter Würdigung dieser Kritikpunkte sehen wir vor allem das zukunftsweisende Potenzial der durch die Ich-Psychologie eingeleiteten Entwicklung, allerdings auch die Notwendigkeit ihrer Ergänzung durch eine intersubjektiv-relationale und eine psychotraumatologische Perspektive.

Weiterführende Literatur

Adler A (1912/2008). Über den nervösen Charakter. 2. Aufl. Göttingen: Vandenhoeck & Ruprecht.

Albani C, Blaser G, Geyer M, Kächele H (1999). Die »Control Mastery« Theorie. Forum Psychoana, 15, 224–236.

Blanck G, Blanck R (1998). Angewandte Ich-Psychologie. Stuttgart, Klett-Cotta.

Boll-Klatt A, Kohrs M (2018). Praxis der psychodynamischen Psychotherapie. Grundlagen – Modelle – Konzepte. 2. Aufl. Stuttgart: Schattauer bei Klett-Cotta.

Ermann M (2012). Psychoanalyse in den Jahren nach Freud. Entwicklungen 1940–1975. Stuttgart: Kohlhammer.

Fenichel O (1945/2018). Psychoanalytische Neurosenlehre. Gießen: Psychosozial-Verlag.

Freud A (1936/2012). Das Ich und die Abwehrmechanismen. Frankfurt a. M.: S. Fischer.

Fürstenau P (1977). Die beiden Dimensionen des psychoanalytischen Umgangs mit strukturell ich-gestörten Patienten. Psyche – Z Psychoanal 31, 197–207.

Hartmann H (1939/1975). Ich-Psychologie und Anpassungsproblem. 3. Aufl. Stuttgart: Klett-Cotta.

Mertens W (2010a). Psychoanalytische Schulen im Gespräch. Band 1: Strukturtheorie, Ich-psychologie und moderne Konflikttheorie. Bern: Huber.

Spitz RA (1954/1992). Die Entstehung der ersten Objektbeziehungen. Direkte Beobachtungen an Säuglingen während des ersten Lebensjahres. 5. Aufl. Stuttgart: Kein.

Anmerkungen

1 Ob es dazu der Annahme eines Abwehrmechanismus der Spaltung bedarf, den Kernberg (1992) im Anschluss an Melanie Klein (1946) zur Grundlage seiner Objektbeziehungstheorie gemacht hat, gilt als fraglich. Vermutlich lassen sich die bei der Borderline-Pathologie beschriebenen klinischen Phänomene auch ohne die Annahme eines aktiven Spaltungsmechanismus allein mit einer Verbindung von Projektion und primitiver Idealisierung sowie mit Isolierungsprozessen begründen (Zepf 2009).

2 Unter der Objektkonstanz wurde die Fähigkeit verstanden, eine libidinöse Besetzung des Objekts auch unabhängig von der Bedürfnisbefriedigung oder Frustration der Bedürfnisse durch das Objekt aufrechtzuerhalten (Bellak & Meyers 1975).

3 Die Theorie wurde, gemessen am Durchschnitt psychoanalytischer Theorien, ungewöhnlich gut untersucht. Wir könnten hier von einer »testenden« Funktion des Ich sprechen. Mit ihrer Hilfe testet der Patient durch die Interaktion mit dem Therapeuten, ob dieser seine negativen inneren Überzeugungen bestätigt oder außer Kraft setzt (Albani et al. 1999; Sammet et al. 2007).

4 Zu den Vertretern der sogenannten »amerikanischen Ich-Psychologie« zählen, um nur einige Namen zu nennen: Jacob Arlow (1991), Charles Brenner (1983), Dale Boesky (1990) und Leo Rangell (1990).

5 Grundlegend war die Annahme, dass im Laufe einer Behandlung der Druck zunimmt, eine Befriedigung infantiler (Trieb-)wünsche oder -impulse in der Übertragung zu erreichen. Nur indem der Therapeut weitestgehend auf eine Gratifikation der an ihn herangetragenen infantilen Wünsche und Impulse verzichtet, ist es ihm dieser Auffassung zufolge möglich, die Symptomatik des Patienten als Ausdruck der Abwehr dieser konflikthaften Impulse zu verstehen und die vom Ich mit den Instanzen des Es, der äußeren Realität und des Über-Ichs »ausgehandelten« Kompromissbildungen zu untersuchen.

2.4 Die Entwicklung der Objektbeziehungstheorien

2.4.1 Der Blickwinkel der Objektbeziehungstheorie

Durch die Vertreter der Objektbeziehungstheorie öffnete sich der Blickwinkel von einer ausschließlich intrapsychischen Betrachtung zur interpersonellen Perspektive einer Beziehungspsychologie.

Während die klassische trieb- und ich-psychologische Perspektive vorwiegend die intrapsychischen Konflikte zwischen den im Strukturmodell (1923) genannten Instanzen des Ich, Es und Überich betrachtet hatte, traten nun die »Objekte«, auf die die Triebwünsche des Es gerichtet sind, in das Blickfeld: die relevanten Bezugspersonen der Kindheit und Gegenwart oder, genauer gesagt, die – förderlichen oder schädlichen – Beziehungserfahrungen, die mit ihnen gemacht wurden, und die inneren Bilder, die diese Beziehungserfahrungen widerspiegeln. Vor allem interessierte die Frage, wie sich die äußeren Beziehungserfahrungen in intrapsychischen normgebenden Strukturen niedergeschlagen haben. Wie immer ein Kind von seinen frühen Bezugspersonen gesehen und behandelt wurde, so sah und behandelte sich das Kind selbst. Es musste sich an die Erwartungen seiner Umwelt anpassen und übernahm die Art seiner Behandlung in seine normgebenden Instanzen. Die Objektbeziehungen wurden so zu den entscheidenden Organisatoren aller intrapsychischen und interpersonalen Prozesse.

In dem Maße, wie deutlich wurde, dass sich auf die primären Bezugspersonen keinesfalls nur sexuelle und aggressive Triebbedürfnisse, sondern auch Bedürfnisse nach Bindung und Beziehung richteten, verlor das Triebmodell, wenn auch nicht explizit, jedoch faktisch zunehmend an Bedeutung, während die realen interpersonellen Beziehungen an Bedeutung zunahmen.

Theoriehistorisch betrachtet, liegen die Ursprünge der Objektbeziehungstheorie bei Sándor Ferenczi, Michael Balint und auch bei Melanie Klein. Während sich die Psychoanalyse in den Vereinigten Staaten in der Nachfolge von Heinz Hartmann mit explizit ich-psychologischer Ausprägung weiterentwickelt hatte und der deutschsprachige Raum unter dem Einfluss des Nationalsozialismus für die weitere Entwicklung ausgefallen war, stand die psychoanalytische Bewegung in Großbritannien unter dem Eindruck der Spaltung, die sich zwischen den Anhängern von Anna Freud und Melanie Klein ausgebildet hatte. Psychoanalytiker, die Melanie Klein nahestanden, verstanden sich als Objektbeziehungstheoretiker. Doch bildete sich unter ihnen eine Gruppe von Theoretikern heraus, die zwar die von M. Klein angeregte Fokussierung der »Objekte« schätzten, aber ihre Auffassungen zu frühen triebgesteuerten Fantasiebildungen des Säuglings und zur angeborenen kindlichen Aggression nicht teilten und stattdessen der realen Beziehung zwischen der frühen Bezugsperson und dem Säugling die größere Bedeutung zuschrieben. Da sie eine Mittelstellung zwischen der von Anna Freud vertretenen ich-psychologischen Position und derjenigen M. Kleins einnahmen, nannten sie sich fortan die »mittlere Gruppe« oder »unabhängige Gruppe«. Aus heutiger Sicht gelten sie als die wichtigsten Vertreter der Objektbeziehungstheorie. Um vier ausgewählte Theoretiker dieser »middle« oder »independent group« soll es in diesem Kapitel gehen: um Michael Balint, William R. D. Fairbairn, Donald W. Winnicott und Otto F. Kernberg. Die Auffassungen Melanie Kleins und der sich auf sie beziehenden postkleinianischen Tradition sind Gegenstand des nächsten Kapitels.

2.4.2 Michael Balint und die primäre Liebe

Micheal Balint (1966), ein enger Mitarbeiter Ferenczis, war der erste Theoretiker aus der Frühzeit der Psychoanalyse, der mit seinem Konzept der »primären Liebe« explizit eine von der Triebpsychologie unabhängige Beziehungsperspektive einnahm. Wie schon

Ferenczi sah Balint die realen Beziehungserfahrungen mit der wichtigsten Bezugsperson, die in der Regel die Mutter war, als entscheidend für die kindliche Entwicklung an. Er beschrieb die Ebene der »Grundstörung« bei Patienten, die sich grundlegend von der triadisch geprägten ödipalen Ebene unterschied und deren pathologische Entwicklung mit einem Gefühl des existenziellen Mangels an Liebe verbunden war. Viele der von Freud beschriebenen Formen kindlicher Sexualität und Aggression sah er nicht als Ausdruck einer normalen kindlichen Entwicklung, sondern als Ergebnis einer entgleisten Beziehung zwischen den frühen Bezugspersonen und dem heranwachsenden Kind an.

In seiner bahnbrechenden Schrift »Therapeutische Aspekte der Regression« machte Balint (1968) auf die »Heilkraft des Objekts« aufmerksam und verstand darunter die Möglichkeit, in der Therapie heilsame Beziehungserfahrungen machen zu können. Nach seiner wie auch Ferenczis Auffassung war bei Patienten mit einer Grundstörung eine durch strikte Neutralität geprägte und im Wesentlichen auf Übertragungsdeutungen beschränkte Behandlungstechnik nicht nur nicht ausreichend, sondern sogar schädlich. Balint war es wichtig, eine »geeignete Atmosphäre« zu schaffen, die den Patienten in die Lage versetzen sollte, sich einer Beziehungsneuerfahrung zu öffnen. Die emotionale Erfahrung wird wichtiger als die »richtige« Deutung. Deutungen haben weiterhin ihren Platz, doch sollen sie nur dann gegeben werden, wenn der für eine nachhaltige Wirkung notwendige Beziehungshintergrund gegeben ist.

Viel Raum nahm für ihn die Beschäftigung mit einer angemessenen Handhabung der therapeutisch herbeigeführten Regression ein. Bei einer Regression auf die Grundstörung sollen die Patienten eine neuartige emotionale Erfahrung machen dürfen, die darin besteht, sich grundlegend verstanden und angenommen zu fühlen. Dafür bedarf es einer nährenden und schützenden Haltung.

Berühmt geworden ist das Konzept des »Neubeginns«, auf das später Stern (1998b) Bezug nehmen wird und bei dem auf schöpferische Weise neuartige Beziehungsmuster ins Leben gerufen werden. Als Beispiel für einen solchen »Neubeginn« schildert er, wie eine seiner Patientinnen eines Tages von der Couch aufstand und einen Purzelbaum schlug.

Michael Balint betrachten wir als herausragenden Autor, der nicht nur die Bedeutung der emotionalen Beziehungsneuerfahrung erkannt, sondern auch Präsenzmomente spontanen Erlebens und Handelns als Wirkfaktor von Psychotherapie entdeckt hat. Zukunftweisend an Balints Auffassungen war darüber hinaus, dass mit ihm an die Stelle des intrapsychischen Paradigmas der »Ein-Personen-Psychologie« das Paradigma der »Zwei-Personen-Psychologie« getreten ist, das den Beitrag des Therapeuten am psychotherapeutischen Prozess erstmalig systematisch in den Blick nimmt.

2.4.3 William R. D. Fairbairn: Gespaltene Objektwelt

Die Auffassung von der Vorrangstellung der Beziehungen zu wichtigen Bezugspersonen, die weiterhin als »Objekte« bezeichnet werden, wurde am deutlichsten von William R. D. Fairbairn[1] (1952, S. 82) in der Formulierung »Libido is object seeking, not pleasure seeking« zum Ausdruck gebracht. Er sprach sich damit gegen Freuds Behauptung aus, dass sich unser Interesse an »Objekten« von libidinösen oder aggressiven Formen der Triebbefriedigung herleiten lasse, und nahm stattdessen Bedürfnisse nach Sicherheit und Bindung als grundlegend für die Objektsuche an.

Wichtig war Fairbairn (1952) der Gedanke der Internalisierung von Objektbeziehungen. Nach seiner Auffassung werden äußere »Objektbeziehungen« mit ihren Verboten, Bewertungen und Regeln internalisiert, d. h. in die eigene Persönlichkeit aufgenommen, um das eigene Verhalten und den Umgang mit sich selbst den Anforderungen der Umgebung anzupassen. Eine solche Anpassungsleistung wird in einer durch negative und vernachlässigende Beziehungserfahrungen geprägten kindlichen Umwelt überlebensnotwendig. In ihr erhält der Prozess der Verinnerlichung die Funktion, die durch Schlechtigkeit geprägte Umwelt kontrollierbar zu machen. »Es ist besser«, sagt Fairbairn (1952, S. 66, Übers. W. W.), »ein Sünder zu sein in einer Welt, die durch Gott regiert wird, als ein Gerechter zu sein in einer Welt, die vom Teufel beherrscht wird.«

Während es bei der Verinnerlichung hinreichend guter Objekterfahrungen möglich ist, sich mehr oder weniger mit den verinnerlichten Geboten und Verboten zu identifizieren, gelingt eine solche Identifikation bei Personen mit negativen Beziehungserfahrungen kaum – zu streng, abwertend selbstschädigend sind die verinnerlichten Gebote oder Verbote, als dass eine Identifizierung mit ihnen möglich wäre. Statt in die Selbstorganisation aufgenommen zu werden, werden die verinnerlichten Gebote und Verbote tendenziell wie eine Person erlebt, die gleichsam von außen beobachtet und vorschreibt, was der Betroffene tut oder lässt. Durch diese inkomplette Form der Verinnerlichung erhalten die nicht oder unzureichend assimilierten Gebote und Verbote den Status von negativen Introjekten oder »inneren Objekten« (→ Kap. 3.2.2).

Vor diesem Hintergrund entwickelte Fairbairn (1952) eine Theorie der Persönlichkeit, in deren Zentrum eine Spaltung des Ichs mit einer nur guten und einer nur schlechten Objektwelt steht. Diese Ich-Spaltungen setzen vor allem in traumatischen Situationen ein und bilden die Grundlage für die Entwicklung abgespaltener Persönlichkeitsanteile. In der Vorstellung Fairbairns spaltet das »zentrale Ich« Teile von sich ab, die entweder libidinöse oder aggressive Qualitäten mit infantilen Zügen aufweisen. Das »libidinöse Ich« ist mit einem erregenden, das »aggressive Ich« – es wird auch »innerer Saboteur« genannt –, mit einem zurückweisenden Objekt verbunden. Dieser basalen Ich-Spaltung maß Fairbairn zumindest für das Verständnis schwerer Psychopathologie eine noch größere Bedeutung bei als dem Freud'schen Konzept der Verdrängung (Storck 2020).

Bemerkenswert ist an Fairbairn – der über umfangreiche Erfahrungen in der Behandlung von Kindern mit sexuellem Missbrauch, Vernachlässigung und Bindungsstörungen verfügte und seine Master-These über die »multiple Persönlichkeit« verfasst hat (Fairbairn 1949) –, dass er sich ausdrücklich für die Rezeption der frühen Arbeiten Freuds zur Traumagenese der Hysterien aussprach.

Für Fairbairn besteht die Aufgabe der Therapie darin, die Abhängigkeit des Patienten von seinem verinnerlichten Objekt und die Spaltung der inneren Objektwelt zu überwinden. Das schlechte innere Objekt soll »aufgelöst« und schließlich durch ein gutes inneres Objekt ersetzt werden, die abgespaltenen Ich-Anteile sollen dem zentralen Ich wieder verfügbar gemacht werden. Gelingt dies, würden sich die veränderten Verhaltensmuster in zwischenmenschlichen Beziehungen in einem verminderten Interesse an schädigenden und einer verstärkten Zuwendung zu fürsorglichen Beziehungspartnern niederschlagen. Bezogen auf die therapeutische Beziehung würden wir als Therapeuten weniger als ein zurückweisendes und mehr als ein fürsorgliches und liebendes Übertragungsobjekt wahrgenommen.

2.4.4 Donald W. Winnicott

Donald W. Winnicott (1965), ursprünglich Kinderarzt, ist aus heutiger Sicht der wohl wichtigste Vertreter der Objektbeziehungstheorie. Als ungewöhnlich kreativer und intuitiver Kliniker hat er Einsichten vorweggenommen, die erst Jahre später durch systematische Untersuchungen der Säuglings- und Kleinkindforschung bestätigt wurden. Winnicotts mehr von genauer klinischer Beobachtung und inspirierender Kreativität als von theoretischer Systematik geprägte Schreibweise und seine vergleichsweise große Unbekümmertheit um die Theoriesysteme seiner Zeit machen uns den Zugang zu seinem Werk leichter als zu dem mancher anderer Theoretiker. Einige seiner wichtigsten theoretischen Beiträge wollen wir folgendermaßen zusammenfassen:

1. Weit mehr als bei Freud und Melanie Klein standen die *realen Umwelterfahrungen* im Mittelpunkt seines Denkens. Indem er den Einfluss der realen Mutter-Kind-Beziehung auf die kindliche Entwicklung hervorhob, begab er sich in einer Zeit, als die Beachtung der äußeren Realität geradezu verpönt war, in Gegnerschaft sowohl zu Freud wie auch zu Melanie Klein.[2] Winnicotts theoretische Beiträge waren in vieler Hinsicht zukunftsweisend, allen voran seine Beobachtungen zu der innigen Verbindung zwischen einer Mutter und ihrem Kind und ihrer stets präsenten wechselseitigen Regulation.

Ein Kind kann nicht unabhängig von der mütterlichen Umgebung gedacht werden: »There is no such thing as a baby ... A baby cannot exist alone, but is essentially part of a relationship« (Winnicott 1947, S. 88). Vor allem hob er die große Bedeutung hervor, die eine »förderliche Umgebung« und eine »ausreichend gute Mutter« für den Reifungsprozess des Kindes hat (Winnicott 1965).

2. Neben Liebe und Nahrung muss ein Kind *aggressive Regungen und hasserfüllte Fantasien* als Reaktion auf Frustration erleben dürfen. Nur wenn das Kind spürt, dass die Bezugsperson seinen Hass überlebt, wird es gestärkt und fähig, auch Ambivalenzen zu ertragen.

Die Anwesenheit der Bezugsperson, die sich nicht gekränkt oder verletzt zurückzieht und das Kind sich selbst überlässt, gibt ihm Sicherheit, dass sein Ärger keinen unwiederbringlichen Schaden angerichtet hat. Es versteht, dass die Bezugsperson am Leben und zuverlässig präsent bleibt, auch wenn sie attackiert wird. Die Fähigkeit der Sorge um andere kann sich ebenso entwickeln wie die Fähigkeit, allein zu sein (Winnicott 1971).

3. Von großer Bedeutung ist die *Rolle der Bezugsperson auch bei der Integration der wechselnden kindlichen Selbstzustände* und bei der Entwicklung eines kontinuierlichen Selbstsinns.

Ohne deren beruhigende und sorgende Präsenz kommt es zu Zuständen der Erregung und Verzweiflung und zum vernichtenden Verlust in der »continuity of being« (Winnicott 1969). Winnicott sah in aller Deutlichkeit die schädigende Wirkung eines elterlichen Eindringens (»impingement«) in die Welt des Kindes.

4. Bei den mütterlichen Funktionen unterschied Winnicott den Aspekt der »Umwelt-Mutter« und den Aspekt der »Objekt-Mutter« (Winnicott 1965).

Die »Umwelt-Mutter« betrifft die Fähigkeit der Mutter, »da« zu sein und in ausreichendem Maße auf die Bedürfnisse des Kindes eingehen zu können. Sie stellt eine Hintergrundsicherheit zur Verfügung. Diese wird nicht bewusst wahrgenommen. Erst ihr Fehlen fällt auf, ähnlich wie wir den lebensnotwendigen Sauerstoff nicht registrieren, solange er in ausreichendem Maße vorhanden ist. Der andere Aspekt der frühen Umwelt wird durch die »Objekt-Mutter« repräsentiert. Sie wird vom Kind mit libidinösen und aggressiven Fantasien und Wünschen besetzt. Auf sie richten sich die triebgesteuerten Impulse des Kindes.

5. Von herausragender Bedeutung ist auch Winnicotts (1953) Konzept des *Übergangsobjekts.*

Übergangsobjekte sind Objekte – meist Stofftiere oder vergleichbare Gegenstände –, die stellvertretend für die wichtigste Bezugsperson stehen. Sie ermöglichen es dem Kind, eine symbolische Repräsentanz einer guten Bezugsperson auch während der Zeit ihrer Abwesenheit aufrechtzuerhalten und das Bild der anwesenden guten Bezugsperson trotz deren fehlender Präsenz zu introjizieren.

6. Weiterhin ist die Konzeption des *wahren und falschen Selbst* zu nennen (Winnicott 1965).

Mit seiner Konzeption des »falschen Selbst« beschreibt Winnicott eine Abwehrorganisation, mit der ein heranwachsendes Kind eine äußere Anpassungsleistung an eine vernachlässigende oder schädigende elterliche Umgebung vollbringt und gleichzeitig einen verletzlichen Teil seiner Persönlichkeit schützt, den er als das »wahre Selbst« bezeichnet hat. Es ist der Teil, der die Erfahrung von Schwäche, Scham und Trauer aus beziehungstraumatischen Erfahrungen in sich trägt und stets in der Gefahr steht, durch diese Emotionen überflutet zu werden. In ausgesprochen modern anmutender Weise beschreibt Winnicott (1949) die Rolle des »falschen Selbst«: Sie besteht darin, das von traumatisierten »Kind-Anteilen« ausgehende Erleben abzuspalten, um die mit der Alltagsbewältigung befasste Persönlichkeit vor dem Einbruch archaischer und vernichtender Ängste zu schützen.

In therapeutischer Hinsicht steht Winnicott – im Gegensatz zu der eher »väterlichen«, einsichts- und konfliktorientierten Auffassung der Psychoanalyse Freuds – für eine *»mütterliche« Psychoanalyse*, der vor allem der entwicklungsfördernde Umgang mit der therapeutischen Beziehung am Herzen lag. Was bedeutet dies im Einzelnen?

1. Für Winnicott, der einen Teil seiner Lehranalyse bei Michael Balint durchgeführt hatte, war die *Heilkraft der Regression* das Mittel der Wahl in der Behandlung schwer gestörter Patienten. Wie ein Kind darf der regredierte Patient seine Beziehungsbedürfnisse artikulieren; die Aufgabe des Therapeuten besteht darin, ihm die dafür notwendige Funktion des *»Haltens« (holding)* zur Verfügung zu stellen.

Die heilende Wirkung der Regression besteht für Winnicott (1955) darin, dass den verborgenen und verletzlichen Seiten des Selbst – dem »wahren Selbst« – Gelegenheit gegeben wird, die immer unterdrückten und nur in der Symptomproduktion erkennbaren Gefühle von Wut, Enttäuschung, Traurigkeit und Verzweiflung in einer wohlwollenden Beziehung erleben und mitteilen zu können. Auch wenn die therapeutische Aktivität vorwiegend in nicht aufdringlichen und zum rechten Zeitpunkt formulierten Deutungen besteht, liegt der eigentlich heilende Effekt nicht so sehr in ihren Inhalten als vielmehr in ihrer Wirkung auf das emotionale Erleben der Patienten, die durch die therapeutische Erfahrung Hoffnung schöpfen und einen Neubeginn wagen sollen.

2. Für Winnicott (1955) war es von größter Bedeutung, dass das therapeutische Setting *vorhersagbar, zuverlässig und konstant* ist. Die Konstanz von Raum und Zeit der Therapiesitzung und die durch alle Stimmungsschwankungen des Patienten hindurch präsente, beruhigende und regulierende Konstanz des Therapeuten ist notwendig, damit das Setting den Aspekt der »Umweltmutter« repräsentieren und dem Patienten die Sicherheit geben kann, die er braucht, um sich auf den regressiven Prozess der Therapie einzulassen.

Ein solchermaßen haltendes Beziehungsangebot erfordert auch, dass wir bereit sind, den Raum, den wir den Patienten zur Verfügung stellen, zu schützen. Unter Umständen werden wir den Raum auch vor den Versuchen des Patienten, ihn zu zerstören oder aufzuweichen, schützen müssen, indem wir für die Einhaltung der Rahmenbedingungen sorgen.

3. Vor diesem Hintergrund können wir dem Patienten ermöglichen, uns als »Objektmutter«, d. h. als ein Objekt wahrzunehmen, auf das sich seine ödipalen oder präödipalen, liebevollen, sexuellen oder auch aggressiven Fantasien, Gefühle und Impulse richten dürfen. Ein solches Angebot kann das realisieren, was Winnicott mit dem für ihn zentralen Begriff der *Objektverwendung* meinte. Er verstand darunter die »Fähigkeit des Patienten, vom Analytiker Gebrauch zu machen« (Winnicott 1969), um mit seiner Hilfe einen inneren Reifungsschritt zu vollziehen.

Diesem Konzept folgend, präsentieren wir uns unseren Patienten als ein Objekt, dem sie ihre kindlichen Bedürfnisse und Wünsche zumuten und demgegenüber sie ihre Frustration und Wut angesichts ihrer Unerfüllbarkeit äußern dürfen. Wir kommen damit ihrem Bedürfnis nach Wiederbelebung ihrer kindlichen Beziehungserfahrungen nach und eröffnen ihnen die Möglichkeit, uns zu attackieren oder auch zu hassen – ohne befürchten zu müssen, dass wir uns rächen oder uns als zerstörbar erweisen[3].

4. Schließlich war es Winnicott (1969) wichtig, darauf hinzuweisen, dass den Patienten mit der therapeutischen Situation ein Möglichkeitsraum für die Entfaltung emotionalen Erlebens geschaffen wird, ein psychischer Raum, in dem er »mit der Realität spielen« und Mögliches zulassen kann. Im Spiel hat das Kind die Gelegenheit, kreativ und symbolisch sich und seine Welt zu explorieren.

2.4.5 Die Rolle der positiven Beziehungserfahrung

Unterschiedliche Auffassungen finden sich zu der Frage, wie weit die therapeutische Beziehung einen eigenen Wert im Sinne eines therapeutischen Agens und nicht nur als Medium der Vermittlung von Einsicht hat. Hier lassen sich zwei Strömungen erkennen:

1. Von der Mehrzahl der Vertreter der Objektbeziehungstheorie wurde die Auffassung vertreten, dass erst das *Verständnis der sich in der Übertragungsbeziehung darstellenden verinnerlichten Objektbeziehungen* den Therapieprozess zu einer heilsamen Erfahrung macht. Nach dieser Auffassung, die explizit u. a. von James Strachey (1935) und später von Hans Loewald (1986) vertreten wurde, genügt es nicht, Patienten mit negativ getönten verinnerlichten Objektbeziehungen eine wohlwollende und verständnisvolle therapeutische Beziehung zur Verfügung zu stellen, um bei ihnen strukturelle Veränderungen im Sinne eines milderen Über-Ichs herbeizuführen.

Nach dieser Auffassung wird eine neue Beziehungserfahrung erst einsetzen, nachdem mit der Auflösung der Übertragung der Kontrast zwischen der vorherrschenden negativ getönten Übertragungsfantasie und der therapeutischen Realität eines wohlwollend verstehenden Therapeuten offenbar geworden ist. Erst dann kann die neue Beziehungserfahrung introjiziert und eine Milderung eines strengen Über-Ichs erreicht werden.

2. Demgegenüber wurde vor allem von Balint, Winnicott und später von Alexander (1950) die auch heute überwiegende Auffassung vertreten, dass die für den Therapieerfolg unverzichtbare Wirkung auch *auf direktem Wege* von einer *positiven therapeutischen Beziehungserfahrung* ausgehen kann. Auch ohne den Kontrast zur Übertragungsfantasie kann die wohlwollende und verständnisvolle Haltung des Therapeuten introjiziert und zum Teil einer neuen und wohlwollenden inneren Normenwelt werden. Die positive Beziehungserfahrung erhält damit den Status eines weiteren, für den persönlichen Wachstumsprozess entscheidenden Heilungsprinzips.

Alexander (1950), der die Auffassung vertrat, Patienten sollten in der Therapie »emotional korrigierende Erfahrung« machen und auf diese Weise den Mut zu einer inneren Umstellung und Neuorientierung gewinnen, wurde vom Mainstream der damaligen Psychoanalyse scharf kritisiert. Aus heutiger Sicht wird die erstgenannte »klassische« Auffassung zwar nach wie vor als gültig betrachtet. Doch stellt sie keineswegs die einzige Möglichkeit dar, um die heilende Wirkung einer psychodynamischen Therapie zu erklären. Neuere Befunde sprechen sehr wohl auch für die von Balint, Winnicott und Alexander vertretene Auffassung, derzufolge die für den Therapieerfolg notwendige positive Beziehungserfahrung auch auf direktem Wege, d. h. durch das Beziehungsangebot selbst, vermittelt werden kann.

2.4.6 Otto F. Kernberg

Otto F. Kernbergs (1992) theoriegeschichtlich unbestreitbares Verdienst besteht darin, die bis dahin kaum zu vereinbarenden Positionen der Objektbeziehungstheorie, der Ich-Psychologie und der Triebtheorie integriert und auch die Beiträge von Melanie Klein, Edith Jacobson und Margret Mahler in seiner Konzeption der Objektbeziehungstheorie berücksichtigt zu haben. Auf dieser Basis hat er eine für die damalige Zeit bahnbrechende Theorie der Borderline-Persönlichkeitsorganisation formuliert und ein bis heute einflussreiches Therapiekonzept für Patienten mit einer Borderline-Persönlichkeitsstörung geschaffen (Kernberg 2011).

Kernbergs Konzeption zur Entwicklung der verinnerlichten Objektbeziehungen nimmt Einheiten aus Selbst- und Objektrepräsentanzen und einem die Interaktion zwischen beiden begleitenden Affekt an. Auch wenn sich sein Modell zur Entstehung reifer und ganzheitlicher Beziehungsrepräsentanzen – bei dem Selbst- und Objektanteile getrennt und hinsichtlich ihrer guten und schlechten emotionalen Valenzen integriert werden – aus heutiger entwicklungspsychologischer Perspektive nicht mehr aufrechterhalten lässt[4], ist seine Konzeptualisierung einer gespaltenen Objektwelt bei Patienten mit einer Borderline-Persönlichkeitsstruktur nach wie vor von großem behandlungspraktischem Wert.

Zwar trifft Kernbergs Konzeption – wie verschiedene andere psychoanalytische Konzepte – der Vorwurf des adultomorphen Fehlschlusses (Dornes 1998), nach dem es unzulässig ist, aus der Behandlung Erwachsener gewonnene Erkenntnisse zur Grundlage einer Entwicklungspsychologie zu machen. Das schmälert jedoch nicht den Wert der von Kernberg (2011) vorgeschlagenen therapeutischen Praxis, abgespaltene Teile der Selbst- und Objektrepräsentanzen im Hier-und-Jetzt der Übertragung zu identifizieren, um sie in realistischere, stabile und ganzheitliche Repräsentanzen zu überführen.

2.4.7 Kritische Würdigung der Beiträge der Objektbeziehungstheorie

Trotz der Vielfalt und Breite der Theorien, die unter den Begriff der Objektbeziehungstheorien fallen, wollen wir eine Bewertung der Beiträge der den Objektbeziehungstheorien zugerechneten Autoren nach den von uns aufgestellten Kriterien versuchen.

Als zukunftsweisend sehen wir die folgenden Beiträge von Vertretern der Objektbeziehungstheorie an:

1. Auch wenn die meisten Objektbeziehungstheoretiker an der klassischen Trieblehre Freuds festhielten, relativierten sie sie jedoch insofern, als aggressive und sexuelle Triebwünsche an Bedeutung verloren und *Bedürfnisse nach Bindung und Sicherheit* in den Vordergrund traten. Das Hauptinteresse galt nun der Entwicklung der Selbst- und Objektrepräsentanzen und der Welt der verinnerlichten Objektbeziehungen. Damit rückten – vor allem bei Balint und Winnicott – auch die *realen Beziehungserfahrungen* des Kindes in den Blick.

Die Beiträge Balints (1966) zur »primären Liebe« und die Auffassungen Winnicotts (1965) zur frühen Mutterbeziehung und zu den Bedingungen einer haltenden und reifungsfördernden Umwelt weisen auf die späteren Erkenntnisse der Säuglings- und Kleinkindforschung voraus und sind für unser Verständnis einer heilsamen Beziehungsgestaltung von unschätzbarem Wert.

2. Bedeutsam ist auch die Fortführung der von Melanie Klein im Anschluss an Freud (1938a) begonnenen Beschäftigung mit *Spaltungsphänomenen* im Ich. Das Besondere an den wichtigen Arbeiten von Fairbairn (1952) war, dass er den Blick auf die weithin vergessene traumaorientierte Frühphase der Psychoanalyse lenkte und das Ausmaß sexueller Traumatisierungen in aller Deutlichkeit sah. Seine Beiträge sind im Hinblick auf die neueren Theorien zu strukturellen Dissoziationen der Persönlichkeit von großer Bedeutung (→Kap. 8.3).

Die Beschäftigung mit Spaltungsphänomenen der Persönlichkeit fand ihre Fortsetzung in der Theoriebildung Kernbergs (1992), der bei schweren Persönlichkeitsstörungen eine Aufspaltung der Welt der Repräsentanz in nur gute und nur böse Teil-Selbst- und Teil-Objektrepräsentanzen beschrieb, allerdings die von Fairbairn angestoßene Sicht auf psychische Traumatisierungen nicht aufgriff[5].

3. Ungeachtet des regressiven Therapieansatzes, den Balint und Winnicott bevorzugten und dem wir aus ressourcenorientierter Sicht eher zurückhaltend gegenüberstehen (s. u.), haben ihre *beziehungsorientierten Empfehlungen* für uns nichts an Aktualität und Bedeutung verloren.

Vergleichbar einer ausreichend guten Mutter, die sich in verlässlicher Weise auf ihr Kind einstimmt, muss unser therapeutisches Angebot verlässlich und in hohem Maße auf die innere Erfahrungswelt des Patienten abgestimmt sein. Keinesfalls dürfen wir in kontrollierender oder verfolgender Weise in die Welt des Patienten eindringen und sein Handeln bestimmen wollen.

4. Als unverändert gültig und von höchster behandlungspraktischer Relevanz sind zahlreiche von Winnicott (1953) formulierte Gedanken, darunter die Idee, dass in der Therapie ein *Übergangsraum* geschaffen werden sollte, der die Möglichkeit von Spiel und Kreativität bietet. Allein die Entdeckung der *Übergangsobjekte* ist von bleibendem Wert und für ein Verständnis vieler therapeutischer Prozess unverzichtbar geworden.

Die Eröffnung eines Möglichkeitsraums und der Erwerb der Fähigkeit, »mit der Realität« zu spielen und unterschiedliche Perspektiven einzunehmen, nimmt Gedanken vorweg, die in den Mentalisierungstheorien der neueren Zeit ausgearbeitet wurden (Fonagy et al. 2011; →Kap. 2.8.3).

Kritisch sind aus heutiger Sicht folgende Aspekte hervorzuheben:

1. Aus der Perspektive der neueren entwicklungspsychologischen Befundlage ist kritisch zu sagen, dass alle Objektbeziehungstheoretiker dazu neigten, *pathologische Prozesse des Erwachsenenalters als Wiederholungen kindlicher Entwicklungen* aufzufassen. Dies kann aus heutiger Sicht nicht aufrechterhalten werden. Durch die verbesserte Methodik konnte ein im Vergleich zur klassischen psychoanalytischen Auffassung gänzlich andersartiges Bild des Säuglings und

Kleinkindes gezeichnet werden: das Bild eines kompetenten Säuglings, der gemeinsam mit der Bezugsperson bedeutsame Erfahrungen machen und Interaktionen herstellen kann (Alfasi 1984). Die notwendigen Korrekturen ändern nichts an der Bedeutung der Objektkonstanz in klinischer Sicht (Mahler et al. 1980).

Die ursprünglich von der klassischen psychoanalytischen Theorie vertretene Annahme einer undifferenzierten und autistischen Frühphase (Freud 1914a) und die von Margret Mahler (Mahler et al. 1980) vertretene und über lange Zeit sehr einflussreiche Auffassung zur frühkindlichen Entwicklung – insbesondere ihre Annahme eines frühkindlichen Autismus, einer Phase der Symbiose mit der primären Bezugsperson und nachfolgenden Subphasen der Separation, Individuation und Wiederannäherung bis hin zur libidinösen Objektkonstanz – können im Kontext der Befunde der modernen Säuglings- und Kleinkindforschung nicht mehr als gültig angesehen werden (de Litvan 2007; Dornes 1993, 1997, 2000, 2006).

2. Unter einem Blickwinkel der Gütekriterien von Theorien (→ Kap. 1.2) kann die für die Objektbeziehungstheorien zentrale Vorstellung, dass Beziehungserfahrungen introjiziert, d. h. in das Selbst aufgenommen und wieder externalisiert oder gar »ausgestoßen« werden können, dem Anspruch einer qualitativ hochwertigen Theorie nicht genügen. Allenfalls kann sie den *Status einer klinisch nützlichen Metapher* beanspruchen.

3. Nicht mehr zustimmen würden wir heute der von den meisten Objektbeziehungstheoretikern vertretenen Auffassung, dass die *Rekonstruktion der frühen Beziehungsmuster* unerlässlich sei, um den Ursprung der verinnerlichten Objektbeziehungen und die aus ihnen hervorgegangenen maladaptiven Verhaltensmuster zu verstehen.

Heute wird eher die Auffassung vertreten, dass intensive Bemühungen, lange zurückliegende Erlebnisse der Vergangenheit detailreich zu rekonstruieren, therapeutisch wenig Nutzen bringen, um implizite Beziehungs- und Verhaltensmuster zu ändern. Überdies würden sie in Anbetracht der Erkenntnisse der neueren Gedächtnistheorien kaum zuverlässige Informationen zutage fördern.

4. Kritisch sehen wir auch die Ausschließlichkeit, mit der die meisten Vertreter der Objektbeziehungstheorie – allen voran Balint und Winnicott – die Rolle der Regression in der therapeutischen Beziehung als den praktisch einzigen Weg der Heilung ansahen. Weit mehr als Freud und die Vertreter der frühen Psychoanalyse waren sie der Meinung, dass ein Patient zu dem Punkt seiner Entwicklung zurückkehren sollte, von wo aus sich unter dem Einfluss traumatischer Umweltbedingungen das »falsche Selbst« (Winnicott 1965) ausgebildet hatte, um den Entwicklungsprozess unter den besseren Bedingungen der therapeutischen Situation wieder aufzunehmen.

Wie wir noch darlegen werden, halten wir die therapeutische Nutzung der Regression zwar für eine nach wie vor bestehende Option, die jedoch besonderen klinischen Indikationen vorbehalten und mit größter Verantwortung und keinesfalls routinemäßig eingesetzt werden sollte. Zudem stehen uns neuere therapeutische Techniken wie die Arbeit mit inneren Kindanteilen zur Verfügung, die regressive Beziehungserfahrungen zulassen, ohne dass die Patienten sich einer Regression in der therapeutischen Beziehung aussetzen müssen (→ Kap. 8.3.3).

5. Was den objektbeziehungstheoretischen Ansätzen noch fehlte, war eine systematische Betrachtung der Wechselseitigkeit aller Momente der therapeutischen Beziehung und eine Würdigung der unvermeidlichen Verstrickung in Übertragungs- und Gegenübertragungsszenarien, die zu ergänzen der intersubjektiven und relationalen Richtung der Psychoanalyse vorbehalten sein sollte (→Kap. 2.7).

Weiterführende Literatur

Balint M (1966/1997). Die Urformen der Liebe und die Technik der Psychoanalyse. 2. Aufl. München: dtv/Klett-Cotta.

Balint M (1968/2018). Therapeutische Aspekte der Regression. Die Theorie der Grundstörung. 6. Aufl. Stuttgart: Klett-Cotta.

Ermann M (2012). Psychoanalyse in den Jahren nach Freud. Entwicklungen 1940–1975. Stuttgart: Kohlhammer.

Fairbairn WRD (1952/2000). Das Selbst und die inneren Objektbeziehungen. Eine psychoanalytische Objektbeziehungstheorie (Hg von Hensel BF, Rehberger R). Gießen: Psychosozial.

Grabska K (2009). Objektbeziehungstheorien. In: Ehlers W, Holder A (Hg). Psychoanalytische Verfahren. Stuttgart: Klett-Cotta; 79–132.

Kernberg OF (1992). Theorie der Objektbeziehungen und Praxis der Psychoanalyse. 5. Aufl. Stuttgart: Klett-Cotta.

Kernberg OF (2011). Borderline-Störungen und pathologischer Narzissmus. 15. Aufl. Frankfurt a. M.: Suhrkamp.

Storck T (2020). Eine frühe Grundlegung von Struktur und Objektbeziehung in der Psychoanalysse. Die Bedeutung W. R. D. Fairbairns für zeitgenössisches psychodynamisches Arbeiten. Forum Psychoanal 36, 297–310.

Winnicott DW (1965/2020). Reifungsprozesse und fördernde Umwelt. 3. Aufl. Gießen: Psychosozial.

Winnicott DW (1949/2008). Von der Kinderheilkunde zur Psychoanalyse. Gießen: Psychosozial.

Winnicott DW (1969/2012). Vom Spiel zur Kreativität. 13. Aufl. Stuttgart: Klett-Cotta.

Anmerkungen

1 Der vollständige Name lautet William Ronald Dodds Fairbairn, wobei der Rufname Ronald ist. Daher finden wir die Schreibweisen William R. D. Fairbairn und Ronald Fairbairn.

2 Bei einem Vortrag vor der New York Psychoanalytic Society im Jahre 1968 soll Winnicott so heftig angegriffen worden sein, dass er eine schwere Herzattacke erlitt und in einer Klinik behandelt werden musste (Becker 2014; Wirth 2016).

3 Selbstverständlich ist mit dem Begriff der Objektverwendung nicht gemeint, dass wir uns von Patienten entwerten, quälen, manipulieren oder in die Position eines ohnmächtigen Opfers drängen lassen sollten (→Kap. 5.2.5).

4 Nach dem von Kernberg (1991) entworfenen Modell zur Entwicklung ganzheitlicher Repräsentanzen, das wir aus heutiger Sicht als zu spekulativ ablehnen müssen, finden sich anfänglich nur ausschließlich gute oder ausschließlich schlechte Teil-Repräsentanzen, die Selbst- und Objektanteile enthalten. Die Entwicklungsaufgabe besteht darin, (1) die Selbst- und Objektanteile der guten wie der schlechten Teil-Repräsentanzen voneinander zu trennen und (2) die guten und die schlechten Anteile der Selbst- und der Objektrepräsentanzen zu integrieren. Am Ende dieses Prozesses sollten die ganzheitlichen Selbst-Repräsentanzen von den ebenfalls ganzheitlichen Objekt-Repräsentanzen getrennt sein. Klinisch nachvollziehbar ist hingegen Kernbergs Beschreibung der bei schwerer struktureller Pathologie zu beobachtenden gespaltenen Repräsentanzenwelt mit fehlender Integration der guten und schlechten Teil-Selbst- und Teil-Objekt-Repräsentanzen,

ebenso seine Beobachtung verzerrter Elternbilder, bei denen typischerweise ein Elternteil in unrealistischer Weise idealisiert und der andere Elternteil dämonisiert, entwertet oder als verfolgend wahrgenommen wird. Doch sehen wir diese Verschiebungen in den Repräsentanzen heute eher als Folgen einer unter beziehungstraumatischen Bedingungen notwendigen Umorganisation der Persönlichkeit an denn als Folgen einer konstitutionell erhöhten oralen Aggression, die, aus Angst, die guten inneren Objekte zu zerstören, projiziert werden muss.

5 Lediglich erscheint fraglich, ob die Annahme eines Abwehrmechanismus der Spaltung notwendig ist, um die klinischen Spaltungsphänomene zu erklären (Zepf 2009).

2.5 Die selbstpsychologische Perspektive

2.5.1 Heinz Kohut und die selbstpsychologische Tradition

Heinz Kohut (1981) hat mit dem von ihm begründeten Paradigma der psychoanalytischen Selbstpsychologie wesentlich zu einem psychoanalytischen Verständnis des Selbsterlebens und der Selbstwertregulation beigetragen. Auch wenn die Theoriesprache Kohuts außerhalb der selbstpsychologischen Tradition kaum noch Verwendung findet, haben seine Erkenntnisse in vieler Hinsicht eine überzeugende Bestätigung durch die moderne Entwicklungspsychologie und Neurobiologie erfahren. Wir wollen an dieser Stelle die wichtigsten Grundgedanken Kohuts und der auf ihn zurückgehenden selbstpsychologischen Tradition zusammentragen.

Kohuts Theoriebildung nahm ihren Ausgang von Freuds (1914a) Schrift »Zur Einführung des Narzissmus«. Entsprechend verstand er seine Selbstpsychologie ursprünglich als eine Ergänzung zur traditionellen Theorie Freuds. Bald gelangte er jedoch zu der Auffassung, dass die Theorie Freuds vor allem für hochstrukturierte Neurosen, die sich durch Konflikte zwischen intakten Strukturen beschreiben lassen, anwendbar sei, kaum jedoch bei den narzisstischen Störungen, deren Pathologie er als Ausdruck eines Defekts im Selbst verstand. Im Laufe der weiteren Ausarbeitung seiner Theorien entfernte er sich, zumindest im Hinblick auf die ihm wichtige Gruppe narzisstisch gestörter Patienten, immer mehr von der traditionellen Trieblehre Freuds und der damals allein gültigen Auffassung von der pathogenen Wirkung unbewusster Triebkonflikte. An ihre Stelle setzte er ein eigenes Theoriegebäude, in dessen Zentrum nicht mehr sexuelle oder aggressive Triebwünsche, sondern die Regulation des Selbstwertgefühls und die Herstellung eines kohärenten Selbst standen.

Anders als in den »klassischen« Theoriebildungen freudscher oder kleinianischer Prägung und vergleichbar den Auffassungen Balints und Winnicotts betonte er den Einfluss realer Beziehungserfahrungen auf die Entstehung von Psychopathologie.

Auf eine originelle und vom Mainstream der Psychoanalyse abweichende Weise vertrat er die Auffassung, dass jeder Mensch auf die Verfügbarkeit und Präsenz von Bezugspersonen angewiesen ist, die ihm Anerkennung, Spiegelung und Bewunderung entgegenbringen und die er im Gegenzug idealisieren und bewundern kann. Diese »Selbstobjekte« sind unverzichtbar, um die Kohäsion seines Selbst zu sichern. Während unseres gesamten Lebens sind wir, um psychisch überleben zu können, auf die Präsenz spiegelnder Selbstobjekte angewiesen.

Kohut konzipierte die Entwicklung des Narzissmus mit einem eigenen Entwicklungspfad, zu dessen Ausreifung die Spiegelungsfunktion der frühen Bezugsperson unverzichtbar ist. Elterliche Empathie und die Erfahrung von Spiegelung werden als notwendig angesehen, um eine phasengerechte Entwicklung von einem »archaischen Größenselbst« hin zu einem realitätsgerechten positiven Selbstwertgefühl zu ermöglichen. Ohne diese empathischen Reaktionen fragmentiert der Selbstsinn des Kindes. Ängste vor der Fragmentierung des Selbst rufen Abwehrmechanismen auf den Plan, deren Funktion darin besteht, einen konsistenten und positiv bewerteten Sinn des Selbst aufrechtzuerhalten.

Hieraus ergibt sich für Kohut die Rolle psychoanalytischer Psychotherapie: Sie hat sich der unzureichend befriedigten Selbstobjektbedürfnisse der Patienten anzunehmen. Als Therapeuten sind wir aufgefordert, uns unseren Patienten als ein spiegelndes Selbstobjekt zur Verfügung zu stellen, das auch ihre Bedürfnisse nach einer »idealisierten Elternimago« sehen und anerkennen kann.

2.5.2 Behandlungstheoretische Implikationen

Anders als Freud war Kohut der Auffassung, dass narzisstisch gestörte Patienten einer analytischen Behandlung zugänglich sind, wenn ihnen eine auf ihre Bedürfnisse abgestimmte Behandlungstechnik angeboten wird. Dazu entwickelte er die folgenden Vorstellungen:

1. In der Behandlung dieser Patienten kam es für ihn vor allem darauf an, die Selbstobjektbedürfnisse des Patienten zu erfassen und sich selbst als ein »Selbstobjekt« zur Verfügung zu stellen. Empathie und Introspektion wurden für die Selbstpsychologie das, was die freie Assoziation und die Beobachtung des Verhaltens des Patienten für die traditionelle Psychoanalyse ist.

Das Ziel der Therapie muss nach selbstpsychologischer Auffassung darin bestehen, das Ich des Patienten so zu stärken, dass er weniger günstige Selbstobjekterfahrungen wie Enttäuschungen, Kränkungen oder den Wegfall von Bestätigungen ohne Verlust seiner Selbstkohäsion bewältigen kann.

2. In der Gestaltung der therapeutischen Atmosphäre verstand sich die von der Selbstpsychologie vertretene Behandlungsführung ausdrücklich als kontrastierender Gegenentwurf zu der damaligen, von der Ich-Psychologie dominierten Behandlungsauffassung, deren Forderung nach einem neutralen und abgegrenzten Therapeutenverhalten vielfach als Ausdruck von Kälte empfunden worden war.[1]

Kohuts Neuerungen betrafen auch das Verständnis von Übertragung und Gegenübertragung. Nach seiner Auffassung bilden narzisstische Patienten spontan Spiegelübertragungen und idealisierende Übertragungen aus. Darin kommt ihr doppeltes Bedürfnis zum Ausdruck, sowohl perfekt gespiegelt zu werden als auch mit einer idealisierten Bezugsperson zu verschmelzen. Diese Übertragungen waren für ihn nicht das Ergebnis eines Festhaltens an infantilen Wünschen, sondern Ausdruck eines dringend notwendigen Wachstumsimpulses. Insofern erhalten die Übertragungen im selbstpsychologischen Verständnis eine progressive Bedeutung.

2.5.3 Die Bedeutung des Beziehungshintergrundes und das empathische Annehmen des eigenen Empathiedefizits

Ein weiteres Verdienst Kohuts und der selbstpsychologischen Richtung der Psychoanalyse kann darin gesehen werden, dass schon frühzeitig auf die Möglichkeit von Brüchen in der Selbstobjekt-Beziehung und die Chancen ihrer Reparatur hingewiesen wurde. Dieser auch als »Hintergrundbeziehung« bezeichnete Aspekt der therapeutischen Beziehung ist vergleichbar mit Winnicotts (1965) Konzept der »Umweltmutter« (→Kap. 2.4.4) und mit Sandlers (1960) »Hintergrund der Sicherheit«.

Unbeabsichtigte Kränkungen und Verletzungen, aber auch Enttäuschungen kommen als Folge wechselseitiger Verstrickungen in Übertragungs- und Gegenübertragungsprozesse viel häufiger vor, als wir dies vermuten, ja sie sind in der Behandlung schwerer gestörter Patienten nahezu unvermeidlich. Wie leicht kann es geschehen, dass ein Patient den Eindruck gewinnt, uns sei die Bestätigung unserer Hypothesen wichtiger als die Erfassung seiner Bedürfnisse. Wie schnell können wir, wenn wir einmal angespannt oder erschöpft sind, das aktuelle Bedürfnis unserer Patientin verfehlen und verkennen, dass sie in diesem Moment keine Deutung oder Erläuterung, sondern nur unser anteilnehmendes Zuhören gebraucht hätte. Dass derartige Brüche der Hintergrundbeziehung unspektakulär ablaufen und leicht unbemerkt bleiben können, wurde schon häufiger festgestellt, auch, dass Patienten selten eine solche Erfahrung von sich aus ansprechen, meist aus Angst, uns damit zu irritieren oder zu kränken. Daher kann es besonders hilfreich sein, auch auf subtile Stimmungsveränderungen in der Sitzung oder ein allmähliches Verflachen des therapeutischen Prozesses zu achten, um diese Phänomene als Hinweis auf einen möglichen Bruch der Hintergrundbeziehung bewerten zu können. Nicht immer verlaufen Brüche in der Hintergrundbeziehung im Stillen; auch destruktive Prozesse können von ihnen ihren Ausgang nehmen.

Zu einer heilsamen Beziehungserfahrung können wir beitragen, wenn wir das eigene Empathiedefizit empathisch annehmen.

Wenn uns ein Patient bisher wie eine strenge und rechthaberische Bezugsperson seiner Vergangenheit erlebt hat, hat er nun die Gelegenheit, uns als eine Person zu erleben, die bereit und in der Lage ist, ihre eigene Wahrnehmung zu hinterfragen, sich zu korrigieren und eine eigene Fehleinschätzung einzuräumen, und die willens ist, das Geschehen aus seiner Perspektive zu betrachten.

Wenn es uns jedoch nicht gelingt, den Bruch in der Selbstobjektbeziehung zu erkennen – zu dem es kam, weil wir uns möglicherweise zu stark auf die angebotenen Inhalte fokussiert und das aktuelle Bedürfnis des Patienten nach Anerkennung und Spiegelung übersehen haben – kann es schwierig werden, die dringend benötigte Hintergrundsicherheit wiederherzustellen.

> Gelingt es hingegen, dieses empathische »Versagen« in den Kontakt zu bringen und darüber ein Verständnis zu erzielen, wird dies auf den Patienten eine ausgesprochen heilsame Wirkung entfalten. Wann immer ein Bruch der Hintergrundbeziehung spürbar wird, sollte dieser – so die aus heutiger Sicht höchst aktuelle Auffassung der Selbstpsychologie – immer zuerst, d. h. vor jeder Bearbeitung psychodynamischer oder genetischer Aspekte, zum Gegenstand der Betrachtung und Bearbeitung gemacht werden.

Wenn wir aus selbstpsychologischer Sicht das Verhältnis von Hintergrundbeziehung im Sinne einer Selbstobjektbeziehung und einer eher klassischen »objektalen« Übertragung betrachten, bemerken wir die große Ähnlichkeit mit Winnicotts Unterscheidung von Umweltmutter und Objektmutter. Mal sind wir für unsere Patienten Selbstobjekt und mal »klassisches« Übertragungsobjekt. Während eine »objektale« Übertragung gedeutet werden kann, sollte eine Selbstobjektübertragung nicht gedeutet, sondern angenommen werden. Nicht wenige Verhaltensweisen von Patienten werden sich sowohl unter der einen wie auch unter der anderen Perspektive interpretieren lassen, und es kann eine Frage der Abwägung sein, ob wir ein bestimmtes Verhalten eines Patienten als Manifestation einer »klassischen« Übertragung deuten oder als Ausdruck eines Bedürfnisses nach Anerkennung und Spiegelung annehmen wollen.

> Vielfach geht es bei dem, was Patienten uns mitteilen, nur vordergründig um die Inhalte, sondern weit mehr um den Wunsch nach Anerkennung und empathischer Spiegelung. Bewegen wir uns nur auf der inhaltlichen Ebene, indem wir einen Konflikt deuten oder ein Ich-Funktionsdefizit benennen, können wir dieses Hintergrundbedürfnis verfehlen. Mitunter werden wir kaum entscheiden können, was für unsere Patienten angemessener ist, ohne ihre Reaktion ernst zu nehmen. Und immer wieder werden wir auch zu subtilen Brüchen in der Hintergrundbeziehung beitragen – was nicht schädlich sein muss, wenn wir uns daran erinnern, dass Brüche in der therapeutischen Beziehung prinzipiell reparierbar sind (→ Kap. 5.8).

2.5.4 Kritik und Bedeutung

Die selbstpsychologische Sichtweise sah sich von Beginn an heftiger Kritik vonseiten der triebtheoretischen, ich-psychologischen und auch objektbeziehungstheoretischen Theoretiker ausgesetzt. Kohuts Eintreten für eine Sichtweise, die den Ursprung narzisstischer Pathologien in unzureichenden Spiegelungserfahrungen und Empathiemängeln durch die primären Bezugspersonen sah, hatte seinerzeit zwar hohe Aufmerksamkeit erfahren, aber auch zu heftigem Widerspruch geführt.

Die wesentliche Kritik, die vor allem von Kernberg (1996) gegen die Selbstpsychologie Kohutscher Prägung vorgebracht wurde, richtete sich gegen deren zu *geringe Beachtung aggressiver Aspekte* im Verständnis der narzisstischen Psychopathologie und bei der Konzeptualisierung der Therapie. Aggressionen hatten praktisch nur im Kontext narzisstischer Wut im Gefolge von Empathiemängeln seitens der wichtigsten Bezugspersonen Platz. Auch wurde an der selbstpsychologischen Position kritisiert, dass sie sich in ihrer therapeutischen Arbeit weitgehend auf die bewusste Ebene des Erlebens beschränkt und wertvolles Potenzial, das Psychoanalyse zu bieten hat, verschenkt, wenn Deutungen sich nahezu ausschließlich auf die manifeste Ebene des Erlebens beziehen und die unbewusste Dimension außer Acht lassen (Reed 1987).

Aus heutiger Sicht mag man die in der selbstpsychologischen Tradition anzutreffende Unterbewertung der konflikthaften Natur des Menschen (Schafer 1983) und der aggressiven Aspekte (Kernberg 2011) zu Recht korrekturbedürftig finden. Und zweifellos wird in der Behandlung schwer narzisstisch gestörter Patienten ein ausschließlich auf einem empathischen Verständnis beruhendes Therapiekonzept nicht immer ausreichen. Vielmehr sind strukturierende und Grenzen setzende Interventionen nach heutiger Auffassung unverzichtbare Elemente der Therapie dieser Patienten.

Doch muss, ungeachtet dieser sicherlich vorhandenen behandlungstheoretischen Lücken, aus heutiger Sicht Kohut als ein äußerst einflussreicher Vordenker im Bereich der Psychoanalyse angesehen und die von ihm begründete Selbstpsychologie als eine bedeutsame Theorierichtung eingeordnet werden, deren Vertreter wesentliche Erkenntnisse der modernen Kleinkind- und Säuglingsforschung vorweggenommen und daraus bedeutsame Schlussfolgerungen für die Gestaltung der therapeutischen Beziehung gezogen haben. Wir wollen das wie folgt spezifizieren:

1. Kohut hat mit dem Begriff des »Selbstobjekt-Bedürfnisses« auf ein für die gesunde Entwicklung unverzichtbares Bedürfnis hingewiesen, dem wir aus ressourcenorientierter Sicht besondere Beachtung schenken.

Es handelt sich um das Bedürfnis, mit Freude und Anerkennung betrachtet und durch eine wichtige Person in seinem Wunsch nach Stärke, Größe und Perfektion unterstützt und wohlwollend reguliert zu werden. Vieles davon findet sich in den Grundbedürfnissen nach Selbstwertschutz und Selbstwerterhöhung (Grawe 1998) wieder.

2. Mit der Betonung von *Attunement und Empathie*, die eine weitgehende Offenheit für Affektzustände der Patienten beinhaltet, ist die selbstpsychologische Tradition in hohem Maße modern (Fosshage 2003; Hartmann 1993). Die Art des therapeutischen Umgangs entspricht dem Prinzip der anhaltenden Regulation, das uns von Vertretern der Entwicklungspsychologie als regulatives Prinzip nahegebracht wurde (→Kap. 3.3.2). Das von der Selbstpsychologie (Milch & Hartmann 1996) vertretene Konzept der Nachholung der entwicklungsnotwendigen *Synchronisationserfahrungen* entspricht dem, was Entwicklungsforschung und Neurobiologie zu den gesicherten Erkenntnissen zählen können. Das entstehende biologische System ist auf gut abgestimmte Erfahrungen in der Dyade angewiesen.

Kommt es zum Zusammenbruch der Synchronisation, steht die Entwicklung eines kohärenten Selbst des Säuglings in Gefahr. Bedürfnisse nach Passung, Resonanz und Synchronisation sollten in der Therapie anerkannt und, wo immer möglich, auch befriedigt werden. Noch in höherem Lebensalter sind Synchronisationserfahrungen notwendig, um Entwicklungsprozesse anzustoßen (Milch 1997).

3. Mit ihrer expliziten Ablehnung der Triebpsychologie und der Zurückweisung der Forderung nach behandlungstechnischer Neutralität haben die Vertreter der Selbstpsychologie den Weg für die Entwicklung der intersubjektiven und relationalen Ansätze der Psychoanalyse freigemacht.

Während Kohut in seinem Beziehungsverständnis noch dem klassischen Paradigma des, wenn auch empathischen, aber doch einseitig verstehenden und behandelnden Therapeuten verhaftet war, haben die jüngeren Vertreter der Selbstpsychologie dieses Defizit korrigiert und den wichtigen Aspekt der Wechselseitigkeit der Prozesse von Übertragung und Gegenübertragung hinzugefügt.

4. Mit der wichtigen behandlungspraktischen Empfehlung, auf *Momente eigenen empathischen Scheiterns* zu achten und dieses Scheitern dem Patienten gegenüber empathisch einzuräumen, wurde das Prinzip von Ruptur und Reparatur von Brüchen in Bindungsbeziehungen thematisiert, dessen behandlungspraktische Bedeutung nach unserer Auffassung nicht hoch genug eingeschätzt werden kann (→ Kap. 5.8).

Weiterführende Literatur

Kohut H (1971). Narzißmus. Eine Theorie der psychoanalytischen Behandlung narzißtischer Persönlichkeitsstörungen. Frankfurt a. M.: Suhrkamp.

Kohut H (1981/2021). Die Heilung des Selbst. 13. Aufl. Frankfurt a. M.: Suhrkamp.

Milch WE, Hartmann HP (1996). Zum gegenwärtigen Stand der psychoanalytischen Selbstpsychologie. Psychotherapeut 41, 1–12.

Milch WE (1997). Kleinkindforschung und Erwachsenenbehandlung. Forum Psychoanal 13, 139–153.

Milch WE (2001). Lehrbuch der Selbstpsychologie. Stuttgart: Kohlhammer

Milch WE (2019). Selbstpsychologie. Göttingen: Vandenhoeck & Ruprecht.

Anmerkungen

1 Kohut (1971, S. 255) kritisierte die unter traditionell orientierten Analytikern häufig anzutreffende Tendenz, auf die narzisstische Bedürftigkeit von Patienten »mit gereizter Ungeduld« oder allzu schnell mit genetischen Deutungen zu reagieren. Die Neigung, einem Patienten immer wieder deutlich zu machen, wie unrealistisch seine Erwartungen seien, verkenne die unerfüllte narzisstische Bedürftigkeit, die eine Befriedigung im Hier und Jetzt suche. Nur wenn sich stattdessen die archaischen Muster des Größenselbst und der idealisierten Elternimago in der Übertragung auf den empathisch spiegelnden Therapeuten entfalten können, ergibt sich, so seine Auffassung, auch die Möglichkeit einer strukturellen Verankerung der Spiegelungserfahrung im Selbst. Nur so erwirbt der Patient die Möglichkeit, ein hinreichend positives Selbstwertgefühl und ein durch Selbstkohärenz geprägtes Selbstgefühl zu entwickeln.

2.6 Das postkleinianische Paradigma

2.6.1 Was bleibt von der Theoriebildung Melanie Kleins?

Kaum eine Denkrichtung in der Psychoanalyse hat so widersprüchliche Reaktionen hervorgerufen wie die von Melanie Klein begründete Richtung. Das Spektrum der Reaktionen auf ihre Theoriebildungen reicht von Faszination bis zu radikaler Ablehnung. Wir werden die Widersprüchlichkeit in diesem Kapitel nicht auflösen, vielleicht aber einige Gedanken zur leichteren Einordung ihrer Gedankenwelt beisteuern können.

Die größte Widersprüchlichkeit finden wir bei Melanie Klein selbst[1]. Wir sehen sie in erster Linie als eine Theoretikerin, die wesentliche neue Impulse gesetzt und einen bemerkenswerten Einfluss auf die Theorieentwicklung der Psychoanalyse ausgeübt hat. Teile ihrer Auffassungen haben für viele Psychoanalytiker in aller Welt nichts von ihrer Faszination eingebüßt und werden von ihnen nach wie vor als klinisch nützlich erlebt[2]. Betrachten wir die Beiträge Melanie Kleins vor allem unter einem theoriehistorischen Blickwinkel, sehen wir ihr Verdienst darin, wichtige künftige Entwicklungen angestoßen zu haben[3].

Gleichzeitig dürfen wir nicht übersehen, dass ihre Theorien mit dem heutigen entwicklungspsychologischen Kenntnisstand nicht kompatibel sind und den Ansprüchen an eine Theoriebildung, wie wir sie verstehen, nicht genügen können (→Kap. 1.2). Bei aller Wertschätzung für die Originalität ihres Denkens und des Einflusses, den sie auf die psychoanalytische Theorieentwicklung ausgeübt hat, müssen wir die meisten Elemente ihrer Theorie unter dem Blickwinkel der modernen Entwicklungspsychologie als zu spekulativ und nicht plausibel zurückweisen. Wir wollen diese Sichtweise an zwei Beispielen erläutern:

1. Unsere Kritik betrifft in erster Linie Kleins Vorstellung von der weitgehend *angeborenen Fantasiewelt* des Kindes. Melanie Klein war davon überzeugt, dass alle körperlichen Impulse und emotionalen Erfahrungen eine mentale Repräsentation in Form einer Fantasie haben, die die innere Welt färbt und die Erfahrung der äußeren Welt beeinflusst. So beschreibt sie die innere Welt des Kindes als angefüllt mit primitiven Objektbildern und Teilobjektbildern (Klein 1946, 1962). Dabei hatte sie triebgeleitete Fantasieprodukte nach dem Vorbild ödipaler Fantasien vor Augen, die jedoch nach heutigem entwicklungspsychologischem Wissensstand in so frühen Phasen der Entwicklung noch nicht ausgebildet sein können (Beebe & Jaffe 2008)[4].

2. Auch die von Klein unterschiedenen zwei Stadien der psychischen Entwicklung, bei der sie die *paranoid-schizoide* und die *depressive Position* unterschied, sind entwicklungspsychologisch nicht nachvollziehbar. Zwar wird gern darauf hingewiesen, dass sie von Positionen und nicht wie Freud von Phasen der Entwicklung gesprochen hat, um deren zyklisches Alternieren in relevanten Beziehungen zu verdeutlichen, und dass es ihr vorrangig darum ging, die zentralen Ängste auf den Begriff zu bringen – bei der paranoid-schizoiden Position die Angst, von anderen geschädigt zu werden, und bei der depressiven Position die Angst, andere schädigen zu können. Doch verlieren diese Begriffe ihren Charakter als Entwicklungsstadien, wenn mit ihnen primär die den Positionen zugeordneten Ängste benannt werden sollen.

Wir wollen nicht bestreiten, dass ein Teil der Denkfiguren Melanie Kleins das Verständnis psychopathologischer Phänomene und klinischer Prozesse bereichert hat, indem es sehr anschauliche Metaphern geliefert und ein neues Verständnis psychopathologischer und klinischer Phänomene eröffnet hat. Doch entbindet uns das nicht von der Aufgabe, zwischen klinisch nützlichen Bildern und Metaphern einerseits und an Gütekriterien orientierten Theorieelementen andererseits zu unterscheiden (→Kap. 1.2.4). Unter diesem Blickwinkel betrachten wir Melanie Klein in erster Linie als Wegbereiterin der künftigen Entwicklungen, die wir im Folgenden darstellen wollen.

2.6.2 Wilfried Bion

Wilfried Bion gehört zu den einflussreichsten Theoretikern der neueren Psychoanalyse. Er wird der kleinianischen Schulrichtung zugerechnet, ist jedoch in seiner Theorieentwicklung weit über Melanie Klein hinausgegangen[5]. Auch wenn er selbst nie eine Schule gründen wollte, beziehen sich zahlreiche moderne Psychoanalytiker auf ihn; von »bionischer« oder »postbionischer« Psychoanalyse ist die Rede. Wir wollen die wichtigsten seiner zahlreichen Beiträge wie folgt zusammenfassen:

1. Mit seiner Theorie des »Container/Contained« hat Bion (1962) in Weiterentwicklung der Auffassungen Melanie Kleins zur projektiven Identifizierung eine Theorie des Denkens und gleichzeitig ein grundlegendes Modell der in zwischenmenschlichen Beziehungen ablaufenden Prozesse geschaffen, das heute allgemein akzeptiert und auch ein wichtiger Bestandteil des von uns vorgelegten Therapiekonzeptes ist. Die einzelnen Schritte des angenommenen Vorgangs lassen sich so beschreiben (→Kap. 9.4.4):

- Die Theorie des »Container/Contained« unterscheidet Alpha- und Beta-Elemente. Während Alpha-Elemente die Bausteine symbolisierten Denkens sind, versteht Bion unter Beta-Elementen psychische Phänomene ohne symbolische Repräsentanz – unerträgliche emotionale Verfassungen, dranghafte Impulse, Körpersymptome oder körpernahe Spannungszustände, aber auch Inszenierungen und Enactments.
- Der in der Theorie des »Container/Contained« beschriebene Prozess beginnt damit, dass mithilfe des Mechanismus der *projektiven Identifizierung* Beta-Elemente in das Gegenüber »deponiert« werden.

Bion hat die projektive Identifizierung als eine primitive Form der frühen Kommunikation zwischen Mutter und Kind aufgefasst, die in Form von Bildern und Gedanken abläuft. In seiner Theorie wird die projektive Identifizierung zur wichtigsten Form der Kommunikation zwischen Patient und Therapeut. Von einer primär kommunikativen Form der projektiven Identifizierung unterscheidet er eine pathologische oder »evakuative« Form, deren Funktion in der Entfernung unerträglicher psychischer Inhalte und Zustände besteht.

- Der im Gegenüber im günstigen Falle ablaufende und als Containment beschriebene Prozess der Umwandlung von Beta-Elementen in Alpha-Elemente wird auch metaphorisch mit dem Begriff der »Metabolisierung« bezeichnet.
- Als *Rêverie* bezeichnet Bion (1962) das »träumerische Ahnungsvermögen« der

Mutter, das sie in die Lage versetzt, die nicht symbolisierten Erlebniszustände des Säuglings – die Beta-Elemente – mithilfe ihrer Alpha-Funktion in sich aufzunehmen, mit Bedeutung zu versehen und ihnen eine symbolische Repräsentanz zu verleihen.

- Analog dazu bezeichnet die Rêverie des Therapeuten sein Vermögen, die vom Patienten mittels projektiver Identifizierung in ihn deponierten, nicht symbolisierten und als Beta-Elemente bezeichneten Botschaften in sich aufzunehmen und zu »entgiften«.

Unsere Aufgabe besteht nach Bions Auffassung darin, empfänglich für das noch nicht Sagbare und Unausgereifte im Patienten zu werden, das nach Ausdruck drängt und das (noch) keine symbolischen Repräsentationen hat, und die »rohen« Beta-Elemente in symbolisierte Alpha-Elemente zu transformieren (Mertens 2018).
Bei der Rêverie können vorbewusste Aspekte der Psyche mit störenden Gedanken, Gefühlen und Fantasien, die aus dem Bewusstsein ausgeschlossen waren, in Verbindung treten. Die Klarheit und Sicherheit von Rahmen und Setting schaffen den notwendigen Raum zum »Träumen«. Auf diese Weise können die unbewussten Wünsche und Ängste und die latenten Beziehungsmuster mit ihren Konflikten mobilisiert, agiert und schließlich repräsentiert werden.

2. Bion fokussierte auf die potenziell kreative Beziehung zwischen *Gewusstem und Ungewusstem, zwischen Wissen und Nicht-Wissen*.

Patienten kommen in die Therapie, weil sie von »Gedanken« in Gestalt von Symptomen, emotionalen Zuständen oder Verhaltensweisen beeinflusst werden, die von größter Wichtigkeit sind, zu denen sie jedoch keinen Zugang finden konnten. Unsere Aufgabe besteht darin, sie zu entwickeln, obwohl wir sie ebenso wenig klar erfasst haben wie unsere Patienten.

3. »Without memory, desire, understanding« ist zu einer vielzitierten und inzwischen berühmt gewordenen Formel geworden (Bion 1970). Sie bezieht sich darauf, dass Bion den Rat gegeben hatte, auf Gedächtnis und eigenes Wünschen zu verzichten und sich ganz dem gegenwärtigen Moment der therapeutischen Situation zu widmen[6].

4. Eng verbunden mit den Prinzipien von Offenheit und Präsenz ist die Perspektive der *»negative capability«*. Mit diesem Begriff, den Bion (1970) von dem Dichter John Keats (1970) übernommen hatte, wollte er ein aufnehmendes Warten auf Inspiration verstanden wissen.

Er sah vor allem die Gefahr, auf eigenes Denken zu verzichten und sich dem Neuen nicht genügend zu öffnen. Nur zu verführerisch sei es, sich etwas Vertrautem hinzugeben und sich dem zu verschließen, was wir nicht sehen oder hören wollen (Bion 1978, 1990).

5. Bion (1978) hat immer davor gewarnt, neue Gewissheiten allzu schnell anzunehmen und sich zu eng an *Theorien* zu binden. Damit könne eigenes Denken ausgespart bleiben (→ Kap. 1.3.3).

Wichtiger erschien es ihm, den unbekannten Aspekt der menschlichen Erfahrung zu explorieren – was verleugnet, verdunkelt, verdrängt, vergessen, verschoben, dissoziiert oder vermieden wurde. Wir sollen den Patienten helfen, die Fähigkeit des Denkens wiederzuerlangen, und anerkennen, dass sich ihre Erfahrungen nicht einfach in Theorien fassen lassen.

6. Schließlich hat Bion (1961) mit seiner Theorie der *Grundannahmen* auch einen wichtigen Beitrag zum Verständnis der in Therapiegruppen ablaufenden Prozesse beigesteuert. Seine Beschreibung der drei Grundannahmen von Abhängigkeit, Paarbildung sowie Kampf und Flucht werden nach wie vor genutzt, um regressive Gruppenprozesse abzubilden.

2.6.3 Heinrich Racker

Als äußerst wertvoll betrachten wir die Beiträge des argentinischen Psychoanalytikers Heinrich Racker (1959)[7].

1. Von herausragender Bedeutung und großer klinischer Nützlichkeit ist die von ihm vorgeschlagene Unterscheidung zwischen einer *konkordanten und einer komplementären Identifikation in der Gegenübertragung* (→Kap. 9.3.2).

Bei einer konkordanten Identifikation in der Gegenübertragung identifiziert sich der Therapeut mit der Selbstrepräsentanz des Patienten, während er sich bei einer komplementären Identifikation mit einer inneren Objektrepräsentanz des Patienten identifiziert. Im ersten Falle empfindet und fühlt er wie der Patient, im letzteren Falle nimmt er das Geschehen aus dem Blickwinkel einer wichtigen Bezugsperson des Patienten, seiner Mutter oder seines Vaters, wahr und reagiert darauf entsprechend.

2. In modern anmutender Weise betont Racker (1959), dass Analysand und Analytiker nicht mehr nur in den Rollen eines Kranken und eines Gesunden betrachtet werden können, sondern in einen gemeinsamen therapeutischen Prozess eingebunden sind. Racker war klar, dass die eigenen Konflikte des Analytikers durch die Projektionen des Patienten aktiviert werden können. Racker verstand es, deutlich zu machen, in welchem Maße sich Übertragung und Gegenübertragung wechselseitig beeinflussen und bedingen. Er kann also ohne Übertreibung als ein Vorläufer des Verständnisses von Wechselseitigkeit und gegenseitiger Beeinflussung betrachtet werden, wie es 20 Jahre später durch die »intersubjektive und relationale Wende« der Psychoanalyse entfaltet wurde.

Andererseits wies Racker – auch darin sehr modern – darauf hin, dass ein unkritischer Umgang mit der Gegenübertragung auch irreführend sein kann. Vorsicht ist geboten: In gewissem Umfang können wir aus der Diagnose unserer Gegenübertragung Schlüsse auf die innere Beziehungswelt eines Patienten ziehen; doch war es Racker wichtig, vor zu weitreichenden Rückschlüssen zu warnen und den aus der eigenen Lebensgeschichte stammenden Anteil nicht zu übersehen.

2.6.4 Weitere postkleinianische Beiträge

Aus der kleinianischen und postkleinianischen Tradition sind zahlreiche, höchst unterschiedliche klinisch wichtige Beiträge hervorgegangen, deren Breite und Fülle hier nur angedeutet werden kann.

1. Eine erste psychoanalytische Theorie der *Symbolbildung* hat Hannah Segal (1957) vorgelegt. Von ihr stammt das Konzept der symbolischen Gleichung als Ausdruck einer in frühen Entwicklungsstadien bestehenden Tendenz, ein Symbol mit dem symbolisierten Objekt gleichzusetzen. Ihre Beiträge sind insofern von aktueller Bedeutung, als sie in die gegenwärtig diskutierten Mentalisierungstheorien einmünden.

2. Wesentliche Gedanken zum heutigen Verständnis der Rolle der *Gegenübertragung* im therapeutischen Prozess verdanken wir *Paula Heimann* (1950). Während die klassische Auffassung seit Freud (1915c) die Gegenübertragung ausschließlich als ein Hindernis für die analytische Arbeit betrachtet hatte, konnte sie zeigen, welchen Gewinn eine systematische Nutzung der Gegenübertragung für das Verständnis der jeweiligen Beziehungsdynamik des Patienten hat. Nach dieser neuen »totalistischen« Auffassung umfasst die Gegenübertragung die Gesamtheit aller Gefühle, Gedanken, Fantasien und Impulse, die sich auf den Patienten beziehen. Die Gegenübertragung erhielt damit einen neuen Stellenwert als wertvolles diagnostisches Instrument (→Kap. 9.3.2).

> Auch wenn die mit der totalistischen Auffassung verbundene Neigung, eigene Reaktionen ganz oder überwiegend auf den Patienten zu beziehen und therapeutenseitige Anteile zu vernachlässigen, aus heutiger Sicht eher kritisch bewertet wird, bleibt es doch das Verdienst Paula Heimanns, auf die diagnostisch hilfreichen Aspekte der Wahrnehmung der Gegenübertragung aufmerksam gemacht zu haben.

3. Wichtig erscheinen uns auch die aus einer intersubjektiven Perspektive weiterentwickelten Konzepte der projektiven Identifizierung von Thomas Ogden (2006)[8] und Michael Feldman (1999) (→Kap. 9.4.4).

4. Eine weitere Entwicklung betrifft Ansätze, die die analytische Situation als ein *intersubjektives Feld* auffassen, zu dem beide an der Interaktion beteiligte Partner beitragen. Von den argentinischen Psychoanalytikern Baranger und Baranger (2008) stammt ein Modell, in dem die therapeutische Situation als ein dynamisches Feld mit räumlicher und zeitlicher Struktur konzipiert wird. Ein solches Feld ist durch eine unbewusste Feld-Fantasie strukturiert, an der der Patient und der Therapeut teilnehmen. In diesem Zusammenhang seien noch die Ansätze angeführt, die das Denken Bions mit den feldtheoretischen Überlegungen von Baranger und Baranger (2008) verbinden. Dazu zählen die Beiträge von Ferro (1993) und diejenigen der italienischen Theoretiker, die den Begriff des Feldes in das Zentrum ihrer Überlegungen stellen.

> Die Vorstellung eines »Feldes«, das sich zwischen beiden Partnern der Interaktion aufspannt, ermöglicht es, alles, was sich zwischen beiden Partnern ereignet – worüber die an der Therapie Beteiligten sprechen, welche Beziehungspartner erwähnt werden, welche »Figuren« oder Objekte auftauchen usw. – auf dieses gemeinsame Feld zu beziehen. Wer auch immer sich zu irgendeinem Zeitpunkt »zu Wort gemeldet hat«, wird als eine Figur im Feld betrachtet.

Auf dem Feld können Nachbarn, Eltern, Arbeitskollegen, aber auch gewünschte oder befürchtete Personen auftreten. Schließlich können auch Objekte wie »Schmerzen« oder »Anspannungen« auftreten, und es kann durch Figuren, Vorstellungen, Ideen, Theorien und Konzepte bevölkert werden. Ein nützlicher Vorschlag besteht darin, das Geschehen in einer Therapiesitzung und die in dem Feld auftauchenden Figuren so zu betrachten, als seien sie alle Elemente eines Traumes. Eine andere Empfehlung geht dahin, die auftauchenden Elemente ihre Geschichte erzählen zu lassen. Das Feld wird so zur Matrix möglicher Geschichten der in ihm agierenden Figuren.

2.6.5 Bedeutung und Kritik der postkleinianischen Psychoanalyse

Eine kritische Auseinandersetzung mit dem Denken der sich in der Tradition Melanie Kleins verstehenden Theoretiker kommt nicht umhin, sich mit den Widersprüchen zu befassen, die ihren Gedankengängen innewohnen. Beginnen wir mit Bion:

1. Bion war in jeder Hinsicht ungewöhnlich, dabei höchst originell und inspirierend, und hat nicht nur mit seiner Theorie des Container/Contained wertvolle Beiträge zum Verständnis therapeutischer Beziehungen geleistet. Seine historisch bedeutende Leistung besteht darin, dass er sich lange Zeit, bevor das Repräsentationsparadigma zu einem wichtigen Gegenstand psychoanalytischer Betrachtung werden konnte, mit nicht repräsentierten psychischen Inhalten und ihrer möglichen therapeutischen Verarbeitung befasst hat. Mit seinen behandlungstechnischen Empfehlungen hat er neuartige Akzente gesetzt, deren Bedeutung nicht hoch genug einzuschätzen sind.

Dem widerspricht nicht, dass wir – in respektvoller Anerkennung seiner herausragenden Leistung – eine gegenüber seinem Modell leicht abweichende Auffassung der geschilderten Vorgänge vertreten (→ Kap. 9.4.4).

2. Andererseits war Bion in seiner Theoriesprache äußerst eigenwillig und in keiner Weise darauf bedacht, seine theoretischen Ausführungen auf ihre Kompatibilität mit Theorien benachbarter Wissenschaften zu befragen. Von daher gilt zumindest ein Teil der an Melanie Kleins großenteils spekulativer Theorieproduktion geübten Kritik auch ihm[9]. Als problematisch empfinden wir es, dass Bion sich nicht nur der – inzwischen populär gewordenen, aus griechischen Buchstaben und mathematischen Kürzeln bestehenden – selbstgeschaffenen Theoriesprache bedient, sondern auch eine eigene Metapsychologie entwickelt hat, die in sich selbst schlüssig, aber teilweise schon für Vertreter anderer psychoanalytischen Schulen, geschweige den für Theoretiker wissenschaftlicher Disziplinen außerhalb der Psychoanalyse, nicht mehr verständlich ist.

Wir denken vor allem an Bezeichnungen wie Alpha- und Beta-Elemente, aber auch an Bezeichnungen wie minus-K (von K = knowledge) für den Rückzug auf eine Position des Nicht-Wissens, wenn das für eine Situation erforderliche Wissen zu bedrohlich erscheint, und schließlich an den Begriff des »O« für einen schwer definierbaren Bereich der Wahrheit (s. u.). Mit dieser Begriffsbildung setzt er sich bewusst nicht nur von der bisherigen psychoanalytischen Terminologie ab, er lässt auch jeden Anschluss an übliche wissenschaftliche Kommunikationsformen vermissen. Einige dieser theoriesprachlichen Elemente haben vielfach bereits Eingang in die psychoanalytische und psychodynamische Fachsprache gefunden; im Kontext anderer Wissenschaftsdiskurse sind sie jedoch vollständig unbekannt geblieben. Würden sie zur Kenntnis genommen, würde man sich vermutlich verwundert fragen, warum es nicht möglich sei, die beschriebenen Sachverhalte in einer auch für andere Fachdisziplinen verständlichen Sprache zu formulieren.

3. Kritisch bewerten wir auch *extreme Formulierungen*, die, ähnlich wie bei Melanie Klein, in ihrer Dramatik zu besonderen therapeutischen Situationen in der Behandlung schwer gestörter Patienten passen, aber weder geeignet sind, »normale« Entwicklungsprozesse abzubilden noch Therapieprozesse in allgemeiner Form zu beschreiben. Die Kritik bezieht sich auch auf das unbeirrte Festhalten an katastrophischen Deutungen kindlicher Verhaltensweisen, die in Begriffen wie z. B. namenloser Angst, Zerfallen, Auflösen usw. zum Ausdruck kommen. Diese retrospektiv aus den therapeutischen Erfahrungen mit strukturell schwer gestörten Erwachsenen gewonnenen Erlebensmodi führen immer wieder zu konzeptuellen Trugschlüssen, bei der die kindliche Entwicklung unzulässig pathologisiert wird, oft auch in Kombination mit der als »Adultomorphisierung« bezeichneten Praxis, Säuglingen Fähigkeiten zuzuschreiben, über die sie aufgrund ihres Entwicklungsstadiums gar nicht verfügen können.

Dazu zählen Formulierungen mit dem Inhalt, dass alle Roherfahrungen »traumatisch« seien (Bion 1965) und das Containing sich für die bislang noch »namenlosen Ängste« öffnen müsse. Diese Forderungen und die Feststellung, dass ohne das Durchleiden einer »katastrophisch erfahrenen Angst« keine wirkliche therapeutische Veränderung erfolgen könne, erscheinen uns unbewiesen und im Lichte unserer Erfahrungen mit Behandlungen schwer traumatisierter Patienten nicht haltbar[10].

4. Nun wird man in ähnlicher Weise, wie wir es bereits bei Sigmund Freuds aus heutiger Sicht vielfach spekulativer Theoriebildung diskutiert haben (→ Kap. 2.1), Bion zugutehalten müssen, dass es ihm zum damaligen Zeitpunkt noch nicht möglich war, seine Gedanken in einer interdisziplinär verständlichen Sprache zu formulieren.

Aus heutiger Sicht wäre eine solche Anschlussfähigkeit unter Bezugnahme auf unsere Kenntnisse zur nonverbalen Kommunikation (→ Kap. 3.4) und neuere Dissoziationstheorien (→ Kap. 3.9) jedoch sehr wohl möglich. Interessanterweise hat Bion seine ungewöhnliche Theoriesprache in seinen Spätschriften zumindest nicht mehr in der ursprünglich ausgeprägten Form verwendet[11], was ein Hinweis darauf sein könnte, dass er sich ihres metaphorischen Charakters bewusst war und ihre Verwendung als einen vorläufigen Versuch der theoretischen Einordnung eines neuartigen und klinisch bedeutsamen Sachverhalts verstanden hat.

5. Charakteristisch für Bions Theorieproduktion ist das Nebeneinander von Theorieelementen, die klinisch höchst relevant und beobachtungsnah sind, und solchen, die seiner Neigung entspringen, psychoanalytische Arbeitsmodelle mit *philosophisch-religiösen Konzepten aus der Mystik* zu verbinden[12].

Wir sollten Bion zugestehen, dass er mit seinem ungewöhnlichen Stil und seinen ins Religiöse und Mystische ausgreifenden Gedankengängen darauf aufmerksam machen wollte, dass die uns im Kontakt mit Patienten begegnenden Phänomene nicht nur mit den uns geläufigen Kategorien und der uns gewohnten Alltagslogik zu erfassen sind. Doch sollten wir auch sehen, dass er mit seinem hermetischen und vor allem in den späten Schriften bis an die Grenze der Unverständlichkeit reichenden Stil, der mitunter poetischen Produktionen mehr ähnelt als wissenschaftlichen Abhandlungen[13], auch ein Faszinosum geschaffen hat, das kontraproduktive Idealisierungen begünstigt und eine nüchterne Bewertung seiner Beiträge erschwert. Gelegentlich entsteht der Eindruck, als geriete Bion in eine ähnliche Position der sakrosankten Heiligenverehrung, in die teilweise schon Freud geraten ist.

6. Wenden wir uns nun den übrigen, sich ebenfalls der kleinianischen Denkrichtung verpflichtet fühlenden Autoren zu, so müssen wir feststellen, dass die fehlende Bereitschaft, sich den interdisziplinär anerkannten Gepflogenheiten der Theoriebildung anzuschließen, von wenigen Ausnahmen abgesehen, für die gesamte auf Melanie Klein zurückgehende Tradition zutrifft. Immer wieder treffen wir auf den Widerspruch zwischen wertvollen klinischen Beobachtungen und Hinweisen aus der Perspektive der Behandlung von Erwachsenen und aus unserer Sicht unzulässigen Folgerungen für die kleinkindliche Entwicklung.

Hier lassen sich viele Beispiele anführen. Besonders problematisch erscheint uns das unkritische Festhalten an empirisch eindeutig widerlegten Konzepten. So haben maßgebliche Autoren wie Thomas Ogden (1989), Esther Bick (1968) Judith Mitrani (2008) oder Neville Symington (2008) allen empirischen Befunden zum Trotz (Beebe et al. 2005) an der Theorie des frühkindlichen Autismus festgehalten und ihn zur Basis ihrer Theorien gemacht[14]. Mit nicht geringer Verwunderung müssen wir feststellen, dass in der Anhängerschaft dieser – klinisch ohne Frage verdienstvollen – Autoren nach wie vor unkritisch die Vorstellung akzeptiert wird, dass sich normal entwickelnde Säuglinge autistische, symbiotische, undifferenzierte, verschmolzene oder fusionierte Zustände durchlaufen, bevor sie ein differenziertes Selbst- und Fremdgefühl entwickeln, obwohl durch die empirische Forschung das gänzlich andersartige Bild eines kompetenten Säuglings, der gemeinsam mit der Bezugsperson bedeutsame Erfahrungen machen und Interaktionen herstellen kann, gezeichnet und nachgewiesen werden konnte (Alfasi 1984)[15].

7. Es gibt jedoch bemerkenswerte Ausnahmen. So hat eine wiederum in der klinischen Arbeit bedeutende Autorin wie Frances Tustin (1969), die viele Jahre autistische Kinder psychotherapeutisch behandelt hatte, eine radikale Wende vollzogen.

Über lange Zeit hatte sie ebenfalls davon gesprochen, dass autistische Zustände bei allen Säuglingen auftreten, und behauptet, dass diese eine Form von »autogenem Schutz« seien, die ihnen ein starkes und sicheres Gefühl gäben und beruhigend und besänftigend auf sie wirkten. Unter dem Eindruck der unbestreitbaren Ergebnisse der Säuglingsforschung hat sie die von ihr über viele Jahre vertretene Auffassung, dass bei dem Störungsbild des frühkindlichen Autismus eine Regression auf ein normales autistisches Stadium vorliege, revidiert und überzeugend zum Ausdruck gebracht, wie entbehrlich diese Annahme ist (Tustin 1993, 1996). Offensichtlich ist sie zu der Überzeugung gelangt, dass nichts von dem Wert ihrer klinischen Beiträge verloren geht, wenn sie auf diese Teile ihrer Theorien verzichtet. Ebenso könnten wir Anne Alvarez (1992) anführen, eine bedeutende Londoner Kleinianerin, die ebenfalls den Wert der Säuglingsforschung ausdrücklich anerkannt hat (Dornes 2006).

Wenn wir unsere kritischen, aber auch wertschätzenden Ausführungen zu den postkleinianischen Ansätzen zusammenfassen wollen, können wir festhalten:

1. Allgemein können wir sagen, dass die Beiträge vieler kleinianisch orientierter Autoren, so bedeutsam sie klinisch auch oft waren, wenig Wert auf eine Kompatibilität mit den Befunden anderer Wissenschaften gelegt und an Vorstellungen festgehalten haben, die sich als nicht haltbar erwiesen. Oft haben sie sich einer Theoriesprache bedient, die den Nachteil hat, dass die in ihnen enthaltenen Gedankengänge weitgehend gegenüber Kritik von außen immunisiert sind.

2. Nach unserer Auffassung bedeutet der Verzicht auf die meisten der spekulativ anmutenden Theorieannahmen für das klinisch-praktische Verständnis keinen substanziellen Verlust. Im Übrigen war mehrfach darauf hingewiesen worden, dass sich die Behandlungspraxis der kleinianisch geprägten Theoretiker weit weniger von derjenigen ihrer freudianisch-ich-psychologischen und objektbeziehungstheoretisch geprägten Kollegen unterschied, als es die weitreichenden Unterschiede in ihren theoretischen Konzeptionen nahegelegt haben[16]. Aus unserer ressourcenbasierten Sicht wäre viel gewonnen, wenn die Spekulationen über die frühe Kindheitsentwicklung von den klinisch wertvollen Beiträgen getrennt würden.

Im Blick auf die therapeutische Beziehung wäre es aus unserer Sicht völlig legitim, einzelne Elemente bestimmter Auffassungen, die mit den Erkenntnissen moderner Entwicklungsforschung nicht kompatibel sind, als therapeutisch nützliche Metaphern zu deklarieren und der therapeutischen Arbeit zur Verfügung zu stellen. Dies müsste jedoch klar benannt werden. Andernfalls entsteht der Eindruck, dass die nicht plausiblen Behauptungen eine geheime Wahrheit enthalten, die nur einer Gruppe Eingeweihter mit privilegiertem Zugang zu tiefsten Schichten des Unbewussten zugänglich ist.

3. Auch die fehlende Auseinandersetzung mit den immer wieder auftretenden Schwierigkeiten bei der Aufrechterhaltung eines tragfähigen therapeutischen Arbeitsbündnisses bei Patienten mit strukturellen Defiziten sehen wir kritisch.

Bei der Durchsicht der Schriften kleinianisch orientierter Autoren entsteht leicht der Eindruck, die durch strukturelle Defizite entstehenden Probleme des therapeutischen Arbeitsbündnisses und die zu erwartenden Brüche der therapeutischen Beziehung ließen sich durch Containing der deponierten Selbstanteile und durch die Deutung der sich fortlaufend in der therapeutischen Beziehung ereignenden projektiven und introjektiven Prozesse – so wichtig und bedeutsam dies auch sein mag – ausreichend beherrschen, sodass auf strukturierende und ggf. grenzsetzende Maßnahmen verzichtet werden könnte – was nach unserer Auffassung nicht realistisch ist. Daher ist zu vermuten, dass diese Maßnahmen von Praktikern entsprechend der klinischen Notwendigkeit sehr wohl eingesetzt werden, jedoch in der behandlungstheoretischen Konzeptualisierung nicht verankert sind.

4. Wir wollen aber nicht schließen, ohne dezidiert festzustellen, dass den Konzepten des Containing und der projektiven Identifizierung (Bion 1962; Ogden 2006) trotz einiger uns notwendig erscheinender Ergänzungen und Modifikationen (→Kap. 9.4.4) neben den herausragenden Arbeiten von Racker (1959) zur Gegenübertragung die allergrößte Aufmerksamkeit und Wertschätzung gebührt. Schließlich gilt unsere Wertschätzung auch dem von Bion (1970) vorgestellten Konzept der »negative capability«, das in Anbetracht der Vielzahl im Umlauf befindlicher Manuale und Therapieanweisungen – die allein aufgrund der Kenntnis des Störungsbildes glauben vorgeben zu können, worin das »richtige« therapeutische Vorgehen besteht – für eine neugierige Position des Nicht-Wissens und der Offenheit und für eine Haltung der Demut gegenüber dem Neuen und Andersartigen eintritt.

Weiterführende Literatur

Ermann M (2012). Psychoanalyse in den Jahren nach Freud. Entwicklungen 1940–1975. Stuttgart: Kohlhammer.

Hinshelwood RD (2004). Wörterbuch der kleinianischen Psychoanalyse. 2. Aufl. Stuttgart: Klett-Cotta.

Mertens W (2018). Psychoanalytische Schulen im Gespräch über die Konzepte Wilfred R. Bions. Gießen: Psychosozial.

Pohlmann W (2019). Das Werk von Wilfred R. Bion. Eine wissenschaftstheoretische Darstellung. Forum Psychoanal 35, 53–72.

Anmerkungen

1 Melanie Klein war im Jahr 1926 schon in Großbritannien angekommen, während Sigmund und Anna Freud erst im Jahre 1937 eintrafen. Sie hatte schon eine eigene Anhängerschaft geschaffen und durch ihre Spieltherapie, die sie als Pendant zur freien Assoziation in der Therapie Erwachsener ansah, Aufmerksamkeit auf sich gezogen. Die Beziehung zwischen Anna Freud und Melanie Klein war von Beginn an nicht nur durch erhebliche theoretische Differenzen, sondern auch durch persönliche Animositäten geprägt. Während Anna Freud die realen Beziehungen für die Entwicklung für vorrangig hielt und die Entwicklung einer Übertragungsneurose für angemessen hielt, betrachtete Melanie Klein die innere Trieb- und Fantasiewelt der frühen Kindheit als entscheidenden Determinanten ihrer Theoriebildung. Die Analytikerinnen wurden auf der persönlichen Ebene Rivalen, die einander hassten. Ihre Differenzen trugen zu einer bedeutsamen Spaltung innerhalb der britischen psychoanalytischen Gesellschaft bei. Lediglich diejenigen, die sich weder der Richtung Anna Freuds noch den extremen Auffassungen Melanie Kleins anschließen wollten, bezeichneten sich selbst als die »independents« (Coles 1992).

2 Melanie Klein gilt als erste Vertreterin der Objektbeziehungstheorie. Fest auf dem Boden der Triebtheorie Sigmund Freuds stehend, hat sie eine von seinen Auffassungen abweichende Beschreibung der inneren Welt des Kleinkindes vorgelegt. Sie verstand die Triebe von Beginn an als eng verbunden mit spezifischen Objektbeziehungen. Triebe richten sich auf spezifische Objekte mit bestimmten Merkmalen und sind nicht nur auf Spannungsreduktion ausgerichtet, wie Freud glaubte und auch die Vertreter der Ich-Psychologie angenommen hatten. Im Unterschied zu Freud, für den die Libido sowohl für die Entwicklung

wie auch für die Ausbildung von Psychopathologie die entscheidende Triebkraft war, waren für Melanie Klein aggressive Triebe in beiderlei Hinsicht bedeutsamer (King & Steiner 1991). Sie hat ihre Aufmerksamkeit, die zuvor der ödipalen Konfliktkonstellation galt, ganz auf die früheste kindliche Entwicklung gelenkt. Während Freud von der Zentralität des Ödipuskonflikts überzeugt war, betonte Melanie Klein die entscheidende Rolle des ersten Lebensjahres und der darin auftretenden frühödipalen Konflikte und Ängste, von denen namentlich die Angst, aus der Beziehung der Eltern ausgeschlossen zu werden, von Bedeutung war. Eine wichtige Rolle spielt für sie der Neid, den sie als Manifestation des Todestriebes verstand. Melanie Klein trat mit ihren Auffassungen in einen für die psychoanalytische Gemeinschaft folgenschweren Gegensatz zu Anna Freud und der von ihr mitbegründeten ich-psychologischen Linie der Theorieentwicklung.

3 Um nur einige von ihnen zu nennen: Auf sie geht der Begriff der »projektiven Identifizierung« zurück, der Wilfried Bion zu dem wichtigen Konzept des Containing-Contained inspirierte (→ Kap. 2.6.2). Ihre Weiterentwicklung von Freuds (1938a) Spaltungsbegriff wurde für Otto F. Kernbergs (1992) Konzeptualisierung der Objektbeziehungstheorie und sein Verständnis der Borderline-Pathologie zentral, und auch seine Konzeption der Teil- und Ganz-Objektbeziehungen hat bei ihr ihren Ursprung (→ Kap. 2.4.6).

4 Die Auffassung, dass Fantasien einer guten, d. h. nährenden, oder einer bösen, d. h. attackierenden oder verfolgenden Brust diese Objektwelt strukturieren (Klein 1949), lässt sich unter diesem Blickwinkel ebenso wenig nachvollziehen wie die Behauptung, dass die für die schwere Persönlichkeitspathologie Erwachsener typischen Abwehrprozesse der Projektion und Introjektion aus unbewussten kindlichen Fantasien – im Falle der Introjektion die Fantasie der Inkorporation, im Falle der Projektion des Ausstoßens – entstanden sein sollen. So richtig die aus der Beobachtung von Erwachsenen abgeleitete Feststellung ist, dass innere Objekte nicht notwendigerweise »reale« äußere Objekte repräsentieren, sondern durch Abwehrprozesse auf vielfältige Weise modifiziert werden (Riviere 1952), so wenig ist erkennbar, dass Vorgänge wie das Aufnehmen und Ausstoßen mentaler Zustände die innere Welt des Kindes ausmachen. Die Annahme, dass es einem Säugling möglich sei, bedrohliche Impulse abzuspalten und sie auf ein äußeres Objekt zu projizieren, ist mit den Erkenntnissen moderner Entwicklungswissenschaften nicht vereinbar, ebenso nicht die Vorstellung, dass Emotionen und Gedanken Einheiten seien, die ausgestoßen und introjiziert werden können. Schließlich muss Kleins Neigung, nahezu ausschließlich der Fantasiewelt des Kindes Bedeutung zuzumessen und intrapsychische Prozesse für weitaus wichtiger zu halten als interpersonelle Einflüsse, aus heutiger Sicht kritisch hinterfragt werden.

5 Wilfried R. Bion war Lehranalysand von Melanie Klein. Er habe, so heißt es, ihren doktrinären Habitus nicht gemocht. Dennoch hat er ihre Theorie der frühkindlichen Entwicklung und nicht diejenige Freuds weiterentwickelt (Neubaur 2019).

6 In einer Rede in New York gegen Ende seines Lebens hatte Bion (1980, S. 11) sein Plädoyer für ein ausschließlich auf den gegenwärtigen Moment der Therapiesituation gerichtetes Denken in die viel zitierten Worte gekleidet: »Discard your memory; discard the future tense of your desire; forget them both, both what you knew and what you want – and the reason, is to leave space for a new idea.« (Bion 1980, S. 11)

7 Heinrich Racker wurde 1910 in Polen als Sohn jüdischer Eltern geboren und floh 1914 mit seiner Familie nach Wien. Er war schon Doktor in Musikwissenschaften und Philosophie, als er Kandidat der Wiener Psychoanalytischen Vereinigung wurde. Zusätzlich war er ein hervorragender Pianist. Seine Lehranalyse begann er bei Jeanne Lampl-de-Groot. 1939 emigrierte er nach Buenos Aires, wo er seine Lehranalyse fortsetzte und Mitglied der jungen Argentinischen Psychoanalytischen Vereinigung wurde. Er starb 1961 in Buenos Aires.

8 Ogden (2006) hat den Begriff des »Dritten« geprägt, um darzulegen, dass das, was sich in diesem Feld entwickelt, nicht allein durch die Interaktionspartner selbst erklärbar ist, sondern emergente Eigenschaften aufweist. Wichtige Arbeiten widmete er auch der Beschäftigung mit nicht repräsentierten

psychischen Inhalten. Zentrale Aufgabe des Therapeuten ist es nach seiner Auffassung, die nicht symbolisierten und dissoziierten Zustände des Patienten zu erfassen und in symbolisierte Kommunikation umzuwandeln.

9 Von Melanie Klein (1946) hat er unter anderem die Vorstellung übernommen, dass der Säugling die Frustration über die Abwesenheit der guten mütterlichen Brust als Anwesenheit einer bösen Brust erlebt, und vom Grundsatz her auch ihre Annahme, dass Fantasien die innere Objektwelt bereits im Säuglingsalter strukturieren können – eine Annahme, die, wie wir schon erwähnt haben, aufgrund der uns zur Verfügung stehenden entwicklungspsychologischen Kenntnisse nicht haltbar ist.

10 Schließlich sehen wir auch die Vorstellung kritisch, die projektive Identifizierung als einen aggressiven Akt des Patienten aufzufassen, bei dem der Patient dem Therapeuten etwas antut. Bion hielt die projektive Identifizierung, zumindest in ihrer evakuativen Form, durchaus für einen aggressiven Akt, wenn er beispielsweise davon spricht, dass die Frage »[w]ie es einem Patienten genau gelingt, seinem Analytiker eine Fantasie und den ihr entsprechenden Affekt aufzuzwingen, um sie in sich selbst zu verleugnen, ein interessantes Problem« sei (zit. bei Money-Kyrle 1955, Anm., S. 8).

11 Dies betrifft vor allem die in den früheren Schriften verbreitete Verwendung griechischer Buchstaben zur Kennzeichnung seiner Konstrukte.

12 Als Beispiel dafür mag der Begriff des »O« dienen, der für eine nur intuitiv erfahrbare und begrifflich nur unscharf und annäherungsweise fassbare »letzte Wahrheit« oder »emotionale Wahrheit« steht (Bion 1992). Stellvertretend für die Anhänger dieser Auffassung sei Grotstein (2010, S. 1) zitiert, für den sich Bion damit als »mystischer Wissenschaftler« und »unerschrockener Reisender« in das tiefe und formal unbestimmte »O« erweist, der eine revolutionäre Metatheorie der Psychoanalyse entworfen hat. Das »O« wurde mit Kants »Ding-an-sich« in Verbindung gebracht, das nicht gewusst werden kann. Was gewusst werden kann, bewegt sich im Bereich des K (knowledge) (Jacobus 2005).

13 Aus kultur- und literaturwissenschaftlicher Sicht ist im Hinblick auf die kleinianische Denktradition auch von der »Poetik der Psychoanalyse« (Jaobus 2005) die Rede.

14 Magagna (2016) spricht von »… den Ängsten des Babys vor Auflösung …« (S. 30) und behauptet, die Ausschläge eines Babys seien der »… der Behälter … für die unerträglichen Ängste des Babys …«. (S. 33). Wenn sich das Baby bewegt und laut weint, »… versucht es, sich zusammenzuhalten … um zu verhindern, dass der Schrecken einer Sackgasse … ausbricht« (S. 36). In ähnlicher Weise interpretierte Dubinsky (2010) die rhythmischen Fingerbewegungen eines sechs Wochen alten Säuglings als »… einen Drang, sich durch projektive Identifikation mit dem Milchfluss zu identifizieren« (S. 6). Autistisches Verhalten soll das Kind angeblich davor schützen, »die unvorstellbare Furcht« und das »unerträgliche Bewusstsein der körperlichen Getrenntheit zu spüren« (Mitrani & Mitrani 2015, S. 21 f.). Jede dieser Aussagen geht von einem kognitiven Entwicklungsstand des Säuglings aus, der nicht erreicht sein konnte (Übers. W. W.). Jeanne Magagna (2016, S. 35) referiert aus einem Gruppenseminar, das von Esther Bick geleitet wurde, die folgende Beobachtung: »We are afraid to speak out thoughts, afraid to disagree with the thoughts of Mrs Bick. It is not only respect for Mrs Bick's understanding that causes this passivity. It is also that we have settled for peaceful conformity with her thoughts for we are afraid that if we are different, if we have separate identities, we might end up being the unwanted baby.«

15 Mit Kenny (2016) kritisieren wir die wilde und oft nicht mehr nachvollziehbare, in jedem Falle aber ausufernde Bildung der Theorien, die sich vor allem auf Metaphern und Imagination stützt. Mit ihr stellen auch wir die Frage, warum offensichtlich intelligente und gut ausgebildete Kliniker oder Therapeuten so leicht bereit sind, empirisch nicht belegte Theorien oder logisch schwer nachvollziehbare Gedankengänge zu akzeptieren. Was bedeutet es, sich durch projektive Identifikation mit dem Milchfluss zu identifizieren? Warum soll das Bewusstsein der körperlichen Getrenntheit unerträglich sein? Die spekulativen Behauptungen sind oft bizarr und unverständlich und verweisen auf die Not-

wendigkeit, einer Autorität zu vertrauen, die aufgrund ihrer langen Erfahrung und tiefen theoretischen Durchdringung etwas verstanden hat, was sich dem eigenen Verständnis bisher nicht erschlossen hat. Gibt es, so fragt Kenny (2016), möglicherweise ein Gruppendenken, das unlogisches Denken verbreitet und unterstützt?

16 Zwar haben kleinianisch orientierte Analytiker tendenziell eher tiefe Deutungen gegeben und frühzeitiger auch auf aggressive Aspekte fokussiert als Analytiker der ich-psychologischen Tradition. Doch scheinen sich die Unterschiede einzuebnen. So sind auch in der klassischen ich-psychologischen, durch objektbeziehungstheoretische Aspekte ergänzten Tradition nicht nur ödipale Themen, sondern auch präödipale Konflikte Gegenstand der Deutungsarbeit. Auf der anderen Seite scheint die Tendenz, frühzeitig tiefe Deutungen abzugeben, bei Kleinianern deutlich abzunehmen.

2.7 Die Errungenschaften der intersubjektiven und relationalen Psychoanalyse

2.7.1 Intersubjektive und relationale Ansätze

Seit den 1990er Jahren hat sich mit der »intersubjektiven« (Stolorow 2005) und »relationalen« (Mitchell 2005) Wende eine fundamentale Neuorientierung des psychoanalytischen Denkens vollzogen. Was hat sich geändert? Grundlegend ist den Vertretern der intersubjektiven und relationalen Psychoanalyse der Gedanke, dass der interpersonellen Bezogenheit die gleiche Aufmerksamkeit gebührt wie intrapsychischen Vorgängen. Rein intrapsychische Erklärungen werden nicht mehr für ausreichend gehalten. Jede Dynamik, die in einer Behandlungssituation entsteht, wird in der Interaktion geschaffen. Alle Aspekte des therapeutischen Geschehens werden unter dem Blickwinkel ihrer intersubjektiven Entstehung neu betrachtet.

An die Stelle der Metapher vom intrapsychischen Apparat tritt bei den Vertretern der relationalen und der intersubjektiven Psychoanalyse das Bild der vernetzten Seele (Altmeyer & Thomä 2006). Entstanden ist ein Beziehungsmodell der Psychoanalyse. Da sich diese Wende bei Autoren unterschiedlicher theoretischer Auffassung der Psychoanalyse beobachten lässt, können wir bei dieser Entwicklung ohne Übertreibung von einem »Paradigmenwechsel« im Sinne von Thomas Kuhn (1967) sprechen (Bohleber 2012; Potthoff & Wollnik 2014).

Die Wurzeln der intersubjektiven Psychoanalyse liegen in der Selbstpsychologie, deren Hauptvertreter Heinz Kohut (1981) die Bedeutung interpersoneller Einflüsse schon früh erkannt hatte (→Kap. 2.5.1). Sein Modell der Selbstregulation wurde aufgegriffen und in intersubjektiver Hinsicht weiterentwickelt. Die relationale Psychoanalyse hat ihren Ursprung in der Interpersonalen Psychoanalyse Harry S. Sullivans (1953). Auch im deutschsprachigen Raum haben sich beziehungsorientierte und intersubjektive Ansätze entwickelt. Wir denken dabei an wichtige Beiträge zur psychoanalytischen Familientherapie (Bauriedl 1980; Richter 1975; Stierlin 1978). Aber auch Konzepte wie das des »szenischen Verstehens« (Argelander 1970; Lorenzer 1973) und das des »Handlungsdialogs« (Klüwer 1983, 1995) sind hier zu nennen.

Die Anzahl der Autoren und Beiträge, die der intersubjektiven oder relationalen Psychoanalyse zuzurechnen sind, ist so beträchtlich, dass es nicht möglich ist, sie in ihrer Breite und Vielfalt an dieser Stelle zu referieren[1]. Dennoch wollen wir versuchen, ihre wichtigsten Kerngedanken zusammenzufassen:

1. Vertreter der intersubjektiven und relationalen Psychoanalyse gehen davon aus, dass es in allen Beziehungen – und namentlich auch in der therapeutischen Beziehung – zur Begegnung zweier Subjekte kommt. In einem intersubjektiven Feld, das auch als »relationale Matrix« (Hoffman 1998) bezeichnet wird, werden gemeinsam subjektive Welten geschaffen. In ihnen entfalten sich neue Beziehungsmuster, die internalisiert werden können (Stolorow et al. 1994).

2. Ein weiteres gemeinsames Kennzeichen ist der vor allem von relationaler Seite betonte konstruktivistische Charakter aller Wahrnehmungen. Eine von den Beteiligten unabhängige Wirklichkeit gibt es nicht, vielmehr sind alle intrapsychischen und interpersonellen Prozesse Konstruktionen. Objektive und vom Beobachter unabhängige Erkenntnisse über die andere Person sind nicht möglich, beide Seiten erschaffen ein intersubjektives Feld, in dem gemeinsam Bedeutungen konstruiert oder – wie es pointiert heißt: »kokonstruiert« – werden.

Damit ist an die Stelle eines klassischen Wahrheitsbegriffs eine konstruktivistische Sicht von Wahrheit getreten, derzufolge Realität nicht einfach »existiert«, sondern vor dem Hintergrund der bestehenden persönlichen, kulturellen, gesellschaftlichen Kontexte jeweils neu geschaffen wird (Greenberg & Mitchell 1986; Hoffman 1998). Jede Erkenntnis ist in ihrem Verständnis perspektivisch begrenzt und kontextgebunden (Benjamin 1988). Mit diesem konstruktivistischen Paradigma hat sich die relationale Psychoanalyse in ihren epistemologischen Grundannahmen deutlich von der noch von Freud vertretenen Auffassung distanziert, der die psychoanalytische Methode als »parteiloses Instrument« (Freud 1927, S. 360) verstanden wissen wollte, das er zur Erfassung der Wahrheit als tauglich ansah, sofern nur der Therapeut die »blinden Flecken« in seiner Wahrnehmung erkenne und überwinde (Freud 1912, S. 382)[2].

3. Der Andere wird nicht mehr als ein »Objekt« – als ein Objekt einer Triebregung oder als Objekt einer therapeutischen Intervention –, sondern als ein Subjekt aufgefasst. Diese Bidirektionalität erfordert ein radikales Umdenken unter dem Gesichtspunkt der Wechselseitigkeit aller Beziehungen. Nahezu alle theoretischen Konstrukte bedürfen einer Neuformulierung (Galatzer-Levy 2004).

Folgerichtig wurde das von Freud entwickelte Triebmodell von Vertretern der intersubjektiven und relationalen Psychoanalyse einhellig abgelehnt. Relationale Autoren sprechen nicht mehr von Energien oder Trieben, sondern von der »Begegnung der Subjekte« (Potthoff & Wollnik 2014). Der »Andere« erhält damit die Bedeutsamkeit, die ihm auch aus philosophischer Sicht zukommt, insbesondere in der Philosophie von Martin Buber (1936)[3], aber auch in den Konzeptionen von Jürgen Habermas (2005)[4].

4. Auch im Hinblick auf die Strukturierung der menschlichen Psyche haben Vertreter besonders der relationalen Psychoanalyse

neuartige Sichtweisen vorgeschlagen, darunter insbesondere die Auffassung, dass es eine abgeschlossene Struktur wie das Selbst nicht geben kann.

Damit stehen sie im Einklang mit gegenwärtigen Theorien und neurobiologischen Erkenntnissen, die das Selbst ebenfalls nicht mehr als eine abgeschlossene Einheit, sondern als einen komplexen, fließenden und sich immer verändernden intersubjektiven Prozess verstehen (Sander 2002; Tronick 2007)[5]. Es kann, so die relationale Auffassung, kein Selbst in einem psychologisch bedeutungsvollen Sinn geben, das außerhalb von Matrix von Beziehungen existierte – ganz ähnlich wie Winnicott (1947/1964, S. 88) davon gesprochen hatte, dass es »kein solches Ding wie ein Baby« gibt, das außerhalb einer Beziehung existieren könnte.

5. Verschiedene Autoren haben aus unterschiedlicher Perspektive darauf aufmerksam gemacht, dass aus der Beziehung zwischen zwei miteinander interagierenden Individuen etwas Drittes entsteht, das emergente Eigenschaften aufweist, über die beide Partner der Dyade nicht verfügen.

Ogden (1994) hatte dargelegt, dass Intersubjektivität als analytisches Drittes existiert, das er als ein Produkt einer einzigartigen Dialektik beschrieb, die durch die getrennten Subjektivitäten von Patient und Therapeut innerhalb des analytischen Settings erzeugt wird. Orange (1995) sprach ebenfalls von einem relationalen Dritten und schlug die Idee einer intersubjektiven Triade vor.

2.7.2 Therapeutische Implikationen

Im Hinblick auf die therapeutischen Implikationen finden sich geringe Unterschiede zwischen den Vertretern der intersubjektiven und relationalen Richtung, aber auch viele Gemeinsamkeiten.

1. Der *Beziehungsneuerfahrung* selbst wird eine heilende Wirkung zugeschrieben, nicht nur der Durcharbeitung der Übertragung. Damit hat auch die Deutung ihre zentrale Rolle eingebüßt. Zwar kann eine mit den Mitteln der Deutung gewonnene Einsicht in die innere Welt der Patienten unter bestimmten Umständen hilfreich sein, um eine pathogene Psychodynamik aufzulösen. Doch kann nie eine Deutung allein, sondern immer nur die Natur der therapeutischen Beziehung eine therapeutische Veränderung bewirken.

2. Entscheidend ist, dass der Patient und der Therapeut einander in ihrer *Subjektivität* anerkennen. Das Gefühl des Subjektseins entsteht durch einen dialektischen Prozess der Identifizierung mit dem anderen und der Differenzierung von dem anderen. Dies führt für beide zu einem erweiterten Selbstgefühl (Benjamin 2006).

3. Die Bedeutung dessen, was wir als Therapeuten tun oder unterlassen, ist immer *kontextabhängig*. Ohne Berücksichtigung des Kontextes verbietet sich jedes therapeutische Vorgehen.

Manche Patienten erleben unser Schweigen wie ein Gehaltenwerden, für andere kann es eine Qual sein und die Mangelerfahrung der Kindheit wiederholen.

Unsere Fragen können einigen Patienten das ersehnte Interesse an ihnen bekunden, während andere die Fragen als invasiv erleben (Mitchell 2004).

4. Im deutschen Sprachraum war es vor allem Thomä (1981, 1984), der sich dafür aussprach, die Illusion aufzugeben, durch Passivität und Zurückhaltung könne eine Einflussnahme vermieden werden. Jeder Versuch, passiv, neutral und abstinent bleiben zu wollen, ist als eine *Handlung* zu verstehen, die einen wichtigen Einfluss auf den Patienten und seine Übertragung ausübt.

Jedes Sprechen oder Nicht-Sprechen, jedes bestätigende »Hm« oder gerade das Fehlen des »Hm«, jedes Schweigen, jedes Fragen oder jede ausbleibende Frage kann von den Patienten wie eine Suggestion im positiven oder negativen Sinne verstanden werden. Mag die Ausstattung des Behandlungszimmers noch so reduziert sein, immer wird von ihr eine gewollte oder ungewollte Botschaft oder Suggestion ausgehen und die Fantasien des Patienten, seine Einfälle, Gedanken, Wünsche und Erwartungen beeinflussen (Renik 1993).

5. Bei allem darf das kommunikationstheoretische Axiom, dass man »nicht nicht kommunizieren« kann (Watzlawick et al. 1969) in der Behandlungspraxis nicht übersehen werden. Damit wurde die von Freud (1912) vertretene und lange aufrechterhaltene Vorstellung, der Therapeut könne ein leerer Bildschirm oder eine Spiegelplatte sein (→Kap. 2.1.4), als glatte Täuschung decouvriert: Auch die vermeintliche Neutralität ist in Wirklichkeit eine Beziehungsbotschaft. Nicht nur alles, was wir tun, sondern auch alles, was wir unterlassen, konstituiert eine *konstruierte Wirklichkeit* (Gill 1982).

6. Die wichtigste therapeutische Wirkung sehen relationale Therapeuten in der Auflösung der sich unvermeidlich herstellenden Übertragungs-Gegenübertragungs-Verstrickungen. Aus einer relationalen Perspektive kann die gesamte Therapie als fortgesetzte Serie von unbewussten Inszenierungen aufgefasst werden. Durch die Möglichkeiten der Analyse der Übertragung im Hier und Jetzt wird die therapeutische Beziehung zum eigentlichen Medium der Therapie. An die Stelle von Rekonstruktionen der Vergangenheit tritt die Arbeit am »Gegenwarts-Unbewussten« der aktuellen Beziehung (Sandler/Sandler 1985).

Alle Einfälle, Verhaltensweisen und Fantasien der Patienten sind immer auch als Reflexe auf das Verhalten des Therapeuten zu verstehen.

7. Theoretiker der relationalen Psychoanalyse haben immer wieder darauf hingewiesen, dass in jeder Therapie etwas Einzigartiges und Neues geschieht. Über die Durcharbeitung von Mustern der Vergangenheit und die Entwicklung neuer Perspektiven hinaus entsteht in einer gelingenden Psychotherapie ein genuiner emotionaler Kontakt. Dieser kann eine Intimität und auch eine Freiheit beinhalten, die die Patienten so nie erlebt haben. Diese neue Erfahrung gestattet es ihnen, die Grenzen ihres alten Beziehungsmodells zu überschreiten, das durch die Angst vor der Wiederholung schlechter Beziehungserfahrungen aufrechterhalten wurde.

Die Gegenwart wird wichtiger als die Vergangenheit. Zwar spielen biographische Aspekte eine Rolle für das Verständnis des wechselseitigen Austauschs, doch wird immer die Gefahr gesehen, dass die Beschäftigung mit der Biografie in den Dienst der Vermeidung einer notwendigen Auseinandersetzung mit kritischen Momenten des aktuellen Beziehungsgeschehens treten kann.

8. Auch die im klassischen Verständnis für notwendig gehaltene Frustration von Wünschen und Bedürfnissen wird problematisiert.

Während Kohut (1981) noch angenommen hatte, dass unvermeidliche, begrenzte Frustrationen auch entwicklungsfördernde und strukturbildende Wirkungen haben können, ist für Vertreter der intersubjektiven Richtung nicht die Frustration, sondern die Bereitstellung eines förderlichen interpersonalen Milieus der Stimulus für Wachstum und Entwicklung.

9. Am Begriff des Widerstandes lassen sich die Unterschiede zur klassischen Position besonders gut verdeutlichen. Nach klassischer Auffassung kommt im Widerstand die Tendenz eines Patienten zum Ausdruck, sich gegen die Einsicht in unbewusste Zusammenhänge zu wehren. Für Vertreter der relationalen Auffassung zeigt die Manifestation von Widerstandsverhalten dagegen Lücken im Verständnis der Beziehungsbotschaften des Patienten an.

Pointiert formuliert, ist der Widerstand des Patienten immer auch der Widerstand des Therapeuten – eine Auffassung, der wir uns in unserem Verständnis der Blockaden im therapeutischen Prozess weitgehend angeschlossen haben (→ Kap. 9.1).

10. Während sich die Theoretiker der intersubjektiven Psychoanalyse behandlungstechnisch an der Selbstpsychologie orientierten, haben die Vertreter der relationalen Psychoanalyse keine eigenen behandlungstechnischen Vorstellungen entwickelt. Stattdessen sollen alle psychoanalytischen Schulrichtungen zum Einsatz kommen und ihre Spezifika behalten, solange sie das relationale Beziehungsverständns teilen. Bei Wahrung ethischer Grundsätze sollen, nach der jeweiligen klinischen Erfordernis, Intervention und Ansätze unterschiedlicher psychoanalytischer Richtungen zur Anwendung kommen und integriert werden können. Voraussetzung sei lediglich, dass alles therapeutische Geschehen unter dem Beziehungsaspekt betrachtet wird. Daher gibt es – zumindest von Seiten der relationalen Psychoanalyse – keine Berührungsängste mit anderen Richtungen in der Psychoanalyse.

2.7.3 Die Person des Therapeuten

Mit dieser neuen Perspektive geht auch eine neuartige Bewertung der Person des Therapeuten einher. Als Therapeuten tragen wir mit unserer Persönlichkeit immer zur Gestaltung des therapeutischen Prozesses bei, sei es in hilfreicher, sei es in behindernder oder gar schädigender Weise (Renik 1993). Was bedeutet das im Einzelnen?

1. Wir können die Tatsache nicht mehr verleugnen, dass unsere therapeutische Leistung nicht mehr nur von unserem theoretischen Wissen, sondern auch von unserer Persönlichkeit und unseren persönlichen Werthaltungen geprägt wird.

Welche Werthaltungen und Einstellung wir zu Partnerschaft und Trennung haben, übt einen großen Einfluss auf die Art und Weise aus, wie wir mit den Konflikten einer in ihrer Ehe unzufriedenen Patientin umgehen. Welche Werte und Ziele im Leben wir für erstrebenswert halten, werden wir durch subtile Signale kommunizieren. Was wir in einer Therapiesitzung aufgreifen, wann wir nachfragen, was wir wie deuten, hängt von unseren Werthaltungen, Erfahrungen und unseren aktuellen Stimmungen ab.

2. Eine wichtige Erkenntnis der intersubjektiven und relationalen Psychoanalyse besagt, dass sich Übertragung und Gegenübertragung nicht voneinander trennen lassen. Statt unidirektionaler Prozesse wird von wechselseitigen Prozessen gesprochen, an denen immer beide Partner der Interaktion beteiligt sind. Orange (1994) spricht folgerichtig von Co-Übertragung an Stelle von Gegenübertragung. Die Gegenübertragung wird ebenso wie die Übertragung als eine gemeinsame Schöpfung aufgefasst. Als Produkte einer gemeinsamen Konstruktion durchdringen Übertragung und Gegenübertragung einander fortwährend.

Alles, was wir tun oder sagen, gleichgültig, ob wir damit Übertragungserwartungen erfüllen oder nicht, beeinflusst die Übertragung der Patienten. Wir spielen in der Therapie nicht nur unterschiedliche Rollen, sondern lösen bei Patienten auch unterschiedliche Rollen aus. Allein durch die Tatsache, dass wir Teil der therapeutischen Dyade sind, beeinflussen wir die Übertragung des Patienten. Wir können nicht verhindern, dass Merkmale unserer Person oder der Behandlungssituation auf die Patienten als Übertragungsauslöser wirken. Die Art und Weise, wie Patienten uns erleben, beeinflusst wiederum unsere Gegenübertragung. Wenn Patienten sich von uns bedroht fühlen, werden sie sich naturgemäß verschließen, und wir werden in unserer Gegenübertragung ratlos oder sogar ärgerlich reagieren oder uns zurückziehen.

3. Durch die Wechselseitigkeit der Einflüsse verläuft die therapeutische Beziehung deutlich mehr »auf Augenhöhe« als in klassischen Therapieformen. Damit wurde der Therapeut regelrecht »vom Thron gestoßen«: Von der Position eines objektiven Beobachters und Experten wurde er zum teilnehmenden Beobachter (Fosshage 1992).

Der Patient ist unser ebenbürtiger Partner bei der gemeinsamen Suche nach Bedeutungen. Dies bedeutet jedoch nicht, dass es sich bei der Therapiebeziehung um eine symmetrische Beziehung handelt. Schon das unvermeidliche Machtgefälle schließt dies aus. Die Asymmetrie betrifft auch die Verantwortung für die Therapie, die aufgrund unserer Ausbildung und Expertise eher auf uns als auf dem Patienten lastet (Hoffman 1999). Wechselseitigkeit bedeutet auch, die Wahrnehmung des Patienten radikal ernst zu nehmen. Patienten nehmen uns oft sehr genau wahr und erfassen unsere Reaktionsmuster auch da, wo wir blinde Flecken haben (Greenberg 1991).

4. Das neue Verständnis der Rolle des Therapeuten berührt auch die Frage, wie weit wir Patienten unsere eigene emotionale Reaktion mitteilen sollten. Relationale Therapeuten sind davon überzeugt, dass die authentische emotionale Resonanz des Therapeuten den therapeutischen Prozess am stärksten fördert, selbst dann, wenn sie auch einmal affektgeladen ist oder auch negative Gefühlsäußerungen beinhaltet.

Doch ist damit keinesfalls eine unreflektierte Mitteilung von Eindrücken oder Gefühlen der Gegenwart gemeint, wie dies gelegentlich Vertretern der relationalen Richtung von Kritikern vorgehalten wird (Mitchell 2005).

5. Durch die neue Auffassung sind die Freiheitsgrade des Therapeuten größer geworden. Damit wurde aber auch seine Rolle komplexer und anspruchsvoller. Es gibt eindeutig weniger Vorschriften, an die wir uns halten müssen, wir dürfen freier, spontaner sein, wir dürfen improvisieren und entscheiden, wie viel wir von uns selbst mitteilen wollen (Ringstrom 2012). Mit den ge-

wonnenen Freiräumen wächst allerdings auch die Verantwortung, mit ihnen in einer für den Patienten förderlichen Weise umzugehen.

Es genügt nicht, nur zuzuhören und den Assoziationen des Patienten zu folgen. Wir müssen anerkennen, dass wir den Patienten brauchen, um zu verstehen, was in der Beziehung zwischen ihm und uns geschieht. Die vermeintlichen Gewissheiten, die traditionellen Psychoanalytikern zur Verfügung standen, haben sich weitgehend als trügerisch erwiesen. Schließlich vermitteln uns die Vertreter der relationalen Perspektive unmissverständlich, dass wir ein Scheitern der Therapie nicht einfach dem Patienten anlasten dürfen (Hoffmann 1998).

2.7.4 Kritische Bewertung der intersubjektiven und relationalen Modelle

Wir wollen uns nun mit den aus unserer Sicht unbestreitbaren Vorzügen, aber auch einigen möglichen Nachteilen einer intersubjektiven und relationalen Perspektive auseinandersetzen.

1. Wir begrüßen die *Abkehr von der einseitigen Pathologisierung des Patienten* und schätzen den Gedanken einer Beziehung mit dem Patienten »auf Augenhöhe«, die geforderte Bereitschaft zur Einnahme unterschiedlicher Perspektiven und die Ablehnung unumstößlicher objektiver Wahrheiten und Gewissheiten. Die Vertreter der relationalen Psychoanalyse haben anerkannt, dass jede Psychotherapie ihre *einzigartige Qualität und Färbung* hat und dass zu ihrer Realisierung Therapeuten und Patienten einige Bewegungsfreiheit haben und ihre Kreativität entfalten können müssen.

2. Vieles von dem, was Vertreter der intersubjektiven und relationalen Psychoanalyse bahnbrechend formuliert haben, ist besser mit den *Erkenntnissen der Säuglings- und Kleinkindforschung* und mit den Befunden der modernen Neurobiologie vereinbar als das klassische, auf das Individuum beschränkte Modell der Ein-Personen-Psychologie.

Der Hinweis, dass therapeutische Veränderung nicht ausschließlich durch die Arbeit an intrapsychischen Mustern und keineswegs vorrangig durch die Deutung unbewusster Repräsentanzen, sondern besonders durch eine förderliche Form des emotionalen, kognitiven und körperlichen Austauschs im Hier und Jetzt entsteht, entspricht der neurobiologischen Sichtweise, die die rechtshirnigen im Vergleich zu den linkshirnigen Transaktionen, nämlich die Prozesse der limbischen Resonanz und der wechselseitigen Synchronie als entscheidende Momente der Veränderung auffasst (Decety & Chaminade 2003).

3. Mit dem relationalen Verständnis des psychotherapeutischen Prozesses ist eine neue *Bescheidenheit* eingekehrt: Der Therapeut ist nicht mehr der Allwissende, vielmehr ist er teilnehmender Beobachter, Teil eines gemeinsam konstruierten Beziehungsgeschehens, das er naturgemäß nicht vollständig überblicken kann.

In vieler Hinsicht ist die alltägliche psychodynamisch-psychotherapeutische Praxis bereits von dem beziehungsorientierten Verständnis durchdrungen. Viele Praktiker haben die Möglichkeit einer Befreiung von allzu rigiden Regeln der Behandlungstechnik, die unter dem Einfluss der klassischen freudianischen und ich-psychologischen Vorgaben zu erheblichen Verkrustungen geführt hatte, mit großer Erleichterung aufgenommen. Insgesamt hat der »relational turn« einen ehrlicheren Diskurs über das eingeleitet, was tatsächlich in den Therapiesitzungen abläuft. Man ist offener geworden, eher bereit, etwas zu erklären oder zu bekennen. Auch Wahrnehmungen der Patienten über das eigene Verhalten werden mehr beachtet. Es scheint, als sei die Beziehung zu unseren Patienten natürlicher und humaner geworden.

4. Auf der anderen Seite kann eine übermäßige Pointierung des Gesichtspunktes der gemeinsam konstruierten Realität auch zu einer *Relativierung realer Gegebenheiten* führen. Nicht übersehen sollten wir die Gefahr einer übermäßigen Fokussierung der Gegenwart bei gleichzeitiger Vernachlässigung des lebensgeschichtlichen Kontextes – und auch die Gefahr einer Überbetonung interpersonaler Aspekte ohne hinreichende Berücksichtigung intrapsychischer Prozesse (Beebe & Lachmann 2006).

Dies kann besonders den Umgang mit schweren Traumatisierungen betreffen. Zwar haben namhafte Vertreter der relationalen Psychoanalyse nie ernsthaft das Vorkommen schwerer Traumatisierungen geleugnet, doch können bei einer nahezu ausschließlichen Beachtung des Beziehungsgeschehens im Hier und Jetzt biografische Faktoren leicht aus dem Blickfeld geraten.

5. Eine überwiegend auf das Verständnis von *Verwicklungen und Inszenierungen* ausgerichtete therapeutische Haltung kann leicht den Eindruck erwecken, dass behandlungstechnische Aspekte kaum noch von Belang seien. Wir denken, dass Enactments und Verstrickungen zwar grundsätzlich unausweichlich sind, dass sie aber nicht in jedem therapeutischen Prozess das gleiche Ausmaß und die gleiche Bedeutung haben müssen. Je nach klinischer Problemstellung kann es sinnvoller sein, sich auf die Bearbeitung eines Konflikts oder einer Traumatisierung zu konzentrieren, als um jeden Preis das aktuelle Beziehungsgeschehen in den Fokus zu nehmen.

Wir sehen uns nicht nur als einen engagierten Beziehungspartner, der sich auch persönlich in eine Beziehung einbringt, sondern auch als Experten, der aufgrund seiner Sachkenntnis Klärungen herbeiführen und Inhalte vermitteln kann. Natürlich agieren wir andauernd auf der Basis unbewusst wahrgenommener Selbstzustände, und selbstverständlich kommt es zu einer wechselseitigen Beeinflussung auf der prozeduralen und präsymbolischen Ebene. Dennoch kann es im Einzelfall Sinn machen, den Beziehungsaspekt zwar zu beachten, ihn aber nicht explizit zum Gegenstand einer Therapiesitzung zu machen, sondern die strukturierte Arbeit an Problemlösungen oder die Verarbeitung lebensgeschichtlicher Belastungen in den Vordergrund zu stellen. Die Vorstellung, wir brauchten uns nur ernsthaft auf eine Beziehung einzulassen und uns auf die Auflösung unvermeidlich auftretender Enactments und Übertragungs- und Gegenübertragungsverstrickungen zu beschränken, ist möglicherweise auch ein Missverständnis der gelegentlich allzu pointiert vorgetragenen relationalen Auffassungen. Die zusammen mit dem Verzicht auf eigene behandlungstechnische Empfehlungen formulierte Überzeugung, dass jede mögliche Art psychodynamischen Vorgehens willkommen sei, solange sie den relationalen Aspekt berücksichtige, würde dagegen sprechen.

6. Wir sollten auch bedenken, dass die stärkere *Flexibilität* im Umgang mit behandlungstechnischen Leitlinien und Regeln

zwar grundsätzlich zu begrüßen ist, dass behandlungstechnische Vorgaben in einer komplexen und unübersichtlichen klinischen Situation aber auch *Halt und Orientierung* geben können, indem sie den Blick auf Bedeutsames schärfen und somit Komplexität reduzieren. Kritisch sehen wir auch die bei den meisten Vertretern der relationalen Richtung anzutreffende Ablehnung empirischer Forschung, deren »positivistische« Grundhaltung viele von ihnen als unvereinbar mit dem Beziehungsgedanken und dem konstruktivistischen Wahrheitsbegriff ansahen (Aron 1996; Hoffman 1991).

Reflektiert und dem Kontext entsprechend angewendet, können behandlungstechnische Vorgaben das klinische Handeln erleichtern. Auch wenn alle Interventionen aus dem jeweiligen Beziehungskontext heraus erfolgen sollen, sind theoretische Kenntnisse und ein praxeologisches Grundwissen von großem Nutzen. Theoretisches Vorwissen muss nicht zwangsläufig das empathische Verstehen behindern, es kann auch zur Vertiefung des Verständnisses der Patienten beitragen.

7. Die vom Konstruktivismus geprägte Erkenntnishaltung kann nicht nur verwirrend und überfordernd sein, sie kann auch klare Konzeptualisierungen behindern. Das Gleiche gilt für ein radikal konstruktivistisches Verständnis der therapeutischen Situation. Die Vorstellung, von der ersten Minute der Therapie an in Inszenierungen verwickelt zu sein, wird – selbst wenn sie bei genauer Betrachtung zutreffend sein mag – manch einen Therapeuten verunsichern.

Wir denken, dass wir auf die Annahme einer objektiven Realität als ein regulatives Prinzip von Erkenntnis in der Behandlungspraxis nicht verzichten können (Fetscher 1997). Entscheidend ist, dass wir uns der Relativität unserer vermeintlich objektiven Erkenntnisprozesse bewusst bleiben und anerkennen, in welchem Maße sie in zwischenmenschliche Interaktionen eingebunden sind[6].

8. Nicht folgen würden wir auch der Tendenz der meisten Vertreter der relationalen Psychoanalyse, nur der Analyse der Übertragung im Hier und Jetzt den entscheidenden therapeutischen Wert beizumessen.

> Richtet sich der Blick ausschließlich auf die Übertragungsbeziehung, wird leicht übersehen, wie erfolgreich sich auch an Außenbeziehungen arbeiten lässt, sofern eine zufriedenstellende Kooperation in der therapeutischen Beziehung vorherrscht.

In Abwägung der Vorzüge und Grenzen möchten wir aus dem Blickwinkel des von uns vertretenen ressourcenbasierten Ansatzes die Vorzüge des intersubjektiven und relationalen Beziehungsverständnisses betonen. Manche Einseitigkeiten und Überpointierungen mögen dem Bedürfnis geschuldet sein, das gegenüber der klassischen Auffassung veränderte Verständnis von Psychoanalyse in aller Deutlichkeit zur Darstellung zu bringen. Von daher denken wir, dass wir sehr wohl auch die Position des Experten einnehmen und uns, gemeinsam mit unseren Patienten, auf eine therapeutische Arbeit an spezifischen »objektiven« Problemstellungen einlassen und, je nach Bedarf, konfliktbezogen, strukturorientiert oder traumabearbeitend vorgehen können – sofern wir uns der Tatsache bewusst bleiben, dass wir damit eine therapeutische Realität konstruieren, die auf der Beziehungsebene einer Reflexion zugänglich bleibt.

Weiterführende Literatur

Altmeyer M, Thomä H (Hg) (2006). Die vernetzte Seele. Die intersubjektive Wende in der Psychoanalyse. Stuttgart: Klett-Cotta.

Argelander H (1970). Die szenische Funktion des Ichs und ihr Anteil an der Symptom- und Charakterbildung. Psyche – Z Psychoanal 24, 325–345.

Bauriedl T (1980). Beziehungsanalyse. Frankfurt/M.: Suhrkamp.

Beebe B, Lachmann F (2006). Die relationale Wende in der Psychoanalyse. Ein dyadischer Systemansatz aus Sicht der Säuglingsforschung. In: Altmeyer M, Thomä H (Hg). Die vernetzte Seele: Die intersubjektive Wende in der Psychoanalyse. Stuttgart: Klett-Cotta; 122–159.

Benjamin J (2006). Tue ich oder wird mir angetan? Ein intersubjektives Triangulierungskonzept. In: Altmeyer M, Thomä H (Hg). Die vernetzte Seele. Die intersubjektive Wende in der Psychoanalyse. Stuttgart: Klett-Cotta; 65–107.

Bohleber W (2012). Was Psychoanalyse heute leistet. Stuttgart: Klett-Cotta.

Ermann M (2014). Der Andere in der Psychoanalyse. Die intersubjektive Wende. Stuttgart: Kohlhammer.

Klüwer R (1983). Agieren und Mitagieren. Psyche – Z Psychoanal 37, 828–840.

Klüwer R (1995). Agieren und Mitagieren – zehn Jahre später. Z psychoanal Theorie Prax 10, 45–70.

Mitchell S (2003). Bindung und Beziehung. Auf dem Weg zu einer relationalen Psychoanalyse. Gießen: Psychosozial.

Mitchell SA (2005). Psychoanalyse als Dialog. Einfluss und Autonomie in der analytischen Beziehung. Gießen: Psychosozial.

Richter HE (1975). Eltern, Kind und Neurose. Zur Psychoanalyse der kindlichen Rolle in der Familie. 3. Aufl. Reinbek: Rowohlt.

Potthoff P, Wollnik S (Hg) (2014). Die Begegnung der Subjekte. Die intersubjektiv-relationale Perspektive in Psychoanalyse und Psychotherapie. Gießen: Psychosozial-Verlag.

Stierlin H (1978). Delegation und Familie. Beiträge zum Heidelberger Familiendynamischen Konzept. Frankfurt/M.: Suhrkamp.

Anmerkungen

1 Mit der intersubjektiven Richtung sind Namen wie George Atwood und Robert Stolorow (1984) verbunden, mit der relationalen Richtung verbinden wir Namen wie Mitchell (2003, 2005), Hoffman (1992) und Aron (1996).

2 Eine vom Beobachter und Interpreten losgelöste Erkenntnis kann es nicht geben – eine Auffassung, die schon Nietzsche (1887, S. 365) formulierte, wenn er ausführte, es gebe »nur ein perspektivisches Sehen, nur ein perspektivisches ›Erkennen‹; und je mehr Affekte wir über eine Sache zu Wort kommen lassen, je mehr Augen, verschiedene Augen wir uns für dieselbe Sache einzusetzen wissen, um so vollständiger wird unser ›Begriff‹ dieser Sache, unsre ›Objektivität‹ sein«.

3 Das Selbst ist sowohl entwicklungspsychologisch als auch prinzipiell gesehen immer sekundär; der Andere ist immer primär: »Der Mensch wird am Du zum Ich«, formuliert Martin Buber (1936, S. 36). Der Andere ist somit immer schon im Selbst enthalten. Selbst-sein, Subjektivität basiert auf der Bezogenheit auf den Anderen und realisiert und entwickelt sich immer in Bezug auf ihn. Umgekehrt wird der Andere, der aus seiner Perspektive seinerseits ein Selbst ist, ebenfalls nur im Austausch mit dem Gegenüber zu dem, der er ist. Das Selbst und der Andere existieren nur in Gegenseitigkeit.

4 »In den Blicken des Du, einer zweiten Person, die mit mir als einer ersten Person spricht, werde ich meiner nicht nur als eines erlebenden Subjekts überhaupt, sondern zugleich als eines individuellen Ichs bewusst. Die subjektivierenden Blicke des Anderen haben eine individuierende Kraft.« (Habermas 2005, S. 19)

5 Das Selbst kann als eine endlose Feedback-Schleife gelebter Erfahrung begriffen wer-

den. Beziehungen erschaffen »Selbste«, und »Selbste« erschaffen Beziehungen (Teicholz 1998). Das Selbst ist ein offenes System, das größere und komplexere Systeme in der Interaktion mit anderen bildet (Sander 2002; Tronick 2007).

6 So bereichernd es sein kann, wenn in psychodynamischen Fallseminaren eine Vielzahl von Einfällen und Fantasien gesammelt wird, so unbefriedigend ist es auch, wenn Seminarteilnehmer mit dem Eindruck zurückgelassen werden, dass alles in gleichem Maße zutreffend und gültig sein könnte und eine Behandlungsstrategie daraus nicht abgeleitet werden kann (Emanuel 2019; Mertens 2020b).

2.8 Von der Bindungstheorie zum Mentalisierungsparadigma

2.8.1 Die Bindungstheorie

Über lange Zeit wurde die Bindungstheorie wegen ihrer Annahme eines biologisch determinierten Bindungssystems vom psychoanalytischen Mainstream nicht akzeptiert. Ihr Begründer, John Bowlby (1988), selbst Kinderpsychiater und Psychoanalytiker, wurde regelrecht bekämpft. Tatsächlich hatte sich die Bindungstheorie von der psychoanalytischen phasenorientierten Entwicklungstheorie ebenso gelöst wie von der Auffassung, nach der psychopathologische Phänomene durch intrapsychische Triebkonflikte erklärbar seien (Cortina & Marrone 2003; Fonagy 2018; Holmes 2010; Slochower 1996). Ebenso wenig akzeptierte sie die Auffassung Freuds (1938), dass die Mutter ein Objekt der Triebbefriedigung sei. Anknüpfungspunkte finden sich hingegen an die Objektbeziehungstheorien von Balint (1966) und Winnicott (1960) und deren Betonung der Rolle der primären Bezugsperson.

Die Ablehnung der Bindungstheorie durch Vertreter der Psychoanalyse änderte sich, als das bindungstheoretische Forschungsinteresse sich nicht mehr nur auf die Beobachtung des Verhaltens von Säuglingen und Kleinkindern beschränkte, sondern sich auch den inneren Repräsentanzen wichtiger Bindungsfiguren bei Erwachsenen zuwandte. Bindung ist damit nicht nur ein angeborenes Verhaltenssystem. Sie ist auch die Grundlage für die Entwicklung eines inneren Repräsentationssystems, das für die Regulierung des Selbst und der zwischenmenschlichen Beziehungen unverzichtbar und vielfältigen psychodynamischen Einflüssen unterworfen ist.

Der Grundgedanke der Bindungstheorie lässt sich so formulieren: Die auf ihrer biologischen Unfertigkeit beruhende extreme Hilflosigkeit des menschlichen Säuglings macht im Unterschied zu anderen Säugetieren eine besonders intensive und Sicherheit gebende Bindung an die frühe Bezugsperson notwendig (Brisch 2022). Mithilfe dieser »sicheren Basis« kann der Säugling die Umwelt explorieren. Treten Gefährdungen auf, wird ein Notfall-Bindungssystem aktiviert, dessen Aufgabe darin besteht, das Sicherheitsgefühl wiederherzustellen; erst danach kann das Explorationsverhalten wieder aufgenommen werden (Holmes 2012). Entsprechend den frühesten Erfahrungen mit wichtigen Bindungsfiguren bilden sich innere Arbeitsmodelle von Bindung aus, die sich in sicheren und unsicheren Bindungsstilen manifestieren. Unter den unsicheren Bindungsstilen werden unsicher-ambivalente und unsicher-vermeidende sowie »desorganisierte« Bindungsstile unterschieden. Unsicher-desorganisierte Bindungsmuster finden sich vor allem bei schweren Misshandlungen durch die primäre Bezugsperson (Liotti 2006).

Die Elemente, die notwendig sind, damit sich in der kindlichen Entwicklung eine sichere Bindung herstellen kann, umfassen

- eine qualitativ gut abgestimmte verbale und nonverbale Kommunikation mit einer Bindungsfigur,
- einen Dialog, bei dem die Bindungsperson die von einem Kind ausgesendeten Signale erkennt und ihnen Sinn verleiht, verbunden mit der Bereitschaft, dieses Verständnis dem Kind so zu kommunizieren, dass bei ihm ein Gefühl von »Bedeutung« in einer gemeinsamen Beziehung entstehen kann,
- ein Verständnis, dass Rupturen der Bindungsbeziehung normale Vorkommnisse sind und »repariert« werden können,
- kohärente Narrative, die Verbindungen zwischen Vergangenheit, Gegenwart und Zukunft herstellen und dem Kind die Möglichkeit geben, durch gemeinsam konstruierte Geschichten etwas über das Funktionieren der Welt zu lernen, und
- eine emotional wohlwollende Atmosphäre, die es dem Kind gestattet, freudvolle und negative Erfahrungen mitzuteilen und auch in Momenten belastender Emotionen mit der Bindungsperson im Kontakt zu bleiben (Siegel 2001).

Unter neurobiologischem Blickwinkel wird unter dem Begriff der Bindung ein Bündel von Regulierungsprozessen verstanden, die auf dem Weg vom Säuglingsalter bis zum Erwachsenenalter wichtige Funktionen vermitteln, darunter die Emotionsregulierung, die Regulation der Aufmerksamkeit und die Mentalisierungsfunktion (Brisch 2022; Brisch & Hellbrügge 2014; Fonagy 2018).

2.8.2 Die therapeutische Beziehung als Bindungsbeziehung

Vieles spricht dafür, die psychotherapeutische Beziehung als eine Bindungsbeziehung aufzufassen, mit deren Hilfe die im impliziten Gedächtnis gespeicherten Bindungsrepräsentanzen restrukturiert und adaptivere Erlebens- und Verhaltensmuster geschaffen werden können. Sie muss die »sichere Basis« für eine Exploration der drängenden Problemfelder bereitstellen und sie bei Gefährdungen auch wiederherstellen können.

> Sobald ein Patient die Bindung zu uns als eine sichere Umgebung für ein unabhängiges Explorationsverhalten nutzen kann, wird dies seine Fähigkeit stärken, an die Stelle defensiver Reaktionen adaptivere Formen des Umgangs mit herausfordernden und bedrohlichen Lebenssituationen treten zu lassen.

Bindungssicherheit ist in mehrfacher Hinsicht für den psychotherapeutischen Prozess bedeutsam:

1. Zunächst ist Bindungssicherheit ein wichtiges Prognosemerkmal. Bindungssicherheit unterstützt psychotherapeutische Prozesse, während unsichere Bindungsstrategien für das Zustandekommen eines gelingenden therapeutischen Prozesses eher hinderlich sind.

So neigen Patienten umso mehr zu tieferer Selbstexploration in der Therapie, je sicherer sie an ihre Therapeuten gebunden sind (Mallinckrodt et al. 2005). Sicher gebundene Patienten öffnen sich in den Sitzungen mehr, erleben die Sitzungen tendenziell als bedeutsamer und erfahren subjektiv mehr Entlastung und Unterstützung als weniger sicher gebundene Patienten (Romano et al. 2008; Saypol & Farber 2010). Umgekehrt sind unsichere, insbesondere ängstlich-vermeidende Bindungsmuster konsistent mit einer geringeren Neigung zu vertiefter Selbstexploration, Selbstöffnung und Bereitschaft zur Veränderung verbunden (Bachelor et al. 2010). Je sicherer die Bindung in der 3. Sitzung war, desto stärker ging in einer Kurztherapie der emotionale Stress zurück (Sauer et al. 2010). Ergaben sich früh Hinweise auf eine Tendenz zur Vermeidung von Beziehungen, wirkt sich dies ungünstig auf das Behandlungsergebnis aus (Muller 2010).

2. Weiterhin ist die Herstellung von Bindungssicherheit bei unsicher gebundenen Patienten ein wichtiges Therapieziel. Wir können mit gutem Recht davon ausgehen, dass die Elemente, die wir brauchen, um unseren Patienten zu einer besseren Bindungssicherheit zu verhelfen, sich nicht grundsätzlich von den Elementen unterscheiden, die in der kindlichen Entwicklung für die Entstehung einer sicheren Bindung notwendig sind.

3. Drittens kann die Herstellung von Bindungssicherheit ein wichtiges präventives Ziel sein.

Auf der Basis dieser Erkenntnisse wurden Trainingsprogramme für Mütter entwickelt, durch die diese lernen können, kindliche Zustände besser einzuschätzen und angemessener auf sie zu reagieren. Ein solches Training zur Förderung einer sicheren Bindung wendet sich vor allem an Mütter mit eigenen emotionalen Deprivationserfahrungen, um sie darin zu unterstützen, Bindungssicherheit bei ihren Kindern herzustellen (Brisch 2010).

Zusammenfassend können wir feststellen, dass die bindungstheoretische Perspektive inzwischen aus unserem klinischen Verständnis nicht mehr wegzudenken ist und unsere Behandlungspraxis nicht weniger bereichert als andere psychoanalytische Konzepte. Nicht zuletzt deshalb wird sie häufiger auch zu den zentralen Paradigmen gezählt, die psychodynamisches Denken und Handeln bestimmen.

2.8.3 Mentalisierungskonzept

Über das von der Arbeitsgruppe um Fonagy et al. (2011) entwickelte Modell zur Entstehung der Mentalisierungsfunktion wurde erstmals eine Verbindung zwischen der Bindungstheorie und der psychoanalytischen Theoriebildung geschaffen. Der inzwischen von Entwicklungspsychologen ebenso wie von Psychoanalytikern gleichermaßen verwendete Begriff der Mentalisierung bezeichnet einen Kernprozess menschlichen Funktionierens und der Selbstregulierung, der im Zusammenhang mit frühen bedeutsamen Bindungserfahrungen steht.

Unter Mentalisierung verstehen wir nach diesem Modell den mentalen Prozess, mit dessen Hilfe eine Person eigene oder fremde

Verhaltensweisen auf der Basis von Intentionen – Absichten, Wünschen, Bedürfnissen, Gefühlen, Gedanken und Überzeugungen – als bedeutungsvoll einordnen kann. Mentalisierung wird auch als »reflexive Funktion« (RF) operationalisiert und als die Fähigkeit definiert, eigene und fremde psychische Zustände zu repräsentieren und realistische Modelle zu entwickeln, warum Menschen sich so verhalten, denken und fühlen, wie sie es tun (Fonagy et al. 2004).

Den Begriff einer defizitären Mentalisierung hatten Psychoanalytiker der französischen Schule der Psychosomatik schon vor Jahrzehnten im Zusammenhang mit der Beschreibung der Fantasiearmut und der konkretistischen Denkstile von Patienten mit schweren psychosomatischen Erkrankungen alternativ zum Begriff der »pensée opératoire« eingeführt (Marty 1991; De M'Uzan 1994; Lecours & Bouchard 1997). Das entwicklungspsychologisch und bindungstheoretisch fundierte Modell von Fonagy et al. (2011) greift ältere psychoanalytische Ideen zur »Symbolisierung« oder »Symbolbildung« (Segal 1957) ebenso auf wie Gedanken Winnicotts (1971) zur Entwicklung eines Möglichkeitsraums und zu der sich entwickelnden Fähigkeit, »mit der Realität zu spielen« (Fonagy & Target 2001), und bringt sie mit Gedanken der Theory-of-Mind-Forschung (Premack & Woodruff 1978) in Verbindung[1]. Auf die Nähe der Mentalisierungsfunktion zu Bions (1962) Konzept des Containing haben wir schon mehrfach hingewiesen.

Der Kerngedanke der Theorie von Fonagy et al. (2004) besagt, dass sich die Mentalisierungsfunktion in einer sicheren Bindungsbeziehung entwickelt. Eltern, die zu einer reifen Mentalisierung fähig sind, tragen wesentlich zur Entwicklung der Bindungssicherheit ihrer Kinder bei. Dies kann geschehen, indem Mütter die Intentionen ihrer Säuglinge »lesen« und diese lernen, die Absichten ihrer Mütter zu erkennen (Tomasello 2002). Ein sicheres Repräsentationsmodell der Bindungsbeziehungen ist demnach eine wichtige Voraussetzung für eine gut entwickelte Mentalisierungsfunktion; diese ist wiederum eine äußerst wichtige Ich-Funktion, die für die Orientierung in der inneren und äußeren Welt einer Person von größter Bedeutung ist. Ihre Einschränkung oder ihr Ausfall kann dramatische Auswirkungen auf der Ebene der Symptombildung und des Verhaltens haben. Das Mentalisierungs-Paradigma ist daher ein wichtiges Brückenkonzept, das Bindungstheorie, Entwicklungspsychologie und Psychoanalyse verbindet (Jurist 2005)[2].

Einige erwähnenswerte Details seien genannt:

1. Fonagy et al. (2004) gehen davon aus, dass bei Kindern ab einem Lebensalter von anderthalb Jahren zwei Modalitäten vorherrschen, zwischen denen das Kind oszilliert: der Modus psychischer Äquivalenz und der Als-ob-Modus. Ab dem vierten Lebensjahr steht der reifere reflektierende Modus zur Verfügung (→Kap. 4.3.3).

Die Theorie nimmt, ungeachtet genetischer Einflüsse, an, dass die Mentalisierungsfunktion durch bindungstraumatische Erfahrungen nachhaltig beeinträchtigt werden kann. So ist bekannt, dass Misshandlung die Reflexionsfähigkeit eines Kindes beeinträchtigt (Beeghly & Cicchetti 1994). Vor allem unter Belastungen können Personen mit Misshandlungserfahrungen auf die beschriebenen unreiferen Niveaus der Mentalisierungsfunktion zurückfallen.

2. Neurobiologische Modellvorstellungen legen nahe, dass steigende emotionale Er-

regung einen Wechsel von präkortikal gesteuerten, kontrollierten und expliziten Hirnprozessen zu subkortikal vermittelten, automatisch ablaufenden und impliziten Prozessen bewirkt. Ihnen entsprechen Wechsel von reiferen zu unreiferen Formen der Mentalisierung. Eine solche Modellvorstellung kann erklären, warum mit steigendem Bindungsstress komplexe Reflexionsprozesse abnehmen und weniger reife Funktionsmodi wie psychische Äquivalenz, Als-ob- oder teleologischer Modus einsetzen (Luyten et al. 2011; Mayes 2006; Taubner et al. 2010; Taubner & Sevecke 2015).

3. Die Mentalisierungsfunktion zählt somit zu den zentralen Strukturmerkmalen der Persönlichkeit, die – wie die Fähigkeit zur Realitätsprüfung, die Reife der Abwehrorganisation und die Qualität der Objektbeziehungen – zur langfristigen Anpassung und zum Wohlbefinden einer Person beiträgt (Kernberg 1996b).

4. Während die Mentalisierungsfunktion bei Patienten auf neurotischem Strukturniveau allenfalls vorübergehend eingeschränkt ist, finden sich bei Patienten auf Borderline-Organisationsniveau typischerweise ausgeprägte Einschränkungen der Mentalisierungsfunktion besonders unter Stress.

5. Auf der Mentalisierungstheorie basieren inzwischen zahlreiche therapeutische Ansätze. Als erste wurde auf dieser Grundlage die Mentalisierungsbasierte Behandlung (MBT) der Borderline-Persönlichkeitsstörung entwickelt. Später wurden Techniken zur Förderung der Mentalisierung bei einer Vielzahl psychischer Störungen angewandt (Allen & Fonagy 2020; Bateman & Fonagy 2014).

Inzwischen liegen genügend Studien vor, die die Wirksamkeit eines manualisierten Ansatzes mentalisierungsbasierter Therapie evidenzbasiert nachweisen (Bateman & Fonagy 2008), unter anderem bei depressiven Störungen (Lemma et al. 2011), Suchterkrankungen und Essstörungen (Bateman & Fonagy 2015).

2.8.4 Kritische Würdigung des Mentalisierungskonzepts

Aus unserer Sicht stellt das Mentalisierungskonzept einen bedeutenden Beitrag zur psychoanalytischen Theorieentwicklung dar. Es ist vor allem deshalb wertvoll, weil seine Vertreter ganz bewusst den Anschluss nicht nur an die Bindungstheorie, sondern auch an die Entwicklungs- und Neurowissenschaften gesucht haben. Sie haben dazu beigetragen, die inhaltlich schwer begründbare Ausklammerung der Bindungstheorie aus dem Theorienkanon der Psychoanalyse zu überwinden. In therapeutischer Hinsicht hat das Konzept eine Fülle nützlicher Interventionsvorschläge bereitgestellt.

Der gelegentlich zu vernehmenden Kritik, mit dem Begriff der Mentalisierung sei alter Wein in neue Schläuche gegossen worden, indem die früher als Introspektion oder Reflexionsbereitschaft bezeichnete Fähigkeit eines Patienten nun als Mentalisierung bezeichnet werde, möchten wir entgegenhalten, dass dem wichtigen Konstrukt der Mentalisierung mit der vorgelegten Konzeption die ihm dringend gebührende Aufmerksamkeit verschafft wurde. Gleichwohl wollen wir – bei aller Wertschätzung – einzelne Aspekte kritisch anmerken:

1. Zunächst denken wir, dass der *Bedeutungsumfang* dessen, was alles unter Mentalisierung zu verstehen ist, von Vertretern der Mentalisierungstheorie häufig übermäßig ausgedehnt wird. Die Bedeutungsausweitung, die der Begriff der Mentalisierung erfahren hat, kommt darin zum Ausdruck, dass der Begriff inzwischen weit über seine ursprüngliche Bedeutung hinaus angewendet wird und eine Vielzahl von Interventionen – beispielsweise die Spiegelung, Klarifizierung und Differenzierung von Affekten – einschließt, die zweckmäßigerweise eine eigene Benennung behalten sollten.

> So wird mitunter der Eindruck erweckt, als sei die Förderung der Mentalisierungsfunktion der Schlüssel für den Umgang mit klinischen Problemstellungen jedweder Art. Dieser Eindruck entsteht leicht, wenn durch die Entwicklung mentalisierungsbasierter Ansätze für unterschiedliche Störungsbilder suggeriert wird, die entscheidende Intervention bestehe in der Stärkung der Mentalisierungsfunktion. So wichtig ihre Förderung ist, wenn entsprechende Mängel erkennbar sind, so wenig macht sie deutende Interventionstechniken, strukturbezogene Arbeit oder traumaorientierte Interventionen verzichtbar.

2. Wir denken nicht, dass mentalisierungsbasierte Interventionen ausreichend sind, um bei hochstrukturierten Patienten mit *Konfliktpathologien* einen Zugang zu pathogenen Konfliktmustern zu erreichen. Sie können zwar die Fähigkeit von Patienten verbessern, Deutungen selbst zu finden, ersetzen sie aber nicht. Andererseits finden wir mentalisierungsbasierte Interventionen dann entbehrlich, wenn Patienten keinerlei Einschränkungen ihrer Mentalisierungsfunktion aufweisen.

3. Auch meinen wir nicht, dass mentalisierungsbasierte Interventionen bei ausgeprägten *Störungen der Emotionsregulierung*, wie sie beispielsweise bei Borderline-Pathologien vorkommen, die erste Wahl darstellen. Auch wenn die Stärkung der Mentalisierungsleistung grundsätzlich zu einer besseren Emotionsregulierung beitragen kann, sind nach unserer Erfahrung spezifisch emotionsregulierende Interventionen überlegen, um bei Patienten mit ausgeprägter emotionaler Dysregulation eine Reduktion des erhöhten Stressniveaus zu erreichen[3]. In vielen Fällen werden sie erst mit deren Hilfe in die Lage versetzt, um mit mentalisierungsbasierten Interventionen arbeiten zu können (Wöller 2014; →Kap. 7.3).

> Dies gilt unbeschadet der Tatsache, dass mentalisierungsfördernde Interventionen bei Patienten mit einer Borderline-Pathologie von großem Nutzen sein können. Andererseits begegnen uns auch nicht wenige Borderline-Patienten, deren Mentalisierungsfunktion sich signifikant verbessert hat, sobald ihre Emotionsregulierung optimiert war (Wöller 2014).

Die angesprochenen Punkte sollen jedoch unsere Wertschätzung für die wichtige Konzeption in keiner Weise schmälern. Im Gegenteil: Wir denken, dass die Anwendbarkeit des Konzeptes noch *keinesfalls ausgeschöpft* ist. So steht die Beschäftigung mit den Schwankungen der *Mentalisierungsfunktion des Therapeuten* erst am Anfang. Die Tatsache, dass wir unter der Last negativer patientenseitiger Emotionen leicht in mentale Zustände versetzt werden können, die unsere Mentalisierungsleistung einschränken, sollte Anlass genug sein, sich dieser Thematik zuzuwenden. Auf diesen Aspekt wollen wir im →Kapitel 9.4 ausführlich eingehen.

2.8.5 Epistemisches Vertrauen

Ebenfalls im Zusammenhang mit der Bindungstheorie sollte abschließend eine neuere Theoriebildung erwähnt werden, die aktuell unter dem Begriff des epistemischen Vertrauens diskutiert wird. Als epistemisches Vertrauen wird das basale Vertrauen in eine Bezugsperson als sichere Informationsquelle bezeichnet (Sperber et al. 2010).

> Es lässt sich zeigen, dass nonverbale Kommunikationsformen wie Blickkontakt und geteilte Aufmerksamkeit das Vertrauen eines Kindes in die Bedeutung und den Wahrheitsgehalt der Aussagen der Bezugsperson stärken. Vor allem aber entsteht epistemisches Vertrauen dann, wenn ein Kind die Erfahrung macht, dass seine Bezugsperson versucht, die Welt mit seinen Augen zu sehen (Csibra & Gergerly 2009).

Epistemisches Vertrauen ist damit die Bereitschaft einer Person, das Wissen, das von einer vertrauenswürdigen Person vermittelt wird, als für die eigene Person verallgemeinerbar und relevant zu betrachten (Fonagy & Allison 2014). Namentlich bei Patienten mit Persönlichkeitsstörungen und Traumafolgestörungen müssen wir aufgrund ihrer frühen Bindungs- und Beziehungserfahrungen von einem epistemischen Misstrauen ausgehen. Den Betroffenen fehlte die Möglichkeit, sich auf die Informationen ihrer wichtigsten Bezugspersonen zu verlassen, sie konnten von ihnen nicht lernen und gerieten damit auch immer mehr in Zweifel, ob sie ihrer eigenen Wahrnehmung trauen durften.

> Die Relevanz dieser Vertrauensstörung für die therapeutische Beziehung liegt auf der Hand: Wie sollen Patienten sich uns als Therapeuten anvertrauen, wenn sie auf schädigende Beziehungserfahrungen in nahen Beziehungen zurückblicken? Die wichtigste Intervention besteht aus unserer Sicht in der Anerkennung des basalen Misstrauens dieser Patienten, das wir vor dem Hintergrund ihrer Beziehungserfahrungen validieren, und der Anregung, alles, was wir sagen und tun, einer wohlwollend kritischen Prüfung zu unterziehen.

Weiterführende Literatur

Bateman A, Fonagy P (Hg). (2015). Handbuch Mentalisieren. Gießen: Psychosozial Verlag.

Bowlby J (1988/2021). Bindung als sichere Basis. Grundlagen und Anwendung der Bindungstheorie. 5. Aufl. München/Basel: Reinhardt.

Brisch KH (2010). SAFE® – Sichere Ausbildung für Eltern. Sichere Bindung zwischen Eltern und Kind. 6. Aufl. Stuttgart: Klett-Cotta.

Brisch KH (2022). Bindungsstörungen. Grundlagen, Diagnostik und Therapie vom Säuglingsalter bis zum alten Menschen. 14. Aufl. Stuttgart: Klett-Cotta.

Brisch KH, Hellbrügge T (2014). Die Anfänge der Eltern-Kind-Bindung. Schwangerschaft, Geburt und Psychotherapie. 3. Aufl. Stuttgart: Klett-Cotta.

Dornes M (2004). Über Mentalisierung, Affektregulierung und die Entwicklung des Selbst. Forum Psychoanal 20, 175–199.

Fonagy P (2018). Bindungstheorie und Psychoanalyse. 4. Aufl. Stuttgart: Klett-Cotta.

Fonagy P, Target M (2001). Mit der Realität spielen. Zur Doppelgesichtigkeit psychischer Realität von Borderline-Patienten. Psyche – Z Psychoanal 55, 961–995.

Holmes J (2012). Sichere Bindung und Psychodynamische Theorie. Stuttgart: Klett-Cotta.

Schultz-Venrath U (2015). Lehrbuch Mentalisieren. Psychotherapien wirksam gestalten. 3. Aufl. Stuttgart: Klett-Cotta.

Taubner S, Nolte T, Luyten P, Fonagy P (2010). Mentalisierung und das Selbst. Persönlichkeitsstörungen: Theorie und Therapie 14, 243–258.

Tomasello M (2002). Die kulturelle Entwicklung des menschlichen Denkens. Zur Evolution der Kognition. Frankfurt/M: Suhrkamp.

Anmerkungen

1 Der Begriff der Mentalisierung findet sich zuerst bei Psychoanalytikern der französischen Schule, die sich mit Phänomenen befassten, die sie bei psychosomatischen Patienten vorfanden, vor allem ihrer Unfähigkeit, Emotionen korrekt zu identifizieren. Seitdem haben frankophone Autoren diese Gedanken weiter ausgearbeitet und mit Bions Theorie des Denkens in Verbindung gebracht (Bouchard & Lecours 2008). Demnach besteht ein psychoanalytischer Umgang mit diesem Phänomen darin, die in Somatisierung und Acting-out zum Ausdruck kommende unbestimmte Erfahrung in mentalisierte Erfahrung zu transformieren und einer Verbalisierung zugänglich zu machen (Choi-Kan & Gunderson 2008).

2 Dass, wie Fonagy et al. (2004) annehmen, eine »markierte« Spiegelung der kindlichen mentalen Zustände durch die Bezugsperson dem heranwachsenden Kind zu einem Bewusstsein seiner mentalen Zustände verhilft, ist eher unwahrscheinlich. Die Annahme, dass die Mutter, indem sie die emotionalen Zustände des Kindes mit besonderer Betonung, meist langsam und mit hoher Stimme, als *seine* Zustände kenntlich von ihren eigenen Zuständen unterscheidbar macht, erscheint zu konstruiert und nicht plausibel. Denn ein solches überakzentuiertes emotionales Ausdrucksverhalten von Müttern ist keinesfalls der Regelfall und tritt insgesamt zu selten auf, um darüber zu entscheiden, ob ein Kind eine Förderung der Mentalisierungsfunktion erfährt oder nicht. Zudem wird in verschiedenen nichtwestlichen Kulturen erheblich weniger Affektspiegelung in der frühen Interaktion praktiziert, ohne dass daraus eine verminderte Mentalisierungskompetenz abgeleitet werden kann. Wahrscheinlicher ist, dass die Gesamtheit der regulierenden Aktivitäten der Bezugsperson zur Entwicklung dieser Funktion beiträgt (Deneke 2013; Dornes 2004).

3 Wir setzen dazu gerne imaginative und ressourcenbasierte Interventionen ein, die sich in der Behandlung von Patienten mit Traumafolgestörungen bewährt haben (→ Kap. 7.2.4), doch kommen auch andere, zum Beispiel achtsamkeitsbasierte Interventionen (→ Kap. 9.7.4) in Betracht.

3 Grundlagen ressourcenbasierter psychodynamischer Therapie

3.1 Positive Emotionalität und das Prinzip der Ressourcenorientierung

3.1.1 Die zentrale Stellung der Emotionen

Die Rolle der Emotionen ist für ein modernes psychodynamisches Verständnis psychischer Störungen und die Gestaltung des psychotherapeutischen Prozesses von zentraler Bedeutung (Benecke 2014, 2016). In dem Maße, wie Affekte allmählich die Triebe als motivationale Systeme in der psychoanalytischen Behandlung ersetzten[1], wurden sie immer bedeutsamer für das Verständnis der therapeutischen Kommunikation (Modell 1973, 1978; Sandler & Joffee 1969; Sandler & Sandler 1978).

Das war nicht immer so. Rückblickend verwundert es eher, wie lange die psychoanalytische Theorieentwicklung gebraucht hat, bis sie die die zentrale Rolle der Affekte anerkannte (Dahl 1997; Spezzano 1993). Am ehesten dürfte, historisch betrachtet, die relative Vernachlässigung der Affekte vor dem Hintergrund der Absicht zu verstehen sein, die Aufmerksamkeit auf die frühkindliche Sexualität, die Triebtheorie und das dynamisch Unbewusste zu lenken. Daher wurden die Affekte – die in der Frühzeit der Psychoanalyse im Kontext der Annahme einer traumatischen Verursachung der hysterischen Neurosen (→ Kap. 2.2.3) bereits eine zentrale Stellung eingenommen hatten – über lange Zeit überwiegend als Abkömmlinge der Triebe betrachtet. In psychoanalytischen Motivationstheorien spielten sie kaum eine Rolle[2]. Als eine der wenigen Theoretikerinnen, die sich mit den Affekten beschäftigten, hatte Edith Jacobson (1971) auf die große Diskrepanz zwischen der marginalen Rolle der Affekte in der Theorie der Psychoanalyse und ihrer tatsächlichen Bedeutung in der therapeutischen Praxis hingewiesen.

Die neuere psychodynamische Theorieentwicklung hat diese Vernachlässigung korrigiert und den Affekten den ihnen zukommenden Rang eingeräumt. Einige historische Wegmarken der Theorieentwicklung seien benannt:

1. Aus der Sicht der *Objektbeziehungstheorien* wurde darauf hingewiesen, dass der Aufbau der Welt der Repräsentanzen immer im Zusammenwirken mit emotionalen Erfahrungen erfolgt. Kernberg (1991) ist der Hinweis zu verdanken, dass Selbst- und Objektrepräsentanzen stets durch einen Affekt miteinander verbunden sind. Aus den Selbst-Objekt-Affekt-Einheiten bildet sich die Struktur der Persönlichkeit (→ Kap. 3.2.1).

2. Die *selbstpsychologische* Sicht betonte die Notwendigkeit, sich auf das emotionale Erleben des Patienten einzustimmen und seine subjektiven Zustände zu spiegeln. Entscheidend ist eine geteilte emotionale Erfahrung der affektiven Zustände eines Patienten (Bacal 1990; Kohut 1977).

3. In Erweiterung dieser Sichtweise haben die von der *Säuglingsbeobachtung* beeinflussten Psychoanalytiker auf die Möglichkeit hingewiesen, durch den Tonfall unserer Stimme, den Rhythmus unseres Sprechens und die begleitenden Gesten emotionale Qualitäten der Verbundenheit zu vermitteln (Lachmann & Beebe 2002; Stern 1998). Durch unsere emotionalen Reaktionen können wir Vitalität und Lebendigkeit in den therapeutischen Austausch bringen (Ogden 1995).

4. Im Zusammenhang mit der *intersubjektiven Wende* der Psychoanalyse wurden auch die interpersonell kommunikativen Funktionen der Affekte deutlicher gesehen (Ermann 2014; Mentzos 2017). Die Resonanz mit dem emotionalen Erleben des Patienten wird zum eigentlich transformierenden Element der Therapie. Immer mehr geht es darum, wie die im Austausch mit den Patienten entstehenden Emotionen so transformiert und verbalisiert werden können, dass sie von den Patienten im Sinne einer hilfreichen Beziehungserfahrung verarbeitet werden können (Bollas 1983). Daher kann unsere eigene emotionale Erfahrung dazu beitragen, die »nicht formulierten« oder nur nonverbal vermittelten Emotionen der Patienten in bedeutsame Gefühle zu transformieren (Bucci 1997; Levin 1980, 1997; Donnel B. Stern 1997).

5. Moderne Theoretiker der Psychoanalyse haben die zentrale Bedeutung der Emotionen sehr wohl erkannt und auch den *Einfluss psychologischer Affekttheorien* gewürdigt. Vor allem Tomkins (1962) ist die differenzierte Beschreibung primärer Affekte von Freude, Verzweiflung, Wut, Furcht, Ekel, Überraschung, Interesse zu verdanken, von denen sekundäre Affekte wie Schuld, Scham, Verachtung abgegrenzt werden können (Krause 2012). Eine vertiefte Auseinandersetzung mit moderneren Emotionstheorien fand statt und führte zu einem fortschreitenden, aber noch immer lückenhaften Ausbau der psychoanalytischen Affekttheorien (Miller 2008).

3.1.2 Annäherung zwischen modernen Emotionstheorien und psychodynamischen Vorstellungen

Auffällig ist, in welchem Maße sich die in der akademischen Psychologie verbreiteten Emotionstheorien und die psychodynamischen Vorstellungen in den letzten Jahren angenähert haben.

1. So bestehen keine Zweifel mehr an der *Existenz unbewusster Emotionen* – was bemerkenswert ist angesichts der Tatsache, dass die Rede von unbewussten Emotionen – zum Beispiel von unbewussten aggressiven Regungen oder unbewussten Schuldgefühlen – noch vor nicht langer Zeit als Spezifikum psychodynamischen Denkens galt, wohingegen Emotionen für die Emotionspsychologie nur als bewusste Phänomene vorstellbar waren.

Allein die Untersuchungen zum subliminalen affektiven Priming, bei dem wiederholt affektives Material unterhalb der bewussten Wahrnehmungsschwelle angeboten wird, kann als ein überzeugender Beleg für das Vorhandensein unbewusster Emotionen gewertet werden (Zajonc 2000)[3].

2. Prinzipiell mit den neueren psychoanalytischen Motivationstheorien (→Kap. 3.7.3) vereinbar ist die *Rolle der Affekte* bei der Aktivierung der zur Bedürfnisbefriedigung notwendigen Aktionspläne. Gemeint ist der Sachverhalt, dass die Anforderungen an die Psyche, für die Befriedigung wichtiger Bedürfnisse zu sorgen, als negative Affekte empfunden werden. Negative Affekte übermitteln die Information, dass ein Bedürfnis unbefriedigt ist. Diese löst reflexive oder instinktive Verhaltensweisen aus, die auf verschalteten Aktionsplänen basieren[4].

So fliehen wir oder greifen wir an, wenn wir Angst empfinden, wenn wir uns in unserem Bedürfnis nach Sicherheit bedroht fühlen. Wir suchen Nähe, Bindung oder Sexualität, je nachdem welches Bedürfnis unbefriedigt ist.

3. Die Annäherung zwischen modernen Emotionstheorien und psychodynamischen Auffassungen betrifft auch das Gebiet der *Emotionsregulierung* (Gross 2001). Während die kognitive Bewertungstheorie die dominierende wissenschaftliche Theorie der Emotionen in der letzten Hälfte des vorigen Jahrhunderts war, war von psychodynamischer Seite immer betont worden, dass die Regulierung der emotionalen Zustände zu großen Teilen unbewusst mithilfe von Abwehrprozessen erfolgt (Benecke & Dammann 2003; Benecke 2014). In den letzten Jahren haben neue technische Möglichkeiten der Bildgebung des Gehirns zu einem besseren Verständnis der Natur des emotionalen Erlebens beigetragen. Im Gegensatz zu den für lange Zeit dominierenden Top-down-Modellen der Emotionsregulierung[5], denen zufolge unregulierte Emotionen durch bewusste »präfrontale Kontrolle« moduliert werden (Berking 2008), gehen moderne Theorien davon aus, dass die Modulation der Emotionen bereits subkortikal und unbewusst erfolgt.

An die Stelle von Theorien zur kognitiven Bewertung (»appraisal«) emotionaler Stimuli sind solche getreten, die Emotionen in ihrer adaptiven Funktion im Dienst des Überlebens und in ihrem komplexen Zusammenwirken mit Arousal-Phänomenen und Handlungsbereitschaften konzipieren (Damasio 2000; LeDoux 1998)[6].

4. Beiträge aus dem Blickwinkel der *dynamischen Systemtheorie* unterstützen unser psychodynamisches Verständnis der komplexen Interaktionen von Emotion, Bedeutung und Kontext im therapeutischen Prozess. Systemtheoretisch betrachtet, werden Emotionen nicht als diskrete Seinszustände oder angeborene Interpretationsprogramme konzeptualisiert, sondern als fortlaufende, kontinuierliche und selbstorganisierende Prozesse, die den sozialen Kontext, in dem sie auftreten, beeinflussen und die gleichzeitig von diesem beeinflusst werden (Fogel 1993). Sie entstehen, wenn sich die subkortikalen Arousalsysteme mit den zerebralen Bewertungs- und Bedeutungssystemen und mit motorischen Aktionssystemen verbinden. Diese drei Systeme regulieren sich gegenseitig in einem sozialen Kontext. Immer muss der Kontext, in dem eine Beziehung stattfindet, berücksichtigt werden, da er einen beträchtlichen Einfluss auf die entstehenden Emotionen und die aus ihnen gebildeten Selbstzustände haben kann (Fogel et al. 1992; Orange et al. 1997).

Für uns bedeutet das, dass es für die Wirkung unserer Interventionen von herausragender Bedeutung ist, in welchem emotionalen und gesellschaftlichen Kontext wir sie übermitteln. Je nachdem, welche Vitalität und Qualität unsere Worte aufweisen, wie der Tonfall unserer Stimme klingt und wie der familiäre und soziale Hintergrund beschaffen ist, wird ihre Wirkung anders ausfallen. Das Gleiche gilt auch umgekehrt. Unsere eigene emotionale Erfahrung wird immer auch durch die emotionale Kommunikation unserer Patienten und den Kontext der Behandlungssituation geformt.

5. Eine Systematik der Prozesse der Emotionsregulierung aus *psychodynamischer* Perspektive haben Benecke und Brauner (2017) vorgeschlagen. Ihr liegen die Dimensionen unbewusst/automatisch vs. bewusst/reflexiv einerseits sowie handelnd-interpersonell vs. intrapsychisch zugrunde. An ihre Systematik angelehnt, wollen wir die psychoanalytischen Beiträge zur Emotionsregulierung folgendermaßen zusammenfassen:

- Die von S. Freud (1894, 1915b) beschriebenen und von Anna Freud (1936) weiter ausgearbeiteten *Abwehrmechanismen* können als unbewusste kognitive Prozeduren verstanden werden, die dem Ziel dienen, konflikthafte motivationale Impulse, Fantasien und damit verknüpfte Affekte vom Erleben fernzuhalten. In der Regel wirken Abwehrmechanismen intrapsychisch, jedoch werden auch interpersonelle Abwehrmechanismen beschrieben (Mentzos 1984).
- Mit der Aktivierung von Repräsentanzen werden auch die mit ihnen verknüpften *Affekte* aktiviert – und umgekehrt. Macht eine Person die Erfahrung, dass sie bestimmte emotionale Zustände – der Angst, der Ohnmacht oder des verzweifelten Alleingelassenseins – nicht mehr ausreichend regulieren kann, wird sie Strategien entwickeln, um das Auftreten dieser Zustände zu verhindern. Dabei kann es notwendig werden, die Aktivierung der mit ihnen verknüpften Repräsentanzen dem Bewusstsein zu entziehen. Die ins Unbewusste verschobenen Repräsentanzen bleiben jedoch erhalten und können prinzipiell wieder bewusstseinsfähig werden (Benecke 2014).
- Darüber hinaus können unterschiedliche *Verhaltens- und Beziehungsmuster* und – entsprechend dem von Fenichel (1945) formulierten Grundsatz, dass »alles mit allem abgewehrt werden« kann – sogar *Affekte* in den Dienst der Abwehr unbewusster Konflikte und der damit verbundenen Affekte treten. Sie sind überwiegend als unbewusste Prozeduren im impliziten Gedächtnis gespeichert. Ihre Wirkung kann sich sowohl intrapsychisch wie auch interpersonell manifestieren.
- Unter strukturdiagnostischen Gesichtspunkten spielt der *Differenzierungsgrad* der Emotionen eine große Rolle.

Es macht einen großen Unterschied aus, ob Patienten diskrete und voneinander abgegrenzte Emotionen wahrnehmen können, oder ob sie – wie bei den undifferenzierten Affektzuständen komplex traumatisierter Patienten – sehr intensive, umfassende Affektzustände erleben, die ihre kognitiven Funktionen einschränken.

- Die psychodynamische Betrachtungsweise hat sich in den letzten Jahren auch der *bewussten* Ebene der Emotionsregulation zugewandt. Als »mentalisierte Affektivität« wird eine emotionale Disposition bezeichnet, die auf der Fähigkeit beruht, Emotionen, namentlich solche mit negativer Valenz, dadurch zu regulieren, dass sie bewusst erlebt und zugleich kognitiv reflektiert werden. Diese Fähigkeit kann gezielt gefördert werden (→Kap. 7.3). Sie betrifft ausdrücklich auch uns Therapeuten (→Kap. 9.4).

3.1.3 Positive Affekte in der psychodynamischen Theoriebildung

Richten wir den Blick auf die Rolle der positiven Emotionen in der psychodynamischen Theorieentwicklung, so gewinnen wir den Eindruck einer zumindest anfänglich bevorzugten Beschäftigung mit negativen und einer relativen Vernachlässigung positiver Emotionen. Unter dem Blickwinkel der Abwehrtheorie unbewusster Konflikte waren positive Emotionen vor allem das Produkt einer erfolgreichen Abwehr durch Verdrängung, Verleugnung oder andere Abwehrmechanismen (Thompson 2004). Behandlungstechnisch lag der Akzent auf negativen Aspekten der menschlichen Funktionsweise und auf dem Leiden des Patienten (de Roten et al. 2008).

Zwar dürfte unausgesprochen immer unstrittig gewesen sein, dass sich im Gefolge einer gelungenen Therapie positive Emotionen einstellen. Doch sind Erwähnungen positiver Emotionen zumindest in der klassischen Periode der Psychoanalyse auf wenige Äußerungen beschränkt, etwa wenn Freud (1930, S. 422) von einem »ozeanischen Gefühl« sprach, das im Zustand vollständiger Triebbefriedigung auftritt und durch komplette Spannungsfreiheit ein unbegrenztes Wohlbefinden gewährt.

Andere Akzentsetzungen zur Rolle positiver Emotionen finden sich erst in der neueren Theorieentwicklung.

- So war für Winnicott (1965) *freudvolles Spielen* von großer Bedeutung für die menschliche Entwicklung. Zentrale Aufgabe des Therapeuten ist es, den Patienten einen Raum zu schaffen, der ihnen die Möglichkeit zum Spielen eröffnet.
- Kohut (1971) betrachtete den *»Glanz im Auge der Mutter«* als unverzichtbar für die Entwicklung der Selbstkohärenz und des Selbstwertgefühls des heranwachsenden Kindes.
- Für Sandler (1960) war ein Grundgefühl von *Sicherheit und Wohlbefinden* die Voraussetzung für eine erfolgreiche psychoanalytische Therapie.
- Mit dem Konzept der *»Begegnungsmomente«* (Stern et al. 2002) wurde die Aufmerksamkeit auf das Erleben intensiver positiver Emotionen gerichtet.
- Die mit positiver Emotionalität einhergehende *Anerkennung* des anderen wird in den neueren intersubjektiven Ansätzen hervorgehoben (Benjamin 2006).

Das im gegenwärtigen psychoanalytischen Denken erkennbare Interesse an den positiven Emotionen reflektiert die überzeugenden Befunde der Entwicklungsforschung, die eindrucksvoll zeigen konnten, dass positive Emotionen vom Beginn des Lebens an eine entscheidende Rolle spielen.

Als unverzichtbar für eine gesunde Entwicklung und die Entwicklung von Bindungssicherheit und Urvertrauen wurde die im Rahmen der interaktiven Ko-Regulation zwischen der Bezugsperson und dem Säugling auftretende wechselseitige Evokation von Freudereaktionen erkannt. Freudezirkel kommen im ersten halben

Jahr einer gut »verlaufenden« Mutter-Kind-Beziehung bis zu 30 000 mal vor (Emde 1992). Auf die Wichtigkeit »gemeinsam geteilter positiver emotionaler Zustände« haben Beebe und Lachmann (2004; → Kap. 3.3) immer wieder hingewiesen. Positive Emotionen wie Lust, Wohlbefinden und Interesse sind gute Marker eines »affektiven Attunements« (Stern 1992) und einer ausreichenden emotionalen Verfügbarkeit (Emde 1988).

Ungeachtet dieser Befunde – und auch der eindrucksvollen Hinweise der soeben zitierten namhaften Theoretiker – haben positive Emotionen in der psychoanalytischen Theorie und Praxis nie den Status erhalten, der ihnen zukommen müsste (Emde 1992). Eher war das Gegenteil der Fall: Bemühungen, positiven Emotionen eine stärkere Beachtung zu widmen, wurde große Skepsis entgegengebracht, vermutlich aus der Sorge heraus, eine zu große Betonung der Rolle positiver Emotionen würde zur Verleugnung der Konflikthaftigkeit allen menschlichen Erlebens und letztlich zur Verflachung therapeutischer Prozesse beitragen[7]. So wurden auch die Gedanken zur Ressourcenaktivierung lange Zeit als wenig hilfreich, wenn nicht sogar als hinderlich oder zumindest als wenig gewinnbringend betrachtet im Vergleich zu dem, was man psychodynamischer Therapie meinte zutrauen zu können.

Nur vereinzelt waren auch andere Stimmen zu hören. So hat Heisterkamp (1999, 2000) sich in mehreren Schriften dem Thema Freude in der Psychoanalyse gewidmet, auf »Indizes fehlender Freude in der Tiefenpsychologie« hingewiesen und die Frage gestellt, ob die Psychoanalyse ein »freudloser« Beruf sei.

3.1.4 Zur Bedeutung und Funktion positiver Emotionen

Die systematische Erforschung der positiven Emotionen und ihrer Auswirkungen auf zwischenmenschliche und insbesondere therapeutische Prozesse hat überwiegend außerhalb der psychoanalytischen Denktraditionen stattgefunden. Einige der wichtigsten Befunde lassen sich wie folgt resümieren:

1. Positive Emotionen sind eng mit psychischem Wohlbefinden und Gesundheit verbunden (Fredrickson 1998). Sie können eine *»Aufwärtsspirale« positiver Effekte* erzeugen: Positive Emotionen erhöhen die Empfänglichkeit einer Person gegenüber angenehmen Ereignissen und Erfahrungen. Durch sie steigt die Wahrscheinlichkeit, dass eine Person nachfolgenden Erfahrungen eine positive Bedeutung erteilt, was wiederum neue positive Emotionen entstehen lässt (Fredrickson & Joiner 2002).

In ihrer »broaden and build«-Theorie geht Fredrickson (1998) davon aus, dass positive Emotionen die Aufgabe haben, Perspektiven zu erweitern und flexiblere Bewältigungsformen und Kompetenzen zu ermöglichen. Während negative Emotionen den Fokus der Aufmerksamkeit auf eine unmittelbare Bedrohung lenken, verbreitern positive Emotionen den Fokus der Aufmerksamkeit und stärken die Wahrnehmungsfähigkeiten für neue Lösungen.

2. Seit langem ist bekannt, dass positive Emotionen *mit negativen Emotionen inkompatibel* sind (Nezu et al. 1988).

Experimentell ließ sich zeigen, dass positive Emotionen in der Lage sind, die anhaltenden physiologischen Nachwirkungen negativer Emotionen zu kompensieren und gleichsam als »Antidot« gegen negative Emotionen zu fungieren. Positive Stimmung wirkt dem ressourcenarmen Zustand einer »Ich-Entleerung« entgegen, der unreguliert die Neigung zu maladaptiven Verhaltensweisen von Alkoholmissbrauch bis zu Gewalt verstärkt (Tice et al. 2007).

3. Positive Emotionen sind mit positiven kognitiven und sozialen Verhaltensweisen verbunden, die die Basis für *Resilienz* bilden.

Menschen, denen es leichtfällt, positive Emotionen zu generieren, sind tendenziell resilienter. Die breite Wahrnehmungseinstellung, die für positive Emotionen charakteristisch ist, erleichtert den Aufbau effektiver Bewältigungsstrategien (Folkman & Moskowitz 2000).

4. Positive Emotionen spielen eine zentrale Rolle bei der Herstellung einer *kooperativen Beziehung*.

Ein gut entwickeltes System der Freuderegulation ist ein Kernmerkmal kooperativer Beziehungen. Dabei scheint die Freuderegulierung von der Regulierung negativer Emotionen weitgehend unabhängig zu sein (Emde 1992). Von besonderer Bedeutung ist dabei die Emotion der Dankbarkeit, die in spezieller Weise qualitativ wertvolle Beziehungsmuster fördern kann (Algoe et al. 2010).

5. Im Zusammenhang mit diesen Erkenntnissen hat sich besonders im amerikanischen Umfeld die Forschungs- und Therapierichtung der *positiven Psychologie* etabliert. Was bei uns unter dem Begriff der Ressourcenaktivierung firmiert, wird dort weitgehend unter dem Begriff der positiven Psychologie abgehandelt.

Positive Psychologie befasst sich mit der Entstehung und den Auswirkungen positiver Emotionen sowie der Frage, wie positive mentale Zustände, die mit Wohlbefinden und individueller »happiness« verbunden sind, erzeugt und aufrechterhalten werden können. Therapieformen, die auf der positiven Psychologie basieren, verweisen auf die positiven Qualitäten von Motivation, Optimismus und Hoffnung als unverzichtbaren Elemente wirksamer Psychotherapien (Folkman & Moskowitz 2003). Der anhaltenden Kritik an der positiven Psychologie, dass sie die Realität und den Nutzen negativer Emotionen übersehe, halten deren Vertreter entgegen, dass negative Erlebensweisen zurückgehen, sofern nur der Fokus auf den positiven Emotionen konsequent aufrechterhalten bleibt (Snyder & Lopez 2007).

3.1.5 Das Prinzip der Ressourcenaktivierung

Als eine wichtige Bereicherung in der psychotherapeutischen Landschaft betrachten wir das Prinzip der Ressourcenaktivierung. Das als Wirkfaktor jeder Psychotherapie anerkannte Grundprinzip der Ressourcenaktivierung besagt, dass Menschen unter bestimmten Bedingungen den Zugang zu ihren Kompetenzen, insbesondere ihre Fähigkeiten zur Regulierung des Wohlbefindens verlieren können und es sehr wohl möglich ist, sie zu reaktivieren. Das Prinzip der Ressourcenorientierung ist eine unmittelbare

Konsequenz aus der inzwischen erkannten wichtigen Bedeutung der positiven Emotionalität.

Die Ursprünge der Ressourcenorientierung finden wir bei Milton Erickson, dem Gründer der Hypnotherapie, der die in jedem Menschen angelegten Kräfte der Selbstheilung zum Ausgangspunkt seiner wichtigen Beiträge gemacht hatte. Er vertrat die Ansicht, dass das »Unbewusste« über Stärken verfügt, die dem Bewusstsein nicht zugänglich sind (Erickson & Rossi 1981). In ähnlicher Weise wie er hatte schon C. G. Jung (1948) das Unbewusste als aktive Quelle der Weisheit angesehen.

Die zentrale Annahme des Prinzips der Ressourcenorientierung besagt, dass jede Person auch in noch so schwierigen Lebenslagen über Kompetenzen verfügt, um auftretende Probleme und schwierige emotionale Verfassungen zu bewältigen, und – trotz möglicher widriger Lebensumstände – immer auch *förderliche und wertvolle Erfahrungen* gemacht hat.

Das gilt namentlich auch für Patienten mit traumatischen Erfahrungen. Lediglich ist vielen Menschen unter bestimmten Lebensumständen und bei einer bestimmten psychischen Verfassung der Zugang zu ihren Ressourcen verwehrt. Viele Patienten, die unter einer psychischen Störung leiden und deshalb eine Psychotherapie aufnehmen, sind resigniert und demoralisiert. Sie haben den Glauben an ihre eigene Bewältigungsfähigkeit verloren. Sie trauen sich nicht mehr zu, die anstehenden Lebensaufgaben zu bewältigen. Gefühle von Ohnmacht und Kontrollverlust breiten sich aus, das Selbstwertgefühl sinkt ab, und die geringe Selbstwirksamkeitsüberzeugung vermindert weiter ihre Bewältigungskapazität. Die eintretenden Misserfolge schwächen das Selbstwertgefühl weiter. Dieser Form der sich entwickelnden Demoralisierung will Ressourcenaktivierung das Prinzip der »Remoralisierung« entgegensetzen (Nestmann 1996; Willutzki & Teismann 2013).

Was sind Ressourcen? Alle mit einem positiven Affekt einhergehenden Einfälle, alle hilfreichen Gedanken, alle guten Erinnerungen in einer Therapiesitzung können als Ressourcen verstanden und genutzt werden. Jeder positive Gedanke oder Impuls kann als Gegengewicht gegen negatives und belastendes Material verstanden werden.

Ressourcenaktivierung bedeutet daher,

- Menschen, die den Zugang zu ihren Ressourcen verloren haben, therapeutisch darin zu unterstützen, »schlummernde Bereitschaften und Möglichkeiten [zu] wecken« (Grawe 1998),
- ihre Kompetenzen und Stärken gezielt aufzugreifen,
- ihnen Erfahrungen zu vermitteln, die mit ihren Zielen und Bedürfnissen kompatibel sind,
- bei ihnen positive Emotionen zu aktivieren und Zustände des Wohlbefindens zu erzeugen (Willutzki & Teismann 2013; Flückiger & Wüsten 2015; von Wachter & Hendrischke 2017; Wöller 2017b).

Die Bedeutung der Ressourcenaktivierung als Wirkfaktor von Psychotherapie gilt heute als unbestritten:

1. Die Forschungsliteratur zu Ressourcenorientierung weist übereinstimmend darauf hin, dass in erfolgreichen Therapien Ressourcen signifikant stärker aktiviert werden und eine frühzeitige Ressourcenaktivierung im Therapieprozess mit *günstigen Ergebnissen* einhergeht.

Beim Vergleich erfolgreicher mit erfolglosen Therapien konnte gezeigt werden, dass die Therapeuten bei erfolglosen Therapien die Patienten mit ihren Problemen konfrontierten, die daraus resultierende emotionale Belastung aber nicht reduzieren konnten. Auf diese Weise blieben die Patienten ihren Problemen verhaftet. Im Gegensatz dazu gelang es den Therapeuten in erfolgreichen Therapien, die Patienten auf ein emotionales Regulationsniveau anzuheben, das es ihnen gestattete, sich mit den Belastungen auseinanderzusetzen. Auch fiel auf, dass in den erfolglosen Therapien die Therapeuten erst spät im Prozess begannen, die Bewältigungsfähigkeiten zu stärken, während ihre erfolgreicheren Kollegen dies von Beginn an taten (Gassmann & Grawe 2006).

2. Es ließ sich zeigen, dass durch eine gezielte *Lenkung der Aufmerksamkeit* hin zu den Ressourcen des Patienten eine Verbesserung der therapeutischen Beziehung und eine verbesserte Problembearbeitung erreicht werden konnten (Flückiger et al. 2008).

Bemerkenswert ist, dass eine kurze Phase der Ressourcenaktivierung zu Beginn einer Therapiesitzung, die sich darauf konzentrierte, die bei der jeweiligen Person vorhandenen und als Ressourcen nutzbaren Persönlichkeitsmerkmale und Fähigkeiten zu identifizieren, nicht nur das Empfinden der Meisterung, sondern auch das Erleben von Bindung stärkte (Flückiger & Grosse Holtforth 2008).

3. Wie jede andere Perspektive stellt auch die Ressourcenperspektive eine *spezifische Konstruktion der Realität* dar. Sie beinhaltet, dass eine Person als Handelnde rekonstruiert wird, eine Person, die Wahlmöglichkeiten hat und sich für eine Option unter mehreren entscheidet kann.

3.1.6 Neurobiologische Aspekte von positiver Emotionalität und Ressourcenaktivierung

Eine wichtige, die Emotionen betreffende Erkenntnis der Neurobiologie lässt sich dahingehend zusammenfassen, dass alle Regionen des Gehirns, deren Aktivierung mit emotionalem Erleben korreliert ist, gleichzeitig mit *kognitiven Aspekten* verbunden sind (Damasio 2000). Schaltkreise des Gehirns, die Affekte unterstützen, unterstützen auch Kognitionen. Affektive und kognitive Prozesse lassen sich nicht voneinander trennen. Dies zu berücksichtigen, ist wichtig, um die Beziehungen zwischen Kognition, Emotion und der Konstruktion des Selbst einschätzen zu können (Fredrickson 1998).

Positiven und negativen Emotionen sind im Gehirn unterschiedliche Schaltkreise zugeordnet (Kandel 2006). Positive Emotionen sind mit einer Aktivierung des mesolimbischen Belohnungssystems, der Freisetzung von Dopamin im Nucleus accumbens (Mentha 2013) und der Ausschüttung von endogenen Opioiden (Endorphinen) im Frontalhirn verbunden (Rüegg 2011). Anders als negative Emotionen, die überwiegend in der Amygdala organisiert werden, geht die Organisation positiver Emotionen vom Striatum aus (Kandel 2006). Insgesamt lässt sich feststellen, dass die Neurobiologie der positiven Emotionen weitaus schlechter untersucht ist als die der negativen Emotionen.

Neurobiologisch betrachtet, versetzt Ressourcenaktivierung den Patienten durch die Förderung positiver Emotionen in einen *Annäherungsmodus*, der es ihm gestattet, sich positiv besetzten Zielen anzunähern. Während der *Vermeidungsmodus*, der der Bedrohungsabwehr dient, mit negativen Emotionen der Angst und Scham assoziiert ist, entsprechen dem Annäherungssystem als Leitaffekte Freude und Stolz.

Bezogen auf die Psychotherapie wird mit der Erreichung eines »Annäherungsprimings« (Grawe 2004) der Kontakt mit positiven Emotionen gefördert, die Bildung positiver Erwartungen erleichtert und ein Bewältigungsverhalten ermöglicht. Gleichzeitig werden günstige Voraussetzungen für Lernvorgänge in der Therapie geschaffen (Brunner 2017; Dahlitz 2015; Flückiger & Wüsten 2015; Willutzki & Teismann 2013). In einer sicheren therapeutischen Atmosphäre ist es leichter, neue neuronale Muster zu entwickeln, die wiederum die Bedürfnisse nach Bindung und Kontrolle befriedigen und zur Reduktion von Stress beitragen. Diese Bedingungen sind für eine neuronale Proliferation von grundsätzlicher Bedeutung (Allison & Rossouw 2013). Aus der Sicht der Neurobiologie ist das Nervensystem ein soziales System, das sich unter den Bedingungen von interpersoneller Wertschätzung, Akzeptanz und Sicherheit entwickelt (Cozolino 2007).

3.1.7 Psychodynamisches Verständnis einer ressourcenorientierten Haltung

Entgegen einer namentlich unter psychodynamisch orientierten Psychotherapeuten verbreiteten Annahme[8] ist eine Ressourcenperspektive hervorragend mit einem psychodynamischen Konflikt- und Beziehungsverständnis vereinbar. Aus unserer Sicht spricht nichts dagegen, die Ressourcendynamik als Teil der Psychodynamik zu betrachten. Was bedeutet das im Einzelnen?

1. In der Psychodynamik unserer Patienten finden wir nie nur auslösende Situationen, die den Ausgangspunkt für krankhafte Prozesse bilden, sondern immer auch solche, die positive und progressive Entwicklungen in Gang setzen können. So gut wie immer treffen wir nicht ausschließlich Erinnerungen an negative, sondern – oft erst auf den zweiten Blick und möglicherweise in deutlich geringerem Maße – auch Erinnerungen an wertvolle Beziehungs- und Kompetenzerfahrungen an.

> Im Einklang mit unserem objektbeziehungstheoretischen Verständnis früher Introjektionsvorgänge müssen wir feststellen, dass auch bei schwerer gestörten Patienten nie nur negative, sondern immer auch positive Beziehungserfahrungen ihren Niederschlag in ihren normgebenden Strukturen gefunden haben. Auch sie – und nicht nur die negativen Erfahrungen – sind, wenn auch weniger leicht zugänglich, implizit im prozeduralen Gedächtnis gespeichert. Auch sie können bewusst gemacht werden (Wöller 2017).

2. Unsere ressourcenorientierte therapeutische Haltung unterscheidet sich von einer problemorientierten Haltung dadurch, dass wir von Beginn an nicht nur auf die Reprä-

sentanzen problematischer, schädigender oder beeinträchtigender Beziehungsmuster fokussieren, sondern auch auf Repräsentanzen von Mustern, die in der Gegenwart *zuträglich, hilfreich und heilsam* sind oder dies in der Vergangenheit einmal waren.

Weiterführende Literatur

Benecke C (2014). Klinische Psychologie und Psychotherapie. Ein integratives Lehrbuch. Stuttgart: Kohlhammer.

Benecke C (2016). Psychodynamische Therapien und Verhaltenstherapie im Vergleich: Zentrale Konzepte und Wirkprinzipien. Göttingen: Vandenhoeck & Ruprecht.

Benecke C, Brauner F (2017). Motivation und Emotion. Psychologische und psychoanalytische Perspektiven. Kohlhammer, Stuttgart.

Brunner J (2017). Psychotherapie und Neurobiologie. Neurowissenschaftliche Erkenntnisse für die psychotherapeutische Praxis. Stuttgart: Kohlhammer.

Damasio A (2005). Der Spinoza-Effekt. Wie Gefühle unser Leben bestimmen. Berlin: List.

Damasio A (2011). Selbst ist der Mensch: Körper, Geist und die Entstehung des menschlichen Bewusstseins. München: Siedler.

Damasio AR (2000). Ich fühle, also bin ich. Die Entschlüsselung des Bewusstseins. München: List.

Erickson MH, Rossi EL (2020). Hypnotherapie. Aufbau – Beispiele – Forschungen. 13. Aufl. Stuttgart: Klett-Cotta.

Flückiger C, Wüsten G (2015). Ressourcenaktivierung. 2. Aufl. Bern: Huber

Grawe K (1998). Psychologische Therapie. Göttingen: Hogrefe.

Grawe K (2004). Neuropsychotherapie. Göttingen, Bern, Toronto, Seattle: Hogrefe.

Heisterkamp G (1999). Zur Freude in der analytischen Psychotherapie. Psyche – Z Psychoanal 53, 1247–1265.

Heisterkamp G (2000). Ist die Psychoanalyse ein freudloser Beruf? In: Schlösser AM, Höhfeld K (Hg). Psychoanalyse als Beruf. Gießen: Psychosozial-Verlag; 275–296.

LeDoux J (1998). Das Netz der Gefühle. Wie Emotionen entstehen. München: Hanser.

Nestmann F (1996). Psychosoziale Beratung – ein ressourcentheoretischer Entwurf. VPP (Verhaltenstherapie und Psychosoziale Praxis) 28, 359–376.

Roth G (2003). Fühlen, Denken, Handeln. Wie das Gehirn Verhalten steuert. Frankfurt a. M.: Suhrkamp.

Schemmel H, Schaller J (Hg). (2013). Ressourcen. Ein Hand- und Lesebuch zur therapeutischen Arbeit. 2. Aufl. Tübingen: dgvt.

von Wachter M, Hendrischke A (2017). Das Ressourcenbuch. Selbstheilungskräfte in der Psychotherapie erkennen und von Anfang an fördern. Stuttgart: Klett-Cotta.

Willutzki U, Teismann T (2013). Ressourcenaktivierung in der Psychotherapie. Göttingen: Hogrefe.

Wöller W (2017). Geleitwort. In: von Wachter M, Hendrischke A. Das Ressourcenbuch. Selbstheilungskräfte in der Psychotherapie erkennen und von Anfang an fördern. Stuttgart: Klett-Cotta; 10–12.

Anmerkungen

1 Im Lichte der Forschung zu basalen emotionalen Systemen (Panksepp 1998) wurde vorgeschlagen, nicht Triebe, sondern Affekte als primäre Motivationssysteme zu betrachten (Dornes 1997). Jedoch sind wir mit Benecke (2014) der Auffassung, dass Affekte nicht mit Motiven gleichgesetzt werden sollten; vielmehr sind sie deren Werkzeuge.

2 Nur vereinzelt wurde ihre Rolle deutlich, wenn man an Begriffe wie »Affektisolierung« denkt oder an die Rolle der Angst im Strukturmodell Freuds (1923b, 1926a). Während Freud (1926) der Angst die Rolle eines Signals zuerkannte, das einen verpönten Triebimpuls anzeigt und Abwehr in Gang setzt, wurden später weitere Affekte beschrieben, die eben-

falls Abwehr mobilisieren können, darunter vor allem das Erleben von Kränkung und Scham (Hoffmann 1987; Wurmser 1990), aber auch Schuldgefühle oder Neid (König 1996).

3 Bereits in einem Lebensalter, in dem noch kein bewusstes Erleben von Affektzuständen möglich ist, werden emotionale Erfahrungen gemacht und in einem »emotionalen Erfahrungsgedächtnis« abgespeichert. Sie bestimmen das psychische Geschehen auch in späteren Lebensphasen (Beutel 2002; Roth 2003). Vertreter moderner Neurobiologie gehen so weit, dass sie bewusst erlebte Gefühle lediglich als Epiphänomene umfangreicher unbewusster regulatorischer Prozesse betrachten, die das Denken und Handeln im Alltag bestimmten (LeDoux 1998; Roth 2003). Die regulierende Bedeutung der unbewussten Emotionen wird erst dann erkennbar, wenn sie gestört ist oder ausfällt.

4 Emotionen können als Systeme homöostatischer Regulation aufgefasst werden, die dazu bestimmt sind, die grundlegenden Anforderungen des Lebens und das Überleben automatisch – ohne bewusste Reflexion oder Analyse – abzusichern (Damasio 2000; LeDoux 1998). Emotionen sind Ausdruck der Anpassung des Körpers an innere oder äußere Veränderungen. Dies gilt sowohl für die Basisemotionen wie Angst und Freude als auch für die komplexeren sozialen Emotionen wie Neid und Zugehörigkeit. Gefühle sind die mentalen Repräsentationen emotionaler Prozesse. Was wir fühlen, ist das Ergebnis des Auftauchens der Emotionen im Bewusstsein (Damasio 2005).

5 Top-down-Modelle liegen bis heute den meisten verhaltenstherapeutischen Strategien zur Emotionsregulierung zugrunde.

6 Die Funktionsweise von Emotionen im Rahmen der Emotionsregulierung können wir auf folgende Weise verstehen: Wenn in der internen oder externen Umgebung eines Organismus eine für den aktuellen Lebensstatus bedeutsame Veränderung eintritt – das kann die Wahrnehmung eines Ereignisses in der äußeren Umwelt oder eine aus dem Gedächtnis abgerufene Erfahrung sein – wird das neuronale Muster des Reizes über mehrere parallele Bahnen an die Bereiche des Gehirns weitergeleitet, die die eingehende Stimulation unbewusst empfangen und bewerten. Die Bewertung dieses Stimulus wird ebenso wie die darauffolgende regulierende Handlung subkortikal ausgeführt. Dies gilt selbst für komplexe Mischungen von Emotionen, wie z. B. wütend-feindselige und wütend-traurige Reaktionen, die allein durch die subkortikale Interaktion von Emotionen entstehen. Zur Beteiligung kortikaler Funktionen kommt es erst, nachdem die subkortikalen emotionalen Prozesse ihre Arbeit aufgenommen haben (Izard 1993). Der Weg verläuft damit in umgekehrter Weise, als es die kognitiven Bewertungstheorien angenommen hatten: Zunächst konzipieren subkortikale Netzwerke ein emotionales Verhalten, das jedoch grob, allgemein und stereotyp ist. Es wird dann durch die kortikalen Einflüsse korrigiert, modifiziert, gehemmt oder verstärkt, um eine bessere Anpassung an die aktuelle Situation zu erzielen. Das autobiografische Langzeitgedächtnis und das Feedback aus den ausgeführten Verhaltensweisen und Handlungen beeinflussen ebenfalls die emotionalen Prozesse (Edelman 1992; LeDoux 1998; Miller 2008).

7 Rizzuto (2003) hat ihre Kritik an der für sie wenig nützlichen Suche nach positiven Emotionen ironisch in die Frage gekleidet, ob es denn so etwas wie fröhliche oder glückliche Scham gebe.

8 Die Ablehnung resultiert meist auf einem klischeehaften Missverständnis dessen, was in einem psychodynamischen Kontext unter Ressourcenorientierung verstanden werden kann. Die Aktivierung vorhandener, aber unzugänglich gewordener Potenziale hat nach unserer Auffassung wenig mit einem harmonisierenden, konfliktvermeidenden Beziehungsstil zu tun und steht weder einem deutenden Umgang mit unbewussten Konfliktdynamiken noch einer präzisen Identifizierung struktureller Defizite im Wege. Aus unserer Sicht verstärkt sie sogar deren Wirksamkeit.

3.2 Die Welt der – auch positiven und fantasierten – Beziehungsrepräsentanzen

3.2.1 Die Welt der Repräsentanzen umfasst auch die gewünschten Beziehungsrepräsentanzen

Neben dem Begriff der Emotion kommt auch dem Begriff der »Repräsentanz« in der modernen Psychoanalyse ein zentraler Stellenwert zu. Als Lehre von der »Welt der Repräsentanzen« ist die Psychoanalyse in Theorie und therapeutischer Praxis die Wissenschaft des Subjektiven und der menschlichen Beziehungen, die untersucht, wie die »inneren Beziehungsrealitäten« das Denken, Fühlen und Verhalten in allen Lebensbezügen und in ihrer Auswirkung auf seelische Gesundheit und Krankheit prägen und beeinflussen. Besonders durch die Vertreter der Objektbeziehungstheorien wurde das Verständnis für die Herkunft und die Auswirkungen affektgeladener Vorstellungsbilder des Selbst und der wichtigsten Personen des aktuellen und früheren Lebens – der »Objekte«[1] – zu einem wichtigen Ziel psychodynamischer Arbeit.

Was aber – in ähnlicher Weise, wie wir es schon bei der Beschäftigung mit der Theoriebildung zu den Affekten (→ Kap. 3.1.3) gesehen haben – aus einer ressourcenorientierten Perspektive auffällt, ist die überwiegend praktizierte *Fokussierung auf negative Repräsentanzen* des Selbst und der Bezugspersonen. Eine solche Ausrichtung der Aufmerksamkeit ist angesichts der realen Beziehungserfahrungen, die die meisten unserer Patienten machen mussten, verständlich. Sie steht jedoch unserem ressourcenorientierten Verständnis von Wohlbefinden und Heilung im Wege.

In der begrifflichen Sprache der Objektbeziehungstheorie bezeichnen wir als Repräsentanzen die inneren Bilder, die wir uns von uns selbst und anderen Menschen machen. In ihrer Gesamtheit konstruieren wir durch sie eine innere Welt der Repräsentanzen (Sandler & Rosenblatt 1984).

- Unter *Selbstrepräsentanzen* verstehen wir die Bilder, die wir von uns selbst haben. Sie konstituieren in ihrer Gesamtheit unser Selbstbild. Unsere Selbstrepräsentanzen können sich jedoch nicht nur auf Bilder beziehen, die beschreiben, wie wir uns selbst in unserem bisherigen Leben wahrgenommen haben oder aktuell wahrnehmen, sie können auch Bilder umfassen, die *gewünschte Aspekte unseres Selbstbildes* beinhalten.

So wichtig es ist, die Repräsentanzen unseres Selbstbildes zu erfassen, die unsere aktuelle Selbstwahrnehmung widerspiegeln, so hilfreich kann es sein, auch die Teile der Repräsentanzenwelt zu betrachten, die die gewünschten Aspekte des Selbstbildes ausmachen. Speziell unter einem ressourcenorientierten Blickwinkel kann es darüber hinaus nützlich sein, die Patienten anzuregen, in der Zukunftsprojektion Bilder von sich selbst zu entwerfen, die repräsentieren, wie sie einmal sein möchten, um mithilfe der so evozierten positiven Emotionen einen therapeutischen Prozess in Richtung dieser positiven Zielvisionen in Gang zu setzen.

- Unter *Objektrepräsentanzen* verstehen wir die Bilder, die wir uns von anderen Menschen machen. Dabei kann es sich um das Bild einer bestimmten Person, beispielsweise einer wichtigen Bezugsperson, handeln, oder es kann das Bild gemeint sein, das wir von einer Gruppe von Menschen oder von anderen Menschen insgesamt haben[2]. Darüber hinaus kann sich der Begriff der Objektrepräsentanz auch auf einen bestimmten Gegenstand oder eine Idee oder eine Gruppe von Gegenständen oder Ideen beziehen[3]. Auch die Objektrepräsentanzen können nicht nur Aspekte enthalten, die sich auf die Wahrnehmung aktueller oder früherer Bezugspersonen oder Bezugsobjekte beziehen. Sie können ebenso *gewünschte Aspekte* dieser Objektbilder umfassen.

Unter dem Blickwinkel der Ressourcenorientierung kann die Evokation positiver Objektbilder helfen, positive Zielvisionen zu entwerfen, die zu erreichen als lohnend empfunden wird. Allein die Vorstellung, dass Bezugspersonen sich künftig anders, als die Erfahrungen mit ihnen es nahelegen, und eher im Sinne einer gewünschten Reaktion verhalten könnten, kann die Motivation auslösen, einer solchen Erfahrung näher zu kommen.

Eine ressourcenorientierte Aktivierung positiver Selbst- und Objektrepräsentanzen verfolgt zwei Ziele:

1. Wir können *Erinnerungen* an immer auch vorhandene, wenngleich aktuell nicht oder schwer zugängliche *positive Erfahrungen* aktivieren, die sich sowohl im Bereich der Selbst- und wie auch der Objektrepräsentanzen unserer Patienten niedergeschlagen haben.
   - Zur Entstehung positiver Aspekte der Selbstrepräsentanz kann die Aktivierung von Erinnerungen an eigene *Kompetenzerfahrungen* oder *Momente des Wohlbefindens* beitragen, die in einem interpersonellen Kontext gemacht wurden, aber verblasst und kaum noch verfügbar sind.
   - Zur Entstehung positiver Aspekte der Objektrepräsentanzen kann die Aktivierung von Erinnerungen an positive – hilfreiche, wertschätzende – *menschliche Begegnungen* führen, die ebenfalls verblasst und kaum noch zugänglich sind.

2. Wir nutzen die *Fantasiewelt* unserer Patienten, um auch Repräsentanzen von Beziehungsmustern zu aktiveren, die *in der Zukunft einmal zuträglich, hilfreich und heilsam* sein könnten. Die Arbeit mit Fantasien ist für psychodynamisches Arbeiten nichts Ungewöhnliches. Im Gegenteil, unbewusste Fantasien sind seit langem Gegenstand psychoanalytischer Arbeit (Bohleber et al. 2016)[4]. Mithilfe der Fantasie erzeugte Repräsentanzen können das Verhalten ebenso steuern wie Repräsentanzen, die sich aus Erinnerungen an reale Interaktionserfahrungen der Vergangenheit speisen. Im Zusammenhang mit fantasierten – negativen wie positiven – Erwartungen ist uns dies aus dem Alltagsleben bestens vertraut.

Diese auf die Zukunft gerichteten, in der Fantasie produzierten Repräsentanzen positiver Beziehungsmuster können eine Vision beinhalten, wie der Patient von seinen Interaktionspartnern, zum Beispiel seinen wichtigsten Bezugspersonen, potenziell auf eine ihm zuträgliche Weise behandelt wird. Zum Teil der Objektrepräsentanz würde dann das gewünschte Verhalten der Interaktionspartner, zum Teil der Selbstrepräsentanz das Erleben, wie es sich anfühlt, auf positive Weise von ihnen behandelt zu werden. Der Patient kann in der Fantasie auch Interaktionsrepräsentanzen erzeugen, wie er selbst mit seinen Bezugspersonen auf eine ihm und ihnen zuträgliche Weise umgeht.

Einige Konsequenzen aus dieser Sichtweise seien hier angeführt:

1. Eine Orientierung auf die Entwicklung positiver Selbst- und Objektrepräsentanzen macht eine Arbeit an Konflikten der Gegenwart ebenso wenig überflüssig wie eine Aufarbeitung negativer Beziehungserfahrungen der Vergangenheit[5]. Sie verlangt von uns jedoch eine Umorientierung im Umgang mit der Repräsentanzenwelt unserer Patienten, indem wir uns nicht nur auf deren wahrgenommene und in der Regel negative, sondern auch auf *mögliche und gewünschte positive Aspekte* konzentrieren.

Einem Vorschlag von Kernberg (1992) folgend, können wir Prototypen von Beziehungsmustern formulieren, die für eine dominante verinnerlichte Objektbeziehung stehen. Jede *verinnerlichte Objektbeziehung* setzt sich aus (1) einer *Selbstrepräsentanz*, (2) einer *Objektrepräsentanz* und (3) einem *Affekt*, der beide verbindet, zusammen. Nun können wir als Prototypen nicht nur, wie von Kernberg (1992) angedacht, die in der Regel negativen Bilder der verinnerlichten negativen Beziehungserfahrungen unserer Patienten formulieren, sondern daraus auch, gemeinsam mit unseren Patienten, *die ihnen entgegengesetzten Bilder gewünschter positiver Beziehungserfahrungen* entwickeln. So könnte an die Stelle der Selbstrepräsentanz eines fordernden und frustrierten Kleinkindes die gewünschte Selbstrepräsentanz eines seine berechtigten Ansprüche anmeldenden Kindes, dessen Bedürfnisse gesehen werden, treten. Der Objektrepräsentanz einer innerlich abwesenden Mutter könnte die gewünschte Objektrepräsentanz einer präsenten und fürsorglichen Mutter, der Objektrepräsentanz eines sadistisch strengen Vaters die gewünschte Repräsentanz eines Klarheit und Orientierung vermittelnden, liebevollen Vaters hinzugefügt werden. An die Stelle der die Selbst- und Objektrepräsentanzen verbindenden Affekte von Angst und Wut würden Affekte von Zufriedenheit und Beruhigung treten.

2. So bedeutsam das subjektive Erleben von Beziehungen für das Verständnis aller psychischen Funktionen ist, so wenig dürfen wir die *äußere Realität* unserer Patienten außer Acht lassen.

Die seit Freuds (1897/1986) Rücknahme der Verführungstheorie der Neurosen einsetzende theoretische und behandlungspraktische Verleugnung der massenhaften Realität realer Traumatisierungen in Kindheit und Jugend, die mehr als ein halbes Jahrhundert anhielt, hat sich bis in die 1980er Jahre in fataler Weise auf das psychodynamische Verständnis von Patienten mit komplexen Traumafolgestörungen ausgewirkt. Sie reflektierte die allgemeingesellschaftliche Leugnung des Realitätsgehaltes von Traumatisierungen und beherrschte die Konzeptionen selbst führender Theoretiker der Psychoanalyse[6] – was umso erstaunlicher ist, als die von primären Bezugspersonen ausgehenden schädigenden Einflüsse von frühen Vertretern der Objektbeziehungstheorie, vor allem von Balint (1969), Fairbairn (1946) und Winnicott (1960), bereits in aller Deutlichkeit in ihren strukturbildenden Auswirkungen beschrieben worden waren. Auch wenn die Rolle früher Abwehrmechanismen und überformender Fantasien bei der Produktion von Erinnerung an traumatische Erfahrungen der Kindheit unstrittig anzuerkennen ist, muss die langjährige Praxis, patientenseitige Berichte über psychische Traumatisierungen pauschal in den Raum der Fantasie zu verweisen, als ein *ethisch höchst bedenklicher Irrweg* eingestuft werden (→ Kap. 2.2.3).

3. Nicht weniger wichtig als die Anerkennung einer gewaltsamen oder vernachlässi-

genden Beziehungsrealität ist für eine gelingende therapeutische Beziehungsgestaltung die Beachtung der somatischen, sozialen, beruflichen und familiären Realität unserer Patienten sowie die Berücksichtigung systemischer und gesellschaftlicher Aspekte.

3.2.2 Die Ausbildung einer inneren Normenwelt und das Konzept der verinnerlichten Objektbeziehungen

Mit der gleichen Änderung der Blickrichtung wollen wir auch die innere Normenwelt betrachten, die wir unter der Perspektive der Objektbeziehungstheorien als verinnerlichte Objektbeziehungen auffassen können. Auch hier genügt uns der – immer auch notwendige – Blick auf die Verinnerlichung negativer Beziehungserfahrungen nicht, um eine Aufwärtsbewegung positiver Emotionalität in Gang zu setzen. Sie bedarf der Ergänzung durch die Zielvision einer positiv getönten inneren Normenwelt.

Im objektbeziehungstheoretischen Verständnis werden die inneren normgebenden Instanzen – die Gewissensnormen und Ideale – als *Niederschlag realer Beziehungserfahrungen* aufgefasst. Der wichtigste Kerngedanke der objektbeziehungstheoretischen Beiträge besagt, dass (1) eine äußere Objektbeziehung durch den Prozess der *Introjektion* zu einer verinnerlichten Objektbeziehung und damit zu einem Teil der psychischen Struktur einer Persönlichkeit werden und fortan als inneres Schema wirken kann und (2) eine verinnerlichte Objektbeziehung zur inneren Druckentlastung mittels projektiver Mechanismen auch wieder in die Außenwelt *re-externalisiert* werden kann.

Bezugnehmend auf den Vorgang der Introjektion werden die genannten Strukturen auch als »Introjekte« oder »innere Objekte« bezeichnet. Ursprünglich von Freud (1916, 1923b) und Abraham (1924) angedacht und von M. Klein (1926) aufgegriffen, wurde das Konzept der inneren Objekte in der kleinianischen Tradition (Hinshelwood 1997) weiterentwickelt, wo es seitdem zum festen Bestandteil der als nützlich erkannten theoretischen Begriffswelt gehört (Danckwardt 2001). Es beschreibt metaphorisch die Existenz innerer Strukturen, die wie Personen agieren und gegenüber dem Ich des Patienten bestimmte – wohlwollende, verbietende, destruktive und andere – Absichten haben und diese in Handlungen umsetzen. Statt des Begriffes des »inneren Objekts« hat sich, angeregt durch die Arbeiten von Sandler & Sandler (1999), im psychodynamischen Sprachgebrauch der Begriff der »verinnerlichten Objektbeziehung« durchgesetzt.

Aus ressourcenbasierter Sicht möchten wir folgende Überlegungen beisteuern:

1. Wir regen an, jeweils zu prüfen, ob die Metaphorik der wie Personen agierenden inneren Objekte und die – an die Vorstellung der Einverleibung angelehnte – *räumliche Metaphorik* des Introjektionsvorganges dazu beiträgt, unseren Patienten das Verständnis dieser Vorgänge zu erleichtern. Das ist gelegentlich, oft aber auch nicht der Fall.

Wie wir ausführlich dargestellt haben (→ Kap. 1.2), ist gegen die Verwendung von Bildern und Metaphern nichts einzuwenden, solange sie nicht den Anspruch erheben, als Theorien zu gelten. Sich können sich in der konkreten Behandlungssituation als nützlich erweisen, um einen komplexen oder begrifflich nur unscharf fassbaren Zusammenhang auf eingängige Weise verständlich zu machen.

2. In den meisten Fällen schlagen wir alternativ vor, die innere Strukturbildung als das Ergebnis eines Prozesses der *Anpassung* an die Gegebenheiten im Bindungskontext des familiären Umfeldes der Kindheit zu konzipieren. Die verinnerlichte Objektbeziehung wird dann zu einem inneren Schema, das alle wichtigen menschlichen Beziehungen prägen wird.

Auf die gleiche Weise, wie eine frühe Bezugsperson in der Wahrnehmung der Patientin mit ihr umgegangen ist, geht sie nun mit sich um. Wenn die wichtigsten Bezugspersonen der Kindheit in ihrer Wahrnehmung überwiegend liebevoll, fürsorglich und wertschätzend mit ihr umgegangen sind, wird auch sie fürsorglich und wertschätzend mit sich umgehen können. War die Beziehungsgestaltung der frühen Bezugspersonen jedoch durch fehlende elterliche Liebe, emotionale Vernachlässigung, Zurückweisung, Ablehnung oder durch körperliche oder seelische Misshandlung geprägt, wird die Patientin in ihrer Kindheit eine innere Struktur ausgebildet haben, die es ihr dennoch gestattete, die für sie überlebensnotwendige Bindungsbeziehung zu ihren frühen Bezugspersonen aufrecht zu erhalten. Nur indem sie sich als unwert, egoistisch oder »böse« definierte, konnte sie das Bild der guten Eltern erhalten. Indem sie die von einer misshandelnden Bezugsperson zu erwartenden Beziehungs- und Verhaltensformen gegen sich selbst richtete, machte sie – durch die Vorwegnahme des Schlimmsten – dieses zudem besser kontrollierbar. Auf diese Weise entstand eine verinnerlichte Objektbeziehung, die eine entwertende, gegen sich selbst gerichtete Kritik, fehlende Selbstfürsorge und eine schlechte Behandlung durch andere für gerechtfertigt hält (Ferenczi 1933; Hirsch 2013; → Kap. 2.2.4).

3. Menschen, die unter dem Einfluss ausgeprägter traumatischer Beziehungserfahrungen standen, mussten oft Introjekte ausbilden, die so destruktiv, fordernd und entwertend waren, dass es ihnen nicht möglich war, sich mit ihnen zu identifizieren[7]. Auch wenn die malignen Introjekte nicht assimiliert werden können, bestimmen sie gleichwohl das Erleben und Handeln der Patienten und setzen sie der Forderung aus, ebenso grausam, vernachlässigend und missbräuchlich mit sich selbst umzugehen, wie es die frühen Bezugspersonen getan haben. Die Introjekte fühlen sich dann wie »Fremdkörper im Ich« an, die ihre destruktive Wirkung von innen heraus gegen die betroffene Person richten. In diesen Fällen würde die *Metapher des Fremdkörpers*, der von außen in die Person hineingelangt ist und seine zerstörerische Kraft entfaltet, tatsächlich ihr subjektives Erleben widerspiegeln.

Nicht selten findet sich bei Patienten die – bewusste oder unbewusste – Fantasie, dass sich ein konkretes Objekt im Innern des Körpers befindet und eigene, gegen sie gerichtete Absichten verfolgt (Hinshelwood 2004). Auch wenn wir dieses Erleben der Patienten empathisch nachvollziehen können, würden wir ihnen das Geschehen dennoch als Anpassungsvorgang erläutern, um einer therapeutisch kontraproduktiven Mystifizierung der Vorgänge entgegenzuwirken.

4. Trotz dieser eindrücklichen Psychodynamik und dem mit ihm verbundenen

schmerzhaften Erleben gehen wir in unserer ressourcenorientierten Perspektive davon aus, dass unter den verinnerlichten Objektbeziehungen dennoch nicht nur negative, sondern immer auch – wenngleich oft nur schwer zugänglich und möglicherweise auch nur in der Fantasie – *positiv gefärbte selbstbezogene Überzeugungen* zu finden sind. Sie zu nutzen, erscheint uns angesichts der vielfach beschriebenen förderlichen Wirkungen positiver Emotionen (→Kap. 3.1.4) dringend geboten.

Werden positive Beziehungserfahrungen verinnerlicht, beherbergt das eigene Normensystem das Gefühl eigenen Wertes und die Überzeugung eigener Kompetenz und Wirkmächtigkeit. Aber auch wenn positive Beziehungserfahrungen dieser Art nicht vorliegen, kann es therapeutisch sinnvoll sein, die Vorstellung von ihnen in der Fantasie zu erzeugen. Denn prinzipiell können durch die Wirkung der Fantasie Gefühle evoziert werden, die den aufgrund realer Erfahrungen erlebten Gefühlen nahekommen, wenngleich nicht mit gleicher Intensität und nicht ohne gezielte Anstrengung. In ähnlicher Weise können auch positive Überzeugungen von der eigenen Person – wenn auch nur ansatzweise und im Möglichkeitsmodus – mit Hilfe der Fantasie erzeugt werden, um die auf diese Weise evozierten positiven Emotionen für den weiteren Therapieprozess zu nutzen.

5. Wir legen einerseits großen Wert darauf, dass unsere Patienten ein Verständnis für die Folgen der Introjektion überwiegend negativer Beziehungserfahrungen entwickeln, die sich in generalisierten negativen Selbstkognitionen eigener Unfähigkeit, moralischer Minderwertigkeit und Wertlosigkeit sowie mangelnder Selbstwirksamkeit manifestieren. Auf der anderen Seite ermutigen wir sie nachdrücklich, eine neue Idealbildung auszufantasieren, die mit den Gefühlen eigenen Wertes und ausreichender Selbstwirksamkeit verbunden ist und mit deren Hilfe sie es sich gestatten können, für sich zu sorgen und sich zu schützen (Wöller 2005, 2013a).

Wir erleben immer wieder, dass die meisten Patienten die geschilderten Zusammenhänge kognitiv gut nachvollziehen können, ohne dass wir dafür unbewusste Zusammenhänge abwehranalytisch aufdecken müssen. Die Umsetzung der Erkenntnisse braucht wegen der im prozeduralen Gedächtnis gespeicherten Gebote und Normen jedoch Zeit. Selbst wenn die Patienten (noch) nicht davon überzeugt werden können, dass sie bessere als die verinnerlichten Normen für sich als gültig betrachten dürfen, ermutigen wir sie, sich so zu verhalten, »als ob« es ihnen gestattet wäre.

6. Wo immer nötig und möglich, versuchen wir auch ein Verständnis für die *Re-Externalisierung* negativ getönter verinnerlichter Objektbeziehungen in Personen der Außenwelt zu schaffen. Wir erläutern diesen Vorgang ebenfalls als eine Anpassungsleistung, die jedoch schädigende Auswirkungen hat. Die von den traumatischen Introjekten ausgehenden Schuld-, Scham- und Minderwertigkeitsgefühle können so unerträglich werden, dass eine die Kohärenz der Persönlichkeit überfordernde Spannung entsteht und es notwendig wird, – metaphorisch gesprochen – mittels projektiver Mechanismen einen Teil der gefährlichen Introjekte aus dem eigenen Inneren zu entfernen (Bychowsky 1956).

Das kann geschehen, indem Aspekte der Objektrepräsentanz auf Personen der Außenwelt projiziert und diese in der Wahrnehmung zu Schädigern gemacht werden.

Die Projektion negativer Anteile der Selbstrepräsentanz in Personen der Außenwelt wird dann augenfällig, wenn Patienten mit traumatischen Beziehungserfahrungen andere Menschen lediglich aufgrund äußerer Merkmalsähnlichkeiten so erleben, als seien sie Täter. Ein Teil der Reviktimisierungstendenz von Patienten mit kindheitstraumatischen Erfahrungen erklärt sich aus dem unerträglichen Druck der von den Introjekten ausgehenden negativen Emotionen und der Notwendigkeit, das »Schlechte« aus dem eigenen Inneren zu entfernen. Sich in Gefahren zu begeben, gedemütigt, ja selbst geschlagen zu werden kann – tragischerweise – leichter zu ertragen sein, als dem Druck der inneren Objekte ausgesetzt zu sein. Mitunter lassen sich Verhaltensweisen, die als aggressives Ausagieren und Wüten gegen die Umwelt imponieren, auch als verzweifelter Kampf gegen die bestrafenden und quälenden Attacken der eigenen Introjekte verstehen, die projektiv in der Außenwelt wahrgenommen und dort bekämpft werden (Wöller 2005).

Weiterführende Literatur

Boll-Klatt A, Kohrs M (2018). Praxis der psychodynamischen Psychotherapie. Grundlagen – Modelle – Konzepte. 2. Aufl. Stuttgart: Schattauer.

Kernberg OF (2010). Objektbeziehungen und Praxis der Psychoanalyse. 7. Aufl. Stuttgart: Klett-Cotta.

Sandler J, Rosenblatt B (1984). Der Begriff der Vorstellungswelt. Psyche – Z Psychoanal 38, 235–253.

Anmerkungen

1 Die heute befremdlich anmutende Verwendung des Begriffes des Objekts hat sich erhalten, obwohl die Vertreter der Objektbeziehungstheorie sich de facto bereits von der ursprünglichen triebpsychologischen Vorstellung, Bezugspersonen als »Objekte« triebhafter Strebungen zu konzipieren, gelöst hatten (→ Kap. 2.4.1).

2 Diese inneren Bilder setzen sich nur zum Teil aus äußerlich wahrnehmbaren Merkmalen unserer eigenen Person oder anderer Personen, Personengruppen, Gegenstände oder Gegenstandsgruppen zusammen. Zu einem wichtigen Teil werden sie durch unsere Ängste, Wünsche, Fantasien und Abwehrmechanismen mitgestaltet. Das gilt für Selbst- und Objektrepräsentanzen gleichermaßen. Auf diese Weise kann sich das Bild, das wir von uns selbst und von den Bezugspersonen haben, deutlich von dem Bild unterscheiden, das sich andere Menschen von den gleichen Personen oder Gegenständen oder von uns selbst gebildet haben. Repräsentanzen können ein annähernd realistisches Abbild der Person des Patienten oder der beschriebenen anderen Personen vermitteln oder ein Bild, das durch die Wirkung unreifer Abwehrmechanismen stark verzerrt ist.

3 Selbst eine bestimmte Form der Beziehung, die zwei oder mehr Menschen miteinander unterhalten, kann in diesem Sinne als »Objekt« repräsentiert sein. So kann die wahrgenommene Beziehung, die die Mutter eines Patienten zu ihrem Vater unterhalten hat, für ihn den Status einer Objektrepräsentanz annehmen.

4 Die Diskussion um unbewusste Fantasien ist im Lichte der neueren Erkenntnisse zur Repräsentanzenbildung im Mainstream der Psychoanalyse in den Hintergrund getreten, da sich das in der kleinianischen Tradition beheimatete Konzept der unbewussten Fantasie überwiegend auf angenommene Fantasiebildungen der Säuglingszeit und damit auf

eine Lebensphase bezog, in der die Fähigkeit zur Fantasieproduktion noch nicht ausgebildet ist. Kleinianisch orientierte Theoretiker, die nach wie vor an der Annahme früher unbewusster Fantasien in dieser Lebensphase festhalten, bleiben uns eine Erklärung über deren Wirkungsweise schuldig (→ Kap. 2.6.4).

5 Allerdings ist festzuhalten, dass auch die Aufarbeitung von Beziehungserfahrungen der Vergangenheit immer bedeutet, sich mit der Gegenwart auseinanderzusetzen. Denn niemals ist eine reine Rekonstruktion dessen möglich, was in der Vergangenheit geschah. Wir können immer nur erfassen, wie die Erfahrungen der Vergangenheit in der Gegenwart repräsentiert sind. Im Übrigen sollte erwähnt werden, dass eine solche, vermeintlich rekonstruktive Arbeit aus heutiger Sicht kaum noch als therapeutisch nutzbringend angesehen wird.

6 Insbesondere beeinflusste sie die Objektbeziehungstheorie Kernbergs (1992) und seine seinerzeit bahnbrechende Konzeptualisierung der Borderline-Störung.

7 Menschen, die überwiegend gute frühe Beziehungserfahrungen introjizieren konnten, werden sich mit den meisten ihrer Introjekte gut identifizieren und sie zum Bestandteil ihrer Selbstrepräsentanz machen können (Sandler 1964). Ihnen steht die innere Welt zur Identifizierung wie eine »Arena von Objekten« (Hinshelwood 2004) zur Verfügung, die sie in unterschiedlichen Zusammenhängen und zu verschiedenen Zeiten flexibel nutzen können. Sie können sich gut mit den Rollenerwartungen identifizieren, die man ihnen entsprechend den Anforderungen des Lebens anträgt, und beziehen daraus einen wichtigen Teil ihrer Identität. Auch mit den verinnerlichten Gewissensnormen und Idealvorstellungen können sie sich gut identifizieren: Es behagt ihnen, sich ihnen zu unterwerfen, und stört sie nicht.

3.3 Gemeinsam geteilte positive Affektzustände – Zur Regulation von Beziehungen

3.3.1 Von der Säuglingsforschung zur allgemeinen Regulation von Beziehungen

Die systematische Beobachtung von Säuglingen und Kleinkindern hat gezeigt, in welchem Maße diese in der Lage sind, aktiv komplexe Interaktionen mit ihren frühen Bezugspersonen herzustellen (Dornes 1993). Durch die bahnbrechenden Erkenntnisse der Säuglings- und Kleinkindforschung mussten nicht nur klassische Annahmen der psychoanalytischen Entwicklungspsychologie revidiert werden – darunter die Hypothese eines primären Narzissmus des Neugeborenen (Freud 1914a) und die Annahme früher autistischer und symbiotischer Phasen (Mahler et al. 1980) –, sie hatten auch weitreichende Auswirkungen auf das Verständnis von Veränderungsprozessen in Psychotherapien.

Bedeutende Säuglingsforscher, die meist auch Psychoanalytiker waren, konnten bemerkenswerte Parallelen zwischen den frühesten dyadischen Prozessen wechselseitiger Einstimmung und den regulatorischen Prozessen in psychotherapeutischen Beziehungen aufzeigen (Trautmann-Voigt & Voigt 1998). Diesen Parallelen korrespondiert das in den neueren Entwicklungen der Psychoanalyse erkennbare Interesse an intrapersonellen Interaktionen und multiperspektivischen und systemischen Sichtweisen (Orange et al. 1997)[1].

Wir wollen einige der uns für das Verständnis psychotherapeutischer Prozesse wichtig erscheinenden Befunde betrachten:

1. Vorrangige Aufgabe der frühen Austauschprozesse ist die *emotionale Co-Regulation*. Sie kann als ein selbstregulierendes System betrachtet werden, das dazu beiträgt, dass stärkere Emotionen auf ein stabileres Niveau herabreguliert werden.

Die sich zuverlässig wiederholenden Vorgänge des emotionalen Austauschs gestatten es dem Kind, sich mit seiner Umwelt und seinen Bezugspersonen verbunden zu fühlen. Sie erlauben es ihm, sich auf die Bezugsperson und ihre Bereitschaft zur Unterstützung seiner Selbstregulation zu verlassen.

2. Von zentraler Bedeutung ist bei den frühen Abstimmungsprozessen zwischen einem heranwachsenden Kind und seiner Bezugsperson der Begriff der *Resonanz*. Resonanz umfasst die Aussendung und den Empfang emotionaler und körperlicher Signale durch beide an einer Interaktion beteiligten Partner. Auf diese Weise wird in der frühesten »Proto-Kommunikation« eine Landkarte der Beziehungen zu anderen Menschen erstellt[2]. Die frühen Abstimmungsprozesse weisen eine rhythmische Struktur auf, bei der die Crescendi und Decrescendi der mütterlichen Affektzustände in Resonanz mit ähnlichen Crescendi und den Crescendi der kindlichen positiven und negativen Arousalzustände stehen (Beebe & Lachmann 1998).

Eine vergleichbare Resonanz bildet sich in einer empathischen Therapiebeziehung zwischen den Crescendi und Decrescendi der Affektzustände von Patienten und Therapeuten aus (Schore 2010).

3. Geleitet von theoretischen Überlegungen zu selbstorganisierenden Prozessen offener biologischer Systeme, haben Tronick et al. (1998) ein *Modell wechselseitiger intersubjektiver Regulation* vorgeschlagen. Das Modell beschreibt eine Form der Selbstorganisation, deren emergente Eigenschaft darin besteht, einzigartige dyadische Organisationszustände zu schaffen, die komplexer und kohärenter sind als ein Zustand eines einzelnen Partners der Dyade. Die reziproken Austauschprozesse, bei denen eine wechselseitige Kartographie der Zustände jedes Partners im Gehirn des anderen stattfindet, führen im günstigen Fall dazu, dass sich der Bewusstseinszustand jedes Partners erweitert. Momente, in dem sich ein derartiger *erweiterter Bewusstseinszustand* bildet, sind mit dem Erleben von Verbundenheit und Erfüllung assoziiert; sie aufzusuchen, ist ein starkes Motiv[3]. Die plausible Hypothese von Tronick et al. (1998) besagt, dass derartige Momente auch in der psychotherapeutischen Kommunikation erreicht werden und wesentlich zur Wirkung von Psychotherapie beitragen. Wie auf dem intersubjektiven Feld der Mutter-Kind-Dyade haben sie auch auf dem Gebiet der Patient-Therapeut-Dyade die Kraft, mentale Organisationen der Beteiligten auf der prozeduralen Ebene zu verändern.

In der Psychotherapie können die erweiterten Bewusstseinszustände in dem bereichernden Gefühl der Verbundenheit zum Ausdruck kommen, wenn wir glauben, etwas Wichtiges aus der Welt unserer Patienten verstanden haben, und sie sich durch uns verstanden fühlen.

4. Aus der Perspektive unterschiedlicher Disziplinen wurde auf die *musikalische Dimension* der frühen dyadischen wie auch der therapeutischen Kommunikation hingewiesen. Die Säuglingsforscher Malloch & Trev-

arthen (2010) haben sich dieser »kommunikativen Musikalität« – so der Titel ihres Buches –, d.h. der »dynamischen emotionalen Syntax« näher zugewandt. Aus psychoanalytischer Perspektive wird von einer subtil körperlich evozierten interpersonalen Kommunikation gesprochen, die einer musikalischen Beziehung ähnelt (Dantlgraber 2006, 2008). »The music of what happens in poetry and psychoanalysis« heißt bezeichnenderweise ein Beitrag von Thomas Ogden (1999)[4].

Der rhythmische Charakter in psychotherapeutischen Interaktionen wird durch häufig gebrauchte Metaphern aus den Sphären von Musik und Tanz illustriert. Auf die Parallelen zwischen Musik und Psychotherapie wurde häufig hingewiesen (Shapiro et al. 2017). Auch wurden die in Psychotherapiegesprächen auftretenden rhythmischen Phänomene ausführlich beschrieben (Buchholz 2016, 2018; Buchholz & Kächele 2016; Harrison 2013)[5]. Das Modell der »resonating minds« (Mergenthaler 2008) beschreibt rhythmisch-zyklische Wechsel von emotionalem Erleben und gedanklicher Reflexion bei beiden Partnern einer psychotherapeutischen Kommunikation. Geht man von der Tanz-Metapher der frühen Dialoge aus (Bucci 2011), ist der Weg nicht weit zur Konzeptualisierung der therapeutischen Beziehung nach dem Muster eines Beziehungs-Tanzes (Zoubek-Windaus 2020)[6].

5. Lyons-Ruth und die Boston Change Process Study Group (2001) konnten zeigen, dass der größte Teil unserer Beziehungserfahrungen in einem impliziten Format repräsentiert ist, das sie *»implizites Beziehungswissen«* nennen[7]. Wir gehen davon aus, dass die Prozeduren der Emotions- und Beziehungsregulation über die gesamte Entwicklung hinweg in unbewussten Prozessen mit wichtigen Bezugspersonen »ausgehandelt« und »subsymbolisch«, d.h. unterhalb der Ebene der sprachlich vermittelbaren Kommunikation abgespeichert werden. Auf diese Weise werden die »emotionalen Schemata« (Bucci 1997, 2011) des Gesichtsausdrucks, der Vokalisation und der Körperhaltung organisiert.

Die wichtige Rolle des impliziten Beziehungswissens wurde in der psychoanalytischen Theoriebildung über lange Zeit zu wenig beachtet. Erst in den intersubjektiven und relationalen Ansätzen kam sie angemessen zur Geltung. Tatsächlich ist es für das Verständnis der in Psychotherapien ablaufenden Vorgänge von großer Bedeutung, die meist außerhalb des Bewusstseins ablaufenden prozeduralen Prozesse nicht zu übersehen. Wir können davon ausgehen, dass die Veränderung des impliziten Beziehungswissens den entscheidenden Anteil der Veränderung durch Psychotherapien ausmacht, und möchten vermuten, dass die mikroprozessualen Abläufe für den Verlauf der therapeutischen Sitzungen noch entscheidender sind als unsere bewussten Interventionen (Mertens 2013).

6. Anders als in der frühen Kindheit, geht es in der Psychotherapie um die Rekonfiguration schon bestehender Zustände des Patienten. Dabei ist das Analogon des gemeinsam geteilten dyadischen emotionalen Zustands mit einer Bezugsperson das Erleben eines *gemeinsam geteilten dyadischen Zustands* mit der Therapeutin. Ein solcher Zustand ist für jede Beziehung spezifisch und qualitativ einzigartig.

In gelingenden psychotherapeutischen Prozessen reorganisieren die dyadischen Bewusstseins-Zustände von Patient und Therapeut auch Bewusstseins-Zustände in anderen Beziehungen: das implizite Beziehungswissen, »wie es ist oder sein kann, in einer Beziehung zu sein« wird von der therapeutischen Beziehung auf andere Beziehungen des Alltags übertragbar.

7. Die neueren Erkenntnisse zur dyadischen Beziehungsregulation erfordern es auch, das psychoanalytische Konzept des Unbewussten neu zu fassen. Lyons-Ruth (1999) spricht von einem »*Zwei-Personen-Unbewussten*«, um die innerhalb von Bruchteilen von Sekunden ablaufenden Prozesse der impliziten Verarbeitung von interpersonellen Wahrnehmungen und Regulationsformen zwischenmenschlicher Beziehungen zu benennen.

Der Begriff des Unbewussten wurde unter dem Einfluss der neueren Entwicklungsforschung neu definiert. Er unterscheidet sich grundlegend von dem Begriff des »dynamischen Unbewussten«, wie es Freud (1915c) verstanden hatte. Anders als bei diesem geht es um implizite Prozeduren des Wissens über die Funktionsweise von Beziehungen: das implizite Beziehungswissen. Durch wiederholte Beziehungserfahrungen werden die Prozeduren anhaltend und schrittweise verändert und konstituieren so die mentalen Modelle des impliziten Systems, die zum Gefühl des Selbst und des Selbst-mit-Anderen beitragen (Lichtenberg et al. 2002). Vertreter der relationalen Psychoanalyse sprechen an dieser Stelle vom »relationalen Unbewussten«. Es enthält ein Wissen, das in Momenten der Beziehung geschaffen wird. Spuren der privaten Bedeutungen jedes Partners liefern einen Marker für den Ausdruck des anderen, bis ein Muster geschaffen wird, das auf die Erfahrungen und Bilder von beiden passt.

3.3.2 Drei Ebenen der Regulation

Lachmann und Beebe (1996) haben drei organisierende Prinzipien der interaktiven Regulation beschrieben, die aus der Forschung zur Kindheit stammen und als Metaphern und Analogien zur Behandlung von Erwachsenen dienen können. Es handelt sich um die folgenden drei Prinzipien:

1. *Anhaltende Regulation.* Bei diesem Prinzip versucht eine Bezugsperson, anhaltend eine positive Emotionalität auf Seiten des Kindes herzustellen, indem sie positive Affekte des Kindes – wie Freude, Interesse, Begeisterung – verstärkt und negative Affekte – wie Angst, Schrecken, Traurigkeit und Scham – verringert.

Dem entspricht auf der Ebene der Psychotherapie das normalen Beziehungsverhalten eines Therapeuten, der optimale Bindungserfahrungen vermitteln möchte. In ähnlicher Weise wie die regulierende Bezugsperson ist er darum bemüht, die negative Emotionalität eines dysregulierten Patienten in eine ausgeglichene Emotionsregulierung zu überführen[8].

2. *Ruptur und Reparatur.* Die entwicklungspsychologische Literatur berichtet von mütterlichen »Reparatur«-Aktivitäten in der Protokonversation mit einem Baby. Da es häufig zu nicht passenden emotionalen Zuständen, Fehlkoordinationen und Missverständnissen der Beziehungsabsichten kommt, muss das Erleben von Passung und gemeinsam geteilter positiver Emotionalität in der Beziehung immer wieder hergestellt werden. Durch sich wiederholende »Reparaturen«

der Beziehung lernen beide – das Kind und die Bezugsperson –, dass die negative Erfahrung von Nichtpassung nicht fortbestehen muss, sondern in ein positives Gefühl der Passung transformiert werden kann.

Die Parallele zur Therapiesituation finden wir in den häufig auftretenden Brüchen der therapeutischen Allianz und den Möglichkeiten ihrer Reparatur (→ Kap. 5.8).

3. *Momente gesteigerter Affektivität.* Das dritte Prinzip beschreibt Momente außergewöhnlich intensiver Emotionalität, die in besonderer Weise das implizite Beziehungswissen strukturieren.

Die Entsprechung auf der Ebene der Psychotherapie sind affektgeladene Momente aus einer positiven Interaktion mit dem Therapeuten, die als markant erlebt und im Rückblick gut erinnert werden. Auf diese »Begegnungsmomente«, die meist mit einem subjektiven Gefühl von Veränderung verbunden sind, wollen wir nun zu sprechen kommen.

3.3.3 Momente der Begegnung

Stern et al. (2002) haben mit dem Konzept des Begegnungsmoments eine neuartige Theorie der Veränderung in psychodynamischen Therapien entwickelt. Bei den Begegnungsmomenten handelt es sich um Ereignisse, die unerwartet in der Therapie auftreten und den »normalen« Ablauf unterbrechen. Es sind Augenblicke, in denen sich überraschend etwas in der therapeutischen Beziehung ereignet, das weder therapeutisch geplant noch erwartet worden war, sondern neuartig und mit hoher authentischer Qualität hervortritt.

Es sind Momente, in denen es zu einer Interaktion zwischen zwei Menschen kommt, die während kurzer Zeit, oft nur für wenige Sekunden, eine bedeutsame Stimmung teilen. Vielen Menschen, nicht nur Therapeuten, sind tief befriedigende Momente der Übereinstimmung mit einer anderen Person bekannt, in denen sprachlich nicht benennbare Übereinstimmungen in der Weltsicht und den emotionalen Erfahrungen offenbar werden.

Worin liegt das Verändernde dieser Begegnungsmomente?

1. Begegnungsmomente entstehen nach Auffassung von Stern et al. (2010) dadurch, dass keine Reaktionsmuster bereit liegen, sondern ein spontanes Reagieren notwendig ist. Damit sind entscheidende Beziehungsneuerfahrungen möglich, die das *implizite Beziehungswissen erweitern* und bewirken, dass Beziehungen sich neu organisieren.

Stern (2010) war von dem hohen Veränderungspotenzial dieser »Now moments« überzeugt, das in der Fähigkeit besteht, die Art der interaktiven Regulation und die Erwartungen in einem dyadischen System zu reorganisieren. Auf diese Weise können neue Formen der Regulation entstehen, die die Basis für weitere Initiativen und Handlungsmöglichkeiten eröffnen. In der in → Kap. 3.3.2 vorgestellten Systematik von Beebe et al. sind die Begegnungsmomente den Momenten gesteigerter Affektivität zuzuordnen.

2. Während dieser Momente erfahren sowohl der Patient wie auch der Therapeut etwas, was außerhalb der professionell vorgeschriebenen Rollen abläuft. Nicht nur ist bemerkenswert, dass bei aller sonstigen Asymmetrie Patient und Therapeut in diesen Momenten der Begegnung »auf gleicher Augenhöhe« miteinander umgehen (Schmidt 2014). Wichtiger noch ist, dass etwas Unerwartetes und Neues auftritt. Patienten erinnern sich oft an diese Momente; nicht selten haben sie das Gefühl, durch sie etwas Entscheidendes in der Therapie erfahren zu haben. Wenn man sie bittet, bedeutsame Momente in der Therapie zu erinnern, die zur Veränderung geführt haben, erinnern sie weniger Deutungen als vielmehr affektgeladene Momente der Interaktion mit ihrem Therapeuten (Mundo 2006).

Stern et al. (1998) führen als Beispiel einen Patienten an, der plötzlich etwas Witziges sagte, wonach beide – der Therapeut wie auch der Patient – in ein langanhaltendes Lachen ausbrachen. Ein anderes Beispiel eines Begegnungsmoments, der für die weitere Behandlung eine große Bedeutung bekommen sollte, findet sich ebenfalls bei Stern (2010, S. 207). Er schildert die Behandlung einer Patientin, die auf der Couch lag, sich plötzlich mitten in der Stunde unerwartet aufsetzte, »um ihre Therapeutin anzusehen. Unmittelbar nach dieser überraschenden Aktion starrten beide einander durchdringend an. Zwar wusste die Therapeutin nicht, was sie tun würde, aber ihr Gesichtsausdruck entspannte sich langsam, bis eine Andeutung eines Lächelns ihren Mund umspielte. Dann beugte sie den Kopf ein wenig nach vorn und sagte: ›Hallo.‹ Die Patientin blickte sie weiterhin an. Mehrere Sekunden lang blieben sie in diesem Blickkontakt gefangen. Einen Moment später legte sich die Patientin wieder hin«. Die Behandlung wurde deutlich intensiver nach dieser Episode, die Szene selbst besprachen beide erst sehr viel später. Die Patientin berichtet, dass diese kurze Begegnung für sie sehr wichtig gewesen sei. Stern kommentiert diese Situation: »Das ›Hallo‹ (in Verbindung mit Gesichtsausdruck und Kopfbewegung) konstituierte einen Moment der Begegnung, in dem die Therapeutin eine authentische Reaktion zeigte [...]. Die Reaktion bewirkte einen deutlichen Wandel in der Therapie.« (ebd.)

3. Wir vermuten, dass in den Momenten der Begegnung ein gemeinsames Verständnis zustande kommt, bei dem beide Partner der Interaktion plötzlich verstehen, was im Inneren des jeweils anderen in Bezug auf die wechselseitige Beziehung vorgeht. Zwei Bewusstseinszustände werden aufeinander abgestimmt: der Zustand, der repräsentiert, wie man sich erfährt, wird mit dem Zustand abgestimmt, der repräsentiert, wie man durch den anderen erfahren wird. Dies bringt uns mit unseren Patienten in einen Bereich, der die »professionelle« Ebene der Beziehung überschreitet, ohne sie aufzuheben. Eine Rekonfiguration und Rekontextualisierung des impliziten Beziehungswissens beider – nicht nur des Patienten, sondern auch unseres eigenen! – wird möglich. Die Moment-zu-Moment-Aufmerksamkeit auf subtile Veränderungen des Zustands des anderen eröffnet die Möglichkeit wechselseitiger Anerkennung. Dadurch wird die Basis geschaffen, auf der ein Patient seine Selbstregulation entwickeln kann (Sander 2002)[9].

All das spielt sich unbewusst ab. Vielleicht wird es manchmal nachträglich oder zu einem späteren Zeitpunkt möglich, das Abgelaufene kognitiv zu erfassen. Das dürfte aber die Ausnahme sein und ist auch nicht die Voraussetzung, um veränderungswirksam zu sein.

3.3.4 Implikationen für das moderne Verständnis psychotherapeutischer Prozesse und kritische Würdigung

Aus den Parallelen zwischen der frühen Beziehungsregulation und den Vorgängen in der Psychotherapie resultieren wichtige Konsequenzen für die psychodynamische Behandlungstheorie:

1. Der Austausch zwischen beiden Partnern der Kommunikation ist ganz überwiegend emotionaler Natur, gelenkt durch das prozedurale Wissen beider.

> Auch in der Psychotherapie sind die nicht bewussten Muster der wechselseitigen Affektregulation in der Lage, gemeinsame erweiterte Bewusstseinszustände zu schaffen. Ähnlich der psychobiologischen Kommunikation in der frühen Mutter-Kind-Beziehung geht es auch in der Psychotherapie um die Herstellung von Resonanz.

2. Allen *drei Modi der dyadischen Regulation* entsprechen bedeutsame Regulationsvorgänge in der Therapiebeziehung.

> Während die anhaltende Regulation zum täglichen Geschäft des Psychotherapeuten gehört, sind die Momente gesteigerter positiver Emotionalität in den nicht planbaren Begegnungsmomenten realisiert. Von größter Bedeutung aber sind die Interventionen, die auf eine Reparatur von Allianzbrüchen abzielen (→ Kap. 5.8).

3. Ausgehend von der Annahme, dass implizites Beziehungswissen nicht verbalisiert werden muss, um sich verändern zu können, erhalten andere als einsichtsfördernde Interventionen einen neuen Stellenwert.

> Deutende Interventionen erreichen lediglich das symbolisierte Wissen, sie sind aber nicht in der Lage, die innere Landkarte des impliziten Beziehungswissens zu verändern. Dies wird eher möglich sein, wenn wir unseren Patienten authentisch und resonant begegnen.

4. In der Psychotherapie kommt es wesentlich darauf an, Veränderungen der inneren Zustände des Patienten wahrzunehmen, um seine rhythmische Struktur zu erfassen und das eigene Verhalten an sie anzupassen.

> Der entscheidende Wirkmechanismus psychotherapeutischer Arbeit dürfte darin bestehen, Patienten während affektiv belastender Momente resonant zu begleiten.

5. Ein solches Verständnis lässt die alte Kontroverse zwischen Einsicht und Beziehungserfahrung (Hoffmann 1983) in einem neuen Licht erscheinen. Statt Gegensätze darzustellen, ergänzen sie einander.

> Beziehung erfolgt in komplexen verbalen Austauschprozessen, die implizite und explizite Botschaften enthalten – implizite Botschaften, die durch Gesichtsausdruck, Gesten, Körperhaltung, Tonhöhe und Sprechrhythmen zum Ausdruck kommen, und explizite, die das Beziehungsgeschehen auf der verbal-symbolischen Ebene thematisieren.

6. Vor dem Hintergrund der Bedeutung von *Rhythmen* für die Beziehungsregulation erscheint es uns sehr berechtigt, wenn Plassmann (2010) dafür plädiert, Patienten darin zu unterstützen, ihren eigenen Rhythmus zu finden. Patienten und Therapeuten sollen hinsichtlich der Länge der Sprechakte, der emotionalen Intensität des vorgetragenen Materials oder des Verhältnisses von spie-

gelnden zu reflektierenden Elementen des Austauschs »ihren« Rhythmus finden.

In der Regel wird von uns Therapeuten die höhere Anpassungsleistung an den Rhythmus des Patienten erwartet als umgekehrt. Dabei kann speziell bei Patienten mit bindungstraumatischen Beziehungserfahrungen eine erstarrte Rhythmik zusätzliche Maßnahmen und kreative Lösungen zur Schaffung einer für beide Seiten zuträglichen Rhythmik erfordern[10].

7. Kritisch könnten wir allenfalls in die Diskussion einbringen, dass angesichts der wichtigen Beiträge der Säuglingsforschung und der Bedeutung dyadischer Regulationsprozesse für ein Verständnis psychotherapeutischer Prozesse leicht der Eindruck aufkommen könnte, *psychotherapeutische Techniken* im engeren Sinne seien nun beliebig oder verzichtbar. Das sind sie sicher nicht. Sie haben sehr wohl ihren Stellenwert, wenngleich traditionelle Behandlungstheorien die Effekte von Interventionen, die die bewusste Ebene ansprechen, sicher überschätzt und die Auswirkungen der mit ihnen gleichzeitig vermittelten emotionalen Botschaften unterschätzt haben.

Wir wollen Interventionen nicht missen, die unbewusste Konflikte oder ungünstige implizite Beziehungsmuster ins Bewusstsein heben. Auch treffende Deutungen können ein wohltuendes Gefühl von Klarheit erzeugen und dazu beitragen, dass Zustände gemeinsam erweiterten Bewusstseins im Sinne von Tronick et al. (1998) auftreten. Sie können auf beiden Seiten zu einem Gefühl der Befriedigung, oft der Entlastung, gelegentlich sogar zu Momenten der Beglückung führen, wenn beide Seiten das Gefühl haben, dass etwas Wichtiges verstanden wurde, das zuvor für Unklarheit und Leid gesorgt hatte und nun für eine Veränderung offen ist. Schließlich kann auch die gezielte Durcharbeitung lebensgeschichtlicher Traumatisierungen eine nachhaltige Entlastung herbeiführen und neue Perspektiven eröffnen.

8. Wir gehen also davon aus, dass bei einem erfolgreichen psychotherapeutischen Verlauf, an dessen Ende veränderte Beziehungsmuster stehen, ein *Zusammenwirken impliziter und expliziter Prozesse* notwendig ist.

Ungeachtet der Bedeutung impliziter Regulationsvorgänge, die auf der unbewussten Ebene ablaufen, legen wir auf die bewusste Reflexion der therapeutischen Beziehung größten Wert – auch wenn wir wissen, dass alle von uns als »bewusst« wahrgenommenen Vorgänge unbewusste Aspekte haben, die wir nicht überblicken können.

9. Wir würden unseren Patienten keinen guten Dienst erweisen, wenn wir nun, ausgehend von der Annahme, dass implizite Regulationsvorgänge und Begegnungsmomente die entscheidenden Wirkfaktoren in einer Therapie seien, alle bisher üblichen Diskursregeln außer Kraft setzen und auf eine innere Strukturierung der Sitzung verzichten wollten. Das würde weder das Bedürfnis der Patienten noch unser Bedürfnis nach Sicherheit und Orientierung genügend berücksichtigen.

Es ist tatsächlich sehr wahrscheinlich, dass therapeutische Veränderungen und eine verbesserte Emotionsregulierung in der Regel von den Moment-zu-Moment erfolgenden regulierenden Interaktionen in der therapeutischen Situation ausgehen. Doch bedeutet dies nicht, dass die Einleitung von Behandlungsschritten auf der Grundlage von Fachwissen und Erfahrung keine Rolle spielte; sie sind lediglich nicht bis ins

Letzte planbar. Vermutlich kommt es auf das gekonnte Zusammenwirken der geplanten und der nicht planbaren Ebenen an. Zusätzlich zu einem unverzichtbaren Fachwissen geht es wie bei einem Tanz um ein Gespür, wann der nächste Schritt an der Reihe ist, ohne dass es gedanklich möglich ist, diesen exakt willentlich zu bestimmen. Dabei gilt es Momente der Unsicherheit zu tolerieren, da nie genau klar ist, wie es weitergehen wird – zu groß ist die Zahl der Möglichkeiten (Bromberg 2006; Bucci 2011; Neumann 2017).

Weiterführende Literatur

Buchholz MB (2016). Psychoanalyse ist eine Wahrnehmungskunst. In Gödde G, Stehle S (Hg). Die therapeutische Beziehung in der psychodynamischen Psychotherapie. Göttingen: Psychosozial; 75–96.

Buchholz MB, Kächele H (2016). Rhythm & Blues – Amalies 152. Sitzung. Von der Psychoanalyse zurKonversations- und Metaphernanalyse – und zurück. Psyche – Z Psychoanal 70, 97–133.

Dantlgraber J (2008). »Musikalisches Zuhören«. Zugangswege zu den Vorgängen in der unbewussten Kommunikation. Forum Psychoanal 24, 161–176.

Dornes M (1993/2015). Der kompetente Säugling. 14. Aufl. Frankfurt/M.: Fischer.

Haesler L (1997): Psychoanalyse und Musik. Z Psychoanal Theor Prax 12, 227–252.

Leikert S (2011). Die kinästhetische Semantik. Der Wahrnehmungsakt und die ihm korrespondierende Form der psychischen Organisation. Psyche – Z Psychoanal 65, 409–438.

Leikert S, Niebuhr A (Hg). (2017). Von der Musik zur Sprache und wieder zurück. Jahrbuch für Psychoanalyse und Musik, Bd. 1. Gießen: Psychosozial-Verlag.

Mertens W (2013). Das Zwei-Personen-Unbewusste – unbewusste Wahrnehmungsprozesse in der analytischen Situation. Psyche --Z Psychoanal 67, 817–843.

Neumann E, Naumann-Lenzen M (Hg) (2017). Psychodynamisches Denken und Handeln in der Psychotherapie. Gießen: Psychosozial.

Schmidt M (2014). Der Einfluss der Präsenztheorie auf die psychoanalytische Behandlungstechnik. Psyche – Z Psychoanal 9/10, 951–971.

Stern DN (1998). »Now-moments«, implizites Wissen und Vitalitätskonturen als neue Basis für psychotherapeutische Modellbindungen. In: Trautmann-Voigt S, Voigt B (Hg). Bewegung ins Unbewusste. Beiträge zur Säuglingsforschung und analytischen Körperpsychotherapie. Frankfurt a. M.: Brandes & Apsel; 82–96.

Stern D (2010). Der Gegenwartsmoment. Frankfurt/M.: Brandes & Aspel.

Stern DN, Sander LW, Nahum JP, Harrison AM, Lyons Ruth K, Morgan AC, Bruschweiler-Stern N, Tronick EZ (2002). Nicht deutende Mechanismen in der psychoanalytischen Therapie. Das »Etwas-Mehr« als Deutung. Psyche – Z Psychoanal 56, 974–1006.

Trautmann-Voigt S, Voigt B (Hg) (1998). Bewegung ins Unbewusste. Beiträge zur Säuglingsforschung und analytischen Körperpsychotherapie. Frankfurt a. M.: Brandes & Apsel.

Anmerkungen

1 Der Begriff der Intersubjektivität wurde in der psychoanalytischen Tradition (→ Kap. 2.7) anders als in der Säuglings- und Kleinkindforschung verwendet. Während die psychoanalytische Tradition das Konzept der Intersubjektivität immer im verbalen oder expliziten Modus angesprochen hat (Ogden 1994), betrachteten Säuglings- und Kleinkindforscher vor allem die nonverbalen Modi der im prozeduralen Gedächtnis gespeicherten Interaktionssequenzen.

2 »Protokonversation« umfasst das Wechselspiel der Gesichtsmimik, die Koordination der Körperbewegungen, die räumliche Orientie-

rung sowie prosodische und rhythmische Dimensionen der Vokalisierung mit den ihnen korrespondierenden subjektiven Zuständen (Stern 1998). Um mit den Begriffen von Stern (1998) und Damasio (2005) zu sprechen, können wir sagen, dass das entstehende Proto-Selbst Signale von der Bezugsperson aufnimmt und die in Reaktion darauf entstehenden Veränderungen bei sich selbst kartiert. Die abgespeicherten Signale werden in die Konstruktion des Kern-Selbst eingeschrieben, sodass im Gehirn des Kindes ein multisensorisches Bild der nonverbalen Signale der Bezugsperson entsteht.

3 Ein derartiger Zustand ist den Begegnungsmomenten ähnlich, wie sie Stern (1998b) beschrieben hat. Die Still-Face-Experimente Tronicks (2007) haben überdeutlich gezeigt, was geschieht, wenn die Erzeugung gemeinsam erweiterter Bewusstseinszustände unterbunden wird.

4 Musiktheoretische Zugänge zur Beschreibung des musikalischen Erlebens erlauben ein vertieftes Verständnis von Aspekten, die die therapeutische Beziehung betreffen (Becker 2013; Buchholz 2018; Dantlgraber 2008; Haesler 1997; Leikert & Niebuhr 2017). Nicht zufällig enthalten Begriffe wie »Einstimmen« oder »Mitschwingen« einen Bezug zur Musikalität (Buchholz 2014, 2015). Leikert (2011) hat den Begriff der »kinästhetischen Semantik« geprägt, um die andere Art der Kommunikationsformen zu bezeichnen, die über sinnlich-wahrnehmungsbezogene Austausch- und Resonanzprozesse erfassbar werden. Sie sind nicht, wie symbolische Prozesse, dem diskursiven Gedächtnis zuzuordnen, sondern dem Bereich des prozeduralen Gedächtnisses, in dem implizites Wissen (Polanyi 1985) gespeichert ist.

5 In der Natur sind rhythmische Prozesse häufige Vorkommnisse. Geht man davon aus, dass Selbstheilung und Regeneration ganz wesentliche Eigenschaften lebender Organismen sind und insbesondere der menschliche Körper die Fähigkeit hat, sich selbst zu reorganisieren und zu regenerieren, dann fällt auf, dass erfolgreiche Prozesse der Selbstheilung rhythmisch und musikalisch gestaltet sind. Vor diesem Hintergrund ist es naheliegend anzunehmen, dass Rhythmen und musikalische Phänomene auch bei heilsamen psychotherapeutischen Prozessen eine wichtige Rolle spielen – im rhythmischen Wechsel von negativem und positivem Material, von Aktivierung und Beruhigung, von Erleben und Reflektieren oder von Zuwendung zu Neuem und der Konsolierung des Erreichten (Plassmann 2010).

6 »(...) It takes two to tango – but who knows the steps, who's the leader? The choreography of the psychoanalytic interchange« (Bucci 2011).

7 Eine implizite Speicherung gestattet es, Handlungen automatisch ohne bewusstes Erleben oder Erinnern auszuführen. Explizite Verarbeitung oder ein explizites Gedächtnis bezieht sich auf Inhalte, die symbolisch repräsentiert sind, die wir erinnern und zu Bewusstsein bringen können. Im Gegensatz zu dem verbalen und symbolischen Modus handelt es sich bei dem impliziten Beziehungswissen um regelbasierte Repräsentationen, wie mit anderen Menschen umgegangen werden sollte, wie man grüßt, wie man scherzt, wie man Gefühle ausdrückt oder wie man die Aufmerksamkeit anderer gewinnt. Es betrifft vor allem die Erwartungen und Regeln, wie nahe Beziehungen zu gestalten sind. Die Bedeutung ist in der Organisation der Handlungssequenzen implizit enthalten und bedarf keiner reflektierenden oder verbalisierenden Bewusstmachung. Lange bevor durch die Ausreifung des Hippocampus ein autobiografisches Gedächtnis möglich wird, werden die kindlichen Erfahrungen im prozeduralen Langzeitgedächtnis als implizites Beziehungswissen gespeichert. Ihre Repräsentation beginnt lange Zeit vor dem Spracherwerb. Das Kind organisiert sein Verhaltensrepertoire über Erfahrungen, Erwartungen und Antizipationen dessen, was in den Interaktionen mit seinen wichtigsten Bezugspersonen möglich und zu erwarten ist. Gleichzeitig ist es darauf eingestellt, herausragende Ausnahmen von den erwarteten Interaktionen zu erkennen: Der prozedurale Modus des impliziten Beziehungswissens beinhaltet die Abspeicherung des Üblichen und der Ausnahmen vom Üblichen. Diese wechselseitige Moment-zu-Moment-Regulation, die sich in gemeinsam konstruierten Austauschprozessen vollzieht, funktioniert außerhalb des Bewusstseins während des gesamten Lebens weiter. Alle Beziehungen des Lebens werden durch implizite Prozesse gesteuert.

8 Studien zu Mikroprozessen der interaktiven Affektregulierung (Bänninger-Huber 1999; de Roten et al. 2000, 2002) können bei einem Verständnis helfen. Die Affektregulation in der therapeutischen Beziehung umfasst automatisierte Prozeduren, die das Ziel haben, unangenehme Affekte zu vermindern und einen angenehmen Affektzustand aufrechtzuerhalten.

9 Sander (2002) war durch Martin Bubers (2008) Theorie der »Ich-Du-Beziehung« beeinflusst, die durch Wechselseitigkeit, Direktheit, Präsenz und Intensität charakterisiert ist. Nach seiner Auffassung kommt ein wichtiger Teil der heilsamen Wirkung von Beziehung durch »Begegnung« zustande, weniger durch Einsicht. Durch das Eintreten in eine Beziehung bestätigen Menschen einander, jeder wird ein Selbst-mit-einem-Anderen. Jeder fühlt sich durch den anderen in seiner Einzigartigkeit präsent gemacht.

10 Plassmann (2016) hat dazu auf die Möglichkeit von Prozessdeutungen aufmerksam gemacht (→ Kap. 6.1.2).

3.4 Nonverbale Kommunikation, Embodiment und die Bedeutung von Synchronien

3.4.1 Stiefkind nonverbale Kommunikation – und neues Interesse

Obwohl die Psychoanalyse oft genug auf das Leibliche Bezug genommen und viele psychische Vorgänge in Anlehnung an Körpervorgänge beschrieben hat, hat sie letztlich doch immer die Beschäftigung mit dem verbalen Modus der Kommunikation bevorzugt. Aus unserer Sicht verdient die nonverbale Kommunikation eine weitaus größere Beachtung als die, die ihr bisher zuteilgeworden ist. Sie ist für die Einschätzung und Gestaltung der Therapiebeziehung und den therapeutischen Prozess eine unschätzbare Ressource.

Die *Ambivalenz gegenüber dem Körperlichen* findet sich schon bei Freud. Einerseits war er von dem in körperlichen Phänomenen enthaltenen Botschaften des Unbewussten überzeugt[1], er verwendete Begriffe wie »Körpersprache« oder »Organsprache« (Freud 1915c) und formulierte schließlich prägnant: »Das Ich ist vor allem ein körperliches.« (Freud 1923b, S. 294) Doch bezogen sich seine Theorien zum therapeutischen Umgang mit diesen Phänomenen ausschließlich auf die gesprochene Kommunikation: »In der analytischen Behandlung geht nichts anderes vor als ein Austausch von Worten zwischen dem Analysierten und dem Arzt.« (Freud 1916–17, S. 9)

Die Tendenz, sich mit dem Körperlichen vor allem auf der Ebene der Vorstellung und Fantasie zu beschäftigen, geradezu als existiere der Körper nur im Bereich von Vorstellung und Repräsentation[2], setzte sich prinzipiell auch bei Freuds Nachfolgern fort (Scharff 2010). Dabei lässt sich vielfältig zeigen, dass nonverbale Verhaltensweisen unbewusste Botschaften enthalten, sei es, dass somatische Symptome eine symbolische Bedeutung tragen, sei es, dass sie den affektiven Zustand des Patienten reflektieren (Jacobs 1994; Pally 2001).

Ein anderer aus unserer Sicht korrekturbedürftiger Aspekt betrifft die Aussparung der *Körperlichkeit des Therapeuten*. Zwar hat sich die psychosomatische Medizin explizit der Dimension der Körperlichkeit zugewendet, doch hatte sie dabei immer den Körper des Patienten im Blick – der Körper des Therapeuten war so gut wie nie Gegenstand der Betrachtung, gerade so, als sei er gar nicht da. Tatsächlich sind aber immer zwei Körper im Raum (McDougall 1974, 1989; Schwartz-Salant & Stein 1986).

Obwohl unabweisbar ist, dass die Psyche immer in einen Körper eingebettet ist, und sich zunehmend die Erkenntnis durchsetzt, dass psychologische Konstrukte ohne Bezug auf den Körper unzureichend sind, sind die körperlichen Aspekte von Psychotherapien nach wie vor eine *terra incognita*. Es gibt jedoch in ermutigender Weise ein neues Interesse der Psychoanalyse an nonverbaler Kommunikation, und praktisch arbeitende Psychotherapeuten scheinen das eigene nonverbale Verhalten und das ihrer Patienten in zunehmendem Maße zu beachten (Hall et al. 1995).

Bevor wir auf die Bedeutung der nonverbalen Kommunikation in der Psychotherapie zu sprechen kommen, wollen wir das Konzept des Embodiment erläutern (Niedenthal 2007; Ramseyer & Tschacher 2014; Storch et al. 2006; Tschacher & Scheier 1999).

3.4.2 Embodiment

Beobachtbare Manifestationen von nonverbalem Verhalten lassen sich am besten im Rahmen von Konzepten des Embodiment beschreiben. Als Embodiment bezeichnen wir eine Perspektive, die von der phänomenologischen Schule der Philosophie ihren Ausgang genommen hat, namentlich von Maurice Merleau-Ponty (1945), der sich in seiner »Phänomenologie der Wahrnehmung« scharf vom Cartesianischen Dualismus abgrenzte. Phänomenologische Beschreibungen von intersubjektiver Erfahrung lassen keinen Zweifel daran, dass unser Wissen von der Welt körperorientiert ist. So verwundert es nicht, dass Embodiment für die Gestaltung sozialer Beziehungen von zentraler Bedeutung ist. Was verstehen wir darunter?

1. Die ständig anwachsende Forschung zum Phänomen des Embodiment hat überzeugend gezeigt, dass *Emotionen untrennbar mit körperlichen Manifestationen verbunden sind.* Körperliche Empfindungen und Verhaltensweisen, Ausdrucksbewegungen und Körperhaltungen beeinflussen unsere Reaktionen gegenüber Personen und Situationen und wirken auf diese in zirkulärer Weise zurück.

Erinnern wir uns nur an die bekannte positive emotionale Wirkung von Handbewegungen, die Empfang signalisieren, oder an die Neigung, Schuldgefühle durch Reinigungsrituale zu bekämpfen (Meier et al. 2012; Lee & Schwarz 2011). Auch zwischen Temperaturempfinden und Emotionalität finden sich Bezüge. Interpersonelle Kälte wird typischerweise als physische Kälte empfunden. Menschen empfinden nach dem Erleben eines sozialen Ausschlusses die Raumtemperatur als kälter als zuvor (Zhong & Leonardelli 2008). Therapeutisch nutzbar zu machen ist die Beobachtung, dass Personen, die unter Einsamkeit leiden, dazu neigen, warme Bäder oder Duschen zu nehmen (Bargh & Shalev 2012).

2. Alles Miteinander-Sprechen wird in einem leiblich-gestischen Modus verkörpert.

Sobald wir mit einer anderen Person in einen Austausch eintreten, befinden wir uns in einem eigenständigen Bereich von Wechselwirkungen, die wir nicht oder nur sehr begrenzt steuern und kontrollieren können. Im positiven Sinne kann ein Präsenzgefühl entstehen, wenn wir feststellen, dass unsere Körper einander verstehen, ohne dass wir sagen könnten, wodurch und wie das geschieht. Merleau-Ponty (1945) hat aus phänomenologischer Sicht diese Sphäre als *»Zwischenleiblichkeit«* bezeichnet, um damit auszudrücken, dass es sich um ein Geschehen »zwischen zwei Leibern« handelt, in das beide Partner von Beginn an einbezogen sind (Henningsen 2021; Fuchs 2003). Mit dem Begriff der »Zwischenleiblichkeit« lässt sich am ehesten die durch die non-verbale Kommunikation erzeugte gemeinsame Atmosphäre[3] benennen, die sich in »Stimmungen« des Wohlbefindens oder der Spannung entfaltet (Warsitz 2006; Küchenhoff 2016a).

3. Implizite Kommunikation auf der Basis von Gesichtsausdruck, Gesten, Sprechrhythmen oder der Prosodie der Stimme kommt in jeder Dyade vor und ist ein wichtiger Bestandteil jeder gelingenden sozialen Interaktion. Sie liefert den Partnern der Interaktion wechselseitig Informationen, ohne dass diese explizit zum Ausdruck gebracht werden müssten. Dieses *»implizite Beziehungswissen«* ist ein nicht-interpretativer Mechanismus, der Informationen speichert und abruft, »wie etwas gemacht wird« – im Unterschied zu Worten oder Bildern (Beebe et al. 2005; Lyons-Ruth 1998)[4].

4. Ein frühzeitig einsetzender *nonverbaler Abgleich der wechselseitigen Passung* gestattet es, auf präsymbolischem Wege Erfahrungen von Interaktionen und ihren emotionalen Aspekten zu registrieren und wiederholte Erfahrungen abzuspeichern, um die künftige Entwicklung von Beziehungen vorhersagen zu können. Dabei geht es vor allem um die Frage, ob man mit seinem Beziehungsanliegen verstanden wurde und welche Anpassungsleistung vom Interaktionspartner erwartet wird. Je nachdem, ob das eigene Verhalten den Erwartungen des Interaktionspartners entsprochen hat oder nicht, können weitere Modifikationen des eigenen Verhaltens erforderlich werden, um das innere Gleichgewicht aufrechtzuerhalten. Somit besteht eine wichtige Funktion des Gedächtnisses darin, die Erwartungen, die wir an Interaktionspartner und die sie an uns haben, zu strukturieren (Pally 2001).

Praktische Bedeutung können die Erkenntnisse unter einem ressourcenorientierten Blickwinkel gewinnen, da sich zeigen lässt, dass Personen mehr positive Erinnerungen mobilisieren können, wenn sie sich in einer aufrechten *Körperhaltung* befinden, während bei gebeugter Körperhaltung mehr negative Erinnerungen produziert werden (Riskind 1984). Offensichtlich vermitteln aufrechte Körperhaltungen bessere Leistungen in einem berufsbezogenen Stress-Interview (Cuddy et al. 2012). Meltzer (1976) hat von Temperatur und Distanz als leiblichen Dimensionen der Deutung gesprochen.

3.4.3 Nonverbale Kommunikation in der Psychotherapie

Die Bedeutung der nonverbalen Kommunikation wird allein durch die Tatsache deutlich, dass es während einer einzigen Psychotherapie-Sitzung zum Austausch von mehr als einer Million körperlicher Signale kommt (Heller 1993). Dabei verläuft die nonverbale Kommunikation mit hoher Geschwindigkeit. Auf Äußerungen unserer Gesprächspartner reagieren wir immer als Erstes auf der körperlichen Ebene, bevor wir die Bedeutung verbaler Äußerungen kognitiv verstanden und eine Vorstellung davon haben, wie wir auf sie reagieren wollen. Psychotherapie ist nie nur eine »Rede-Kur«, sondern immer auch eine Kur des nonverbalen Austauschs[5]. Was bedeutet das im Einzelnen?

1. Nonverbale Kommunikation umfasst psychobiologisch-somatische Prozesse, die unbewusste und bewusste emotionale Zustände vermitteln können. Die Beobachtung sinnlicher Wahrnehmungsdaten kann wertvolle Hinweise liefern, die uns helfen können, *Unbewusstes* zu erschließen. Vor allem deshalb gilt der körperlich-szenische Ausdruck als *via regia zum »szenischen Verstehen« des Unbewussten* (Lorenzer 1970).

> So kann die vokale Tonhöhe der menschlichen Stimme wichtige Informationen über den Sprecher enthalten und seinen emotionalen Zustand anzeigen: ob er ängstlich und besorgt oder entspannt und aufnahmebereit für Neues ist. Oft vermitteln sich emotionale Botschaften weniger durch den semantischen Inhalt des Gesprochenen als über die musikalisch-stimmliche Art des Ausdrucks. Durch die Stimme wird die leibliche Präsenz der Therapeutin unmittelbar erfahrbar (Pflichthofer 2005)[6].

2. *Empathische Prozesse* werden durch Augenkontakt, Körperhaltung und Veränderungen des Tons der Stimme vermittelt. Sie sind das Substrat des emotionalen »Bandes«, das als Grundlage einer tragfähigen therapeutischen Allianz gilt. Nonverbale Verhaltensweisen des Therapeuten, die zu den Rhythmen der Patienten passen, korrelieren mit empathischem Zuhören (Pally 2001). Die nonverbalen Verhaltensweisen und viszeralen Reaktionen unserer Patienten aktivieren die unsrigen und umgekehrt. Dies beeinflusst den Fluss und den Inhalt dessen, was gesprochen wird; es ist die Basis für ein empathisches Verständnis der Emotionen und der Beziehungsbedürfnisse unserer Patienten.

> Konzepten wie denjenigen der Empathie, der förderlichen Umwelt oder des Containing können wir auf der Mikroebene der Verhaltensregulation beobachtbare Phänomene zuordnen. Unter dieser Perspektive betrachten wir auch den therapeutischen Prozess als einen verkörperten Prozess.
> Die unbewusste Passung der ausgetauschten nonverbalen Signale ist ein wesentlicher Teil dessen, was die Grundlage einer tragfähigen therapeutischen Allianz bildet. Unter diesem Blickwinkel wird schnell deutlich, dass ein großer Teil der mit den Begriffen Übertragung und Gegenübertragung gemeinten Phänomene leiblich empfunden und mimisch sowie gestisch vermittelt wird (Fuchs 2003).

3. Ein wichtiges Signalsystem ist das System der *»somatischen Marker«* (Damasio 2005). Damit sind Körpergefühle gemeint, die in Reaktion auf reale oder imaginäre Ereignisse auftreten. Das durch Erfahrung entstandene und über Körpersignale vermittelte biologische Bewertungssystem beeinflusst, in welchem Maße wir uns Objekten unserer Umwelt annähern oder uns von ihnen fernhalten. Die angezeigten Reize können be-

drohlicher, aber auch ausgesprochen positiver Natur sein.

Als typische somatische Marker können angenehme oder unangenehme »Bauchgefühle« wichtige, wenn auch keine genauen Informationen geben. Sie können auf Stimmungen oder Gefahren hinweisen, sie können bei schnellen Entscheidungen helfen. Die Bewertung folgt einer einfachen dichotomen Unterscheidung: Was eine gute Erfahrung vermittelt hat, sollte wieder aufgesucht, was eine schlechte Erfahrung hinterlassen hat, vermieden werden. Dieser Erfahrungsschatz kann bei Bedarf blitzschnell abgerufen werden. Die besondere Bedeutung der »Bauchgefühle« erklärt sich aus der Aktivierung des Darm-Zweigs des autonomen Nervensystems, der sich für die Verkörperung emotionalen Beziehungswissens besonders eignet, weil das rechte Gehirn über stärkere Verbindungen mit den glatten Muskeln der Organsysteme verfügt als die linke Hemisphäre (Porges 2021).

4. Nonverbale Prozesse haben schon in den ersten Sitzungen von Psychotherapien eine erhebliche *prognostische Bedeutung*. Empirisch ließ sich zeigen, dass Patienten mit ihrer Psychotherapie zufriedener sind, wenn sie glauben, dass ihr Therapeut in der Lage ist, ihren Gesichtsausdruck sensibel wahrzunehmen und seine eigenen Gefühle auf nonverbalem Wege authentisch zum Ausdruck zu bringen (DiMatteo et al. 1980)[7].

3.4.4 Synchronie

Therapeutische Empathie steht in unmittelbarem Zusammenhang mit der Entwicklung von Synchronie zwischen in den interagierenden Partnern in einer Dyade.

Was bedeutet Synchronie? Synchronisation ist ein zentrales Phänomen der Systemtheorie. Sobald zwei oder mehrere Individuen miteinander in Kontakt treten, werden sie füreinander Umwelt; sie bilden füreinander ein neues System. Als neue Ebene der Beschreibung haben wir es mit der Ebene der Interaktion zu tun, die durch gekoppelte affektive, kognitive und körperliche Zustände charakterisiert ist. In diesem komplexen System werden durch Selbstorganisation neue Muster gebildet, die zu einer Reduktion der Komplexität beitragen können. Wir sprechen von Synchronie, wenn es dabei zu einer *signifikanten Reduktion der Komplexität* kommt.

Wir kennen Prozesse der Synchronisierung aus den Naturwissenschaften (Haken 1990), der Biologie (Kelso 1995) und der Soziologie (Luhmann 1984). Speziell in der Biologie finden sich Phänomene der sozialen Synchronisation, wenn sich Individuen einer Spezies zusammenschließen. Die synchronisierten Verhaltensmuster von Ameisen oder Bienen beim Nestbau oder bei der Beschaffung von Futter oder die synchronen Bewegungen von Fischen oder Vögeln sind Beispiele dafür (Tschacher & Dauwalder 2003). Wechselseitige Synchronie entsteht, wenn jeder Partner die rhythmische Struktur des anderen erfährt und sein eigenes Verhalten so modifiziert, dass er sich an diese Struktur anpassen kann.

Prozesse der Synchronisierung und Abstimmung sind universelle Phänomene in Beziehungen, die auf der emotionalen und auf der körperlichen Ebene ablaufen. Sie finden sich in den frühesten menschlichen Beziehungen und in allen späteren Beziehungsformen[8] und spielen sowohl für die frühe Entwicklung wie auch für die in Psychotherapien ablaufenden Prozesse eine große Rolle:

1. Nur beim Vorliegen synchronisierter Interaktionsmuster kann sich eine *sichere Bindung* entwickeln (Grossmann & Grossmann 1995). Anhand systematischer Beobachtungen der Interaktionen von 1, 3 und 9 Monate alten Säuglingen mit ihrer Mutter ließ sich zeigen, dass die Bindung umso sicherer beurteilt wurde, je ausgeprägter die interaktionelle Synchronie zwischen einem Säugling und seiner Mutter war (Isabella & Belsky 1991). Entwicklungsforscher sprechen auch von »psychischer Andockung« an ein Gegenüber – ein Begriff, der für die Psychotherapie von großer praktischer Bedeutung ist (Papoušek & Papoušek 1977).

> Auch in der weiteren Entwicklung des Säuglings und Kleinkindes bleiben Verhaltensmuster von Müttern und Präferenzen von Säuglingen über Sprachmelodie, Gestik und Mimik in amodaler Weise aufeinander abgestimmt. Langfristig betrachtet, ist affektive Synchronie zwischen Kindern und Müttern mit einer besseren Selbstkontrolle im späteren Leben verbunden (Feldman et al. 1999)[9].

2. In Bezug auf die psychotherapeutische Beziehung wurde übereinstimmend gefunden, dass die Beziehung zwischen Therapeuten und ihren Patienten umso besser eingeschätzt wurde, je ausgeprägter die *körperliche Synchronie zwischen Therapeuten und Patienten* war (Ramseyer 2008). Im Laufe erfolgreicher Therapien verstärkt sich die Synchronisation, und die beobachtbare Zunahme der Ordnung im systemischen Sinne – als Ausdruck der Selbstorganisation – ist umso mehr, je höher die Qualität der therapeutischen Beziehung und je besser das Therapieergebnis ist (Tschacher et al. 2007).

> Gefunden wurde eine signifikante positive Korrelation zwischen Konkordanz in der Hautleitfähigkeit und patientenseitigen Ratings der Empathie des Therapeuten (Marci et al. 2007). Auch waren Empathie-Ratings in klinischen Dyaden mit vokaler Synchronie korreliert (Imel et al. 2014).

3. In erfolgreich verlaufenden Psychotherapien neigen Therapeuten dazu, nicht nur ihren emotionalen Ausdruck an den ihrer Patienten anzugleichen, sondern auch dazu, *dieselbe Körperhaltung* und das *gleiche körperliche Bewegungsmuster* einzunehmen wie sie (Bänninger-Huber & Widmer 1999). Stärkere nonverbale Synchronie charakterisierte Psychotherapiesitzungen mit stärkerer Symptomreduktion.

> Ähnliche Kopfbewegungen von Klienten und Therapeuten waren mit einem generell besseren Behandlungsergebnis korreliert (Ramseyer & Tschacher 2011, 2014). In einer neueren Studie (Reinecke et al. 2021) fanden sich signifikante Zusammenhänge zwischen dem Ausmaß von Synchronien in den Handbewegungen und dem Behandlungsergebnis.

Trotz der überwältigenden Fülle der Befunde, die die Bedeutung von Synchronien für alle Formen von Beziehungen unterstreichen, ist *Vorsicht* gegenüber allzu einfachen Interpretationen der Zusammenhänge geboten. Denn es gibt auch negative Effekte von Synchronien, die wir im Einzelfalle differenziert betrachten müssen.

1. Einige Befunde deuten darauf hin, dass *Synchronien im mittleren Bereich* eher entwicklungsfördernd sind als ausgesprochen hohe Synchronien. So zeigten Untersuchun-

gen zur vokalen Koordination zwischen Mutter und Kind, die sich mit stimmlichen Äußerungen und Sprechpausen bei viermonatigen Säuglingen und ihren Müttern befassten, dass nicht, wie erwartet, sehr hohe Muster der Synchronisation, sondern eher Synchronisationen im Mittelbereich mit späteren sicheren Bindungsmustern verbunden waren. Weder hypersynchrone noch chaotisch asynchrone Muster des Dialogs führten zu seelischem Wachstum, wobei erste als Ausdruck von Rigidität und letztere als Ausdruck von Desorganisation verstanden werden können (Beebe & Lachmann 2004)[10].

2. Auch in therapiepraktischer Hinsicht sollte vor einem *Missverständnis* gewarnt werden, das sich leicht einstellen kann. So wichtig es zu sein scheint, bei der praktischen therapeutischen Beziehungsgestaltung auf die Ausbildung oder das Ausbleiben von Synchronien zu achten, so verfehlt wäre es, daraus die Legitimation für eine unzureichend abgegrenzte, harmonisierende und konfliktvermeidende Behandlungsführung ableiten zu wollen. Vielmehr besteht die therapeutische Herausforderung darin, abwehrbedingte Harmonisierungen so zu hinterfragen und konflikthafte Muster so anzusprechen, dass eine Synchronie in der therapeutischen Beziehung wieder herstellbar wird.

So hatte Krause (1992) beobachtet, dass Therapeuten, die sich in ihrer Gesichtsmimik von Patienten affektiv infizieren lassen und ihren Gesichtsausdruck kopieren, schlechtere Behandlungsergebnisse aufwiesen als jene, die im Affektausdruck differenzierter reagierten und teilweise auch konträre Reaktionen auf den Patienten zeigten. Wenn Patienten traurig waren, zeigten erfolgreiche Therapeuten in ihrer Mimik nicht Traurigkeit, sondern emotionale Berührtheit – was plausibel ist angesichts unserer Überzeugung, dass professionelle Empathie weit mehr Elemente umfasst als das Mitschwingen mit der Emotionalität der Patienten (→ Kap. 5.6).

Weiterführende Literatur

Beebe B, Lachmann F (2004). Säuglingsforschung und Psychotherapie Erwachsener: Wie interaktive Prozesse entstehen und zu Veränderungen führen. Stuttgart: Klett-Cotta Verlag.

Broschmann D, Fuchs T (2020). Zwischenleiblichkeit in der psychodynamischen Psychotherapie. Ansatz zu einem verkörperten Verständnis von Intersubjektivität. Forum Psychoanal 36, 459–475.

Damasio A (2005). Der Spinoza-Effekt. Wie Gefühle unser Leben bestimmen. Berlin: List.

Henningsen P (2021). Allgemeine psychosomatische Medizin. Krankheiten des verkörperten Selbst im 21. Jahrhundert. Berlin: Springer.

Küchenhoff J (2016). Das verkörperte Selbst und der Andere. Psychotherapeut 61, 124–129.

Pflichthofer D (2005). Hörräume – Klanghüllen. Die Stimme als ästhetisches Element in der analytischen Aufführung. Forum Psychoanal 21, 333–349.

Pflichthofer D (2008). Performanz in der Psychoanalyse: Inszenierung – Aufführung – Verwandlung. Psyche – Z Psychoanal 62, 28–60.

Ramseyer F (2008). Synchronisation nonverbaler Interaktion in der Psychotherapie. Universität Bern: Dissertation.

Scharff JM (2010). Die leibliche Dimension in der Psychoanalyse. Frankfurt: Brandes & Apsel.

Storch M, Cantieni B, Hüther G, Tschacher W (2006). Embodiment. Bern: Huber.

Trautmann-Voigt S, Voigt B (2018). Integration des Körpers in das tiefenpsychologische Setting. Was bewegt die Bewegung im therapeutischen Kontakt? In: Wöller W, Kruse J (Hg). Tiefenpsychologisch fundierte Psychotherapie. 5. Aufl., Stuttgart: Schattauer; 455–466.

Trautmann-Voigt S, Voigt B (2020). Grammatik der Körpersprache. Ein integratives Lehr- und Arbeitsbuch zum Embodiment. 3. Aufl. Stuttgart: Schattauer.

Tschacher W, Scheier C (1999). Der Ansatz der Embodied Cognitive Science: Konzepte, Methoden und Implikationen für die Psychologie. Forschungsberichte der Universitären Psychiatrischen Dienste Bern, Nr. 99–1.

Anmerkungen

1 »Wessen Lippen schweigen, der schwätzt mit den Fingerspitzen …« (Freud 1905, S. 238).

2 Karikaturen psychoanalytischer Behandlungssituation zeigen gern den hinter einem Patienten sitzenden Psychoanalytiker mit übergroßem Kopf, unter dem sein Körper nahezu verschwindet (Scharff 2010).

3 Im philosophischen Rahmen hat Böhme (1995) – unter Bezugnahme auf Walter Benjamin (1955) – die Wahrnehmungswelt der Sinne (Ästhesiologie) mit dem Begriff der »Aura« bzw. der »Atmosphäre« zu erfassen versucht. In seiner ursprünglichen sprachlichen Bedeutung – abgeleitet von den griechischen Wörtern atmós/Dunst, Duft und sphaira/Kugel, Raum – meint Atmosphäre wörtlich den »Geruchsraum«, eine dezidiert sinnliche Erfahrung. Ähnlich wie Benjamin den Verlust der Aura als des spezifisch sinnlich Erfahrbaren in modernen lebensweltlichen Bezügen und speziell im modernen Kunstwerk als Folge seiner technischen Reproduzierbarkeit konstatiert, kann auch der atmosphärische Gefühlsraum konflikthafter Beziehungsmuster hinter Abwehrvorgängen verborgen sein.

4 Ähnliches hat Gendlin (1998) mit dem Begriff des »felt sense« beschrieben, einer körperlich verankerten Empfindung von Bedeutung (Bohart 1993). Moderne neurobiologische Modelle definieren den »felt sense« als die Gesamtheit aller zu einem bestimmten Moment aufgetretenen bewussten wie auch subliminalen Empfindungen von Sinnesorganen (Scaer 2001). In ihn gehen die Moment-zu-Moment entstehenden sympathischen und parasympathischen Aktivierungen des autonomen Nervensystems ein. Wenn ein empathisch resonanter Therapeut sich den rhythmischen Crescendi und Descrescendi der psychobiologischen Zustände des Patienten anpasst, kann dies so verstanden werden, dass sein »felt sense« in den »felt sense« des Patienten eingestimmt ist.

5 Die nonverbale Kommunikation ist biologisch tief verankert. Von einem evolutionären Standpunkt aus betrachtet, war es für die Spezies Mensch zwingend notwendig, sich in einem sozialen Umfeld bewegen zu können. Allein die basale Unterscheidung zwischen Freund und Feind war überlebensnotwendig. Nicht nur die exakte Dekodierung, auch die vielfältigen Implikationen für das soziale Zusammenleben waren von größter Wichtigkeit. Von daher kann der gesamte Körper als ein Signalsystem verstanden werden, das eine hervorragende Quelle für soziale Informationen darstellt. Aus der Forschung zu Störungen aus dem Autismus-Spektrum kennen wir die sozialen Konsequenzen ungenauer, verzögerter oder fehlender Verarbeitung nonverbaler Signale (Ramseyer & Tschacher 2014).

6 Die Stimme konstituiert Wirklichkeit in einer sinnlich wahrnehmbaren Weise, die mehr mit Aspekten von »Performanz«, d. h. Inszenierungs- und Aufführungspraktiken sozialen Handelns in Zusammenhang gebracht werden kann als mit symbolischen und interpretativen Prozessen. Sprache ist nicht nur symbolisch-inhaltlich, sondern direkt leiblich zu verstehen und stellt einen Aspekt leiblicher Performanz dar (Scharff 2010), der dem Begriff von Präsenz nahesteht, wie ihn unter philosophischem Blickwinkel Gumbrecht (2004) verwendet hat (Schmidt 2014).

7 Eindrucksvoll ließ sich die prognostische Bedeutung der nonverbalen Signale durch eine Studie demonstrieren, bei der 59 Patienten innerhalb von 3 Tagen nach einem Suizidversuch im Hinblick auf das Risiko eines erneuten Suizidversuches exploriert wurden. Die

Gespräche wurden videographisch aufgezeichnet, um Körpersignale zu erfassen. Nach einem Jahr hatten 10 Patienten einen weiteren nicht-tödlichen Suizidversuch unternommen. Wurden diese mit Patienten verglichen, die keinen Suizidversuch unternommen hatten, ergab sich ein bemerkenswerter Befund: Während die bewusste Einschätzung der interviewenden Ärztin das Zufallsniveau nicht überschritt, prädizierten ihre unbewussten Signale das Suizidereignis weitaus besser, darunter vor allem die Dauer ihres besorgten Gesichtsausdrucks, der in Stirnrunzeln zum Ausdruck kam (Heller & Haynal 1996).

8 Bereits Neugeborene, die nicht älter als 45 Minuten sind, können einen mimischen Gesichtsausdruck mit einer anderen Person teilen und so einen ersten emotionalen Kontakt und einen gemeinsamen Erlebensraum mit ihr schaffen (Kugiumutzakis 1998). Ebenso können sie mit ihrem Gegenüber einen gemeinsamen Fokus der Aufmerksamkeit herstellen. Mit 8–12 Monaten kann der Säugling seine Blickrichtung mit der einer Bezugsperson synchronisieren (Bretherton 1991). Mikroanalysen der frühesten vokalen Interaktion zwischen Säugling und Mutter zeigen, in welchem Maße vorgegebene Parameter der temporalen und tonalen Passung erfüllt sein müssen. Nur so entwickelt sich primäre Intersubjektivität. In Sprachmelodie, Gestik und Mimik manifestiert sich eine amodale Abstimmung zwischen Mutter und Säugling. Die amodale Synchronisierung wird durch Vitalitätsreaktionen der Bezugspersonen wie Rhythmus, Takt, Tonus und Tempo bestimmt (Stern 1992). Die Mutter zeichnet die expressiven Konturen des Verhaltens des Säuglings nach und teilt ihm so mit, dass sie seine inneren Zustände begreift. Sie vermittelt ihm damit die Grundlage für seine natürliche Entwicklung. Liegen Tonlage, Tondauer, Tonmodulation oder zeitlicher Abstand zwischen den Interaktionen außerhalb des Erwartungsbereiches, kommt es zu einem Bruch in der Protokommunikation (Murray & Trevarthen 1985).

9 Auch im Bereich menschlicher Alltagsbeziehungen sind vielfältige Synchronien auf unterschiedlichen Ebenen beschrieben worden, deren Bedeutung für den psychotherapeutischen Prozess nicht hoch genug eingeschätzt werden kann. Sogar Fremde, die sich zum ersten Mal treffen, beginnen durch autonome Reaktionen miteinander Verbindung aufzunehmen (Guastello et al. 2006). Scheflen (1965) hat gezeigt, dass 70 % der wechselseitigen Sympathie-Ratings der Interaktionspartner aus der Körperhaltung und ihrer Synchronisation vorhergesagt werden können. Ein wichtiger Aspekt von Synchronien im Alltagsleben sind körperliche Imitationen und Spiegelungen, die von den beteiligten Personen weder beabsichtigt noch wahrgenommen, sondern zumeist automatisiert ausgeführt werden. Die Imitationen beziehen sich nicht nur auf sprachliche Verhaltensweisen wie den Ton der Stimme oder die Syntax des Gesprochenen, sondern auch auf Körperhaltungen und sogar auf auch auf Stimmungen und Emotionen (van Baaren et al. 2004). Die unbewusste Imitation des anderen ist mit Nähe und Beziehung auf beiden Seiten verbunden. Eine gute Beziehung stärkt das Imititationsverhalten; dieses wiederum steigert die Beziehungsqualität (Lakin & Chartrand 2003). Wenn eine Person die Kopfbewegungen einer anderen Person übernimmt, wird diese sie mehr mögen, als wenn der Rhythmus nicht synchronisiert ist (Hove & Risen 2009). Zusammenhänge zwischen dem Imitationsverhalten und dem Empfinden von Sympathie zwischen den Partnern der Interaktion wurden wiederholt beschrieben (Chartrand & Bargh 1999).

10 Auf komplexere Zusammenhänge deuten weitere Befunde hin. So war in einer Untersuchung Synchronie in der Tonhöhe zwischen Klienten und Therapeuten mit Stress auf Seiten der Patienten und einer schlechteren therapeutischen Allianz verbunden (Reich et al. 2014). In diese Richtung weisen auch Befunde einer neueren Studie, bei der Patienten, die sich nicht gebessert hatten und einvernehmlich die Therapie beendeten, die höchsten Niveaus der Synchronie zeigten; bei gebesserten Patienten fanden sich Synchronie-Werte auf einem mittleren Niveau, während nicht gebesserte Patienten mit Drop-out die geringsten Synchronie-Werte aufwiesen (Paulick et al. 2018).

3.5 Übertragung als Chance

3.5.1 Historische Entwicklung des Übertragungsbegriffs

Nach den bisherigen Ausführungen zu den Grundlagen der Beziehungsregulierung ist es an der Zeit, auf den Begriff der Übertragung einzugehen, der – neben dem noch zu behandelnden Begriff der Gegenübertragung (→Kap. 9.3) – im Zentrum des psychodynamischen Beziehungsverständnisses steht.

Übertragungen sind ubiquitär und prägen in stärkerem oder geringerem Ausmaß alle wichtigen Beziehungen. Im Hinblick auf die therapeutische Situation kann sich uns die Übertragung – in ähnlicher Weise wie die Gegenübertragung – als Hindernis in den Weg stellen. Doch erweist sie sich bei näherem Hinsehen in vieler Hinsicht als eine entscheidende Ressource, die wir für den therapeutischen Prozess nutzen können.

In seiner ursprünglichen Auffassung verstand Freud (1905b) die Übertragung als eine Wiederholung der Vergangenheit. Vor dem Hintergrund seiner neu entwickelten Theorie zum unbewussten Wirken infantiler Triebkonflikte waren die in der Beziehung zum Therapeuten auftretenden Phänomene »Neuauflagen« alter Impulse und Fantasien[1]. Vor diesem Hintergrund lässt sich das klassische Modell der Übertragung durch folgende Merkmale beschreiben:

1. Wichtige Elemente früher Beziehung werden in der Beziehung zum Therapeuten und zu anderen wichtigen Bezugspersonen *reproduziert* (Freud 1940). Übertragung impliziert damit eine *Störung der Realitätswahrnehmung*. Sie bedient sich des Abwehrmechanismus der *Verschiebung*, den Freud bereits als Hauptmechanismus der Traumarbeit (Freud 1900) und als wichtige Abwehrform bei der Phobie (Freud 1909) beschrieben hatte.

2. Übertragung ist damit immer auch ein *Schutz vor dem Erinnern* leidvoller Objekterfahrungen. Indem ein Patient seine frühen Beziehungserfahrungen einschließlich ihrer emotionalen Komponenten auf den Therapeuten überträgt und sie gleichsam in der Beziehung zu ihm wiederholt, braucht er sie nicht direkt zu erinnern. Die Übertragung kann die Funktion übernehmen, schmerzhafte oder ängstigende Erinnerungen zu vermeiden.

> Patienten, die Misshandlungserfahrungen durch nahe Bezugspersonen nur unscharf erinnern, neigen in besonderem Maße dazu, das Bild des Täters in Personen der Gegenwart zu projizieren, die Merkmalsähnlichkeiten mit ihm aufweisen.

3. Das therapeutische Vorgehen muss nach dieser Auffassung darin bestehen, die Patienten das Muster der Übertragung in der Unmittelbarkeit des Hier und Jetzt der therapeutischen Beziehung *wiedererleben* zu lassen. Indem ihnen angesichts der wohlwollenden, verstehenden Haltung des Therapeuten das Unangemessene ihrer Wahrnehmungen und Reaktionen bewusst wird, können sich, so die Theorie, die Übertragungsreaktionen zugunsten einer realitätsgerechteren Wahrnehmung der Person des Therapeuten auflösen.

> Im günstigen Fall werden die Patienten nun auch beginnen zu erkennen, in welchem Maße kindlich geprägte Übertragungsmuster zu einer verzerrten Wahrnehmung ihrer Interaktionen im Alltag beigetragen haben oder noch beitragen.

In der Folgezeit wurde der Gebrauch des Begriffs der Übertragung in mehrfacher Weise erweitert.

1. Schon Ferenczi und Rank (1924) hatten sich für eine modifizierte Sicht der Übertragung ausgesprochen und, obwohl sie die aktuelle therapeutische Beziehung ganz überwiegend unter dem Gesichtspunkt der frühen Mutter-Kind-Beziehung betrachteten, gefordert, dass man jede Äußerung des Patienten vor allem als *Reaktion auf die gegenwärtige analytische Situation* verstehen und deuten solle.

2. Melanie Klein (1942) bemerkte, dass Übertragungen durch einen weiteren Mechanismus entstehen können: Sie fand, dass Personen ihre Interaktionspartner – und so auch die Patienten ihre Therapeuten – durch zwischenmenschlichen Druck dahin bringen können, dass diese Verhaltensweisen annehmen, die der ursprünglichen Quelle, aus der die Übertragung stammt und die jetzt projiziert wird, ähnlich sind. Sie bezeichnete diesen Abwehrmechanismus als *projektive Identifizierung*. Eine weitere Ausarbeitung dieses Gedankens durch Theoretiker der kleinianischen Theorietradition, die auch von Vertretern der »Middle group« geteilt wurde, führte zu der Annahme, dass unerträgliche Anteile des eigenen Selbst bzw. der Selbstrepräsentanzen in eine andere Person »deponiert« werden können (→Kap. 9.4.4).

Durch subtile Signale können in uns Therapeuten intensive Gefühle und starke Handlungsimpulse induziert werden. Damit war die Übertragung weit mehr als nur eine Wiederholung alter Einstellungen und Erfahrungen, sondern stellte eine Externalisierung einer wichtigen verinnerlichten Objektbeziehung dar (Porder 1991; Strachey 1935).

3. Vertreter der intersubjektiven und relationalen Psychoanalyse wiesen darauf hin, dass sich eine Übertragung nie nur als Produkt des Patienten entwickelt, sondern immer eine *gemeinsame Konstruktion* des Therapeuten und des Patienten darstellt. Nicht nur beeinflussen Merkmale unseres Verhaltens und der von uns geprägten Behandlungssituation die Entwicklung der Übertragung der Patienten – wir übertragen auf die Patienten ebenso wie sie auf uns.

Es macht daher auch keinen Sinn, die Übertragung lediglich als eine verzerrte Wahrnehmung unserer Person durch die Patienten zu verstehen, weil uns bei einer solchen Auffassung die alleinige Macht zukäme, darüber zu entscheiden, was angemessen oder unangemessen und was wahr oder verzerrt ist. Übertragung und Gegenübertragung sind untrennbar miteinander verschränkt.

4. Zusammenfassend können wir eine Entwicklung von einer intrapsychischen zu einer interpersonalen Konzeption von Übertragung konstatieren, wobei der *Einfluss des Therapeuten* zunehmend stärker in das Blickfeld rückte (Gödde 2016). Das unbestreitbare Verdienst der relationalen Position besteht darin, dass die Annahme, die Übertragung entwickele sich in der therapeutischen Situation ausschließlich und quasi naturwüchsig als Wiederholung der Vergangenheit, endgültig zurückgewiesen wurde. Tatsächlich gestaltet sie sich durch multiple Übertragungsauslöser in der aktuellen therapeutischen Situation.

Damit wurde unmissverständlich zum Ausdruck gebracht, dass wir mit der Art und Weise, wie wir bewusst oder unbewusst die therapeutische Situation gestalten, die Ausbildung von Übertragungen zumindest mitbeeinflussen.

3.5.2 Zeitgenössische Auffassungen zur Übertragung

Obwohl die Definitionen von Übertragung im Einzelnen variieren, lassen sich doch Merkmale zusammentragen, die nach zeitgenössischer Auffassung Übertragung definieren (Levy & Scala 2012):

1. Es besteht offenbar Einigkeit, dass der Übertragung die Tendenz zugrunde liegt, *Aspekte prägender früherer Bezugspersonen* wichtigen Personen der Gegenwart zuzuschreiben. Dieser grundsätzlich unbewusste Prozess tritt in der therapeutischen Beziehung wie auch in Außenbeziehungen auf.

2. Obwohl die Wahrnehmung der therapeutischen Beziehung viele reale Aspekte enthält, kann sich die Übertragung durch *kognitive Verzerrungen* in der Wahrnehmung auswirken.

3. Nach heutiger Auffassung wird die Übertragung durch die *Interaktion* zwischen angeborenen Persönlichkeitsmerkmalen, vergangenen Objektbeziehungen, Fantasien, emotionalen Erfahrungen und realen Lebenserfahrungen, speziell auch durch die therapeutische Erfahrung im Hier und Jetzt, konstituiert.

4. Weiterhin wird angenommen, dass Übertragung in *unaufgelösten Konflikten mit signifikanten Bezugspersonen der Kindheit* ihren Ursprung hat. Damit verbunden ist die Annahme, dass diese Konflikte in der therapeutischen Beziehung aktiviert und zur Darstellung kommen.

5. Wir gehen heute davon aus, dass Übertragungen eine wichtige Funktion im Alltagsleben haben, indem sie *Komplexität reduzieren*.

> Im Kontakt mit unbekannten Personen kann eine Person darauf angewiesen sein, nach Hinweisen und Signalen zu suchen, die ihr aus früheren Beziehungen bekannt sind. Sie kann damit neuartige Beziehungen einordnen und innerlich organisieren (Fosshage 1994; Levine 1994).

6. Unter einem *neurobiologischen Blickwinkel* kann Übertragung so verstanden werden, dass Repräsentanzen vergangener Erfahrungen mit ihren Selbst- und Objektanteilen und den zugehörigen emotionalen Zuständen im impliziten Gedächtnis abgespeichert und aufbewahrt werden. Wenn die Person ein Szenario antrifft, das in einem bestimmten Aspekt dieser Selbst-Objekt-Affekt-Erfahrung ähnlich ist, werden die Repräsentanzen wieder aufgefunden und mit dem gegenwärtigen affektiven Zustand und Denkprozess in Verbindung gebracht (Westen & Gabbard 2002)[2].

3.5.3 Übertragung in klinisch-psychotherapeutischer Hinsicht

Übertragungsphänomene haben in psychotherapeutischer Hinsicht eine hohe Bedeutung, nicht nur, weil sie therapeutische Prozesse *blockieren* – klassisch formuliert: eine wichtige Quelle von Widerstandsphänomenen sein –, sondern auch, weil sie eine bedeutsame Form der Kommunikation darstellen können.

1. Als *Blockade- (oder Widerstands-)phänomene* können besonders *negative Übertragungen* bedeutsam sein (→ Kap. 9.2.2).

Sie können dazu führen, dass alles, was wir sagen oder tun, im Lichte dieser Übertragung verstanden wird. Wird auf uns die Übertragung einer entwertenden oder vorwurfsvollen Bezugsperson projiziert, können unsere Äußerungen als entwertend oder vorwurfsvoll verstanden werden. In der Konsequenz werden die Patienten relevante Inhalte aus Angst vor unseren fantasierten negativen Reaktionen nicht mitteilen und so der Bearbeitung durch die Therapie entziehen.

2. Seltener bilden *erotisierte Übertragungen* den Hintergrund für Blockadephänomene.

Wenn alles, was eine Patientin mitteilt, nur dazu dient, dem als Liebesobjekt fantasierten Therapeuten zu gefallen oder zu imponieren, ist eine produktive therapeutische Arbeit blockiert.

3. Im positiven Sinne bietet die Übertragungsbeziehung den Patienten die Möglichkeit, *unbewusste Schemata*, die ihr tägliches Erleben und Verhalten gegenüber wichtigen Personen prägen, in der Beziehung zu uns zur Darstellung zu bringen. Diese Schemata sind – ebenso wie unbewusste Fantasien – nicht direkt zugänglich, sondern nur an ihren Auswirkungen im Augenblick der Auslösung typischer interaktioneller Muster erkennbar.

So wird sich eine unbewusste Tendenz eines Patienten, wichtige Menschen primär als vorwurfsvoll zu erleben, auch in der Übertragungsbeziehung auf uns darstellen. Vermutlich wird er auch unsere Äußerungen und Verhaltensweisen als vorwurfsvoll interpretieren und sich uns gegenüber defensiv und angepasst verhalten. Diese Beobachtungen können wir aufgreifen und deuten.

4. Oft werden wir erst durch Veränderungen im Bereich des Verhaltens des Patienten darauf aufmerksam, dass sich die *Übertragungskonstellation geändert* hat.

Von besonderem Interesse sind daher Änderungen auf der Ebene des Verhaltens oder der Symptomatik, wenn beispielsweise an die Stelle eines ängstlichen und angepassten Verhaltens ein mutigerer und offenerer Umgang uns gegenüber erkennbar wird oder eine Symptomatik nicht mehr auftritt. Dies weist auf die Änderung der Übertragung hin, und es ist naheliegend anzunehmen, dass sich die für die Symptombildung und das ängstlich-angepasste Verhalten verantwortlichen innerseelischen Bedingungen verändert haben (Thomä 1999).

5. Übertragungsreaktionen können auch eine kreative *Umkehrung* dessen sein, was in der Vergangenheit die Beziehung geprägt hat (Gelso et al. 2013).

Wenn ein Patient, der in der Kindheit oft lange auf seine Mutter warten musste, durch sein wiederholt verspätetes Eintreffen seinen Therapeuten warten lässt, wäre dies keine einfache Wiederholung der Vergangenheit, sondern eine Umkehrung der Rollen mithilfe einer Wendung vom Passiven ins Aktive.

6. Schließlich kann die Übertragungsbeziehung auch eine wichtige Funktion auf dem Weg zur Schaffung von *Repräsentanzen für Grundbedürfnisse* übernehmen. Patienten können die Übertragungsbeziehung nutzen, um uns ein unerfülltes, jedoch nicht oder kaum symbolisch repräsentiertes, sondern allenfalls unscharf erahntes Grundbedürfnis zu kommunizieren.

Dies wird vor allem immer dann vorkommen, wenn die Patienten Beziehungserfahrungen gemacht haben, bei denen ihnen die Befriedigung wichtiger Grundbedürfnisse versagt und als verboten, unberechtigt oder unangemessen vermittelt wurde. Die aus dieser Erfahrung resultierende implizite Beziehungsregel kann so stark in ihrem prozeduralen Gedächtnis verankert sein, dass sie, ohne kognitiv zugänglich zu sein, nur in der Übertragungsbeziehung zur Darstellung kommen und nur so eine Repräsentanz erhalten kann.

Weiterführende Literatur

Greenson RR (1967/2007). Technik und Praxis der Psychoanalyse. 9. Aufl. Stuttgart: Klett-Cotta.

Körner J (2017). Die Dynamik von Übertragung und Gegenübertragung. Stuttgart: Kohlhammer.

Racker H (1959/2017). Übertragung und Gegenübertragung. 7. Aufl. München/Basel: Reinhardt.

Sandler J (1976). Gegenübertragung und Bereitschaft zur Rollenübernahme. Psyche – Z Psychoanal 30, 297–305.

Anmerkungen

1 Später beschrieb Freud (1912a, S. 364 f.) die Übertragung als »Klischee, welches im Laufe des Lebens regelmäßig wiederholt, neu abgedruckt wird«, womit er ihren allgemeingültigen Charakter ansprach, der weit über die analytische Situation hinausgeht und das Verhältnis einer Person zu allen wichtigen Bezugspersonen ihres Lebens prägt. Diese Übertragungen knüpfen an »Vorbilder« bzw. »Imagines« wie die Vater- oder Mutter-Imago an. Der Patient stellt den Therapeuten »in eine der psychischen ›Reihen‹, die der Leidende bisher gebildet hat«. Im Hinblick auf den Therapieprozess unterschied Freud unterschiedliche Formen der Übertragung. So sprach er (Freud 1912a, S. 165) von einer »bewusstseinsfähigen und unanstößigen Komponente« der Übertragung, die durch zärtliche Gefühle, Sympathie und »Zutrauen« geprägt und dem therapeutischen Prozess förderlich sei, während durch andere Formen der Übertragung der Vorgang der freien Assoziation gestört würde. Im letztgenannten Fall sah er die wichtigste Aufgabe darin, solche Phänomene von der therapeutischen Arbeit fernzuhalten.

2 Immer werden unsere Wahrnehmungen von der Erinnerung an das, was wir bereits erfahren haben, beeinflusst. Wir können die gegenwärtige Realität nur vor dem Hintergrund der Vergangenheit lesen; ohne die Funktion des Gedächtnisses bliebe unsere Wahrnehmung leer. Zwischen der leeren Wahrnehmung der Erregung sensorischer Neuronen oder innerpsychischer Wahrnehmung findet sich ein Netzwerk von Bedeutungen, die im Gedächtnis gespeichert sind und als Präkonzeptionen bezeichnet werden. Obwohl es so scheint, als sei die Wahrnehmung etwas, das unmittelbar und direkt erlebt wird, ist sie vielmehr das Ende eines Prozesses. Das Gefühl der Unmittelbarkeit der sensorischen Wahrnehmung wird erst später erzeugt, gewissermaßen nachträglich. Keine Wahrnehmung ist ursprünglich. Vielmehr ist sie ein Produkt eines Spiels von Sinneswahrnehmungen und Gedächtnisspuren (Botella & Botella 2001).

3.6 Neuronales Wachstum braucht den regulierenden Anderen – Neurobiologische Grundlagen von Psychotherapie

3.6.1 Zur Wirkung von Psychotherapie auf neuronaler Ebene

Es ist nicht wahrscheinlich, dass die therapeutische Wirkung von Psychotherapien über einen einzigen Mechanismus erklärt werden kann. Allein schon die Vielzahl der Veränderungsziele und die große Anzahl der damit verbundenen bewussten und unbewussten Prozesse lässt dies unwahrscheinlich erscheinen (Gabbard & Westen 2003). Stand bisher nahezu ausschließlich die Möglichkeit zur Verfügung, die Wirkung von Psychotherapie durch psychologische Mechanismen zu erklären, verfügen wir inzwischen auch über eine – zumindest rudimentäre – Möglichkeit, auch auf der Ebene neurobiologischer Prozesse Erklärungsmuster anzubieten.

Wir wollen die wichtigsten Erkenntnisse zur Wirkung von Psychotherapie auf neuronaler Ebene folgendermaßen zusammenfassen:

1. Aufgrund der uns vorliegenden bildgebenden Studien kann inzwischen kein Zweifel mehr bestehen, dass psychotherapeutische Maßnahmen Veränderungen in neuronalen Strukturen bewirken (Linden 2006; Roffman et al. 2005). Wie jede tiefgreifende Erfahrung und jeder Lernvorgang verändert erfolgreiche Psychotherapie die *Gen-Expression*. Durch eine veränderte Genexpression kann sich die Stärke synaptischer Verbindungen zwischen den Neuronen ändern (Kandel 1998). Entscheidend für die Genexpression sind – im Guten wie im Schlechten – die Erfahrungen, die in Beziehungen gemacht werden.

Während negative Kindheitserfahrungen zu ungünstigen Veränderungen im Bereich der Schaltkreise des Gehirns führen können, können gute Erfahrungen die gleichen Schaltkreise im Sinne einer verbesserten Regulation und Informationsverarbeitung beeinflussen. Die guten Erfahrungen können zwar auch in anderen wichtigen Beziehungen im Leben gemacht werden, doch kann Psychotherapie dafür hervorragende Bedingungen herstellen (Edelman & Tononi 2000; Nestler et al. 2009; Stahl 2012; Sweatt 2009).

2. Obwohl die – pharmakologisch gut beeinflussbaren Neurotransmitter und Neuromodulatoren – von großer Bedeutung für das Funktionieren des Gehirns sind, scheinen psychischen Störungen vor allem *veränderte neuronale Schaltkreise* zugrunde zu liegen. Zu deren Veränderung kann Psychotherapie weitaus mehr beitragen als pharmakotherapeutische Intervention.

3. Veränderungen durch Psychotherapie können als *Lernprozesse* konzipiert werden. Lernen und Gedächtnis sind für die Schaffung neuer synaptischer Verbindungen unverzichtbar[1]. Lernprozesse können explizit oder implizit, d.h. mit oder ohne bewusste symbolische Repräsentation verlaufen. Erfahrungen müssen offenbar nicht symbolisch repräsentiert zu sein, um eine veränderte Gen-Expression in Gang zu setzen.

Dennoch scheinen bewusst repräsentierte, erinnerbare positive Erinnerungen an Kompetenz- und Bewältigungserfahrungen besonders gute Voraussetzungen für Lernprozesse zu schaffen. Um neue synaptische Pfade zu erschließen, kann es hilfreich sein, den auf präsymbolischem Niveau repräsentierten Erfahrungen und implizit abgespeicherten Prozeduren eine symbolische Repräsentation zu verschaffen (Rüegg 2011).

4. Die *Präsenz eines regulierenden Anderen* hat für das neuronale Wachstum eine herausragende Bedeutung. Unsere Gehirne sind mit der Möglichkeit ausgestattet, sich in Reaktion auf einen eingestimmten und mitfühlenden Anderen zu verändern.

Unser menschliches Gehirn braucht eine andere Person, die uns Unterstützung bei der kognitiven Reflexion emotionaler Erfahrungen anbietet – in ähnlicher Weise wie wir Schlaf, Nahrung und auch körperliche Betätigung brauchen, um uns zu entwickeln. Als Ergebnis einer solchen empathisch-reflektierenden Präsenz eines regulierenden Anderen können wir in die Lage versetzt werden, auch für negative emotionale Zustände Repräsentanzen zu schaffen. Auf der Basis dieser Repräsentanzen können sich neuronale Strukturen entwickeln, die zur Regulation der emotionalen Zustände bereitstehen. Mithilfe der neu geschaffenen Strukturen werden wir fortan nicht mehr im gleichen Maße wie bisher durch negative – oder auch positive – Affekte überwältigt werden. Wir verfügen über eine größere emotionale Flexibilität, die es uns gestattet, bewusst affektive Zustände als Signale wahrzunehmen und ihnen Informationen zu entnehmen, die uns, ohne dass wir uns dessen bewusst sind, im Bedarfsfall veranlassen, Regulationsvorgänge zu initiieren.

3.6.2 Voraussetzungen für eine wirksame Beeinflussung kortikaler Prozesse

Erfolgreiche Psychotherapie wirkt auf subkortikale und auf kortikale Prozesse ein.

Sie kann im Top-down-Modus den präfrontalen Cortex beeinflussen und seine Funktion der Modulation der Amygdala unterstützen, ihre Wirkung aber auch durch ein affektives Attunement über Bottom-up-Prozesse entfalten. Eher selten erzeugt sie Veränderungen allein durch kognitive Einsicht; überwiegend kommen sie durch eine Änderung der unbewussten affektregulierenden Strukturen zustande. Im Idealfall bewirkt sie eine optimale Abstimmung der komplexen emotionsregulierenden Top-down- und Bottom-up-Feedback-Schleifen (Schore 2007).

Das präfrontale System wird in besonderem Maße in der therapeutischen Allianz aktiviert. Mit seiner Hilfe verbinden wir uns mit unserem Patienten in einem affektregulierenden Prozess von rechtem Gehirn zu rechtem Gehirn. In letzter Zeit wird zunehmend vorgeschlagen, psychotherapeutische Veränderung als einen überwiegend rechtshirnigen, verkörperten, emotionalen und autonomen Prozess aufzufassen (Dahlitz 2015)[2].

Damit Psychotherapie auf kortikale Prozesse einwirken kann, müssen einige Voraussetzungen gegeben sein.

1. Um den präfrontalen Cortex in einen optimalen Funktionsmodus zu versetzen und die neuronale Proliferation in den frontalen Regionen zu verbessern, bedarf es einer Verbesserung des kortikalen Blutflusses. Dazu ist es notwendig, das basale Gefühl von Bin-

dung und Kontrolle zu erhöhen und das Furchtsystem herabzuregulieren. In ähnlicher Weise braucht es emotionale Sicherheit, um das neuronale Wachstum und die synaptische Kommunikation im Hippocampus zu verbessern. Nur bei einer hinreichend regulierten Amygdala kann eine wirkungsvolle synaptische Kommunikation entstehen (Allison & Rossouw 2013).

2. Wenn das vagal vermittelte soziale Engagement-System bei einem zuvor übererregten Patienten durch die regulierende Empathie und Wärme einer verständnisvollen Bezugsperson aktiviert wird, können erhöhte Kortison-Spiegel in normale Bereiche zurückkehren. Die Spiegel von Oxytozin und Opioiden als Indikatoren der Erfahrung einer sicheren Verbundenheit werden sich normalisieren, das Erregungsniveau des Patienten kommt wieder in den Bereich des Toleranzfensters[3] (Badenoch 2008).

3. Die wiederholten Interaktionen, die die therapeutische Beziehung zwischen uns und unseren Patienten prägen, führen dazu, dass die Gedächtnisstrukturen, die auf emotionaler Erfahrung beruhen, neu organisiert werden. Tatsächlich geht es um eine Reorganisation relevanter Aspekte der Hirnfunktionen, bei der der Cortex und das limbische System zusammenarbeiten, um eine bessere Kontrolle herzustellen.

Psychotherapie braucht die optimalen Bedingungen, die auch für neues Lernen benötigt werden. Ein Gefühl von Sicherheit, die Aktivierung positiver Emotionen und ein optimales therapeutisches Fenster können wesentlich dazu beitragen, dass Lernen und therapeutische Veränderungen stattfinden können.

3.6.3 Die Dimension der Zeit

Veränderungen im Bereich des impliziten Beziehungswissens brauchen wegen des notwendigen Umbaus neuronaler Strukturen einen angemessenen Zeitraum.

Wenn Psychotherapie das Ziel verfolgen will, effektivere Strategien impliziter Affektregulation zu enkodieren und die Voraussetzungen für eine flexible Anpassung der Selbst-Zustände an unterschiedliche Beziehungskontexte zu schaffen, wird sie für die Zeitressourcen sorgen müssen, die für die Induktion einer erhöhten Konnektivität in Form verstärkter neuronaler Verbindungen erforderlich ist. Wenn ihr Ziel darin besteht, Veränderungen im Bereich der unbewussten inneren Arbeitsmodelle von Bindung herbeizuführen, wird sie neuronale Plastizität in den kortikalen und subkortikalen Systemen vor allem des rechten Gehirns induzieren müssen. Dafür braucht sie nicht nur eine wachstumsfördernde Beziehungsumgebung, sondern auch die dafür notwendige Zeit (Schore 2014).

Auch wenn nicht immer alle Strukturen neu geschaffen werden müssen und Ressourcenaktivierung dazu beitragen kann, verschlossene Wege wieder zu öffnen und den in Verlust geratenen Zugang zu bereits ausgebildeten Strukturen und Kompetenzen wiederherzustellen, erfordert dies Zeit[4].

Die bisher vorliegenden Befunde sprechen dafür, dass nicht die Dichte der Therapiesitzungen, sondern die Gesamttherapiedauer für viele Patienten die entscheidende Variable ist, die den Therapieerfolg beeinflusst (Leichsenring et al. 2004). Die zur Umstrukturierung der impliziten Wissensbestände erforderlichen Zeitressourcen sollten durch eine bedarfsgerechte Therapiedauer bereitgestellt werden. Die in den deutschen Psychotherapie-Richtlinien (2009/2018) niedergelegten Stundenkontingente entsprechen in den meisten Fällen nicht den auf der Basis neurobiologischer Erkenntnisse begründbaren Notwendigkeiten.

3.6.4 Selbstorganisation und Rhythmik – systemtheoretische Perspektiven

Aus systemtheoretischer Sicht kann das Gehirn als ein selbstorganisierendes System aufgefasst werden (Haken & Schiepek 2006; Tronick 2007; Gumz et al. 2008; Gumz et al. 2010). Die therapeutische Dyade wird als eine neue Konfiguration konzipiert, die emergente systemische Eigenschaften aufweist und komplexe Entwicklungen auf beiden Seiten in Gang setzen kann (Galatzer-Levy 2004, 2009).

Eine wichtige Beobachtung besagt, dass psychotherapeutische Prozesse in aller Regel nicht linear verlaufen. Vielmehr sind sie durch diskontinuierliche, plötzliche und qualitative Veränderungen geprägt. Daher erfordert ein systemisches Verständnis ihrer Wirkung eine Auseinandersetzung mit dem Studium komplexer Systeme und der mit ihnen verbundenen nicht-linearen Dynamiken. Diese Konzepte gestatten es, die Welt abrupter Veränderungen und Diskontinuitäten zu modellieren (Gumz et al. 2012; Haken & Schiepek 2010). Es zeigt sich, dass psychotherapeutische Prozesse Fluktuationen im Verlauf verschiedener Variablen unterworfen sind und stabile und instabile Abschnitte sowie diskontinuierliche Übergänge enthalten[5].

Unser eigenes therapeutisches Verständnis psychotherapeutischer Prozesse wird davon profitieren, wenn wir uns ihrer selbstorganisatorischen Natur bewusst werden.

Vermutlich lassen sich rhythmische Muster identifizieren, die die besten Voraussetzungen für die in erfolgreichen Psychotherapien ablaufenden Transformationsprozesse bieten. Plassmann (2009) hat die plausible These formuliert, dass der für therapeutische Veränderungen notwendige Transformationsprozess dann optimale Bedingungen vorfindet, wenn das komplexe System Patient und das komplexe System Therapeut selbstorganisatorisch den richtigen Rhythmus finden. Es ist der kreative Eigenrhythmus der Interaktion, der emergent als etwas Drittes aus der gemeinsamen Interaktion entsteht.

Folgen wir Plassmann (2007), so können wir annehmen, dass der psychotherapeutische Transformationsprozess einen jeweils optimalen Eigenrhythmus erfordert, der einen oszillierenden Wechsel zwischen negativem und positivem Material beinhaltet. Unsere therapeutische Aufgabe würde dann wesentlich darin bestehen, dem komplexen System, das wir gemeinsam mit unseren Patienten darstellen, die Chance zu geben, den kreativen eigenen Rhythmus (wieder) zu finden, der für den Heilungsprozess notwendig ist.

3.6.5 Psychotherapie und Psychopharmaka

Wie aber wirkt Psychotherapie in Abgrenzung zur Psychopharmakotherapie, speziell der antidepressiven Pharmakotherapie?

1. War bisher bekannt, dass Psychopharmaka über die Beeinflussung von *Neurotransmittern* die Aktivität in diesen Schaltkreisen verändern und auf diese Weise eine Verbesserung der Informationsverarbeitung herbeiführen können, so konnte in der letzten Zeit gezeigt werden, dass *Umwelteinflüsse, Lernen und Psychotherapie* dies ebenfalls bewirken können (Nestler et al. 2009; Sweatt 2009).

2. Während sich sowohl nach einer erfolgreich verlaufenen Pharmakotherapie wie auch nach erfolgreicher Psychotherapie eine initiale präfrontale Hypoaktivität zu normalisieren scheint (Navarro et al. 2002; Mayberg et al. 2002), finden sich Hinweise auf *differenzielle Effekte* in Substrukturen des präfrontalen Cortex. So konnte nach unterschiedlichen Formen von Psychotherapie eine Abnahme des Metabolismus im gesamten lateralen präfrontalen Cortex gefunden werden, die nach Pharmakotherapie nicht nachweisbar war (Brody et al. 2001).

3. Es ist zu vermuten, dass Psychotherapie zwar auf die gleichen neuronalen Schaltkreise einwirkt wie antidepressive Psychopharmaka, jedoch über andere neurobiologische Mechanismen. Während antidepressive Psychopharmaka eine direkte Wirkung auf subkortikale limbische Strukturen ausüben, entfaltet Psychotherapie ihre Wirkung *top-down* durch Stärkung präfrontaler Strukturen, die wiederum modulierend auf limbische Strukturen, insbesondere die Amygdala, einwirken. Dabei sollte jedoch nicht unterschätzt werden, welche Wirkungen Psychotherapie auch direkt auf die limbischen Strukturen haben kann.

4. Die gleichzeitige Einwirkung auf dieselben Strukturen aus unterschiedlicher Richtung mag die oft beobachteten synergistischen Effekte psychotherapeutischer und pharmakotherapeutischer Ansätze erklären (DeRubeis et al. 2008).

Wir haben Grund zu der Annahme, dass Psychotherapie in dieser Hinsicht nicht nur ebenso wirksam ist wie Psychopharmakotherapie, sondern ihr auf lange Sicht überlegen ist. Der für längere Zeit bestehende Antagonismus psychotherapeutischer und pharmakotherapeutischer Vorgehensweisen sollte inzwischen der Vergangenheit angehören. Statt miteinander in Konkurrenz zu treten, sind vielmehr die Möglichkeiten von Synergismen auszuloten. Es kann auch von Interesse sein, pharmakologische Substanzen zu identifizieren, die die Effektivität von Psychotherapie erhöhen können (Brunner 2016).

3.6.6 Abschließende Bemerkungen

Abschließend wollen wir einige Gedanken zur künftigen Beziehung zwischen Psychodynamik und Neurobiologie anfügen.

1. Psychodynamische Therapie muss sich mit den Erkenntnissen der Neurowissenschaften auseinandersetzen, wenn sie in Zukunft eine produktive Rolle auf den Gebie-

ten der Psychotherapie und der Psychiatrie spielen will (Buchheim et al. 2008; Kandel 1979). Dabei verfügt gerade sie über die besten Voraussetzungen, um den überfälligen *Paradigmen-Wechsel* zu einem umfassenderen Verständnis psychotherapeutischer Prozesse zu vollziehen, das auch implizite, rechtshirnige und unbewusste affektiv-relationale Prozesse einschließt (Schore 2014). Damit wird psychodynamische Psychotherapie, weit mehr als bisher angenommen, auch rechtshirnige Fähigkeiten benötigen, die darin bestehen, affektiv wahrzunehmen und Verbundenheit herzustellen.

2. Neurobiologische Perspektiven können nicht nur unsere Kenntnisse im Umgang mit spezifischen Störungsbildern bereichern, sie können auch dazu beitragen, *psychodynamische Konstrukte zu validieren.* Es ist inzwischen unstrittig, dass Interaktionen mit frühen Bezugspersonen Spuren in der neuronalen Organisation relevanter Gehirnstrukturen hinterlassen.

In einer Vielzahl von Studien konnte der Einfluss früher Traumatisierungen durch Gewalt, Missbrauch oder Vernachlässigung auf die Entwicklung neuronaler Strukturen des Gehirns nachgewiesen werden (Irle et al. 2011). Über epigenetische Mechanismen kommt es zu Veränderungen auf molekularer Ebene, denen klinisch höchst relevante Funktionseinschränkungen entsprechen. Damit wird auch deutlich, in welchem Maße neurobiologische Forschung weniger die Systematik unserer gängigen deskriptiven Diagnosesysteme bestätigt hat als vielmehr das psychodynamische Konzept der Ich-strukturellen Defizite oder Ich-Funktionsstörungen, das von Hartmann (1950), Bellak (1973) und Rudolf (2020) ausgearbeitet wurde und in der Strukturachse der OPD-2 (Arbeitsgruppe OPD 2014) einen zeitgemäßen Niederschlag gefunden hat (Henningsen 1998)[6].

3. Mit dem Prinzip der erfahrungs- und interaktionsabhängigen Neuroplastizität lassen sich *biologische, psychodynamische und auch verhaltenstherapeutisch orientierte Verständnisebenen* hervorragend aufeinander beziehen, ohne dass einer Ebene gegenüber der anderen ein Vorrang eingeräumt werden müsste (Henningsen & Kirmayer 2000).

4. Unter therapiepraktischen Gesichtspunkten können neurobiologische Erklärungsmuster *Vor- und Nachteile* haben.

In der Behandlung komplex traumatisierter Patienten haben neurobiologische Erklärungsmuster oft eine entlastende Wirkung, weil sie die Patienten von Schuld- und Versagensgefühlen entlasten. In einem anderen Kontext können sie jedoch auch die Selbstwirksamkeitserwartungen von Patienten schwächen, wenn sie dazu führen, dass Patienten das Zutrauen in die eigenen Möglichkeiten der Problemlösung verlieren und alle Hoffnung auf eine von außen kommende Heilung setzen. Im Einzelfall können neurobiologische Erklärungsmodelle auch stigmatisierend wirken (Angermeyer et al. 2014).

5. Es wäre völlig unangebracht und beruhte auf reduktionistischen Vorannahmen, wollte man neurobiologischen Modellvorstellungen einen höheren Rang im Erkenntnisprozess zuerkennen als psychologischen Erklärungsmodellen. Der selbst im Umfeld von Psychotherapie zu beobachtende *Psychobiologismus* hat in Verbindung mit der Weigerung, sich mit wissenschaftsphilosophischen Voraussetzungen und den daraus ableitbaren Konsequenzen auseinanderzusetzen, zu der von Hoffmann (2015) zu Recht beklagten *Simplifizierung* der ätiologi-

schen und pathogenetischen Konzepte geführt.

> Henningsen (2009) hat eindringlich auf die Gefahren reduktionistischer Konzeptionen im Umgang mit psychischen Störungen hingewiesen. Es kann kein Zweifel daran bestehen, dass die psychische Phänomenebene konstitutiv und essenziell an die psychologisch-hermeneutische Beschreibungssprache gebunden ist (Henningsen 1998)[7].

6. Keinesfalls darf die psychologisch-hermeneutische Ebene zu einem Epiphänomen neurobiologischer Prozesse herabgestuft werden. Die *Perspektive der »ersten Person«*, die man mit den Begriffen der hermeneutisch erfassbaren Sinndimension und dem nur subjektiv erfahrbaren Erlebnischarakter von Sinnesempfindungen in Verbindung bringen kann, lassen sich nicht auf eine neurobiologische Beschreibungsebene reduzieren (Angehrn 2012; Roth 2003).

> Was wir brauchen, sind neurobiologisch informierte Modelle, die biografisch-individuelle und kontextbedingte psychosoziale Faktoren ebenso würdigen wie die neurobiologischen Aspekte, in der Praxis ebenso wie in der Forschung. Die wechselseitige Interaktion zwischen den mentalen und den Gehirnprozessen hat Gabbard (2000, S. 117) treffend mit der Formel zum Ausdruck gebracht: »Mentale Phänomene entstehen aus dem Gehirn, aber subjektive Erfahrung beeinflusst auch das Gehirn.« (Übers. WW). Dass dabei immer eine Erklärungslücke bestehen bleiben wird, gilt es anzuerkennen (Levine 1997).

Weiterführende Literatur

Brunner J (2017). Psychotherapie und Neurobiologie. Neurowissenschaftliche Erkenntnisse für die psychotherapeutische Praxis. Stuttgart: Kohlhammer.

Cozolino L (2007). Die Neurobiologie menschlicher Beziehungen. Kirchzarten bei Freiburg: VAK.

Cozolino L (2017). Warum Psychotherapie wirkt. Mit unserem Geist das Gehirn verändern. Freiburg: Arbor.

Henningsen P (2000). Vom Gehirn lernen? Zur Neurobiologie von psychischer Struktur und innerer Repräsentanz. Forum Psychoanal 16:99–115.

Juckel G, Edel M-A (Hg) (2014). Neurobiologie und Psychotherapie. Integration und praktische Anwendung bei psychischen Störungen. Stuttgart: Schattauer.

Plassmann R (2007). Die Kunst des Lassens. Gießen: Psychosozial-Verlag.

Plassmann R (Hg) (2009). Im eigenen Rhythmus. Gießen: Psychosozial.

Porges SW (2021). Die Polyvagal-Theorie und die Suche nach Sicherheit. Traumabehandlung, soziales Engagement und Bindung. 4. Aufl. Lichtenau: Probst.

Roth G (2003). Fühlen, Denken, Handeln. Wie das Gehirn unser Verhalten steuert. Frankfurt: Suhrkamp.

Rüegg JC (2011). Mind & Body. Wie unser Gehirn die Gesundheit beeinflusst. Stuttgart: Schattauer.

Schiepek H (Hg) Neurobiologie der Psychotherapie. 2. Aufl. Stuttgart: Schattauer.

Anmerkungen

1 Traditionelle Vorstellungen, Lernvorgänge mit verhaltenstherapeutischen und Beziehungserfahrungen mit psychodynamischen Verfahren in Zusammenhang bringen zu wollen, müssen heute als obsolet angesehen werden. Keine Form der Psychotherapie kommt ohne das Zusammenwirken beider Modi aus.

2 Wenn metaphorisch von einem rechtsseitig lokalisierten »sozialen Gehirn« als dem wichtigsten Substrat des menschlichen Unbewussten die Rede ist (Cozolino 2007, 2017; Schore 2014), darf dies nicht in dem Sinne missverstanden werden, als könne man nun dem »Unbewussten« der Psychoanalyse eine Lokalisation im Gehirn zuweisen.

3 Das Konzept des »Toleranzfensters« (Siegel 1999) beschreibt ein Modell des Erregungsniveaus, das zwischen einer Unter- und einer Übererregung des autonomen Nervensystems angesiedelt ist und eine optimale neuronale Kommunikation ermöglicht (Ogden et al. 2009). Dieses Modell kann nach der polyvagalen Theorie von Porges (2021) konzipiert werden, die innerhalb des parasympathischen Nervensystems einen ventralen und einen dorsalen Zweig unterscheidet. Der ventrale Vagus wird auch als System des sozialen Engagements bezeichnet. Indem wir das Erregungsniveau im Toleranzfenster halten, schaffen wir die Voraussetzung für die Integration der Top-down und der Bottom-up-Verarbeitung und halten das soziale Engagement-System »online« (Ogden et al. 2009).

4 Es ist allerdings auch nicht gerechtfertigt, Kurzzeittherapien prinzipiell für unwirksam zu erklären, weil in der kurzen Zeit ihrer Inanspruchnahme keine neuronalen Strukturänderungen zu erwarten seien. Eine solche Behauptung würde die Effekte unterschätzen, die einsetzen können, wenn mittels ressourcenaktivierender Interventionen verschlossene Wege wieder gangbar gemacht werden.

5 Ein Konzept der Veränderung durch psychodynamische Therapie wurde von Gumz et al. (2008) vorgelegt. Es kombiniert psychodynamische Überlegungen mit solchen der Synergetik (Haken 1990). Zu therapeutischer Veränderung kommt es, wenn der psychotherapeutische Prozess über Phasen vorübergehender kritischer Destabilisierung hinweg von einem alten zu einem neuen Systemzustand gelangt.

6 Leider haben die mit erheblichen finanziellen Mitteln geförderten bildgebenden Verfahren nicht immer die Erwartungen erfüllt, die man auf sie gerichtet hatte. Das erhoffte vertiefte Verständnis für psychotherapeutisch induzierte neuronale Prozesse ist bisher ausgeblieben. Möglicherweise wären die umfangreichen, für Studien mit bildgebenden Verfahren bereitgestellten Forschungsgelder besser in aussagekräftige Psychotherapiestudien investiert worden (Brunner 2017).

7 Die Phänomenebene beinhaltet einen Bereich des psychischen Erlebens und Verstehens, der nur aus der Perspektive der ersten Person zugänglich ist (Henningsen & Kirmayer 2000). Diesen Bereich gilt es zu fördern, die Sprache der introspektiven Beschreibung und Erklärung sollte gestärkt und nicht weiter geschwächt werden. Denn zweifellos werden wissenschaftlich akzeptierte psychosoziale Erklärungen menschlichen Erlebens und Handelns unverzichtbar bleiben. Dies gilt vor allem deshalb, weil nicht immer absehbar ist, welche Ebene der Modell- und Hypothesenbildung für die Prädisposition einer Störung therapeutisch und handlungspraktisch relevanter ist: die phänomenal-introspektiv beschreibende oder die neurobiologische – dies darf der empirischen Klärung überlassen bleiben.

3.7 Unbewusste motivationale Konflikte blockieren die Mobilisierung von Ressourcen

3.7.1 Die Bedeutung motivationaler Konflikte

Ähnlich wie die Wertschätzung des Unbewussten zählt das Konfliktverständnis zu den zentralen Merkmalen des psychodynamischen Verständnisses pathologischer Phänomene.

An der Existenz *ubiquitärer Konfliktkonstellationen* besteht kein Zweifel. Vielfältige motivationale Kräfte – Wünsche, Bedürfnisse und Impulse nach Bindung, Sexualität, Selbstbehauptung, aversiver Abgrenzung, Kontrolle, Selbstwertregulierung, Identität – können miteinander in Gegensatz geraten und intrapsychische oder interpersonelle Konflikte auslösen. Abkömmlinge dieser Wünsche, Bedürfnisse und Impulse tauchen im Bewusstsein als Fantasien, Gedanken oder Gefühle auf[1]. Die psychodynamische Krankheitstheorie geht zwar von der grundlegenden Bedeutung motivationaler Konflikte für die Entwicklung psychischer Störungen aus. Doch geht es dem psychodynamischen Konfliktverständnis nicht um die Vielzahl möglicher Konflikte, sondern in einem spezifischen Sinne um *pathogene unbewusste Konflikte* zwischen entgegengesetzten Motivkräften, die ihren Ursprung in konflikthaften Beziehungserfahrungen haben (Mentzos 1984).

> Die Bedeutung der unbewussten Konfliktdimension wird unabweisbar deutlich, wenn wir uns an die Fälle erinnern, bei denen alle Versuche, auf der bewussten Ebene zu einer angemessenen Problemlösung zu gelangen, gescheitert waren und erst die Klärung der unbewussten Bedeutung, die das Konfliktgeschehen für die betroffene Person hatte, eine Entlastung bringen konnte.

In therapeutischer Hinsicht zielt konfliktorientierte psychodynamische Arbeit darauf ab, unbewusste motivationale Konflikte einschließlich der an ihnen beteiligten, ins Unbewusste verschobenen Bedürfnisse, Wünsche oder Impulse und der gegen ihr Bewusstwerden gerichteten Abwehrformen *dem Bewusstsein zugänglich zu machen.*

> Die Bewusstmachung unbewusster Konflikte ist kein Selbstzweck. Sie stellt jedoch die Voraussetzungen her, die notwendig sind, um zu einer Konfliktlösung auf bewusster Ebene zu gelangen. Dabei erweist sich die mit ihrer Hilfe erreichte Klärung motivationaler Konflikte als entscheidendes Moment auf dem Weg zu ihrer Entschärfung oder Auflösung. Sobald die Konfliktlage dem Bewusstsein zugänglich ist, können sich weitere Prozesse anschließen, die entweder in eine Konfliktlösung einmünden oder bewirken, dass der Konflikt erträglich bleibt und/oder keine nennenswerten psychopathologischen Störungen mehr auslöst.

Die eigentliche *Konfliktlösung* ist nicht Gegenstand der einsichtsfördernden therapeutischen Arbeit. Sie bedarf in aller Regel – zumindest sofern eine ausreichende Ausstattung mit den dafür notwendigen Ich-Funktionen gegeben ist – keiner zusätzlichen therapeutischen Unterstützung.

> In den meisten Fällen können wir davon ausgehen, dass Patienten, deren Symptomatik wir mit der Aktivierung unbewusster Konflikte in Zusammenhang bringen, über genügende Ressourcen im Sinne von Kom-

petenzen verfügen, um lösbare Konflikte einer Lösung zuzuführen oder bei nicht lösbaren Konflikten die Konfliktspannung zu ertragen. Diese Kompetenzen könnten sie nicht nutzen, wenn das Konfliktgeschehen im Unbewussten verblieben wäre. *Daher können wir sagen, dass die konfliktaufdeckende Arbeit die Ressourcen, über die unsere Patienten verfügen, erst freisetzt.*

Die Überzeugung von der grundlegenden Bedeutung motivationaler Konflikte für die Störungsentstehung behält ihre Gültigkeit auch, nachdem die klassische dualistische Trieblehre ihre universelle Erklärungskraft verloren hat. Sie bleibt auch dann gültig, wenn wir die heute weithin akzeptierten, biologisch fundierten Motivationstheorien zugrundelegen, die eine breitere Differenzierung der motivationalen Systeme annehmen. Die beiden wichtigsten biologisch fundierten Motivationstheorien sind:

1. Die Theorie der basalen emotionalen Systeme nach Panksepp (1998) unterscheidet 7 evolutionär angelegte Instinktsysteme: SEEKING, RAGE, FEAR, LUST, CARE, PANIC/GRIEF und PLAY[2], die überwiegend im Hirnstamm lokalisiert und allen Säugetieren gemeinsam sind (Panksepp & Biven 2012).

2. Die Motivationstheorie von Lichtenberg et al. (2000), die auch die von der Psychoanalyse identifizierten motivationalen Faktoren stärker berücksichtigt, postuliert 5 unabhängige, biologisch vorprogrammierte motivationale Systeme, die von Geburt an vorhanden sind und sich durch die gelebte Erfahrung ausformen. Sie umfassen das

- Bedürfnis nach psychischer Regulierung physiologischer Erfordernisse
- Bedürfnis nach Bindung und Zugehörigkeit
- Bedürfnis nach Selbstbehauptung und Exploration
- Bedürfnis, aversiv zu reagieren durch Widerspruch oder Rückzug
- Bedürfnis nach sinnlichem Genuss und sexueller Erregung.

Angesichts der ungeordneten Theorielandschaft im Bereich der Psychoanalyse (→ Kap. 1.2) wundert es nicht, dass bisher kein Konsens erzielt werden konnte, welche moderne und mit unseren Nachbarwissenschaften kompatible Motivationstheorie an die Stelle der dualistischen Triebkonzeptionen Freuds treten sollte (Benecke & Brauner 2017)[3].

> Umso erstaunlicher ist es, dass die Grundgedanken der klassischen, am Strukturmodell der Psychoanalyse (Freud 1923b) orientierten und von der Ich-Psychologie weiter ausgearbeiteten Konflikttheorie den Abschied von der klassischen Triebtheorie im Wesentlichen unbeschadet überlebt haben. Nach breit übereinstimmender Auffassung haben sie für die klinisch-praktische psychodynamische Arbeit an unbewussten Konflikten ihren Wert behalten, auch wenn wir der Triebtheorie nicht mehr folgen, sondern eine andere Motivationstheorie zugrunde legen wollen[4].

Im Einklang mit dem breit akzeptierten biopsychosozialen Modell (Adler 2009) gehen wir davon aus, dass Verhalten und Symptome nicht nur durch Konflikte, sondern immer auch durch somatische, neurobiologische und soziale Faktoren bestimmt werden. Zirkuläre Dynamiken kennzeichnen die wechselseitige Beeinflussung von Neurobiologie, sozialem Milieu, Familiensystemen sowie kulturellen und gesellschaftlichen Faktoren[5].

3.7.2 Der langsame Abschied von der Triebtheorie Freuds

Dass der Abschied von der psychoanalytischen Triebtheorie auch Vertretern moderner Psychoanalyse mitunter schwerfällt, verwundert nicht. Dies mag mit einer verständlichen Loyalität gegenüber dem herausragenden Begründer der Psychoanalyse zusammenhängen, der an ihrer Bedeutung nicht zweifelte (Freud 1905), aber auch noch mit anderen Faktoren, auf die wir noch eingehen werden. Zumindest zeigt ein Blick auf die Geschichte der psychoanalytischen Theorieentwicklung, wie langsam die Abkehr von der Dominanz der Triebtheorie vonstattenging.

Verfolgen wir die einzelnen Stationen der psychoanalytischen Theorieentwicklung unter der Perspektive ihrer Stellung zur Triebtheorie, so können wir eine in mehreren Stufen erfolgende Loslösung von dem Gedanken der Triebbesetzung von Objekten zum Zweck der Triebbefriedigung erkennen. Während die Theoretiker der psychoanalytischen Ich-Psychologie noch vollumfänglich auf dem Boden der Triebtheorie Freuds standen, haben Vertreter der Objektbeziehungstheorien nicht mehr den Vorgang der Triebbesetzung von Objekten, sondern die Sicht auf das »Objekt« ins Zentrum ihrer Aufmerksamkeit gerückt. Der Begriff des »Objektes« wurde zwar beibehalten, doch verlor er zunehmend seinen ursprünglichen Sinn im Kontext der Triebbefriedigung, und mehr und mehr bezeichnete er Repräsentanzen menschlicher Beziehungen. Balint (1966) hat mit dem Begriff der »primären Objektliebe« ein Bindungsphänomen beschrieben, und schrittweise hat auch Fairbairn (1944, 1946, 1952) mit seinem Konzept der Objektsuche die Objektbeziehung vom Triebgedanken zu lösen versucht. Mit der Selbstpsychologie Kohuts (1977) kam es zum ersten Mal zum offenen Bruch mit der klassischen Trieblehre, indem an die Stelle des Triebkonflikts das Defizit in der Selbstentwicklung aufgrund versagender Beziehungserfahrungen als entscheidender Faktor für die Entwicklung trat. Eine endgültige Verabschiedung von der Triebtheorie zugunsten einer radikalisierten Beziehungstheorie vollzogen dann die Vertreter der intersubjektiven und der relationalen Psychoanalyse, die in der Reflexion eigener Verstrickungen in Übertragungs-Gegenübertragungs-Szenarien ein wichtigeres therapeutisches Element sahen als in der Bewusstmachung unbewusster motivationaler Konflikte.

Manchen zeitgenössischen Theoretikern erschien die mit dieser Entwicklung einhergehende – aus unserer Sicht nur vermeintliche – Entfernung von den biologischen Wurzeln unseres Handelns befremdlich. Vor allem sahen sie darin eine Unterbewertung der strukturierenden Einflüsse und Wirkmächtigkeit des Sexuellen und Aggressiven auf individualpsychologischer und gesamtgesellschaftlicher Ebene. Sie machten geltend, dass die Massivität aggressiver und destruktiver Phänomene im alltäglichen Zusammenleben und in gesellschaftlichen Kontexten es unverzichtbar mache, der offensichtlichen Triebnatur des Menschen auch theoretisch Rechnung zu tragen. Folgerichtig rief diese Auffassung eine Gegenbewegung in der gegenwärtigen Psychoanalyse-Landschaft auf den Plan, die die genannten Aspekte in einer *»zeitgemäßen« Triebtheorie* besser aufgehoben sieht (Laplanche 1992; Müller-Pozzi 2008)[6].

Die Argumente können uns letztlich nicht überzeugen. Zum einen lassen die umfänglichen Befunde der modernen Neurowissenschaften keinen Zweifel daran, dass die klassischen Triebtheorien nicht nur wegen ihres dualistischen Charakters, sondern auch wegen einer Vielzahl ihrer Implikationen mit dem heutigen Wissensstand nicht mehr vereinbar sind. Weder kann Freuds Konzeption eines Todestriebs (Freud 1920) noch der duale Charakter der Triebtheorien aufrechterhalten werden. Auch ist es nicht möglich, das wichtige Bindungsmotiv einem übergeordneten Motivsystem wie dem Sexual- oder dem Lebenstrieb zuzuschlagen (Solms 2015; Benecke & Brauner 2016)[7]. Darüber hinaus denken wir, dass es zur Erklärung der unbestreitbaren Phänomene von Aggressivität, Destruktivität und Gewalt im individuellen und gesellschaftlichen Bereich nicht notwendig ist, am Triebbegriff oder an einer der dualistischen Triebtheorien – und möglicherweise sogar am Konzept des Todestriebes – festzuhalten, da auch die neueren Motivationstheorien unseren biologischen Wurzeln nahestehen und genügend Erklärungsmöglichkeiten für aggressive und destruktive Phänomene bieten[8].

Wenn wir die soeben genannten Aspekte gegeneinander abwägen, können wir – nicht zuletzt wegen der in Kap. 1.2 begründeten Forderung nach einer Kompatibilität unserer Theoriebildung mit Befunden der Nachbarwissenschaften – die klassische Triebtheorie nicht mehr als eine heute noch gültige psychoanalytische Motivationstheorie anerkennen.

Wir sind fest davon überzeugt, dass Freud, wären ihm die Erkenntnisse der modernen Neurowissenschaften zugänglich gewesen, dies nicht anders gesehen hätte. Für ihn war die »Trieblehre das bedeutsamste, aber auch das unfertigste Stück der psychoanalytischen Theorie« (Freud 1905, S. 67), und in seinem Bemühen, »die Psychologie zu einer Naturwissenschaft wie jede andere auszugestalten«, war er sich ihres vorläufigen Charakters sehr bewusst (Freud 1940, S. 80). Er hätte nicht gezögert, seine Triebkonzeption den modernen Erkenntnissen anzupassen.

Mit der Verabschiedung der klassischen triebtheoretische Konzeptionen müssen wir uns auch von einigen lieb gewordenen, aus der Triebtheorie abgeleiteten theoretischen Vorstellungen trennen, die die frühe Entwicklung betreffen. Dazu zählen theoretische Konstruktionen wie die des *primären Narzißmus* (Freud 1914) oder die *Annahme einer autistischen und symbiotischen Phase* der frühen Kindheitsentwicklung (Mahler et al. 1980). Die ausgeprägten Fähigkeiten von Säuglingen zur Unterscheidung von Selbst und Nicht-Selbst (Dornes 1993) gestatten es nicht, den Begriff des Autismus oder die Annahme einer symbiotischen Verschmelzung, die zur Beschreibung von pathologischen Phänomenen Erwachsener sehr wohl ihre Berechtigung haben, als eine angemessene Kategorie frühen Erlebens zu verwenden (Kächele et al. 2001)[9].

3.7.3 Moderne psychoanalytische Motivationstheorien

Wegen der großen Vielfalt der durch eine psychoanalytische Motivationstheorie zu erfassenden Motivtypen sind an die Stelle des klassischen Triebbegriffs andere Begriffe getreten, die ihn mit unterschiedlicher Akzentuierung zu ersetzen beanspruchen: Mal ist von einem Bedürfnis oder Grundbedürfnis die Rede, mal von einem Wunsch oder einem Impuls; daneben findet sich auch der Begriff des Begehrens. Bedürfnisse, Wünsche und Impulse können alle miteinander in Konflikt geraten und prinzipiell Teil eines störungsbegründenden motivationalen Konfliktes sein.

Wir wollen uns daher einigen der wichtigsten, von psychoanalytischer Seite beschriebenen grundlegenden Motivationen zuwenden:

1. Ferenczi (1932), Balint (1966) und Fairbairn (1950) haben schon früh auf den Vorrang der *Objekt- und Bindungssuche* vor der Triebbefriedigung hingewiesen. Für sie war das Bedürfnis, eine fürsorgliche und zärtliche Beziehung zu anderen Menschen herzustellen, allein mit der Suche nach Lustgewinn nicht abgedeckt. Formell noch auf dem Boden der Triebtheorie Freuds stehend, haben sie wichtige Inhalte der Bindungstheorie Bowlbys (1969) vorweggenommen[10].

Wir betrachten das Bindungsbedürfnis heute als unverzichtbaren Teil einer modernen psychoanalytischen Motivationstheorie. Bindung dient vor allem der Regulation der eigenen Emotionen. Für das kleine Kind ist eine Bezugsperson essenziell, die in der Lage ist, seine oft heftigen Affekte zu regulieren. Aber auch im späteren Leben sind wir auf Bindungen angewiesen, die uns helfen, unsere Emotionen zu regulieren. Dabei binden wir uns nicht nur an andere Personen, sondern auch an Gegenstände, Institutionen, sogar Ideen und Gedankengebäude. Eine Bindung wird umso stärker sein, je besser sie unserer Affektregulierung dient. Da es andererseits Menschen gibt, die bewusst auf Bindungen verzichten, weil sie befürchten, dass diese ihre Emotionsregulierung beeinträchtigen könnten, müssen wir annehmen, dass das Bedürfnis nach Affektregulierung das höherrangige Bedürfnis darstellt und das Bindungsbedürfnis erst begründet (Schore 2007).

2. Auf das Grundbedürfnis nach *Sicherheit und Wohlbefinden* haben aus objektbeziehungstheoretischer Sicht vor allem Sandler und Sandler (1960) hingewiesen. Wir könnten auch von einem Grundbedürfnis der Geborgenheit sprechen. Ein solches Grundbedürfnis ist nicht mit dem Bedürfnis nach Lustgewinn oder Unlustvermeidung gleichzusetzen.

Es ist ihm vielmehr übergeordnet: Unlust kann in Kauf genommen werden, wenn auf andere Weise kein Gefühl von Sicherheit erreicht wird. Im Zusammenhang mit dem Bedürfnis nach Sicherheit wird oft auch ein Bedürfnis nach Orientierung und Kontrolle angeführt (Grawe 2004).

3. Darüber hinaus wurden aus psychoanalytischer Sicht *auf das Selbst bezogene Bedürfnisse* hervorgehoben. Dazu zählen

- das Bedürfnis nach *Autonomie und Individuation* und in Verbindung damit das Bedürfnis nach Selbstbehauptung und Exploration (Erikson 1966/1973; Krause 2012; Mentzos 1984/2013),
- das Bedürfnis nach *Regulation des Selbstwertgefühls* (Kohut 1977/2021).

4. Schließlich kommt dem Bedürfnis nach der *Ausbildung einer stabilen Identität* eine herausragende und vermutlich noch immer zu wenig beachtete Bedeutung zu (Bohleber 2012; Erikson 1966/1973; Ermann 2011). Wir können den vielschichtigen Begriff der Identität hier nicht explizieren. In der Regel bedeutet Identität, mit sich selbst »eins zu sein« und sich gleichzeitig auf stabile Weise einer bestimmten Gruppe, Rolle oder Ideenwelt zugehörig zu fühlen (Erikson 1966; Ermann 2011).

Es scheint, als habe das Bedürfnis nach Ausbildung einer stabilen Identität unter dem Einfluss der gegenwärtigen gesellschaftlichen Anforderungen und Veränderungen immer mehr an Bedeutung zugenommen (Rosa 2005). Da sich sein Scheitern in schwerwiegender Psychopathologie manifestieren kann, bedarf die Thematik der Identität vermutlich weit größerer Aufmerksamkeit, als ihr unter psychoanalytischem Blickwinkel bisher zuteilgeworden ist.

3.7.4 Systematik psychodynamisch relevanter Konflikte

Eine Systematik der psychodynamischen Konfliktbetrachtung lässt an folgende Unterscheidungen denken:

1. Aus psychodynamischer Perspektive lassen sich Konflikte hinsichtlich der Dimensionen *bewusst vs. unbewusst* und *intrapsychisch vs. interpersonell* gliedern. Von unbewussten Konflikten sprechen wir, wenn unser Handeln von einander widersprechenden Motiven bestimmt wird, ohne dass wir uns der Konflikthaftigkeit dieser Motivlage bewusst sind. Auch bewusste Konflikte können unbewusste Elemente enthalten.

Bei einer solchen Betrachtung zeigt sich, dass interpersonelle Konflikte auf vielfältige Weise mit intrapsychischen unbewussten Konfliktkonstellationen verschränkt sein können. Auch wenn interpersonelle Konflikte zwischen zwei oder mehr Personen als solche bewusst erlebt werden, können die Gründe, warum ein bestimmtes Beziehungsangebot als konflikthaft und belastend erlebt wird, gleichwohl unbewusst sein.

2. In seinem topographischen Modell hatte Freud (1900) das System des Bewussten von den Systemen des *Vorbewussten und Unbewussten* unterschieden. Dabei wurde das Unbewusste als »dynamisches Unbewusstes« aufgefasst, dessen Inhalte durch Verdrängung von Wünschen und Fantasien aus dem Bewussten gespeist werden.

Das »dynamische Unbewusste« galt fortan als die für das spezifisch psychoanalytische Verständnis charakteristische Form des Unbewussten, das sich von anderen Formen des Unbewussten unterschied[11], aber auch von dem Vorbewussten, dessen Inhalte zwar nicht unmittelbar zugänglich sind, aber leicht zugänglich gemacht werden können. In dem späteren Strukturmodell hat Freud (1923b) das Unbewusste überwiegend dem Es als dem Ort triebhaften Geschehens zugeordnet. »Wo Es war, soll Ich werden« (Freud 1933, S. 11) wurde zur leitenden Formel. Allerdings finden sich in Gestalt der Abwehrmechanismen auch unbewusste Anteile im Ich[12].

3. Die ich-psychologische Tradition hat, bezogen auf der Strukturmodell der Psychoanalyse (Freud 1923b), zwischen intersystemischen und intrasystemischen Konflikten unterschieden.

Konflikte zwischen den Instanzen des Ich, Es und Über-Ich werden als intersystemische Konflikte innerhalb eines dieser Systeme – beispielsweise Konflikte innerhalb des Systems »Über-Ich« zwischen moralischen Über-Ich-Ansprüchen und Ich-Ideal-Ansprüchen – als intrasystemische Konflikte beschrieben. Von einem intrasystemischen Über-Ich-Konflikt zwischen moralischen Ansprüchen und Ich-Ideal-Forderungen sprechen wir beispielsweise, wenn eine Person nur die Wahl zwischen quälenden Schuldgefühlen oder abgrundtiefen Schamgefühlen hat. Was immer das Schuldgefühl mindert, erzeugt intensive Schamgefühle; alles, was die Schamgefühle reduzieren könnte, würde das Schuldgefühl erhöhen (Wurmser 2011). Konflikte können auch zwischen Wünschen und der äußeren Realität entstehen, etwa wenn der Wunsch nach Intimität sehr groß ist, jedoch ein Partner fehlt.

4. Während in der klassischen Psychoanalyse nahezu ausschließlich intrapsychische Konflikte thematisiert wurden, trat mit der Objektbeziehungstheorie auch die interpersonelle Betrachtung neben die intrapsychische (Balint 1966; Fairbairn 2000; Winnicott 1965).

- Damit wurde der Blick vor allem von den frühen Vertretern der Objektbeziehungstheorien, insbesondere von Balint (1966), Fairbairn (2000) und Winnicott (1965), nicht nur auf die schädigenden und emotional vernachlässigenden Interaktionsmuster früherer Bezugspersonen, sondern auch auf unbewusste Konflikte im Bereich der *Selbst- oder Objektrepräsentanzen* gerichtet. Diese Konflikte bilden sich aus, wenn die aus widersprüchlichen Aspekten der Selbstrepräsentanz oder die aus einander widersprechenden Objektrepräsentanzen resultierenden Konflikte so unerträglich – oder für den Bindungserhalt so bedrohlich – werden, dass ein Teil der Selbst- oder Objektrepräsentanzen ins Unbewusste verlagert werden muss (McWilliams 2011).

  Der Widerspruch zwischen der für den Bindungserhalt zwingend notwendigen guten und liebenden Mutterrepräsentanz und der gleichzeitig bestehenden Repräsentanz einer bestrafenden und kalten Mutterfigur kann so unerträglich oder bedrohlich werden, dass die Repräsentanz der bestrafenden und kalten Mutterfigur aus dem Bewusstsein entfernt werden muss – meist um den Preis von Symptombildungen.

- Ebenfalls aus objektbeziehungstheoretischer Perspektive können unbewusste Konflikte durch miteinander im Widerspruch befindliche *verinnerlichte Objektbeziehungen* – Normen oder Idealvorstellungen (→ Kap. 3.2.2) – entstehen, namentlich dann, wenn mindestens zwei miteinander unvereinbare Muster verinnerlichter Objektbeziehungen in einen unauflöslichen Gegensatz geraten[13]. Um ihn zu entschärfen, bleibt nur die Möglichkeit, eine der beiden verinnerlichten Objektbeziehungen aus dem Bewusstsein zu entfernen.

  Ein unbewusster Konflikt auf der Ebene der verinnerlichten Objektbeziehungen (Normensysteme) kann entstehen, wenn eine verinnerlichte Objektbeziehung (Norm) das Gebot repräsentiert, eine ambivalent geliebte nahe Bezugsperson uneingeschränkt liebevoll versorgen zu müssen, und eine andere verinnerlichte Objektbeziehung (Ideal-Norm) aus Gründen der Selbstachtung gebietet, sich genau von dieser Person entschieden abzugrenzen.

5. Eine weitere Differenzierung bezieht sich auf die Unterscheidung zwischen *Grundkonflikten und aktualisierten Konflikten* (Rudolf 2010). Grundkonflikte entstehen aus dem Widerspruch zwischen den für die kindliche Entwicklung unverzichtbaren Bindungs- und Beziehungsbedürfnissen und der Notwendigkeit, sich der Realität einer beziehungstraumatischen Umwelt anzupassen. Sie resultieren aus frühen Beziehungserfahrungen, die das Kind in eine unlösbare Konfliktlage und kaum erträgliche Gefühlslage versetzt haben. Bei den *Grundkonflikten* unterscheidet Rudolf (2010) einen Grundkon-

flikt der Identität, der Autonomie, der Bindung – der auch als »depressiver Grundkonflikt« bezeichnet wird – und der Nähe. In Abhängigkeit davon, in welchem vorsprachlichen oder sprachlichen Kontext sie auftreten, können reifere und unreifere Grundkonflikte unterschieden werden[14].

Die aus der Unlösbarkeit der Konflikte entstehenden negativen Effekte werden als so ängstigend und leidvoll erlebt, dass sie, um das seelische Gleichgewicht zu erhalten, aus dem bewussten Erleben des Kindes getilgt werden müssen. Die Folge sind bleibende, biografisch verstehbare dysfunktionale Muster des Selbsterlebens, der erlebten Beziehungen, der eigenen Beziehungserwartungen und der eigenen aktiven Beziehungsgestaltung, die sich in schädigender oder pathogener Weise auf Partnerschaften und andere Beziehungen des Erwachsenenlebens auswirken.

6. *Aktualisierte Konflikte* beziehen sich auf Bedürfnisse und Wünsche der Gegenwart, die aus Grundbedürfnissen abgeleitet sind. Nur sie sind der Beobachtung zugänglich. In der – explizit beobachtungsnah konzipierten – *Operationalisierten Psychodynamischen Diagnostik* (OPD-2; Arbeitsgruppe OPD 2014) wurde eine Systematik der wichtigsten psychodynamisch relevanten Konflikte entworfen und mit einer für unterschiedliche Lebensbereiche operationalisierten Beschreibung des beobachtbaren Umgangs mit dem jeweiligen Konflikt versehen.

In der OPD-2 findet sich für jeden Konflikt eine Verhaltensbeschreibung für einen »passiven« Modus, bei dem die Bedürftigkeit vorherrscht, und eine solche für einen »aktiven« Modus, bei dem die Abwehr und kompensatorische Gegenbewegung im Vordergrund steht. Die 7 Konflikte der OPD sind: der Individuations-Abhängigkeits-, der Unterwerfungs-Kontrolle-, der Autarkie-Versorgungs-, der Selbstwert-, der Schuld-, der ödipale und der Identitätskonflikt[15].

7. Mentzos (2011) hat darauf aufmerksam gemacht, dass für die Ausprägung einer Symptomatik und das Erscheinungsbild einer Störung nicht nur die Art des Konflikts, sondern auch der unbewusste *Modus der Konfliktverarbeitung* entscheidend ist. Er schlägt vor, hysterische, zwanghafte, phobische, angstneurotische, narzisstische, psychosomatische, psychosoziale und psychotische Modi zu unterscheiden, wobei diese auch in Kombination vorkommen können.

3.7.5 Die Unterscheidung zwischen »frühen« und »späten« Konflikttypen und die beziehungstraumatische Genese früher Konflikte

Die Perspektive der Konflikte wird gerne der Perspektive der psychischen Traumatisierung gegenübergestellt, gerade so, als handele es sich dabei um zwei vollständig voneinander trennbare Formen von Pathologien. Eine solche Vorstellung wird jedoch der klinischen Realität nicht gerecht. Tatsächlich finden wir vor allem bei den »frühen« Konflikttypen, insbesondere bei Individuations-Abhängigkeits-, Unterwerfungs-Kontrolle- und Autarkie-Versorgungs-Konflikten nach OPD-2 (Arbeitsgruppe OPD 2014) deutliche *bindungstraumatische Schädigungen* durch frühe Bezugspersonen und meist auch die für frühe Bindungstraumatisierungen typischen ich-funktionellen Einschränkungen. Hingegen liegt bei den »späteren« Konflikttypen, vor allem den ödipalen und Identitätskonflikten, eine beziehungstraumatische Genese im engeren Sinne in aller Regel nicht vor (s. Anm. 12).

Der Gewohnheit folgend, bevorzugen wir eine Traumaperspektive dann, wenn wir die schädigende Einwirkung von außen für so massiv halten, dass sie die Verarbeitungskapazität eines jeden Menschen überschreitet, während uns die Konfliktperspektive näher liegt, wenn wir eine stärkere äußere Einwirkung als Auslösemoment für die Entstehung der psychischen Problematik nicht wahrnehmen und stattdessen ein innerpsychisches unbewusstes Konfliktgeschehen vermuten.

Eine ausschließlich *konfliktorientierte Perspektive* wird sich am ehesten bei »späten« Konflikttypen im Sinne der OPD-2 anbieten, bei denen in der Regel keine nennenswerten ich-funktionellen Einschränkungen vorliegen.

So würden wir der Perspektive des unbewussten Konflikts den Vorzug geben, wenn eine Patientin mit einer Konversionsstörung, die keinerlei ich-funktionelle Einschränkungen aufweist, bei Therapiebeginn ausschließlich harmonische zwischenmenschliche Beziehungserfahrungen beschreibt. Eine Bestätigung dieser Hypothese erhalten wir, wenn sie sich unter einem abwehranalytischen und deutenden Vorgehen ihrer abgewehrten intrapsychischen Konflikte bewusst wird.

Blicken wir dagegen auf die große Zahl klinisch relevanter Konfliktkonstellationen, die wir den »frühen« Konfliktmustern zuordnen würden, sind die *Perspektiven von Trauma und Konflikt* so eng miteinander verwoben, als seien sie die zwei Seiten einer Medaille.

Erinnerungen an traumatische Ereignisse können, auch wenn sie bewusst und symbolisch repräsentiert sind, massive intrapsychische Konflikte auslösen. Zum Beispiel können Gewalthandlungen und missbräuchliche Verhaltensweisen durch Bezugspersonen der Kindheit bei den Opfern Gefühle ohnmächtiger Wut und gleichzeitig massive Ängste vor Verlassenheit auslösen. Umgekehrt können schwere intrapsychische Konflikte – wie beispielsweise Konfliktspannungen, die aus dem »Wüten« einer feindseligen, gegen die eigene Person gerichteten archaischen Gewissensinstanz resultieren – eine Qualität annehmen, die so vernichtend ist, dass sie derjenigen nach der Einwirkung äußerer Traumen nicht nachsteht.

Wir sehen also, dass es bei den »frühen« Konflikten eine Frage der Abwägung ist, ob wir den Blick eher auf die widerstreitenden Kräfte im Inneren oder auf die belastenden Einwirkungen von außen richten wollen (→ Kap. 4.2). Wir können uns eine *Ergänzungsreihe* vorstellen, an deren einem Pol die innere Konfliktdisposition und am anderen Pol der Einfluss belastender Einwirkungen als bedeutsamer anzusehen ist.

Wenn wir uns vergegenwärtigen, dass (1) psychische Traumatisierungen, zumindest dann, wenn sie in einem Bindungskontext vorkommen, immer mit massiven interpersonellen und intrapsychischen Konflikten einhergehen, (2) aktuelle krankheitsrelevante Konfliktkonstellationen regelhaft ihre Wurzeln in ungelösten Grundkonflikten auf der Basis lebensgeschichtlicher Belastungen haben und (3) traumatische Lebenserfahrungen in erheblichem Maße zu ich-funktionellen Einschränkungen im

Bereich der Selbst- und Beziehungsregulation führen, wird die enge Verflechtung nicht nur der beiden Perspektiven miteinander, sondern auch die Nähe beider zur Perspektive der eingeschränkten Ich-Funktionen offensichtlich.

3.7.6 Symptome und Kompromissbildungen als Elemente der klassischen Konflikttheorie

Wenden wir uns nun den überwiegend *»späteren« Konflikttypen* zu, bei denen wir der Perspektive des pathogenen unbewussten Konflikts den Vorzug geben. Im Kern geht es bei diesen Konflikten darum, dass Wünsche, Bedürfnisse, Impulse, Gefühle, Gedanken oder Gefühle oder auch Repräsentanzen des Selbst und wichtiger Bezugspersonen nicht miteinander oder mit den Anforderungen der inneren normgebenden Instanzen oder der äußeren Realität in Einklang zu bringen sind. Die konflikthaften Inhalte sind zwar im explizit-deklarativen Gedächtnis gespeichert, jedoch mittels unterschiedlicher Mechanismen dem Bewusstsein entzogen, weil ihr bewusstes Erleben mit erheblicher Unlust, Spannung und emotionaler Belastung verbunden wäre.

Die abgewehrten Inhalte können Erinnerungen an Ereignisse oder Handlungen, Affekte, Fantasien und Konflikte sein. Vollzogen wird die Abwehr in erster Linie durch die Abwehrmechanismen (A. Freud 1936). Aber auch Verhaltensmuster aller Art, somatische Symptome und Affekte können in den Dienst der Abwehr treten. Doch bleibt zu berücksichtigen, dass die genannten Abwehrformen vor allem Konfliktmuster erreichen, die in verbalen Phasen der Entwicklung ihren Ursprung haben (Andrade 2005).

Damit dieser Widerspruch nicht ein Übermaß an emotionaler Anspannung hervorruft, die die Alltagsbewältigung gefährden würde, werden – so die Annahme der klassischen psychoanalytischen Konflikttheorie – *Kompromisse* gefunden.

Dies entspricht einem allgemeinen Prinzip psychischen Funktionierens: So ubiquitär wie Konflikte im menschlichen Leben sind, sind auch die zu deren Lösung gefundenen Kompromissbildungen. Dabei können wir jeden Aspekt aus dem Leben unserer Patienten unter dem Blickwinkel einer Kompromissbildung betrachten. Prinzipiell können nicht nur Symptombildungen, sondern alle Gedanken oder Handlungen – Berufswahlen, Partnerwahlen oder die Wahl sozialer oder privater Interessen und Aktivitäten – als Ausdruck von Kompromissbildungen verstanden werden. Lediglich unterscheiden sich pathologische Kompromissbildungen von den vielfältigen erfolgreichen Kompromissbildungen dadurch, dass sie weniger Gratifikation bieten und mehr Unlust bereiten.

Unter dem Vorbehalt, dass die Annahme einer *Kompromissbildung* als Erklärung von körperlicher oder psychischer Symptombildung unter einer neurobiologischen Perspektive möglicherweise durchgängig nicht haltbar ist (Deneke 2013)[16], betrachten wir sie unter klinischen Gesichtspunkten jedoch nach wie vor als hilfreich, wenn wir sie aus dem engeren Kontext der dualistischen Triebtheorie lösen. So modifiziert, nimmt das Modell an, dass (1) ein Wunsch, Bedürfnis oder Impuls (ursprünglich ein »Trieb«),

(2) ein Verbot im Sinne einer Bestrafungsangst oder einer Gewissensforderung und (3) eine bestimmte Form der Abwehr zu einer Kompromissbildung führen. Letztere kann in einer Symptombildung, in einem Verhaltensmuster oder in einer Charakterbildung bestehen, die in der Regel durch gehemmte Persönlichkeitszüge und defensive Einstellungen, gelegentlich aber auch durch überkompensatorische Eigenschaften geprägt ist (Brenner 1974).

Die Komponenten einer solchen Kompromissbildung sind

- ein intensiver kindlicher *Wunsch* oder Gedanke, der als Derivat eines kindlichen Bedürfnisses oder Wunsches aufgefasst und aufgrund der *Forderungen der eigenen normgebenden Instanzen* – mit ihren Ich-Ideal-Anteilen oder verbietenden Seiten – als unerfüllbar angesehen wird,
- *unlustvolle Affekte* der Angst oder Depressivität, die von Strukturen ausgehen, die eine Befriedigung dieser Wünsche verbieten oder bestrafen,
- der Versuch eines *intrapsychischen Kompromisses*, bei dem die betroffene Person versucht, die Derivate der verbotenen oder schambesetzten Wünsche oder Bedürfnisse zu befriedigen, ohne dass zu viele Kosten in Form von Unlust entstehen (Brenner 1983).

Letztlich entscheidet die Verfügbarkeit von Ich-Funktionen darüber, in welchem Maße eine Kompromissbildung gelingt und ob sie auf eine adaptive oder maladaptive und pathologische Weise zustande kommt. Je besser die erforderlichen Ich-Funktionen verfügbar sind, desto eher wird es möglich sein, dass die Wünsche, Affekte, Bedürfnisse und Impulse auf flexible Weise eine Befriedigung erfahren können. Je schlechter sie zur Verfügung stehen, desto eher müssen die Wünsche, Impulse oder Bedürfnisse unterdrückt oder maladaptiv ausagiert werden, um ein Übermaß an Angst, Schuld- oder Schamgefühlen zu vermeiden.

Während die große Zahl kindlicher Konfliktsituationen, die in einem überwiegend fürsorglichen Umfeld entstanden sind – Wünsche und Impulse nach trotzigem Aufbegehren oder nach ödipaler Nähe zum gegengeschlechtlichen Elternteil –, in der Regel *erfolgreich ins Unbewusste verdrängt* wurden und allenfalls *unter sehr spezifischen Auslösebedingungen* ins Bewusstsein drängten, konnten konflikthafte kindliche Wünsche oder Bedürfnisse, die mit Zurückweisung, Missachtung oder Misshandlung beantwortet wurden, nur mit erheblicher Konfliktspannung im »Vergangenheits-Unbewussten« (Sandler & Sandler 1985) verbleiben[17]. Die konfliktreichen Erfahrungen konnten nicht genügend integriert werden, die aus ihnen resultierenden Grundkonflikte blieben im Kern ungelöst – mit der Folge, dass eine *anhaltende Konfliktspannung* fortbestand und nur Kompromissbildungen gefunden werden konnten, die entweder keine dauerhafte Beruhigung des Konfliktes erlaubten oder mit erheblichen Einschränkungen der Persönlichkeitsentwicklung verbunden waren.

Von einer eher *maladaptiven oder pathologischen Kompromissbildung* würden wir dann sprechen, wenn sie dazu führt, dass

- eigene Bedürfnisse, Wünsche oder Impulse stark eingeschränkt oder unterdrückt werden müssen,
- psychische oder psychosomatische Symptome auftreten, die die noch immer verbliebene Konfliktspannung anzeigen,
- Angst oder depressive Affekte im Sinne von Schuld- oder Schamgefühlen entstehen,
- Hemmungen von Ich-Funktionen oder Kompetenzen vorliegen,

- eine Tendenz zu selbstschädigenden Mustern vorherrscht,
- durch sie immer wieder interpersonelle Konflikte mit Personen des Alltagslebens entstehen (Mertens 2009).

Zahlreiche *Persönlichkeitsentwicklungen* enthalten daher ins Unbewusste verdrängte Motivkonflikte in gebundener Form samt ihren kompromisshaften Konfliktlösungen. Das gefundene Gleichgewicht kann jedoch gestört werden,

- wenn eine der beiden Konfliktkomponenten durch eine aktuelle auslösende Einwirkung in besonderer Weise aktiviert wird, sodass dem gefundenen Kompromiss die Grundlage entzogen wird,
- wenn die gefundenen Kompromissbildungen selbst in ihrer »erwachseneren« Ausprägung bei Interaktionspartnern des Alltags Irritationen und negative Reaktionen auslösen, die dann auf Seiten des Patienten kindliche Erfahrungen von Ablehnung und Zurückweisung wachrufen.

Unter bestimmten auslösenden Bedingungen – wenn beispielsweise Personen oder Situationen der Gegenwart eine Merkmalsähnlichkeit mit frühen Bezugspersonen oder Situationen erkennen lassen – reichen die Abwehrkräfte nicht mehr aus, um das Konfliktgeschehen vom Bewusstsein fernzuhalten.

Zusammenfassend können wir die wichtigsten Bestandteile der für uns klinisch noch immer gültigen klassischen psychoanalytischen Konflikttheorie so skizzieren (Rudolf 2010):

1. Wenn wir davon ausgehen, dass Beziehungswünsche der Kindheit mit negativen Beziehungserfahrungen durch wichtige Bezugsperson verbunden und innerlich mit negativen Gefühlen – der Scham, der Schuld, der Angst, der Ohnmacht oder des Schmerzes – verknüpft wurden, führte das dazu, dass die als gefährlich betrachteten Wünsche und Impulse gehemmt und *mithilfe von Abwehrvorgängen vom bewussten Erleben ferngehalten wurden.*

2. Meist kommt es bei anhaltender Konfliktspannung unter dem Einfluss multipler Abwehrvorgänge zu einer *Persönlichkeitsentwicklung*, bei der ein ausgeprägtes Abwehrverhalten zu Hemmungsphänomenen, geringerer Offenheit gegenüber neuen Lebenserfahrungen, negativer Selbstsicht und negativen Beziehungserwartungen führt.

> Eine solche Persönlichkeitsorganisation weist vielfältige Vulnerabilitäten mit hohem inneren Konfliktpotenzial auf, die unter bestimmten auslösenden Bedingungen der Gegenwart aktiviert werden und ins Bewusstsein drängen können.

3. Die Folge ist, dass die ungelösten Grundkonflikte, auch wenn sie als solche zunächst ins Unbewusste verdrängt wurden, im späteren Leben unter entsprechenden auslösenden Bedingungen *reaktiviert* werden und sich dann in modifizierter Form als *Aktualkonflikte* in Symptomen oder maladaptiven Verhaltensweisen Ausdruck verschaffen können. Auslösende Bedingungen dieser Art liegen vor allem dann vor, wenn eine Person in der äußeren Umwelt auf Bedingungen stößt, die Situationen mit misslingender kindlicher Wunschbefriedigung oder traumatischer Beziehungserfahrung *ähnlich* sind.

> Dies kann zum Beispiel geschehen, wenn die Person auf eine andere Person trifft, die in ihrem Äußeren oder in ihrem Verhalten Merkmalsähnlichkeiten mit frühen Bezugspersonen aufweist. Aber auch äußere Lebensereignisse, die Schwellensituationen im Leben darstellen, können

frühere Konfliktthemen oder traumatische Erfahrungen aktualisieren.

4. Indem nun die kindlichen Wünsche und Impulse mit den sie begleitenden Affekten zunehmend ins Bewusstsein drängen, droht eine *neue konflikthafte Konstellation*, weil die nun aktivierten kindlichen Wünsche, Impulse oder negativen Affekte sich als unverträglich mit den Anforderungen der äußeren Realität oder auch der inneren normgebenden Instanzen erweisen. Um eine bedrohliche Irritation der Alltagsbeziehungen abzuwenden, treten im »Gegenwartsunbewussten« (Sandler & Sandler 1985) Abwehrmechanismen auf den Plan, die das Ziel verfolgen, dem weiteren Andrängen der infantilen Wünsche, Impulse und negativen Affekte ins bewusste Erleben Einhalt zu gebieten.

5. Das gelingt im klinisch relevanten Fall jedoch nur um den Preis *suboptimaler Kompromissbildungen* zwischen dem Wunsch und der gegen ihn gerichteten Abwehr. Die Kompromissbildungen manifestieren sich in *Symptombildungen*, da die den Konflikt begleitenden negativen Affekte durch die Abwehrmechanismen nur inkomplett neutralisiert werden können. Eine solche Kompromissbildung kann darin bestehen, dass Ausdrucksformen des infantilen Wunsches zwar an die Oberfläche des Bewusstseins gelangen dürfen, jedoch nur in einer verkleideten Form, die den ursprünglichen Wunsch- oder Impulscharakter nicht mehr – oder zumindest nicht mehr auf Anhieb – erkennen lassen. Nicht selten lässt sich bei diesen Symptombildungen oder charakterologischen Auffälligkeiten aber noch ihre Herkunft aus einer Kompromissbildung erkennen.

Als klassisches Beispiel für eine solche Form der Kompromissbildung wird gern die konversionsneurotische Armlähmung angeführt, bei der der gehemmte Impuls zuzuschlagen durch die gegen ihn gerichtete Abwehr gehemmt wird.

6. Eine weitere Folge einer ungünstigen Kompromissbildung besteht in der Ausformung von *Persönlichkeitseigenschaften*, die zwar eine gewisse Stabilität bieten, jedoch um den Preis, dass wichtige Lebensbereiche sich nicht in genügendem Maße entwickeln können und zentrale Bedürfnisse unbefriedigt bleiben müssen. In der Regel geht die gefundene Kompromissbildung zu Lasten einer Seite des Konflikts.

Schlechte Kompromissbildungen werden oft über lange Zeit aufrechterhalten, weil sie einmal eine gute Lösung zu einer bestimmten Zeit waren. Das gemeinsame Therapieziel würde dann darin bestehen, die nicht mehr adaptiven Kompromissbildungen zu dekonstruieren und bessere zu finden (Waelder 1936). Wir sollten jedoch immer auch unsere Wertschätzung für die zu gegebener Zeit gefundene Kompromissbildung ausdrücken.

3.7.7 Die therapeutische Bewusstmachung der Komponenten des unbewussten Konflikts

Die psychodynamische konfliktorientierte und deutende Aktivität ist darauf gerichtet, mit den Mitteln der Abwehranalyse (→Kap. 6.2) intrapsychische motivationale Konflikte, Abwehrstrategien und intrapsychische Kompromissbildungen bewusst zu machen. Sind sie einmal bewusst, können die an den Konflikten beteiligten Wünsche, Ängste, Schamgefühle, Gebote, Verbote und die aus ihnen gebildeten Kompromissbildungen auf ihre Tauglichkeit gegenüber den Anforderungen der aktuellen Realität geprüft und im Hinblick auf eine bessere Realitätsanpassung modifiziert oder verworfen werden.

Dabei ist es nicht realistisch, anzunehmen, dass sich alle störungsrelevanten Konflikte während einer Therapie auflösen. Doch können oft adaptivere Kompromissbildungen gefunden werden, die es gestatten, mehr Wünschen zur Befriedigung zu verhelfen, ohne mit selbstbestrafenden Tendenzen auf sie reagieren zu müssen.

Nach einem neueren Verständnis kann die *räumliche Metaphorik*, derzufolge psychische Inhalte aus dem »Universum des Unbewussten« in das »Reich des Bewussten« verschoben werden, theoretisch nicht befriedigen. Auch wenn wir uns mit konflikthaften Aspekten beschäftigen, die bereits eine Repräsentanz besitzen, haben wir es mit prozeduralen Regulierungsprozessen zu tun, die im impliziten Gedächtnis abgespeichert sind und dafür sorgen, dass bestimmte Bedürfnisse oder Wünsche wegen ihrer Unvereinbarkeit mit den Forderungen der inneren normgebenden Instanzen oder der äußeren Realität dem Bewusstsein entzogen werden.

Um sie zu verändern, bedarf es in der Regel einer wiederholten Aktivierung der Repräsentanzen und der mit ihnen verbundenen Emotionen, die nun im Schutz der therapeutischen Beziehung bewusst erlebt und verarbeitet werden können. Bedürfnisse und Wünsche, die zuvor als unerträglich abgewehrt werden mussten, erweisen sich im Lichte der bewussten Reflexion als nicht mehr so bedrohlich. Sie können nun besser differenziert werden: in Anteile, die eher der kindlichen Bedürfniswelt entspringen und in der Gegenwart Verzicht verlangen, und solche, die dem Erwachsenenleben angemessen sind und deren Realisierung aussichtsreich ist (Benecke & Brauner 2016).

Weiterführende Literatur

Balint M (1966/1997). Die Urformen der Liebe und die Technik der Psychoanalyse. Frankfurt/M.: Fischer.

Benecke C, Brauner F (2017). Motivation und Emotion. Psychologische und psychoanalytische Perspektiven. Stuttgart: Kohlhammer.

Bohleber W (2012). Was Psychoanalyse heute leistet. Identität und Intersubjektivität, Trauma und Therapie, Gewalt und Gesellschaft. Stuttgart: Klett-Cotta.

Boll-Klatt A, Kohrs M (2018). Praxis der psychodynamischen Psychotherapie. Grundlagen – Modelle – Konzepte. 2. Aufl. Stuttgart: Schattauer.

Ermann M (2011). Identität, Identitätsdiffusion, Identitätsstörung. Psychotherapeut 56, 135–141.

Giesers P, Pohlmann W (2010). Die Entwicklung der Neurosenformel in den vier Psychologien der Psychoanalyse. Psyche – Z Psychoanal 64, 643–667.

König K (2007). Abwehrmechanismen. 4. Aufl. Göttingen: Vandenhoeck & Ruprecht

Krause R (2012). Allgemeine psychodynamische Behandlungs- und Krankheitslehre. Grundlagen und Modelle. 2. Aufl. Stuttgart: Kohlhammer.

Leuzinger-Bohleber M, Böker H, Fischman T, Northoff G, Solms M (Hg) (2015). Psychoanalyse und Neurowissenschaften: Chancen – Grenzen – Kontroversen. Stuttgart: Kohlhammer.

Lichtenberg J, Lachmann F, Fosshage J (2000). Das Selbst und die motivationalen Systeme.

Zu einer Theorie psychoanalytischer Technik. Frankfurt a. M.: Brandes & Apsel.
Mentzos S (2013). Neurotische Konfliktverarbeitung. Einführung in die psychoanalytische Neurosenlehre unter Berücksichtigung neuer Perspektiven. 24. Aufl. Frankfurt a. M.: Fischer.
Mentzos S (2017). Lehrbuch der Psychodynamik. Die Funktion und Dysfunktion Psychischer Störungen. 8. Aufl. Göttingen: Vandenhoeck & Ruprecht.
Rudolf G (2010). Psychodynamische Psychotherapie. Die Arbeit an Konflikt, Struktur und Trauma. Stuttgart: Schattauer.

Anmerkungen

1 Als Menschen werden wir mit einer Reihe von angeborenen Bedürfnissen geboren. Sofern diese nicht autonom reguliert werden, müssen wir schon als Kleinkinder lernen, für ihre Befriedigung zu sorgen. Dabei erfahren wir, dass die uns zur Befriedigung der angeborenen Bedürfnisse zur Verfügung stehenden Handlungspläne oft miteinander in Konflikt geraten und Konfliktlösungen von uns erwartet werden, für deren Bewältigung wir oft nur unzureichend ausgestattet sind. Letztlich konstituiert aber nur eine erfolgreiche Regulation der Bedürfnisse psychische Gesundheit, ein Scheitern lässt psychische Störungen entstehen (Solms 2018).

2 Die Schreibweise mit Großbuchstaben wurde von Panksepp (1998) explizit so gewählt.

3 Auf der Grundlage der Ergebnisse einer Faktorenanalyse haben Deneke und Hilgenstock (1989) eine empirisch fundierte und unseres Erachtens brauchbare Systematik möglicher Motive entworfen, die sich leider nicht durchgesetzt hat. Sie konnten fünf Motivkomplexe identifizieren, deren Leitthemen sind: (1) Selbstbestimmung und die Fähigkeit, sich zu wehren, (2) Beziehungen, (3) Ideale und Gewissen, (4) Lust, (5) Grandiosität und (6) Überleben.

4 Einwände gegen Freuds Konfliktauffassung betreffen die Verabsolutierung des Ödipuskomplexes für die menschliche Entwicklung mit der Folge, dass Konfliktursprünge in anderen Lebensphasen zu wenig berücksichtigt wurden. Aus heutiger Sicht muss jedoch auch eine starre Zuordnung spezifischer Konflikttypen zu einzelnen Entwicklungsstufen (anale Phase – Autonomiekonflikt – Zwangsstörung) ebenso als gescheitert angesehen werden wie die Zuordnung einer bestimmten Form von Psychopathologie zu einer Entwicklungsstufe. Die grundlegenden Konfliktmuster mögen in bestimmten Entwicklungsphasen gehäuft auftreten; sie sind jedoch für diese Phasen nicht spezifisch.

5 Die Gefahr einer überwiegend konfliktorientierten psychodynamischen Perspektive liegt darin, dass sie zu umfassend verwendet wird (Popper 1962). Viele faktische Gegebenheiten wie Behinderungen, Begabungsdefizite, körperliche Erkrankungen, körperlich begründete psychische Entwicklungsstörungen, aber auch sozioökonomische Faktoren wie Armut können die Möglichkeiten einer förderlichen Entwicklung ebenso einschränken wie innerseelische Konflikte. Mit einer psychodynamischen Sozialisation werden wir dazu neigen, zunächst eine konfliktorientierte Erklärung für ein Problem zu finden, und diese für die wichtigste halten, obwohl eine andere vielleicht zielführender wäre.

6 Wir verkennen nicht, dass im Kontext neuerer Triebtheorien beispielsweise der Begriff des »Sexuellen« in einem weitaus umfassenderen Sinne konzipiert wird und nicht auf Sexualität im engeren Sinne reduziert werden sollte.

7 Wenn gelegentlich angeführt wird, dass die psychoanalytische Triebtheorie in ihrem grundlegenden Charakter und der Verortung der Triebe an der Schnittstelle zwischen Psyche und Soma auch heute noch die Bewunderung moderner Neurowissenschaftler findet (Leuzinger-Bohleber et al. 2015), und darauf hingewiesen wird, dass sie durch die »Anlehnung bei der Biologie« (Freud 1923a, S. 232) bereits eine beträchtliche Nähe zu wichtigen Konzeptualisierungen der modernen Neurowissenschaften aufweisen konnte und schließlich ins Feld geführt wird, dass bemerkenswerte Ähnlichkeiten zwischen dem SEEKING-System Panksepps und dem Libido-Konzept Freuds (Panksepp & Biven 2012;

Solms 2015) bestehen – dann wird leicht übersehen, dass diese Wertschätzung unter einem historischen Blickwinkel ausgesprochen wurde. Kein Neurowissenschaftler würde heute an einer dualistischen Triebtheorie festhalten.

8 Selbst die originelle und klinisch überzeugende, auf dem Boden der genannten Bemühungen um die Etablierung eines zeitgemäßen Triebbegriffs entstandene »Allgemeine Verführungstheorie« von Jean Laplanche (1988) – der darauf hingewiesen hat, wie das heranwachsende Kind dem rätselhaften Begehren seiner Eltern ausgesetzt ist, ohne sich dessen bewusst zu sein – bedarf, um gültig zu sein, nach unserer Auffassung nicht der klassischen dualistischen Triebtheorie als Fundament. Sie könnte ebenso gut auf der Basis einer modernen Motivationstheorie formuliert werden.

9 Auch von zahlreichen anderen Konzeptionen müssen wir uns verabschieden. Weder dürfen wir Säuglinge wie Erwachsene betrachten noch die Pathologie Erwachsener als Neuauflage kindlicher Muster beschreiben. Trotz der vielfältigen Kompetenzen, über die Säuglinge zweifellos verfügen, dürfen wir ihnen nicht Fähigkeiten zuschreiben, die sie noch nicht haben können. Nicht haltbar ist daher die kleinianische Auffassung über weitreichende Fantasiebildungen von Säuglingen, und ebenso nicht die von Kernberg (2011) postulierte Annahme eines frühkindlichen Ursprungs der bei Borderline-Patienten beobachteten Spaltungsprozesse. Beide Konzeptionen setzen in ihren entwicklungspsychologischen Implikationen eine Fähigkeit der Symbolbildung voraus, die in den frühesten Lebensphasen noch nicht vorhanden sein kann (Lichtenberg et al. 2001). Damit soll weder die Relevanz von Fantasiebildungen noch die Existenz von Spaltungsprozessen bei Erwachsenen bestritten werden; abzulehnen ist lediglich ihre Herleitung aus der frühkindlichen Entwicklung (Kächele et al. 2001; → Kap. 2.4.6 und Kap. 2.6.5). Vor allem müssen wir uns von einer vereinfachenden Verbindung von schwerer Störung mit früher Genese lösen (Stern 1992). Die Entstehung einer Störung kann nie nur auf eine kritische Lebensphase bezogen werden; und auch der Begriff der Fixierung auf eine Phase der Triebentwicklung muss als ein überholtes Konzept angesehen werden. Vielmehr entsteht eine psychopathologische Entwicklung durch die Verfestigung motivationaler, beziehungsregulierender Strukturen und Interaktionsmuster, die einmal adaptiv waren und sich daher im Niveau der strukturellen Entwicklung niedergeschlagen haben.

10 Nicht nur, weil Bowlby (1969) das Bindungsmotiv als primär und eigenständig betrachtete, sondern auch, weil er gezielt die empirische Beforschung seiner Auffassung suchte, galt er dem Mainstream der Psychoanalyse lange als Außenseiter. Erst als unübersehbar wurde, welches Potenzial der Bindungstheorie innewohnte, wuchs auch in psychoanalytischen Kreisen die Bereitschaft, Bowlby zu rehabilitieren (Dornes 2006a) und der Bindungstheorie einen Platz in der Theorienwelt der Psychoanalyse zuzuweisen.

11 Ungeachtet der hohen Wertschätzung, die Vertreter der modernen Neurobiologie Freuds Entdeckung der Rolle unbewusster Phänomene entgegenbringen, lässt sich die Vorstellung eines »dynamischen Unbewussten« als eines abgeschlossenen Systems aus neurobiologischer Sicht nicht halten. Solms (2018) würde es begrüßen, wenn die »unglückliche« Unterscheidung zwischen dem »dynamischen« und dem »anderen« Unbewussten fallen gelassen würde.

12 Die modernen affektiven Neurowissenschaften verstehen Bewusstsein nicht mehr nur als eine kognitive Instanz der Informationsverarbeitung, die zuvor unbewusste sensorische und andere Informationen auswertet; für sie ist Bewusstsein zutiefst verkörpert und affektiv (Damasio 2011). Auch geht man eher von einem Kontinuum von Bewusstem und Unbewusstem als von einer scharfen Differenzierung der Bereiche aus. So werden unterschiedliche Stufen des Bewusstseins auf einem Kontinuum von instinkthaften bis zu selbstreflexiven Elementen und fließende Übergänge zu gänzlich unbewussten Prozessen angenommen. Vandekerckhove und Panksepp (2011) sprechen diesbezüglich von anoetischem, noetischem und autonoetischem Bewusstsein. Die unterste anoetische Ebene, die durch Wahrnehmungs- und Instinktsysteme geprägt ist, geht in eine noch darunter liegende unbewusste Ebene über.

13 In der Sprache der Ich-Psychologie entspricht diese Konstellation einem intrasystemischen Über-Ich-Konflikt.

14 Kritisch weist Rudolf darauf hin, dass ein motivationaler Konflikt im psychodynamischen Sinne eine symbolische Repräsentanz erfordert, was in der Konsequenz bedeutet, dass der Konfliktbegriff streng genommen nur auf den im 3. bis 6. Lebensjahr auftretenden Identitätskonflikt anwendbar ist, während die »frühen« Grundkonflikte des vorsprachlichen Alters nicht als Konflikte in einem solchermaßen definierten engeren Sinn bezeichnet werden dürften, sondern sich eher emotional atmosphärisch manifestieren.

15 Kritisch kann gegen die Konfliktsystematik der OPD-2 eingewendet werden, dass nicht die Konflikte selbst, sondern in ihren aktiven oder passiven Modi lediglich deren – letztlich unbefriedigende – Bewältigungsversuche abgebildet werden, die jeweils einer Konfliktkomponente zur Realisierung verhelfen und die andere unbefriedigt zurücklassen.

16 Symptome sind nicht in jedem Falle als Kompromissbildungen aufzufassen; oft sind sie eher als Indikatoren einer Überforderung der Regulationssysteme zu verstehen (Deneke 2013). Für die Erklärung »neurotischer« Charakterbildungen erscheint das Konzept der Kompromissbildungen jedoch nach wie vor tauglich zu sein.

17 Eine Differenzierung innerhalb des Unbewussten haben Sandler und Sandler (1985) vorgeschlagen. Sie unterschieden zwischen *Vergangenheitsunbewusstem, Gegenwartsunbewusstem und Bewusstem.* Der Kerngedanke dieser Konzeption besteht darin, dass die im Vergangenheits-Unbewussten vorhandenen Repräsentanzen kindlicher Motiv-Konflikte und die mit ihnen verbundenen Affekte ebenso wie die gefundenen Kompromissbildungen im Laufe der Entwicklung der Persönlichkeit mithilfe einer ersten Zensur so modifiziert werden, dass sie eine für das Erleben einer erwachsenen Person akzeptable Form erhalten. Doch auch in dieser »erwachseneren« Form bleiben die Repräsentanzen konflikthaft und mit negativen Emotionen verbunden, die sich störend auf das Alltagsleben auswirken können. Aus diesem Grund setzt eine zweite Zensur ein, um sie von dem Bewusstsein fernzuhalten. Der dynamische Gewinn dieser im prozeduralen Gedächtnis verankerten Abwehr- und Umwandlungsprozesse besteht darin, dem Alltagsbewusstsein negative Affektzustände zu ersparen (Benecke 2014). In Erweiterung dieser Unterscheidung haben Benecke & Brauner (2017) kürzlich ein Modell mit fünf Schichten vorgestellt, das zusätzlich zu drei genannten zwei weitere Bewusstseinsqualitäten berücksichtigt: auf der phylogenetischen Ebene biologisch präformierte Antriebssysteme, z. B. angeborene Basismotive (Bischof 2009) bzw. »affektive Instinkt-Systeme« (Panksepp 1998; Panksepp & Biven 2012) sowie die von Ekman (1992) beschriebenen Basisaffekte.

3.8 Eingeschränkte Ich-Funktionen – defekt oder ungenügend aktiviert?

3.8.1 Was sind ich-funktionelle Einschränkungen?

Es hat sich bewährt, der Perspektive des motivationalen Konflikts eine Perspektive an die Seite zu stellen, die die Symptomatik oder Problematik eines Patienten unter dem Blickwinkel der Verfügbarkeit über basale Ich-Funktionen der Selbst- und Beziehungsregulation betrachtet.

Diese auf der ich-psychologischen Tradition Heinz Hartmanns (1939) und den wichtigen Beiträgen Anna Freuds (1936) basierende Perspektive wird traditionell der psychodynamischen *Strukturperspektive* zugeordnet. Obwohl sich der Begriff der Struktur sehr eingebürgert hat – er findet sich in Konzeptionen der Strukturbezogenen Psychotherapie (Rudolf 2020) und der Systematik der Operationalisierten psychodynamischen Diagnostik (OPD-2, Arbeitsgruppe OPD 2014), wo die Achse »Struktur« der Verfügbarkeit über Ich-Funktionen gewidmet ist[1] –, hat er aus ressourcenorientierter Sicht den Nachteil, dass er in irreführender Weise eine Dauerhaftigkeit mangelnder Verfügbarkeit suggeriert, die vorliegen kann, aber keinesfalls vorliegen muss[2]. Wir verwenden daher lieber den Begriff der *Ich-Funktionseinschränkungen*, der hinsichtlich der Dauerhaftigkeit neutral ist, werden aber doch immer wieder auch, der Gewohnheit folgend, von einem strukturorientierten Zugang sprechen, um ihn von einem konfliktorientierten oder einem auf die traumatische Erinnerungsverarbeitung bezogenen Zugang abzugrenzen[3].

Zwar erfordert eine Ressourcenperspektive immer auch eine exakte Erfassung unzureichend verfügbarer Ich-Funktionen, doch liegt der Akzent nicht auf der Feststellung eines Defizits, sondern auf der zu entwickelnden Verfügbarkeit und der Frage, wie die Verfügbarkeit hergestellt werden kann. Nicht der Blick auf das Fehlende steht im Vordergrund, sondern die positive Vision künftiger Verfügbarkeit. Eine solche Perspektive impliziert die Identifikation und Aktivierung der Ressourcen, die zu ihrer Realisierung benötigt werden. Darüber hinaus ist der Blick auf die Bedingungen gerichtet, unter denen die Ich-Funktion »ausnahmsweise« doch einmal verfügbar war. Schließlich gilt es, immer auch auf die Ich-Funktionen zu schauen, die hinreichend verfügbar sind und zur Entwicklung unzureichend verfügbarer Kompetenzen genutzt werden können.

Wir begreifen die basalen Ich-Funktionen als Fähigkeiten oder Kompetenzen, die für die Regulierung des Selbsterlebens und der interpersonellen Beziehungen notwendig sind. Der größte Teil dieser Regulationsmodi ist zwar dem bewussten Erleben zugänglich, jedoch in unterschiedlichem Ausmaß auch unbewussten Einflüssen und dem Wirken von Abwehrmechanismen unterworfen.

Einige Ich-Funktionen wie beispielsweise die Emotionsregulierung funktionieren in der Regel unbewusst, können jedoch auch bewusst aktiviert werden. In einem erweiterten Sinne gehören zu den Ich-Funktionen auch die unbewusst funktionierenden Abwehrmechanismen.

Die wichtigsten dieser Fähigkeiten sind:

- Emotionsregulierung und Affektsteuerung: die Fähigkeit, für eine hinreichend ausgeglichene Stimmungslage zu sorgen und Stimmungsauslenkungen größerer Art zu begrenzen,
- Realitätsprüfung: die Fähigkeit, Fantasien, Wünsche und Befürchtungen sicher von der Wahrnehmung der Realität zu unterscheiden,
- Denkfunktionen: die Fähigkeit, komplexe Sachverhalte zu analysieren, unterschiedliche Perspektiven einzunehmen und logische Schlussfolgerungen zu ziehen,
- Aufmerksamkeitssteuerung: die Fähigkeit, die Aufmerksamkeit entsprechend den eigenen Wünschen und Anliegen steuern zu können, ohne durch Eindrücke überflutet zu werden,
- Impulskontrolle: die Fähigkeit, Handlungsimpulse kontrollieren zu können und nicht unmittelbar in Handlungen umzusetzen,

- Objektkonstanz: die Fähigkeit, das Bild wichtiger Bezugspersonen auch in deren Abwesenheit aufrecht zu erhalten,
- Selbst-Objekt-Differenzierung: die Fähigkeit, eigene Wünsche, Impulse, Ängste oder Erwartungen von denen anderer Menschen unterscheiden zu können,
- Planung: die Fähigkeit, eigenes Handeln und Verhalten so zu planen, dass weder Unter- noch Überforderung eintritt, und Bedingungen zu schaffen, die die Wahrscheinlichkeit negativer Erfahrungen reduzieren und die Wahrscheinlichkeit freudvolle Erfahrungen oder solcher mit Belohnungswert erhöhen,
- Antizipation: die Fähigkeit, bedrohliche oder unlustvolle Situationen zu antizipieren, um rechtzeitig Maßnahmen zur Gegensteuerung einzuleiten, aber auch die Fähigkeit, mögliche positive Erfahrungen zu antizipieren, die zu machen lohnenswert erscheint,
- Selbstfürsorge: die Fähigkeit, für das eigene Wohlbefinden zu sorgen und eigene Interessen so mit den Interessen der Interaktionspartner in Einklang zu bringen, dass größtmögliches Wohlbefinden resultiert,
- Selbstschutz: die Fähigkeit, sich zu schützen und sich von schädigenden Einflüssen anderer abzugrenzen, angemessen »Nein« zu sagen,
- Selbstwertregulierung: die Fähigkeit, für eine angemessene narzisstische Zufuhr zu sorgen und bei deren Ausbleiben eine angemessene Regulation zu finden,
- Frustrationstoleranz: die Fähigkeit, mögliche Enttäuschungen, Frustrationen und Rückschläge zu antizipieren und gegebenenfalls zu ertragen,
- Ambivalenztoleranz: die Fähigkeit, ambivalente Gefühle oder Wünsche anderen Personen gegenüber ertragen zu können,
- Mentalisierungsfunktion: die Fähigkeit, eigenes und fremdes Verhalten als durch Intentionen und Motive gesteuert zu begreifen,
- Empathie: die Fähigkeit, sich in das Erleben anderer Menschen einzufühlen,
- Sublimation: die Fähigkeit, nicht auslebbare und sozial nicht verträgliche Impulse so zu kanalisieren bzw. in sozial anerkannte oder sogar geschätzte Aktivitäten umzulenken, beispielsweise statt einer handgreiflichen Auseinandersetzung eine sportliche zu suchen.

Unter einer ressourcenorientierten Perspektive würden wir uns bei einer unbefriedigenden Emotionsregulierung erkundigen, unter welchen Bedingungen die Fähigkeit, für eine hinreichend ausgeglichene Stimmungslage zu sorgen und Stimmungsauslenkungen größerer Art zu begrenzen, besser und unter welchen Umständen sie weniger gut gelingt oder gelungen ist. Wir können eine Vision gelingender Emotionsregulierung anregen und den Patienten vorschlagen, zu klären, was sie brauchen würden, um dieser Vision näherzukommen. Die dafür benötigte Ressource kann in der Bereitstellung einer spezifischen ressourcenaktivierenden Technik oder im Angebot einer Klärung interpersoneller Konfliktkonstellationen bestehen. In ähnlicher Weise würden wir verfahren, wenn die Fähigkeit zur Impulskontrolle zu stärken ist. Auch hier können wir die Aufmerksamkeit auf »Ausnahmen« lenken, beispielsweise auf Situationen, in denen die Impulskontrolle erwartungswidrig doch gegeben war, oder innere Bilder aktivieren, die auf Momente erfolgreicher Impulskontrolle verweisen.

3.8.2 Zur Kontextabhängigkeit und Genese von Ich-Funktionsstörungen

Ich-funktionelle Einschränkungen können vorübergehender oder dauerhafter Natur sein.

1. Während einige Störungen von Ich-Funktionen lebenslang für Einschränkungen im Bereich der Selbst- und Beziehungsregulation verantwortlich sind, ist für viele andere eine *Kontextabhängigkeit* charakteristisch. Sie können nur vorübergehend auftreten und in unterschiedlichen Kontexten und zu verschiedenen Zeitpunkten stärker oder schwächer ausgeprägt sein. Zu einer vorübergehend eingeschränkten Verfügbarkeit von Ich-Funktionen kann es unter dem Eindruck *aktueller Belastungen und Konfliktsituationen* kommen.

2. Zahlreiche Einflüsse – darunter günstige Umwelteinflüsse, Kompetenzerfahrungen, positive Beziehungserfahrungen, aber auch das Erleben von Macht und Einfluss – können *kompensatorisch* die Auswirkungen von Ich-Funktionsstörungen abmildern oder aufheben. In vielen Fällen können defizitäre Ich-Funktionen jedoch nur mithilfe von Verhaltensmustern kompensiert werden, die unter den Bedingungen der Gegenwart mit erheblicher *Selbstschädigung* oder *scheiternden Beziehungen* verbunden sind.

3. Dauerhaft oder langjährig bestehende ich-funktionelle Einschränkungen insbesondere der Emotionsregulierung, aber auch anderer Ich-Funktionen deuten – ungeachtet der Rolle genetisch-konstitutioneller Faktoren – auf *frühkindliche bindungstraumatische Einflüsse oder schwerwiegende Erziehungsdefizite* hin.

> Die Befunde neuerer bildgebender Verfahren zeigen überzeugend, in welchem Maße frühe defizitäre Bindungs- und Beziehungserfahrungen die emotionsregulierenden Strukturen des Gehirns morphologisch und funktional schädigen. Insbesondere wurden Volumenminderungen in den präfrontalen Zentren der Emotionsregulierung beschrieben (Irle et al. 2011).

Manifeste Störungen der Ich-Funktionen können auf unterschiedlichem Wege zustande kommen:

1. Die zur Ausübung bestimmter Ich-Funktionen notwendigen biologischen Strukturen können morphologisch und funktionell so eingeschränkt sein, dass Patienten *dauerhaft* nicht über sie verfügen können.

> Wenn die zur Emotionsregulierung erforderlichen präfrontalen Strukturen im Gefolge früher Traumatisierungen morphologisch so reduziert und in ihrer Funktionsweise so eingeschränkt sind, dass eine dauerhaft ausgeglichene Stimmungslage nicht erreicht werden kann, kann die Anerkennung dieses Defizits die Patienten von Schuld- und Versagensgefühlen entlasten.

2. Bestimmte Ich-Funktionen konnten in einem beziehungstraumatischen oder nicht auf die kindlichen Bedürfnisse abgestimmten Umfeld nicht entwickelt werden, weil die für ihre Entwicklung notwendigen Voraussetzungen nicht gegeben waren. Dies kann verschiedene Ich-Funktionen betreffen:
   - Ein Beispiel dafür ist die Fähigkeit zur *Objektkonstanz*. Die Fähigkeit, ein inneres Bild einer beruhigenden und sorgenden Bezugsperson trotz räumlicher Trennung von ihr aufrechtzuerhalten (Boesky

1983; Fraiberg 1969; Winnicott 1958), setzt voraus, dass ein solches inneres Bild stabil introjiziert werden konnte.

Der zur Etablierung von Objektkonstanz notwendige Prozess der Introjektion wird zwangsläufig gestört, wenn sich eine zentrale Bezugsperson zum einen Zeitpunkt fürsorglich und beschützend und zum anderen Zeitpunkt bedrohlich präsentiert.

- Ähnlich verhält es sich mit der Fähigkeit zur *Selbst-Objekt-Differenzierung*, der Fähigkeit, unterscheiden zu können, ob ein Gefühl, ein Bedürfnis oder eine Wahrnehmung Teil des eigenen Erlebens oder, ganz oder überwiegend, einem anderen Menschen zuzuordnen ist.

Die Fähigkeit zur Selbst-Objekt-Differenzierung kann sich nicht entwickeln, wenn die eigene Wahrnehmung fortgesetzt als ungültig entwertet wird, oder wenn durch eine anhaltende Verwischung der Selbst-Objekt-Grenzen seitens früher Bezugspersonen kein stabiles Gefühl entstehen konnte, welche Gefühle oder Gedanken zur eigenen Person oder zu anderen gehören.

- Andere Ich-Funktionen konnten in einem beziehungstraumatischen Umfeld nicht entwickelt werden, weil ihre Ausübung *sanktioniert* wurde oder die Bindungsbeziehung zu den dringend benötigten Bindungsfiguren gefährdet hätte.

Die Unfähigkeit komplex traumatisierter Patienten, für sich zu sorgen oder sich zu schützen, kann ihren Ursprung in verinnerlichten Verboten haben.

- Auch die Entwicklung der Fähigkeit zur *Mentalisierung* aus Abwehrgründen blockiert worden sein, weil ein Nachdenken über Motivationen und Intentionen misshandelnder Bezugsperson dem kindlichen Bindungsbedürfnis nach guten Bezugspersonen widersprochen hätte.

3. Ich-Funktionen, die grundsätzlich entwickelt wurden, können aus unterschiedlichen Gründen nicht abgerufen werden. Einige dieser Gründe können sein:
   - Eine aktuell aufgetretene *Störung der Emotionsregulierung* kann unterschiedliche Ich-Funktionen außer Kraft setzen. Einige Ich-Funktionen setzen eine ausreichende Emotionsregulierung voraus und sind nicht verfügbar, wenn diese nicht gegeben ist. So ist beispielsweise die Mentalisierungsfunktion in hohem Maße von der Qualität der Emotionsregulierung abhängig.
   - Unter dem Eindruck einer *akuten Konfliktsituation* oder im Gefolge einer *psychischen Störung*, zum Beispiel einer depressiven Verstimmung, können Ich-Funktionen nur unzureichend verfügbar sein.
   - Eine Ich-Funktion kann situations- und kontextabhängig nicht abgerufen werden, wenn eine Person mit einer Situation konfrontiert ist, die in ihrem subjektiven Erleben bewusst oder unbewusst *mit traumatischen Erinnerungen assoziiert* ist. Das aktuelle Erleben wird dann so mit traumatischen Affektanteilen von Ohnmacht und Hilflosigkeit aufgeladen, dass ein kompetenter Einsatz von Ich-Funktionen nicht möglich ist.
   - Ich-Funktionen können auch dann nicht verfügbar sein, wenn sich eine Person, deren Persönlichkeit eine dissoziative Organisation mit unzureichend integrierten Persönlichkeitsanteilen aufweist, unter der Einwirkung aktueller Stressbedingungen oder traumaassoziierter Alltagsstimuli *mit einem kindlichen oder einem destruktiven Persönlichkeitsanteil identifiziert hat.*

Wenn eine Patientin, die sich mit einem kindlichen Persönlichkeitsanteil identifiziert hat, wie ein Kind empfindet und denkt, können ihr Kompetenzen, die für Erwachsene typisch sind, nicht zugänglich sein. Sie wird dann bestimmte Begriffe, die der Erfahrungswelt Erwachsener entstammen, nicht verstehen oder Denkoperationen, die ein bestimmtes Abstraktionsniveau voraussetzen, nicht ausüben können. Eine andere Patientin, die sich – in der Not der Misshandlungssituation und im Dienst des Überlebens – mit einem destruktiven Persönlichkeitsanteil identifiziert hat, der das Ziel verfolgt, sich kämpferisch durchzusetzen, wird unter dem Einfluss dieser Identifikation weniger über Ich-Funktionen der Einfühlung und der Mentalisierung verfügen, die ihr bei einer Aktivierung reiferer Persönlichkeitsanteile durchaus zur Verfügung stehen könnten (→ Kap. 3.9.6).

3.8.3 Neurobiologische Aspekte der Modifikation unbewusster Prozeduren

Unter einem neurobiologischen Blickwinkel besteht die therapeutische Arbeit an Ich-Funktionen darin, die für funktionale und adaptive Prozeduren notwendigen *neuronalen Strukturen aufzubauen* und dafür zu sorgen, dass diese neuen Prozeduren an die Stelle alter, dysfunktionaler und maladaptiver Prozeduren treten. Je besser dies gelingt, desto eher können neuronale Strukturen, die die Basis für die alten, dysfunktionalen Prozeduren gebildet haben, durch eine verminderte Inanspruchnahme *zurückgebaut* werden.

Die meisten der zur Befriedigung unserer emotionalen Bedürfnisse eingesetzten Handlungspläne werden unbewusst ausgeführt. Das Bewusstsein, das auch als »Arbeitsgedächtnis« bezeichnet wird, ist eine äußerst begrenzte Ressource, denn nicht mehr 5 Prozent der zielgerichteten Handlungen sind bewusst (Bargh & Chartrand 1999). Daher müssen möglichst viele erlernte Lösungen für die Probleme des Lebens im Langzeitgedächtnis konsolidiert und automatisiert werden. Angeborene Handlungspläne erfolgen von Anfang an automatisch, ebenso wie solche, die in den ersten beiden Lebensjahren erworben werden, bevor die vorbewussten (»deklarativen«) Gedächtnissysteme ausreifen. Im prozeduralen Gedächtnis finden sich Informationen zu Handlungssequenzen und zum »Wie« des Verhaltens. Unter den konsolidierten Handlungsplänen, die automatisch ablaufende Verhaltensmuster erzeugen, sind auch solche, die sich zwar kurzfristig, aber nicht längerfristig bewährt haben und gewissermaßen »voreilig« konsolidiert wurden. Oft muss ein Kind das Beste aus einer schlechten Aufgabe machen, um sich auf die Probleme zu konzentrieren, die es lösen kann. Voreilig automatisierte Handlungspläne werden – weil sie eher unrealistische Wünsche als realistische Lösungswege beinhalten und zu weiteren Problemlösungen nicht beitragen – meist »verdrängt«. Sie können jedoch, weil sie mit den Anforderungen der aktuellen Realität nicht in Einklang zu bringen sind, Symptome hervorrufen (Solms 2018).

Wie können wir die Patienten unterstützen, Prozeduren, die nicht mehr taugliche Handlungspläne enthalten, zu modifizieren? Im Normalfall werden Handlungspläne unter dem Einfluss neuerer Erfahrungen aktualisiert. Dazu müssen die entsprechenden Erinnerungsspuren wieder labil werden, um anschließend unter Einschluss der neuen Informationen »rekonsolidiert« werden zu können (Tronson & Taylor 2007). Ist es aber dazu notwendig, dass ihre langfristigen Spuren wieder ins Bewusstsein gelangen?

1. Nach heutiger Auffassung stehen *zwei Wege* zur Verfügung, um im impliziten Gedächtnis abgespeicherte Prozeduren zu modifizieren. In beiden Fällen haben wir es mit Lernvorgängen zu tun. Wir kennen sowohl Möglichkeiten des expliziten wie auch des impliziten Lernens. Während explizites Lernen Anstrengung und bewusste Aufmerksamkeit erfordert, verläuft implizites Lernen automatisch, unbewusst und ohne Anstrengung[4].

2. Die Ergebnisse der Säuglings- und Bindungsforschung deuten darauf hin, dass Säuglinge und Kleinkinder bereits mithilfe *impliziter Lernprozesse* – und lange, bevor eine bewusste Repräsentation dieser Vorgänge möglich ist – in die Lage versetzt werden, Beziehungen zu gestalten und für ihre Selbstregulation zu nutzen.

3. Auf der anderen Seite wissen wir, dass dysfunktionale Prozeduren auch deshalb schwer veränderbar sind, weil sie – da sie zur aktuellen Problembewältigung als untauglich befunden wurden – dem Bewusstsein nicht oder nur schwer zugänglich sind. Da eine in einem überschaubaren Zeitraum realisierbare Veränderung der subkortikal gespeicherten Informationen nur durch den Zugriff auf kortikale Prozesse möglich ist, benötigen wir ein *bewusstes Verständnis* der in relevanten Beziehungen ablaufenden Prozesse, um neue Wege der Beziehungsgestaltung zu entwickeln (Solms 2018)[5].

4. Nachdem wir ein bewusstes Verständnis der prozeduralen Abläufe gewonnen haben, kann die *geduldige Arbeit des Einübens neuer Abläufe* beginnen. Um die für ihre Automatisierung notwendigen neuronalen Strukturen aufzubauen und um insbesondere das dafür erforderliche Wachstum von Dendriten und Synapsen zu schaffen, müssen die neuen Prozeduren immer wieder gezielt aufgerufen und in Funktion gesetzt werden.

3.8.4 Die Organisation der Abwehr

Zu den Ich-Funktionen zählen auch die überwiegend unbewusst funktionierenden Abwehrmechanismen. Mit ihrer Hilfe können bedrohliche, unangenehme oder die Alltagsfunktionalität störende Emotionen, Impulse, Wünsche oder Konflikte modifiziert oder dem Bewusstsein entzogen werden. Durch sie können Selbstbilder sowie die Bilder anderer Menschen entsprechend den eigenen Regulationsbedürfnissen modifiziert werden.

Hinsichtlich der *Abwehrorganisation* können wir unterscheiden, ob (1) »reife« oder »unreife« Abwehrmechanismen dominieren und (2) ob eine vorwiegend intrapsychische oder auch eine interpersonelle Abwehr vorliegt[6].

- *»Unreife« Abwehrmechanismen* haben die Funktion, die basale Emotionsregulierung sicherzustellen. Zu ihnen zählen wir die Projektion, Introjektion, projektive Identifizierung, primitive Idealisierung, Entwertung, Spaltung und auch dissoziative Mechanismen sowie psychotraumatologisch relevante Reaktionsmuster von Kampf und Flucht sowie Reaktionen der Erstarrung und des Einfrierens (van der Hardt et al. 2008). Sie haben sich in der Regel aus kindlichen Reaktionen auf belastende Beziehungserfahrungen und Bedrohungssituationen entwickelt, in denen nicht eine präzise Wahrnehmung der Situation, sondern eine schnelle Handlungsfähigkeit geboten war (Zanarini et al. 2013).

Unter frühkindlichen Bedingungen von Traumatisierung und Vernachlässigung kam den unreifen Abwehrmechanismen die doppelte Aufgabe zu, eine emotionale Überflutung durch Affekte der Angst, Ohnmacht und Hilflosigkeit zu vermeiden und gleichzeitig die Bindung an die misshandelnden Bezugspersonen zu erhalten. Wenn Patienten mit traumatischen Beziehungserfahrungen, meist ausgelöst durch traumaassoziierte Alltagsbelastungen, in bedrohliche und undifferenzierte Affektzustände mit existenziellen Gefühlen der Ohnmacht und des Alleingelassenseins geraten, kann die Alltagsfunktionalität oft nur durch unreife Abwehrmechanismen aufrechterhalten bleiben, allerdings um den Preis einer verzerrten Selbst- und Fremdwahrnehmung. Mithilfe projektiver Mechanismen können für das Bindungsgefüge bedrohliche Selbstanteile in Personen der Außenwelt verlagert und so besser kontrolliert oder vermieden werden[7].

- *»Reife« Abwehrmechanismen* dienen in der Regel der intrapsychischen Abwehr symbolisch repräsentierter Konflikte und der mit ihnen verbundenen Affekte. Zu den »reifen« Abwehrmechanismen zählen: Verdrängung, Verschiebung, Reaktionsbildung, Intellektualisierung, altruistische Abtretung und Ungeschehenmachen, Verkehrung ins Gegenteil.

Die Entstehung reifer Abwehrmechanismen setzt im Allgemeinen eine von schweren Traumatisierungen freie frühkindliche Entwicklung und die Abwesenheit schwerer Defizite im Bereich der basalen Ich-Funktionen, insbesondere der Emotionsregulierung voraus. Reife Abwehrmechanismen sind wesentlich daran beteiligt, die Komponenten »später« Konflikttypen dem Bewusstsein zu entziehen (→ Kap. 3.7.5).

- Manche Abwehrmechanismen – beispielsweise Idealisierungen oder Projektionen – können *in reiferer oder unreiferer Form* vorkommen. Auch können in Extremsituationen höher strukturierte Personen vorübergehend auf unreife Abwehrmechanismen zurückgreifen, um ihr Funktionsniveau zu erhalten.

Für die Beurteilung des Niveaus der Abwehrorganisation ist es nicht so entscheidend, welche Abwehrmechanismen wir im Einzelnen identifizieren können, sondern in welchem Maße eine realitätsverzerrende Wahrnehmung mit ihnen verbunden ist.

- Bei einer ausschließlich intrapsychischen Abwehr spielt sich die Konfliktabwehr im Inneren einer Person ab. Zu einer *interpersonellen Abwehr* eines intrapsychischen Konflikts kann es kommen, wenn zwei Personen unter einem ähnlichen unbewussten Konfliktgeschehen leiden und den Konflikt so untereinander »aufteilen«, dass der eine Interaktionspartner die Wunsch- oder Bedürfnisseite und der andere die Abwehrseite vertritt.

Zwar entsteht so ein interpersoneller Konflikt, doch bleibt den an diesem Konflikt beteiligten Partnern die Spannung, die ein intrapsychischer Konflikt erzeugen würde, erspart. Im Übrigen sind intrapsychische und interpersonelle Abwehrvorgänge untrennbar miteinander verwoben, denn jede intrapsychische Abwehr hat immer auch Konsequenzen auf der interpersonellen Ebene.

Eine therapeutische Modifikation der Abwehrorganisation kann aus unterschiedlichen therapeutischen Gründen notwendig werden. Im Unterschied zu den oben behandelten Ich-Funktionsstörungen geht es hier jedoch weniger darum, die Funktionsfähigkeit von Abwehrmechanismen zu stärken – das kann bei ich-strukturellen Störungen gelegentlich notwendig werden –, sondern meist darum, auf eine *Funktionsminderung von Abwehrmechanismen* hinzuwirken, etwa um unbewusste Konflikte zur Darstellung zu bringen. Um ein Nachlassen der Abwehrtätigkeit zu ermöglich, müssen in erster Linie die emotionalen Bedingungen von *Sicherheit und Wohlbefinden* in der therapeutischen Beziehung geschaffen werden.

Weiterführende Literatur

Freud A (1936/2012). Das Ich und die Abwehrmechanismen. Frankfurt a. M.: S. Fischer.

Hartmann H (1939/1975). Ich-Psychologie und Anpassungsproblem. 3. Aufl. Stuttgart: Klett

Hoffmann SO (1987). Die psychoanalytische Abwehrlehre – aktuell, antiquiert oder obsolet? Forum Psychoanal 3, 22–39.

Hartmann H (1950). Psychoanalyse und Entwicklungspsychologie. Psyche – Z Psychoanal 18, 354–366.

Kernberg OF (1992/2010). Objektbeziehungen und Praxis der Psychoanalyse. 7. Aufl. Stuttgart: Klett-Cotta.

Kruse J (2017). Was ist Struktur? Psychotherapeut 62,106–112.

Sandler J, Rosenblatt B (1984). Der Begriff der Vorstellungswelt. Psyche – Z Psychoanal 38, 235–253.

Anmerkungen

1 Im Laufe der psychoanalytischen Theoriegeschichte wurde der Strukturbegriff in sehr unterschiedlichen Zusammenhängen verwendet. Wir finden ihn (1) im Strukturmodell der Psychoanalyse (Freud 1923), das die Instanzen Ich, Es und Überich unterscheidet, (2) in einem Modell der Neurosenstrukturen auf der Basis der vorherrschenden Kombination von Abwehrmechanismen, das von schizoider, depressiver, hysterischer, zwanghafter oder narzisstischer Neurosenstruktur spricht (Hoffmann 1984; König 1981; Schultz-Hencke 1940), (3) in dem Modell der strukturellen Organisation von Kernberg (1996b), das ein höheres, mittleres und niederes Niveau auf der Basis (a) der Verfügbarkeit von Ich-Funktionen, (b) des Niveaus der Abwehrorganisation und (c) der Qualität und Reife der äußeren und verinnerlichten Objektbeziehungen unterscheidet, und (4) zuletzt in dem strukturellen Organisationsniveau der OPD-2 (Kruse 2017).

2 Ob der Begriff der strukturellen Störung bzw. des ich-strukturellen Defizits als Hinweis auf eine dauerhafte Vulnerabilität auf der Basis frühkindlich erworbener Schädigungen gewertet werden soll oder ob er – ohne Bezug auf die Dauer seines Bestehens und ohne Implikationen bezüglich seiner Entstehungsgeschichte – deskriptiv die aktuell fehlende oder verminderte Verfügbarkeit einer Ich-Funktion anzeigen soll, ist derzeit Gegenstand

von Diskussionen. Im Rahmen der aktuellen Überarbeitung der OPD-2 wird eine »Dynamisierung« des Strukturbegriffs erwogen, bei dem auch temporäre und im späteren Leben erworbene Ich-Funktionsdefizite zu den strukturellen Störungen gezählt werden sollen. Den Hintergrund dieser Diskussion bildet die ungeklärte Frage, ob eine im späteren Leben erworbene posttraumatische Belastungsstörung ohne prämorbide Einschränkungen im Bereich der Ich-Funktionen als strukturelle Störung gewertet werden sollte.

3 Auch der Begriff der »Ich-Funktion« ist nicht uneingeschränkt befriedigend. Auch er könnte insofern irreführend sein, als er das Vorhandensein einer zentralen Kontroll- und Exekutivinstanz im Gehirn suggeriert, für deren Existenz kein Anhalt besteht. Lediglich besteht ein subjektives Gefühl einer solchen Instanz, das dem »Ich« des Strukturmodells der Psychoanalyse (Freud 1923) entsprechen könnte und das Deneke (2013) »Ich-Person« nennt. Nur unter dieser ausschließlich subjektiven Perspektive macht der Begriff der »Ich-Funktion« Sinn.

4 Explizites Wissen wird in verschiedenen Regionen des Neocortex gespeichert, die mit den ursprünglichen Kontexten des Lernens im Zusammenhang stehen, während implizite Erinnerungen in den Frontallappen gespeichert sind.

5 Wie schon erwähnt, plädiert Solms (2018) dafür, die »unglückliche« Unterscheidung zwischen dem »kognitiven« und dem »freudschen« dynamischen Unbewussten (Freud 1915c) zu überwinden. Denn auch Prozeduren können, wenn sie nicht erfolgreiche Handlungspläne enthalten, der »Verdrängung« unterliegen und dennoch automatisiert ablaufen.

6 Wenn wir, dem üblichen Gebrauch entsprechend, von »reifen« und »unreifen« Abwehrmechanismen sprechen, darf dieser Sprachgebrauch nicht im Sinne einer sozialen Wertung verstanden werden.

7 Speziell gestattet es der Abwehrmechanismus der projektiven Identifizierung, eine gewisse emotionale Entlastung dadurch zu erreichen, dass unerträgliche Selbstanteile, insbesondere negative Emotionen, abgespalten und Interaktionspartnern so kommuniziert werden, dass diese sie als ihre eigenen Emotionen wahrnehmen (→ Kap. 9.4.4).

3.9 Integration des Abgespaltenen und die Bildung von Repräsentanzen

3.9.1 Die Perspektive der dissoziativen Erinnerungsverarbeitung und der gestörten Repräsentanzenbildung

Als dritte Perspektive neben den Perspektiven der unbewussten pathogenen motivationalen Konflikte und der unzureichend verfügbaren Ich-Funktionen wollen wir nun auf die Perspektive der dissoziativen Erinnerungsverarbeitung und der Repräsentanzenbildung eingehen.

Vor dem Hintergrund der therapeutischen Aufgaben, die sich aus der zunehmenden Bedeutung psychischer Traumatisierungen ergeben, und der Tatsache, dass immer häufiger im engeren Sinne traumatherapeutische Methoden in psychodynamische Therapien – u. a. die Methode des EMDR (→ Kap. 8.1.5) – integriert werden, halten inzwischen namhafte Autoren die Einführung einer dritten Perspektive für erforderlich. Für diese dritte Perspektive hat sich in den letzten Jahren der Begriff der »Trauma-Perspektive« eingebürgert[1].

Ob es tatsächlich einer dritten Perspektive bedarf, wird derzeit kontrovers diskutiert.

So beschränkt sich die Systematik der OPD-2 (Arbeitsgruppe OPD 2014) – sehen wir einmal von den Achsen I und V ab – auf die drei Achsen »Beziehung«, »Konflikt« und »Struktur«, wobei sie der Trauma-Thematik ausdrücklich keine zusätzliche Achse zuweist[2].

Auch wenn wir selbst in früheren Publikationen[3] von einer Konflikt-, Struktur- und Trauma-Perspektive gesprochen haben, erscheint es uns notwendig, das, was die von uns favorisierte dritte Perspektive repräsentieren könnte, genauer zu spezifizieren. Jedenfalls halten wir inzwischen die alleinige Bezugnahme auf das lebensgeschichtliche Vorkommen von Traumatisierungen nicht mehr für ausreichend, um eine dritte Perspektive neben der Konflikt- und der Strukturperspektive zu begründen, und möchten dafür die folgenden Überlegungen anführen:

1. Wir hatten gesehen, wie eng eine Perspektive, die den Blick auf psychische Traumatisierungen richtet, mit einer Struktur-Perspektive verflochten ist, und zur Kenntnis genommen, dass ich-strukturelle Störungen, zumindest wenn sie dauerhafter Natur sind, vielfach ihren Ursprung in beziehungstraumatischen Erfahrungen der Kindheit haben (→ Kap. 3.8.2)[4].

2. Auch mit einer Konflikt-Perspektive wäre eine solche Trauma-Perspektive eng verflochten. Denn auch hier hatten wir gesehen, dass von den in der OPD-2 gelisteten Konflikttypen die »frühen« Konflikte überwiegend unter beziehungstraumatischen Bedingungen vorkommen. Auch hatten wir erörtert, in welchem Maße psychische Traumatisierungen intrapsychische und interpersonelle Konflikte auslösen können, und die von schweren intrapsychischen Konflikten ausgehende zerstörerische Kraft erwähnt, die in ihrer Wirkung derjenigen äußerer Gewalt nahekommt (→ Kap. 3.7.5).

3. Wer auch immer die Einnahme einer zusätzlichen Perspektive mit lebensgeschichtlich vorkommender Traumatisierungen begründen wollte, wäre fortgesetzt mit der Frage konfrontiert, ob denn die berichtete traumatische Erfahrung tatsächlich eine so »traumatische« Qualität aufweist, dass nur die Trauma-Perspektive und nicht auch die Konflikt- oder Strukturperspektive angemessen wäre[5].

4. Vor allem erscheint uns eine Perspektive, die sich lediglich auf das lebensgeschichtliche Vorkommen von Traumatisierungen stützt, für die Planung passender Interventionen nicht ausreichend zu sein. In Anbetracht der Tatsache, dass auch frühe motivationale Grundkonflikte und ich-strukturelle Einschränkungen Folgen beziehungstraumatischer Schädigungen sein können, vermag allein das biografische Vorkommen von Traumatisierungen ein weiteres behandlungstechnisches Paradigma nicht zu begründen.

Aus den genannten Gründen plädieren wir für eine Spezifizierung: Wenn wir neben die Konflikt- und Strukturperspektive eine dritte Perspektive stellen wollen[6], dann muss sie eine spezifische Form der Erinnerungsverarbeitung traumatischer Erfahrungen in den Blick nehmen, die wir als *dissoziative Form der Erinnerungsverarbeitung* und der gestörten Repräsentanzenbildung bezeichnen wollen.

Das Spezifikum dieser Erinnerungsverarbeitung besteht in der Abspaltung von traumatischem Erinnerungsmaterial aus dem Alltagsbewusstsein in einen anderen Bewusstseinszustand, ohne dass es dabei ins Unbewusste »verdrängt« wird. Wir finden eine dissoziative Erinnerungsverarbeitung bei Störungsbildern wie der posttraumatischen Belastungsstörung[7] und den dissoziativen Störungen, aber auch bei aktuellen Belastungserfahrungen, die zwar nicht die Kriterien von Traumatisierungen erfüllen, aber durch ihre assoziative Verbindung zu ihnen bei den Betroffenen einen traumawertigen subjektiven Belastungsgrad erzeugen können.

Die Entscheidung, der dissoziativen Erinnerungsverarbeitung und gestörten Repräsentanzenbildung eine eigene Perspektive zuzuordnen, begründet sich im Wesentlichen durch die uns heute zur Verfügung stehenden psychotherapeutischen Möglichkeiten, symptomatisch definierte Störungen durch die Veränderung von Erinnerungen und die Schaffung von Repräsentanzen zu behandeln. Störungsbilder, bei denen wir eine dissoziative Erinnerungsverarbeitung oder nicht oder unzureichend repräsentierte psychische Zustände als Audruck einer gestörten Repräsentanzenbildung vorfinden, lassen sich in der Regel weder durch ein Bewusstmachen unbewusster motivationaler Konflikte noch durch die Modifikation von Prozeduren im Rahmen der Nachentwicklung von Ich-Funktionen ausreichend beeinflussen. Sie bedürfen spezifischer behandlungstechnischer Zugänge, die sich deutlich von ihnen unterscheiden.

Wir wollen uns in diesem Kapitel mit Prozessen gestörter Repräsentanzenbildung befassen, die mit der Existenz abgespaltener Erinnerungsfragmente auf der Grundlage dissoziativer Prozesse einhergehen – und kurz auf die Perspektive unzureichend integrierter Persönlichkeitszustände hinweisen. Weitere phänomenologische Manifestationen unzureichender Repräsentanzenbildung werden uns noch im →Kapitel 8.2 beschäftigen.

Entsprach der ersten Perspektive das therapeutische Paradigma der Bewusstmachung unbewusster Konflikte und der zweiten Perspektive das Paradigma der Bereitstellung oder Nachentwicklung von Ich-Funktionen, so leitet uns hier ein therapeutisches Paradigma, das sich um die Assoziation abgespaltener psychischer Inhalte an das Alltagsbewusstsein des Hier-und-Jetzt (Wöller 2016b; → Kap. 8.1) und – im Falle unzureichend repräsentierter psychischer Zustände – um die Schaffung von Repräsentanzen bemüht (→ Kap. 8.2)[8].

3.9.2 Die klinische Bedeutung der Dissoziation und die theoriegeschichtliche Renaissance des Dissoziationsbegriffs

Wegen seiner zentralen Bedeutung für die Perspektive der dissoziativen Erinnerungsverarbeitung wollen wir uns an dieser Stelle kurz dem Abwehrmechanismus der Dissoziation zuwenden.

1. In allgemeiner Hinsicht verstehen wir heute unter Dissoziation einen psychophysiologischen Prozess, der eine teilweise oder vollständige Unterbrechung psychischer oder körperlicher Funktionen bewirkt. Von einer Dissoziation betroffen sein kann die Wahrnehmung des Selbst, des eigenen Körpers und der Umgebung, die Erinnerung an Vergangenes, das Wiedererkennen des Bekannten sowie der Zugriff auf vorhandenes Wissen und vorhandene Kompetenzen. Auch körperliche Funktionen wie die Kontrolle über die Motorik oder die Sinnesorgane können unterbrochen und desintegriert sein.

Entsprechend breit ist die Vielfalt klinischer dissoziativer Phänomene. Sie reicht von leichten Dissoziationen des Alltagslebens über klinisch relevante dissoziative Symptome bis hin zu schweren dissoziativen Pathologien der Persönlichkeit (Dell & O'Neill 2009; Wöller 2020).

2. Zusammenhänge zwischen klinisch relevanten dissoziativen Symptomen und psychischen Traumatisierungen, insbesondere durch sexuelle Gewalt, aber auch durch andere Formen der Misshandlung oder durch emotionale Vernachlässigung in der Kindheit, konnten vielfach nachgewiesen werden (Liotti 2004; Lyons-Ruth et al. 2006).

Der Mechanismus der Dissoziation kann als eine Schutzreaktion verstanden werden, die unter traumatischen Bedingungen adaptiv war, in der Gegenwart jedoch maladaptiv geworden ist (Eckhardt-Henn & Spitzer 2017; Mattheß & Sack 2010).

3. Die auf dissoziative Phänomene gerichtete Perspektive hat ihren Ursprung in den wichtigen Schriften Pierre Janets (1889) und der Frühgeschichte der psychoanalytischen Theorieentwicklung, die durch die Arbeiten von Breuer und Freud (1895) zur traumatischen Genese der Hysterien repräsentiert wird (→ Kap. 2.2).

Wissenschaftshistorisch bemerkenswert ist, dass die Perspektive von Trauma und Dissoziation am Anfang der psychoanalytischen Bewegung stand, dann aber über viele Jahre im Mainstream der Psychoanalyse ganz dem – für die Identitätsbildung der psychoanalytischen Community ohne Frage zentralen – Paradigma der Verdrängung unbewusster Konflikte gewichen war. Unter seinem Einfluss wurde die Aufmerksamkeit von den dissoziativen Phänomenen, wie sie von Breuer und Freud (1895) beobachtet worden waren, abgezogen und auf die inneren Triebkonflikte gelenkt – offenbar, um den Identitätskern und die Theorien des Unbewussten nicht zu gefährden[9]. Auf die über lange Zeit am ehesten aus der Geschichte der psychoanalytischen Bewegung verständliche Marginalisierung des Begriffs der Dissoziation wie auch des Traumabegriffs wurde in letzter Zeit mehrfach hingewiesen (Howell & Itzkowitz 2016; Wöller 2020).

4. Seit den 1980er Jahren hat auch unter psychodynamisch orientierten Psychotherapeuten die Perspektive von Trauma und Dissoziation wieder an Bedeutung gewonnen (Wöller 2020). Dabei wurden – eher am Rande des psychoanalytischen Mainstreams und mit anfänglich großer Skepsis seitens der Vertreter traditioneller Psychoanalyse – insbesondere die Konzepte Pierre Janets (1889) aufgegriffen.

Auf der Basis des von Janet (1889) begründeten Dissoziations-Paradigmas wurden Therapiekonzepte zur Behandlung posttraumatischer und dissoziativer Störungen entwickelt, die der aktuellen neurobiologischen und psychotraumatologischen Befundlage Rechnung tragen (Reddemann 2021; Reddemann et al. 2011; Reddemann & Wöller 2017; Sachsse 2004; Wöller 2013; Wöller et al. 2020). Diese Ansätze integrieren auch therapeutische Elemente mit Herkunft aus anderen Therapieschulen, sofern sie vor dem Hintergrund des psychodynamischen Beziehungsverständnisses reflektiert werden (Wöller & Kruse 2018). Eine große Bereicherung stellt die Möglichkeit dar, auch die Methode des EMDR in die psychodynamische Behandlung posttraumatischer und dissoziativer Störungen einbeziehen zu können (Hofmann 2014; Shapiro 2012; → Kap. 8.1.5).

3.9.3 Zur Unterscheidung von konflikthafter und dissoziativer Verarbeitung

Wir wollen die Merkmale gegenüberstellen, die eine dissoziative Verarbeitung von einer konflikthaften Verarbeitung unterscheiden.

Betrachten wir paradigmatisch einen Patienten, der eine posttraumatische Belastungsstörung nach einem schweren Verkehrsunfall erlitten hat, und eine Patientin, bei der eine Konversionsstörung aufgrund eines unbewussten Konflikts aufgetreten ist. Wir werden dann feststellen, dass die psychische Verarbeitung eine andere ist: Im Fall des Patienten mit der posttraumatischen Belastungsstörung gehen wir davon aus, dass durch die äußere Bedrohungssituation die Erinnerungsverarbeitung gestört und die sensorischen Erinnerungsfragmente im impliziten Gedächtnis abgespeichert wurden. Durch die Abspeicherung in einem anderen Bewusstseinszustand wurde die Möglichkeit einer symbolischen Repräsentanzenbildung außer Kraft gesetzt. Bei der Patientin mit der Konversionssymptomatik nehmen wir hingegen an, dass symbolisierte Repräsentanzen konflikthafter Beziehungserfahrung vorliegen, die mithilfe von Abwehrmechanismen dem Bewusstsein entzogen wurden. Wir werden daher die Psychodynamik des Patienten unter der Perspektive des Paradigmas der Dissoziation und die der Patientin unter der Perspektive des Paradigmas des unbewussten Konflikts oder der »Verdrängung« betrachten.

Wie unterscheidet sich eine Verdrängungs-Abwehr von einer dissoziativen Abwehr?

1. Im Allgemeinen verstehen wir unter *Verdrängung* einen »aktiven« Abwehrprozess, bei dem bereits symbolisierte konflikthafte psychische Inhalte wegen ihrer Unverträglichkeit mit Normen des Alltagslebens aus dem Bewusstsein entfernt wurden.

Meist handelt es sich um Impulse und Wünsche, die vor dem Hintergrund eines unbewussten Konflikts wegen ihrer Unverträglichkeit mit dem inneren Normensystem einer Person aus dem Alltagsbewusstsein entfernt werden müssen. Alles spielt sich jedoch in *einem* Bewusstseinszustand ab. Zu einem Wechsel in einen anderen Bewusstseinszustand kommt es nicht. Mit den Mitteln der Abwehranalyse können die ins Unbewusste verdrängten oder auf andere Weise abgewehrten Inhalte dem Bewusstsein wieder zugänglich gemacht werden.

2. Im Vergleich zur Verdrängung wird die *Dissoziation* als ein eher »passiver« Prozess aufgefasst, bei dem Funktionen der Wahrnehmung, der Motorik oder des Bewusstseins nicht ausreichend integriert werden konnten.

Auf diese Weise kann eine Erinnerung, eine Sinneswahrnehmung oder eine motorische Funktion in dem Bewusstseinszustand, der den Alltag bestimmt, nicht zur Verfügung stehen, in einem anderen Bewusstseinszustand jedoch verfügbar sein. Die Inhalte sind nicht unbewusst; sie stehen jedoch nur entweder in dem einen oder dem anderen Bewusstseinszustand zur Verfügung. Die abgespaltenen Inhalte können unter bestimmten auslösenden Bedingungen wieder in das Alltagsbewusstsein einbrechen, oder ein Wechsel des Bewusstseinszustandes kann Erinnerungen oder andere zuvor außer Kraft gesetzte Funktionen dem Alltagsbewusstsein wieder verfügbar machen.

3. In der Regel zielt Verdrängung darauf ab, ein *stabiles, aktives und handlungsfähiges Ich* vor unlustvollen, schuldhaften oder schambesetzten Affekten zu bewahren. Demgegenüber sind dissoziative Prozesse als Versuch eines *überwältigten Ich* zu verstehen, das seine Alltagsfunktionalität angesichts existenzieller Bedrohung aufrechterhalten muss.

Jedoch können dissoziative Mechanismen, wenn sie einmal etabliert sind, auch dann zur Anwendung kommen, wenn nicht mehr existenzielle Bedrohungen, sondern auch weniger bedrohliche Alltagsstressoren abzuwehren sind.

4. Nicht immer wird eine exakte Abgrenzung zwischen Verdrängung und Dissoziation möglich sein. Ebenso müssen wir mit der Möglichkeit rechnen, dass dissoziative Phänomene auch bei Konfliktpathologien vorkommen können.

Speziell können Depersonalisations- und Derealisationsphänomene sowohl bei Konfliktpathologien wie auch bei Traumapathologien vorkommen (Wöller 1993, 2014). Daher sehen wir heute weniger die konkurrierende und eher die sich ergänzende Natur der Modelle von Verdrängung und Dissoziation, die sich auf einem Kontinuum abbilden lassen, bei dem die Verdrängung den aktiven und die Dissoziation den passiven Pol bildet.

3.9.4 Unterschiedliche Verarbeitungsmodi nach traumatischen Erfahrungen

Obwohl wir es eingangs schon angedeutet haben, wollen wir an dieser Stelle noch einmal auf die unterschiedlichen Wege der Verarbeitung traumatischer Erfahrungen und auf den unterschiedlichen Repräsentationsstatus ihrer Erinnerungen hinweisen.

1. Traumatische Erfahrungen können durch Abspaltung bedrohlicher Erinnerungsfragmente in einem anderen Bewusstseinszustand ohne symbolische Repräsentanz in der Alltagswelt verblieben sein.

Wir treffen diese Situation bei der Symptomatik der posttraumatischen Belastungsstörung, aber auch bei mit hoher Stressbelastung verbundenen Affektzuständen und Körpersymptomen an, die nicht in unmittelbarem Zusammenhang mit traumatischen Erfahrungen stehen, aber assoziativ mit ihnen verbunden sind.

2. Die betroffenen Patienten können auch eine vollständige Erinnerungsverarbeitung durchlaufen und eine symbolische Repräsentanz ihrer Erfahrung ausgebildet haben. Dabei resultierten intrapsychische und interpersonelle Konflikte, die auf unterschiedliche Weise verarbeitet werden können. Betrachten wir die letztgenannte Möglichkeit, ergeben sich unterschiedliche Wege:

- Die Konflikte sind weitgehend bewusst, jedoch mit hohem Leidensdruck verbunden.

Diese »reifste« Form der Verarbeitung findet sich am ehesten bei extrafamiliären und kaum bei intrafamiliären, unmittelbar den Bindungskontext betreffenden Traumatisierungen.

- Die Konflikte sind mittels reifer Abwehrmechanismen weitgehend dem bewussten Erleben entzogen worden. Sie können jedoch unter auslösenden Bedingungen aktualisiert werden.

Auch diese Form der Verarbeitung kommt eher bei extrafamiliären als bei intrafamiliären Traumatisierungen vor.

- Die Konflikte sind mittels »unreifer« Abwehrmechanismen durch Introjektion, Identifikation und Projektion verarbeitet worden.

Diese bei intrafamiliärer Traumatisierung oder länger anhaltender Traumatisierung im Erwachsenenalter häufigste Form der Verarbeitung führt meist zu einer veränderten Repräsentanzenwelt, zu einer verzerrten Realitätswahrnehmung sowie zu weiteren ich-strukturellen Einschränkungen. Sie geht oft auch mit einer heftigen Übertragungsbereitschaft einher. Die daraus resultierenden interpersonellen Konflikte erzeugen ebenfalls einen erheblichen Leidensdruck.

Wegen dieser unterschiedlichen Verarbeitungsmöglichkeiten sind wir davon überzeugt, dass jede der drei genannten Perspektiven ihre Berechtigung hat und je nach spezifischem Kontext eine andere Art des therapeutischen Vorgehens erfordert.

Die verbreitete Tendenz, Patienten alternativ entweder eine Konflikt-, Struktur- oder Trauma-Pathologie zuordnen zu wollen, verkennt nach unserer Auffassung die Vielfalt der Verarbeitungsmuster. Wir plädieren daher dafür, uns für alle Perspektiven offen zu halten und für jede klinische Situation von Neuem zu entscheiden, ob die Perspektive des unbewussten Konflikts, die Perspektive der ich-funktionellen Einschränkung oder die Perspektive der dissoziativen Erinnerungsverarbeitung oder eine Kombination aus ihnen für die weitere Bearbeitung im Vordergrund stehen sollte.

Ob wir ein klinisches Phänomen unter der Perspektive eines Konfliktes, einer ich-funktionellen Einschränkung oder einer dissoziativen Erinnerungsverarbeitung betrachten wollen, hängt von den spezifischen Gegebenheiten ab und kann bei ein und demselben Patienten wechseln (Busch 2017).

Auch wenn wir eine traumatische Erfahrung unter der Perspektive eines von außen einwirkenden, hoch belastenden und/oder bedrohlichen Ereignisses konzipieren, kann der interpersonelle Kontext, in dem die Traumatisierung geschieht, zu erheblichen intrapsychischen Konflikten Anlass geben. Schließlich können traumatische Erfahrungen Gefühle und Fantasien erzeugen, die schließlich Teil eines intrapsychischen Konflikts werden.

3.9.5 Assoziation abgespaltener Erinnerungsfragmente an die Repräsentanzenwelt des Alltags

Ein theoretisches Modell der Assoziation abgespaltener Erinnerungsfragmente – wie wir sie typischerweise bei der posttraumatischen Belastungsstörung, oft aber auch bei anderen Störungsbildern vorfinden –, das auch die Erkenntnisse der modernen Gedächtnisforschung (Brewin 2005) berücksichtigt, geht von den folgenden Annahmen aus (Wöller 2016b):

1. Normalerweise besteht die Möglichkeit, auch psychische Inhalte – Sinneseindrücke, Körperwahrnehmungen oder Kognitionen –, die aus einer stark belastenden oder bedrohlichen Beziehungserfahrung stammen, mit den Repräsentanzen der Gedanken-, Gefühls- und Beziehungswelt des Alltagslebens zu assoziieren.

Damit wird das Geschehen, so belastend und bedrohlich es auch war, als etwas Vergangenes repräsentiert, das zwar in der Erinnerung schmerzhaft, aber in der Gegenwart nicht mehr unmittelbar belastend oder bedrohlich ist. Es wird nun zu einer symbolisierten Erinnerung und damit zum Teil der Repräsentanzenwelt des Alltags.

2. Sind jedoch die Fähigkeiten einer Person, stark belastende und insbesondere traumatische Erfahrungen emotional zu regulieren, stark eingeschränkt, und stehen zur Zeit der Einwirkung dieser Erfahrungen nicht in genügendem Maße unterstützende Bezugspersonen zur Verfügung, könnte bei dem Versuch, die aus einer belastenden oder bedrohlichen Beziehungserfahrung stammenden Sinneseindrücke, Körperwahrnehmungen oder Kognitionen mit den Repräsentanzen der Gedanken-, Gefühls- und Beziehungswelt des Alltagslebens zu assoziieren, eine emotionale Überflutung und ein Kollaps der Alltagsbewältigung drohen.

Stattdessen kann es unter beziehungstraumatischen Umständen – um die für die Bewältigung des Alltagslebens unentbehrliche hinreichend gute Repräsentanzenwelt vor einer möglichen Desintegration zu schützen – funktional sein, die bedrohlichen Inhalte zu dissoziieren, d. h. in einen anderen Bewusstseinszustand abzuspalten. Die abgespaltenen Inhalte verbleiben ohne symbolische Repräsentanz außerhalb der Repräsentanzenwelt des Alltagslebens, können jedoch unter auslösenden Bedingungen in Form intrusiver Erinnerungsfragmente, Körperempfindungen oder Affekte wieder in das Alltagsbewusstsein einbrechen.

3. Die therapeutische Rekonfrontation verfolgt das Ziel, die in der Regel mit hoher Stressbelastung verbundenen abgespaltenen Erinnerungsfragmente, Körperempfindungen, Gefühle und Kognitionen so mit der Repräsentanzenwelt des Alltags zu assoziieren, dass symbolisierte Erinnerungen entstehen, die im deklarativen Gedächtnis abgespeichert werden können.

Sie bedient sich dabei der aus der modernen Gedächtnisforschung bekannten Erkenntnis, dass Erinnerungen bei jedem Aufrufen labilisiert und formbar gemacht werden (Dudai & Eisenberg 2004). Werden Erinnerungen an ein belastendes oder bedrohliches Ereignis in einem therapeutischen Kontext aufgerufen, können die positiven Informationen einer sicheren und wohlwollenden Beziehung in die noch formbare Erinnerung einfließen. Nachdem sich die Erinnerung in ihrer emotionalen Qualität verändert und einen Teil ihres bedrohlichen Charakters verloren hat, können auch die bedrohlichen Erinnerungsfragmente leichter mit der Repräsentanzenwelt des Alltags assoziiert werden. Mit diesen neuen Inhalten kann die Erinnerung dann rekonsolidiert werden – bis sie beim nächste Aufrufen erneut labilisiert wird und neue Informationen aufnimmt.

4. Damit ein solcher Prozess gelingen kann, muss sichergestellt sein, dass nur so viel belastendes oder bedrohliches Material aktiviert wird, wie auch verarbeitet werden kann.

Praktisch bedeutet dies, dass (1) die Repräsentanzenwelt des Alltags so stabil und ressourcenstark sein und (2) das zur Bearbeitung vorgesehene fragmentierte Erinnerungsmaterial in ausreichend kleinen Dosen portioniert präsentiert werden muss, dass es sicher mit der Repräsentanzenwelt des Alltags assoziiert werden kann, ohne dass diese dadurch überfordert wird oder kollabiert (→ Kap. 8.1).

3.9.6 Die Perspektive unzureichend integrierter Persönlichkeitszustände

Beim Verständnis der durch dissoziative Phänomene hervorgerufenen Aufspaltung der Persönlichkeit können wir bei Modellen zu multiplen Selbstzuständen anknüpfen, die schon in der Frühzeit der Psychoanalyse formuliert wurden. In der »Theorie der Ich-Kerne« (Glover 1932) und der »Theorie der Ich-Zustände« (Federn 1938) wurde beschrieben, wie ihre gelingende oder misslingende Integration zu einer normalen oder pathologischen Entwicklung beitragen kann. Die weitere Entwicklung lässt sich wie folgt skizzieren:

1. Objektbeziehungstheoretiker, vor allem M. Klein (1946) und Fairbairn (1952), haben *Spaltungsphänomene der Persönlichkeit* beschrieben. Das Selbst wurde als durch gespaltene Selbst-Objekt-Einheiten konstituiert gedacht, die sich aus widersprüchlichen Interaktionserfahrungen gebildet haben. M. Klein (1946) hatte angenommen, dass sich in der kindlichen Fantasie bereits im ersten Lebensjahr eine »primäre Spaltung« der Objektwelt in »gute« und »böse« Teilobjekte vollzieht. Fairbairn (1952) entwickelte eine Theorie der Persönlichkeit, in deren Zentrum verinnerlichte Beziehungsmuster und eine Spaltung des Ichs stehen.

2. Winnicott (1960) prägte das Begriffspaar des *»wahren« und »falschen« Selbst*. Dabei fällt dem »falschen Selbst« die Aufgabe zu, eine Anpassung an unzulängliche Lebensumstände zu leisten, um das verletzliche »wahre Selbst«, das traumatisierte Kindanteile enthält, vor Schwäche, Scham und Trauer zu schützen und die Alltagspersönlichkeit vor dem Einbruch der Ängste zu bewahren, die aus dem Erleben eines frühen Zusammenbruchs resultieren (Winnicott 1980).

3. Die Objektbeziehungstheorie Kernbergs (1992) fasste die gespaltene Welt der Selbst- und Objektrepräsentanzen und die von ihm beschriebene *Identitätsdiffusion* von Borderline-Patienten als Ausdruck nicht integrierter verinnerlichter Objektbeziehungen auf, wobei Teile der »nur guten« und der »nur bösen« Teil-Selbst- und Objektrepräsentanzen in die Außenwelt re-externalisiert werden.

4. Wurmser (2012) beschrieb bei schweren Pathologien *Aufspaltungen der Persönlichkeit*, bei denen einer angepassten Welt der Funktionalität eine zweite Welt mit überwältigender Emotionalität und einer Polarisierung von Allmacht und totaler Hilflosigkeit gegenübersteht.

5. Das Bedürfnis nach einem kohäsiven Selbst angesichts eines sonst drohenden Zerfalls in desintegrierte Selbstzustände findet sich auch in der *Selbstpsychologie* Kohuts (Kohut & Seitz 1978).

6. In der neueren Theoriebildung der *relationalen Psychoanalyse* finden sich Konzeptualisierungen eines durch Vielfältigkeit strukturierten Selbst (Bromberg 1998; Davies 1998; Brenner 2014; Howell 2005). Für Bromberg (1998) ist das Selbst eine Einheit, die sich bei normaler Entwicklung aus einer Multiplizität von Selbst-Objekt-Konfigurationen bildet und über Reifungsprozesse an Kohäsion gewinnt.

Ausgehend von der Beobachtung, dass traditionelle psychoanalytische Konzeptionen, die von einem einheitlichen Selbst ausgehen, die Multiplizität dissoziativ abgespaltener Persönlichkeitsanteile oder multipler Identitäten mit ihren widersprüchlichen Wünschen, Ängsten und Übertragungen nur schwer fassen können, lenken diese Ansätze die Aufmerksamkeit auf die Notwendigkeit, die Fähigkeit der Patienten zu stärken, sich flexibel zwischen Selbstzuständen zu bewegen, um schließlich neue, besser integrierte Selbstzustände zu schaffen.

7. Bezugnehmend auf Arbeiten aus der Frühzeit der Psychoanalyse von Glover (1932) und Federn (1938) haben Watkins und Watkins (2012) die *Theorie der Ego-States* entwickelt.

Als Ego-States werden in dieser Konzeption organisierte Systeme des Erlebens und Verhaltens – Verhaltensweisen, Erlebnisse, Erinnerungen oder Gefühle der Gegenwart – verstanden, deren Elemente zu einer Kooperation der verschiedenen Seiten der Persönlichkeit beitragen können. Sie entstehen durch Verinnerlichung von Beziehungsmustern wichtiger Bezugspersonen oder repräsentieren Rollenanforderungen der Umwelt (Watkins & Watkins 2012; Wöller 2013a, S. 454 ff.)[10].

8. Neuere *integrative Ansätze zur Behandlung struktureller dissoziativer Störungen* der Persönlichkeit, von denen die meisten auf psychodynamischer Grundlage und viele von ihnen unter Bezugnahme auf die Theorie der Strukturellen Dissoziation der Persönlichkeit (van der Hart et al. 2008) entwickelt wurden, zielen darauf ab,

- eine bessere Kontrolle über die Wechsel der Persönlichkeitszustände zu erlangen,
- kindliche Persönlichkeitsanteile symbolisch nachbeelternd zu versorgen,
- destruktive Persönlichkeitsanteile zu einer konstruktiven Mitarbeit zu bewegen,
- einen Dialog der Persönlichkeitsanteile untereinander anzuregen.

Am Ende eines solchen Prozesses soll, zumindest idealiter, die Integration der Persönlichkeitszustände in eine Gesamtpersönlichkeit stehen (Boon et al. 2013; Gast & Wirtz 2016; Huber 2011; Leutner & Cronauer 2022; Steele et al. 2017; Kluft 2011; Mattheß & Nijenhuis 2013; Mattheß & Sack 2010; Reddemann et al. 2011; Wöller & Mattheß 2018).

Obwohl der Ansatz für die Behandlung schwerer dissoziativer Störungen ausgearbeitet wurde, lässt er sich mit leichter Modifikation auch bei schweren Persönlichkeitsstörungen und anderen mit Persönlichkeitsspaltungen einhergehenden Störungsbildern anwenden (Mosquera et al. 2009; Wöller 2014a).

Wir werden den therapiepraktischen Nutzen der Perspektive multipler Selbstzustände und unzureichend integrierter Persönlichkeitsanteile und das darauf aufbauende therapeutische Vorgehen in Kapitel 8.3 ausführlich darstellen.

3.9.7 Neurobiologische und bindungstheoretische Grundlagen der Perspektive auf dissoziative Phänomene und multiple Selbstzustände

Aus neurobiologischer und bindungstheoretischer Perspektive sind folgende Aspekte erwähnenswert:

1. Aus neurobiologischer Sicht kann das Vorherrschen dissoziativer Mechanismen auf einen durch bindungstraumatische Einflüsse unzureichend fortgeschrittenen Reifungsprozess der integrativen Funktionen des Gehirns zurückgeführt werden.

    Durch die ungenügende regulative Aktivität seitens der frühen Bezugspersonen bleiben negative kindliche Emotionen über längere Zeit unreguliert bestehen. Die anhaltende Aktivierung der Stressphysiologie mit hohen Spiegeln neurotoxischer Substanzen bewirkt nicht nur substanzielle Defizite und Funktionsausfälle im Bereich der emotionsregulierenden Strukturen des Gehirns, sondern führt auch dazu, dass das Gehirn in einem unvollständig integrierten psychobiologischen Modus arbeitet, bei dem unterschiedliche Funktionssysteme nebeneinander existieren (Schore 2007).

2. Somit steht die Konzeption der multiplen »Selbst-Zustände« im Einklang mit Sichtweisen moderner Neurobiologie. In diesem Kontext werden Selbstzustände als gleichzeitig auftretende, diskrete subjektive Erfahrungsmomente aufgefasst, deren somatische, affektive, kognitive und verhaltensbezogene Repräsentationen vom Gehirn zu einem kohäsiven und funktionalen Ganzen zusammengefügt werden. Voraussetzung für ein gutes psychisches Funktionieren ist eine Integration der Aktivitäten und Funktionen über die unterschiedlichen Selbstzustände hinweg (Siegel 1999).

    Misshandlungs- und Deprivationserfahrungen schädigen die sich entwickelnden integrativen Funktionen des Gehirns, sodass getrennte Selbstzustände persistieren (Golynkina & Ryle 1999; Siegel 1999). Offenbar verfügt das rechte Gehirn über eine kreative Funktion, die in der Lage ist, Vergangenheit, Gegenwart und Zukunft zu integrieren und ein kohäsives autobiografisches Narrativ schaffen, das als Marker für psychische Gesundheit gilt (Rotenberg 2004; Schore 2011; Siegel 1999).

3. Unter den Theorien, die sich der Modellvorstellung der »Persönlichkeitsanteile« bedienen, kommt der erwähnten Theorie der strukturellen Dissoziation der Persönlichkeit (van der Hart et al. 2008) eine herausragende Rolle für das Verständnis von Traumafolgestörungen und dissoziativen Störungen zu. Unter Bezugnahme auf die Theorien von Pierre Janet (1989) und Befunde der affektiven Neurowissenschaften (Panksepp 1998) beschreibt sie biologisch determinierte emotionale Aktionssysteme, die Aktivierungsmuster der Sinneswahrnehmung, der emotionalen Regulierung, des Gedächtnisses, der Verhaltenssteuerung und der Wahrnehmung von sich selbst umfassen.

    Der Kerngedanke der Theorie besagt, dass die zur Ausbildung einer kohärenten Persönlichkeitsstruktur notwendige Integration der Systeme, die der Verteidigung in Bedrohungssituationen dienen, und derjenigen, die den Alltag strukturieren, unter Misshandlungs- oder Vernachlässigungserfahrungen durch die anhaltende Aktivierung der Bedrohungssysteme misslingen kann. Die Folge ist eine strukturelle Dissoziation der Persönlichkeit, bei der emotionale Persönlichkeitsanteile von »anscheinend normalen« Persönlichkeitsanteilen dissoziiert sind (Nijenhuis & den Boer 2009; van der Hart et al. 2008).

4. Die bindungstheoretische Perspektive lässt darüber hinaus dissoziative Phänomene als Schutzmaßnahmen in einem Beziehungstraumatischen Umfeld verständlich werden.

Wenn Schutz und Rettung nur bei einer schädigenden Bezugsperson gefunden werden können, ist eine dissoziative Aufspaltung des Bildes der Bezugsperson unausweichlich. Die Fähigkeit zur Dissoziation dient dem Kind dazu, widersprüchliche Informationen und nicht aushaltbare Gefühle subjektiv zu ertragen, wenn eine Bezugsperson von einem Zustand liebender Fürsorge plötzlich und unvorhersehbar in einen Zustand überwechselt, der mit sadistischen Impulsen sowie massiven Entwertungen und Beschämungen einhergehen kann (Liotti 2006; Lyons-Ruth 2006).

Weiterführende Literatur

Boon S, Steele K, van der Hart O (2013). Traumabedingte Dissoziation bewältigen. Ein Skills-Training für Klienten und ihre Therapeuten. Paderborn: Junfermann.

Eckhardt Henn A, Spitzer (Hg) (2017). Dissoziative Bewusstseinsstörungen. Grundlagen, Klinik, Therapie. 2. Aufl. Stuttgart: Schattauer.

Gast U, Rodewald F, Kersting A, Emrich HM (2001). Diagnostik und Therapie Dissoziativer (Identitäts-)Störungen. Psychotherapeut 46, 289–300.

Hofmann A (2014). EMDR. Praxishandbuch zur Behandlung traumatisierter Menschen. 5. Aufl. Stuttgart: Thieme.

Kluft RP (2011). Behandlung der dissoziativen Identitätsstörung aus psychodynamischer Sicht. In: L. Reddemann, A. Hofmann, U. Gast, (Hg), Psychotherapie der dissoziativen Störungen. Krankheitsmodelle und Therapiepraxis – störungsspezifisch und schulenübergreifend. 3. Aufl. Stuttgart: Thieme; 64–90.

Leutner S, Cronauer E (2022). Traumatherapie-Kompass. Begegnung, Prozess und Selbstentwicklung in der Therapie mit Persönlichkeitsanteilen. Göttingen: Vandenhoeck & Ruprecht; 14–15.

Mattheß H, Nijenhuis E (2013). Strukturelle Dissoziation der Persönlichkeit. In: Wöller W. Trauma und Persönlichkeitsstörungen. 2. Aufl. Stuttgart: Schattauer; 113–35.

Mattheß H, Nijenhuis E (2013). Wie behandeln wir Patienten mit schwerer struktureller Dissoziation der Persönlichkeit? In: W. Wöller (Hg), Trauma und Persönlichkeitsstörungen. 2. Aufl. Stuttgart: Schattauer; 570–593.

Mattheß H, Sack M (2010). Bewährte und nützliche Strategien in der Behandlung von Patienten mit komplexen dissoziativen Störungen. Persönlichkeitsstörungen PTT 14, 104–116.

Reddemann L (2021). Psychodynamisch Imaginative Traumatherapie – PITT. Ein Mitgefühls- und Ressourcen-orientierter Ansatz in der Psychotraumatologie. 11. Aufl. Stuttgart: Klett-Cotta.

Reddemann L, Gast U, Hofmann A (2011). Psychotherapie der dissoziativen Störungen. Krankheitsmodelle und Therapiepraxis – störungsspezifisch und schulenübergreifend. 3. Aufl. Stuttgart: Thieme.

Reddemann L, Wöller W (2017). Komplexe posttraumatische Belastungsstörung. Göttingen: Hogrefe.

Sachsse U (2004). Traumazentrierte Psychotherapie. Stuttgart: Schattauer.

Shapiro F (2012). EMDR – Grundlagen und Praxis. Handbuch zur Behandlung traumatisierter Menschen. 3. Aufl. Paderborn: Junfermann.

Steele K, Boon S, van der Hart O (2017). Die Behandlung traumabasierter Dissoziation. Eine praxisorientierte, integrative Vorgehensweise. Lichtenau: Probst.

van der Hart O, Nijenhuis ERS, Steele K (2008). Das verfolgte Selbst. Trauma und Dissoziation.

Strukturelle Dissoziation und die Behandlung chronischer Traumatisierung: Paderborn: Junfermann.
Watkins J, Watkins HH (2012). Ego-States – Theorie und Therapie. Ein Handbuch. 3. Aufl. Heidelberg: Carl-Auer-Systeme.
Winnicott DW (2006). Reifungsprozesse und fördernde Umwelt. Gießen: Psychosozial-Verlag.
Wöller W (1993). Psychoanalytische Theorien zur Depersonalisierung. Forum Psychoanal 9, 122–131.
Wöller W (2014a). Bindungstrauma und Borderline-Störung. Stuttgart: Schattauer.
Wöller W (2014b). Depersonalisierung. In: Mertens W (Hg). Handbuch psychoanalytischer Grundbegriffe. 4. Aufl. Stuttgart: Kohlhammer; 160–161.
Wöller W (2005). Traumawiederholung und Reviktimisierung nach körperlicher und sexueller Traumatisierung. Fortschr Neurol Psychiatrie 73, 83–90.
Wöller W (2013). Trauma und Persönlichkeitsstörungen. Ressourcenbasierte psychodynamische Therapie. 2. Aufl. Stuttgart: Schattauer.
Wöller W (2016b). Assoziationsmodell als drittes psychodynamisches Therapiemodell neben dem Konflikt- und Strukturmodell? Psychotherapeut 61: 66–71.
Wöller W (2020). Dissoziation. Gießen: Psychosozial.
Wöller W, Mattheß H (2018). Komplexe Traumafolgestörung. In: Schellong J, Epple F, Weidner K (Hg). Praxisbuch Psychotraumatologie. Stuttgart: Thieme; 120–124.
Wurmser L (2000). Flucht vor dem Gewissen. Analyse von Über-Ich und Abwehr bei schweren Neurosen. 3. Aufl. Göttingen: Vandenhoeck u. Ruprecht.
Wurmser L (2017). Die Maske der Scham. Die Psychoanalyse von Schamaffekten und Schamkonflikten. 7. Aufl. Berlin: Springer.
Wurmser L (2012). Die zerbrochene Wirklichkeit. Psychoanalyse als das Studium von Konflikt und Komplementarität. Berlin: Springer.

Anmerkungen

1 Beispielsweise trägt das Buch von Rudolf (2010) »Psychodynamische Psychotherapie« den Untertitel »Die Arbeit an Konflikt, Struktur und Trauma«.

2 Auch Ehrenthal & Hörz-Sagstetter (2014) beschränken sich in ihrem Beitrag zu dem Lehrbuch von Gumz & Hörz-Sagstetter (2014) auf die Abgrenzung von Konflikt und Struktur.

3 Auch in unserem eigenen Basisbuch sprechen wir in Kap. 5.3 von der Perspektive der Konflikte, der Perspektive der Ich-Funktionen und der Traumaperspektive, nicht anders in unserer Einführung in die Psychosomatik (Herzog et al. 2017), in der vom Konflikt-, Struktur- und Trauma-Modell die Rede ist.

4 Zumindest dann, wenn wir uns nicht mit einem engen Trauma-Begriff, wie er in der ICD-10 vertreten wird, begnügen und auch bindungs- und beziehungstraumatische Einflüsse der frühesten Kindheit, die in ihrem Schädigungspotenzial den in der ICD-10 gelisteten Traumatisierungen nicht nachstehen, in den Trauma-Begriff einbeziehen (Wöller 2013).

5 Er wäre mit der Problematik und den Dilemmata des Trauma-Begriffs in seiner objektiven oder subjektiven Dimension konfrontiert worden (Wöller 2013).

6 Grundsätzlich wäre es angesichts der Tatsache, dass Patienten, die in stärkerem Maße ich-strukturelle Störungen aufweisen, in den meisten Fällen bindungstraumatische Erfahrungen in ihrer Kindheit aufweisen, vorstellbar, die Struktur-Perspektive mit der Trauma-Perspektive zusammenfallen zu lassen.
Das hätte jedoch den großen Nachteil, dass ich-funktionelle Störungen, die auf der Basis einer aktivierten unbewussten Konfliktproblematik temporär auftreten, nicht mehr auf einer Strukturachse der OPD-2 verortet werden könnten.

7 Von einer dissoziativen Verarbeitung sprechen wir im Einklang mit van der Hart et al. (2008) dezidiert auch bei der posttraumatischen Belastungsstörung, obwohl das Störungsbild nach der ICD-10 nicht zu den dissoziativen Störungen gerechnet wird.

8 Ob eine dritte Perspektive notwendig ist, wird derzeit kontrovers diskutiert. Grundsätzlich kann die eine dritte Perspektive begründende Störung der Erinnerungsver-

arbeitung auch als ich-funktionelles Defizit aufgefasst werden. Eine Subsumption unter die ich-funktionellen Störungen hätte jedoch den Nachteil, dass die andersartige therapeutische Konsequenz – Assoziation dissoziierter Erinnerungsfragmente im Unterschied zur Identifikation und Modifikation von Prozeduren – keine Berücksichtigung fände.

9 Einen Höhepunkt der »Verdrängung« des Trauma-Paradigmas finden wir in den Schriften Kernbergs (1992), der lange an der Auffassung festgehalten hatte, dass die Borderline-Pathologie zuallererst einer konstitutionell erhöhten Aggression geschuldet ist. Erst unter dem Eindruck der überwältigenden empirischen Evidenz massiver Traumatisierungen ging er in seinen späteren Schriften dazu über, deren Einfluss anzuerkennen.

10 Ähnliche Konzeptionen wurden in der Gestalttherapie (Perls 1951/2006) entwickelt. Bekannt geworden ist die des »leeren Stuhls« als Projektionsfläche für Persönlichkeitsanteile (Hartmann Kottek 2012). Die sich als kognitiv-behaviorale Therapie verstehende, jedoch auf psychodynamischer Grundlage entwickelte Schematherapie (Young et al. 2008) bedient sich ebenfalls der Modellvorstellung von Persönlichkeitsanteilen. Ebenso ist hier der systemische Ansatz der »Inneren Familie« (Schwartz 2008) zu nennen.

3.10 Was ist ein ausreichend guter Therapeut?

3.10.1 Der Einfluss der Person des Therapeuten auf das Behandlungsergebnis

Die meisten von uns werden intuitive Vorstellungen davon haben, was einen guten Psychotherapeuten ausmacht. Wir wollen uns in diesem Kapitel damit befassen, welche Antworten uns die Psychotherapieforschung zur Klärung dieser Frage geben kann.

1. Psychotherapie ist aufgrund der uns vorliegenden Metaanalysen eine wirksame Intervention, wirksamer als viele körpermedizinische Behandlungen. Mit Effektstärken zwischen 0,75 und 0,80 kann ihre Wirksamkeit als mittel bis hoch bezeichnet werden (Lambert 2013). Dennoch lassen sich bei 15 % bis 25 % der psychotherapeutischen Behandlungen keine messbaren Verbesserungen nachweisen (Kächele & Caspar 2012). Zu einer Verschlechterung kommt es bei Erwachsenen in 5 % bis 10 % der Fälle (Lambert 2013), bei Kindern und Jugendlichen in 12 % bis 20 % der Fälle (Warren et al. 2010). Von einer wirklichen positiven Veränderung kann einer Schätzung von Kächele und Schacter (2014) zufolge nur bei 50 % der in Psychotherapie befindlichen Patienten gesprochen werden.

2. Betrachtet man die Wirkfaktoren, die zur Varianz des Behandlungsergebnisses beitragen, so ist seit langem bekannt, dass neben extratherapeutischen Faktoren die sogenannten »Common factors« mehr zur Aufklärung der Varianz des Behandlungsergebnisses beitragen als spezifische behandlungstechnische Einflüsse. Zu ihnen zählt in erster Linie die Qualität der therapeutischen Allianz, die als robuster Prädiktor über alle Studien konsistent nachweisbar ist. Ebenso sind Erwartungseffekte anzuführen; ihnen zufolge ist eine Psychotherapie umso wirksamer, je ausgeprägter die Erwartung an ihre Wirksamkeit beim Patienten ist (Wampold & Brown 2005)[1].

3. Erst in neuerer Zeit wurde damit begonnen, auch den Einfluss der Person des Psy-

chotherapeuten auf das Behandlungsergebnis systematisch zu untersuchen. Dabei zeigte sich mit großer Übereinstimmung, dass der Einfluss der Person des Therapeuten zwischen 5 % und 10 % der der Varianz des Behandlungsergebnisses erklärt, wobei 8–9 % am häufigsten erwähnt wird (Anderson et al. 2009; Dinger et al. 2008; Lutz et al. 2007)[2]. Der Therapeuten-Effekt ist robust und über unterschiedliche Methoden hinweg nachweisbar.

Klienten der effektivsten Therapeuten hatten eine um 50 % höhere Besserungsrate und eine um mindestens 50 % niedrigere Drop-out-Rate als die am wenigsten effektiven Therapeuten; sie reduzierten Symptome signifikant stärker und verlässlicher, während es den am wenigsten effektiven Therapeuten über verschiedene Therapiearten hinweg nicht gelang, eine Besserung herbeizuführen (Okiishi et al. 2003)[3].

4. Somit lässt sich die Tatsache nicht übersehen, dass ein Teil der Psychotherapeuten konsistent bessere Therapieergebnisse erbringt als ein anderer Teil, unabhängig von Diagnosen, Alter, Medikationsstatus, Krankheitsschwere und der Art der Behandlung (Lutz et al. 2007; Wampold & Brown 2005). Der Einfluss des Therapeuten kann sowohl in psychodynamischen (Sandell 2007) wie auch in kognitiv-behavioralen (Huppert et al. 2001) Studien nachgewiesen werden. Er scheint umso ausgeprägter zu sein, je schwerer die Störung ist (Baldwin & Imel 2013), auch scheint er in naturalistischen Stichproben im Vergleich zu kontrollierten Stichproben größer zu sein (Lutz et al. 2007).

3.10.2 Alter, Geschlecht, Ausbildung und professionelle Erfahrung des Therapeuten

Was macht den Einfluss der Person des Therapeuten aus?

1. Allgemeine demographische Charakteristika wie Alter oder Geschlecht haben keinen Einfluss auf das Therapieergebnis (Baldwin & Imel 2013).

2. Bemerkenswert ist, dass sich auch keine sicheren Hinweise auf den Effekt von Psychotherapieausbildungen auf den Behandlungserfolg finden lassen. So ließen sich in der erwähnten Studie von Okiishi (2000) zwar erhebliche Unterschiede in der Wirksamkeit einzelner Therapeuten, jedoch keine Effekte des Ausbildungsniveaus auf das Behandlungsergebnis nachweisen. Das Gleiche gilt für die Studie an 10 812 Psychotherapiepatienten und 281 Therapeuten (Brown et al. 2005), die auch erhebliche Unterschiede in der Wirksamkeit einzelner Therapeuten, aber keinen Einfluss des Umfangs der psychotherapeutischen Ausbildung auf das Therapieergebnis finden konnte[4].

3. Bezüglich der professionellen Erfahrung sind die Ergebnisse widersprüchlich. Eine beträchtliche Anzahl von Studien konnten einen Zusammenhang zwischen professioneller Erfahrung und dem Therapieerfolg nicht belegen, während andere Studien einen solchen Zusammenhang fanden[5].

Wahrscheinlich muss man davon ausgehen, dass therapeutische Erfahrung allein für die Prädiktion des Behandlungserfolgs nicht von entscheidender Bedeutung ist. Möglicherweise sind erfahrene Therapeuten umso effektiver, je schwerer gestört die Patienten sind (Berglar 2016). Insgesamt scheint es mehr darauf anzukommen, ob ein Therapeut die Fähigkeit hat, unter schwierigen Bedingungen eine therapeutische Allianz herzustellen (Tschuschke et al. 2015).

3.10.3 Persönlichkeitsmerkmale, emotionale Verfassung und Interaktionsdynamik von Therapeuten

Zur Frage der Persönlichkeit, emotionalen Verfassung und Interaktionsdynamik von Psychotherapeuten liegen verschiedene Untersuchungen vor:

1. Es konnte gezeigt werden, dass Therapeuten, die über höhere Selbstakzeptanz verfügen, tendenziell tragfähigere therapeutische Allianzen mit ihren Patienten ausbilden und bessere therapeutische Resultate erzielen (Bruck et al. 2006). Demgegenüber fanden sich bei Therapeuten, die dazu neigen, sich selbst zu beschuldigen und zu kontrollieren, eher ungünstige therapeutische Allianzen (Henry & Strupp 1994; Lichenberg et al. 1988). Therapeuten mit einer eher feindseligen, selbstkritischen und nicht selbstliebenden Introjektstruktur, erfasst über die Methode der Strukturalen Analyse Sozialen Verhaltens (SASB) (Benjamin 1974; Tress 1993), erzielten in psychodynamischen Kurzzeittherapien weniger Erfolge und produzierten mehr ungünstige Effekte (Henry et al. 1990)[6].

Vermutlich haben Therapeuten mit unzureichender Selbstakzeptanz größere Schwierigkeiten, bei sich selbst feindselige und kritische Gefühle gegenüber ihren Patienten zu erkennen (Safran & Muran 2000). Auch lassen sie sich vermutlich eher durch feindselige und zurückweisende Verhaltensweisen ihrer Patienten in Machtkämpfe mit ihnen hineinziehen und zu ängstlichen, vermeidenden oder auch feindseligen Verhaltensweisen verleiten (von der Lippe et al. 2008).

2. Von Persönlichkeitsmerkmalen scheint sich *Dominanz* auf Seiten des Therapeuten ungünstig auszuwirken (Beutler et al. 2004). Während die Befunde zum Einfluss des *Bindungsstils* des Therapeuten widersprüchlich sind und sich insgesamt kein konsistenter Einfluss eines sicheren oder unsicheren Bindungsstils auf das Therapieergebnis nachweisen lässt (Black et al. 2005, Cologon 2017; Schauenburg et al. 2010), ergeben sich jedoch deutliche Hinweise, dass die reflektierende Funktion des Therapeuten einen Einfluss auf die Wirksamkeit der von ihm durchgeführten Therapie hat (Cologon et al. 2017)[7].

3. Nicht verwunderlich ist auch, dass es die therapeutische Allianz beeinflusst, wenn schon vor Therapiebeginn *feindselige Gefühle* gegenüber dem Patienten erkennbar sind (Nissen-Lie et al. 2010). So konnten Forscher bereits in den 1990er Jahren zeigen, dass subtile feindselige Botschaften das Therapieergebnis ungünstig beeinflussen (Henry et al. 1990; Strupp & Anderson 1997).

In der Studie der Forschergruppe um von der Lippe et al. (2008) konnte mithilfe der SASB-Methode (Benjamin 1974; Tress 1993) gezeigt werden, dass sich in Therapien, die einen ungünstigen Verlauf nahmen, über die Sitzungen hinweg ein subtil feindseliges therapeutisches Klima aufgebaut hatte. Die Therapeuten begegneten den Einladungen der Patienten zu feindseligen Reaktionen zwar nicht in offen feindseliger Weise, reagierten auf sie aber mit versteckt herabsetzenden Bemerkungen und einer Neigung, ihre Anliegen zu ignorieren. Offenbar waren die Therapeuten durch die Interaktionsangebote der Patienten so verunsichert, dass sie sich nur durch subtile Feindseligkeit zu helfen wussten.

4. Insgesamt zeigt sich, dass die Therapeuteneigenschaften, die am konsistentesten die therapeutische Allianz prädizieren, diejenigen sind, die auch Beziehungskompetenzen beschreiben (Horvath & Bedi 2002). Einen wichtigen Einfluss scheint die emotionale und soziale Intelligenz des Therapeuten zu haben. Studien zur emotionalen Intelligenz von Therapeuten fanden, dass dieses Persönlichkeitsmerkmal mit positiven Behandlungsergebnissen verbunden ist (Kaplowitz et al. 2011; Rieck & Callahan 2013). Andererseits deuten die Untersuchungen von Anderson et al. (2009, 2016) darauf hin, dass nicht die allgemeine Beziehungskompetenz, sondern *ein für den Bereich der Psychotherapie spezifisches Beziehungswissen* für den Therapieerfolg entscheidend zu sein scheint. Aufgrund von Video-Simulationen schwieriger Beziehungsepisoden in der Therapeut-Klient-Beziehung ließ sich bei multivarianter Auswertung zeigen, dass die Fähigkeit von Therapeuten, schwierige interpersonelle Begegnungen mit ihren Klienten zu bewältigen, entscheidend für den Therapieerfolg war; der Ausbildungshintergrund der Therapeuten war demgegenüber zu vernachlässigen. Die Übersicht über 31 Studien zu professionellen und persönlichen Charakteristika von effektiven Psychotherapeuten von Heinonen und Nissen-Lie (2020) kommt zu dem Ergebnis, dass intrapsychische Therapeutenvariablen wie beispielsweise der Bindungsstil oder die Introjekt-Struktur des Therapeuten nur einen geringen Einfluss auf das Therapieergebnis haben. Auch die Pathologie der Patienten scheint keine größere Rolle zu spielen. Ebenso spricht wenig für die Relevanz selbsteingeschätzter genereller sozialer Fähigkeiten. Was jedoch konsistent das Therapieergebnis zu beeinflussen scheint, sind professionelle interpersonelle Fähigkeiten, die sich auf die konkrete Durchführung von Psychotherapien beziehen, speziell in herausfordernden klinischen Situationen.

Die Kompetenz, einen therapeutischen Prozess in Gang zu bringen, kann als die Fähigkeit verstanden werden, ein breites Spektrum von interpersonellen Botschaften wahrzunehmen, zu verstehen und zu kommunizieren. Sie umfasst auch die Fähigkeit, eine Person mit interpersonellen Problemen davon zu überzeugen, maladaptive Muster aufzugeben und die empfohlenen Lösungen anzuwenden. Speziell erwies es sich als vorteilhaft, wenn Therapeuten gut mit Patienten umgehen konnten, die ärgerlich, abhängig, verwirrt, vorwurfsvoll oder kontrollierend waren.

3.10.4 Patientensicht: Was macht einen guten Therapeuten aus?

Historisch betrachtet, wurde die Praxis, Patienten zu befragen, lange Zeit nicht genutzt oder sogar kritisch gesehen. Aus unterschiedlichen Gründen wurde meist der Perspektive der Therapeuten der Vorzug gegeben. Aus psychodynamischer Sicht wurde geltend gemacht, dass patientenseitige Einschätzungen so sehr durch unbewusste Motivationen verzerrt und dadurch zur Beurteilung des Therapieprozesses kaum verwertbar seien. Auch aus kognitiv-behavioraler Perspektive gab es lange Bedenken gegen den Einbezug der Patientenperspektive. Die subjektive Seite der Patienten wurde für unzuverlässig gehalten; nur objektive Maße beobachtbaren Verhaltens oder psychophysiologische Parameter galten als zuverlässig. Lediglich Anhänger der humanistischen Tradition hatten sich für die Berücksichtigung der Patientenperspektive eingesetzt (Howe 1993; McLeod 2013).

Doch liegen inzwischen auch genügend Studien vor, die die Patientenperspektive würdigen (Bohart & Greaves Wade 2013).

1. Untersuchungen, die sich ausdrücklich mit der »Consumer«-Perspektive, d. h. mit der Sichtweise der betroffenen Patienten beschäftigten, kamen übereinstimmend zu dem Ergebnis, dass Patienten günstige Effekte ihrer Therapien mit persönlichen Qualitäten ihrer Therapeuten in Zusammenhang bringen (Strupp et al. 1969).

2. In zwei umfassenden Übersichten fanden Ackerman und Hilsenroth (2001, 2003), dass Therapeuten, die von ihren Patienten als flexibel, erfahren, ehrlich, respektvoll, vertrauenswürdig, zuversichtlich, interessiert, wach, freundlich, warm und offen beschrieben wurden, eher in der Lage waren, eine gute therapeutische Allianz zu bilden und bessere therapeutische Resultate erzielen konnten. Therapeuten, die von Patienten rigide, unsicher, ausbeuterisch, kritisierend, distanziert, angespannt oder abgelenkt erlebt wurden, hatten hingegen schlechtere Therapieergebnisse. Die Ergebnisse wurden von anderer Seite bestätigt.

3. Zu ähnlichen Ergebnissen kamen Horvath & Bedi (2002), die fanden, dass Therapeuten, die von ihren Patienten als warm, akzeptierend, engagiert, empathisch und responsiv beschrieben wurden, bessere therapeutische Allianzen herstellten. Besondere Aufmerksamkeit erfuhr das Merkmal der *Flexibilität*. Patienten schätzten es, wenn Therapeuten ihr Vorgehen änderten, wenn die aktuelle Situation oder der Kontext dies erforderte; sie bemängelten es, wenn Therapeuten rigide an ihrer Methode »klebten« (Krause & Lutz 2009)[8].

> Patienten scheinen mit unterschiedlichsten Therapiemethoden gut zurechtzukommen und von ihnen zu profitieren, wenn sie den Eindruck haben, dass ihr Therapeut das, was sie sagen, ernst nimmt und, wenn notwendig, sein Vorgehen daraufhin verändert.

4. Noch wenig untersucht ist, wie weit *Passungen* zwischen Therapeuten und Patienten für den Erfolg oder Misserfolg von Psychotherapien verantwortlich sind. In Richtung eines solchen Zusammenhangs deutet ein Ergebnis der Studie von Fonagy & Target (1996), die an 763 Fällen von Psychotherapie und Psychoanalyse bei Kindern am Anna Freud Centre in London durchgeführt wurde. Demnach ließen sich nicht einzelne Therapeuten- oder Patientenmerkmale identifizieren, die den Erfolg oder Misserfolg der Therapie voraussagen konnten. Es war die richtige Passung, die dazu führte, dass

bestimmte Dyaden von Patienten und Therapeuten erfolgreich miteinander arbeiteten, ohne dass dies auf der Basis der Merkmale der einzelnen Partner der Dyade hätte vorausgesagt werden können.

> Vermutlich sind es die dynamischen Aspekte der Interaktion zwischen beiden Partnern, die über den Erfolg einer Therapie entscheiden (Kantrowitz 1993). Sie umfassen Aspekte der Resonanz und möglicherweise die auf beiden Seiten vorhandene Fähigkeit, dafür zu sorgen, dass die unausweichlichen »blinden Flecken« in ihren Auswirkungen begrenzt bleiben.

3.10.5 Master-Therapeuten

Eine andere Forschungsrichtung verfolgte das Ziel, Therapeuten oder Therapeutinnen zu identifizieren, die in besonders effektiver Weise positive Veränderungen bei ihren Patienten erzielen. Die Forscher interessierten sich dafür, was diesen »Master-Therapeuten« wichtig war und worauf sie in ihren Behandlungen besonderen Wert legten. Man wollte erfahren, mithilfe welcher therapeutischen Haltungen und Strategien sie die zügigen und anhaltenden Veränderungen bei ihren Patienten erreichen konnten. Die Ergebnisse zeigen, dass es offensichtlich Schlüssel-Variablen gibt, die über das angewandte Therapieverfahren hinausgehen. Beispielhaft wollen wir an dieser Stelle einige uns besonders wichtig erscheinende therapeutische Äußerungen von Mastertherapeuten aus der qualitativen Studie von Sullivan et al. (2005) anführen:

1. Die Master-Therapeuten legen größten Wert darauf, die tatsächlichen Bedürfnisse der Patienten zu erfassen. Dies ist ihnen schon im ersten, teilweise auch telefonischen Kontakt sehr wichtig. Sie nehmen sich dafür ausreichend Zeit und stellen deshalb auch gezielte Fragen. Manchen ist es ein Anliegen, durch aktives Nachfragen die Bedürfnisse der Patienten noch genauer herauszuarbeiten. Einige hoben hervor, dass sie besonders darauf achten, Klagen der Patienten nicht abwehrend zu begegnen. Ein Mastertherapeut betonte, wie wichtig es ihm sei, bei dem zu bleiben, was den Patienten aktuell bewegt.

2. Immer wieder wurde von Master-Therapeuten darauf hingewiesen, wie wichtig es sei, genau zuzuhören und den Patienten möglicherweise noch einmal zusammenfassend zurückzumelden, was man glaubt, verstanden zu haben. Entscheidend sei, dass die Patienten sich verstanden und respektiert fühlten. Ein Mastertherapeut legte großen Wert darauf, Patienten ihre Erfahrungen möglichst genau schildern zu lassen und auch weitere Details, die zu einem besseren Verständnis beitragen könnten, aktiv zu erfragen.

3. Auch der Aspekt der behandlungstechnischen Flexibilität wird angeführt. Ein Mastertherapeut gab an, dass er in Abhängigkeit von den individuellen Bedürfnissen seiner Patienten unterschiedliche therapeutische Zugänge wählt und, je nachdem, welche Problematik vorliegt, auf psychodynamische oder verhaltenstherapeutische Strategien zurückgreift.

4. Einige Master-Therapeuten betonten, wie wichtig es sei, mit dem Patienten zu einem gemeinsamen Problemverständnis zu ge-

langen. Darüber hinaus hoben sie die große Bedeutung der Kooperation in der therapeutischen Beziehung hervor. Die Gemeinsamkeit betreffe auch die Frage der Therapiemotivation, die nicht nur eine Angelegenheit des Patienten sei. Vielmehr bestehe die Aufgabe des Therapeuten darin, die Therapiemotivation des Patienten zu stärken. Besonders dann, wenn Patienten sich nicht aus eigener Motivation, sondern auf Veranlassung anderer in die Therapie begeben hätten, sei es an dem Therapeuten, bei ihnen eine intrinsische Motivation zu wecken.

5. Wenn die erwarteten Therapiefortschritte ausbleiben, diskutieren die meisten Master-Therapeuten dies offen mit ihren Patienten. Widerstandsverhalten von Patienten betrachten sie als eine Möglichkeit, um mit ihnen über etwas zu sprechen, das offensichtlich Schwierigkeiten bereitet und sie daran hindert, Fortschritte zu machen. Einige Master-Therapeuten sahen es gelegentlich als notwendig an, den Patienten einen deutlicheren Anstoß zu geben.

Einer Patientin, die immer wieder darüber klagte, dass sie es nicht fertigbringe, Übungen, die ihr im Prinzip helfen, alleine zu Hause durchzuführen, sagte ein Master-Therapeut: »Ich glaube, das ist jetzt der richtige Zeitpunkt, an dem ich Ihnen einen ›Tritt in den Hintern‹ geben sollte. Es geht mir darum, dass Sie sich besser um sich selbst sorgen sollten. Nach dem, was Sie mir gerade berichten, muss ich annehmen, dass Sie das nicht tun. Also gebe ich Ihnen jetzt den Tritt in den Hintern. Ich erwarte einfach von Ihnen, dass Sie das jetzt machen!«[9].

6. Mehrere Master-Therapeuten brachten ihre Überzeugung zum Ausdruck, dass kritische Phasen und Brüche in der therapeutischen Beziehung als normale Vorkommnisse betrachtet werden sollten. Sie waren ebenfalls davon überzeugt, dass die Reparatur eines Bruchs in der therapeutischen Beziehung eine große Chance für die Therapie darstellen kann. Eine solche Reparatur kann nicht nur zu einer Vertiefung der therapeutischen Beziehung führen, sondern den Patienten auch als Muster dienen, wie sie in Alltagssituationen Beziehungen reparieren können. Eine Mastertherapeutin sprach über ihre Bereitschaft, eigene Fehler einzuräumen, und berichtete davon, wie das Eingeständnis eines eigenen Fehlers zum Ausgangspunkt für eine positive Entwicklung bei einer Patientin wurde.

7. Verschiedene Master-Therapeuten betonten die Bedeutung des Gefühls von Sicherheit in der therapeutischen Beziehung. Erst wenn Patienten sich in einer therapeutischen Beziehung hinreichend sicher fühlen und nicht mit einer vorwurfsvollen oder kritischen Reaktion rechnen müssen, können sie sich auf den therapeutischen Prozess einlassen.

8. Häufig wurde die Nützlichkeit von Metaphern erwähnt. Diese können sich auf den Prozess der Heilung beziehen – wie die Metapher einer über eine lange Zeit offenen Wunde, die in einer sicheren und nichtschädigenden Umgebung von innen heraus heilen kann – oder die Rolle des Therapeuten betreffen – wenn dieser beispielsweise von einem Patienten als »Führer in der Wildnis« oder als »Detektiv« gesehen wird.

9. Mehrere Master-Therapeuten legten großen Wert darauf, die Schritte der Therapie den Möglichkeiten der Patienten anzupassen, um sicherzustellen, dass diese mit den angestrebten Veränderungen auch umgehen können. Ihnen war Geduld wichtiger als der Wunsch nach einer schnellen Veränderung.

10. Einigen Master-Therapeuten erschien es besonders wichtig, den Patienten nicht ihre eigene Perspektive aufzudrängen, sondern ihnen die Möglichkeit zu eröffnen, eine eigene Sichtweise zu entwickeln. Andererseits scheinen Master-Therapeuten ein genaues Gefühl dafür zu haben, wann es wichtig ist, sich bezüglich der eigenen Wertorientierung klar zu positionieren und diese gegebenenfalls mit Nachdruck einzufordern. Wenn Patienten beispielsweise zu respektlosem Verhalten neigen, legen sie großen Wert darauf, sehr klare Grenzen zu ziehen. Ein Master-Therapeut zitiert den folgenden Dialog mit einer Patientin:

> Was ich im Allgemeinen mit Paaren tue, die sich gegenseitig verbal beschimpfen? Ich sage ihnen: »Hören Sie auf damit! Sie müssen damit aufhören!« Die Situation, die mir in den Sinn kommt, ist eine, in der die Ehefrau in Wutausbrüche gerät und ihren Mann erniedrigt, wonach er weinerlich wird und sich verletzt und beleidigt fühlt. Dann, sagt die Frau, könne sie ihn nicht mehr respektieren, da er so ein Weichei sei. Ich sagte zu ihr: »Sie müssen damit aufhören.« Das Paar hatte schon eine Menge an Therapie bei anderen Therapeuten zu genau diesem Thema hinter sich. Als die Frau darauf bestand, wütend werden zu dürfen, weil sie ein Recht auf ihre Gefühle habe, sagte ich ihr ausdrücklich. »Ich werde keine Therapie mit Ihnen machen, wenn Sie nicht damit aufhören. Ich bitte Sie nicht um Perfektion; ich bitte Sie, einen Standard festzulegen. Was Sie machen, ist tabu. Es ist tabu. Das ist ein Foulball. Sie haben kein Recht, das zu tun. Wenn Sie dem zustimmen können, können wir mit der Therapie anfangen.«

11. Ein Master-Therapeut wies darauf hin, wie wichtig es sein kann, die Aufmerksamkeit auch auf Erfahrungsbereiche außerhalb der therapeutischen Situation zu lenken. Während es nach »klassischer« Auffassung vielfach darum geht, die Patienten anzuregen, zu überlegen, ob Erfahrungen, die sie außerhalb der Therapie gemacht haben, auch auf die therapeutische Beziehung zutreffen, könne es ebenso nötig sein, auf Beziehungsmuster außerhalb der therapeutischen Beziehung zu achten.

Insgesamt fällt auf, dass die von den Mastertherapeuten angeführten und als hilfreich betrachteten Einstellungen und therapeutischen Strategien in hohem Maße mit dem übereinstimmen, was auch die Patienten als hilfreich für den Aufbau einer guten therapeutischen Beziehung und als Voraussetzung für einen Therapieerfolg ansehen. Sie bilden von daher eine der Grundlagen für die in diesem Buch vertretene Konzeption.

3.10.6 Konsequenzen

Die vorgestellten Befunde der Psychotherapieforschung haben nicht zu vernachlässigende Konsequenzen auf der Ebene der Patientenbehandlung, der Ausbildung und der Forschung.

Betrachten wir zunächst die Konsequenzen auf der Ebene der Patientenbehandlung:

1. Es wurde deutlich, dass Aspekte der Persönlichkeit des Therapeuten, vor allem seine Fähigkeit, ein tragfähiges therapeutisches Bündnis aufzubauen, für den Behandlungserfolg von Psychotherapien von größerer Bedeutung sind als die Wahl des psychotherapeutischen Verfahrens. Wir finden unterschiedliche therapeutische Stile, die glei-

chermaßen wirksam sein können. Dabei kommt es weit weniger darauf an, ob wir als Therapeuten zurückhaltender oder interaktiver mit unseren Patienten umgehen, ob wir bezüglich der Mitteilung eigener Gefühle offener oder weniger offen sind oder ob wir persönliche Fragen beantworten oder nicht. Wichtiger ist unsere Fähigkeit und Bereitschaft, die Perspektive unserer Patienten ernst zu nehmen und unser therapeutisches Handeln flexibel auf ihre Bedürfnisse auszurichten.

Eine solche Haltung impliziert auch die Bereitschaft, anzuerkennen, dass eine Intervention nicht ohne die gleichzeitig transportierte emotionale Botschaft wirken kann und dass sich unbeabsichtigt unbewusste Aspekte in das eigene Handeln einschleichen können – und die Fähigkeit, offen zu sein für Brüche in der therapeutischen Allianz und die Möglichkeit ihrer Reparatur.

2. Von besonderer Bedeutung scheint es zu sein, die Reaktionen unserer Patienten auf unsere Interventionen zu registrieren und sich dafür zu interessieren, ob die Patienten tatsächlich glauben, ihren Therapiezielen näherzukommen.

Indem Patienten ihren Therapeuten systematisch Feedback geben, kann die Wahrscheinlichkeit therapeutischer Misserfolge verringert und die Wirksamkeit der Therapie erhöht werden. Eine gute Praxis jeder Form von Psychotherapie besteht darin, die Patienten regelmäßig um eine Beurteilung des Therapiefortschritts zu bitten.

3. Vor dem Hintergrund der großen Bedeutung, die die Person des Therapeuten und seine Fähigkeit, ein therapeutisches Bündnis herzustellen, für den Erfolg von Psychotherapien haben, ist es schwer nachvollziehbar, warum große Bereiche der Psychotherapieforschung sich noch immer vorwiegend auf Vergleiche der Wirksamkeit verschiedener Behandlungstechniken konzentrieren (Wampold & Imel 2015).

Vorherrschend ist nach wie vor eine Art von »Pferderennen-Mentalität«, die darin besteht, dass immer wieder neue Behandlungstechniken »ins Rennen geschickt« werden, die im Vergleich zu bisherigen Methoden bessere Ergebnisse erzielen sollen. Sieht man von speziellen störungsspezifischen Problemstellungen ab, bei denen auch behandlungstechnische Unterschiede bedeutsam sein können (Stevens et al. 2000), erscheint uns eine derartige Mentalität beim gegenwärtigen Wissensstand nicht mehr zeitgemäß, da nicht zu erwarten ist, dass sich die neuen Techniken den bisherigen überzeugend als überlegen erweisen werden.

4. Hinzu kommt, dass bei dieser Art von Therapievergleichsstudien wegen der hohen erforderlichen Patientenstichproben der Einfluss der Person des Therapeuten oft nur unzureichend kontrolliert werden kann. Auch sind die heute weit verbreiteten und bei der Vergabe von Forschungsmitteln meist sogar geforderten randomisiert-kontrollierten Forschungsdesigns, bei denen der Einfluss der Person des Therapeuten lediglich als Störvariable angesehen wird, nicht geeignet, um Therapeuten-Effekte systematisch zu erfassen (Wampold & Imel 2015). Es kann leicht zu Fehlinterpretationen der Ergebnisse von Therapiestudien führen, wenn Therapeuteneffekte mit Methodeneffekten verwechselt werden (Staines 2007)[10].

Hier ist nach unserer Auffassung ein Paradigmenwechsel notwendig. Nötig ist eine Forschung, die sich ernsthaft damit beschäftigt, wie es gelingen kann, schwierige therapeutische Arbeitsbündnisse zu gestalten und nötigenfalls wiederherzustellen. In diesem Zusammenhang sei auf die im Kapitel 5.8 dargestellte Möglichkeit der Reparatur von Allianzrupturen hingewiesen.

5. Von größter Bedeutung sind schließlich die sich verdichtenden Hinweise, dass nicht eine allgemeine interpersonelle Kompetenz, sondern ein *für den Bereich der Psychotherapie spezifisches Beziehungswissen* für den Therapieerfolg entscheidend zu sein scheint, vor allem die Fähigkeit, schwierige Beziehungskonstellationen mit Patienten zu bewältigen (Anderson et al. 2009, 2016; Heinonen & Nissen-Lie 2020). Diese Fähigkeiten lassen sich offensichtlich gezielt schulen (Anderson et al. 2009).

Erste Erfahrungen mit Trainingsprogrammen zur Beurteilung und Stärkung therapiespezifischer interpersoneller Fähigkeiten wie die Facilitative Interpersonal Skills-Übung (FIS; Anderson et al. 2020, Gumz et al. 2020a; Gumz et al. 2020b; Gumz 2020) sind ermutigend. Sie haben erhebliche Auswirkungen auf die Konzeption von Psychotherapieausbildungen (→ Kap. 10.2).

Weiterführende Literatur

Gumz A (2020). Kompetent mit Spannungen und Krisen in der therapeutischen Beziehung umgehen: Techniken und didaktische Konzepte. Göttingen: Vandenhoeck & Ruprecht.

Gumz A, Reuter L, Flückiger C, Marx C, Rugenstein K, Schlipfenbacher C, Schmidt L, Munder T (2020). Umgang mit Spannungen und Krisen in der therapeutischen Beziehung: Erste Erfahrungen mit einem handlungsorientierten Ausbildungs- und Supervisionskonzept. Psychother Psychosom Med Psychol 70, 122–129.

Sandell R (2007). Die Menschen sind verschieden – auch als Patienten und Therapeuten. Aus der psychotherapeutischen Forschung. In: Springer A, Münch K, Munz D (Hg). Psychoanalyse heute?! Gießen: Psychosozial-Verlag; 461–481.

Willutzki U, Reinke-Kappenstein B, Hermer M (2013). Ohne Heiler geht es nicht. Bedeutung von Psychotherapeuten für Therapieprozess und -ergebnis. Psychotherapeut 58, 427–437.

Wöller W (2016). Der ausreichend gute Therapeut. Psychotherapeut 61, 105–109.

Anmerkungen

1 Auch wenn der Beitrag der spezifischen Behandlungstechnik mit einer erklärten Varianz von 1 % des Therapieerfolgs sehr gering ist (Wampold & Brown 2005), bedeutet dies nicht, dass behandlungstechnische Kompetenz unbedeutend wäre. Es heißt lediglich, dass es für den Therapieerfolg nahezu unerheblich ist, welches der als wirksam erwiesenen Verfahren – hier in der Regel entweder psychodynamische oder kognitiv-behaviorale Therapie – zum Einsatz gekommen ist.

2 In der Multizenter-Studie von Green et al. (2014) mit einer Stichprobengröße von n = 1122 Patienten wurde sogar ein Anteil von 9 % bis 11 % durch Therapeuteneffekte erklärter Varianz des Behandlungsergebnisses gefunden.

3 In der größten zu dieser Fragestellung durchgeführten Studie, an der 10,812 Psychotherapie-Patienten und 281 Therapeuten beteiligt waren (Brown et al. 2005) wurden die mittleren Erfolgsraten der effektivsten 25 % der Therapeuten mit denjenigen der übrigen 75 % verglichen. Die Autoren fanden, dass die Veränderung für Patienten dieser effektiveren Gruppe im Durchschnitt um 53 % stärker war als die der anderen. Die Unterschiede waren nicht durch die Diagnose, das Geschlecht, die

bisherige Behandlungsvorgeschichte oder die psychische Belastung bei Therapiebeginn erklärbar, ebenso nicht durch den Grad der Ausbildung oder Erfahrung der Therapeuten.

4 Die Interpretation dieser Ergebnisse ist allerdings dadurch eingeschränkt, dass in der Regel nur die Anzahl der in Psychotherapieausbildungen verbrachten Jahre und nicht die Qualität der einzelnen Ausbildungsgänge in die Auswertung eingehen konnte. Die wenigen Studien, die Effekte überhaupt nachweisen konnten, sind entweder methodisch angreifbar oder sie beziehen sich auf paraprofessionelle Beratungsaktivitäten und sind daher für professionelle Psychotherapie nur von begrenzter Relevanz (Atkins & Christensen 2001).

5 Keinen Zusammenhang zwischen professioneller Erfahrung und Therapieergebnissen fanden beispielsweise Castaneiras et al. (2009), während Willutzki et al. (2013) einen solchen Zusammenhang nachweisen konnten.

6 Kritisch ist bei diesen Studien festzustellen, dass es sich bei den geschilderten Dimensionen um Beziehungsaspekte handelt, die vereinfacht als »Eigenschaften« eines Psychotherapeuten imponieren, wiewohl sie in Wirklichkeit das Ergebnis reziproker Aktionen sind, die eine Beziehung konstituieren.

7 Möglicherweise gibt es aber Zusammenhänge zwischen reflektierender Funktion und Bindungssicherheit des Therapeuten. So fanden Cologon et al. (2017), dass ein sicherer Bindungsstil in gewisser Weise die Folgen einer geringen reflektierenden Funktion kompensieren konnte; umgekehrt kompensierte eine ausgeprägte reflektierende Funktion die Auswirkungen eines unsicheren Bindungsstils.

8 Einige Untersuchungen deuten darauf hin, dass es auch von der Art und Dauer der Therapie abhängt, welche Therapeuteneigenschaften von Patienten am meisten geschätzt werden. Offensichtlich schätzen Patienten ein ausgeprägtes Engagement auf Seiten des Therapeuten eher in kürzeren Therapien, während sie in Langzeittherapien einen nicht-intrusiven Stil als besonders wirksam ansehen (Heinonen et al. 2012). Hohes Engagement, aktive Aufgabenbezogenheit und ein bestätigendes Therapeutenverhalten prädizierten besonders bei Kurztherapien gute therapeutische Allianzen (Saunders 1989; Valkonen et al. 2011). In längeren Therapien sagten diese Qualitäten in einer Studie sogar eine ungünstige Entwicklung der therapeutischen Allianz voraus, möglicherweise, weil intensive und vertiefte Explorationen zu früh angestoßen wurden (Busch et al. 2004).

9 Die Zitate aus Sullivan et al. (2005) finden sich auf der Webseite https://www.oxfordclinicalpsych.com

10 In der Stichprobe schwer depressiver Patienten in dem National Institute of Mental Health Treatment of Depression Collaborative Research Program (NIMH TDCRP) (Kim et al. 2006) waren die beobachteten Differenzen in der Wirksamkeit zweier Psychotherapie-Interventionen nicht mehr nachweisbar, nachdem die Therapeuteneffekte kontrolliert worden waren.

4 Diagnostik und Behandlungsplanung

4.1 Diagnostik als Beziehung

4.1.1 Allgemeines zur Diagnostik in der psychodynamischen Psychotherapie

In der psychodynamischen Therapie entwerfen wir die Behandlungskonzeption nicht in erster Linie auf der Basis der vorherrschenden Symptomatik, sondern vor allem auf der Grundlage der Struktur der Persönlichkeit des Patienten und vor dem Hintergrund seiner persönlichen Erfahrungswelt. Sie erfordert eine Diagnostik, die die aktuelle Beziehungskonstellation ebenso erfasst wie die biografisch verständlichen konflikthaften oder traumatischen Erfahrungen der Patienten. Vor allem aber setzt sie eine diagnostische Haltung voraus, die sich immer auch für die Bedeutung interessiert, die die Symptomatik oder die interpersonelle Problematik im Kontext ihrer aktuellen Beziehungen haben.

Wie kann psychodynamische Diagnostik erfolgen?

1. Der aus der Medizin stammende Begriff der Diagnostik evoziert leicht die Vorstellung, als sei der Patient der passive Adressat unserer diagnostizierenden Aktivität, mit der wir ihn einer Prozedur unterwerfen, die Befunde liefert, auf deren Basis wir eine objektive Diagnose erstellen und eine Therapie einleiten können. Tatsächlich haben wir es mit einem *komplexen kognitiven und emotionalen Prozess* zu tun, bei dem beide, Patient wie Therapeut, eine Fülle bewusster und unbewusster, expliziter und impliziter Anliegen, Erwartungen, Ängste, Wünsche und Bedürfnisse an den anderen herantragen. Sie alle prägen die Wahrnehmung des anderen und bestimmen die Vielzahl expliziter und impliziter Aufträge, die beide einander erteilen.

2. Schon bevor wir das erste Gespräch mit einem neuen Patienten eröffnen, haben wir mit ihm schon eine *unüberschaubare Zahl nonverbaler Interaktionen* ausgetauscht.

> Durch die Art, wie ein Patient unseren Behandlungsraum betritt – wie er dabei schaut, ob er zur Begrüßung lächelt, wie er gekleidet ist, wie er sich setzt –, empfängt unser rechtes Gehirn eine Vielzahl beziehungsrelevanter Signale, die es mit hoher Geschwindigkeit mit entsprechenden beziehungsrelevanten Signalen beantwortet, ohne dass diese Prozesse in unser bewusstes Erleben dringen.

3. Nicht viel anders ergeht es unserem Patienten, wenn er mit uns in Kontakt tritt.

> Auch er nimmt durch die Art, wie wir ihm begegnen – wie wir ihm die Tür öffnen, wie wir ihn dabei anschauen, ob wir dabei lächeln oder ernst blicken, wie wir ihm eine Sitzgelegenheit anbieten – mit seinem rechten Gehirn eine unüberschaubare

Vielzahl von Signalen und Botschaften auf, von denen nur ein geringer Teil die Schwelle zu seinem Bewusstsein überschreitet. Mit ihren bewussten und unbewussten Aspekten vermitteln sie ihm ein Bild, was für eine Art Mensch wir sind und was von uns zu erwarten und zu befürchten ist, und prägen die Art, wie er auf uns reagiert.

4. Um die Komplexität dieser Situation zu reduzieren, werden wir, zumindest vorübergehend, die Wechselseitigkeit dieser Prozesse außer Acht lassen und – im Bewusstsein der damit verbundenen Täuschung – einen scheinbar objektivierenden Blick auf das aktuelle Beziehungsgeschehen werfen.

Uns werden dann aus der Fülle der Signale, die wir empfangen, schon in diesen ersten Momenten eine beträchtliche Zahl szenischer und emotionaler Informationen über die Art und Weise zufließen: wie der Patient auf die Untersuchungssituation emotional reagiert, wie er uns wahrnimmt, wie er die Beziehung zu uns gestaltet und wie wir selbst auf seine Reaktionen reagieren. Aus all diesen Informationen setzt sich unser erster Eindruck über ihn und über die aktuelle Beziehungssituation zusammen.

5. Bereits in diesen ersten Momenten findet ein *Prozess der Abstimmung* und des Abtastens statt, bei dem beide Seiten herauszufinden versuchen, ob eine gemeinsame Arbeit möglich ist. Schon zu diesem Zeitpunkt kann sich der Kern dessen ausbilden, was wir später als therapeutische Allianz bezeichnen. Jetzt schon bedarf es einer Kooperation, zu der nicht nur unser Patient, sondern auch wir einen Beitrag leisten müssen.

Wenn wir von dem Patienten erwarten, dass er uns einen Einblick in seine innere Welt gestattet, müssen wir die Bedingungen schaffen, die er dafür braucht. Er muss ein hinreichendes Wohlbefinden und ein genügendes Sicherheitsgefühl entwickeln können. Nur wenn wir seine Grundbedürfnisse nach Orientierung und Kontrolle sowie sein Bedürfnis nach Schutz vor Ängsten und Schamgefühlen genügend berücksichtigen, wird er uns die ihn belastenden Erfahrungen anvertrauen und uns in seine innere Welt blicken lassen.

6. Uns fällt die doppelte Aufgabe zu, einen möglichst unverfälschten Einblick in die subjektive Welt des Patienten zu gewinnen, und gleichzeitig damit zurecht zu kommen, dass wir diesen unverfälschten Einblick nie erhalten werden, weil unsere eigenen bewussten und unbewussten Bedürfnisse, Wünsche, Ängste und Erwartungen unser Bild von ihm mitbestimmen. Wiederum werden wir – im vollen Bewusstsein der Täuschung, der wir erliegen, wenn wir versuchen, einen objektivierenden Standpunkt einzunehmen – uns bemühen, über die Beschreibung der Symptomatik und die Rahmendaten des Konsultationsanlasses hinaus die *innere Realität* unseres Patienten zu erforschen und zu verstehen.

Das bedeutet nicht, dass wir den Einfluss äußerer Lebensumstände vernachlässigen dürften! Auch wenn die subjektive Verarbeitung einer Erfahrung darüber entscheidet, was sich an psychischen Folgen aus ihr ergibt, kann es fatale Folgen haben, wenn wir das Geschehen in der äußeren Realität zu wenig würdigen und reale lebensgeschichtliche Vorkommnisse lediglich unter dem Blickwinkel der inneren Realität betrachten[1].

7. Für unsere psychodynamische Diagnostik ist es daher von größtem Interesse, wie ein Patient seine *Beschwerdesymptomatik subjektiv konstruiert* und in welche persön-

liche Narrative eingebunden er sie uns präsentiert.

> Wir werden ihn daher zumindest zu Beginn unseres diagnostischen Gesprächskontaktes nicht durch allzu viele einleitende Erklärungen oder direkte Fragen in seiner Darstellung einengen, sondern ihm in einer möglichst unstrukturierten Untersuchungssituation dafür den größtmöglichen Freiraum geben. Direkte Fragen zur Vervollständigung unseres Bildes können wir anschließend ergänzend stellen. Wir teilen daher die Phase der Diagnostik in einen weniger strukturierten und einen stärker strukturierten Teil ein.

In dem *weniger strukturierten ersten Teil* hat der Patient Gelegenheit, in Spontanangaben seine Beschwerden darzustellen. Wir nehmen die Gelegenheit wahr, sein Erscheinungsbild einschließlich aller atmosphärischen, szenischen und emotionalen Komponenten ganzheitlich auf uns wirken zu lassen. Wir erhalten so vielfältige Informationen über seine aktuelle Befindlichkeit und die Art seiner Beziehungsaufnahme mit uns.

Wir können dann einen Eindruck gewinnen,

- was er *als Erstes* erwähnt und was ihm am wichtigsten ist, was er besonders hervorhebt und was er unerwähnt lässt, mit welchen Auslösebedingungen er seine Beschwerdesymptomatik spontan in Bezug setzt und in welchen Beziehungskontext er die Symptomatik oder Problematik stellt;
- von welchen *Emotionen* seine Schilderung begleitet ist, ob er bei der Schilderung emotional über- oder untersteuert ist und möglicherweise unserer regulierenden Unterstützung bedarf;
- ob er uns die Geschichte seiner Symptomentstehung und -verarbeitung in einem guten, nachvollziehbaren, überwiegend *sachlichen Ton* präsentiert oder ob darin eine *kindliche Hilfesuche* oder eine offene oder versteckte Anklage oder Forderung zum Ausdruck kommt – mit anderen Worten, ob sich der Patient uns in einem »erwachsenen Modus« als Kooperationspartner in einer gemeinsamen therapeutischen Aufgabe oder in einem »kindlichen« Modus passiver Heilungs- und Versorgungserwartung präsentiert, in dem seine Übertragungswünsche und -ängste zum Ausdruck kommen;
- wie und in welcher *Differenziertheit* er über andere Menschen spricht, wie er die für ihn wichtigsten Bezugspersonen beschreibt und welche sich wiederholenden Beziehungsmuster erkennbar werden;
- inwieweit er über sich selbst und andere Menschen nachdenken kann und ob es ihm möglich ist, auch unterschiedliche Perspektiven einzunehmen, kurz, wie seine Fähigkeit der *Mentalisierung* beschaffen ist;
- ob er Beziehungsepisoden auf kohärente, reflektierende, ausgewogene und detaillierte Art oder lückenhaft, widersprüchlich und schematisierend schildert und damit Hinweise auf die *Sicherheit seines Bindungsstils* gibt (Main 1993).

In dem anschließenden *stärker strukturierten Teil* können wir durch gezielte Nachfragen noch Informationen zur Vorgeschichte des Patienten, zu Details seiner Symptomatik und zu seiner aktuellen Lebenssituation erhalten.

4.1.2 Unstrukturierte Untersuchungssituation und das Sicherheitsgefühl des Patienten

Das Dilemma, mit dem wir uns auseinandersetzen müssen, besteht darin: Je unstrukturierter wir die therapeutische Situation gestalten, desto mehr Informationen können wir über die Abwehrstruktur und Übertragungsbereitschaft unserer Patienten gewinnen, desto mehr Angst und Verunsicherung lösen wir aber auch bei ihnen aus.

Je weniger wir sagen und fragen und je weniger wir den Patienten Anweisungen geben, wie sie sich verhalten sollten, desto mehr werden wir über ihre Art der Angstregulation erfahren und umso mehr Gelegenheiten werden wir schaffen, um die Entwicklung von Verhaltensinszenierungen beobachten zu können. Möglicherweise würden wir diese Information aus der therapeutischen Situation nicht erhalten, wenn wir den Patienten ein sehr strukturiertes Untersuchungssetting vorgeben, und liefen Gefahr, das Strukturniveau der Patienten zu überschätzen.
Je mehr primitive Ängste mobilisiert werden, desto weniger kommt ein konfliktaufdeckendes Vorgehen und umso eher ein strukturbezogenes Vorgehen in Betracht[2].

Diese Art des diagnostischen Vorgehens ist eine Gratwanderung und will gut überlegt sein. Den diagnostischen Vorteil, den uns ein unstrukturiertes Beziehungsangebot bietet, werden wir gegen den Vorteil abwägen müssen, den die Förderung des Sicherheitsgefühls für die Ausbildung einer therapeutischen Allianz bringt.

Im Extremfall kann das Auftauchen primitiver Ängste dazu führen, dass Patienten sich ganz gegen die Inanspruchnahme einer Psychotherapie entscheiden[3]. Im Zweifel ist es uns wichtiger, das Sicherheitsgefühl in dieser diagnostischen Situation nicht allzu sehr herauszufordern. In aller Regel stehen uns genügend anamnestische Informationen zur Verfügung, um das Strukturniveau einschätzen zu können. Bei Patienten, die hinsichtlich der Strukturniveaus wenig integriert sind, würde es sich ohnehin verbieten, eine unstrukturierte Situation herzustellen.

Wir bevorzugen daher einen Mittelweg, der uns einen Einblick in die Regulationsfähigkeit des Patienten ermöglicht, ohne sein Sicherheitsgefühl zu sehr zu beeinträchtigen.

Wir tun dies, indem wir die Patienten mit einem freundlichen Blick anschauen und mit einer einladenden Geste auffordern, selbstständig zu beginnen. Wir warten eine Weile ab, ohne die Spannung, die unser eigenes Schweigen erzeugt, sofort durch eine direkte Frage aufzulösen. Wenn Patienten Hinweise geben, dass sie sich durch die unstrukturierte Situation verunsichert fühlen, können wir eine Hilfestellung geben und sie bitten, über das zu sprechen, was ihnen momentan am meisten auf dem Herzen liegt oder Probleme bereitet. Es wird aber auch weniger strukturierte Patienten geben, bei denen wir sehr aktiv regulierend eingreifen müssen, um das allein schon durch die Untersuchungssituation bedrohte Sicherheitsgefühl zu stärken. Das gilt vor allem für schwerer gestörte und traumatisierte Patienten. Auf sie würde eine unstrukturierte Situation nicht nur in besonderem Maße verunsichernd und angstauslösend wirken, sondern in solchem Maße negative Übertragungsentwicklungen anstoßen, dass die Bildung einer therapeutischen Allianz ernsthaft bedroht wäre. Hier kann es wichtiger sein, auf szenische Informationen zu verzichten und unmittelbar emotional präsent zu sein, Hilfen bei der Strukturierung der Situation zu geben und erforderlichenfalls die Beziehungssituation durch beruhigende Bemerkungen oder direkte Fragen von Beginn an zu entspannen.

4.1.3 Erkennen von Übertragungsphänomenen

Wir werden schon in der ersten Begegnung Hinweise von unseren Patienten erhalten, ob sich eine kooperative therapeutische Allianz ausbilden kann oder ob wir mit Hindernissen rechnen müssen, die sich einer Zusammenarbeit in den Weg stellen. Worauf können wir achten? Für eine sich abzeichnende kooperative Beziehung würde es sprechen, wenn ein Patient – auch wenn er anfänglich mit einer passiven Heilungserwartung in die Therapie gekommen ist – nach wenigen Sitzungen seine Bereitschaft zu erkennen gibt, mit uns gemeinsam an der Lösung seiner Probleme zu arbeiten.

Patienten, die, metaphorisch gesprochen, uns mit dem »erwachsenen« Teil ihrer Persönlichkeit begegnen, sind sich darüber im Klaren, dass sie mit der Psychotherapie nicht in eine Therapiebeziehung nach dem Muster medizinischer Behandlung eingetreten sind, sondern in eine professionelle Beziehung, die nur dann erfolgversprechend ist, wenn beide an der Therapie beteiligten Partner, Therapeuten wie Patienten, in gemeinsamer Arbeit therapeutische Ziele erreichen wollen.

Von diesem Idealfall können wir jedoch nicht regelhaft ausgehen. Unser Augenmerk sollte daher darauf gerichtet sein, ob sich bereits in der diagnostischen Situation eine *Übertragung* auf uns ausgebildet hat, die, sofern sie nicht reflektierbar ist, die Entwicklung einer tragfähigen therapeutischen Allianz behindern kann.

Nicht die Manifestation der Übertragung selbst ist für die Ausbildung einer therapeutischen Allianz problematisch – sie kann eine Chance für eine produktive Durcharbeitung eines Beziehungsmusters bieten –, sondern eine eingeschränkte Fähigkeit des Patienten, mentalisierend mit ihr umzugehen.

Zum Umgang mit Übertragungsphänomenen mögen die folgenden Hinweise hilfreich sein:

1. Auch in Anbetracht der differenzierteren Sichtweise, die heute in Bezug auf Übertragungsphänomene vorherrscht (→Kap. 3.5), haben die praktischen Hinweise Greensons (1967) zum Erkennen von Übertragungsphänomenen weiterhin ihre Bedeutung erhalten. Demnach sind Marker, um Übertragungsphänomene zu entdecken:
   - die Unangemessenheit der Gefühle und Wahrnehmungen uns gegenüber,
   - die große Intensität der emotionalen Reaktionen oder – als Gegenteil davon – die Abwesenheit von emotionalen Reaktionen uns gegenüber,
   - eine sich in hohem Maße verändernde gefühlshafte Reaktion mit einem schnellen Wechsel von liebevollen und hasserfüllten Gefühlen uns gegenüber,
   - die Hartnäckigkeit, mit der Patienten trotz andersartiger Hinweise aus der Realität an übertragungsbedingten Wahrnehmungen festhalten.

2. Übertragungsphänomene werden sich häufig nicht primär verbal, sondern ebenso häufig durch die Gesichtsmimik oder das körperliche Ausdrucksverhalten mitteilen.

3. Auch wenn eine intensive Übertragung aktiv ist, bedeutet dies nicht, dass ein Patient alle Aspekte der therapeutischen Beziehung übertragungsbedingt verzerrt wahrnimmt! Realistische Wahrnehmungen können neben übertragungsbedingt verzerrten Wahrnehmungen anzutreffen sein.

Daher warnen wir davor, bestimmte Wahrnehmungen eines Patienten, die sich auf unser Verhalten oder bestimmte Aspekte der therapeutischen Situation beziehen, deshalb nicht ernst zu nehmen, weil andere Aspekte der Wahrnehmung unserer Person durch Übertragungen gefärbt sind. Wir werden daher in jedem Einzelfall entscheiden müssen, ob wir den Übertragungs- oder den Realitätsaspekt stärker gewichten.

4. Beim Verständnis von Übertragungsphänomenen sollten wir uns immer darüber im Klaren sein, dass eine Übertragung eine gemeinsame Schöpfung ist, zu der wir ebenso wie unsere Patienten beigetragen haben. Immer reflektiert sie auch unseren eigenen Einfluss auf das Beziehungsgeschehen.

Wir können nicht davon ausgehen, dass lediglich eine verinnerlichte Objektbeziehung auf uns projiziert wird; immer liefern wir oder die therapeutische Situation entsprechende Auslösebedingungen für die Entwicklung der Übertragung. Das gilt prinzipiell für Patienten und für uns.

5. Sicherlich spielen bei Übertragungsentwicklungen auch äußere Merkmale wie das Alter oder das Geschlecht eine gewisse, vermutlich aber nicht die entscheidende Rolle.

Naturgemäß finden wir Eltern-Übertragungen eher bei jüngeren Patienten, die von älteren Therapeuten behandelt werden, und Sohn- oder Tochterübertragungen bei älteren Patienten, die sich in der Behandlung eines jüngeren Therapeuten befinden. Elternübertragungen können auch bei jüngeren Therapeuten auftreten, die ältere Patienten behandeln, und bei älteren Therapeuten, die jüngere Patienten in Behandlung haben. Auch werden Mutterübertragungen tendenziell eher auf weibliche, Vaterübertragungen eher auf männliche Therapeuten – oder Patienten – projiziert. Doch sind diese Aspekte offenbar für die Ausbildung von Übertragungen nicht so entscheidend wie die unbewussten Konflikte und Beziehungserwartungen, die die Patienten – wie auch wir! – in die therapeutische Situation einbringen.

6. Die *Geschwindigkeit und Intensität der Übertragungsentwicklung* und die Fähigkeit der Patienten, ihren »Als-ob-Charakter« zu erkennen, können Hinweise auf ich-funktionelle Einschränkungen und das Niveau der Abwehrorganisation des Patienten geben. Dabei achten wir vor allem auf idealisierende und negative Übertragungsmuster. Eine *Übertragung* kann sich schon vor der ersten Begegnung ausbilden.

Eine moderate und allmähliche Entwicklung der Übertragung und eine gut verfügbare Mentalisierungsfunktion sprechen für ein höheres, eine schnelle und heftige Übertragungsentwicklung bei fehlender Reflexionsfunktion für eine niedrigeres Strukturniveau. Patienten stehen unter dem Einfluss ihrer übertragungsbedingten Wünsche, Erwartungen und Ängste, bevor sie einen Therapeuten aufsuchen. Schon der Gedanke, sich in Therapie zu begeben, ist durch Übertragungselemente geprägt.

7. Während *milde idealisierende Übertragungen* häufig sind, werden wir bei Patienten mit beziehungstraumatischen Erfahrungen auch massive Idealisierungen und *Retter-Übertragungen* antreffen.

Bei diesem Übertragungsmuster präsentiert eine Patientin ihre umfassende Heilungserwartung an uns, indem sie uns in ihrer Wahrnehmung zu einer mächtigen und allwissenden Elternfigur macht, die die dringend benötigte Hilfe geben oder verweigern kann. Sich selbst erlebt sie als ohnmächtig und als gänzlich auf fremde Hilfe angewiesen. Da eine solche Haltung die Realität der therapeutischen Situation verkennt und mit unserem Verständnis der therapeutischen Allianz nicht vereinbar ist, kann es notwendig werden, den Patienten schon an dieser Stelle die kooperative Natur der therapeutischen Arbeit zu erläutern.

8. Demgegenüber kann eine *negative Übertragung* schwerer zu erkennen sein.

Sie kommt darin zum Ausdruck, dass Patienten unbewusst oder bewusst erwarten, von uns im Verlaufe der Therapie kritisiert, gedemütigt, alleingelassen oder in anderer Hinsicht geschädigt zu werden. Da Patienten diese Ängste und Erwartungen in der Regel nicht von sich aus kommunizieren, können wir eine solche negative Übertragung nur indirekt erschließen: am ehesten durch ein auffallend ängstliches und angepasstes Patientenverhalten, das durch eine bewusste oder unbewusste übertragungsbedingte Angst vor unserer Strafe oder Kritik motiviert ist. Sie kann aber auch in einem ungewöhnlich fordernden Verhalten eines Patienten zum Ausdruck kommen, der damit offen seine Übertragungserwartung zum Ausdruck bringt, dass von uns keine Hilfe zu erwarten ist, wenn man sie nicht aggressiv einfordert.

9. Vor dem Hintergrund theoretischer Überlegungen zu *multiplen Selbstzuständen* (→ Kap. 8.3) erscheint es uns – zumindest im Hinblick auf Patienten mit dissoziativ aufgespaltener Persönlichkeitsorganisation – sinnvoll, nicht nur von einer einzelnen Übertragung auszugehen, sondern auch die Perspektive multipler Übertragungen einzunehmen.

Jeder einzelne dissoziative Selbstzustand hat bei einer solchen Betrachtung seine eigene Geschichte, seine eigene Wahrheit, seine eigenen Vorstellungen und folglich auch seine eigenen verinnerlichten Beziehungsmuster, die sich in der Übertragung manifestieren können. Bei einer solchen Konzeptualisierung haben unterschiedliche Selbstzustände oder Persönlichkeitsanteile die Möglichkeit, auf dem Weg der Übertragung ihre Erfahrungen, ihre Absichten und ihre persönlichen Wahrheiten zu kommunizieren. Auf diese Weise können auch Selbstzustände oder Persönlichkeitsanteile, die bisher nie die Gelegenheit hatten, wahrgenommen zu werden, die Chance erhalten, in der Übertragung eine Repräsentanz zu finden (Bromberg 1998).

4.1.4 Diagnostik der Symptomklage und Beschreibung des Problems des Patienten, Beziehungskontext und auslösende Situation

Bei der psychodynamisch orientierten Beschreibung des aktuellen Problems des Patienten genügt es uns nicht, nur die Symptomatik in allgemeiner Form zu erwähnen, wie sie in einem diagnostischen Klassifikationssystem steht. Uns interessiert vielmehr, worin das vorgestellte Problem des Patienten für den Patienten in erster Linie besteht und was es für ihn in seinem aktuellen Lebenskontext bedeutet.

> Zweifellos kann die Symptomatik das wichtigste Problem sein. Dies ist aber keinesfalls immer so. Für nicht wenige Patienten ist die psychische oder körperliche Symptomatik lediglich die Eintrittskarte, die ihnen den Zugang zu unserem medizinisch-psychologischen Versorgungssystem ermöglicht.

1. Uns interessiert, worunter der Patient *am meisten leidet,* worin sein *zentraler Schmerz* besteht und wovor er *am meisten Angst* hat. Wir versuchen, dies so spezifisch wie möglich zu erfassen. Wir interessieren uns immer auch dafür, welche *Folgen und Auswirkungen* eine bestimmte Symptomatik oder ein problematisches Verhalten auf die Lebensgestaltung hat und wie wichtige Bezugspersonen darauf reagieren.

> Wenn eine Patientin eine belastende Beziehungsepisode berichtet, können wir fragen, (1) was davon der *schlimmste Moment* gewesen ist, (2) welches *Gefühl* den Leidensdruck am stärksten verursacht hat, und (3) welche *Bedeutung* der Patient dieser Erfahrung heute gibt. Bleiben wir in diesem Punkte zu unpräzise und kennen wir die subjektive Bedeutung, die ein Patient einer Erfahrung gibt, nicht genügend, laufen wir Gefahr, dem Erlebten unreflektiert die Bedeutung zu unterstellen, die eine solche Erfahrung für uns gehabt hätte.

2. Wir erkundigen uns, ob eine Symptomatik oder ein Problemverhalten *dauerhaft* besteht oder *situativ ausgelöst* wurde oder wird, im letzteren Falle, wie die aktuell auslösende und die erstmalig auslösende Situation beschaffen war. Wir achten immer darauf, den Beziehungskontext, in dem eine bestimmte Symptomatik oder ein bestimmtes Problemverhalten aufgetreten ist, so genau wie möglich zu verstehen.

3. Nicht immer können wir davon ausgehen, dass die Patienten ihre Beschwerdesymptomatik oder ihr Problemverhalten von sich aus in einen für uns nachvollziehbaren Beziehungskontext einordnen können. Häufig müssen wir die Patienten durch *Nachfragen* anleiten und unterstützen, relevante Beziehungsepisoden so zu schildern, dass wir eine Hypothese über den Zusammenhang bilden können.

> Mitunter fragen wir so lange nach, bis wir die notwendige Klarheit erhalten haben. Wenn Patienten dazu keine klärenden Angaben machen oder ihre Angaben trotz unserer Nachfragen widersprüchlich bleiben, registrieren wir dies aufmerksam.

4. Schließlich interessieren wir uns dafür, auf welche Gründe und Ursachen ein Patient die Entstehung seiner eigenen Problematik oder Störung zurückführt.

Für das therapeutische Vorgehen kann es wichtig sein, ob der Patient eine depressive Verstimmung oder eine somatoforme Schmerzsymptomatik mit einer Beziehungserfahrung in der Vergangenheit oder der Gegenwart in Zusammenhang bringt oder ob er für sie eine Stoffwechselstörung oder eine unerkannte körperliche Krankheit verantwortlich macht.

4.1.5 Diagnostischer Umgang mit körperlichen Aspekten

Es wurde immer wieder auf den trivialen Sachverhalt hingewiesen, dass die Patienten nicht nur mit ihrer Psyche, sondern auch mit ihrem Körper in die Psychotherapie kommen. An der Bedeutung von Körpererfahrungen für unser Gesamterleben kann kein Zweifel bestehen. Dennoch ist auffällig, wie wenig Aufmerksamkeit der Körperlichkeit in der diagnostischen Phase und im weiteren Verlauf der Therapie oft zugewendet wird. Zwar wird in der Regel auch eine Anamnese körperlicher Erkrankungen erhoben, doch selten werden auch die Implikationen der Körpervorgänge für das psychische Erleben vertieft exploriert.

Vermutlich ist die Zurückhaltung, die wir gegenüber der Auseinandersetzung mit Körperphänomenen pflegen, auf das Schamgefühl zurückzuführen, das körperliche Phänomene leicht auslösen. Es mag vergleichbar sein mit der von Patienten und Therapeuten gleichermaßen praktizierten Zurückhaltung bei der Exploration sexueller Themen, deren ausbleibende Bearbeitung sich oft nachteilig auswirkt. So richtig es ist, taktvoll mit den Phänomenen der Körperlichkeit und Sexualität umzugehen, so schädlich kann es sein, eine Beschäftigung mit ihnen kollusiv zu vermeiden.

In der diagnostischen Phase können wir zumindest Beobachtungen anstellen, um einen auffälligen Umgang mit dem Körper nicht zu übersehen. Menschen können übermäßig groß oder klein, übergewichtig oder übermäßig schlank sein, auch kann uns eine offensichtliche Körperbehinderung auffallen. Personen können mit ihrer Körperlichkeit im Raum überpräsent sein oder nahezu unauffällig sein. Wann immer es möglich ist, diese Aspekte taktvoll anzusprechen, sollten wir Patienten bitten, uns ihr subjektives Erleben dazu mitzuteilen. Ebenso können wir anamnestische Angaben zu operativen Eingriffen oder Unfällen zum Anlass nehmen, um die subjektive Verarbeitung dieser Vorgänge zu erfragen.

4.1.6 Soziale und soziokulturelle Aspekte

Wir sollten es nicht versäumen, uns auch für die soziale Realität unserer Patienten und ihre basalen Bedürfnisse der Lebensführung zu interessieren: unter welchen Verhältnissen sie leben und wie sie finanziell zurechtkommen. Darüber hinaus sollten wir den Sachverhalt nicht aus den Augen verlieren, dass jedes subjektive Erleben und jede Verhaltensmanifestation unserer Patienten nur unter Berücksichtigung ihres familiären, sozialen und kulturellen Hintergrundes zu verstehen ist.

Darauf hinzuweisen, scheint uns im Kontext zunehmender kultureller Diversifizierung besonders wichtig zu sein. Jede Alltagssituation und jedes aus dem üblichen Erfahrungsbereich herausragende Ereignis positiver oder negativer Art kann für eine Person eine völlig andere Bedeutung und Auswirkung haben als für eine andere Person und zu einer gänzlich andersartigen Lebenserfahrung beitragen. Es ist unmöglich, alle diese Lebenskontexte, die in ihnen gültigen Werte und die für sie typischen Belastungen zu kennen. Deshalb empfiehlt es sich, in der Exploration bei der Erfassung eines besonderen Lebensumstandes immer auch seine subjektive Bedeutung zu erfragen.

Wir mögen zwar erahnen, was Rassismus oder sozioökonomische Benachteiligung für einen Patienten bedeuten und in welchem Maße der Erwartungsdruck aus familiären Loyalitäten und Verpflichtungen die innere Normenwelt einer Patientin prägen kann. Doch können wir nicht wissen, wie sich diese Einflüsse konkret auf das subjektive Erleben unserer Patienten auswirken. Die eigentliche Belastung kann in einer spezifischen Erfahrung liegen, die wir unmöglich kennen können. Daher sollten wir, um dem Risiko, auf der Basis von Vermutungen unzutreffende Schlüsse zu ziehen, uns die Mühe nicht ersparen, genau nachzufragen.

4.1.7 Welche Rolle spielen Deutungen in der diagnostischen Phase?

Meist haben wir aufgrund der initialen Diagnostik schon einen Eindruck, ob ausgeprägte strukturelle Defizite und/oder schwerwiegende traumatische Beziehungserfahrungen vorliegen oder ob wir uns vorrangig der Aufdeckung unbewusster Konflikte zuzuwenden haben. Entsprechend werden wir eine vertiefende Diagnostik einleiten, die in den folgenden Kapiteln beschrieben wird.

Sollten wir in dieser Hinsicht Zweifel haben, können in der Diagnostikphase auch Deutungen ihren Platz haben. Wie wir in Kap. 6.3 darlegen werden, hängen Nutzen und Risiko von Deutungen in hohem Maße davon ab, in welchem Beziehungskontext und mit welcher emotionalen Konnotation sie gegeben werden.

In der Regel halten wir es für verfehlt, Patienten in der diagnostischen Phase mit tiefen Deutungen unbewusster Konflikte zu konfrontieren. Doch sind Patienten nicht selten in der Lage, Deutungen bewusstseinsnaher Zusammenhänge schon in der diagnostischen Situation mühelos nachzuvollziehen, ohne dass sie darauf irritiert oder verängstigt reagieren. Deutungen können sogar entlastend wirken, wenn sie plausible Erklärungen für zuvor rätselhafte Phänomene anbieten. Sie können bei den Patienten das wohltuende Gefühl entstehen lassen, einen Zusammenhang verstanden zu haben, der ihnen bisher unverständlich war, und die Neugier wecken, mehr verstehen zu wollen. Gelingt es, durch eine geschickt platzierte Deutung schon in der Diagnostikphase das Interesse eines Patienten an einer Zusammenarbeit zu wecken, ist ein wichtiger Schritt auf dem Weg zu einer erfolgversprechenden therapeutischen Allianz getan.

Lediglich, wenn wir im Laufe des diagnostischen Gesprächs ausreichende Hinweise dafür erhalten haben, dass der Beschwerdesymptomatik eine unbewusste Konfliktproblematik auf höherem Strukturniveau zugrunde liegt, können wir eine *Probedeutung* in Betracht ziehen. Eine Probedeutung unterscheidet sich von den zuletzt besprochenen Deutungstypen dadurch, dass sie auch bewusstseinsfernere Inhalte zum Gegenstand hat, besonders auch solche, die sich auf die Übertragung beziehen. Die Reaktion der Patientin kann uns Informationen geben, ob sie in der Lage ist, sich beobachtend und reflektierend mit mentalen Prozessen zu beschäftigen, und uns Hinweise liefern, ob eine konfliktorientierte Kurzzeittherapie aussichtsreich ist.

Reagiert eine Patientin interessiert und nachdenklich auf die Probedeutung oder kann sie daraus bereits einen Erkenntnisgewinn ziehen, spricht dies dafür, dass sie von einer konfliktorientierten Kurztherapie profitieren kann. Reagiert sie jedoch eher mit Unverständnis, Befremden oder Verunsicherung auf die Probedeutung, bedeutet dies, dass eine Konfrontation mit den für die Beschwerdesymptomatik relevanten unbewussten Inhalten zunächst einer ausreichenden Vorbereitung durch bewusstseinsnahe Klärungsarbeit bedarf, die nur in einer längeren Therapie realisiert werden kann.

Weiterführende Literatur

Argelander H (2014). Das Erstinterview in der Psychotherapie. 10. Aufl. Darmstadt: Wissenschaftliche Buchgemeinschaft WBG.

Cooper J, Alfille H (Eds) (1998). A Guide to Assessment for Psychoanalytic Psychotherapists. London: Karnac.

Gabbard G (1994). Psychodynamische Psychiatrie in der klinischen Praxis. Washington, DC: Amerikanische psychiatrische Presse.

Anmerkungen

1 Leider hat Freud (1887/1986) einen für die psychoanalytische Bewegung folgenschweren Irrweg beschritten, als er seine Verführungstheorie der Hysterie zurückzog und damit Erinnerungen an realen sexuellen Missbrauch großenteils in den Bereich neurotischer Fantasien verwies (→ Kap. 2.1.3).

2 Die kontrollierte Provokation von Angst wurde bei klassischen psychoanalytischen Erstinterview-Untersuchungen (Argelander 2014) bewusst in Kauf genommen, um die Auswirkungen der je spezifischen Angstregulation der Patienten zu beobachten und unbewusste Verhaltensinszenierungen zu erfassen. Die dafür übliche Verhaltensanweisung des Therapeuten bestand darin, in jedem Fall den Patienten das eröffnende Wort zu überlassen, ernst zu schauen und auf das sozial verbindende Lächeln zu verzichten. Erst wenn die Patienten sich auf diese Weise gar nicht in der Lage sahen, mit dem Sprechen zu beginnen, konnten Hilfen gegeben werden; direkte Fragen sollten jedoch nur das letzte Mittel sein.

3 Nun ging es bei den klassischen Erstinterviews immer auch um die Frage der Eignung für das analytische Standardsetting. Für die dazu ausgewählten Patienten gehörte es zu den Voraussetzungen, dass sie die in der Untersuchungssituation provozierte Angst

ausreichend selbst regulieren können. In dem Maße, wie wir die Indikation zu einer psychodynamischen Therapie nicht mehr selektiv, sondern adaptiv stellen, sind wir auf angsterzeugende Mittel zur Eignungsdiagnostik nicht mehr angewiesen.

4.2 Zur Diagnostik von Konflikten, Traumatisierungen und Ressourcen

4.2.1 Diagnostische Annäherung an aktuelle unbewusste Konflikte

Wir wollen uns in diesem Kapitel mit der diagnostischen Erfassung pathogener Konflikte und belastender bzw. traumatischer Erfahrungen befassen. Dass beide Bedingungen in einem Kapitel abgehandelt werden, mag manchem von uns unvertraut erscheinen, sind wir es aufgrund unserer psychoanalytisch geprägten Sozialisation doch gewohnt, beide Erfahrungswelten als polar entgegengesetzt zu betrachten und getrennt zu behandeln. Wir sind jedoch der Auffassung, dass es an der Zeit ist, die bis zum Überdruss geführten Diskussionen um ein Konflikt- oder Trauma-Verständnis belastender Lebensumstände zu beenden und durch eine wechselnde Perspektiveneinnahme zu ersetzen.

Ein solchermaßen integratives Verständnis impliziert, dass wir, wenn wir ein klinisches Phänomen entweder unter der Konflikt- oder der Traumaperspektive konstruieren, mal die eine und mal die andere Seite einer Medaille betrachten. Dabei ist der Blick bei der Traumaperspektive stärker auf die Einwirkung von außen und bei der Konfliktperspektive mehr auf die innere Verarbeitung gerichtet. Nur in wenigen Fällen wird sich uns ausschließlich entweder die eine oder die andere Perspektive anbieten.

Was sollten wir dabei bedenken?

1. Bei der psychodynamischen Konfliktdiagnostik müssen wir zwischen der *Erfassung bewusster Konflikte* und der *Annäherung an unbewusste pathogene Konfliktkonstellationen* unterscheiden. Während die Patienten uns über bewusste und insbesondere interpersonelle Konflikte und zum Teil auch über bewusste intrapsychische Konflikte gut Auskunft geben können, können wir unbewusste pathogene Konflikte nur indirekt erschließen. Die diagnostische Annäherung kann nur über eine Hypothesenbildung erfolgen.

   Auf der Basis der Berichte über problematische Lebenssituationen und aufgrund unserer eigenen Beobachtungen können wir eine Hypothese bilden, worin die unbewusste Konfliktproblematik mit ihrem Wunsch/Impuls- und Abwehraspekt bestehen könnte.

2. Welche Phänomene können uns im Hier und Jetzt des therapeutischen Kontakts auf eine unbewusste, konflikthafte Genese der aktuellen Symptomatik des Patienten hinweisen (Ehrenthal 2018)?
   - Wir entdecken *Widersprüche* zwischen der Art, wie Patienten ihre Interaktions-

partner des Alltags wahrnehmen und wie diese sich den Schilderungen der Patienten zufolge verhalten.

- Patienten schildern wiederkehrende *Missverständnisse* in dem Sinne, dass ihre Interaktionspartner ihre Absichten und Wünsche verkennen und in einem für sie nicht zuträglichen Sinne reagieren.

  Immer wieder müssen Patienten erleben, dass ihre Beziehungspartner völlig anders reagieren, als sie es sich gewünscht und vorgestellt hatten. Offensichtlich haben die Interaktionspartner eine andere als die von den Patienten gesendete Botschaft empfangen, oder die Patienten haben ihrer Reaktion eine andere als die von den Interaktionspartnern intendierte Botschaft entnommen.

- Wir können einen *Widerspruch* erkennen zwischen dem, was ein Patient sagt, und dem, was er uns nonverbal signalisiert.

  Es deutet auf einen konflikthaften Widerspruch hin, wenn ein Patient lächelt, während er uns über eine schmerzhafte Verlusterfahrung berichtet.

- Wir können in unseren eigenen Assoziationen und in unserer *Gegenübertragung* Gedanken, Gefühle oder Körpersensationen identifizieren, die im Widerspruch zu dem stehen, was der Patient soeben gesagt hat.

  So können wir eine Emotion oder ein Körpergefühl wahrnehmen, das zu dem, was der Patient soeben gesagt hat, nicht zu passen scheint. Wir erleben es als widersprüchlich, wenn ein Patient einen Sachverhalt zufrieden und gelassen schildert, während wir ein ausgesprochen unangenehmes Körpergefühl registrieren oder aggressive Fantasien entwickeln. Umgekehrt betrachten wir es auch als Widerspruch, wenn wir kaum oder nur sehr wenig reagieren, während ein Patient über sein emotionales Erleben spricht. Auf eine konflikthafte Widersprüchlichkeit deutet es auch hin, wenn wir in unserer Gegenübertragung völlig andere Handlungsimpulse spüren, als der Patient sie von sich berichtet hat.

- Nicht selten beobachten Patienten bei sich selbst Reaktions- und Verhaltensweisen, die sie sich selbst nicht erklären können. Oder sie verstehen nicht, warum bestimmte Abläufe immer wieder scheitern oder zu einem anderen als dem gewünschten Resultat führen.

  Ein Patient beobachtet eine ihm befremdliche Erlebens- oder Handlungsweise, weiß aber nicht, warum er sie so erlebt oder warum er so handelt. Jemand verfolgt eine Absicht, und immer wieder »läuft etwas schief«.

- Darüber hinaus kann eine Vielzahl von Phänomenen auf ein unbewusstes Konfliktgeschehen hinweisen, beispielsweise
- eine ungewöhnliche Affektintensität oder -qualität, die aus der aktuellen Situation nicht erklärlich ist,
- ein ungewöhnlich häufig im Gesprächsverlauf wiederkehrender Affekt oder das Fehlen eines erwarteten Affekts,
- unerklärliche Funktionsausfälle,
- nicht verständliche Arbeitsstörungen,
- der offensichtliche Einsatz von Abwehrmechanismen,
- die Vermeidung bedeutsamer Themen,
- traditionell den Widerstandsphänomenen zugerechnete Verhaltensmuster und sonstige rätselhafte Phänomene.

Wir können uns fragen: Kommt mir etwas von dem, was der Patient sagt, rätselhaft vor? Finden sich Widersprüche in seinen Erzählungen? Drückt ein Patient in Mimik und Gestik etwas anderes aus, als was er verbal mitteilt? Spricht ein Patient über etwas Wichtiges nicht? Lässt er wichtige Einzelheiten aus? Erwähnt er eine wichtige Bezugsperson nicht? Vermeidet der Patient es, Wünsche zu formulieren? Weist die Erzählung des Patienten Brüche auf? An welchen Stellen treten sie auf? Wann kommt es immer wieder zu Missverständnissen? Gibt es wiederkehrende Lebensthemen?

3. Die auf der Basis dieser Beobachtungen gebildete Hypothese kann uns gleichzeitig als Fokus für die geplante Therapie dienen, in deren Verlauf sie verifiziert oder falsifiziert wird (Lachauer 1992; Kruse & Wöller 2018; → Kap. 4.4.2).

4. Die Perspektive der *Symptomentstehung auf der Basis eines unbewussten Konflikts* werden wir vor allem dann einnehmen, wenn ausgeprägte strukturelle Defizite nicht nachweisbar sind und auch die Vorgeschichte keine Hinweise auf schwerwiegende Traumatisierungen ergeben hat. Das heißt nicht, dass die Perspektive unbewusster Konflikte bedeutungslos wäre, wenn eine dieser beiden Bedingungen vorliegt. Lediglich erfordern die strukturellen Bedingungen dann eine vorrangige Beachtung.

Tatsächlich findet sich bei diesen Patienten aufgrund der strukturellen Defizite und der traumatisch bedingt erhöhten Bedrohungsneigung so gut wie immer eine nahezu unüberschaubare Fülle widersprüchlicher und wechselnder Konfliktkonstellationen, die sich erst nach einer Bearbeitung der strukturellen und traumabezogenen Problemfelder eingrenzen lassen. Im Rahmen eines umfassenden Therapieplanes wenden wir uns der abwehranalytischen Aufdeckung unbewusster Konflikte in der Regel erst dann zu, wenn die wichtigsten ich-funktionellen Einschränkungen bearbeitet und ggf. auch die mit hoher Stressbelastung verbundenen traumatischen Erinnerungsfragmente entweder integriert oder zumindest mittels stabilisierender und ressourcenaktivierender Interventionen neutralisiert worden sind.

5. Meist lassen sich unbewusste aktuelle Konflikte auf eine Aktivierung sog. *Grundkonflikte* zurückführen. Als Grundkonflikte bezeichnen wir mit Rudolf (2020) dauerhafte Konfliktthemen der Kindheit, als aktualisierte Konflikte Konfliktbereiche der Gegenwart (→ Kap. 3.7.5). Um Hypothesen über mögliche Grundkonflikte zu entwickeln, benötigen wir eine ausführliche biografische Anamnese, die es uns gestattet, die Lebensrealität des Patienten in seinen einzelnen Entwicklungsphasen zu erfassen.

Bei der Anamnese versuchen wir einen Überblick zu gewinnen, wie der Patient mit wichtigen Feldern seines Lebens – seinem sozialen Umfeld, seinem Beruf und den Aspekten Partnerschaft und Sexualität – umgegangen ist und umgeht, was er sich wünscht, was er erwartet und welche Verlusterfahrungen oder enttäuschten Erwartungen er verarbeiten musste. Wir bemühen uns, Informationen über die Beziehung zu seinen wichtigsten Bezugspersonen, vor allem seinen Eltern und Geschwistern, seine Kindheitsentwicklung und seine Erfahrungen in Schule und Ausbildungskontexten zu erhalten. Uns interessiert, in welchen Lebenssituationen, die oft »Schwellensituationen« des Lebens sind, der Patient sich besonders verletzlich und krisenanfällig gezeigt hat. Da es aber weder möglich noch sinnvoll ist, alle relevanten Lebensbereiche abzufragen, suchen wir besonders nach *Markern affektiver Bedeutsamkeit*, um vertiefend nachzufragen (Ehrenthal 2018).

Nach klassischem psychodynamischem Konfliktverständnis konnten Grundkonflikte deshalb unbewusst bleiben, weil für sie kompromisshafte Lösungen – allerdings um den Preis einschränkender Persönlichkeitsveränderungen – gefunden wurden.

Während die »reiferen«, auf ödipalem Niveau angesiedelten Grundkonflikte auch ohne nennenswerte ich-strukturelle Einschränkungen und traumatische Beziehungserfahrungen vorkommen können, entstehen »frühe« Grundkonflikte typischerweise in einem beziehungstraumatischen oder emotional belastenden familiären Umfeld. Zudem gehen sie typischerweise mit ich-funktionellen Einschränkungen einher.

6. Die Operationalisierte Psychodynamische Diagnostik (OPD-2; Arbeitskreis OPD 2014) hat die häufigsten psychodynamisch relevanten Konfliktthemen auf der Basis beobachtbarer Phänomene definiert:

- Individuation vs. Abhängigkeit
- Unterwerfung vs. Kontrolle
- Versorgung vs. Autarkie
- Selbstwertkonflikt
- Schuldkonflikt
- ödipaler Konflikt
- Identitätskonflikt.

Den Autoren war sehr bewusst, dass sich eine Verknüpfung bestimmter Konflikte mit spezifischen Entwicklungsphasen, besonders mit solchen, die an bestimmte Phasen der Triebentwicklung geknüpft sind, nicht mehr aufrechterhalten lässt und dass sich ebenso nicht von einer bestimmten Symptomatik auf eine ihr zugeordnete Konfliktproblematik schließen lässt. Mit der expliziten Absicht, unterschiedliche Theorietraditionen zu integrieren, wurden dazu für jedes Konfliktthema interpersonelle Muster in einem aktiven und einem passiven Verarbeitungsmodus anschaulich formuliert[1].

4.2.2 Diagnostik psychischer Traumatisierungen und traumaassoziierter Belastungen

Ebenso bedeutsam wie die Erfassung lebensgeschichtlicher und bewusster und unbewusster Konflikte ist die Exploration psychischer Traumatisierungen. Dabei beachten wir die folgenden Grundsätze (Wöller et al. 2020):

1. Wir müssen zwar wissen, ob unsere Patienten *traumatischen Erfahrungen* ausgesetzt waren und worin diese bestanden, dürfen bei ihnen jedoch durch die Exploration – vor allem wenn die Symptomatik einer posttraumatischen Belastungsstörung vorliegt –, keine emotionale Überflutung auslösen.

Wenn ein sexueller Missbrauch stattgefunden hat, sollten wir erfahren, wer ihn verübt hat, insbesondere, ob er intrafamiliär stattgefunden hat, ob er einmalig, wiederholt oder anhaltend vorgekommen ist und wie lange er angehalten hat. Dabei fordern wir die Patienten auf, zumindest in der diagnostischen Phase, auf detaillierte Schilderungen der Umstände zu verzichten. Wir bitten sie vielmehr, die traumatischen Ereignisse so distanziert wie möglich – vergleichbar den »Überschriften« eines Zeitungsartikels – zu beschreiben. Eine Möglichkeit der emotionalen Distanzierung besteht auch darin, den Patienten nahezulegen, über die Ereignisse in der dritten Person (»der Junge ...«) zu berichten, als würden sie eine andere Person betreffen. Niemals würden wir Patienten drängen, über etwas zu sprechen, über das sie nicht oder noch nicht sprechen möchten.

2. Mindestens so wichtig wie die Ebene des faktisch Geschehenen ist die *Ebene der subjektiven Bedeutung*. Nur so können wir das Ausmaß der Verletzung, die eine Patientin erfahren hat, wirklich verstehen (Freyd 1996).

Ähnlich wie bei aktuellen Belastungen fragen wir daher auch bei der Schilderung traumatischer Erfahrungen immer nach dem »schlimmsten Moment« eines Ereignisses oder einer Erfahrung. Nicht selten ist ein anderer als der von uns vermutete Aspekt einer Misshandlungssituation im subjektiven Erleben der Patientin »der schlimmste Moment«.

3. Um die Gefahr einer emotionalen Überflutung zu verringern, ist es ratsam, die Exploration der Traumatisierungen in einem *Zustand relativer Stabilität* der Patientin durchzuführen.

Dabei kann es hilfreich sein, zuvor persönliche Stärken und Kompetenzerfahrungen der Patientin zu explorieren und auch Erinnerungen an die – möglicherweise auch seltenen – Momente zu mobilisieren, in denen sie sich einmal mit dem Gefühl eigener Urheberschaft, Kompetenz und Handlungsfähigkeit erfahren hat. Auch Erinnerungen an positive menschliche Begegnungen können als Ressource dienen (→ Kap. 7.2.4). Im Hinblick auf eine spätere Traumabearbeitung verschaffen wir uns mithilfe einer »Ressourcen- und Trauma-Landkarte« einen Überblick über das Verhältnis von traumatischen Erfahrungen und Ressourcenpotenzialen in den einzelnen Lebensphasen der Patientin (→ Kap. 4.2.3).

4. Von großer Bedeutung ist es zu erfahren, ob das *Bindungssystem* betroffen und das *Urvertrauen* in die primären Bezugspersonen erschüttert wurde. Dazu erfragen wir, wie das familiäre Umfeld reagiert hat, ob eine wichtige Bezugsperson weggeschaut und die Tatsache der Traumatisierung verleugnet hat und ob damit das Gefühl entstanden ist, verraten worden zu sein. Wir sollten auch wissen, ob ein Schweigegebot mit Strafandrohung ausgesprochen wurde.

Besonders wichtig ist es, ob eine durchgängige Atmosphäre der Bedrohung und Unsicherheit und/oder der emotionalen Vernachlässigung bestanden hat. Für eine spätere traumakonfrontative Bearbeitung macht es einen großen Unterschied, ob wir es mit einzelnen traumatischen Ereignissen, die einen Anfang und ein Ende haben, oder mit einem anhaltend bedrohlichen Familienklima mit kontinuierlich einwirkenden traumatischen Einflüssen zu tun haben.

5. Wir sollten auch an die Möglichkeit denken, dass Erinnerungen an traumatische Erfahrungen der *Dissoziation* unterliegen und ganz oder teilweise fehlen können. Vor allem, wenn *dissoziative Amnesien* für längere Zeiträume der Kindheit bestehen, ist es gerechtfertigt, diese Möglichkeit im Auge zu behalten (Wöller et al. 2020, Wöller 2020).

6. Im Hinblick auf die spätere Therapieplanung achten wir besonders darauf, ob eine vollständige *Erinnerungsverarbeitung* stattgefunden hat oder ob der Prozess der Erinnerungsbildung unterbrochen wurde und dis-

soziativ abgespaltene Erinnerungsfragmente zurückgeblieben sind. Beide Formen der Erinnerungsverarbeitung können bei ein und demselben Patienten nebeneinander auftreten.

- Bei *vollständiger Erinnerungsverarbeitung*, an der im Wesentlichen die Struktur des Hippocampus beteiligt ist, wird das traumatische Ereignis als etwas Abgeschlossenes erlebt, das, auch wenn die Erinnerung daran schmerzhaft ist, kognitiv und emotional eindeutig der Vergangenheit zugeordnet werden kann und nicht mehr unmittelbar die Gegenwart betrifft. Es ist symbolisch repräsentiert und im deklarativen Gedächtnis abgespeichert[2].
- Bei einer unvollständigen Erinnerungsverarbeitung, wie sie für die Symptomatik der posttraumatischen Belastungsstörung typisch ist, finden sich hingegen *dissoziativ abgespaltene Erinnerungsfragmente*, die in Form von Bildern, Geräuschen, Gerüchen, hochgradig belastenden Affektzuständen oder Körperempfindungen unkontrolliert in das Alltagserleben einbrechen. Sie treten mit einem charakteristischen Gegenwartserleben auf und werden so empfunden, als geschehe das Trauma in der Gegenwart erneut. Sie haben keinen Status symbolisch repräsentierter Erinnerungen und verfügen nicht über einen Speicherungsort im deklarativen Gedächtnis.

7. Wenn eine *erhöhte Stressbelastung im Zusammenhang mit durchschnittlich zu erwartenden Alltagssituationen* auftritt, kann das auf (1) ich-funktionelle Einschränkungen im Bereich der Selbst- oder Beziehungsregulation oder auf (2) eine assoziative Verknüpfung des aktuellen Situationserlebens mit unzureichend integrierten traumatischen Erinnerungsfragmenten hinweisen, oft auch auf (3) eine Kombination beider Bedingungen. Die Stressbelastung kann sich symptomatisch auf unterschiedliche Weise auswirken.

- Von *ich-funktionellen Einschränkungen* gehen wir aus, wenn Konflikte intrapsychischer oder interpersoneller Art zwar dem Bewusstsein zugänglich sind, den Betroffenen aber die Fähigkeit fehlt, zu Konfliktlösungen zu gelangen oder das Fortbestehen der Konflikte zu ertragen.
- Oft liegt eine *assoziative Verknüpfung mit Traumatisierungen* der Kindheit vor, die auf den ersten Blick nicht leicht zu erkennen ist. Äußerlich betrachtet, können geringfügige Ereignisse des Alltagslebens auf diese Weise einen traumawertigen Belastungsgrad erhalten und Gefühle der Angst, des ohnmächtigen Ausgeliefertseins, des existenziellen Alleingelassenseins oder abgrundtiefer Scham auslösen.

Wir denken daher stets daran, dass auch vordergründig »harmlose« Alltagsreize als Folge ich-funktioneller Regulationsdefizite und/oder durch ihre assoziative Verbindung mit früheren traumatischen Erfahrungen eine besonders hohe Stressbelastung annehmen können. Wie bei traumatischen Erfahrungen fragen wir, welches spezifische Moment für die hohe subjektive Belastung verantwortlich ist.

8. Nicht immer machen die Patienten in ihren Schilderungen deutlich, wie hoch das mit bestimmten interpersonellen Konfliktsituationen oder Anforderungen ihres Alltags verbundene Stresserleben für sie subjektiv ist. Manchmal können wir ein erhöhtes situatives Stresserleben nur aus einem spezifischen Vermeidungsverhalten erschließen. Wenn Patienten durch ihren persönlichen Stil dazu neigen, Belastungen eher bagatellisierend darzustellen, kann es besonders schwer sein, die *subjektive Belas-*

tung, der sie ausgesetzt sind, korrekt einzuschätzen.

Wir haben wir es uns zur Gewohnheit gemacht, die Patienten zu bitten, den Grad ihrer subjektiven Belastung beim Gedanken an eine Belastung auf einer Skala (SUD-Skala) von 0 bis 10 einzuschätzen. Auf dieser Skala bedeutet 0 »überhaupt keine Belastung« und 10 die »maximal vorstellbare Belastung« (Wolpe 1969).

4.2.3 Diagnostik von Ressourcen

Um die Exploration der traumatischen Erfahrungen so schonend wie möglich zu gestalten und gleichzeitig die Möglichkeiten ihrer späteren Bearbeitung abzuschätzen, legen wir großen Wert auf eine sorgfältige Erfassung der positiven Ressourcen der Patienten: ihrer Kompetenzen, Stärken und ihrer positiven Lebenserfahrungen. Im Einzelnen umfasst die Ressourcendiagnostik die Erfassung interner und externer Ressourcen (Wöller 2013).

Die Erfassung der Ressourcen sollte die Exploration der Traumatisierungen begleiten oder, besser noch, ihr vorausgehen. Auf der Beziehungsebene achten wir darauf, dass die Patienten dies nicht als Bagatellisierung ihres Leidens verstehen.

Interne Ressourcen sind:

- Kompetenzen, persönliche Stärken, absolvierte Ausbildungen, Interessen, Erinnerungen an persönliche Erfolge sowie Kompetenz- und Bewältigungserfahrungen,
- Erinnerungen an hilfreiche und stärkende menschliche Beziehungserfahrungen,
- emotional stabilisierende Aktivitäten und Regulationstechniken.

Externe Ressourcen können sein:

- ein stabilisierendes Umfeld mit förderlichen persönlichen oder beruflichen Kontakten,
- familiäre oder soziale Unterstützungssysteme, Ausbildungseinrichtungen und Organisationen,
- Naturerfahrungen, Kontakt zu Tieren oder Stofftiere (»Übergangsobjekte«).

Eine geeignete Methode, um die Relation vorhandener Ressourcen und erlebter Traumatisierungen einschätzen zu können, besteht in der Anfertigung einer *»Trauma- und Ressourcenlandkarte«* (Wöller et al. 2020).

Unter einer »Trauma- und Ressourcenlandkarte« verstehen wir eine Grafik, bei der die Abszisse die in Jahren gegliederte biografische Zeitachse darstellt und die Ordinate die Möglichkeit vorsieht, für jedes Lebensalter (1) den subjektiven Belastungsgrad durch traumatische Erfahrungen und (2) die Intensität der positiven Erfahrungen durch Ressourcenmomente einzutragen[3].

Weiterführende Literatur

Arbeitskreis OPD (2014). Operationalisierte Psychodynamische Diagnostik OPD-2. Das Manual für Diagnostik und Therapieplanung. 3. Aufl. Bern: Huber.

Ehrenthal JC (2018). Konfliktdiagnostik. In: Gumz A, Hörz-Sagstetter S (Hg). Psychodynamische Psychotherapie in der Praxis. Basel: Beltz; 265–275

Ehrenthal JC, Hörz-Sagsteller S (2018). Konflikt und Struktur. In: Gumz A, Hörz-Sagstetter S (Hg) Psychodynamische Psychotherapie in der Praxis. Basel: Beltz; 99–109.

Kruse J, Wöller W (2018). Bevor die Therapie beginnt. In: Wöller W, Kruse J (Hg). Tiefenpsychologisch fundierte Psychotherapie. 5. Aufl., Stuttgart: Schattauer; 57–104.

Lachauer R (1992). Der Fokus in der Psychotherapie. München: Pfeiffer.

Mentzos S (1999). Neurotische Konfliktverarbeitung. Einführung in die psychoanalytische Neurosenlehre unter Berücksichtigung neuer Perspektiven. Frankfurt a. M.: Fischer.

Rudolf G (2010). Psychodynamische Psychotherapie. Die Arbeit an Konflikt, Struktur und Trauma. Stuttgart: Schattauer.

Wöller W (2013). Trauma und Persönlichkeitsstörungen. Ressourcenbasierte psychodynamische Therapie. 2. Aufl. Stuttgart: Schattauer.

Wöller W (2020). Dissoziation. Gießen: Psychosozial.

Wöller W, Lampe A, Mattheß H, Schellong J, Leichsenring F, Kruse J (2020). Psychodynamische Therapie der komplexen posttraumatischen Belastungsstörung. Ein Manual zur Behandlung nach Kindheitstrauma. Stuttgart: Schattauer.

Anmerkungen

1 Es ist hier nicht der Ort, um eine fundierte Kritik der Konfliktsystematik der OPD zu leisten. Doch sei der folgende Hinweis gestattet. Es erscheint uns theoretisch wie behandlungspraktisch irreführend, symbolisch repräsentierte, wenngleich ins Unbewusste verlagerte Konfliktkonstellationen mit einer Wunsch- und Abwehrkomponente – wie wir sie bei Schuldkonflikten, ödipalen oder Identitätskonflikten vorfinden – mit der nur scheinbar konflikthaften Konstellation eines Individuations-Abhängigkeitskonflikts in eine Reihe zu stellen. Bei letzterer geht es nicht um die Abwehr und kompromisshafte Verarbeitung miteinander im Konflikt stehender repräsentierter Wünsche oder Bedürfnisse, sondern um defizitär erlebte Grundbedürfnisse, von denen in der Regel nur eines – entweder das Bedürfnis nach Individuation (aktiver Modus) oder das Bedürfnis nach Abhängigkeit (passiver Modus) – realisiert werden kann, während die Befriedigung des anderen unterbleibt, weil sie bewusst oder unbewusst als bedrohlich erlebt wird. Dabei kann das unbefriedigte Grundbedürfnis durch eine Verleugnungsabwehr abgewehrt und das realisierte Bedürfnis unangemessen idealisiert werden. Im Gegensatz zu den erstgenannten, höher strukturierten Konflikttypen, bei denen die therapeutische Aufgabe in der abwehranalytischen Konfliktaufdeckung besteht, wäre ein solches Vorgehen hier nicht nur fehlindiziert, sondern auch potenziell schädlich. Allein ein beziehungs-, struktur- und/oder traumaorientiertes Vorgehen, das die defizitäre Beziehungserfahrung hinsichtlich der Individuations- *oder* der Abhängigkeitsbedürfnisse fokussiert, ist hier angemessen. Dies erklärt auch den oft beklagten geringen Informationsgewinn, wenn in schematischer Weise die OPD-Diagnose eines Individuations-Abhängigkeitskonflikts gestellt wird.

2 Das schließt nicht aus, dass eine symbolisch repräsentierte Erinnerung sekundär durch höher strukturierte Abwehrmechanismen verändert oder dem Bewusstsein entzogen sein kann.

3 Eine ausführliche Erläuterung findet sich bei Wöller et al. (2020).

4.3 Struktur- und Beziehungsdiagnostik

4.3.1 Möglichkeiten der Diagnostik ich-funktioneller Einschränkungen

Wenn wir uns in diesem Kapitel der Diagnostik ich-funktioneller Einschränkungen zuwenden, befinden wir uns im Bereich der psychodynamischen Strukturdiagnostik.

Diese gilt als zentrales Merkmal der spezifischen psychoanalytischen Diagnostik (Doering & Hörz 2012; Ehrenthal 2014; Körner 2013; Rudolf 2020). Die Operationalisierte Psychodynamische Diagnostik (OPD-2; Arbeitskreis OPD 2014) hat die mangelnde Verfügbarkeit von Ich-Funktionen explizit auf der »Strukturachse« verortet.

Unsere Vorbehalte gegenüber dem breit eingeführten Strukturbegriff, wie er von Rudolf (2020) und in der OPD-2 verwendet wird, hatten wir bereits erläutert, nicht nur wegen seiner Vieldeutigkeit[1], sondern auch, weil er nach unserem Empfinden eine Statik und Dauerhaftigkeit suggeriert, die der Fluktuation und Kontextabhängigkeit der Ich-Funktionen nicht gerecht wird (→Kap. 3.8.1). Auch wenn wir den Begriff der ich-funktionellen Einschränkung bevorzugen, der die Implikation der Dauerhaftigkeit nicht enthält, halten wir den Begriff der Struktur weiterhin für vertretbar und bedienen uns seiner auch selbst, wenn wir beispielsweise von einem strukturorientierten im Gegensatz zu einem konfliktorientierten therapeutischen Zugang sprechen[2].

> Es ist nicht ungewöhnlich, dass Menschen, die unter regulären Bedingungen ein höheres ich-funktionelles Niveau aufrechterhalten können, unter Bedingungen von Stress auf ein niedrigeres Funktionsniveau zurückgeworfen werden. Auch kann bei einem geringeren Integrationsniveau der Persönlichkeit mal eine reifere und mal eine unreifere Qualität der Objektbeziehungen dominieren. Manche Patienten neigen unter belastenden Kontexteinflüssen zu unidimensionalen und klischeehaften Beschreibungen, sind aber unter günstigeren Bedingungen sehr wohl in der Lage, Menschen differenziert und empathisch wahrzunehmen. Zwischenmenschliche Beziehungen können in dem einen Kontext durch die Auswirkungen primitiver Abwehrmechanismen chaotisch oder destruktiv und in einem anderen Kontext kompetent und einfühlend gestaltet werden.

Die Systematik der Strukturachse der Operationalisierten Psychodynamischen Diagnostik (OPD-2; Arbeitskreis OPD 2014), die sich der »Verfügbarkeit über psychische Funktionen in der Regulierung des Selbst und seiner Beziehung zu den inneren und äußeren Objekten« widmet, gibt durch die Erfassung der 4 Bereiche (1) Wahrnehmung, (2) Steuerung, (3) emotionale Kommunikationsfähigkeit und (4) Bindungsfähigkeit in Bezug auf das Selbst und die Objekte 8 Dimensionen vor: Selbstwahrnehmung, Objektwahrnehmung, Selbstregulierung, Regulierung des Objektbezugs, Kommunikation nach innen, Kommunikation nach außen, Bindung an innere Objekte und Bindung an äußere Objekte. Jeweils können 4 Niveaus der Integration eingeschätzt werden[3].

4.3.2 Ich-Funktionen, Bewältigungsmechanismen und Abwehrformen

Auf einige der in der Strukturachse der OPD-2 genannten Ich-Funktionen wollen wir wegen ihrer großen Bedeutung für die Alltagsbewältigung besonders hinweisen – nicht ohne nochmals ihre starke Kontextabhängigkeit und das schwankende Niveau ihrer Ausprägung zu erwähnen.

1. In besonderer Weise interessiert uns die Fähigkeit zu einer ausreichenden *Emotionsregulierung und Affektkontrolle*, vor allem die Fähigkeit, Ängste und andere heftige Emotionen zu bewältigen.

> Störungen der Emotionsregulierung finden wir vor allem bei komplex traumatisierten Patienten. Sie werden entweder durch undifferenzierte Affektzustände überflutet oder erleben sich von ihrem gefühlshaften Erleben weitgehend abgekoppelt. Bei undifferenzierten Affektzuständen stehen Gefühle der Ohnmacht und des hilflosen Ausgeliefertseins im Vordergrund, oft in Verbindung mit Gefühlen verzweifelten Alleingelassenseins, der Lähmung, der Scham, der Schuld oder der ohnmächtigen Wut. Durch ihre Undifferenziertheit sind diese Affektzustände besonders quälend. An ihrer Stelle können auch intensive körpernahe Spannungszustände auftreten, die nicht minder unerträglich sind. Beide Muster der Affektverarbeitung werden typischerweise durch Alltagsreize ausgelöst, die mit kindheitstraumatischem Erleben assoziativ verknüpft sind (Wöller 2013; Wöller et al. 2020).

2. Im Zusammenhang mit ich-funktionellen Einschränkungen haben wir uns auch mit maladaptiven und schädigenden *Bewältigungsmustern* zu beschäftigen.

> Die Exploration früherer Beziehungserfahrungen, insbesondere partnerschaftlicher, aber auch freundschaftlicher Beziehungen, vermittelt uns einen Eindruck, wie weit die Patientin in der Lage war und ist, mit den allgegenwärtigen Schwierigkeiten umzugehen und Lösungen für die auftretenden Probleme zu finden. Durch eine Exploration der schulischen und beruflichen Entwicklung der Patientin erfahren wir, wie weit sie Belastungen und Herausforderungen standhalten konnte. Eine Vorgeschichte mit Abbrüchen der Ausbildungsgänge und häufigen Arbeitsplatzwechseln spricht für eine eingeschränkte Verfügbarkeit verschiedener Ich-Funktionen, unter anderem der Frustrationstoleranz.

3. Im Sinne der Ressourcenorientierung lohnt es sich, nicht nur auf die eingeschränkten Ich-Funktionen der Patienten zu schauen, sondern sich auch einen Überblick über ihre intakten und gut ausgebildeten Ich-Funktionen, die ihre *Stärken und Kompetenzen* ausmachen, zu verschaffen, da diese sich möglicherweise beim Aufbau defizitärer Ich-Funktionen als Ressourcen nutzen lassen.

> Wir achten bei der Schilderung der Lebenssituation besonders darauf, woraus die Patienten persönliche Befriedigung ziehen, was sie genießen können und was ihnen Sinn und Erfüllung vermittelt. Wenn wir einen Eindruck über die spezifischen Stärken, Kompetenzen, Vorlieben und Genussquellen eines Patienten gewinnen können, verstehen wir besser, welche Fähigkeiten wir nutzen und auf welche Motivation wir zurückgreifen können, um therapeutische Ziele zu erreichen.

4. Als Teil der Selbst- und Objektwahrnehmung interessiert uns auch die *Abwehrorganisation*, insbesondere, in welchem Maße »reife« oder »unreife« Abwehrmechanismen dominieren (→Kap. 3.8.3). Damit verbunden ist die Frage, (1) wie weit die Abwehrorganisation mit einer realistischen oder unrealistisch verzerrten Wahrnehmung der Interaktionspartner verbunden ist, (2) wie weit sie einen wirksamen Schutz gegen eine emotionale Destabilisierung bieten kann und (3) wie flexibel oder starr die Abwehrorganisation ist.

- Eine flexible Abwehrorganisation finden wir dann vor, wenn eine Patientin auf den Einsatz bestimmter Abwehrmechanismen auch verzichten kann, ohne durch die freigesetzte Emotionalität instabil zu werden.

  Wenn eine Patientin auf unsere Abwehrdeutung leicht verunsichert, jedoch nachdenklich und interessiert reagiert oder sich nach anfänglicher Ablehnung mit dem Inhalt der Abwehrdeutung auseinandersetzt, deutet das auf eine flexible Abwehrorganisation hin. Sie erleichtert uns eine therapeutisch erwünschte Labilisierung, die notwendig ist, um unbewusste Konflikte zur Darstellung zu bringen.

- Starre und rigide Abwehrmechanismen haben die Funktion, eine Person vor unerträglichen psychischen Schmerzen oder einem Zusammenbruch der Realitätsbewältigung zu schützen.

  Eine rigide Abwehr liegt vor, wenn Patienten unsere Abwehrdeutung schroff ablehnen und an ihrer ablehnenden Auffassung auch festhalten, wenn relevante Aspekte der Realität ihr widersprechen. Eine rigide Abwehrorganisation erfordert daher eine sorgfältige Überlegung, inwieweit eine Labilisierung dieser Abwehr in therapeutischer Hinsicht notwendig und zu verantworten ist.

4.3.3 Die Beurteilung der Mentalisierungsfunktion

Eine besonders wichtige Funktion ist die Fähigkeit der Mentalisierung. Indem wir unseren Patienten zuhören, wie sie ihre Geschichte erzählen, erhalten wir immer auch Informationen über ihre Mentalisierungsfunktion.

> Wir erfahren, ob unser Patient über sein Erleben und Verhalten nachdenken kann, ob er sich Gedanken über eigene oder fremde Motive machen kann. Wir gewinnen einen Eindruck, ob er Sachverhalte unter verschiedenen Perspektiven betrachten kann oder ob er einlinige kausale Zusammenhänge konstruiert. Vor allem aber bemerken wir, ob er seine innere psychische Realität von der Welt der objektiven Gegebenheiten trennen kann, und wir erfahren, ob er sich der Tatsache bewusst ist, dass seine Gedanken über die äußere Welt nicht mit dieser identisch sind, schließlich, ob ihm klar ist, dass andere Menschen die Welt anders wahrnehmen und anders fühlen als er selbst.

Auch wenn wir die Mentalisierungsfähigkeit unserer Patienten oft schon aufgrund der Art, wie sie Beziehungen schildern und mit ihrer sozialen Realität umgehen, einschätzen können, können wir weitere Fragen stellen, um unsere Beurteilung zu präzisieren.

Wir können eine Patientin fragen, was sie denkt oder fühlt, wenn sie über andere Menschen spricht, oder sie bitten, eine beispielhafte Konfliktsituation mit einer Bezugsperson zu beschreiben. Aus der Art und Weise, wie sie diese beschreibt und wie sie auf unsere Nachfragen reagiert, können wir Schlüsse ziehen, wie weit sie ihre eigenen psychischen Zustände und die anderer Menschen im Hinblick auf Motivationen und Intentionen einordnen kann.

Wir können unterschiedliche Reifegrade des Mentalisierungsniveaus unterscheiden, die von verschiedenen unreifen Modi bis zu einem reifen Reflexionsniveau reichen (Fonagy & Target 2001). Zu den unreiferen, prämentalistischen Modi, die typischerweise bei strukturell gestörten Patienten unter emotionaler Erregung auftreten, zählen die folgenden:

- Im *Äquivalenzmodu*s werden die innere Welt und die äußere Realität als identisch erlebt. Der repräsentationale Charakter mentaler Zustände kann nicht erkannt werden.
- Im *teleologischen Modus* ist nur Reales und in der äußeren Welt Beobachtbares von Bedeutung. Nicht die Absicht einer anderen Person wird beurteilt, sondern nur das Ergebnis. Patienten, die auf diesen Modus zurückgreifen, neigen dazu, drängend oder manipulativ zu verlangen, dass die Umwelt sich nach ihren Bedürfnissen richtet.
- Im *Als-ob-Modus* können Befindlichkeiten spielerisch von der Realität entkoppelt werden. Wie im kindlichen Spiel ein Stock ein Gewehr sein kann, kann in diesem Modus das Spiel den Alltag bestimmen.

Der *reflexive Modus* ermöglicht schließlich ein umfassendes Nachdenken über die eigene innere Welt und die innere Welt anderer Menschen.

Als weitere Mentalisierungsstörungen werden beschrieben:

1. Als *Non-Mentalisierung* wird eine Mentalisierungsstörung bezeichnet, bei der Verhaltensweisen anderer Menschen quasi als physikalische Ergebnisse verstanden werden, ohne dass innere Zustände für deren Verständnis in Betracht gezogen werden.

2. Von einer *destruktiv ungenauen Mentalisierung* wird gesprochen, wenn ein Patient gar nicht erst versucht, die psychischen Zustände eines anderen Menschen zu erkennen, sondern sich bereits sicher ist, zu wissen, was ein anderer Mensch denkt und fühlt. In der Regel werden negative Selbstanteile in andere Menschen projiziert.

3. Als *Pseudomentalisierung* wird eine Aktivität bezeichnet, bei der ein reflektierender Umgang mit Gedanken und psychischen Zuständen zu Abwehrzwecken eingesetzt wird. Die in aller Breite dargestellten »Reflexionen« führen nicht zu einer therapeutisch relevanten und klärenden Erfahrung (Csibra & Gergely 2009).

Für ein reiferes Mentalisierungsniveau spricht es, wenn eine Patientin anerkennen kann, dass andere Menschen möglicherweise andere Motive für ihr Handeln haben als die, die sie ihnen spontan unterstellt hätte, oder wenn sie davon ausgeht, dass ihre Interaktionspartner eine andere Perspektive auf das Problem haben und andere Gefühle erleben können als sie. Von einem weniger reifen Mentalisierungsniveau würden wir zum Beispiel sprechen, wenn ein Patient wenig Möglichkeiten hat, eine andere Perspektive als die eigene einzunehmen und bei Schwierigkeiten in Beziehungen sicher zu wissen glaubt, was eine andere Person denkt, fühlt und beabsichtigt.

4.3.4 Beziehungsdiagnostik: Die Qualität der Objektbeziehungen

Als Teil der Beziehungsdiagnostik betrachten wir die Art und Weise, wie Patienten ihre Beziehungen zu anderen Menschen und zu sich selbst wahrnehmen und gestalten. Bei der Einschätzung der Selbst- und Objektrepräsentanzen sind die folgenden Beurteilungsdimensionen relevant:

1. Zunächst interessiert uns der *Differenzierungsgrad der Objektbilder*:

> Ist der Patient in der Lage, wichtige Bezugspersonen so differenziert zu schildern, dass wir sie uns vorstellen können, oder neigt er zu klischeehaften Beschreibungen, die uns kein lebendiges Bild von ihnen gestatten? Werden andere Menschen nur in konkreten Begriffen und auf der Grundlage äußerer Merkmale oder Verhaltensweisen oder auch nach der Art ihrer Beziehungsgestaltung beschrieben? Werden sie überwiegend eindimensional – etwa hinsichtlich der Dimension stark oder schwach, kalt oder warm – oder differenziert und in unterschiedlichen Dimensionen geschildert?

2. Zum Zweiten versuchen wir der Frage nachzugehen, inwieweit die erzeugten Objektbilder ein *annähernd realistisches Abbild* der beschriebenen Personen vermitteln – oder ob diese, etwa durch die Wirkung unreifer Abwehrmechanismen, stark verzerrt zur Darstellung kommen. Auch wenn sich das von uns naturgemäß nur begrenzt beurteilen lässt, finden sich doch meist Hinweise oder zumindest Vermutungen, ob die gleiche Person von Dritten in ähnlicher oder gänzlich anderer Weise beschrieben würde.

> Neben der subjektiven Wahrnehmung der Beziehung zu anderen Menschen interessieren wir uns daher immer auch für die reale äußere Welt des Patienten: seine sozialen Netzwerke, die Qualität und Muster der Interaktionen mit dem Partner und mit Angehörigen, Freunden und Bekannten und seine Interaktionen und Beziehungen am Arbeitsplatz. Dabei kann es nicht darum gehen – und es wäre auch illusorisch –, ein objektives Bild von den Interaktionspartnern der Patienten zu erhalten, sondern um einen groben Eindruck, wie weit das Bild, das der Patient von ihnen entwirft, annähernd realistisch ist. Wird eine Person von einer Borderline-Patientin als »nur gut, wie ein Engel« und eine andere als »Teufel« dämonisiert, spricht dies für unrealistisch verzerrte Objektbilder auf der Basis primitiver Abwehrmechanismen.

3. Weiterhin möchten wir wissen, wie wichtige Bezugspersonen mit dem Patienten *umgehen* und wie er mit ihnen umgeht.

> Gehen andere Menschen tendenziell eher respektvoll, wertschätzend und liebevoll mit dem Patienten um oder erlebt er überwiegend abweisende, kritische oder verächtliche Umgangsweisen ihm gegenüber? In welchem Maße zeichnen sich die Beziehungen mit wichtigen Personen durch emotionale Tiefe, Wechselseitigkeit und Vertrautheit aus – oder werden sie eher als schematisch, oberflächlich und funktional geschildert? Finden wir dominierende Beziehungsmuster, die nahezu gleichförmig in allen Kontakten mit wichtigen Bezugspersonen auftreten? Beschreibt der Patient »reife« trianguläre Beziehungsstrukturen oder bewegt er sich überwiegend in dyadischen Strukturen oder dysfunktionalen Triaden (Grieser 2021)?

4. Des Weiteren interessiert uns der *Differenzierungsgrad des Selbstbildes.* Wie bei den Objektrepräsentanzen fragen wir auch hier, wie realistisch oder unrealistisch verzerrt sein Selbstbild ist und ob wir als Ausdruck *nicht ausreichend integrierter Persönlichkeitsanteile* zeitgleich widersprüchliche Selbstbilder antreffen oder ob die Selbstbilder in kurzen zeitlichen Abständen wechseln. Nicht wenige der geschilderten, typischerweise inkonstant auftretenden ichfunktionellen Einschränkungen werden vor dem Hintergrund einer ausgeprägten Diskontinuität des Erlebens verständlich, die sich auf dem Boden einer traumatisch bedingten dissoziativen Aufspaltung der Persönlichkeit entwickelt hat und sich in der unkontrollierbaren Aktivierung unterschiedlicher Persönlichkeitsanteile manifestiert (van der Hart et al. 2008; Mattheß & Nijenhuis 2013; Wöller 2013, 2014; →Kap. 3.9.6, →Kap. 8.3).

Wie differenziert schildert der Patient sich selbst? Neigt er zu einer eindimensionalen klischeehaften Selbstbeschreibung, oder werden unterschiedliche und möglicherweise auch widersprüchliche und konflikthafte Seiten seiner Persönlichkeit deutlich? Wie realistisch finden wir seine Selbstbeschreibung? Neigt er zu einer durch Größenideen verzerrten Selbstwahrnehmung? Fühlt er sich in unrealistischer Weise klein, ohnmächtig oder unfähig? Lassen sich aus seinen Schilderungen Hinweise entnehmen, wie er sich selbst im Umgang mit seinen wichtigsten Bezugspersonen wahrnimmt? Hat er das Gefühl, dass er sich mit der Art und Weise, wie er sich im Moment verhält oder äußert, wie die Person verhält oder äußert, die seinem aktuellen Lebensalter entspricht? Oder passt das Verhalten oder die Äußerung eher zu einem »jüngeren Ich« oder zu einer anderen ihm bekannten Person, zum Beispiel einer frühen Bezugsperson?

5. Von Interesse ist weiterhin, inwieweit die von den Patienten vorgetragenen Erzählungen hinsichtlich ihrer sprachlichen Darstellung *kohärent* sind. Im Allgemeinen weisen kohärente Sprach- und Denkmuster auf verinnerlichte Objektbeziehungen hin, die frühe bedürfnisbefriedigende Beziehungserfahrungen widerspiegeln. Finden wir hingegen Brüche, Inkohärenzen, Verleugnungen und Widersprüche in den Erzählungen der Patienten, reflektieren diese eher verinnerlichte Objektbeziehungen, die wir als Niederschlag brüchiger Beziehungserfahrungen mit diskontinuierlicher Befriedigung früher Bindungsbedürfnisse nach Fürsorge, Trost und Beruhigung ansehen müssen.

Wirkt der Patient während des Verlaufs der Untersuchung kohärent, oder sind wir mit verschiedenen und einander widersprechenden Selbstpräsentationen konfrontiert, die bei uns im Extremfall den Eindruck entstehen lassen, als hätten wir es mit unterschiedlichen Persönlichkeiten zu tun? Wechseln Zustände unrealistischer Selbstüberhöhung und Überlegenheit mit Zuständen ebenso unrealistischer Selbsterniedrigung ab, die durch Gefühle eigener Insuffizienz und Wertlosigkeit geprägt sind? Erlebt sich der Patient überwiegend als Urheber seines eigenen Handelns oder lediglich als Adressat oder Opfer der Handlungen und Verhaltensweisen anderer?

6. Im Hinblick auf die künftige therapeutische Zusammenarbeit wird uns auch interessieren, ob sich der Patient uns als ein *möglicher Partner einer künftigen kooperativen therapeutischen Beziehung* präsentiert oder ob er kindlich anmutende Heilungs- und Rettungserwartungen an uns richtet.

Finden wir Hinweise, dass er aktuell mit kindlichen Persönlichkeitsanteilen oder mit aggressiven oder destruktiven, möglicherweise täternahen Persönlichkeitsanteilen identifiziert ist? Lässt der Patient eine positive Vision erkennen, wie er sich selbst in Zukunft sehen möchte? Wie realistisch ist diese Vision unter Berücksichtigung seiner strukturellen und psychosozialen Möglichkeiten und des Umfangs unseres Therapieangebots?

4.3.5 Diagnostik der verinnerlichten Objektbeziehungen

Wenn wir eine Einschätzung der verinnerlichten Objektbeziehungen eines Patienten vornehmen wollen, können wir folgenden Fragen nachgehen:

1. Wie geht der Patient mit sich selbst um? Ist sein Umgang mit sich selbst überwiegend durch *Selbstfürsorge und Respekt* für sich selbst geprägt, oder dominieren bei ihm Tendenzen, sich zu schädigen oder sich zu vernachlässigen? Uns interessiert, in welchem Maße er sich selbst wertschätzen kann oder sich verurteilen muss, wie weit er sich vor unangemessenen Verhaltensweisen anderer schützen darf oder wie weit ihm das aus inneren Gründen versagt bleiben muss.

Eine Person, die sich selbst als »unwert« oder zutiefst verachtungswürdig empfindet, stünde somit unter dem Einfluss einer verachtenden und entwertenden verinnerlichten Objektbeziehung. Ähnliches gilt für eine Person, die sich selbst das Recht abspricht, für eigene Interessen zu sorgen und sich vor Gefahren zu schützen.

2. Wir versuchen auch zu klären, ob eine unter Umständen äußerst kritische Selbstbeurteilung für den Patienten *ich-dyston oder ich-synton* ist, d.h. ob er das Unrealistische seiner Selbstwahrnehmung erkennen kann oder ob er sie uneingeschränkt für zutreffend hält.

3. Weiterhin fragen wir danach, welche *inneren Gebote oder Verbote* für den Patienten maßgebend sind und wie der Reifegrad dieser Gebote oder Verbote beschaffen ist.

Sind für den Patienten moderate Gebote und Verbote gültig, mit denen er sich gut identifizieren kann, oder steht er unter dem Einfluss sogenannter archaischer Über-Ich-Vorläufer (A. Freud 1936), die gegen seine Interessen »wüten« und ihn unter Druck setzen? Steht der Patient unter dem Druck widersprüchlicher Gebote und Verbote, die wir als Ausdruck eines intrasystemischen Konflikts verstehen können, der ihm nur die Wahl zwischen unerträglichen Schuld- und vernichtenden Schamgefühlen lässt (Wurmser 1987, 2012)?

4. Haben wir es mit einem extrem negativen Selbstbild mit *generalisiert negativen Überzeugungen über die eigene Person* zu tun, wie wir sie als »traumatische Introjekte« bei komplex traumatisierten Patienten finden? Sie konstituieren eine Selbstrepräsentanz, bei der das Selbst als unwert, moralisch schlecht oder handlungsunfähig repräsentiert ist, und sind als Niederschlag verinnerlichter traumatischer Beziehungsmuster zu verstehen[4].

Wir können uns dann fragen: Welche Bezugsperson der Kindheit hat so zu dem Patienten gesprochen, wie er jetzt zu sich selbst spricht? Warum war der Patient gezwungen, dieses Muster zu verinnerlichen, sodass nun die Stimme dieser Bezugsperson zu ihm spricht?

Weiterführende Literatur

Arbeitskreis OPD (2014). Operationalisierte Psychodynamische Diagnostik OPD-2. Das Manual für Diagnostik und Therapieplanung, 3. Aufl. Bern: Huber.

Doering S, Hörz S (2012). Handbuch der Strukturdiagnostik. Konzepte, Instrumente, Praxis. Stuttgart: Schattauer.

Ehlers W (2014). Abwehrmechanismen. In: Mertens W (Hg). Handbuch psychoanalytischer Grundbegriffe. 4. Aufl. Stuttgart: Kohlhammer; 14–29.

Ehrenthal JC (2014). Strukturdiagnostik. Neue Ergebnisse aus der Forschung für die Praxis. Psychodyn Psychother 13, 103–114.

Hörz-Sagstätter S, Kampe L (2018). Strukturdiagnostik. In: Gumz A, Hörz-Sagstetter S (Hg). Psychodynamische Psychotherapie in der Praxis. Basel: Beltz. 276–286.

Kernberg OF (1996b). Ein psychoanalytisches Modell der Klassifizierung von Persönlichkeitsstörungen. Psychotherapeut; 41: 288–296.

Körner J (2013). Abwehr und Persönlichkeit. Stuttgart: Kohlhammer.

Mattheß H, Nijenhuis ERS (2013). Strukturelle Dissoziation der Persönlichkeit. Störungsbilder mit schwerer dissoziativer Persönlichkeitsdesintegration mit der Wertigkeit einer Persönlichkeitsstörung. In: Wöller W. Trauma und Persönlichkeitsstörungen. Ressourcenbasierte Psychodynamische Therapie (RPT) traumabedingter Persönlichkeitsstörungen, 2. Aufl. Stuttgart: Schattauer; 113–134.

Rudolf G (2020). Strukturbezogene Psychotherapie. Leitfaden zur psychodynamischen Therapie struktureller Störungen. 4. Aufl. Stuttgart: Schattauer.

Schauenburg H, Dinger U, Komo-Lang M, Klinkerfuß M, Horsch L, Grande T, Ehrenthal JC (2012). Der OPD-Strukturfragebogen (OPD-SF). In: Doering S, Hörz S (Hg) Handbuch der Strukturdiagnostik. Stuttgart: Schattauer; 284–307.

van der Hart O, Nijenhuis ERS, Steele K (2008). Das verfolgte Selbst. Trauma und Dissoziation. Strukturelle Dissoziation und die Behandlung chronischer Traumatisierung: Paderborn: Junfermann.

Wöller W (2013). Trauma und Persönlichkeitsstörungen. Ressourcenbasierte psychodynamische Therapie. 2. Aufl. Stuttgart: Schattauer.

Wöller W (2014). Bindungstrauma und Borderline-Störung. Ressourcenbasierte Psychodynamische Therapie (RPT). Stuttgart: Schattauer.

Anmerkungen

1 →Kap. 3.9 Anmerkung 1.

2 So praktisch es ist, aus der Zusammenschau der Integrationsniveaus der einzelnen Strukturelemente eine »Struktur« oder ein »Strukturniveau« eines Patienten zu konstruieren, so wenig möchten wir es versäumen, auf die Gefahr der Verdinglichung hinzuweisen, die dem Begriff des Strukturniveaus innewohnt, ebenso wie auf die unvermeidliche Etikettierung, der wir die Patienten aussetzen, wenn wir ihnen die Kategorie eines »höheren« oder »niedrigeren« Strukturniveaus als quasi objektive Eigenschaft zuordnen.

3 Mittels semistrukturierter Interviews ist eine Einschätzung mit insgesamt befriedigenden Gütekriterien möglich (Benecke et al. 2009; Doering et al. 2013). Auch wurde ein OPD-Strukturfragebogen OPD-SFK (Schauenburg et al. 2012) mit ebenfalls zufriedenstellenden psychometrischen Eigenschaften (Dinger et al. 2014; Ehrenthal et al. 2012) entwickelt. Zudem steht eine Kurzform mit 12 Items als Screening-Instrument zur Erfassung der Strukturpathologie zur Verfügung (Ehrenthal et al. 2015).

4 In einem beziehungstraumatischen Umfeld

wurden sie notwendig, um die Bindungsbeziehung zu den zwar misshandelnden, aber dringend benötigten frühen Bezugspersonen zu erhalten (Ferenczi 1933). Die Überzeugungen können erhebliche Auswirkungen auf die Fähigkeit der Selbstfürsorge und des Selbstschutzes und die Gestaltung und Aufrechterhaltung naher Beziehungen haben.

4.4 Therapieziele und Fokusformulierung

4.4.1 Therapieziele

Nachdem wir der Symptomklage und Problembeschreibung ausreichenden Raum gegeben haben, regen wir die Patienten an, Therapieziele zu formulieren. Diese *können* nur gemeinschaftlich erarbeitet und ausgehandelt werden. Dabei spielt es eine wichtige Rolle, ob es uns gelingt, den gemeinsamen Prozess der Therapiezielfindung so zu lenken, dass eine an den Grundbedürfnissen des Patienten orientierte und mit einer intrinsischen Motivation verbundene Zieldefinition entsteht. Unter einem ressourcenorientierten Blickwinkel sollten Therapieziele die folgenden Kriterien erfüllen (Kruse & Wöller 2018):

- Der Patient sollte Therapieziele definieren, die sich prinzipiell mit den Mitteln der Psychotherapie und *realistisch* mit dem zur Verfügung stehenden Kontingent an Therapiesitzungen erreichen lassen.
- Die Ziele sollten möglichst *konkret formuliert, verhaltensnah und in positiven Worten* beschrieben werden. Um die Wahrscheinlichkeit eines Erfolgserlebnisses zu erhöhen, achten wir darauf, dass die Schritte klein genug dimensioniert und die Ziele in absehbarer Zeit erreichbar sind. Dabei können auch *Teilziele* vereinbart werden, die in einzelnen Abschnitten in der Therapie erreicht werden können.

Eine bewährte Frage lautet: Worin bestünde der kleinstmögliche Schritt in die richtige Richtung?

- Therapieziele sollen *motivational bedeutsam* sein. Wo immer möglich, sollten Annäherungsziele und nicht Vermeidungsziele gewählt werden (Grawe 2004).

Annäherungsziele, die auf der neurobiologischen Ebene mit einer Aktivierung des dopaminergen Belohnungssystems einhergehen, werden in aller Regel nur dann realisiert, wenn sie mit zentralen Bedürfnissen des Patienten vereinbar sind. Vermeidungsziele zu verfolgen ist in mehrfacher Hinsicht ineffektiv, vor allem, weil ihre Erreichung viel Energie verbraucht und die Realisierung von Annäherungszielen beeinträchtigt.

- Der Patient sollte sich den gewünschten Zustand der Zielerreichung so gut wie möglich *in der Fantasie vorstellen können.*

Eine bildhafte Imagination einer Zielvision kann von großem Vorteil sein. Nicht selten werden dabei auf spielerische und kreative Weise schon Lösungswege deutlich. Um die Identifikation des Patienten mit dem Therapieziel zu erhöhen, sollte die Antizipation des gewünschten Zustandes von einer positiven Emotion begleitet sein.

- Wenn der Patient sich die einzelnen Schritte auf dem Weg zur Zielerreichung so konkret wie möglich vorstellt, sollte er die dabei entstehenden *Unlustaffekte* nicht aussparen.

  Es lohnt sich, dem auftretenden Unlusteffekt nachzuspüren und zu verstehen, welches Grundbedürfnis bei dem eingeschlagenen Weg zur Zielerreichung vernachlässigt wurde. Nicht selten findet sich dann ein Weg, bei dem das übersehene Grundbedürfnis doch noch Berücksichtigung finden kann.

- Wenn Patienten den Blick von sich aus immer wieder der Problemsituation zuwenden, refokussieren wir sie taktvoll auf die *positive Vision der Zielerreichung*.

  Wir können die Patienten fragen, was sie sich »stattdessen«, d. h. als bessere Alternative zu der beschriebenen Problemsituation wünschen würden.

Einige weitere Überlegungen könnten sein:

1. Was das Spektrum möglicher Therapieziele angeht, haben sich unsere Vorstellungen zunehmend von früheren normativen Vorstellungen eng gefasster Therapiemotivation und »Veränderungsbereitschaft« gelöst und orientieren sich mehr an den *tatsächlichen Bedürfnissen* der Patienten.

   Dabei kann der Wunsch, eine Verbesserung der Befindlichkeit zu erzielen, als legitimes Therapieziel gelten. Selbst den Wunsch, andere Menschen mögen ihr Verhalten ändern, können wir als ein gültiges Therapieziel ansehen. Wir würden die Patienten dann motivieren, zu überlegen, wie sie deren Veränderungsbereitschaft unterstützen können.

2. Patienten verfolgen, wenn sie sich auf eine Psychotherapie einlassen, immer auch *implizite oder unbewusste Ziele*, die sie nicht in Worte fassen können. Mitunter haben diese Ziele, die wir nur indirekt erschließen können, für die Patienten subjektiv eine noch höhere Wertigkeit als die bewusst ausformulierten Ziele. Sie zu identifizieren, ist von größter Bedeutung.

   Manche Patienten fühlen sich in ihrem aktuellen Beziehungsbedürfnis nicht hinreichend verstanden, wenn wir die Formulierung von Therapiezielen zu sehr forcieren. Sie sind innerlich noch nicht zu einem lösungsorientierten Arbeitsmodus in der Therapie bereit. Ihnen ist es wichtiger, zunächst einmal in ihrer Symptom- oder Problemklage empathisch angenommen zu werden. Das respektieren wir, ohne die Lösungsorientierung aus dem Auge zu verlieren[1].

3. Wir sind darauf eingestellt, dass sich die Ziele, die ein Patient im Laufe einer Therapie verfolgt, *ändern* können und andere als die bisher vereinbarten Therapieziele in den Vordergrund treten. Das sollte uns nicht überraschen, da sich mit fortschreitender Therapie seine Problemwahrnehmung und dadurch auch seine Motivationslage ändern kann.

   Uns stellt sich dann die Frage, ob der Wechsel des Therapieziels tatsächlich das veränderte Bedürfnis des Patienten widerspiegelt oder ob er die Funktion hat, die Auseinandersetzung mit dem ursprünglichen Ziel zu vermeiden.

4. Mitunter brauchen die Patienten *unsere Unterstützung* bei der Identifikation eines geeigneten Therapieziels.

Es lohnt es sich immer, Patienten zu fragen, worin für sie aktuell die größte Stressbelastung besteht und ob sie an einer Reduktion des Stresserlebens interessiert sind. Manchmal steht die Unfähigkeit, ein Therapieziel zu benennen, auch im Zusammenhang mit der Unfähigkeit oder übertragungsbedingten Angst, eigene Wünsche zu äußern.

5. Ein Therapieziel kann auch darin bestehen, *Wünsche formulieren zu können*, die bisher nicht artikuliert werden konnten, oder eine gewünschte menschliche Beziehung auszufantasieren.

Die Formulierung von Wünschen, insbesondere solchen, die sich an wichtige Bezugspersonen richten, kann allein dadurch, dass die Fantasie der Wunschvorstellung entsteht, positive Emotionen generieren. Erzeugt wird, objektbeziehungstheoretisch ausgedrückt, eine fantasierte positive Objektbeziehung, bei der ein wohlwollendes, hilfreiches oder beschützendes Objekt mit dem Selbst interagiert. Auf neurobiologischer Ebene wird durch die Vorstellung einer mit positivem Affekt verbundenen Interaktion das mesolimbische Annäherungssystem aktiviert (→ Kap. 3.1.6).

6. Wie erkennen wir, ob ein Patient ausreichend *intrinsisch motiviert* ist, um ein bestimmtes Therapieziel zu erreichen? Als Kriterium dafür mag eine Einschätzung dienen, ob er in der Lage ist, nicht nur den nach der Zielerreichung zu erwartenden *positiven emotionalen Zustand*, sondern auch die für die Zielerreichung notwendige *Anstrengung* zu *antizipieren*.

Wir können den Patienten fragen, wie es sich für ihn anfühlt, wenn er an den Weg der Zielerreichung denkt und auch die dabei auftretenden negativen Emotionen deutlich spürt. Wir werden dann feststellen, ob er genügend positive Emotionen beim Gedanken an die Zielerreichung mobilisieren kann, um die Zielerreichung aussichtsreich erscheinen zu lassen.

7. Wir sind immer darauf eingestellt, dass Patienten gegenüber der Erreichung bestimmter Therapieziele *ambivalent* eingestellt sind. Nicht nur, weil Veränderung an sich Angst macht, sondern auch, weil ihnen der Status quo eine zwar suboptimale Problemlösung, aber immerhin den Vorteil der Sicherheit des Bekannten und Vertrauten bietet.

Es kann hilfreich sein, nicht nur das »Normale« einer ambivalenten Einstellung zu validieren, sondern auch die Vorteile des Festhaltens an einer suboptimalen, aber bewährten Lösung hervorzuheben. Damit erleichtern wir es unseren Patienten, sich dem Neuen zu öffnen, eher, als wenn wir allzu aktiv dafür werben. Statt uns die Vorteile des Festhaltens am Alten immer wieder vor Augen führen zu müssen, können sie sich gedanklich leichter mit den Chancen der Veränderung auseinandersetzen.

4.4.2 Fokusformulierungen

Auf der Basis unserer psychodynamischen Untersuchung und der gemeinsam mit den Patienten erarbeiteten Therapieziele formulieren wir den Fokus für die geplante Therapie. Der Fokus bildet die Grundlage für den Therapieplan.

Insgesamt dominiert heute die Überzeugung, dass Therapien effektiver sind, wenn sie fokusgeleitet geführt werden. In längeren Therapien können auch mehrere Foki bearbeitet werden. Auch ist davon auszugehen, dass sich schon ins Auge gefasste Foki im Laufe des Therapieprozesses ändern können oder dass neue Foki erst im weiteren Therapieverlauf deutlich werden.

Ziel der psychodynamischen Fokus-Formulierung ist es, das aktuelle Problem aus der Sicht des Patienten zu beschreiben und es gleichzeitig in einen Kontext zu stellen, der unsere diagnostischen Befunde und die Anliegen und Ziele der Patienten gleichermaßen berücksichtigt. Wir benötigen dafür ein Problemverständnis, bei dem sowohl der Einfluss psychodynamisch relevanter Konflikte, ich-funktioneller Einschränkungen als auch der Einfluss äußerer Lebensumstände bei der Entstehung der aktuellen Symptomatik oder Problemsituation deutlich wird. Unser psychodynamisches Verständnis hat den Status einer *Hypothese,* die im Laufe der weiteren Therapie modifiziert und unter Umständen durch weitere Informationen falsifiziert werden kann. Dies gilt umso mehr, je stärker sich unser psychodynamisches Verständnis auf eine unbewusste motivationale Konfliktdynamik bezieht.

Wir müssen berücksichtigen, dass wir bereits bei der Auswahl unserer Informationen von den von uns favorisierten expliziten und impliziten Theorien und auch von unbewussten Aspekten unserer Gegenübertragung geleitet werden. Diese teils theoriegeleitete, teils unbewusste Selektion von Informationen hat zwangsläufig zur Folge, dass andere, möglicherweise ebenso wichtige Informationen aus der Hypothesenbildung ausgeschlossen werden. Letztlich bleibt auch unsere Einschätzung, ob wir eher von einer unbewussten Konfliktdynamik oder einer ich-funktionellen Einschränkung ausgehen sollten, eine Hypothese, die immer durch unbewusste Aspekte unserer Gegenübertragung beeinflusst wird. Daher verwundert es nicht, dass zwei unterschiedliche Diagnostiker, selbst dann, wenn sie sich beide als psychodynamische Psychotherapeuten oder Psychoanalytiker verstehen, zu unterschiedlichen Schlüssen gelangen können. Aus diesem Grund sind wir gehalten, uns des Hypothesencharakters jedes psychodynamischen Verständnisses stets bewusst zu bleiben und besonders auf Informationen zu achten, die nicht zu der Hypothese passen.

Bei der Formulierung eines Therapiefokus können wir folgendermaßen vorgehen:

1. Einem Vorschlag von Lachauer (1992, 2021) folgend, können wir einen *Fokus-Satz* formulieren, der sich aus zwei Teilen zusammensetzt: (1) einem ersten Teil, der die aktuelle Problematik aus der Sicht der Patienten beschreibt, und (2) einem zweiten Teil, der unser psychodynamisches Verständnis dieser Problematik beinhaltet. Beide Komponenten sind in der Formulierung durch die Konjunktion »weil« miteinander verbunden.

   Eine Fokus-Formulierung kann zum Beispiel lauten: »Ich bekomme im Kontakt mit bestimmten Personen regelmäßig Kopfschmerzen, weil in mir unbewusst aggressive Regungen aufsteigen, die, würden sie in Worte gefasst, die gute Beziehung zu dieser Person zerstören könnten.«

2. Inwieweit teilen wir die Fokus-Formulierung unseren Patienten mit?
   - Den ersten Teil der Fokus-Formulierung besprechen wir gemeinsam mit unseren Patienten. Er sollte so formuliert sein, dass sich unsere Patienten problemlos

mit ihm identifizieren können. Gleichzeitig benennt er das »Thema« der gemeinsamen Arbeit.

Damit unterbreiten wir den Patienten auch einen konkreten Vorschlag, welches der erarbeiteten Therapieziele prioritär bearbeitet werden sollte.

- Ob wir unseren Patienten auch den zweiten Teil der Fokus-Formulierung, der unser theoretisches Verständnis der aktuellen Problematik enthält, kommunizieren, wird weitgehend davon abhängen, (1) in welchem Umfang wir für die Entstehung der aktuellen Problemsituation unbewusste motivierende Kräfte annehmen, von denen die Patienten keine Kenntnis haben können, und (2) wie weit wir bei unseren Patienten bereits von einem »Ahnungswissen« (Deneke 2013) über eine mögliche unbewusste Motivierung ausgehen können.

Nicht selten werden wir feststellen, dass den Patienten ein Verständnis der relevanten Zusammenhänge in bemerkenswerter Weise zugänglich ist. In anderen Fällen ist ihnen ein solches Verständnis aufgrund ich-funktioneller Einschränkungen oder durch die Wirkung unbewusster Abwehrmechanismen verwehrt. So kann es für Patienten mal leichter und mal schwerer sein, nachzuvollziehen, dass für die sich wiederholenden Konfliktsituationen im Alltag ich-funktionelle Defizite im Bereich der Emotionsregulierung verantwortlich sind. Dass einer bestimmten körperlichen oder psychischen Symptomatik mit hoher Wahrscheinlichkeit ein unbewusster motivationaler Konflikt zugrunde liegt, wird manchen Patienten – auch dann, wenn sie die Natur dieses Konfliktes nicht kennen – plausibel sein, während andere sich eine unbewusste Motivierung ihrer Symptomatik nicht vorstellen können oder diese gar für abwegig halten.

Ähnlich wie die Phase der Diagnostik ist auch die Phase, die der Definition der Therapieziele und der Festlegung eines Behandlungsfokus gewidmet ist, immer schon Teil der Therapie. Unter ressourcenorientiertem Blickwinkel gelten in ihr die gleichen Anforderungen an eine gemeinsam geteilte positive Emotionalität und eine kooperative Arbeitsatmosphäre, die wir von einer ausreichend guten therapeutischen Allianz erwarten (→ Kap. 5.5).

Weiterführende Literatur

Kruse J, Wöller W (2018). Bevor die Therapie beginnt. In: Wöller W, Kruse J (Hg). Tiefenpsychologisch fundierte Psychotherapie. 5. Aufl., Stuttgart: Schattauer; 57–104.

Lachauer R (1992). Der Fokus in der Psychotherapie. München: Pfeiffer.

Lachauer R (2021). Der Fokus in der tiefenpsychologisch fundierten Psychotherapie. Das aktuelle Hauptproblem – Vom Hindernis zum Wegweiser. Forum Psychoanal 37, 361–377.

Anmerkungen

1 Ob diese beziehungsorientierten Ziele in der Therapie erreicht oder verfehlt werden, können wir nur den emotionalen Reaktionen der Patienten auf unsere Interventionen entnehmen: ob eine Beruhigung oder Auflockerung der Stimmungslage eintritt oder ob die Patienten beginnen, Vertrauen zu uns zu fassen.

4.5 Die Planung der Behandlung

4.5.1 Fragen der Indikation

Auf der Basis unserer bisherigen Diagnostik, der gemeinsam mit unseren Patienten erarbeiteten Therapieziele und der daraus entwickelten Fokusformulierung haben wir uns auf dem Weg der Therapieplanung mit der Frage zu befassen,

- ob eine Psychotherapie generell indiziert ist,
- ob in diesem Falle eine psychodynamische Psychotherapie eine passende Option für den Patienten darstellt,
- welche psychodynamische Veränderungstheorie und welches behandlungstechnische Instrumentarium die größte Erfolgsaussicht verspricht
- und welches Setting für die Behandlung am besten geeignet ist.

Bei der Frage, ob eine Indikation für eine Psychotherapie in allgemeiner Hinsicht besteht, können folgende Überlegungen hilfreich sein:

1. Wir sollten eine Vorstellung darüber gewinnen, ob eine Patientin in der Lage ist, sich auf einen psychotherapeutischen Prozess *einzulassen.*

Die Indikation zu einer Psychotherapie wäre in Zweifel zu ziehen, wenn die Impulskontrolle sehr schlecht oder die Patientin kaum in der Lage ist, die Grenzen der Realität zu akzeptieren, ebenso wenn sie sich außer Stande sieht, regelmäßig zu Therapiesitzungen zu kommen.

2. Die Indikation zu einer Psychotherapie ist kritisch zu diskutieren, wenn ein Patient durch die Inanspruchnahme von Psychotherapie *andere Ziele* anstrebt als die Ziele, die mithilfe der Psychotherapie zu erreichen sind.

So kann der Wunsch nach einer Berentung Patienten veranlassen, Psychotherapie nur deshalb in Anspruch zu nehmen, weil die Absolvierung einer Psychotherapie Voraussetzung für die Gewährung der Rente ist. Eine für die Beurteilung der Indikation schwierige Situation entsteht auch dann, wenn die Beziehung ganz oder teilweise zum Ersatz für eine reale Beziehung wird[1].

3. Auch bei eindeutiger Indikation ist zu bedenken, welche Auswirkungen eine Psychotherapie auf das *familiäre Umfeld* der Patientin und welchen Einfluss dieses auf den Verlauf ihrer Therapie haben kann.

Sind Partner oder andere Angehörige mit der Therapie einverstanden? Unterstützen sie sie, weil sie sich davon einen eigenen Gewinn versprechen, oder betrachten sie sie mit Skepsis oder auch mit

Angst? Partner können die Therapie als Hilfe für die gemeinsame Beziehung erleben. Sie können die Intimität der therapeutischen Dyade aber als eine Bedrohung wahrnehmen und sich ausgeschlossen fühlen. Mangelt es dem Patienten an Unterstützung für die Psychotherapie durch sein Umfeld, sind Ambivalenzen gegenüber der therapeutischen Arbeit wahrscheinlich.

Ist die grundsätzliche Indikation zu einer Psychotherapie geklärt, wäre weiter zu fragen, ob die *Wahl einer psychodynamischen Psychotherapie* die für den Patienten günstigste Option darstellt. Für diese Frage gibt es bisher keine eindeutigen Entscheidungskriterien. Die empirischen Wirksamkeitsstudien finden bei nahezu allen Störungsbildern keine sicheren Unterschiede zwischen psychodynamischer und kognitiv-behavioraler Therapie (Wampold & Imel 2015). Wir werden, wenn Patienten uns nach einer Empfehlung fragen, auf diesen Sachverhalt hinweisen müssen. Aus klinischer Sicht können wir folgende Hinweise geben:

1. Eine nicht zu unterschätzende Rolle spielt die aus unterschiedlichen Vorinformationen gespeiste und durch vielfältige Annahmen geprägte *Patientenpräferenz*.

Patienten, die ein strukturiertes therapeutisches Vorgehen bevorzugen, werden sich tendenziell eher in einer Verhaltenstherapie gut aufgehoben fühlen, während Patienten, die einem weniger strukturierten, zur Reflexion einladenden Vorgehen den Vorzug geben, eher eine psychodynamische Therapie empfohlen werden sollte.

2. Auch die *subjektive Krankheitstheorie* eines Patienten kann für die Auswahl eines psychodynamischen oder anderen Therapieverfahrens bedeutsam sein.

So wird es eher für die Wahl eines psychodynamischen Verfahrens sprechen, wenn ein Patient seine aktuelle Symptomatik mit Konflikten oder problematischen Beziehungserfahrungen in Verbindung bringt, als wenn er unerkannte körperliche Erkrankungen, eine genetische Veranlagung oder äußere Umstände wie Klima und Wetter für die Ursache seiner Beschwerden hält.

3. In vielen Fällen werden nicht verfahrensbezogene Gründe, sondern Aspekte der *persönlichen Passung* für den Therapieerfolg ausschlaggebend sein.

In den letzten Jahren haben sich in der konkreten Behandlungspraxis so viele Annäherungen zwischen psychodynamischen und kognitiv-behavioralen Therapien ergeben, dass nicht so sehr die Wahl des Verfahrens, sondern die persönliche Passung zwischen Therapeuten und Patienten den größeren Ausschlag für den Therapieerfolg geben dürfte.

4.5.2 Die Wahl des behandlungstechnischen Zugangs

Verdichtet sich der Eindruck, dass eine psychodynamische Therapie passend ist, versuchen wir im folgenden Schritt unsere behandlungstechnische Strategie festzulegen.

Sie hängt davon ab, ob wir – zumindest in der ersten Zeit der Behandlung – primär (1) die Möglichkeiten der Regulation durch die therapeutische Beziehung nutzen, (2) unbewusste Konfliktkonstellationen der bewussten Verarbeitung zuführen, (3) an ich-funktionellen Einschränkungen arbeiten oder (4) den Stress durch abgespaltene traumatische Erinnerungsfragmente reduzieren wollen.

Etwas holzschnittartig können wir die uns zur Verfügung stehenden behandlungstechnischen Zugänge folgendermaßen unterscheiden:

1. Bei einem *beziehungsorientiert-regulierenden Zugang* sind wir der Überzeugung, dass die basalen Beziehungsbedürfnisse unserer Patienten so im Vordergrund stehen, dass regulierende Aktivitäten von unserer Seite vorrangig zum Einsatz kommen sollten. Sie betreffen vor allem die Selbst- und Beziehungsregulierung des Patienten, ebenso die Regulierung der therapeutischen Beziehung.

2. Bei einem *konfliktorientierten Zugang* bemühen wir uns, unbewusste pathogene Konflikte dem bewussten Erleben des Patienten näher zu bringen (→ Kap. 6)

Ausgangspunkt für eine konfliktorientierte therapeutische Arbeit sind in der Regel »unerklärliche« Symptombildungen, die sich am ehesten auf der Basis aktualisierter unbewusster intrapsychischer Konflikte verstehen lassen. Unbewusste Konflikte können sich jedoch nicht nur in Symptombildungen, sondern auch in charakterologischen Veränderungen oder habituellen Verhaltensmustern – sogenannten »neurotischen« Arrangements – Ausdruck verschaffen. Auch sie können, wenn sie mit nennenswerten Einschränkungen der Arbeitsfähigkeit oder des Lebensgenusses verbunden sind, eine konfliktaufdeckende Arbeit begründen (Grande 2007).

3. Bei einem *strukturorientierten Zugang* unterstützen wir unsere Patienten darin, maladaptive implizite Prozeduren des Erlebens und Verhaltens so zu modifizieren, dass ihnen eine bessere Befriedigung ihrer Grundbedürfnisse im Alltag möglich wird (→ Kap. 7).

Anlass für eine strukturorientierte Arbeit an Ich-Funktionen sind unzureichend regulierte emotionale Zustände oder Verhaltensmuster, die zwar eine gewisse emotionale Regulation ermöglichen, sich jedoch schädigend auf die betroffene Person oder ihre Interaktionspartner auswirken. Als spezielle Konzepte zur Behandlung Ich-struktureller Störungen stehen uns die psychoanalytisch-interaktionelle Psychotherapie (Streeck & Leichsenring 2011) und die strukturbezogene Psychotherapie (Rudolf 2020) zur Verfügung. Spezifisch für Patienten mit einer Borderline-Störung wurden die Übertragungsfokussierte Therapie für Borderline-Patienten (Yeomans et al. 2017) und die Mentalisierungsgestützte Therapie der Borderline-Störung (Bateman & Fonagy 2014) entwickelt[2].

4. Bei einem *an der traumatischen Erinnerungsverarbeitung orientierten Zugang*[3] geht es uns darum, eine durch traumatische Einflüsse gestörte Erinnerungsbildung wieder in Gang zu bringen und unter ihrem Einfluss abgespaltene traumatische Erinnerungsfragmente wieder in die Repräsentanzenwelt des Alltags zu integrieren (→ Kap. 8).

Modifizierte psychodynamische Ansätze zur Behandlung komplexer Traumafolgestörungen liegen mit unterschiedlichen Schwerpunkten vor, und zwar als Psychodynamisch Imaginative Traumatherapie (PITT; Reddemann 2021), als Therapiekonzept für Patienten mit der ICD-11-Diagnose einer »Komplexen posttraumatischen Belastungsstörung« (Reddemann & Wöller 2017; Wöller et al. 2020), für die Behandlung dissoziativer Störungen (Gast & Wabnitz 2014; Reddemann et al. 2011; Wöller 2020), speziell auch der Dissoziativen Identitätsstörung (Gast 2011; Gast & Wirtz 2014) sowie bei traumaassoziierten Persönlichkeitsstörungen (Wöller 2013a, 2014)[4]. Eine solche Art des Vorgehens kommt nicht nur beim Vorliegen der Symptomatik der posttraumatischen Belastungsstörung, sondern auch bei traumaassoziierten Alltagsbelastungen mit hohem subjektiven Belastungsgrad in Betracht.

Wir möchten daher vorschlagen, die Wahl unserer Perspektive von folgenden Überlegungen abhängig zu machen[5]:

1. Wenn wir diagnostische Hinweise für das Vorliegen relevanter Störungen im Bereich der Selbst- und Beziehungsregulation haben oder signifikante Einschränkungen im Bereich wichtiger Ich-Funktionen vorliegen, würden wir – unabhängig von einer möglichen Traumaätiologie und ungeachtet der immer auch vorhandenen intrapsychischen und interpersonellen Konflikte – als erste eine beziehungsorientierte und eine Strukturperspektive in Betracht ziehen. Die Fähigkeit, eigene Emotionen und Bedürfnisse wahrzunehmen, ungünstige Regulationsformen zu identifizieren, ein realistisches und differenziertes Bild von sich und anderen zu entwickeln und durch eine bessere Steuerungsfähigkeit Alltagssituationen stärker im Sinne der eigenen Bedürfnislage zu gestalten, ist so zentral, dass alle anderen therapeutischen Bemühungen hintanstehen müssen.

Die Einnahme einer beziehungsorientierten Perspektive impliziert auch die Bereitschaft, die zentralen Beziehungsbedürfnisse unserer Patienten zu erfassen – auch und gerade dann, wenn diese sich in maladaptiven Verhaltensmustern mitteilen –, und ein spezifisches, an diesen Bedürfnissen orientiertes, wenig konfrontatives und ressourcenaktivierendes Beziehungsangebot vorzuhalten.

2. Wenn derartige ich-funktionelle Einschränkungen nicht vorliegen, achten wir darauf, ob die Patienten die aktuell aufgetretene Symptomatik mit *belastenden oder bedrohlichen Ereignissen* der jüngeren Vergangenheit, der Gegenwart oder der nahen Zukunft in Zusammenhang bringen. Ist das der Fall, prüfen wir, ob diesem Geschehen mit hoher Wahrscheinlichkeit eine akute emotional beanspruchende Konfliktproblematik oder eine nicht lange zurückliegende Verlusterfahrung zugrunde liegt – oder ob die beschriebenen Phänomene auf unzureichend verarbeitete, abgespaltene traumatische Erinnerungsfragmente nach früheren Traumatisierungen hindeuten.

Hier kann die Anamnese wertvolle Information liefern. Im ersten Fall einer emotional beanspruchenden aktuellen Konfliktproblematik bieten wir Hilfe bei der Klärung der aktuellen Konfliktsituation oder unsere Unterstützung bei der Bewältigung eines Trauerprozesses an. Im zweiten Fall mit dem Vorliegen unzureichend verarbeiteter, abgespaltener traumatischer Erinnerungsfragmente prüfen wir die Möglichkeit eines zügigen, an der traumatischen Erinnerungsverarbeitung orientierten therapeutischen Vorgehens. An diese Möglichkeit denken wir auch dann, wenn aktuell keine Traumatisierung im engeren Sinne vorliegt, sondern in Alltagssituationen traumatische Erinnerungsfragmente aus einer früheren Traumatisierung aktiviert wurden, die gegenwärtig zu hoher Stressbelastung geführt haben.

3. Fehlen derartige Hinweise auf eine akute Konflikt- oder Verlustproblematik und ergeben sich keinerlei Hinweise auf hoch stressbelastete abgespaltene Erinnerungsfragmente, sollten wir – besonders auch dann, wenn unseren Patienten *weitgehend unklar ist*, womit sie ihre aktuelle Symptomatik in Zusammenhang bringen können – mit hoher Wahrscheinlichkeit von einem zugrunde liegenden unbewussten motivationalen Konflikt ausgehen.

Wir würden dann das »klassische«, auf die Bewusstmachung unbewusster Konflikte abzielende psychodynamische Vorgehen wählen, das sich einsichtsfördernder Interventionen im Rahmen der Abwehranalyse bedient. Ein solches Vorgehen würde sich auch dann empfehlen, wenn die Patienten zwar ein diffuses Gefühl haben, welche Lebenssituation für sie problematisch und konflikthaft ist, ihnen die genauere Natur des Konflikts und die miteinander im Widerstreit liegenden Bedürfnisse, Wünsche oder Gefühle aber nicht bewusst sind.

4. Eine frühzeitige Festlegung auf das eine oder andere therapeutische Vorgehen mit der Möglichkeit, bei Bedarf eine Korrektur vorzunehmen, würden wir in jedem Falle einer lediglich zuwartenden Haltung vorziehen.

Weder wollen wir strukturell gestörte Patienten durch ein nicht indiziertes konfliktaufdeckendes Vorgehen überfordern noch Patienten mit einer eindeutigen Konfliktpathologie durch ein unnötig schonendes strukturbezogenes Vorgehen unterfordern. Und ebenso sollen Patienten mit der Symptomatik einer posttraumatischen Belastungsstörung ohne nennenswerte Vortraumatisierungen oder pathogene Konfliktkonstellationen nicht wertvolle Therapiezeit durch ein unzureichend indiziertes beziehungs-, konflikt- oder strukturorientiertes Vorgehen verlieren.

5. Wir sollten aber auch in Bescheidenheit anerkennen, dass wir den therapeutischen Prozess nicht immer bewusst in Richtung der einmal vorgenommenen Zielorientierung steuern können.

Oft suchen sich die Patienten ihren Weg intuitiv und wir sind gut beraten, ihnen dabei zu folgen und lediglich darüber zu wachen, ob sich genügend Hinweise auf einen gut laufenden Therapieprozess erkennen lassen (→ Kap. 5.5.3).

4.5.3 Die Wahl des Settings und der Variante psychodynamischer Therapie

Die Wahl des therapeutischen Settings – als ambulante Einzel- oder Gruppentherapie, als Paar- oder Familientherapie (Cierpka 2008; Reich & Boetticher 2020), als stationäre oder teilstationäre Behandlung (Hölzer et al. 2018; Janssen 2012), möglicherweise unter Einschluss körpertherapeutischer (Hölzer & Heck 2018; Trautmann-Voigt & Voigt 2018, 2020), musiktherapeutischer (Bauer & Ito 2018, Scheytt-Hölzer & Hölzer 2018) oder kunst- bzw. gestaltungstherapeutischer (Danner-Weinberger & Wöller 2018; Wolf-Poschkamp 2018) Zugänge[6] – hängt vor allem davon ab, unter welchen Bedingungen die erwünschte Veränderung am leichtesten erzielt werden kann[7].

Da in der Regel mehrere Optionen denkbar sind, kann neben der lokalen Verfügbarkeit auch die patientenseitige Präferenz in die Wahlentscheidung einbezogen werden. Allgemein gilt die Regel, dass stationäre oder teilstationäre Behandlungen erst dann indiziert sind, wenn die Möglichkeiten ambulanter Behandlung ausgeschöpft sind.

Im Einzelnen können die folgenden Optionen bedacht werden:

1. Für die psychodynamische Gruppenpsychotherapie liegen Kriterien vor, wann diese in besonderem Maße und wann eher weniger indiziert ist (Mattke et al. 2917; Mattke & Wöller 2018; Staats et al. 2014; Strauß 2021; Tschuschke 2009; Wöller et al. 2018). Die Konzepte psychodynamischer Gruppenpsychotherapie unterscheiden sich im Hinblick darauf, ob die Klärung unbewusster Konflikte oder die Stärkung von Ich-Funktionen insbesondere der Emotionsregulierung und der Mentalisierungsfunktion im Vordergrund stehen sollte. Neben den »klassischen«, überwiegend konfliktorientierten Ansätzen wurden als weitere Ansätze die psychoanalytisch-interaktionelle Gruppenpsychotherapie (Streeck & Leichsenring 2009), mentalisierungsbasierte gruppentherapeutische Ansätze (Bolm 2009; Schultz-Venrath & Felsberger 2016) und psychodynamisch orientierte trauma- und ressourcenorientierte Gruppentherapie (Heftler & Mehler 2010) entwickelt.

Namentlich Patienten mit Problemen im interpersonellen Bereich, insbesondere solche, die zu sozialer Gehemmtheit, Rückzugsverhalten, Schwierigkeiten der Nähe-Distanz-Regulierung, aggressiven Auseinandersetzungen, besonderer Dominanz oder Unterwürfigkeit neigen oder dazu tendieren, sich übermäßig für andere aufzuopfern und eigene Bedürfnisse hintanzustellen, profitieren offensichtlich sehr von einer psychodynamischen Gruppentherapie (Dally 2014; Wöller et al. 2018b).

2. Darüber hinaus stehen zahlreiche störungsorientierte Therapiekonzepte zur Verfügung, die den Spezifika der jeweiligen Störungsbilder gerecht zu werden versuchen, beispielsweise im Bereich der Psychosomatik (Arbeitskreis PISO 2015; Herzog et al. 2016), der Angsterkrankungen (Hoffmann 2015), der Essstörungen (Nikendei & Herzog 2005) aber auch in vielen anderen Bereichen.

3. Weiterhin wurden psychodynamische Ansätze für bestimmte Zielgruppen entwickelt, darunter psychodynamisch-interkulturelle Ansätze (Erim 2009), psychodynamisch orientierte Behandlungs- und Beratungskonzepte bei Geflüchteten (Joksimovic et al. 2019) und Konzepte für die Anwendung in Krisen- und Nachkriegsregionen (Steinert et al. 2017, 2018, 2019; Wöller & Mattheß 2020).

4. Schließlich sei auf die wichtige Anwendung und Integration psychodynamischen Denkens in der Psychiatrie (Küchenhoff 2016b; Küchenhoff & Mahrer Klemperer 2009), speziell auch auf die Möglichkeiten psychodynamisch orientierter ressourcenaktiverender Interventionen in der Psychiatrie (Abilgaard 2013) und auf die psychodynamische Behandlung von Psychosen hingewiesen (Küchenhoff 2018).

Grundsätzlich sind wir der Auffassung, dass sich die Wahl der Variante und des Settings an der aktuellen Zielsetzung und der optimalen Arbeitsfähigkeit der Patienten orientieren und immer auch ihre Beziehungsbedürfnisse berücksichtigen sollte. Insofern betrachten wir die methodischen

Varianten und die Settings als therapeutische Ressourcen zur Erreichung der mit den Patienten vereinbarten Therapieziele.

Bei der Wahl der Variante psychodynamischer Psychotherapie bezüglich der *Therapiedauer* stellt sich die Frage, ob eine *Kurzzeittherapie* ausreicht oder einer längeren Therapie der Vorzug gegeben werden sollte.

1. Kurzzeittherapien mögen bei umschriebenen Problemstellungen genügen, wenn diese (1) vor dem Hintergrund einer ich-strukturell weitgehend ungestörten Persönlichkeit aufgetreten sind und (2) auf intrapsychische oder interpersonelle Konfliktmuster zurückzuführen sind, die entweder bewusst sind oder sich mit überschaubarem Aufwand bewusst machen lassen. Für die *Indikation zu einer Kurztherapie* sollten wir daher prüfen, ob die Problematik des Patienten so beschaffen ist, dass das therapeutische Vorgehen im Wesentlichen auf *einen Kernkonflikt f*okussiert werden kann.

2. Eine Kurztherapie kann auch dann angezeigt sein, wenn eine unbewusste Konfliktproblematik auf höherem Strukturniveau vorliegt. Sie eignet sich weniger bei Versorgungs- und Abhängigkeitsthemen und ausgeprägten strukturellen Störungen.

3. Darüber hinaus kann eine Kurztherapie auch indiziert sein, wenn eine spezifische Funktionseinschränkung besteht, die sich mit geeigneten Methoden in einem kurzen Zeitraum behandeln lässt.

Ein Beispiel für die letztgenannte Möglichkeit wäre die Symptomatik einer »einfachen« posttraumatischen Belastungsstörung nach einem Unfallereignis bei einer im Wesentlichen gesunden prätraumatischen Persönlichkeit, die sich mit kurzzeittherapeutischem Aufwand zum Beispiel mit EMDR wirkungsvoll, oft in wenigen Therapiesitzungen, behandeln lässt (→ Kap. 8.1).

4. Eine Kurzzeittherapie käme auch in Betracht, wenn die betroffenen Patienten nur einen sehr begrenzten Therapieauftrag geben wollen oder sich nicht auf eine längere Therapie einlassen wollen.

Einige weitere Überlegungen zur Frage der Therapiedauer seien noch angefügt:

1. Der gegenwärtige Trend zu kürzeren Therapiedauern lässt leicht übersehen, dass es bei vielen Patienten eines längerdauernden Prozesses bedarf, um konflikthafte Themen, umfassende Einschränkungen der Ich-Funktionen und traumatische Erfahrungen zufriedenstellend durchzuarbeiten.

Unterschiedliche Abwehr- und Übertragungsmuster, die sich einer schnellen Veränderung entgegenstellen, können nur bei ausreichender Therapiedauer schrittweise durchgearbeitet werden. Auch aufgrund der neurobiologischen Zusammenhänge müssen wir davon ausgehen, dass längere Zeiträume notwendig sind, um stark »eingefahrene« prozedurale Abläufe zu überschreiben (Roth 2003). Empirisch lässt sich zeigen, dass bei Patienten mit chronischen Verläufen, multimorbider Symptomatik und Persönlichkeitsstörungen längere Therapien kürzeren überlegen sind (Leichsenring & Rabung 2008). Gerade bei den länger dauernden Therapien findet sich der schon erwähnte Anstieg der Effektstärken in Abhängigkeit von der Dauer der Nachuntersuchungskatamnese (→ Kap. 1.1.1).

2. Wir werden immer wieder mit Patienten zu tun haben, deren Problematik so komplex und so umfassend ist, dass sie deutlich mehr Therapiekontingente benötigen als die, die gegenwärtig im Rahmen einer tiefenpsycho-

logisch fundierten Psychotherapie gewährt werden können.

Notwendig wäre für viele Patienten mit strukturellen Störungsbildern und Traumafolgestörungen das Kontingent einer analytischen Psychotherapie. Doch steht es den meisten von ihnen nicht zur Verfügung, weil nicht genügend psychodynamische Psychotherapeuten tätig sind, die über diese Qualifikation verfügen. Unabhängig davon, ob eine analytische oder tiefenpsychologisch fundierte Therapie beantragt wurde, ist eine am tatsächlichen Bedarf orientierte Kontingentierung dringend erforderlich. Wollte man den betroffenen Patienten diese Möglichkeit nehmen, käme dies einer Verletzung ihres gesetzlichen Anspruchs auf eine angemessene Behandlung ihrer Erkrankung gleich.

3. Langzeittherapien müssen nicht notwendigerweise kontinuierlich »am Stück« durchgeführt werden; sie können auch in unterschiedliche Phasen gegliedert sein, bei denen aktive Therapiephasen mit therapiefreien Intervallen alternieren.

Eine solche Konzeptualisierung des Therapieprozesses kann namentlich für Patienten nützlich sein, die bei einer kontinuierlichen Langzeittherapie mit regressiven Tendenzen zu kämpfen hätten. Während der therapiefreien Intervalle haben sie die Möglichkeit, für einen begrenzten Zeitraum eigenständig und ohne regelmäßige therapeutische Begleitung Erfahrungen bei der Lebensbewältigung zu sammeln und das in der Therapie Erarbeitete anzuwenden. Auf diese Weise können sie besser unterscheiden, in welchen Lebensbereichen ihnen bereits eine erfolgreiche Bewältigung gelingt und für welche Bereiche sie künftig noch therapeutische Unterstützung benötigen.

4. Wir können uns eine solche, an den spezifischen Bedürfnissen von Patienten orientierte Intervallbehandlung gestatten, weil wir uns von der idealisierenden Vorstellung, durch einen einmaligen intensiven Therapieprozess eine nahezu vollständige Bearbeitung der pathogenen Grundkonflikte erreichen zu können, weitgehend gelöst haben[8].

Mit dem Verzicht auf ein normatives Prozessmodell entfällt auch die Notwendigkeit, einen psychodynamischen Langzeitprozess »aus einem Guss« zu konzipieren. Wir sind daher frei, Konzeptionen für längere Therapieverläufe zu entwickeln, die den individuellen Bedürfnissen unserer Patienten mehr entsprechen, als es durch das Prokrustesbett eines normativen Prozessmodells möglich war.

4.5.4 Aufklärung zur Wirkung und zu Risiken einer psychodynamischen Therapie

Der gesetzlich geforderten Informations- und Aufklärungspflicht[9] liegt die Überzeugung zugrunde, dass die Patienten ein Anrecht darauf haben, zu erfahren, wie die psychotherapeutische Behandlung, die wir ihnen anbieten, vonstattengeht, worin ihre Risiken bestehen und welche Alternativen existieren. Die von den einzelnen Fachgesellschaften entworfenen allgemeinen Hinweise zur Wirkung und zu Nebenwirkungen von Psychotherapie müssen wir durch spezielle, auf das jeweilige Störungsbild abgestimmte Informationen ergänzen (Vandieken 2014)[10].

1. Bezogen auf eine psychodynamische Therapie erläutern wir den Patienten, dass es sich um eine Therapieform handelt, die die Ursachen psychischer Störungen in *menschlichen Beziehungserfahrungen* sieht. Es folgen dann Erläuterungen zur Wahl des Settings sowie zur Behandlungsdauer und zur Sitzungsfrequenz.

Die Patienten sollen wissen, dass sie über alles sprechen können, was ihnen auf dem Herzen liegt, und dass wir in gemeinsamer Arbeit versuchen werden, die Gründe und Hintergründe für die aktuell aufgetretene Problematik herauszufinden. Wir werden dann, so erläutern wir weiter, mit hoher Wahrscheinlichkeit auf belastende Beziehungserfahrungen und sich wiederholende schädliche Muster in den zwischenmenschlichen Beziehungen stoßen. Sie durchzuarbeiten hat das Ziel, dass mehr positive Beziehungserfahrungen resultieren und bessere Bewältigungsmöglichkeiten für mehr Zufriedenheit im Leben sorgen.

2. Bei der Besprechung der Risiken einer psychotherapeutischen Behandlung achten wir darauf, ob neben den allgemeinen Risiken, die für alle Psychotherapien gelten, spezielle Risiken – wie zum Beispiel mögliche Auswirkungen einer Psychotherapie auf Partnerschaft und Familie – zu beachten sind.

Das schon erwähnte Formblatt für eine dokumentierte Patientenaufklärung der Deutschen Gesellschaft für Psychosomatische Medizin und Ärztliche Psychotherapie (DGPM) listet als allgemeine Risiken und Nebenwirkungen von Psychotherapie u. a. auf, dass (1) Psychotherapie als finanzielle und zeitliche Belastung empfunden werden kann; dass sie (2) in die bisherige Lebensweise und das Beziehungsgefüge eines Menschen eingreifen kann; dass es (3) Phasen der Symptomverschlechterung geben kann; dass sich (4) partnerschaftliche, familiäre und freundschaftliche Beziehungen verändern, verbessern oder verschlechtern können und (5) berufliche Veränderungen in positiver oder negativer Weise eintreten können. Auch auf den professionellen Charakter der therapeutischen Beziehung und die Möglichkeit von Verstrickungen wird hingewiesen.

3. Wir informieren die Patienten auch über alternative Therapiemöglichkeiten und sind offen dafür, dass möglicherweise ein anderer Therapieansatz besser als der, den wir selbst vertreten, zu dem jeweiligen Patienten oder der aktuellen Problematik passen könnte. Die Patienten sollten wissen, dass es generell keine Evidenz für die Über- oder Unterlegenheit psychodynamischer oder kognitiv-behavioraler Therapie gibt, wiewohl im Einzelfall klinische Überlegungen eher für das eine oder andere Verfahren sprechen können.

So kann ein verhaltenstherapeutischer Ansatz einem psychodynamischen Vorgehen überlegen sein, wenn es darum geht, eine zügige Kontrolle über Zwangshandlungen herzustellen. Umgekehrt verspricht bei quälenden Zwangsgedanken eine Klärung der zugrunde liegenden motivationalen Konflikte tendenziell eher eine symptomatische Besserung.

4. Auch innerhalb des psychodynamischen Verfahrens kann eine Aufklärung über *alternative Methoden oder Settings* notwendig werden.

So kann ein familientherapeutischer Ansatz besser passen, wenn offensichtlich nicht nur der Patient, sondern seine ganze Familie an der Problematik beteiligt ist. Eine gruppentherapeutische Behandlung könnte die bessere Alternative als die ins Auge gefasst Einzeltherapie sein, wenn interpersonelle Probleme dominieren. Schließlich kann eine stationäre oder teilstationäre Behandlung nicht nur dann indiziert sein, wenn die ambulanten Möglichkeiten ausgeschöpft sind, sondern auch als Alternative zur ambulanten Therapie erwogen werden, wenn durch das (teil)stationäre Milieu eine leichtere Auflockerung einer rigiden Abwehrstruktur erwartet werden kann.

5. Schließlich erläutern wir den Patienten auch, dass es im weiteren Verlauf der Therapie notwendig werden kann, den *Hausarzt* oder einen anderen behandelnden Arzt zu kontaktieren, und lassen uns vorsorglich dafür eine Schweigepflichtentbindung ausstellen. Das Gleiche gilt, wenn eine *Sozialarbeiterin* in die Therapie involviert werden muss.

Wir sagen den Patienten zu, dass wir sie vor einer Kontaktaufnahme mit dem Hausarzt oder einer Sozialarbeiterin darüber in Kenntnis setzen werden und dass wir den Ärzten oder Sozialarbeitern nur die nötigsten Informationen zur Verfügung stellen werden.

Weiterführende Literatur

Abilgaard P (2013). Stabilisierende Psychotherapie in akuten Krisen. PITT für die psychotherapeutische Grundversorgung. Stuttgart: Klett-Cotta.

Arbeitskreis PISO (2011). Psychosomatisch-interpersonelle Therapie bei somatoformen Störungen. Göttingen: Hogrefe.

Bauer M, Ito S (2018). Musiktherapie im tiefenpsychologischen Setting. Strukturbezogene Musiktherapie im Rahmen klinischer Komplex Behandlung. In: Wöller W, Kruse J (Hg). Tiefenpsychologisch fundierte Psychotherapie. 5. Aufl., Stuttgart: Schattauer; 480–498.

Cierpka M (2008). Handbuch der Familiendiagnostik. 3. Aufl. Berlin: Springer.

Danner-Weinberger A, Wöller W (2018). Innere und äußere Bilder – Kunst- und Gestaltungstherapie. In: Hölzer M, Wöller W, Berberich G (Hg). Stationäre Psychotherapie. Von der Anmeldung bis zur Entlassung. Stuttgart: Schattauer; 245–259.

Erim Y (2009). Klinische Interkulturelle Psychotherapie. Ein Lehr- und Praxisbuch. Stuttgart: Kohlhammer.

Freyberger H (2015). Zukunft der Psychotherapie in der Psychiatrie. Psychotherapeut, 2015: 384–388.

Hohage R (2008). Analytisch orientierte Psychotherapie in der Praxis. Behandlungsplanung, Kassenanträge, Supervision. Stuttgart: Schattauer.

Hefftler D, Mehler S (2010). Gruppentherapie mit komplex traumatisierten Menschen im stationären Setting. Gruppenpsychother Gruppendyn 46, 41–54.

Herzog W, Kruse J, Wöller W (2016). Psychosomatik. Erkennen – Erklären – Behandeln. Stuttgart: Thieme.

Hoffmann SO (2015). Psychodynamische Therapie von Angststörungen. Einführung und Manual für die kurz- und mittelfristige Therapie. 2. Aufl. Stuttgart, New York: Schattauer.

Hölzer M, Heck N (2018). Bewegen und Wahrnehmen – körperorientierte Therapien. In: Hölzer M, Wöller W, Berberich G (Hg). Stationäre Psychotherapie. Von der Anmeldung bis zur Entlassung. Stuttgart: Schattauer; 223–245.

Hölzer M, Wöller W, Berberich G (Hg) (2018). Stationäre Psychotherapie. Von der Anmeldung bis zur Entlassung. Stuttgart: Schattauer.

Janssen PL (2012). Zur Theorie und Praxis psychoanalytisch begründeter stationärer Psychotherapie. Forum Psychoanal 28, 337–359.

Joksimovic L, Bergstein V, Rademacher J (2019). Mentalisierungsbasierte Psychotherapie und Beratung von Geflüchteten. Grundlagen und

Interventionen für die Praxis. Stuttgart: Kohlhammer.
Jungclaussen I (2018). Handbuch Psychotherapieantrag – Psychoanalytische Theorie und Ätiologie, Psychotherapie-Richtlinien, Psychodynamik, Psychogenetische Konflikttabelle, Fallbeispiele. 2. Aufl. Stuttgart: Schattauer.
Küchenhoff J (2016). Notwendig? Psychoanalytisches Denken in psychiatrischen Institutionen. Forum Psychoanal 32 (4), 1–14.
Küchenhoff J (2018). Psychosen. 2. Aufl. Göttingen: Psychosozial.
Küchenhoff J, Mahrer Klemperer R (2009). Psychotherapie im psychiatrischen Alltag. Stuttgart: Schattauer.
Mattke D, Reddemann L, Strauß B (2017). Keine Angst vor Gruppen! Gruppenpsychotherapie in Praxis und Forschung. 3. Aufl. Stuttgart: Klett-Cotta.
Mattke D, Wöller W (2018). Gruppenpsychotherapie. In: Wöller W, Kruse J (Hg). Tiefenpsychologisch fundierte Psychotherapie. 5. Aufl., Stuttgart: Schattauer; 443–454.
Nikendei C, Herzog W (2005). Psychodynamische Therapiekonzepte bei der Behandlung von Anorexia und Bulimia nervosa. Psychotherapie 10, 116–128.
Reich G, Boetticher A (2020). Psychodynamische Paar- und Familientherapie. Stuttgart: Kohlhammer.
Schultz-Venrath U, Felsberger H (2016). Mentalisieren in Gruppen. Mentalisieren in Klinik und Praxis. Stuttgart: Klett-Cotta.
Staats H, Dally A, Bolm T (Hg). Gruppenpsychotherapie und Gruppenanalyse. Ein Lehr- und Lernbuch für die klinische Praxis. Göttingen: Vandenhoeck & Ruprecht.
Strauß B (2021). Gruppenpsychotherapie. Grundlagen und integrative Konzepte. Stuttgart: Kohlhammer.
Trautmann-Voigt S, Voigt B (2018). Integration des Körpers in das tiefenpsychologische Setting. Was bewegt die Bewegung im therapeutischen Kontakt? In: Wöller W, Kruse J (Hg). Tiefenpsychologisch fundierte Psychotherapie. 5. Aufl., Stuttgart: Schattauer; 455–466.
Scheytt-Hölzer N, Hölzer M (2018). Hören und gehört werden – Musiktherapie. In: Hölzer M, Wöller W, Berberich G (Hg). Stationäre Psychotherapie. Von der Anmeldung bis zur Entlassung. Stuttgart: Schattauer; 260–272.
Trautmann-Voigt S, Voigt B (2020). Grammatik der Körpersprache. Ein integratives Lehr- und Arbeitsbuch zum Embodiment. 3. Aufl. Stuttgart: Schattauer.
Tschuschke V (Hg) (2009). Gruppenpsychotherapie. Von der Indikation bis zu Leitungstechniken. Stuttgart: Thieme.
Vandieken R (2014). Aufklärung in der Psychotherapie. Verpflichtung und »vorbeugende Maßnahme«. In: Schleu A, Schreiber-Willnow K, Wöller W (Hg). Verwickeln und Entwickeln. Ethische Fragen in der Psychotherapie. Bad Homburg: VAS; 136–144.
Wolf-Poschkamp RM (2018). Kunst- und Gestaltungstherapie im tiefenpsychologischen Setting. Vom Tun über das Sichtbarwerden zum Begreifen. In: Wöller W, Kruse J (Hg). Tiefenpsychologisch fundierte Psychotherapie. 5. Aufl., Stuttgart: Schattauer; 467–479.
Wöller W, Berberich G, Thiele C (2018). »Muss ich wirklich in die Gruppe?« – Einzel- und Gruppentherapie als sich ergänzende Settings. In: Hölzer M, Wöller W, Berberich G (Hg). Stationäre Psychotherapie. Von der Anmeldung bis zur Entlassung. Stuttgart: Schattauer; 171–191.
Wöller W (2016). Trauma-informierte Peer-Beratung in der Versorgung von Flüchtlingen mit Traumafolgestörungen. Psychother Psychosom Med Psychol 66: 349–355.
Wöller W, Mattheß H (2020). Trauma-focused Psycho-Social Support plus, referred to as ROTATE (Resource-Oriented Trauma Therapy with Elements of EMDR), Version 1.1. Treatment Manual for Psychotherapists and Counselors in the Field of Psychological Trauma (online). Traduction française par Dagmar Hilder et Hildegard Wöller.

Anmerkungen

1 Es kann gelegentlich notwendig sein, eine solche Beziehungskonstellation eine Zeitlang zu tolerieren. Doch sollte, um eine maligne Abhängigkeitsentwicklung zu vermeiden, erkennbar sein, dass mithilfe von Psychotherapie andere Beziehungen aufgebaut werden können oder eine konkrete Bereitschaft, an dieser Problematik zu arbeiten, deutlich wird.

2 Literaturhinweise zur Behandlung ich-struktureller Störungen sind unter den Angaben zur weiterführenden Literatur in Kap. 7.1 zu finden.

3 Wenn wir – was häufig vorkommt – verkürzend von einem »traumaorientierten Zugang« sprechen, gibt diese Formulierung das Spezifische eines auf die Integration abgespaltener Erinnerungsfragmente zielenden Zugangs nur ungenau wieder, da bei Patienten mit Traumafolgestörungen je nach vorherrschender Problematik auch konflikt- und strukturorientierte Zugänge sinnvoll sein können.

4 Für Literaturhinweise zur Behandlung komplexer Traumafolgestörungen siehe die Angaben zur weiterführenden Literatur in → Kap. 8.1 und Kap. 8.3.

5 Wir betonen in aller Deutlichkeit, dass wir hier von Perspektiven sprechen wollen, unter denen wir die Pathologie unserer Patienten im Hinblick auf unser therapeutisches Handeln vorrangig betrachten wollen. Wir gehen dabei jedoch nicht von klar voneinander unterscheidbaren ontologischen Gegebenheiten aus.

6 Detaillierte Darstellungen der spezialtherapeutischen Verfahren finden sich bei Wöller und Kruse (2018) und bei Hölzer et al. (2018).

7 Eine Sammlung speziell ressourcenorientierter Interventionen im stationären Bereich haben von Wachter und Hendrischke (2017) vorgelegt.

8 Auch bei psychoanalytischen Langzeittherapien haben sich normative Modelle eines »naturwüchsigen« Therapieprozesses nicht als tragfähig erwiesen. So geht das von Kächele et al. (2009) vorgeschlagene und empirisch plausible »Ulmer Prozessmodell« nicht mehr davon aus, dass sich ein analytischer Prozess als eine vorgegebene natürliche Bewegung oder entlang fester Entwicklungsmuster entfaltet. Der psychoanalytische Prozess wird von den Autoren stattdessen als »eine fortlaufende, zeitlich unbegrenzte fokale Therapie mit wechselndem Fokus« (Thomä & Kächele 2006) definiert. Dabei kann sich ein Fokus innerhalb einer einzigen Sitzung ändern oder über eine Reihe von Sitzungen andauern, in den Hintergrund und zu einem späteren Zeitpunkt wieder in den Vordergrund treten. Gegenüber früheren ganzheitlichen Modellen zeichnet sich das Ulmer Prozessmodell durch deutlich mehr Nüchternheit aus und ist weit besser als jene mit unserem ressourcenbasierten Ansatz vereinbar. Zwar wurde das Modell für die analytische Psychotherapie entworfen; es kann jedoch ohne weiteres auch auf Langzeittherapien im Rahmen tiefenpsychologisch fundierter Psychotherapie angewendet werden.

9 Gesetz zur Verbesserung der Rechte von Patientinnen und Patienten (PatientenrechteG) vom 27. 02. 2013.

10 Die Informations- und Aufklärungspflichten sind in einem Formblatt der Deutschen Gesellschaft für Psychoanalyse, Psychotherapie, Psychosomatik und Tiefenpsychologie (DGPT) zusammengefasst und auf der Homepage der Gesellschaft verfügbar. Ein Formblatt für eine dokumentierte Patientenaufklärung findet sich auf der Webseite der Deutschen Gesellschaft für Psychosomatische Medizin und Ärztliche Psychotherapie (DGPM).

5 Ressourcenbasierte psychodynamische Beziehungsgestaltung

5.1 Haltung

5.1.1 Merkmale einer ressourcenorientierten psychodynamischen Haltung

Grundlage unseres professionellen Handelns ist eine therapeutische Haltung, die für unsere psychodynamische Orientierung charakteristisch ist. Durch die von uns favorisierte Ressourcenorientierung erfährt sie eine spezifische Ausprägung.

Wir wollen nun einige Merkmale der von uns vorgeschlagenen ressourcenorientierten psychodynamischen Haltung anführen. Was beinhaltet sie im Einzelnen?

1. In erster Linie geht es uns um ein unaufdringliches *mitfühlendes Kennenlernen der inneren Welt* des Patienten. In zentraler Weise zielt unsere psychodynamische Haltung darauf ab, den Patienten Gelegenheit zu geben, ihre innere Welt – ihre Bedürfnisse, Wünsche, Gefühle, Fähigkeiten, Konflikte und Fantasien – zu erkennen und zu erfahren. Dafür ist eine Haltung notwendig, die darauf verzichtet, der Therapie eine von unseren Wertvorstellungen geprägte Richtung vorzugeben oder den Patienten eine von uns bevorzugte Lösung nahezulegen. Vielmehr wollen wir ihnen einen Raum schaffen, der es ihnen gestattet, ihre innere Welt zu entfalten und zu erforschen, um die für sie passenden Lebensentscheidungen zu treffen. Der Respekt vor der inneren Welt unserer Patienten und vor ihrer Andersartigkeit gebietet uns, alles, was in der Therapie geschieht, im Hinblick auf seine subjektive Bedeutung zu reflektieren. Entscheidend ist die *subjektive Sicht* des Patienten; sie gilt es zu erfassen.

> Im Einzelnen kann das bedeuten, dass wir unsere Patienten unterstützen, undeutliche Gedanken zu ordnen und Gefühle besser spürbar werden zu lassen. Bedürfnisse und Wünsche und deren Abwehr sollen stärker ins Bewusstsein treten und Akzeptanz finden dürfen. Aspekte, die aufgrund von Abwehrmechanismen nicht zugänglich sind, und ich-funktionelle Defizite, die ungenügend verfügbar sind, sollen sich ihrem Bewusstsein erschließen, damit Problemlösungen und Lebensentwürfe gefunden werden können[1]. Es widerspräche einer solchen Haltung völlig, unsere Patienten zum »Objekt« einer Therapie zu machen, die – und sei sie noch so »evidenzbasiert«[2] – auf sie angewendet würde.

2. Wir brauchen dafür eine von *Mitgefühl* für die Patienten und uns selbst getragene Haltung, die gleichzeitig die für die therapeutische Handlungsfreiheit notwendige

professionelle Distanz wahrt. Von größter Bedeutung ist es, auch unter schwierigen therapeutischen Bedingungen für den Erhalt der eigenen Mentalisierungsfunktion zu sorgen (→ Kap. 9.7.1).

> Die von uns favorisierte Haltung eines von Mitgefühl getragenen achtsamen Beobachtens und Wahrnehmens (→ Kap. 9.7.4) ist das Gegenteil eines emotional distanzierten Beobachtens. Sie kann in Momenten starker affektiver Verwicklung responsives Intervenieren erst ermöglichen.

3. Der Prozess, in den wir die Patienten einbinden wollen, beinhaltet die aktive Teilnahme an einem auf *kooperativen Prinzipien* und einer *emotionalen Bindung* beruhenden therapeutischen Allianz. Das bedeutet, dass der Patient als Handelnder bei einem gemeinsamen Unternehmen mitwirkt, als eine Person, die Wahlmöglichkeiten hat und sich für eine Option unter mehreren entscheiden kann.

> Die Patienten sollen sich als eigenständig denkende, fühlende und handelnde Subjekte in einem gemeinsamen therapeutischen Prozess erleben dürfen. Der Patient soll zum »Kopiloten« der Therapie werden und die ihm verfügbare Kreativität einbringen, um sie in den Dienst der gemeinsamen Aufgabe der Therapie zu stellen.

4. Wesentliches Merkmal dieses Prozesses ist die *Aktivierung der patienteneigenen Ressourcen.* Wie jede andere Perspektive stellt auch die Ressourcenperspektive eine spezifische Konstruktion der Realität dar.

- Aus ressourcenorientierter Sicht besteht unsere Aufgabe nicht nur darin, die innere Repräsentanzenwelt unserer Patienten so zu rekonstruieren, wie sie sich uns derzeit darstellt, sondern auch darin, sie anzuregen, mithilfe ihrer Fantasie *eine Repräsentanzenwelt zu entwerfen, die auch potenzielle und gewünschte Aspekte einschließt* (→ Kap. 3.2.1).

> Zweifellos ist es notwendig, dass die Probleme aktualisiert und mit den zugehörigen negativen Effekten erlebbar werden. Doch legen wir Wert darauf, dass die Patienten sich gedanklich nicht unnötig lange im Bereich von Problemen und negativen Emotionen aufhalten, sondern den Blick immer auch auf die gewünschte Art von Beziehungen und die Lösung von Problemen richten.

- Gleichzeitig wollen *vor einer allzu engen Fixierung auf Lösungen warnen.* Damit das Bemühen um Problemlösungen und die Erzeugung von Fantasien gewünschter Beziehungen erfolgreich verlaufen kann, dürfen wir den Beziehungskontext nicht außer Acht lassen.

> So wird es einen großen Unterschied ausmachen, ob wir es mit einer Patientin zu tun haben, die erleichtert ist, sich mit Lösungen zu beschäftigen, ohne immer wieder auf ihre ungelösten Kindheitsprobleme zurückgeworfen zu werden – oder ob wir mit einem Patienten konfrontiert sind, dessen negative Beziehungserfahrung darin bestand, dass er immer wieder zum Funktionieren angetrieben und auf Lösungen hin ausgerichtet wurde und nie die Erfahrung machen konnte, dass sich jemand für ihn und seine Befindlichkeit interessiert.

- Es handelt sich um einen Prozess, der auf die *Förderung der Selbstwirksamkeit* des Patienten gerichtet ist. Die von uns eingenommene Ressourcenperspektive stärkt die Selbstwirksamkeitserwartungen und begünstigt selbstwerterhöhende Erfahrungen in der Therapie (Grawe 1998,

2004). Sie eröffnet den Blick auf Handlungs- und Lösungsoptionen und trägt zu mehr Kreativität, Offenheit und Aktivität des Patienten bei.

Ein solcher Prozess wird unterstützt durch unsere regulierende Aktivität (→ Kap. 5.3) und unsere besondere Orientierung an Grundbedürfnissen des Patienten (Grawe 2004; → Kap. 5.4).

- Der therapeutische Prozess soll eine *Progressions- und Lösungsorientierung* beinhalten, die in einem weiteren Sinne als »Heilung« (Plassmann 2007b; Sack 2018) beschrieben werden kann. Sie kann Symptomminderung umfassen, muss sich darauf aber nicht beschränken, sondern könnte auch Aspekte von Lebenszufriedenheit und Sinnerfüllung einbeziehen.

  Das bedeutet, dass wir uns nicht nur für die vom Patienten mitgeteilten Inhalte, sondern auch für die Frage interessieren, ob der Patient tatsächlich in einen Prozess eingetreten ist, der ihn einer Lösung oder Linderung seiner vordringlichen Probleme näherbringt. Entsprechend fragen wir uns zu jedem Zeitpunkt der Therapie, ob sich der von uns begleitete therapeutische Prozess ausreichend im Sinne einer Prozess- und Progressionsorientierung fortbewegt und ob wir ihn ausreichend in diesem Sinne fördern (Plassmann 2016).

- Dabei kommt – von Ausnahmen abgesehen – einer *auf die Gegenwart und Zukunft gerichteten Prozessorientierung* eine höhere Bedeutung zu als der Aufarbeitung der Vergangenheit.

  Vor allem denken wir nicht, dass die Rekonstruktion der – möglicherweise verdrängten – Erfahrungen eines Patienten an sich schon heilend ist. Zwar kann es im Einzelfall entlastend sein, ein aktuelles Problem auf seinen Ursprung in der Vergangenheit zurückzuführen, um es dort verorten zu können. Auch kann es im Einzelfall das Verständnis aktueller Entwicklungen erleichtern – entscheidend sind die Beziehungserfahrungen und Konfliktlösungen in der Gegenwart. In jedem Fall darf die Beschäftigung mit der Vergangenheit kein Selbstzweck sein, sondern muss sich einem übergeordneten therapeutischen Ziel unterordnen[3].

5. Um unsere therapeutische Aufgabe zu realisieren, brauchen wir eine grundsätzliche Entschlossenheit, den *therapeutischen Raum zu verteidigen*, um sein haltgebendes Potenzial zu bewahren (→ Kap. 5.2).

   Dies impliziert nicht nur den Verzicht auf jede Form physischer oder psychischer Gewalt. Damit verbunden ist auch die ethische Verpflichtung, nicht nur das Wohl des Patienten zum Ziel unserer professionellen Aktivität zu machen, sondern auch unsere therapeutische Arbeitsfähigkeit zu erhalten. Dazu müssen wir entschlossen für den Schutz, die Sicherheit und ein ausreichendes Gefühl von Wohlbefinden der Patienten, der Therapie und unserer eigenen Person eintreten, wenn diese durch destruktive Kräfte bedroht werden (→ Kap. 9.4 und Kap. 9.7).

5.1.2 Natürlichkeit in der therapeutischen Beziehung und Respekt für unterschiedliche therapeutische Stile

Es wurde häufig darauf hingewiesen, dass wir mit unseren Patienten »natürlich« umgehen sollten. Freud hat immer wieder betont, wie wichtig es ist, im Kontakt mit unseren Patienten menschlich zu sein. Obwohl er in einigen seiner technischen Schriften (1911–1915), die Rolle von Anonymität und Neutralität hervorgehoben hat, soll seine professionelle Reaktion auf Patienten gewohnheitsmäßig von einfacher, spontaner Natürlichkeit gewesen sein (Riviere 1940; → Kap. 2.1.4). Eine ähnlich natürliche Art im Umgang mit ihren Patienten wurde auch von Anna Freud beschrieben (Couch 1993)[4].

Verschiedene Autoren haben sich in der Folgezeit Gedanken zu dieser Natürlichkeit gemacht. Möglicherweise, so vermutete Greenson (1960), bedeutet natürlich sein einfach, keine Angst vor dem emotionalen Kontakt mit dem Patienten und seinen Mitteilungen zu haben – und vielleicht kommt in ihr zum Ausdruck, dass wir wirklich auf der Seite der Patienten stehen (Cooper 2002). Andere haben hervorgehoben, dass unsere Behandlungstechnik *»unsichtbar«* sein sollte: wir sollten von den Patienten als ein Gesprächspartner wahrgenommen werden, der sich zugewandt ihren Beschwerden widmet, und nicht als jemand, der eine formale Technik ausführt (Valentine & Gabbard 2014). Dabei wurde stets klargestellt, dass sich ein natürlicher Stil innerhalb der Grenzen eines professionellen Rahmens bewegen und von einem familiären Umgang mit Patienten weit entfernt sein sollte. Uns sind die folgenden Gedanken wichtig:

1. Natürlichkeit im Umgang mit unseren Patienten setzt voraus, dass es jedem von uns erlaubt sein muss, seinen *persönlichen Stil* zu finden. Die Erfahrung zeigt, dass höchst unterschiedliche Stile zu positiven Therapieergebnissen führen können, sofern elementare Grundsätze beachtet werden (→ Kap. 5.1.2). Die unterschiedlichen therapeutischen Stile werden sich naturgemäß auf die gewählte Behandlungstechnik auswirken:

> So mag es Therapeuten geben, die häufiger als andere dazu neigen, den Patienten ihr persönliches emotionales Erleben mitzuteilen oder ihnen aus eigenen Erfahrungen zu berichten. Andere Therapeuten befürchten bei einem derartigen Vorgehen, dass sie die Aufmerksamkeit der Patienten damit unnötig auf ihre Person lenken, und halten sich mit selbstbezogenen Äußerungen lieber zurück. Beide Muster des Therapeutenverhaltens können, wenn sie kompetent und einfühlsam angewendet werden, der Entwicklung der Patienten zuträglich sein. Ebenso wird es Therapeuten geben, die sich mehr als andere auf ihre Spontanität verlassen und bereitwillig in Kauf nehmen, dass sie sich in Übertragungs-Gegenübertragungs-Inszenierungen verwickeln – wobei sie darauf vertrauen, dass diese sich in gemeinsamer Reflexion wieder auflösen lassen. Andere neigen eher dazu, ihre Interventionen mit mehr Bedacht zu formulieren, um die sich notwendigerweise einstellenden Verwicklungen in einem für sie überschaubareren Rahmen zu halten. Tatsächlich kann nur die konkrete Praxis im Einzelfall darüber entscheiden, wie hilfreich das Vorgehen ist.

2. Vermutlich hat jeder persönliche Stil seine Vorzüge und Nachteile[5]. Auch sei hinzugefügt, dass Natürlichkeit *nicht zwangsläufig eine Neigung zur Selbstöffnung* beinhalten muss – wir können mit Patienten natürlich umgehen und dennoch auf Selbstöffnung verzichten. Ebenso sollte Natürlichkeit auch

nicht mit Spontanität gleichgesetzt werden – so hilfreich unsere authentische spontane Reaktion oft ist, werden wir auch Situationen erleben, in denen sie ängstigt oder sogar schädigt.

Fest steht: Eine »Standardtechnik« lässt sich nicht mehr bestimmen, und ein rigides Festhalten an technischen Standards kann ähnlich schädlich sein wie Beliebigkeit, da es die Patienten hindert, ihren interpersonellen Raum zu entfalten. Generelle Formen des Umgangs mit Patienten kann es nicht geben, sie müssen in jedem therapeutischen Kontakt neu entwickelt werden. Nicht nur unvermeidbar, sondern dringend geboten sind daher Aushandlungsprozesse in jeder therapeutischen Dyade (Mitchell 1997). Obwohl wir inzwischen über solide Kenntnisse verfügen, welche Haltungen und Interventionen in Psychotherapien hilfreich sind, werden wir nie genau sagen können, welche Einflüsse im individuellen Fall dafür verantwortlich sind, ob unsere Interventionen den gewünschten Erfolg bringen. Es wäre nicht nur völlig aussichtslos, den Einfluss unserer Persönlichkeit ausschalten zu wollen. Im Gegenteil, wir brauchen unseren persönlichen Stil, um therapeutisch wirksam sein zu können.

3. Um Patienten die Möglichkeit zu geben, in einen konstruktiven therapeutischen Prozess einzutreten, müssen wir uns auf sie zubewegen und uns ihnen zumindest ansatzweise *anpassen*. Das würden wir in Alltagsbeziehungen auch tun. Eine rigide Haltung unsererseits würde dazu führen, dass wir unseren Patienten die Herstellung einer tragfähigen therapeutischen Allianz unnötig erschweren[6].

Die Feststellung, dass die Patienten verschieden sind, ist trivial und wichtig zugleich. So wird es Patienten geben, mit denen wir scherzen und lachen können, und andere, bei denen schnell das Gefühl entsteht, wir lachten sie aus. Wir werden Patienten antreffen, die uns dazu bringen, strukturierter mit ihnen umzugehen, als wir es sonst gewohnt sind, und andere, die ganz selbstverständlich davon ausgehen, dass wir ihnen über längere Zeit einfach nur zuhören.

5.1.3 Unbewusste Einflüsse auf das eigene therapeutische Handeln

Abschließend wollen wir noch eine grundlegende Reflexionsebene ansprechen, die gerade in einer psychodynamischen Abhandlung nicht übersehen werden sollte. Sie berührt den – keinesfalls überraschenden, sondern hinreichend bekannten, aber dennoch immer wieder leicht verleugneten – Sachverhalt, dass unser psychotherapeutisches Handeln – nicht anders als jedes beliebige Alltagshandeln – unbewussten Einflüssen unterliegt. Wenn wir uns erinnern, dass Freud (1901) mit aller Radikalität gefordert hatte, das Unbewusste in allen Bereichen des täglichen Lebens zu untersuchen[7], impliziert das selbstverständlich auch unser Erleben und Handeln in der Therapie.

Wenn wir uns anlässlich einer ganz »normalen« Therapiesitzung im Detail vor Augen führen, *wie viele mögliche Perspektiven* wir einnehmen können – und prinzipiell sollen –, und uns überlegen, wie groß die Zahl der daraus ableitbaren therapeutischen

Handlungsoptionen ist – und dann noch davon ausgehen müssen, dass ein großer Teil unserer Wahrnehmung und unseres Handelns unbewussten Einflüssen unterworfen ist, fragen wir uns, wie wir einen derart komplexen Prozess überhaupt bewältigen können.

Wenn wir bedenken, dass wir uns bei der Wahl unserer Interventionen nach den vereinbarten Therapiezielen und nach den je aktuellen Beziehungsbedürfnissen unserer Patienten richten sollen, und wenn wir uns klarmachen, was es heißt, sich gleichzeitig (1) auf einen therapeutischen Prozess einzulassen, (2) eine unüberschaubare Anzahl beziehungsrelevanter und kontextbezogener Informationen aufzunehmen, (3) aus der Vielzahl möglicher Interventionen die am besten passende auszuwählen und (4) das therapeutische Geschehen daraufhin zu reflektieren, ob sich daraus Hinweise auf mögliche unbewusste Aspekte unseres Erlebens und Handelns ergeben – könnten wir vor der Komplexität dieser Aufgabe leicht kapitulieren.

Da es dennoch möglich ist, einen therapeutischen Prozess für die Patienten gewinnbringend zu gestalten, in der Regel sogar, ohne allzu viel über die genannten Aspekte nachzudenken, werden wir anerkennen müssen, dass ein solcher Prozess nur zu einem geringen Teil bewusst gesteuert werden kann. Er käme niemals zustande, hätten wir nicht ein umfassendes Repertoire implizit gespeicherten Beziehungswissens zur Verfügung, das uns vom Prinzip her aus unserer Alltagskommunikation bekannt ist, wo es unseren intuitiven Abgleich zahlreicher Perspektiven und unser Verhalten bestimmt. Dieses implizite Beziehungswissen ist auch die Grundlage unserer *klinischen Intuition*, ohne die wir keine therapeutische Beziehung gestalten könnten. In der Regel ist es allenfalls ausnahmsweise möglich, die Interventionen auf der Basis theoretischer Überlegungen auszuwählen; Intuition und Spontaneität bleiben notwendig, um die für den Moment passende Intervention zu finden. Im Übrigen intervenieren wir nicht nur mit Worten, sondern auch mit der Gesamtheit unserer nonverbalen Kommunikation, mit der Art und Weise, wie wir schauen, sprechen und uns bewegen, mit unserem Gesichtsausdruck und unserer Körperhaltung (Neumann et al. 2017).

Wenn wir für unsere therapeutische Kommunikation einen großen Teil der uns aus unserer Alltagskommunikation vertrauten Elemente des impliziten Beziehungswissens nutzen, warum ist es dann notwendig, die Abläufe, die unsere klinische Intuition konstituieren, in aller Detailgenauigkeit zu explizieren? Wir wollen so antworten: Solange wir von unserer klinischen Intuition und unserem impliziten Beziehungswissen so geleitet werden, dass der therapeutische Prozess im Sinne der Therapieziele und in Synchronie mit den Beziehungsbedürfnissen unserer Patienten (→Kap. 3.4.4 und Kap. 5.4) voranschreitet, bedürfen wir dieser Explikation nicht. Wir profitieren von ihr jedoch immer dann, wenn der therapeutische Prozess in eine Sackgasse gerät, oder wenn sich Störungen in der Beziehungsregulierung oder Rupturen der therapeutischen Allianz abzeichnen.

Dann kann unsere Reflexion uns helfen, die implizit abgelaufenen Vorgänge explizit zu rekonstruieren und passendere Wege der Beziehungsgestaltung zu suchen. Nur der psychotherapeutische Kontext, die Aktivierung unserer eigenen Mentalisierungsfunktion und das Wissen um die Existenz unbewusster Einflüsse bieten uns die Möglichkeit, die eingetretenen Abweichungen von unseren intuitiv gewählten Mustern der Kommunikation wahrzunehmen und Korrekturen vorzunehmen[8].

Aus dem Gesagten dürfte deutlich geworden sein, dass es weit mehr darauf ankommt, einen *Reflexionsraum* für unser therapeutisches Handeln zu schaffen, der unsere klinische Intuition ergänzt, als einer fragwürdigen behandlungstechnischen Norm zu folgen. Ausdrücklich möchten wir vor einem allzu normativen Umgang bei unseren Interventionen und vor der illusionären Annahme warnen, wir könnten unsere Interventionen bewusst nach unseren theoretischen Vorstellungen und Konzeptvorgaben steuern. Dazu mögen die folgenden Überlegungen beitragen:

1. Nach unserer Auffassung sollten wir nicht nur grundsätzlich, sondern auch in unserem Therapiealltag bereit sein, den *allgegenwärtigen Einfluss unbewusster Motive, Ängste, Impulse, Wünsche, Erwartungen, Fantasien auf unser therapeutisches Handeln anzuerkennen.* Unbewusst werden wir auch dann von Motivationen, die wir nicht überblicken, gesteuert, wenn wir glauben, in besonderer Weise patientenorientiert zu handeln.

Wir machen uns bewusst, dass wir fortwährend Hypothesen über unsere Patienten auf der Basis unseres eigenen impliziten Beziehungswissens bilden, ohne sicher sein zu können, ob diese auch zutreffen, und dabei immer auch unbewussten Einflüssen aufgrund persönlicher Motive ausgesetzt sind. Wir haben keine andere Wahl. Wir kommen nicht umhin, Hypothesen auf der Basis dieser impliziten Wissensbestände zu bilden, und müssen in Kauf nehmen, dass diese durch unbewusste Vorgänge beeinflusst werden. Doch wollen wir uns stets ihres Hypothesencharakters bewusst bleiben und ihre Verifikation oder Falsifikation im Patientenkontakt suchen.

2. Je stärker wir davon überzeugt sind, dass wir in unserem Handeln auch von *unbewussten Motiven* geleitet werden, desto mehr werden wir bereit sein, diesen Sachverhalt in unserem therapeutischen Handeln zu berücksichtigen. Auch mit der größten Anstrengung werden wir nicht erreichen können, dass wir vollständig »Herr im eigenen Hause« (Freud 1917) sind.

So hilfreich es sein kann, mehr von der eigenen unbewussten Motivierung und von den Auswirkungen seines eigenen Tuns zu verstehen, so sehr sollten wir uns vor der Illusion hüten, wir könnten die in uns ablaufenden unbewussten Abwehrprozesse kontrollieren[9]. Umgekehrt gilt aber auch: Je mehr wir uns mit der Tatsache abfinden, dass wir unbewussten Prozessen immer auch zu einem gewissen Teil ausgeliefert sind, desto höher ist die Chance, dass wir indirekte Signale auffangen, die uns darauf aufmerksam machen[10].

3. Wir plädieren dafür, diese Erkenntnis zur Grundlage unseres praktischen therapeutischen Handelns zu machen. Dazu kann die Bereitschaft zählen, alle Signale auszuwerten, die auf *unbewusste Determinanten unserer Gegenübertragungsreaktionen* hindeuten (→ Kap. 9.3.3).

Dazu trägt auch bei, dass wir die *Rückmeldungen* unserer Patienten nicht nur ernst nehmen, sondern sie zu einem wesentlichen Bestandteil unserer therapeutischen Haltung machen (→ Kap. 5.8.5). So sehr wir uns einschärfen, mit unseren Interventionen keine subtilen negativen Botschaften verbinden zu wollen (→ Kap. 3.10.3), so wenig können wir genau dies garantieren. Daher ist die Identifikation von Allianzbrüchen so wichtig. Nicht zuletzt deshalb sollten wir uns vor dem Anspruch behandlungstechnischer Perfektion hüten. Zu leicht kann das Unterfangen, »perfekt« intervenieren zu wollen, in den Dienst der Befriedigung nicht hinreichend reflektierter eigener narzisstischer Wünsche treten und das aktuelle Bedürfnis des Patienten verfehlen.

4. Wir sehen eine große Chance – darauf haben wir bereits hingewiesen und werden auch weiterhin darauf hinweisen – in der Möglichkeit, Brüche in der therapeutischen Beziehung reparieren zu können (→Kap. 5.8). *Wir brauchen die Rückmeldungen unserer Patienten zur Korrektur des eigenen Unbewussten.* Wenn wir davon überzeugt sind, dass unsere Wahrnehmung und unsere Reaktionen immer auch Prozessen der Abwehr unterliegen[11], sind wir auf Rückmeldungen von Seiten unserer Patienten angewiesen. Diese heben die Wirkung unbewusster Abwehrvorgänge zwar nicht auf, können jedoch ihren Einfluss vermindern. Die Rückmeldungen unserer Patienten können verbal oder nonverbal erfolgen. Viele Informationen können wir den verbalen oder nonverbalen Reaktionen des Patienten entnehmen, wenn wir auf sie achten. Im Zweifelsfall ist es immer möglich, die Patienten zu fragen, wie es ihnen mit dem soeben Gesagten geht.

Stellt sich dann heraus, dass wir den Patienten ebenso leistungsfördernd angetrieben haben, wie er das von seiner frühen Bezugsperson erfahren hatte, besteht eine gute Gelegenheit, die damit verbundene emotionale Reaktion im Hier und Jetzt der therapeutischen Beziehung wiederzubeleben und auf dem Wege einer wohlwollenden Klärung den Bruch in der therapeutischen Beziehung zu »reparieren«.

Weiterführende Literatur

Grawe K (1998). Psychologische Therapie. Göttingen: Hogrefe.
Grawe K (2004). Neuropsychotherapie. Göttingen, Bern, Toronto, Seattle: Hogrefe.
Löchel E (2013). Ringen um psychoanalytische Haltung. Psyche – Z Psychoanal 67, 1167–1190.
Neumann E, Naumann-Lenzen M (Hg) (2017). Psychodynamisches Denken und Handeln in der Psychotherapie. Gießen: Psychosozial.

Anmerkungen

1 Praktisch kann das heißen, dass wir uns bei konflikthaften innerpsychischen Konstellationen weder auf die Seite der Wünsche und Impulse noch auf die Seite der verinnerlichten Gebote oder Verbote noch auf die Seite der Anforderung der äußeren Realität stellen, sondern entsprechend dem Grundsatz der Äquidistanz (A. Freud 1936) zu allen Seiten den gleichen Abstand wahren. Ebenso kann es bedeuten, dass wir bei unbefriedigenden Bewältigungsformen und Lebenslösungen nicht die Position dessen einnehmen, der weiß, wie es richtig ist, sondern unseren Patienten unser Expertenwissen zur Verfügung stellen. Sie können sich dieses Wissens bedienen, wenn sie mögen, oder es verwerfen, wenn es nicht passt. Damit unterscheidet sich unsere Haltung deutlich von derjenigen der meisten Interaktionspartner ihres Alltagslebens.

2 Die Evidenzbasierung der Wirksamkeit einer Therapie, die, zum Beispiel in einer randomisiert-kontrollierten Studie, gruppenstatistisch die Überlegenheit eines Verfahrens oder einer Methode über eine andere Bedingung belegt, kann, auf den Einzelfall angewendet,

lediglich die Wahrscheinlichkeit der Wirkung angeben, jedoch nie eine Wirkung vorhersagen.

3 Wir können es auch mit den Worten von Plassmann (2007, S. 12) sagen: »Ganz gleich wann es angezündet wurde, wird ein Feuer im Jetzt gelöscht, niemals im Damals.«

4 Anna Freud soll in den Therapiesitzungen so natürlich gewesen sein, dass man in ihren Äußerungen kaum eine Technik erkennen konnte. Sie behandelte ihre Analysanden als gleichberechtigte Mitarbeiter im analytischen Prozess. Doch gab es keinen Kontakt außerhalb der Sitzungen und auch keine Selbstoffenbarungen (Cooper 1993).

5 König (2010) hat Überlegungen vorgetragen, wie die Neurosenstruktur des Therapeuten sich auf den Stil der Behandlungsführung auswirkt. So ist davon auszugehen, dass depressiv strukturierte Therapeuten ihre unbewussten Ängste vor dem Verlassenwerden oder vor aggressiven Auseinandersetzungen am ehesten durch einen besonders empathischen Behandlungsstil bewältigen, während hysterisch strukturierte Therapeuten die therapeutische Situation so zu gestalten, dass auch ihr eigenes Bedürfnis, wahrgenommen zu werden, ausreichend befriedigt wird.

6 Leicht übersehen wir, in welchem Maße sich die Patienten uns allein dadurch anpassen, dass sie sich auf das vom Alltagsdialog abweichende psychotherapeutische Setting einlassen und viel von sich preisgeben, ohne im Gegenzug gleich viel von uns zu erfahren.

7 Freud (1901) hat die »Psychopathologie des Alltagslebens« in der gleichnamigen Schrift einer tiefgründigen psychoanalytischen Untersuchung unterzogen.

8 Sicherlich kann es uns nützen, einen »inneren Supervisor« (Casement 1991) einzurichten, ein verinnerlichtes Objekt, das uns Orientierung gibt und uns Korrekturen nahelegt, wenn unser implizites Beziehungswissen uns im Stich lässt. Doch ist auch der »innere Supervisor« nicht frei von unbewussten Einflüssen!

9 Obgleich uns wie jedem anderen psychodynamischen Therapeuten unstrittig klar sein muss, dass alles psychotherapeutische Handeln unbewussten Einflüssen unterliegt, bekennen wir freimütig, dass wir uns im konkreten Fall immer wieder der Illusion hingeben, wir könnten den therapeutischen Prozess bewusst kontrollieren und steuern. Möglicherweise fühlen wir uns unbewusst auch deshalb zu einer solchen Annahme legitimiert, weil wir viel Zeit, Geld und Energie aufgewendet haben, um eigene innere Konflikte in Lehrtherapien oder Lehranalysen zu bearbeiten.

10 Nach unserer Auffassung kann das Einsetzen unserer narzisstischen Abwehr eine nicht zu unterschätzende Gefahr für den therapeutischen Prozess darstellen. Wir können dieser Gefahr nicht ganz entgehen, jedoch einige Hinweise befolgen, die sie zumindest relativieren. Wachsamkeit ist geboten, wenn wir von der Richtigkeit unseres Vorgehens überzeugt sind, obwohl bestätigende Signale der Patienten ausbleiben. Breitet sich die Überzeugung aus, wir wüssten schon, was für den Patienten gut sei, und bedürften seiner Rückmeldungen nicht, liegt der Verdacht nahe, dass eine narzisstische Abwehr in Gestalt einer rechthaberischen Haltung bereits eingesetzt hat. Wenn wir dies erkennen, ist es nicht zu spät für die wohltuende Wirkung einer Korrektur dieser Haltung. Im günstigen Fall gelingt uns ein Reflexionsprozess, der sich einer wohlwollenden Selbstbeobachtung bedient und ohne Neigung zu Selbstvorwürfen oder Schuldgefühlen auskommt. Je toleranter wir die Wege unserer eigenen narzisstischen Regulation akzeptieren können, desto eher werden wir auch narzisstisch motivierte Abwehrmuster und ihre Auslösebedingungen bei uns identifizieren und korrigieren können. Möglicherweise waren es bestimmte Äußerungen des Patienten, die eigenes biografisches Material stimuliert und unsere narzisstische Abwehr auf den Plan gerufen haben.

11 Wenn wir uns durch eine bestimmte Äußerung eines Patienten gekränkt fühlen, kann dies leicht dazu führen, dass wir zur Abwehr des eigenen Gefühls der Kränkung eine kränkende Intervention wählen, ohne dies zu bemerken. Wir können sogar davon überzeugt sein, eine besonders gute Intervention gewählt zu haben, ohne zu bemerken, dass wir damit zwar uns selbst ein Gefühl narzisstischer Befriedigung verschafft, das Bedürfnis unserer Patienten aber verfehlt haben.

5.2 Rahmen

5.2.1 Wozu brauchen wir einen Rahmen für die Therapie?

Jede psychotherapeutische Behandlung braucht einen Rahmen, innerhalb dessen sich der therapeutische Prozess entfalten kann. Der Rahmen umfasst die Bereitstellung eines für die Durchführung der Therapie geeigneten Raumes, Regeln für zu erwartende Verhaltensweisen von Therapeuten und Patienten und Vereinbarungen zum Ablauf der Therapie. Was bedeutet dies im Einzelnen? (Lemma 2003):

1. Der Rahmen muss die Beziehungsqualitäten Vertraulichkeit und Verlässlichkeit aufweisen.

Patienten müssen sich darauf verlassen können, dass wir pünktlich zur vereinbarten Zeit anwesend sind, unsere Aufmerksamkeit ihnen ganz zuwenden und die Sitzung auch wieder pünktlich beenden. Der Rahmen soll sicher und zuverlässig sein, er soll Halt geben, klare zwischenmenschliche Grenzen setzen und das Geschehen in der Therapie vorhersehbar machen. Wie von uns Therapeuten erwartet wird, dass wir uns an Regeln halten, müssen wir das Gleiche auch von unseren Patienten erwarten.

2. Ein sicherer Rahmen ist für unser Grundbedürfnis nach Bindung unverzichtbar. Winnicott (1965) betonte die haltgebende Funktion des Rahmens, die, vergleichbar einer Mutter, die dem Kind eine verlässliche Umgebung bietet und die Möglichkeiten von Wachstum und positiver Entwicklung schafft.

Für Patienten, die aufgrund einer Geschichte unsicherer Bindungen und instabiler früher Beziehungskontexte eine Therapie aufgesucht haben, ist ein sicherer Rahmen bereits eine unverzichtbare Ressource, oft sogar ein Heilungsfaktor. Patienten, denen in ihrer Kindheit die Erfahrung angemessener Grenzen nicht vermittelt wurde, werden ihre persönliche Problematik in der therapeutischen Beziehung nur entfalten können, wenn ein fester Rahmen mit klaren Regeln sie vor Willkürimpulsen und Tendenzen zur Grenzüberschreitung schützt. Je weniger Patienten Erfahrungen positiver Grenzsetzung verinnerlichen konnten, desto weniger werden sie die Existenz dieser Grenzen als gegeben annehmen und desto höher wird die Wahrscheinlichkeit sein, dass sie die Sicherheit der Grenzen austesten. Umso höher wird auch ihre Tendenz sein – weil sie es nicht anders kennen – uns in eine grenzüberschreitende Inszenierung hineinzuziehen.

3. Der Rahmen trägt dazu bei, die Therapie in der *äußeren* Realität des Patienten zu verankern. Dies wird besonders dann wichtig, wenn regressive Wünsche nach realer Wiedergutmachung oder destruktive Fantasien aufkommen. In derartigen Phasen der Therapie schützt der Rahmen davor, den Kontakt mit der äußeren Realität zu verlieren.

Der Rahmen stellt klar, dass regressive Wünsche und Sehnsüchte ins Bewusstsein treten, jedoch in der Realität nicht umgesetzt werden können. Er gestattet es, Fantasien von Allmacht zuzulassen, und fordert gleichzeitig, die Begrenzung durch die Realität zu ertragen. Die Grenzen der therapeutischen Beziehung können die Sicherheit geben, die notwendig ist, damit sich angstauslösende oder schambesetzte Fantasien und Gefühle entfalten können.

4. Nur ein sicherer Rahmen kann es gestatten, dass Patienten uns im Sinne von Winnicott (1965) »verwenden« können (→ Kap. 6.5.6).

Er schafft ihnen einen Raum, um alle auf uns gerichteten destruktiven Fantasien und Wünsche auszusprechen, ohne befürchten zu müssen, dass wir durch ihre Angriffe zerstört werden, und ohne dass wir dafür Rache üben.

5. Der Rahmen kann uns zwar nicht davor schützen, in Übertragungs-Gegenübertragungsszenarien hineingezogen zu werden, doch kann er uns – zumindest so lange, bis uns unsere Verwicklung bewusst und unserer Reflexion zugänglich geworden ist – davon abhalten, die uns zugewiesene Rolle zum Schaden der Patienten unreflektiert auszuagieren (→ Kap. 9.3.5).

Im Rahmen einer solchen Inszenierung kann es vorkommen, dass wir die uns zugewiesene Rolle einer allmächtigen Elternfigur unbewusst übernehmen und so intervenieren, als sei der Patient ein ohnmächtiges und hilfloses Wesen. Eine von uns ausgehende Form der Inszenierung läge vor, wenn wir einen eigenen bedürftigen Persönlichkeitsanteil auf eine Patientin projizieren und sie nicht als die erwachsene Person, sondern wie ein bedürftiges Kind behandeln. In beiden Fällen kann der Rahmen der Therapie uns daran erinnern, dass wir uns in einer therapeutischen Beziehung zwischen zwei Erwachsenen befinden. Gerade dann, wenn in uns der Wunsch entsteht, unseren Patienten eine Wiedergutmachung für die Verletzungen, die sie in ihrer Vergangenheit erfahren mussten, zukommen zu lassen, kann der Rahmen uns daran erinnern, dass die therapeutische Beziehung niemals ein Ersatz für reale Beziehungen oder eine Wiedergutmachung für erlittene Traumen sein kann.

5.2.2 Transparenz, Vertraulichkeit, Zuverlässigkeit und der Umgang mit Regeln

Einige Merkmale eines therapeutischen Rahmens lassen sich folgendermaßen darstellen (Zwiebel 2013):

1. *Transparenz* meint, dass die für die Einhaltung des Rahmens erforderlichen Vereinbarungen klar und verständlich kommuniziert werden.

In Ergänzung der gesetzlich vorgeschriebenen Patienteninformation und -aufklärung (→ Kap. 4.5.4) fordern wir unsere Patienten auf, gezielt nachzufragen, um sicherzugehen, dass sie die Regelungen, auf die sie sich einlassen sollen, nachvollziehen und in ihnen einen Sinn erkennen können.

2. *Vertraulichkeit* ist eine nicht nur therapeutische, sondern auch rechtliche Notwendigkeit.

In stationären Kontexten können Irritationen dadurch entstehen, dass Patienten ihren Einzeltherapeuten vertrauliche Informationen zukommen lassen und nicht damit rechnen, dass diese sie an Mitglieder des Behandlungsteams weitergeben. Da diesbezüglich die Kulturen in einzelnen psychotherapeutischen Einrichtungen verschieden sind, sollte ein Patient hinreichend genau wissen, auf welche Form des Informationsaustauschs er sich einstellen muss. In der Regel werden die Patienten dahingehend informiert, dass das stationäre Behandlungsteam alle wichtigen Informationen über die Patienten kennen muss, wenn auch nicht alle Details dessen, was in der Einzeltherapie besprochen wurde.

3. *Zuverlässigkeit* bedeutet, dass die Patienten und wir uns darauf verlassen können, dass die vereinbarten Sitzungen auch zu den tatsächlich vorgesehenen Zeitpunkten stattfinden und dass der Sitzungsrhythmus eingehalten und nicht durch willkürliche Verschiebungen oder Absagen aufgelöst wird.

Zuverlässigkeit schließt Flexibilität im Umgang mit Terminen und Sitzungsrhythmen nicht aus, wenn die Patienten und wir uns auf die Einhaltung der Abmachungen verlassen können.

4. Schließlich beinhaltet ein sicherer Rahmen, dass wir mit unseren Patienten *Vereinbarungen* treffen und Regeln festlegen, wie der Ablauf der Therapie zu erfolgen hat. Das bedeutet, dass wir einerseits über die Einhaltung der Regeln wachen und zum anderen einen für die Patienten, uns selbst und die Therapie vertretbaren Umgang mit Abweichungen von den Regeln finden.

Vereinbarungen können auch während der laufenden Therapie aus gegebenem Anlass getroffen werden, denn es lässt sich nicht in jedem Falle im Vorfeld absehen, welche Regelverletzungen auftreten werden, und nicht einschätzen, welcher Umgang damit angemessen ist.

5.2.3 Konkrete Ausgestaltung des Rahmens

Wie der Rahmen der Therapie konkret ausgestaltet wird, ist eine Frage der Konvention oder der Aushandlung. Entscheidend ist, dass die genannten Merkmale der Transparenz, der Zuverlässigkeit und Flexibilität gewahrt sind. Indem wir gemeinsam mit dem Patienten »einen Rahmen aushandeln, in dem wir für ihn als ein hinreichend gutes, genügend kohärentes inneres Objekt vorkommen dürfen«, können wir uns auch selbst darin gut aufgehoben fühlen (Körner 1995, S. 20).

Bei der Frage, wie wir den Rahmen mit unseren Patienten aushandeln, können wir uns – in den Grenzen dessen, was die Psychotherapie-Richtlinien (2009/2018) vorgeben – von Überlegungen leiten lassen, wie ein Therapiefortschritt am ehesten zu erreichen ist. Dies wird von unseren Konzepten und von strukturellen Gegebenheiten des Patienten abhängen, aber auch von ganz praktischen Fragen, wie eine Therapiesitzung am besten in den jeweiligen Lebensalltag eingepasst werden kann. Das hat verschiedene Implikationen:

1. Auch wenn es uns aufgrund der Gewohnheit und der Vorgaben der Richtlinienpsychotherapie nahezu selbstverständlich vorkommt, dass eine Therapiesitzung eine Dauer von 50 Minuten haben und in einem mindestens wöchentlichen *Rhythmus stattfinden sollte, ist das nicht mehr und nicht weniger als eine* Konvention, die sich in vieler Hinsicht als praktisch erwiesen hat, jedoch kein in Stein gemeißeltes oder ehernes Gesetz sein kann. Manche insbesondere strukturell gestörte Patienten profitieren deut-

lich mehr von kürzeren Therapieeinheiten; bei manchen sind größere Intervalle zwischen den Therapiesitzungen sinnvoll.

So können unter bestimmten Bedingungen auch längere Einheiten mit anders definierten zeitlichen Abständen passender erscheinen, ohne dass dies sicher die Wirkung beeinträchtigen muss. Bei sehr langer Anreise können längere Sitzungen in größeren zeitlichen Abständen in Betracht gezogen werden. Patienten, von denen eine hohe berufliche Reisetätigkeit erwartet wird, sind uns oft sehr dankbar, wenn wir ihnen eine flexible zeitliche Gestaltung der Therapiesitzungen anbieten können.

2. Wenn wir sagen, dass der Rahmen sowohl Sicherheit und Halt bieten und auch flexibel sein soll, tragen wir damit der Tatsache Rechnung, dass unsere Patienten und wir höchst unterschiedliche Persönlichkeiten sind und auch unterschiedliche Bedingungen für ein erfolgreiches therapeutisches Arbeiten brauchen. Entscheidend ist, dass Flexibilität des Rahmens nicht mit der *Toleranz für Willkür* verwechselt werden darf.

Es kann Zeichen unserer Flexibilität sein, wenn wir dem Wunsch eines Patienten zustimmen, eine Therapiesitzung wegen eines ihm wichtigen Anlasses zu verlegen oder ausfallen zu lassen, soweit es weder uns benachteiligt noch die Therapie schädigt, oder aus gegebenem Anlass eine Extrastunde anbieten – und gleichzeitig darauf achten, dass wir nicht Willkürimpulse oder regressive Tendenzen der Patienten zum Schaden der Therapie unterstützen. Es wird immer Patienten geben, deren therapeutische Arbeit davon profitiert, wenn wir bereit und in der Lage sind, im Bedarfsfalle Therapiesitzungen zu verschieben oder eine Extrastunde zu gewähren, und andere, für die die Regelmäßigkeit der Sitzungen von zentraler Bedeutung ist und bei denen zusätzliche Sitzungen regressive Tendenzen befördern. Weder halten wir es für sinnvoll, eine Extrastunde aus grundsätzlichen Überlegungen heraus zu verweigern, noch erscheint es uns günstig, sie unreflektiert zu gewähren. Unsere Flexibilität kommt darin zum Ausdruck, dass wir bereit sind, gemeinsam mit dem Patienten zu überlegen, ob wir ihm damit in einer schwierigen Situation die entscheidende Hilfe geben oder kontraproduktive regressive Wünsche leichtfertig unterstützen.

3. Wenn wir von der *Flexibilität* des Rahmens sprechen, wollen wir damit sagen, dass wir uns vor allem nicht in rigider Weise auf abstrakte Prinzipien zurückziehen dürfen, wenn besondere Situationen vorliegen. Ganz allgemein sind wir der Auffassung, dass Regeln immer auch infrage gestellt werden müssen, um nicht Gefahr zu laufen, verdinglicht und unflexibel zu werden. Dabei sollten wir uns immer vor Augen halten, dass viele Regeln nicht auf der Basis empirischer Evidenz entwickelt wurden, sondern von uns nur deshalb für unverrückbar gehalten werden, weil sie uns zur Gewohnheit geworden sind. Gleichwohl werden wir auf ihre Halt und Sicherheit gebende Funktion nicht verzichten können. Lediglich sprechen wir uns also dafür aus, alle Regeln, die wir aufstellen oder befolgen, immer wieder im Hinblick auf ihre therapeutische Relevanz zu überprüfen (Lemma 2003).

Wir dürfen nicht übersehen, dass wir durch eine solche Auffassung eines flexiblen Umgangs mit dem Rahmen in ethischer Hinsicht herausgefordert werden. In dem Maße, in dem wir uns auf den Rahmen nicht mehr als ein quasi-moralisches Gesetz (Trimborn 1994) beziehen können, müssen wir zu jedem Zeitpunkt Verantwortung für unser Handeln übernehmen (Pflichthofer 2011, 2012)[1].

4. Doch gilt gleichzeitig: So wichtig die Warnung vor Rigidität ist und die Mahnung, sich an die Besonderheiten der Bedürfnisse der Patienten anzupassen, so selbstverständlich muss es sein, eine *strikte Grenze zwischen Flexibilität und Willkür* zu ziehen[2]. Wie auch immer die konkreten Bedingungen ausgehandelt werden, ist es für Patienten und uns Therapeuten äußerst wichtig zu wissen, dass die Vereinbarung auch eingehalten wird. Nur so lässt sich das Bedürfnis von Orientierung und Kontrolle ausreichend befriedigen; nur so kann der therapeutischen Situation das Bedrohliche genommen und das Gefühl, ihr ohnmächtig ausgeliefert zu sein, verringert werden. Auf diese Weise können Abweichungen vom Rahmen eine Bedeutung erhalten, deren Verständnis sich für die Therapie nutzen lässt.

Ob ein Patient zum wiederholten Male stark verspätet zur Sitzung erscheint, kann dann ebenso eine Bedeutung im Beziehungskontext erhalten, wie die Beobachtung, dass ein anderer Patient jeweils 20 Minuten vor Beginn der Sitzung ankommt und im Wartezimmer auf den Beginn der Therapie wartet.

5. Wir legen großen Wert darauf, die Patienten ausführlich über die wichtige Rolle des Rahmens und der Regeln für den therapeutischen Prozess zu *informieren*. Sie sollen verstehen, dass die therapeutische Beziehung sich von anderen Beziehungen unterscheidet und Regeln folgt, denen sich Patienten und Therapeuten gleichermaßen unterwerfen müssen. Die Information über die Regeln der Therapie erfolgt zweckmäßigerweise im Zusammenhang mit der Aufklärung über die Wirkungsweise und mögliche Risiken der Therapie (→ Kap. 4.5.4).

Zu den Regeln, die für Patienten und Therapeuten gleichermaßen gelten, gehören die Verpflichtung zu einem wertschätzenden Umgang miteinander, die Notwendigkeit, ehrlich miteinander umzugehen und bewusste Unwahrheiten zu vermeiden, und der Verzicht auf Gewalt im physischen wie auch im emotionalen Sinne. Erforderlich sind weiterhin feste Vereinbarungen zum Umgang mit ausfallenden Sitzungen und mit Abwesenheiten durch Urlaube und Krankheiten. Bei spezieller Indikation sind Vereinbarung zum Umgang mit Suizidalität und Selbst- oder Fremdschädigung nötig. Von uns Therapeuten wird erwartet, dass wir strikte Vertraulichkeit bezüglich der Inhalte der Therapie bewahren und unsere Dokumentationspflichten wahrnehmen.

5.2.4 Regelverletzungen und Grenzsetzungen

Geringfügige Regelverletzungen sind in gewissem Umfang etwas Normales.

Patienten werden zu spät in die Sitzung kommen, sie werden unentschuldigt eine Sitzung versäumen oder nicht fristgerecht eine vereinbarte Sitzung absagen. Über kurz oder lang werden auch wir uns verspäten, und mit hoher Wahrscheinlichkeit werden wir früher oder später wichtige Details, die ein Patient erwähnt hat, nicht mehr erinnern oder mit Details anderer Patienten verwechseln.

Alle diese geringfügigen Regelverletzungen und Grenzüberschreitungen kommen vor und sind, wenn sie ein bestimmtes Maß nicht überschreiten, kein Grund zur Beunruhigung, sondern Ausdruck der Normalität der therapeutischen Beziehung. Schließlich beruhen auch die in ihrer Wirkung wertvollen *Begegnungsmomente* im Sinne von Stern (2010) (→Kap. 3.3.3) streng genommen auf Regelverletzungen. Relational orientierte Therapeuten fordern sogar, den Wert der für die therapeutische Praxis konstitutiven »notwendigen Regelverletzungen« (Hübner 2009) anzuerkennen und die Verpflichtung zu übernehmen, damit angemessen umzugehen.

Anders verhält es sich bei Regelverletzungen und Grenzüberschreitungen, die *schädigende Auswirkungen* für die Patientin selbst, für die Therapie oder für uns haben. Hier ist es unsere Aufgabe, die Patienten mit den entsprechenden Verhaltensweisen zu konfrontieren, mit ihnen die zu Grunde liegende Psychodynamik zu klären und wieder für die Einhaltung der Regeln und Grenzen zu sorgen.

Unter Umständen ist ein ausschließlich verständnisvolles Beziehungsangebot nicht ausreichend, um den Patienten ausreichend Halt zu vermitteln. Vielmehr verstehen wir ihre grenzüberschreitenden Verhaltensweisen als unbewusste Kommunikation an uns, wir mögen ihnen durch Grenzsetzung Halt geben.

Im Einzelnen können noch folgende Überlegungen hilfreich sein:

1. Bei der Entscheidung, wie wir mit Abweichung des Patienten von den vereinbarten Regeln umgehen, können wir uns fragen, welche unserer möglichen Verhaltensoptionen seinen *ich-strukturellen Voraussetzungen* und den *angestrebten Therapiezielen* am ehesten gerecht werden.

Eine Therapeutin, die einem höher strukturierten, zur Vermeidung schwieriger Situationen tendierenden Patienten die Gelegenheit geben möchte, seine abgewehrten negativen Affekte in die Übertragung einzubringen, wird seiner Bitte um eine Terminverschiebung nur dann nachgeben, wenn er ihr einen triftigen Grund plausibel machen kann. Ein Therapeut, der die Schwierigkeiten eines ich-strukturell eingeschränkten Patienten anerkennt, sich überhaupt auf eine regelmäßige Therapie einzulassen, wird – im Bemühen, es ihm nicht noch schwerer zu machen –, den Wunsch nach Terminverschiebung nur dann verweigern, wenn ihm oder dem Patienten dadurch ein realer Schaden entsteht.

2. Wo immer möglich, interessieren wir uns dafür, *was die Regelabweichung der Patienten motiviert* hat. Soweit unbewusste Motive dafür verantwortlich sind, werden die Patienten auf unsere Frage keine schlüssige Erklärung geben können. In diesen *Fällen können wir* sie gezielt bitten, dem Fluss ihrer Assoziationen zu folgen, um den assoziativen Kontext ihrer Regelabweichung oder Grenzüberschreitung zu erhellen.

Alle Regelverletzungen und Grenzüberschreitungen und unser Umgang mit ihnen liefern uns immer eine Aussage über die aktuell in Szene gesetzte Objektbeziehung. Das gilt selbst dann, wenn nie Grenzüberschreitungen vorkommen. Das darin zum Ausdruck kommende erhöhte Kontrollbedürfnis kann ebenso Gegenstand einer gemeinsamen Reflexion werden wie eine über das erwartbare Maß hinausgehende Tendenz zur Überschreitung der Grenzen.

3. Nicht wenige Therapeuten sind überrascht oder unangenehm berührt, wenn sie feststellen, dass Patienten beginnen, Regeln nicht einzuhalten oder die Grenzen der The-

rapie aufzuweichen. Leicht entsteht in der Gegenübertragung Ärger auf die Patienten, der unreflektiert in uns eine Abwehr in Gang setzen kann, die eine angemessene Grenzsetzung blockiert. Aus ressourcenorientierter Sicht verstehen wir das Verhalten der Patienten als einen wertvollen Hinweis auf ihre Lerngeschichte im Umgang mit Regeln und Grenzen und ihr *Bedürfnis nach einer grenzsetzenden neuen Erfahrung*.

Wir können ihr Verhalten auch als Test verstehen, wie sicher der Rahmen der Therapie ist. Nur wenn wir die notwendigen Grenzen setzen, können wir ihn bestehen. Indem wir die regulierende Aufgabe der Grenzsetzung ohne Schuldgefühle wahrnehmen, weichen wir gerade *nicht* von der Position des wohlwollend akzeptierenden Gegenübers ab. Wir nehmen damit nicht nur unsere Verantwortung für die Therapie wahr, sondern sind gleichzeitig auch direkt therapeutisch aktiv.

4. Immer wieder kommt es vor, dass Therapeuten *Schuldgefühle* entwickeln, wenn sie Patienten Grenzen setzen müssen, weil sie fürchten, sie dadurch zu beschämen oder zu verletzen. Tatsächlich nehmen wir mit unserer Grenzsetzung unsere genuine therapeutische Aufgabe wahr, indem wir die am Fortgang der Therapie interessierten Persönlichkeitsanteile der Patienten unterstützen und die Therapie, uns und auch die Patienten selbst vor dem Einfluss ihrer destruktiven Persönlichkeitsanteile schützen.

Manche Therapeuten vermeiden es lange, die notwendigen Grenzen zu setzen, bis sie schließlich bemerken, dass sie sich bereits in eine ohnmächtige Position gebracht haben. Unweigerlich werden in ihrer Gegenübertragung bewusst oder unbewusst Gefühle von Hass oder auch sadistische Impulse gegenüber den Patienten andrängen, die sie auf die eine oder andere Art ausagieren werden. Derartige ungünstige Entwicklungen sind bei einer rechtzeitigen Konfrontation mit den Regelverletzungen vermeidbar.

5. Die Konfrontation mit Regelabweichungen kann bei den angesprochenen Patienten heftige Emotionen auslösen, die sich gegen uns richten. Eher selten kommt darin eine *grobe Verkennung der Realität* der therapeutischen Situation zum Ausdruck; wäre dies der Fall, müssten wir ihre Realitätsprüfung stärken. Viel häufiger zeigen uns diese Reaktionen die Manifestation einer bis dahin in der Latenz gebliebenen Übertragung auf uns an.

5.2.5 Absagen von Therapiesitzungen und die Problematik des Ausfallhonorars

Eine spezielle Situation im Umgang mit dem Rahmen ergibt sich, wenn Patienten regulär vorgesehene Therapiesitzungen nicht wahrnehmen oder vorher absagen. Dazu einige Hinweise:

1. Es hat es sich bewährt, mit Patienten eine *Vereinbarung* zu treffen, unter welchen Bedingungen eine reguläre Sitzung abgesagt werden und wie das geschehen kann. Dabei sollen Interessen der Patienten, unsere eigenen Interessen und die Sorge um einen erfolgversprechenden Ablauf der Therapie in einem ausgewogenen Verhältnis stehen.

Grundsätzlich können Therapiesitzungen von Patienten oder von uns Therapeuten abgesagt werden. Hinsichtlich der Auswirkungen der Absage besteht allerdings ein Unterschied insofern, als uns Therapeuten durch die Absage eines Patienten, namentlich, wenn wir in einer Privatpraxis arbeiten, ein Verdienstausfall entstehen kann, während dies für die Patienten nicht zutrifft. Daher besteht unser berechtigtes Interesse darin, keinen materiellen Schaden zu erleiden. Im Interesse des Gelingens der Therapie kann es notwendig werden, die Patienten darin zu unterstützen, Willkürimpulse und Vermeidungstendenzen bei schwierigen Themen einzugrenzen.

2. Aufgrund vielfältiger Erfahrung hat sich eine Vereinbarung als nützlich erwiesen, bei der Patienten eine Sitzung nur dann absagen können, wenn ein *wichtiger Grund* vorliegt. Außerdem sollte eine Absage so rechtzeitig erfolgen, dass wir noch Gelegenheit haben, die ausgefallene Stunde an einen anderen Patienten zu vergeben. Sind diese Bedingungen nicht erfüllt, wird ein Ausfallhonorar in Höhe der Leistung des Kostenträgers vereinbart. Praktisch hat es sich bewährt, ein Ausfallhonorar dann zu verlangen, wenn die Absage später als 24 Stunden vor der vereinbarten Sitzung erfolgt, weil dann die Wahrscheinlichkeit minimal wird, dass die freigewordene Therapiezeit noch an einen anderen Patienten vergeben werden kann. Eine Ausnahme bilden lediglich Erkrankungen, die jedoch so schwer sein müssen, dass der Patient die Sitzung tatsächlich nicht wahrnehmen kann[3].

Einige Therapeuten verzichten nachträglich auf das Ausfallhonorar, wenn es ihnen gelingt, auch nach Ablauf der 24-Stunden-Grenze die frei gewordene Therapiezeit einem anderen Patienten zur Verfügung zu stellen, während andere an der Vereinbarung auch dann festhalten, wenn die Therapiesitzung wieder besetzt werden kann. Beide Lösungen sind vertretbar und haben Vor- und Nachteile. Der Vorteil der ersten Lösung besteht darin, dass die Therapeutin der Patientin überzeugend signalisieren kann, dass es nicht in ihrem Interesse liegt, sich auf ihre Kosten zu bereichern. Der Vorteil der zweiten Lösung liegt in der Festigkeit und Verlässlichkeit der Grenze und der Möglichkeit, dass die Patientin die auf diese Entscheidung meist einsetzenden Gefühle von Wut und Enttäuschung in die therapeutische Beziehung einbringen und durcharbeiten kann. Wir empfehlen, die Entscheidung für die eine oder andere Lösung auch vom strukturellen Niveau der Patientin und den vereinbarten Therapiezielen abhängig zu machen. Besteht eines der Therapieziele darin, bei Patienten auf niedrigem Strukturniveau paranoide Fantasien abzubauen und das Vertrauen in die Therapeutin zu stärken, kann die erste Variante vorteilhafter sein. Wollen wir hingegen Patienten auf höherem Strukturniveau die Gelegenheit geben, die gegen die eigene Person gerichteten Affekte von Wut und Enttäuschung in die Übertragungsbeziehung zu bringen und auf uns zu richten, würden wir die zweite Lösung bevorzugen.

3. Auch wenn die Patienten vor Beginn der Therapie einer solchen Vereinbarung zugestimmt haben, können bei einzelnen Patienten im konkreten Fall verschiedene *konflikthafte Situationen* auftreten, die einer Klärung in der therapeutischen Beziehung bedürfen:

- So kann es bei den Patienten und uns *unterschiedliche Auffassungen* darüber geben, was ein wichtiger Grund für rechtzeitige Absage eine Therapiesitzung ist. Nach unserer Auffassung sollte die letzte Entscheidung darüber bei uns

Therapeuten liegen, da wir es sind, die das Risiko eines Verdienstausfalls tragen, wenn es uns nicht gelingt, die ausgefallene Therapiezeit einem anderen Patienten zur Verfügung zu stellen.

Vor allem müssen wir steuernd eingreifen können, wenn sich Absagen wegen vermeintlich wichtiger Gründe häufen. Auch wenn es therapeutisch geboten ist, die darin zum Ausdruck kommende Blockade des therapeutischen Prozesses zügig zu klären, brauchen wir eine Lösung für den Fall, dass eine Klärung mehr Zeit braucht. Sie kann darin bestehen, ein Ausfallhonorar auch für Absagen außerhalb der 24-Stunden-Grenze zu erwarten.

- Wenn Patienten als Grund für die Absage wiederholt eine Erkrankung anführen, ohne dass überzeugend klar wird, warum die Therapiesitzung nicht wahrgenommen werden konnte, werden wir von einem *Vermeidungsverhalten* ausgehen müssen. Wir würden darin einen Bruch der therapeutischen Beziehung sehen, der geklärt und repariert werden kann (→ Kap. 5.8).
- Immer wieder kommt es vor, dass Patienten trotz eindeutiger Vereinbarung im konkreten Fall das anfallende Ausfallhonorar für ungerechtfertigt oder unfair halten und nicht entrichten wollen. Wir raten dringend davon ab, ihnen das Ausfallhonorar zu erlassen, auch wenn es verlockend erscheint, sich den anbahnenden Konflikt in der therapeutischen Beziehung zu ersparen. Wir würden damit eine nicht realitätsgerechte *illusionäre Erwartung* des Patienten unterstützen, die ihm in Alltagsbeziehungen große Probleme schaffen kann.

Stattdessen sollten wird den Patienten die Gelegenheit geben, den Konflikt in der therapeutischen Beziehung auszutragen, um so eine realitätsferne Erwartung zu korrigieren. Wir können auch die Zahlungsfrist verlängern, um genügend Zeit für diese Klärung zu haben.

- Probleme im Zusammenhang mit der Zahlung eines Ausfallhonorars können auch von uns Therapeuten selbst ausgehen. Wiederholt haben wir beobachtet, dass Therapeuten Schwierigkeiten haben, ein für eine versäumte Sitzung vereinbartes Ausfallhonorar einzufordern. Die Hemmung wird noch verstärkt, wenn ein Patient uns verbal oder nonverbal zu verstehen gibt, dass er die Forderung nach einem Ausfallhonorar als »Zumutung« empfindet und wir uns moralisch verpflichtet seien, ihm das Ausfallhonorar zu erlassen. In diesen Fällen ist eine sorgfältige Reflexion der Gegenübertragung indiziert.

Gelegentlich entsteht bei uns in einer solchen Situation das Gefühl, hartherzig und gefühllos zu sein. Wir entwickeln ein Schuldgefühl und fürchten, wir könnten den Patienten ausbeuten, wenn wir ein Ausfallhonorar von ihm verlangen. Sehen wir von den wenigen Fällen ab, in denen sich Patienten tatsächlich in einer materiellen Notlage befinden, erweist sich eine solche Hemmung bei näherem Hinsehen nicht als rational. Bedenken wir, dass eine psychotherapeutische Sitzung eine spezialisierte Leistung darstellt, die nur durch eine zeitlich und materiell aufwändige Ausbildung möglich geworden ist, ist es legitim, für den unverschuldeten materiellen Verlust eine Kompensation zu erwarten. Wir sollten daher die aufgetretene Hemmung im Hinblick auf die Frage reflektieren, ob wir von einer unbewussten Rettungsfantasie geleitet werden, bei der wir den Patienten unbewusst in die Rolle eines hilfsbedürftigen Wesens drängen, was seiner Entwicklung abträglich wäre (Lemma 2003).

- Besonders wenn von Patienten ein Druck ausgeht, auf die Forderung zu verzichten, kann es einer mitunter nicht geringen Kraftanstrengung bedürfen, um dem regressiven Sog einer Retter-Opfer-Beziehung zu widerstehen.

Gelingt es uns hingegen, den Anteil in uns zu identifizieren, der für die Herstellung einer solchen Objektbeziehung empfänglich ist, werden wir von dieser Art der Objektbeziehung bewusst Abstand nehmen können. Nicht selten wird die Wiederherstellung der »erwachsenen« kooperativen Therapiebeziehung von den Patienten und von uns als befreiend erlebt.

- Es ist auf den ersten Blick gut verständlich, dass wir in den Augen des Patienten nicht gern ein »versagendes« oder *»böses Objekt«* sein wollen. Doch sollten wir an dieser Stelle reflektierend innehalten, um festzustellen, dass wir tatsächlich kein »böser Mensch« sind, wenn wir darauf bestehen, nicht auf einen Teil der uns qua Vereinbarung zustehenden Bezahlung verzichten zu wollen.

Eine solche Haltung kann es uns erleichtern, die Übertragung einer ungerechtfertigt fordernden frühen Bezugsperson anzunehmen. Damit geben wir unseren Patienten die Möglichkeit, auch negative Gefühle, die sie nicht anders ausdrücken können, gegen uns zu richten, ohne, um mit Winnicott (1965) zu sprechen, befürchten zu müssen, dass wir uns dafür rächen.

5.2.6 Die Beendigung der Therapiesitzung

Teil des Rahmens ist es, die Therapiesitzung pünktlich oder nur wenige Minuten später zu beenden. Nicht selten sehen wir uns aber damit konfrontiert, dass ein Patient in den letzten Minuten einer Therapiesitzung ein wichtiges und für ihn belastendes Thema anspricht und wir uns gedrängt fühlen, die Sitzung zu verlängern, weil wir es als unsensibel empfänden, sie unter diesen Umständen pünktlich zu beenden. In der Gegenübertragung spüren wir nicht selten Ärger auf die Patientin, der wir innerlich vorwerfen, uns in diese Situation gebracht zu haben. Wie können wir aus Ressourcenperspektive mit einer derartigen Situation umgehen?

1. Unabhängig davon, ob wir ärgerlich reagieren oder nicht, sollten wir immer bedenken, dass wir der Patientin durch die Verlängerung der Therapiezeit suggerieren, dass wir ihr nicht zutrauen, allein und ohne Hilfe mit dieser Thematik bis zur nächsten Sitzung zurecht zu kommen.

2. Es wird immer einmal Situationen geben, in denen es sich nicht vermeiden lässt, die Sitzung verspätet zu beenden. In den meisten Fällen halten wir es hingegen für vertretbar und auch für therapeutisch zweckmäßiger, wertschätzend anzuerkennen, dass ein wichtiges Thema angesprochen wurde, und höflich auf die nächste Sitzung zu verweisen. Wir vermitteln damit, dass uns die Einhaltung des Rahmens wichtig ist und wir der Patientin *zutrauen*, bis zur nächsten Sitzung einen eigenen Weg zur Bewältigung der belastenden Thematik zu finden.

3. In ressourcenorientiert wertschätzender Weise können wir anmerken, dass wahrscheinlich ein *ambivalent besetztes Thema* angesprochen werden soll, das wichtig ist, aber auch mit einer Angst verbunden ist, es zu vertiefen. Auch könnte die Patientin Angst vor unserer Reaktion haben. Wir können die Entscheidung der Patientin, das Thema noch kurz vor dem Sitzungsende anzusprechen, als eine kluge Strategie würdigen, die »sicher« vor einer tiefergehenden Auseinandersetzung schützt, und wertschätzend anerkennen, dass sie sich getraut hat, den ersten Schritt zu machen.

4. Erst wenn sich das Verhaltensmuster in ungewöhnlicher Weise häuft, betrachten wir es auch unter dem *Übertragungsaspekt*. Doch gerade dann, wenn wir der Hypothese folgen, dass eine Patientin, indem sie in den letzten Minuten der Sitzung eine neue Thematik anspricht, sich unbewusst erhofft, über die Verlängerung der Sitzung und das Überschreiten der Grenze zu unserer Privatheit mehr Nähe zu uns herstellen zu können, ist es vorteilhafter, diesen Wunsch zu verstehen als ihm nachzukommen. In der Folgesitzung hätte die Patientin genügend Gelegenheit, die Gefühle und Fantasien einschließlich ihrer Übertragungsaspekte zu untersuchen, die sich in Reaktion auf unsere Verweigerung, die Sitzung zu verlängern, bei ihr eingestellt haben.

Im Übrigen sollten wir auch bedenken, dass nicht immer eine solche Dynamik zu Grunde liegen muss. Möglicherweise hat die Patientin »einfach« die Zeit vergessen, weil sie keine Kontrolle über den Zeitverlauf der Sitzung hat. Eine sichtbar im Therapieraum aufgestellte Uhr könnte ihrem Bedürfnis nach Orientierung und Kontrolle entgegenkommen – allerdings um den Preis, dass dann auch keine der geschilderten unbewussten Interaktionsdynamiken studiert werden könnte.

Weiterführende Literatur

Hübner W (2009). Notwendige Regelverletzungen. Der Analytiker als Vermittler zwischen der Welt der inneren und der Welt der äußeren Objekte. Psyche – Z Psychoanal 63, 22–49.

Körner J (1995). Der Rahmen der psychoanalytischen Situation. Forum Psychoanal 11, 15–26.

Müller T (2000). Rahmen, Setting. In: Mertens W, Waldvogel B (Hg). Handbuch Psychoanalytischer Grundbegriffe, Stuttgart/Berlin/Köln: Kohlhammer; 594–599.

Pflichthofer D (2011). (Un)mögliche Begegnungen – Unsere Angst, aus dem Rahmen zu fallen. In: Diederichs P, Frommer J, Wellendorf F (Hg). Äußere und innere Realität. Theorie und Behandlungstechnik der Psychoanalyse im Wandel. Stuttgart: Klett-Cotta; 124–141.

Pflichthofer D (2012). Spielregeln der Psychoanalyse. Göttingen: Psychosozial.

Scharff JM (2009). Verwickeln und Entwickeln – das analytische Paar und das Sexuelle. Psyche – Z Psychoanal 63, 1–21.

Trimborn W (1994). Analytiker und Rahmen als Garanten des therapeutischen Prozesses. Psychotherapeut 39, 94–103.

Weiß H (2018). Zur Bedeutung des Rahmens und der therapeutischen Haltung in der tiefenpsychologisch-fundierten und analytischen Psychotherapie. Z. Individualpsychol 43, 295–307.

Zwiebel R (2013). Was macht einen guten Psychoanalytiker aus? Grundelemente professioneller Psychotherapie. Stuttgart: Klett-Cotta.

Anmerkungen

1 Pflichthofer (2011) bringt die Frage des Umgangs mit dem Rahmen unter Bezugnahme auf Adorno (1963) in Zusammenhang mit der auf Max Weber (1919) zurückgehenden Antinomie zwischen Gesinnungsethik und der Verantwortungsethik. Verstehen wir die Verantwortungsethik als eine Ethik, die die Folgen des eigenen Handelns einbezieht, so können wir die Verantwortung für die Folgen unseres Tuns oder Unterlassens nicht an den Rahmen abgeben, sondern müssen in jedem Moment selbst die Verantwortung dafür übernehmen. Gleichzeitig dürfen wir nicht die möglichen Gefahren einer Verantwortungsethik übersehen, die, so Adorno (1963), mit unseren unbewussten triebhaften und narzisstischen Motivationen zusammenhängen können. Da wir oft zunächst nicht überblicken können, was unser Tun im Unbewussten des Patienten bewirkt, verpflichtet uns eine solche Verantwortungsethik zu einem anschließenden inneren Arbeitsprozess der Reflexion unserer zunächst spontanen Reaktion (Scharff 2009). Jedoch bedarf es dazu, darauf hat Pflichthofer (2011) hingewiesen, nicht nur unserer Fähigkeit zur Selbstreflexion, sondern auch der gemeinsamen Reflexion im Austausch mit Kollegen. Diese setzt wiederum unsere Bereitschaft voraus, das mitzuteilen, was in der Praxis tatsächlich geschieht.

2 In Abhängigkeit vom kulturellen Hintergrund der Patienten wird es sich nicht immer vermeiden lassen, die Anwesenheit von Familienmitgliedern zumindest bis zu einem gewissen Grad zu tolerieren, um die Therapie überhaupt möglich zu machen.

3 Es kann Situationen geben, in denen uns durch den Ausfall einer psychotherapeutischen Sitzung kein materieller Schaden entsteht. Dies wäre beispielsweise Fall, wenn wir in einer Institution arbeiten, in der wir ein festes Gehalt empfangen und in aller Regel wenig Probleme haben, die ausgefallene Therapiezeit mit anfallender Arbeit zu füllen. Wir können dann kein Recht geltend machen, einen materiellen Schaden ausgleichen zu wollen. Wenn wir Anlass zu der Annahme haben, dass Vermeidungstendenzen oder Willkürimpulse der Patienten den Erfolg der Therapie bedrohen könnten, bestünde zum Beispiel die Möglichkeit, anstelle eines Ausfallhonorars eine Spende an eine gemeinnützige Einrichtung zu vereinbaren – wobei wir aber eine Möglichkeit haben müssten, den Eingang der Spende zu kontrollieren.

5.3 Regulieren

5.3.1 Worin besteht unsere Regulation und worauf können wir achten?

Die in der Tradition der Säuglingsforschung stehenden psychoanalytischen Theoretiker haben uns darauf aufmerksam gemacht, welche Rolle regulatorische Vorgänge bei der Herstellung einer heilsamen therapeutischen Beziehung spielen. Wir übernehmen die Rolle eines externen Regulators für die unzureichend regulierten Affektzustände der Patienten und schaffen so das für ihre Entwicklung notwendige wachstumsfördernde Umfeld. Was bedeutet das für unsere Interventionspraxis?

1. Die Patienten teilen uns durch ihren Gesichtsausdruck, ihren Blick, die Intonation ihrer Stimme, ihre Körperhaltung, die Art der Wortwahl und der Dauer ihrer Rede mit, *welche Art des Umgangs* mit ihnen sie von uns benötigen: ob wir ihnen in erster Linie zuhören oder ob wir ihnen durch klärende

Nachfragen den Einstieg in einen therapeutischen Prozess erleichtern sollen. Sie geben uns zu verstehen, ob wir etwas tun sollen, um sie zu beruhigen oder zu ermutigen. In aller Regel werden wir auf diesen Wunsch eingehen und ihnen auf ähnlichem Wege signalisieren, welche Art des Umgangs wir von ihnen erwarten.

2. Unser Zusammentreffen mit einem Patienten ist von der ersten Minute der ersten Begegnung ein *Prozess fortgesetzter Abstimmung*. Das charakteristische Interaktionsangebot des Patienten trifft sich mit unserem: die jeweiligen Erwartungen an die Situation werden abgeglichen, die auf den jeweils anderen gerichteten emotionalen Reaktionen werden reguliert. Von Beginn an wird eine ungeheuer große Zahl von nonverbalen Botschaften ausgetauscht.

Es handelt sich um Vorgänge, die grundsätzlich auch in Alltagsbeziehungen vorkommen. Auch dort entfalten sich regulatorische Prozesse, bei denen es wesentlich darum geht, das Wohlbefinden der an der Interaktion beteiligten Partner zu bewahren und die jeweiligen Bedürfnisse nach Sicherheit und Selbstachtung nicht unnötig aufs Spiel zu setzen. Im Unterschied zu Alltagsbeziehungen ergibt sich jedoch in der Psychotherapie ein asymmetrischer Regulationsbedarf, der darin zum Ausdruck kommt, dass Patienten zumeist in höherem Maße der Regulation bedürfen als wir. Anders als Interaktionspartner des Alltags, die sich in einem Prozess der Abstimmung aufeinander zubewegen, sind Patienten aufgrund ihrer pathologischen Disposition meist nur begrenzt in der Lage, eine solche Anpassungsleistung vorzunehmen, sodass wir, wollen wir nicht einen Kollaps der Interaktion riskieren, uns dem Interaktionsangebot der Patienten anpassen müssen. Je schwerer gestört ein Patient ist, umso größer ist die Anstrengung, die wir aufwenden müssen, um eine noch nicht stabilisierte Beziehung in Gang zu halten.

3. Die Abstimmungsprozesse in der therapeutischen Situation sind in mehrfacher Hinsicht mit denjenigen in der frühen Dyade vergleichbar. Auch hierbei besteht ein asymmetrischer Regulationsbedarf (Lichtenberg 1991; Lyons-Ruth 1998; Stern 1992; Tronick 2007). Hier wie dort wird von den Interaktionspartnern erwartet, »*gemeinsam geteilte positive Affektzustände*« zu erzeugen, in denen sich die positiven emotionalen Zustände der an einer Interaktion beteiligten Partner treffen (→Kap. 3.3). Zeitgenössische psychoanalytische Theorien betonen die Bedeutung einer Kongruenz zwischen Patienten und Therapeuten in den Selbstzuständen und sehen darin ein zentrales Agens der Transformation zur therapeutischen Veränderung. Wie wir in Kap. 3.6.1 dargelegt haben, sind diese Zustände notwendig, um psychisches Wachstum zu ermöglichen und neuronale Strukturen aufzubauen.

Die von uns Therapeuten erwartete Erzeugung gemeinsamen geteilter positiver Affektzustände kann mitunter eine ähnliche Kraftanstrengung erfordern, wie sie von der Bezugsperson der Kindheit bei der Regulation der kindlichen Affektzustände erwartet wird.

4. In der Alltagskommunikation stellen wir uns intuitiv auf die sich verändernden Selbstzustände anderer Menschen ein und reagieren auf sie in der Regel spontan, es sei denn, es träten Irritationen auf, die uns veranlassen, unsere Reaktion bewusst zu steuern. Diese Vorgänge laufen in der Psychotherapie *nicht grundsätzlich anders* ab; lediglich werden wir in der psychotherapeutischen Situation häufiger in die Lage kommen, aktiv gegensteuern zu müssen, wenn unsere

spontane Reaktion dem regulativen Ziel eines gemeinsamen geteilten positiven Affektzustandes zuwiderläuft.

Diese positiv getönten Affektzustände in der therapeutischen Beziehung zu erhalten und immer wieder herzustellen, ist für unsere Patienten und uns gleichermaßen bedeutsam: für die Patienten, damit sie sich den oft schmerzhaften, schambesetzten und konfliktbeladenen Themen zuwenden und lernen können, mit den dabei auftretenden Emotionen mentalisierend umzugehen; für uns, damit wir unsere psychotherapeutischen Potenziale optimal entfalten und unseren Patienten das für einen gelingenden psychotherapeutischen Prozess notwendige eigene Mentalisierungsniveau optimal zur Verfügung stellen können (→ Kap. 9.4.1).

5. Die *Notwendigkeit regulatorischer Aktivitäten* durch uns Therapeuten wird heute nicht mehr ernsthaft infrage gestellt. Traditionelle Behandlungstheorien haben die in allen psychodynamischen Therapien unverzichtbaren regulierenden Interventionen – Bestätigungen, Ermutigungen, Entlastungen, wertschätzende Bemerkungen –, die meist nonverbal durch einen bestimmten Gesichtsausdruck oder den Klang der Stimme zum Ausdruck gebracht wurden, kaum als vollwertige Interventionen gelten lassen. Diese Fehleinschätzung müssen wir nachhaltig korrigieren und diesen Interventionen den ihnen gebührenden Rang einräumen.

6. Auch wenn wir die meisten regulatorischen Vorgänge spontan vollziehen, indem wir uns auf das aus unserer Alltagswelt vertraute implizite Beziehungswissen stützen, können wir uns bemühen, zumindest einen Teil des regulatorischen Geschehens zu *beobachten*. Wir können lernen, die sich verändernden Selbstzustände der Patienten und den Wechsel unserer eigenen Selbstzustände zu erkennen und ihre Auswirkungen auf die Entwicklung einer therapeutischen Beziehung einzuschätzen. Dabei sind wir uns im Klaren, dass wir uns immer nur einen Bruchteil der implizit ablaufenden Prozesse bewusst machen können. Es mag als Widerspruch erscheinen, wenn wir von uns erwarten, einerseits spontan zu reagieren und gleichzeitig auf die sich verändernden mentalen Zustände unserer Patienten zu achten. Die therapeutische Kunst beinhaltet jedoch, mit diesen widersprüchlich erscheinenden Anforderungen – wie mit zahlreichen anderen, ebenso widersprüchlich anmutenden Anforderungen (→ Kap. 5.7) – einen angemessenen Umgang zu finden. Die Erfahrung zeigt, dass dies mit einiger Übung auch möglich ist. Was können wir tun?

- Wir achten bei unseren Patienten auf *physiologische Zeichen eines erhöhten Erregungsniveaus*, um abzuschätzen, ob von unserer Seite regulierende Interventionen im Sinne einer Beruhigung notwendig sind.
- Wir achten darauf, über welche Regulationsmöglichkeiten unsere Patienten selbst *bereits verfügen*, und versuchen uns ein Bild zu machen, in welchem Umfang sie unsere regulierenden Interventionen überhaupt benötigen.

Wir werden Patienten antreffen, die sich selbst gut regulieren können und unsere beruhigende, entlastende und ermutigende Aktivität allenfalls punktuell benötigen, und andere, die sie dringend und anhaltend brauchen, um nicht in negative emotionale Zustände abzugleiten. Die Kunst besteht darin, hier das richtige Maß zu finden. Taktvolles Regulieren vermeidet ein Zuviel an Regulation ebenso wie ein Zuwenig. Patienten, die auf ein solches Maß an Regulation nicht angewiesen sind, können wir durch ein Übermaß regulierender Interventionen bei der Vertiefung ihrer Problemaktualisierung behindern. Nicht wenigen Patienten gelingt eine ausreichende selbstständige Regulation, wenn wir Geduld aufwenden und ihnen Gelegenheit dazu geben.

- Wir können unsere *Sprache* zur Regulation nutzen, indem wir mit Wortwahl und Sprachausdruck entweder die kognitive Kontrolle oder die emotionale Beteiligung stärken. Eine betont sachliche Redeweise wird sich empfehlen, wenn Patienten zu einer emotionalen Untersteuerung neigen; eine die Gefühlsseite betonende Sprache werden wir vorziehen, wenn sie zu einer emotionalen Übersteuerung neigen.

  Wenn eine Patientin formuliert »Ich bin wütend«, können wir eine kognitiv distanzierte Einstellung zu dem Gefühl anregen, indem wir ihre Worte nicht direkt aufgreifen, sondern eine Formulierung wie »Da ist ein Gefühl von Wut aufgetreten« wählen. Umgekehrt können wir einen mit starker kognitiver Kontrolle beschriebenen Gefühlszustand auch direkt benennen, wenn uns das wegen einer rationalisierenden Abwehr des Patienten geboten erscheint.

7. Bei dieser Gelegenheit wollen wir einem häufigen *Missverständnis* entgegentreten, das sich leicht einstellt, wenn von »gemeinsamen geteilten positiven Affektzuständen« die Rede ist. Damit ist keinesfalls gemeint, dass in der therapeutischen Situation eine oberflächlich harmonisierende positive Stimmungslage vorherrschen sollte. Im Gegenteil, es sollen vielmehr die Voraussetzungen geschaffen werden, die notwendig sind, damit Patienten ihre enttäuschenden oder verletzenden Beziehungserfahrungen und die damit verbundenen Gefühle des Verletztseins, der Scham, der Angst oder der Wut in die Therapie einbringen können (→Kap. 3.1.7).

   Patienten werden sich auf das Wagnis einer therapeutischen Beziehung nur dann einlassen, wenn sie sich darauf verlassen können, dass der dabei einsetzende Einbruch ihrer Stimmungslage durch unsere regulierende Aktivität aufgefangen wird und sie von uns in einen positiv getönten emotionalen Zustand der Erleichterung, der Hoffnung und des Aufgehobenseins zurückgeleitet werden. Nur so schaffen wir die Voraussetzungen, die notwendig sind, damit die Patienten an ihren Therapiezielen arbeiten können, gleichgültig ob diese darin bestehen, bessere Möglichkeiten der Spannungs- und Emotionsregulierung zu finden, neue und weniger schädliche Beziehungsmuster zu entwickeln oder unbewusste Determinanten ihrer Beziehungsgestaltung zu entdecken. Nur wenn sie sich von der Aussicht getragen fühlen, dass am Ende ihrer Anstrengung ein verbessertes Befinden steht, werden sie sich diesem Wagnis aussetzen.

8. Therapeutische Regulation der Befindlichkeit des Patienten und die Exploration problematischer Beziehungs- und Verhaltensmuster gehen Hand in Hand. Zwar werden wir im Beginn einer Therapie mehr regulatorische Aufgaben übernehmen müssen, während die exploratorische Aktivität im weiteren Verlauf zunimmt. Auch spielt eine äußere Regulation im Sinne einer externen Emotionsregulierung und die Ausübung von Hilfs-ich Funktionen bei strukturell gestörten Patienten eine größere Rolle als bei Patienten auf höherem Strukturniveau. Doch kann sich dies im besonderen Fall auch anders darstellen. Jede psychotherapeutische Technik wird nur dann zum Er-

folg führen, wenn sie in ein gut reguliertes Beziehungsumfeld eingebettet ist. Auch wenn die beschriebenen Prozesse des interaktiven Austauschs und des Aushandelns großenteils intuitiv und spontan verlaufen, bedarf es im Einzelfall unserer reflektierten Steuerung. Die Notwendigkeit einer gezielten Regulation wird besonders evident, wenn wir mit inhaltlicher Arbeit an Grenzen stoßen.

5.3.2 Spiegeln der Affekte und die Erzeugung positiver Emotionalität

Mit dem Spiegeln der Affekte wollen wir vor allem bewirken, dass Patienten sich in ihrem emotionalen Erleben wahrgenommen fühlen dürfen und einen emotionalen Kontakt zu uns herstellen können. Auch sollen sie selbst ihre Emotionen wahrnehmen können. Emotionen sollen eine Repräsentanz als mentale Zustände erhalten. Das Spiegeln der Affekte ist eine hervorragende Möglichkeit, um Resonanz und Synchronie in der therapeutischen Beziehung herzustellen. Auch ausgesprochen negative Emotionen können, wenn sie in einer empathischen therapeutischen Beziehung gespiegelt werden, eine positive emotionale Färbung erhalten. Sie sollen sich mit dem Gefühl verbinden, gesehen, wertgeschätzt und angenommen zu sein. Patienten, die ihre Emotionen nur schwer wahrnehmen können, werden lebendiger, wenn sie unsere empathische Wahrnehmung ihres Affektes spüren (Lichtenberg et al. 2000).

Beim Spiegeln der Effekte ist es von größter Bedeutung, dass die Patienten während der Therapiesitzungen in ausreichendem Maße mit positiven Emotionen in Kontakt kommen, und zwar aus den folgenden Gründen:

1. Positive Emotionen können, wenn sie von den Patienten erwidert werden, wertvolle Erfahrungen von *Synchronien* im Sinne gemeinsam geteilter positiver Affektzustände bereitstellen, auf deren umfangreiche positive Auswirkungen wir schon mehrfach hingewiesen haben. Sie reichen von der Stimulation neuronalen Wachstums bis zur Stärkung des Selbstwertgefühls (→Kap. 3.1.6).

2. Wir haben allen Grund zu der Annahme, dass die oft beschriebene *»Aufwärtsspirale« positiver Emotionalität* (Frederickson & Joiner 2002; →Kap. 3.1.4) auch in unseren Psychotherapien wirksam ist. Sie besteht darin, dass jede Zunahme an Kompetenz und jeder Zuwachs an Beziehungswissen das Selbstbewusstsein der Patienten stärkt.

> Dies bewirkt, dass die Patienten sich selbst stärker lieben und achten können als zuvor. Hat eine Person einmal einen Erfolg errungen, wird sie sich zu neuen Herausforderungen ermutigt fühlen. Es entstehen neue Kompetenzen, weitere Lösungs- und Bewältigungsschritte rücken in greifbare Nähe.

3. Jeder authentische Kontakt ist mit positiven Emotionen verbunden. Treten positive Emotionen in Sitzungen auf, tragen sie dazu bei, das Spektrum der Aufmerksamkeit zu verbreitern und das Repertoire an Kompetenzen zu erweitern. Für Tronick (1998) schaffen die positiven Momente der Beziehung die Möglichkeit einer *»dyadischen Ausweitung des Bewusstseins«* (→Kap. 3.3.2).

Gelingt eine weitgehende Übereinstimmung in den Sichtweisen und stellt sich darüber hinaus eine biologische Synchronie in der therapeutischen Sitzung her, wird sich bei unseren Patienten ein Gefühl einstellen, auf Augenhöhe mit uns zu empfinden und von uns als gleichwertige Person akzeptiert zu sein.

4. Noch einmal wollen wir eindringlich darauf hinweisen, dass eine Orientierung an positiven Emotionen *nicht bedeuten* kann, dass negative Emotionen der Trauer, des Ärgers, der Wut, der Verzweiflung und Enttäuschung in der Therapie keinen Platz haben dürften. Im Gegenteil: Alles spricht dafür, dass für das Zustandekommen von Veränderung sowohl die Fokussierung der gesunden Merkmale des Patienten wie auch die Identifizierung und Aktualisierung seiner Probleme notwendig sind.

Psychodynamische Therapie setzt auf eine ausgewogene Balance zwischen positiven und negativen Emotionen. *Die negativen Emotionen sollen in einer positiv getönten therapeutischen Beziehung aufgefangen werden.* Geschieht dies nicht, besteht die Gefahr, dass Patienten die therapeutische Situation selbst mit negativen Gefühlen assoziieren und aus diesem Grunde zu einem vermeidbaren Blockade- und Vermeidungsverhalten neigen.

5. Wir sind der Auffassung, dass wir uns dabei sehr wohl auch des Mittels der *Suggestion* bedienen dürfen. Die Suggestion als Mittel zur Verfolgung therapeutischer Ziele wurde in der psychoanalytischen Behandlungstechnik traditionell eher verpönt. Tatsächlich kommt aber keine Form der Psychotherapie ohne das Mittel der Suggestion aus[1].

Allein, indem wir an einer bestimmten Stelle des Stundenverlaufs mit einem bestätigenden Nicken reagieren oder dieses unterlassen, suggerieren wir unseren Patienten, dass wir die von ihnen angesprochene Thematik für relevant oder für irrelevant halten. Mit unserem Gesichtsausdruck geben wir ihnen zu verstehen, dass wir ein bestimmtes geschildertes Verhalten für hilfreich oder für schädlich halten.

6. Schließlich gibt es auch Momente in der Psychotherapie, in denen Patienten und Therapeuten zusammen *lächeln oder lachen*. Hinzu kommen die segensreichen Wirkungen von *Humor*. Mitunter kann ein spontan auftretendes gemeinsames Lachen zum Ausdruck bringen, dass sich eine positive emotionale Basis in der therapeutischen Beziehung hergestellt hat. In ihrem befreienden Charakter unterscheidet es sich von einer anhaltend lustigen oder witzigen Haltung eines Patienten – mitunter auch eines Therapeuten –, die der Ernsthaftigkeit der zu behandelnden Thematik nicht angemessen ist und eher auf eine durch Angstabwehr bedingte Blockade des therapeutischen Prozesses hinweist. Wechselseitige Episoden des Lächelns können heilsame Effekte haben, aber auch der Abwehr dienen.

Das Lächeln unserer Patienten kann uns davon abhalten, einen wichtigen Konflikt anzusprechen. So kann Lächeln in der therapeutischen Situation auch die Funktion einer schadensbegrenzenden Affektregulation haben. Auf der einen Seite zeigen Forschungen zu wechselseitigen Lächel-Episoden, dass der gleichzeitige Austausch positiver Emotionen durch beide Interaktionspartner eine wichtige Rolle bei der Herstellung einer therapeutischen Beziehung spielt. Er kann aber auch Ausdruck einer konfliktvermeidenden Strategie des

Patienten sein, die von therapeutischer Seite bewusst oder unbewusst unterstützt wird.

7. Aus therapeutischer Sicht kann daher eine wichtige Weichenstellung darin bestehen, durch gleichzeitiges *Lächeln* die gemeinsame Abwehr möglicher Spannung in der Beziehung aufrechtzuerhalten oder durch den Verzicht auf die Erwiderung des Lächelns anzudeuten, dass man bereit ist, die aktuelle Spannungssituation auszuhalten und auch möglichen aversiven Affekten Raum zu geben (Krause 2002)[2].

Wenn ein Patient mit großer Begeisterung von positiven Erfahrungen spricht und dabei jeden Bezug auf die aktuell vorherrschende Problematik vermissen lässt, befindet er sich zwar in einem positiven emotionalen Zustand, doch korrespondiert sein positiver Zustand nicht mit unserem emotionalen Erleben: Je mehr der Patient sich über die positiven Erlebnisse verbreitet, desto unwohler fühlen wir uns, möglicherweise als Ausdruck unseres Gefühls, dass eine wesentliche Thematik ungeklärt ist oder vermieden wird. Das Ausbleiben eines – auch körperlich spürbaren – positiven und das Auftreten eines negativen Gefühls in unserer Gegenübertragung zeigt uns die verlorene Synchronie in der therapeutischen Beziehung an. In der Regel wird sich eine positive Synchronie in der therapeutischen Beziehung erst dann wieder einstellen, wenn wir uns Klarheit verschafft haben, ob wir mit einer umsichtigen Konfrontation des Vermeidungsverhaltens beginnen oder die vermeidende Abwehr aus guten Gründen vorerst unangetastet lassen wollen.

8. Ob es günstig ist, auf das positive emotionale Erleben unserer Patienten zu fokussieren oder nicht, hängt in hohem Maße vom *assoziativen Kontext* ab, in den Worte wie »positiv« oder »positive Emotionen« für die Patienten eingebunden sind.

Nicht so selten treffen wir Patienten an, für die das Wort »positiv« einen negativen Assoziationsraum eröffnet. Möglicherweise gab es in der kindlichen Welt dieser Patienten wichtige Personen, die sie zu positivem Denken und Handeln aufgefordert haben, ohne selbst für eine positive Atmosphäre in der Familie gesorgt zu haben. Eltern, die im Kontext von Misshandlung und Missbrauch das Leiden ihrer Kinder bagatellisierten, warfen ihnen oft vor, undankbar zu sein und zu wenig »positiv« zu denken. Vor einem solchen Hintergrund kann eine therapeutische Fokussierung des Positiven frühe negative Erfahrungen in der Übertragungsbeziehung wiederbeleben.

9. Schließlich können wir *Imaginationen* nutzen, um positive innere Bilder zu erzeugen und positive Emotionen zu induzieren.

Diese Möglichkeit nutzen wir ausgiebig bei Patienten mit Traumafolgestörungen (Reddemann 2021, 2016; Reddemann & Wöller 2017; Wöller 2013; → Kap. 7.2.4). Offenbar lassen sich mit Hilfe von imaginativen Techniken leichter positive Gefühle induzieren als mit Hilfe kognitiver Methoden. Auch können positive Bilder einen Puffer gegen Verschlechterungen der Stimmungslage bilden und dazu beitragen, Distanz zu intrusiven Phänomenen herzustellen (Holmes et al. 2009; Jacob et al. 2011).

5.3.3 Bestätigen und ermutigen

Interventionen, die besonders geeignet sind, nicht nur positive Emotionen, sondern auch die Motivation für eine konstruktive Zusammenarbeit zu fördern, bestehen darin, Patienten zu bestätigen und zu ermutigen. Wir wissen aus unseren Alltagsbeziehungen, wie wichtig es ist, von Interaktionspartnern Signale zu erhalten, denen wir entnehmen können, dass das, was wir soeben gesagt haben, verständlich und nachvollziehbar ist, und wie verunsichernd es sein kann, wenn diese Signale ausbleiben.

Durch *bestätigende Interventionen*, die auch nonverbal zum Ausdruck gebracht werden können, können wir unseren Patienten mitteilen, dass sie in unseren Augen trotz aller Defizite »in Ordnung« sind. Wir können ihren bisherigen positiven Beitrag zum Behandlungsprozess würdigen und dadurch ihre Motivation wecken, die nächsten Schritte zu gehen. Ebenso können wir ihnen bestätigen, dass sie auch dann, wenn ihr Verhalten augenscheinlich nicht im Einklang mit den vereinbarten Therapiezielen steht, dennoch nach Lösungen suchen und auf sinnvolle Weise ein wichtiges inneres Ziel verfolgen.

In welchem Umfang bestätigende Interventionen dem Therapieprozess dienlich sind, kann interindividuell sehr verschieden sein.

Unverzichtbar sind bestätigende Interventionen vor allem bei Patienten, denen in einem durch Missachtung und Entwertung geprägten beziehungstraumatischen Umfeld die Richtigkeit ihrer Wahrnehmung und die Berechtigung eigener Bedürfnisse abgesprochen worden war. Umgekehrt können wir, besonders bei höher strukturierten Patienten, durch unnötig häufig eingesetzte Bestätigungen den Therapieprozess auch hemmen und sie daran hindern, negative Emotionen in die therapeutische Beziehung einzubringen.

Ähnlich wohldosiert sollte unser Umgang mit *ermutigenden Interventionen* sein. Ermutigende Bemerkungen können dazu beitragen, Patienten, die das Selbstvertrauen verloren haben und ängstlich zögern, den nächsten Schritt in der Therapie zu gehen, das Vertrauen in sich selbst zurückzugeben und ihnen Mut zu machen, die vor ihnen liegende therapeutische Aufgabe in Angriff zu nehmen.

Ermutigende Interventionen können besonders wichtig werden, wenn Patienten durch Schamgefühle daran gehindert werden, sich der Bearbeitung eines Themas zuzuwenden, oder wenn sie in einem beziehungstraumatischen Umfeld gelernt haben, dass es nicht nur aussichtslos, sondern auch kontraproduktiv und schädlich sein kann, selbst nachzudenken und nach Lösungen zu suchen. Besonders schwer traumatisierte Patienten, die sich selbst das eigenständige Denken nicht zutrauen, brauchen ermutigende Interventionen, um mit unserer Hilfe wieder selbstständig Überlegungen anzustellen und nach Lösungen zu suchen. Nicht wenige trauen sich nicht, einen eigenen Gedanken zur Problemlösung auszusprechen, aus Angst, dafür verurteilt, bestraft oder zurückgewiesen zu werden[3].

5.3.4 Die eigene Therapie überzeugend präsentieren und das Vertrauen in die Therapie stärken

Wir wissen aus der Psychotherapieforschung, wie wichtig es ist, den eigenen Therapieansatz *überzeugend* zu präsentieren. Auch ist hinreichend bekannt, dass die Förderung einer positiven Erwartung gegenüber der psychotherapeutischen Behandlung als unspezifischer Wertfaktor zum Therapieerfolg beiträgt (→Kap. 3.10.1). Daher ist es sinnvoll und gerechtfertigt, aktiv zur Förderung der *positiven Behandlungserwartungen* beizutragen.

Dies kann am besten suggestiv geschehen, indem wir einer Patientin zu verstehen geben, dass sie bei einem weiteren Fortschreiten der Therapie mit hoher Wahrscheinlichkeit zu einer für sie befriedigenden Problemlösung gelangen wird, und darauf hinweisen, dass sie – unter der Voraussetzung einer guten Kooperation – wahrscheinlich eine anhaltende Verbesserung ihres Befindens erwarten kann (Greenberg et al. 2006).

Um überzeugend sein, bieten wir, wo nötig, *Erklärungen* an und regen die Patienten an, Fragen zu stellen. Sie sollen sich jederzeit davon überzeugen, ob der eingeschlagene therapeutische Weg für sie auch zielführend ist. Im weiteren Verlauf werden wir die Patienten immer wieder auffordern, zu überprüfen, ob und in welchem Maße ihnen das in der Therapie Erarbeitete bei der Erreichung ihrer Therapieziele geholfen hat.

Wir hören genau zu, wie ein Patient auf unsere Interventionen reagiert. Wenn eine verbale oder nonverbale Reaktion der Erleichterung, die Zuversicht und Hoffnung anzeigt, ausbleibt und der Patient stattdessen Zweifel oder Skepsis anmeldet, geben wir ihm mit wohlwollendem Interesse zu verstehen, dass wir seine Perspektive näher kennenlernen möchten, um seine Skepsis und seinen Zweifel besser zu verstehen.

5.3.5 Optimales Spannungsniveau herstellen

Unsere Patienten – und auch wir – benötigen für die therapeutische Arbeit ein optimales *»therapeutisches Fenster«*. Ist die Spannung zu gering, gelingt keine ausreichende Problemaktualisierung, ist sie zu hoch, ist die Problembearbeitung behindert oder blockiert. Allgemein gilt: Je höher strukturiert ein Patient ist, desto wichtiger wird es, das Spannungsniveau nicht zu sehr absinken zu lassen. Je stärker strukturelle Defizite erkennbar sind, desto eher kommt es darauf an, es nicht zu sehr ansteigen zu lassen.

- Bei Patienten mit *höher strukturierter Abwehr* besteht das therapeutische Ziel darin, ihnen den Zugang zu ihren Emotionen und ihren unbewussten Konflikten zu ermöglichen. Wird das Spannungsniveau zu flach, könnte eine scheinbar entspannte Atmosphäre entstehen, bei der allenfalls oberflächlich und rational, jedoch ohne emotionale Tiefe über die Problembereiche gesprochen wird. Im ungünstigen Fall verhindert eine Kollusion der Vermeidung konflikthafter Themen zwischen einem Patienten und uns den Fortschritt der Therapie.
- Wenn wir jedoch bei *strukturell gestörten Patienten* den Eindruck haben, dass ihr

Erregungsniveau das ihnen zuträgliche Maß überschritten hat, wenden wir in erster Linie nonverbale Mittel an, um das Erregungsniveau mit dem Ton unserer Stimme, unserem Gesichtsausdruck und der Wahl unserer Worte auf ein zuträgliches Maß abzusenken.

Indem die Patienten wieder in den Bereich des »Toleranzfensters« eintreten, werden sich ihre Mentalisierungsfunktion und ihre therapeutische Arbeitsfähigkeit verbessern. Auch die Bereitschaft, sich Neuem mit Interesse und Neugier zuzuwenden, kann zunehmen, ebenso die Suche nach Sinn und Bedeutung. Bindungstheoretisch gesprochen, wird das Explorationssystem weniger gehemmt. Dies wird besonders wichtig bei Patienten mit Traumafolgestörungen, bei denen eine durch traumaassoziierte Stimuli aktivierte angstvolle Emotionalität das explorative System paralysiert und neues Lernen gehemmt hat.

Welche Möglichkeiten haben wir, um beruhigend zu regulieren?

1. Schon indem wir langsamer sprechen, unserer Rede eine beruhigende Intonation geben oder mit einem freundlichen und beruhigenden Gesichtsausdruck ein »Ja« oder »Hm« aussprechen, können wir eine bedeutsame Reduktion des Erregungsniveaus erreichen. Es handelt sich dabei um eine »mütterliche Tätigkeit der archaischen Beruhigung von Spannung« (Leikert 2011, S. 431), die vor allem körperlich abläuft.

Ergänzend können Worte wie »Lassen Sie sich Zeit« oder »So ist es gut« die beruhigende nonverbale Regulation ergänzen.

2. Oft kann allein die Tatsache, dass wir etwas sagen und nicht schweigen, unabhängig vom Inhalt des Gesagten, schon eine regulierende Funktion entfalten und den Patienten das Gefühl unserer emotionalen Präsenz vermitteln.

Auch indem wir Fragen stellen, können wir regulieren. Wir zeigen den Patienten damit, dass wir »da« sind und dass wir dem, was sie darauf antworten, Bedeutung und Wichtigkeit verleihen. Oder wir bitten sie, das soeben Berichtete noch einmal genauer und im Detail zu schildern. Auch können wir uns erkundigen, wie es ihnen mit dem soeben Besprochenen ergangen ist und wie sie das Gesagte für sich bewertet haben.

3. Darüber hinaus können wir spezifische Techniken zur Beruhigung einsetzen.

So können wir die Patienten auffordern, durch Atemübungen zu mehr Ruhe zu finden. Eine andere Möglichkeit besteht in der Anwendung der leicht vermittelbaren Technik der »Schmetterlings-Umarmung« (Jarero et al. 2008)[4]. Diese Übung können wir gemeinsam mit den Patienten durchführen und gleichzeitig auch uns selbst eine beruhigende Regulation zukommen lassen.

Uns sind noch die folgenden Aspekte wichtig:

1. Ebenso wie auf das Erregungsniveau achten wir auf den Effekt unserer beruhigenden Interventionen:

Können wir den Äußerungen und nonverbalen Signalen unserer Patienten entnehmen, dass tatsächlich die Ruhe und Erleichterung eingetreten ist, die ein optimales Erregungsniveau anzeigt? Indem wir die Patienten direkt darauf ansprechen, signalisieren wir ihnen, welche Bedeutung wir einer beruhigenden Regulation beimessen.

2. Im Allgemeinen werden beruhigende Interventionen von Patienten dankbar aufgenommen. Eher selten kommt es vor, dass ein Patient unsere beruhigende Intervention so missversteht, als solle die Schwere des von ihm eingebrachten Problems als »nicht so schlimm« heruntergespielt werden.

Ein solches Missverständnis bedarf der Klärung. Wir treffen es gelegentlich bei Patienten mit beziehungstraumatischen Erfahrungen an, deren Leiden von wichtigen Bezugspersonen bagatellisiert wurde und die unsere beruhigende Intervention als erneuten Versuch der Bagatellisierung missverstehen können.

3. Mitunter sind wir damit konfrontiert, dass Patienten *fortgesetzt und mit hohem Tempo sprechen* und uns kaum Gelegenheit lassen, eigene Fragen oder Interventionen zu platzieren. Dadurch gelingt es ihnen nicht, in den für eine erfolgreiche Therapie erforderlichen reflektierenden Modus einzutreten. Meistens liegt diesem Muster eine übertragungsbedingte unbewusste Angst der Patienten zugrunde, mit dem, was sie sagen, bei uns eine negative Reaktion zu provozieren: Indem sie viel sprechen, schützen sie sich vor einer fantasierten Zurückweisung oder Entwertung durch uns. Aber auch Angst vor ihrer eigenen negativen Emotionalität kann der Grund für das Muster sein, wobei Schamgefühle die größte Bedeutung haben dürften.

Vor allem, wenn diese Situation früh in der Behandlung auftritt, wäre die Patientin mit einer entsprechenden Deutung überfordert. Deshalb dürften auch in diesem Fall beruhigende Interventionen am ehesten aussichtsreich sein, um die therapeutische Arbeitsfähigkeit herzustellen.

4. In besonderen Situationen kann auch unser *schweigendes Zuhören* eine regulierende Funktion einnehmen, indem wir unseren Patienten signalisieren, dass wir dem, was sie sagen, unsere volle Aufmerksamkeit zuwenden und sie nicht durch eigene Redebeiträge davon ablenken wollen.

Eine solche Haltung kann vor allem bei narzisstisch strukturierten Patienten nützlich sein, die häufige Redebeiträge von Therapeuten nicht selten als eindringend oder kränkend erleben. Sie setzt jedoch voraus, dass wir hinreichend einschätzen können, ob der Patient unserem Schweigen die erwähnte hilfreiche Bedeutung entnehmen kann und dadurch nicht, wie es häufig geschieht, negative Übertragungsfantasien der Missbilligung und des Alleingelassenseins entwickelt.

5. Es ist nicht immer einfach, das Anspannungsniveau der Patienten aufgrund ihres äußeren Ausdrucksverhaltens einzuschätzen. Je nachdem, ob die Patienten zu einem eher bagatellisierenden oder dramatisierenden Ausdrucksverhalten neigen, können wir uns diesbezüglich leicht verschätzen. Wir bitten daher unsere Patienten häufiger, den *Grad ihrer subjektiven Belastung* beim Gedanken an das belastende Ereignis oder die belastende Erfahrung auf einer dafür geeigneten Skala einzuschätzen.

Bewährt hat sich zum Beispiel die von Wolpe (1969) entwickelte SUD-Skala (»subjective unit of distress«), bei der der Wert »0« keine Belastung und der Wert »10« die maximal vorstellbare Belastung bedeutet.

6. Um regulierend auf unsere Patienten einwirken zu können, müssen wir uns die *Gelegenheit* dazu oft erst schaffen. Eine praktische Schwierigkeit kann darin bestehen, dass die Patienten uns mit den vorgetragenen Inhalten so in Anspruch nehmen, dass es uns schwerfällt, uns die Ruhe für die notwendigen Beobachtungen zu nehmen[5]. An-

dererseits müssen wir uns die Zeit nehmen können, die notwendig ist, um die nonverbalen Mitteilungen des Patienten zu erfassen.

Oft erklärt sich die Fülle der Inhalte, die die Patienten in eine Therapiesitzung einbringen, und das Tempo, mit dem sie sie vortragen, durch ihre ausgeprägte innere Unruhe und unterschiedliche Ängste, die meist einen übertragungsbedingten Ursprung haben.

Wir sind mit einem Dilemma konfrontiert, das nicht vollständig auflösbar ist: Es besteht darin, dass wir responsiv und anteilnehmend reagieren sollen und gleichzeitig den Abstand und die Zeit für eine Reflexion des Beziehungsgeschehens brauchen. Was können wir tun? Oft besteht der einzige Weg, um mit dem Dilemma umzugehen, darin, zu versuchen, die während einer Therapiesitzung ablaufenden Interaktionen, wo immer dies möglich ist, zu *verlangsamen*.

Indem wir empathisch und mit beruhigender Stimme den aktuellen Stress ansprechen, dem die Patienten innerhalb und außerhalb der Sitzung in aller Regel ausgesetzt sind, können wir meist schon erreichen, dass sie ruhiger werden und langsamer sprechen. Auch das taktvolle Wiederholen und Zusammenfassen des vom Patienten Gesagten kann eine Verlangsamung bewirken.

Erst wenn es uns gelungen ist, das Interaktionsgeschehen so zu verlangsamen, dass Ruhe eingekehrt und ein reflektierender Beziehungsmodus wieder möglich ist, können wir uns den für eine Regulierung wichtigen Beobachtungen zuwenden.

Was sagen uns Körperhaltung und Gesichtsmimik über den aktuellen Befindlichkeitszustand des Patienten? Deuten sie auf eine stärkere Anspannung hin? Sind Hinweise auf Angst erkennbar? Und vor allem: Wie verändern sich diese Ausdrucksmerkmale im Laufe der Sitzung? Wird sich die Gesichtsmuskulatur eher entspannen oder eher anspannen? Wir erhalten aus diesen Informationen Hinweise, ob und wie weit wir die Patienten bei der Regulierung unterstützen sollen oder ob wir darauf vertrauen können, dass sie ihre Ressourcen selbstständig aktivieren können.

5.3.6 Grobe Abweichungen von der Alltagskommunikation?

Wir sollten auch im Blick haben, in welchem Maße wir von unseren Patienten Abweichungen von der Alltagskommunikation erwarten, und abschätzen, inwieweit sie ihre psychotherapeutischen Prozesse fördern oder ob sie sie durch die Induktion von Angst und Verunsicherung eher hemmen können.

1. Unter bestimmten Voraussetzungen können wir uns bei der Wahl einer bestimmten Interventionstechnik bewusst für ein von der Alltagskommunikation stärker abweichendes Vorgehen entscheiden.

Eine grobe Abweichung von der Alltagskommunikation würden wir beispielsweise praktizieren, wenn wir uns bewusst zurückhalten und weitgehend auf eigene Redebeiträge verzichten. Bei dieser heute nur noch selten praktizierten Art der Behandlungsführung sollten wir bedenken, dass jede Abweichung von der Alltagskommunikation mit einer mehr oder weniger ausgeprägten Verunsicherung und einem Anstieg des Angstniveaus der Patienten verbunden ist.

Diese mit Angststeigerung verbundenen Maßnahmen, die nach traditionellem Therapieverständnis für erforderlich gehalten wurden, um unbewusstes Material zutage zu fördern und Übertragungsprozesse zu verstärken, gelten nach heutigem Verständnis eher als kontraproduktiv[6]. Stattdessen gehen wir heute eher davon aus, dass eine Lockerung von Abwehrmustern vor allem unter Bedingungen von *Sicherheit und Wohlbefinden* zu erwarten ist. Je sicherer sich ein Patient in der therapeutischen Beziehung fühlt, desto eher werden sich seine gewohnten kognitiven Kontrollen lockern und das Auftauchen abgewehrter Inhalte ermöglichen. Diese »vorbewusste Resonanz« zwischen unseren Patienten und uns trägt mehr dazu bei, Verdrängungsschranken zu mindern und unbewusstes Material zutage zu fördern als ein zurückhaltendes Therapeutenverhalten (Kantrowitz 1999)[7].

2. Wir wollen nicht bestreiten, dass *Schweigen* als therapeutisches Mittel auch Räume eröffnen kann, um die innere Welt unserer Patienten zu erforschen. Auch werden wir feststellen, dass ausreichend ich-starke Patienten die Anhebung des Angstniveaus gut tolerieren. Doch verfehlt ein solches Vorgehen die regulatorischen Bedürfnisse der überwiegenden Mehrzahl der Patienten. Vor allem sollte uns das destruktive Potenzial langer Schweigeperioden sehr bewusst sein. Mit dem heutigen Wissen um eine zuträgliche Beziehungsgestaltung und die notwendigen Regulationsvorgänge empfehlen wir grobe Abweichungen von der Alltagskommunikation nur noch sehr gezielt und bezogen auf umschriebene therapeutische Aufgaben, nicht jedoch für die gesamte Dauer einer Therapie vorzusehen und ihren Einsatz zuvor zu erläutern.

Eine solche Zielsetzung kann zum Beispiel in der Produktion einer Assoziationskette bestehen, wenn wir unseren Patienten die Gelegenheit geben wollen, im Rahmen einer konfliktorientierten Psychotherapie das assoziative Umfeld eines vermuteten unbewussten Konflikts zu explorieren. Wenn wir unser Schweigen reflektiert als therapeutisches Mittel nutzen wollen, um den Assoziationsraum zu eröffnen, legen wir daher großen Wert darauf, unseren Patienten den Wert dieses Vorgehens im Vorfeld ausreichend zu erklären, um möglichst keine Irritationen aufgrund des Fehlens unserer alltagskommunikativ zu erwartenden Reaktionen aufkommen zu lassen.

Weiterführende Literatur

Beebe B, Lachmann F (2004). Säuglingsforschung und Psychotherapie Erwachsener: Wie interaktive Prozesse entstehen und zu Veränderungen führen. Stuttgart: Klett-Cotta.

Leikert S (2011). Die kinästhetische Semantik. Der Wahrnehmungsakt und die ihm korrespondierende Form der psychischen Organisation. Psyche – Z Psychoanal 65, 409–438.

Lichtenberg JD (1991). Psychoanalyse und Säuglingsforschung. Berlin, Heidelberg: Springer.

Neumann E (2017). Grundlagen der psychodynamischen Psychotherapie. In: Neumann E, Naumann-Lenzen M (Hg). Psychodynamisches Denken und Handeln in der Psychotherapie. Gießen: Psychosozial; 31–136.

Neumann E, Naumann-Lenzen M (Hg). (2017). Psychodynamisches Denken und Handeln in der Psychotherapie. Gießen: Psychosozial.

Stern DN (1992/2020). Die Lebenserfahrung des Säuglings. 12. Aufl. Stuttgart: Klett-Cotta.

Anmerkungen

1 Im Übrigen sollten wir nicht vergessen, dass auch Freud (1912b, S. 384) Suggestion nicht vollständig abgelehnt hat, sogar gelegentlich dazu ermutigt hat. »Es ist allerdings praktisch nichts dagegen zu sagen, wenn ein Psychotherapeut ein Stück Analyse mit einer Portion Suggestivbeeinflussung vermengt, um in kürzerer Zeit sichtbare Erfolge zu erzielen« (ebd., S. 384) – wenngleich mit der deutlichen Einschränkung, dass er sich der Tatsache bewusst sein müsse, dass dies der »richtigen Psychoanalyse« (ebd.) nicht entspreche.

2 So fand sich bei der Untersuchung gleichzeitiger Lächel-Episoden von Patienten und Therapeuten, dass diese damit im Laufe einer Sitzung sowohl Übereinstimmung als auch konflikthafte Nichtübereinstimmung oder Konflikte zum Ausdruck brachten. Bei übereinstimmender Kommunikation zeigte ein gleichzeitiges Lächeln eine gemeinsam geteilte affektive Resonanz an, die auf eine gute Zusammenarbeit verwies. In Momenten mit stärker konfliktreicher Kommunikation, besonders wenn der Therapeut eine Deutung vorschlug, die der Patient nicht annehmen konnte, erhielt das gleichzeitige Lächeln die Funktion einer Strategie zur Schadensbegrenzung: Mit seiner Hilfe ließ sich ein mögliches Schädigungspotenzial als Folge der konfrontativen Intervention mindern und die Botschaft übermitteln, dass die therapeutische Beziehung darunter nicht leiden sollte (Bänninger-Huber 1992; de Roten et al. 2002).

3 Typischerweise neigen diese Patienten dazu, uns Therapeuten zu aktivieren. Wir fühlen uns aufgefordert, Probleme für sie zu lösen und Ratschläge zu erteilen. Oft genug müssen wir dann erfahren, dass die Patienten die erteilten Ratschläge nicht als hilfreich für sich erkennen können. In einer solchen Situation ist es besser, die zugewiesene Rolle des aktiven Problemlösers nicht anzunehmen und die Patienten stattdessen zu bitten, selbst nach Lösungen und Bewältigungsmöglichkeiten zu suchen. Dazu bedarf es unserer intensiven Ermutigung – ohne sie wären viele Patienten mit diesem Schritt überfordert.

4 Die Übung besteht darin, die Arme über der Brust zu kreuzen, sodass die Fingerspitzen unterhalb der Schlüsselbeine liegen. Wie ein Schmetterling bewegen sich die Hände sanft auf und ab und berühren mit den Fingerspitzen seitenwechselnd die Region unter dem Schlüsselbein.

5 In der analytischen Psychotherapie sind wir daran gewöhnt, dass der Analytiker zunächst einmal eine Weile nur zuhört, bevor er etwas sagt. In dieser Zeit kann er in »gleichschwebender Aufmerksamkeit« nicht nur auf das hören, was der Patient sagt, sondern auch darauf, *wie* er es sagt und was er *nicht* sagt. Und er kann hinspüren, wie es ihm selbst dabei geht. Er kann seine Gedanken und Fantasien explorieren und sich Notizen machen. All dies ist mit der dialogischen Natur der Beziehung, die wir favorisieren, nur begrenzt vereinbar.

6 Praktikern waren die Nachteile und Gefahren einer solchen Behandlungsführung ohnedies evident. Ihnen war immer bewusst, dass sich eine am Prinzip der freien Assoziation orientierte Behandlungsführung nicht konsequent über längere Strecken einer Therapie aufrechterhalten lässt. Vor allem aber sahen sie, in welchem Maße ein derartiger, in traditionellen analytischen Therapien praktizierter Stil Patienten aus dem Gleichgewicht bringen kann, wie er sie Gefühlen der Scham oder des Kontrollverlustes aussetzen kann, wenn sie ihnen hoch peinliches Material in die Therapiesitzung eingebracht oder sich in ihren verletzlichen Seiten gezeigt haben.

7 Versuche, eine analytische Behandlung strikt an diesen Prinzipien zu orientieren, wurden in den 1940er Jahren vor allem im Kontext der amerikanischen Ich-Psychologie praktiziert. Sie müssen insgesamt als gescheitert gelten. Ein solches Therapeutenverhalten wurde schnell zum Inbegriff eines an lebensfernen Idealen orientierten »absurden«

Behandlungsverständnisses und lieferte Karikaturisten reichlich Stoff. Die mit ihm verbundene Regelorientierung wurde von Vertretern der relationalen Psychoanalyse zurecht kritisiert. Sie wiesen darauf hin, dass eine solche Behandlungsführung nur zum Schein den Einfluss des Therapeuten ausschaltet, sondern im Gegenteil Gefahr läuft, paranoide und andere negative Übertragungen zu fördern. Zum anderen konnte überzeugend gezeigt werden, dass sich therapeutisch erwünschte Übertragungsentwicklungen auch bei einem stärker an der Alltagskommunikation orientierten Therapeutenverhalten nachweisen lassen (Gill 1982/1996).

5.4 Orientierung an Grundbedürfnissen

5.4.1 Grundbedürfnisse erkennen

Die von uns vertretene ressourcenbasierte therapeutische Haltung impliziert, dass die Patienten während des therapeutischen Prozesses Erfahrungen machen sollen, die ihre Grundbedürfnisse befriedigen.

Dabei orientieren wir uns an der von Klaus Grawe (2004) vorgeschlagenen Konzeption menschlicher Grundbedürfnisse. Seine viel beachtete Konzeption, die er unter Bezugnahme auf ein Modell von Epstein (1990) entwickelt hat, postuliert vier evolutionär begründete Grundbedürfnisse, die sich, jedes für sich, aufgrund vielfältiger empirischer Evidenz als bedeutsam für menschliches Wohlergehen erwiesen haben. Diese sind:

- das Bedürfnis nach Sicherheit, Orientierung und Kontrolle,
- das Bedürfnis nach Bindung,
- das Bedürfnis nach Selbstwertschutz und Selbstwerterhöhung,
- das Bedürfnis nach Lustgewinn und Unlustvermeidung.

Die Befriedigung der menschlichen Grundbedürfnisse gilt gemeinhin als Voraussetzung für eine ausreichende Lebenszufriedenheit. Sind einzelne Grundbedürfnisse nicht hinreichend befriedigt, motiviert dies Menschen, ihnen Befriedigung zu verschaffen, indem sie sich der Quelle einer möglichen Befriedigung annähern. Im Gegensatz zu einem solchen *Annäherungsverhalten* würde ein *Vermeidungsverhalten* dann einsetzen, wenn der Versuch, eine Bedürfnisbefriedigung zu erzielen, wiederholt scheitert oder die Person sich in diesem Bedürfnis sogar verletzt fühlt – was beides mit dem Auftreten negativer Emotionen verbunden ist. Die eintretende oder ausbleibende Befriedigung eines Bedürfnisses verändert die Motivationslage und führt zu neuen Formen des Annäherungs- oder Vermeidungsverhaltens.

Die Orientierung an Grundbedürfnissen ist mit den Befunden moderner Neurowissenschaften ebenso vereinbar wie mit grundlegenden Prinzipien einer psychodynamischen Beziehungsgestaltung, wie sie vor allem von objektbeziehungstheoretisch, selbstpsychologisch und intersubjektiv-relational orientierten Autoren konzipiert wurde. Trotz ihrer unterschiedlichen Herkunft können wir die Orientierung an den Grundbedürfnissen sowohl mit Winnicotts (1965) Konzept der »Hintergrundmutter« (→ Kap. 2.4.4) wie auch mit Kohuts (1977) Konzept der Selbstobjekte (→ Kap. 2.5.1) in Verbindung bringen. Dabei dürfte das Konzept der Hintergrundmutter von Winnicott (1965) am ehesten dem Bindungsbedürfnis und das Konzept der Selbstobjekte weitgehend dem Bedürfnis nach Selbstwertschutz und Selbstwerterhöhung entsprechen.

Der Beschäftigung mit menschlichen Grundbedürfnissen kommt im Kontext psychodynamischer Psychotherapie aus den folgenden Gründen eine herausragende Stellung zu:

1. Mit Grawe (2004) sind wir der Überzeugung, dass eine Psychotherapie besonders dann aussichtsreich ist, wenn sie für die Befriedigung der wichtigsten Grundbedürfnisse sorgt. Bezogen auf die Therapiesituation hat Grawe (2004) mit großem Nachdruck darauf hingewiesen, dass ein Patient nur dann bereit ist, sich störungsorientierten Interventionen anzunähern, wenn er immer wieder die Erfahrung gemacht hat, dass seine Grundbedürfnisse befriedigt werden. Nur dann ist er in der Lage, in einen *Annäherungsmodus* einzutreten, der ihn ausreichend offen für diese Interventionen macht.

Für uns bedeutet das, dass wir unsere Patienten am ehesten zu einer Mitwirkung bei der gemeinsamen Aufgabe der Psychotherapie motivieren können, wenn wir ihnen durch die Art, wie wir die therapeutische Beziehung gestalten, die Befriedigung möglichst vieler ihrer Grundbedürfnisse in Aussicht stellen. Vor allem zu Beginn einer Therapiesitzung legen wir großen Wert darauf, dass ihre Bedürfnisse nach Orientierung und Kontrolle, nach Bindung und nach Selbstwertschutz nicht nur nicht frustriert, sondern, soweit möglich, befriedigt werden. Aber auch die im weiteren Therapieverlauf notwendig werdende Auseinandersetzung mit negativen Emotionen können wir umso besser fördern, je mehr wir die Grundbedürfnisse der Patienten berücksichtigen[1].

2. In der Regel kämpfen Menschen bewusst oder unbewusst um die Befriedigung ihrer Grundbedürfnisse. Unsere Patienten darin zu unterstützen, ist allein deshalb lohnend, weil die Energie, die sie dafür aufwenden müssten, sonst ihrer Arbeit an den gemeinsam vereinbarten Therapiezielen verlorenginge. Tatsächlich müssen wir aber davon ausgehen, dass die meisten unserer Patienten aufgrund ihrer spezifischen Beziehungserfahrungen ihre *Grundbedürfnisse nicht oder nicht ausreichend zur Geltung bringen können*. Stattdessen neigen sie dazu, sie in einer für ihre Interaktionspartner – und für uns – schwer verständlichen, widersprüchlichen oder auch selbstschädigenden Weise zu kommunizieren. Oft senden sie *indirekte Signale* aus, denen wir entnehmen sollen, dass Grundbedürfnisse verletzt wurden. Auch die Produktion von Symptomatik kann ein Mittel sein, um ein Grundbedürfnis – beispielsweise das Bedürfnis, gesehen, wahrgenommen und ernstgenommen zu werden – zum Ausdruck zu bringen.

Insbesondere strukturell beeinträchtigte Patienten haben meist weder die Mittel, um ihre Grundbedürfnisse auf eine ihnen zuträgliche Weise zu befriedigen, noch können sie sie auf angemessene Weise mitteilen. Sie nutzen dazu maladaptive und selbstschädigende, manchmal auch fremdschädigende Mittel, um doch noch zu einer – zumindest vordergründig wahrnehmbaren – Befriedigung zu gelangen.

3. Werden wichtige Grundbedürfnisse von uns über längere Zeit nicht hinreichend beachtet, kann dies zu *Brüchen in der therapeutischen Allianz* führen (→ Kap. 5.8).

Die durch eine ungenügende Beachtung wichtiger Grundbedürfnisse entstehenden Brüche in der therapeutischen Allianz können sich in offen aversiven oder subtilen

Enttäuschungsreaktionen manifestieren. Sie können unter Umständen auch länger unbemerkt und hinter einer vordergründig kooperativen Mitwirkung der Patienten verborgen bleiben – um sich dann umso nachteiliger im Sinne eines Blockadeverhaltens gegen die gemeinsame therapeutische Arbeit zu richten (→Kap. 9.1).

4. Im weiteren Verlauf der Therapie werden wir uns bei einem großen Teil unserer Patienten der Frage zuwenden müssen, wie wir sie bei der *Identifikation und Realisierung ihrer Grundbedürfnisse unterstützen* können. Speziell können wir sie anleiten,
   - ihre Grundbedürfnisse auf eine ihnen und ihren Interaktionspartnern zuträglichere Weise zum Ausdruck zu bringen und so zu *artikulieren*, dass ihre Befriedigung wahrscheinlich wird,
   - eigenständig hinter offensichtlich interpersonell problematischen oder selbstschädigenden Verhaltensweisen ein berechtigtes Grundbedürfnis zu *erkennen*,
   - Wege zu suchen, wie sie zu einer zwischenmenschlich besser akzeptierten *Realisierung* ihrer Grundbedürfnisse gelangen können.

Besonders bei selbstschädigenden oder in anderer Hinsicht dysfunktionalen Verhaltensweisen unserer Patienten fällt uns die Aufgabe zu, sie darin zu unterstützen, die darin liegenden Botschaften zu entschlüsseln. Praktisch bilden wir eine Hypothese, welches Grundbedürfnis ihren unverständlichen oder maladaptiven Verhaltensmustern oder Symptombildungen zugrunde liegen könnte, und stellen dieses den Patienten versuchsweise zur Verfügung. Selbst wenn sich die Patienten unserem Verständnis nicht anschließen können, spüren sie doch, dass wir bereit sind, in ihren zunächst unverständlich erscheinenden Verhaltensweisen Berechtigung und Sinn zu erkennen.

5.4.2 Bedürfnis nach Sicherheit, Orientierung und Kontrolle

Das Bedürfnis, sich in einer unbekannten Welt zu orientieren, betrachten wir mit Grawe (2004) als elementar. Niemand möchte sich unverständlichen, unkontrollierbaren und nicht beeinflussbaren äußeren Einflüssen aussetzen. Erfahrungen von Ohnmacht, Hilflosigkeit und Kontrollverlust wirken traumatisch und tragen dazu bei, dass äußere Einflüsse nicht mehr als herausfordernd, sondern als überfordernd erlebt werden.

Die wichtige Rolle des Bedürfnisses nach Orientierung und Kontrolle wird in den Konzepten der Selbstwirksamkeit (Bandura 1997) und des von Antonovsky (1997) beschriebenen *sense of coherence* betont und ist hinreichend in seinen gesundheitsrelevanten Aspekten erforscht. Es umfasst bei einem großen Teil unserer Patienten auch das Bedürfnis nach Sicherheit.

Neben der Beachtung von Aspekten äußerer und sozialer Sicherheit ist eine Atmosphäre der Sicherheit in der therapeutischen Beziehung notwendig, damit wir unsere Patienten auch mit ängstigenden oder schambesetzten Aspekten ihres Selbst konfrontieren können. Auch kindliche, »verpönte« und perverse Wünsche und Fantasien sollen Platz haben dürfen (Sandler & Sandler 1960). Besonders in der Behandlung komplex traumatisierter

Patienten kann die Herstellung eines Gefühls von Sicherheit in der therapeutischen Beziehung eine vorrangige Aufgabe sein.

Praktisch bedeutet das für uns:

1. Die Patienten sollen unser Therapiekonzept und unser Vorgehen als *konsistent und nachvollziehbar* erleben.

Sich in die psychotherapeutische Behandlung zu in der Regel fremden Menschen zu begeben, stellt für das Grundbedürfnis nach Kontrolle und Orientierung eine nicht zu unterschätzende Herausforderung dar. Entsprechend vorrangig ist ein transparentes Vorgehen. Um jeden Preis soll bei den Patienten der Eindruck vermieden werden, etwas Geheimnisvolles oder Kryptisches geschehe mit ihnen.

2. Die Forderung nach Berücksichtigung des Bedürfnisses nach Orientierung und Kontrolle wirft in der Regel bei *höherstrukturierten Patienten* keine nennenswerten Probleme auf. Nur gelegentlich wird die Entscheidung, sich in eine psychodynamische Therapie zu begeben, durch die Erwartung, sich unbewussten Vorgängen und Abwehrmustern anzunähern, Gefühle der Verunsicherung wachrufen und Ängste aktivieren, die wir ernst nehmen müssen. Hingegen sind eher *strukturschwache Patienten*, aber auch Patienten mit *traumatischen Beziehungserfahrungen*, die einem wiederholten Erleben von Kontrollverlust ausgesetzt waren, darauf angewiesen, dass wir über weite Strecken des Therapieverlaufs aktiv für ihr Bedürfnis nach Orientierung und Kontrolle eintreten. Je nach ihrem Erfahrungshintergrund und ihrer Übertragungsdisposition kann die Vorstellung, von einem im Umgang mit dem Unbewussten als kompetent eingeschätzten Therapeuten durchschaut und »analysiert« zu werden, paranoide Fantasien und Ängste mobilisieren, die den Therapieprozess behindern können. Bei ihnen wäre es für die Ausbildung eines therapeutischen Arbeitsbündnisses höchst nachteilig, sollten sich paranoide Übertragungsfantasien einstellen, potenziell manipulativen Einflüssen ausgeliefert zu sein.

Wenn die Vorstellung, sich auf einen unüberschaubaren Prozess einzulassen, Ängste vor dem Verlust der Orientierung und Kontrolle wachruft, versuchen wir dem durch eine sorgfältige, in klarer Sprache und verständlichen Worten formulierte Erläuterung zu begegnen. Wir erläutern, dass psychodynamisches Arbeiten das explizite Ziel verfolgt, mehr Transparenz gegenüber eigenen Motivationen zu schaffen. Wir erläutern den Patienten, dass ein vertieftes Verständnis der eigenen Motivationslage und der gegen die Realisierung von Impulsen und Wünschen gerichteten Abwehrformen ihr legitimes Bedürfnis nach Kontrolle und Orientierung stärken wird. Von daher kann die Aussicht, nicht mehr im gleichen Maße wie zuvor dem Wirken unbewusster Kräfte ausgeliefert zu sein, ein Anreiz sein, sich auf einen derartigen therapeutischen Prozess einzulassen. Wir validieren die Ängste der Patienten, ermutigen sie aber auch, sich auf das Wagnis der Therapie einzulassen, und versichern ihnen, dass wir ihr Bedürfnis nach Orientierung und Kontrolle stets im Auge haben werden[2].

3. Am besten werden wir dem Grundbedürfnis unserer Patienten nach Orientierung und Kontrolle gerecht, indem wir ihnen ihr Störungsbild und die von uns geplante Behandlung in einer auf sie abgestimmten Weise *erläutern*. Das Gesetz zur Verbesserung der Rechte von Patientinnen und Patienten (2013) verlangt für jede Psychotherapie eine individualisierte Aufklärung, in der

der zu erwartende Nutzen und die Risiken der geplanten Therapie erläutert und auch Behandlungsalternativen erwähnt werden[3]. Über das initiale Aufklärungsgespräch hinaus können aufklärende Informationen in einen der Psychoedukation gewidmeten Therapieteil eingebunden und auch im weiteren Therapieverlauf bei Bedarf angeboten werden.

Wie das Bedürfnis nach Kontrolle und Orientierung im Einzelnen zu realisieren ist, hängt in hohem Maße vom Strukturniveau und den individuellen Bewältigungsstilen der Patienten ab. Grundsätzlich ermutigen wir unsere Patienten, Fragen zum therapeutischen Vorgehen zu stellen, und achten darauf, dass sie die Antwort auf die Fragen als hilfreich erleben. So können wir dem Bedürfnis nach Kontrolle und Orientierung bei einer Patientin, für die die Wahrung ihrer Autonomiebedürfnisse im Vordergrund steht, dadurch Rechnung tragen, dass wir ihr Wahlmöglichkeiten und Möglichkeiten der Mitsprache bei therapeutischen Entscheidungen einräumen. Eine Patientin mit einer dependenten Persönlichkeitsstruktur wird sich in ihrem Bedürfnis nach Kontrolle und Orientierung besonders dann verstanden fühlen, wenn ihr klare Erläuterungen und auch Empfehlungen gegeben werden[4]. Bei Patienten mit traumatischen Beziehungserfahrungen achten wir im besonderen Maße darauf und vergewissern uns durch regelmäßige Rückfragen, ob sie unsere Interventionen als hilfreich erleben und ob sie mit dem geplanten Vorgehen weiterhin einverstanden sind.

5.4.3 Grundbedürfnis nach Bindung

Die therapeutische Beziehung hat, obwohl sie sich in ihrem professionellen Charakter und ihren definierten Rollenzuweisungen deutlich von anderen, zum Beispiel freundschaftlichen oder partnerschaftlichen Beziehungen unterscheidet, dennoch den Charakter einer Bindungsbeziehung. Sie hat ihn deshalb, weil die Patienten uns sehr intime, teilweise scham- oder angstbesetzte und unbedingt schützenswerte Inhalte anvertrauen, die sie sonst nur wichtigen, ihnen nahestehenden Bezugspersonen – und oft auch nicht einmal diesen – mitteilen. Wegen der hohen Verbreitung unsicherer Bindungsmuster unter Psychotherapie-Patienten hat Psychotherapie immer auch die Funktion, die Bindungssicherheit zu erhöhen. Daher berücksichtigen wir bei unserer ressourcenbasierten Beziehungsgestaltung auch das Bedürfnis nach Bindung. Im Einzelnen können dazu folgende Überlegungen hilfreich sein:

1. Ein entscheidendes Merkmal einer ausreichend guten psychotherapeutischen Beziehung ist die *Förderung von Bindungssicherheit*. Eine sichere Bindung zeichnet sich durch ein Gleichgewicht von Autonomie und wechselseitiger »reifer« Abhängigkeit aus, die sich von einer hilflos bedürftigen Abhängigkeit unterscheidet.

Wir vermeiden eine überfürsorgliche ebenso wie eine übermäßig distanzierte Haltung. So erwarten wir von den Patienten in der Regel eine autonome Regulierung ihres Befindens zwischen den Therapiesitzungen. Andererseits erwarten wir von ihnen, dass sie in ernsthaften Notfallsituationen Hilfe in Anspruch nehmen.

2. Während private, insbesondere partnerschaftliche Beziehungen auf Dauer ausgelegt sind, ist die psychotherapeutische Beziehung von Beginn an eine *vorübergehende Beziehung*, die nach der Erreichung der Therapieziele endet. Vor allem sollte die therapeutische Beziehung nicht die wichtigste Beziehung und die Therapeutin nicht die wichtigste Person im Leben einer Patientin sein.

Die therapeutische Beziehung darf nie Selbstzweck werden. Sie soll einen begleitenden Charakter haben und auch dann, wenn sich wichtige Muster in der therapeutischen Beziehung darstellen, ihren Schwerpunkt in der Reflexion der Beziehungen im realen Lebensumfeld der Patientin sehen[5].

3. In behandlungspraktischer Hinsicht kann sich uns die Frage ergeben, wie weit wir für unsere Patientinnen auch *außerhalb der regulären Sitzungszeit* erreichbar sein sollten. Hierzu finden wir unterschiedliche Auffassungen bei Therapeuten, die Respekt verdienen. Die meisten von ihnen sind der Auffassung, dass sich Kontakte außerhalb der Therapiesitzungen grundsätzlich auf Notfallsituationen beschränken sollten.

Einige Therapeuten teilen ihren Patienten ihre mobile Telefonnummer mit – im Vertrauen darauf, dass sie verantwortungsvoll damit umgehen. Die überwiegende Erfahrung spricht dafür, dass dies nicht missbraucht wird. Es gibt aber auch Therapeuten, die das Recht für sich in Anspruch nehmen, außerhalb regulärer Sitzungen und insbesondere an Wochenenden nicht erreichbar zu sein – auch das sollte respektiert werden[6]. Weiterhin gibt es Therapeuten, die außerhalb der regulären Sitzungen auch ohne Notfallanlass E-Mail-Verkehr mit ihren Patienten pflegen. Aus unserer Sicht ist dies bei kürzeren Therapien nicht grundsätzlich abzulehnen, zumal es Untersuchungen gibt, die darauf hinweisen, dass Patienten davon profitieren können. Doch würden wir bei Langzeittherapien davon abraten, weil ein umfangreicher Kontakt mit Patienten außerhalb der regulären Therapiesitzungen ihre Fähigkeit und Bereitschaft schwächen kann, selbst Problemlösungen zu finden. Im Extremfall kann er auch das Risiko einer Abhängigkeitsentwicklung, die sich nur schwer wieder auflösen lässt, mit sich bringen.

4. Die Möglichkeit, eine therapeutische Bindung auszubilden, hängt auch davon ab, ob sich *Passungen* mit biologischen Synchronien und gemeinsam geteilten positiven Affektzuständen herstellen lassen (→ Kap. 3.3 und Kap. 3.4). Es dürfte kein Zweifel bestehen, dass persönliche Zu- oder Abneigungen sowie Aspekte von Übertragung und Gegenübertragung eine Passung zwischen Patienten und Therapeuten erleichtern oder erschweren können.

Nicht immer wird es gelingen, die Faktoren, die eine Passung beeinträchtigen, aus dem Weg zu schaffen. Wenn sich die Probleme der Passung als unüberwindlich erweisen, kann es besser sein, die Therapie bei einem anderen Therapeuten durchzuführen oder – in einem stationären Kontext – einen Wechsel des Therapeuten vorzunehmen, als die für eine erfolgreiche Therapie ungünstigen Konsequenzen einer unzureichenden Passung hinzunehmen.

5.4.4 Bedürfnis nach Selbstwertschutz und Selbstwerterhöhung

Das Bedürfnis nach Selbstwertschutz und Selbstwerterhöhung, das in jeder zwischenmenschlichen Beziehung eine wichtige Rolle spielt, betrifft auch die psychotherapeutische Situation. Die Notwendigkeit, psychotherapeutische Hilfe in Anspruch nehmen zu müssen, ist immer auch mit einer Bedrohung des Selbstwertgefühls verbunden, bedeutet sie doch nicht mehr und nicht weniger als das Eingeständnis, mit einer wichtigen Frage der Lebensbewältigung oder einer störenden Symptommanifestation nicht zurechtgekommen zu sein. Die *Bedrohung des Selbstwertgefühls* ist weitaus größer als bei der Inanspruchnahme körpermedizinischer Behandlung. Niemand wird erwarten, dass Patienten ihre körperlichen Beschwerden selbst behandeln, während sie von sich erwarten, dass sie Lebensschwierigkeiten selbst bewältigen.

Die konstruktive Mitwirkung bei einer Psychotherapie wird daher entscheidend davon abhängen, ob wir unseren Patienten ein Beziehungsangebot machen können, das einen ausreichenden Selbstwertschutz bietet. Mehr noch: Unser Therapieangebot soll ihr Selbstwertgefühl insoweit restituieren, dass sie die anstehenden therapeutischen Aufgaben mit hinreichendem Selbstvertrauen in Angriff nehmen können. Patienten, die die Erfahrung machen, dass sich die Teilnahme an der Psychotherapie positiv auf ihr Selbstwertgefühl auswirkt, werden sich ihren weiteren Aufgaben und Themen mit gestärkter Motivation zuwenden.

Die Vulnerabilität für die Bedrohung ihres Selbstwertgefühls ist unterschiedlich stark ausgeprägt. Eine extreme Vulnerabilität finden wir bei Patienten mit einer narzisstischen Persönlichkeitsstörung. Wenn wir das Bedürfnis nach Selbstwertschutz und Selbstwerterhöhung bei entsprechend vulnerablen Patienten nicht ausreichend im Blick haben, laufen wir Gefahr, ihre Kooperationsbereitschaft zu behindern und ein Verhalten zu fördern, das in erster Linie die Funktion hat, das Selbstwertgefühl in der therapeutischen Situation zu regulieren. In aller Regel wird die Schamproblematik nicht bewusst erlebt, sondern unbewusst ausagiert, durch offene oder verdeckte Opposition oder durch eine ebenso kontraproduktive Unterwerfungshaltung.

Dem Bedürfnis nach Selbstwertschutz und Selbstwerterhöhung können wir auf verschiedene Weise Rechnung tragen. Wir wollen an dieser Stelle nur in allgemeiner Hinsicht auf die Regulation des Selbstwertgefühls hinweisen[7]:

1. Am wichtigsten erscheint uns eine von wechselseitigem Respekt getragene *Beziehungsgestaltung »auf Augenhöhe«*, bei der jedoch das real existierende Machtgefälle zwischen einem auf therapeutische Hilfe angewiesenen Patienten und einem professionell agierenden Therapeuten nicht verleugnet werden darf.

Wertschätzung und Respekt vermitteln wir in aller Regel mehr durch unseren Blickkontakt, den Tonfall unserer Stimme, unsere interessierten Nachfragen und durch Nuancen unserer Formulierungen als durch direkte Äußerungen des Lobs. Dabei kann die Entlastung von Schamgefühlen eine große Bedeutung haben. Besonders entlastend ist es, wenn wir empathisch signalisieren, dass wir verstehen, wie unangenehm es sein muss, wegen ungelöster Lebensprobleme professionelle Hilfe in Anspruch nehmen zu müssen.

2. Wir können den aktiven Beitrag der Patienten zum Gelingen der Therapie hervorheben oder, wenn Fortschritte noch nicht deutlich erkennbar sind, ihr aktives Bemühen darum in den Blick rücken. Aus ressourcenorientierter Sicht empfiehlt es sich, den Patienten bei allem, was sie sagen oder tun, eine *positive Motivation zu unterstellen*, besonders dann, wenn uns ihre Verhaltensweisen oder Äußerungen im Sinne der Therapie nicht als zielführend erscheinen.

Überhaupt können wir häufiger die Gelegenheit ergreifen, den Patienten etwas Gutes über sich selbst zu sagen. Wir unterschätzen leicht, wie sehnlich Patienten sich dies wünschen – wenngleich es immer einige unter ihnen geben wird, die Schwierigkeiten haben, es anzunehmen.

3. Indem wir von unseren Patienten eine selbstverantwortliche Mitwirkung bei der Therapie und bei der Gestaltung des therapeutischen Arbeitsbündnisses erwarten, stärken wir insofern ihr Selbstwertgefühl, als wir ihre Mitwirkung für unverzichtbar und deshalb für wertvoll halten. Indem wir sie zur *Selbstfürsorge* ermutigen, stärken wir indirekt ihr Selbstwertgefühl, weil Selbstfürsorge impliziert, dass derjenige, für den gesorgt wird, auch so viel wert sein muss, dass man für ihn sorgt. Ebenso impliziert die Aufforderung zum Selbstschutz, dass derjenige, der geschützt wird, es wert ist, geschützt zu werden.

Auch eine transparente Darstellung unseres therapeutischen Ansatzes kann zur Stärkung des Selbstwertgefühls der Patienten beitragen, nicht zuletzt, weil wir ihnen damit zutrauen, seine Prinzipien und Wirkmechanismen im Grundsatz zu verstehen und nachzuvollziehen.

4. Aus der Perspektive der Ressourcenorientierung können verschiedene selbstwertschützende Strategien erwogen werden. Eine davon besteht in der *Externalisierung* eines Problems. In der Regel erleben Patienten es als entlastend, wenn wir mit dem Kunstgriff der Externalisierung das Problem gleichsam aus den Patienten hinausverlagern und ihm den Status eines äußeren Objekts verleihen, indem wir ihnen vermitteln, dass wir uns in gemeinsamer Arbeit mit ihnen »dem Problem« zuwenden wollen. Auf diese Weise kann ein Prozess der Lösungssuche initiiert werden, der das Schamgefühl des Patienten schont (Willutzki & Teismann 2013).

Allgemein gilt: Alle diese – durchaus aussichtsreichen – Strategien können leicht ihren Zweck verfehlen, wenn sie schematisch angewendet werden. Ob die beabsichtigte selbstwertstärkende Wirkung eintritt oder nicht, können wir nicht im Vorhinein wissen. Entscheidend ist auch hier die Rückmeldung der Patienten, oft auch die Beobachtung ihrer Gesichtsmimik, und weitere Informationsquellen, mit denen die Patienten uns anzeigen, wie sie die Intervention aufgenommen haben (→ Kap. 5.8.5).

5. Differenziert wollen wir auch die sogenannte *»Entpathologisierung«* von Verhaltensmustern und Symptomausprägungen betrachten, eine Interventionsform, bei der nicht die Reaktionsweise der Patientin, sondern die traumatischen Umstände, zu deren Bewältigung das fragliche Verhalten entwickelt wurde, als »nicht normal« beschrieben werden. Diese Form der Entpathologisierung kann zur Selbstwertstärkung beitragen, indem sie den Patienten das Etikett des Pathologischen erspart und sie von unangemessenen Schuld- oder Versagensgefühlen entlastet.

So können wir einer Patientin vermitteln, dass sie das Bestmögliche getan hat, um eine schwierige Situation zu bewältigen, auch wenn das Ergebnis für sie nicht befriedigend ist. Unser gut gemeinter Versuch, eine Selbstwertstärkung über eine Entpathologisierung zu erreichen, wird dann scheitern, wenn er so aufgefasst wird, als wollten wir die Schwere des Störungsbildes bagatellisieren und, wie schon frühe Bezugspersonen es taten, suggerieren, alles sei »nicht so schlimm«.

6. Eine besondere Aufmerksamkeit darf noch die Frage beanspruchen, welche Rolle das *Loben* von Patienten spielen sollte. Auch hierzu möchten wir einige Überlegungen beisteuern:
   - Eine von Therapeuten häufig praktizierte Form, ihren Patienten Anerkennung, Bestätigung und eine Stärkung des Selbstwertgefühls zu vermitteln, besteht darin, sie für ihre Mitarbeit oder für erreichte Fortschritte zu *loben*.

     Besonders von psychoanalytischer Seite wurde hierbei meist zu Vorsicht und Zurückhaltung geraten, in der Regel unter Hinweis auf die dadurch behinderte Entfaltung einer negativen Übertragung. Tatsächlich kann es kontraproduktiv sein, Patienten zu loben, wenn wir den Eindruck gewinnen, dass sie mehr davon profitieren, auf der Basis einer sicheren therapeutischen Allianz negative Übertragungsaspekte auf uns zu projizieren und ihre Wut und Enttäuschung gegen uns zu richten. In den meisten anderen Fällen dürfte es aber vorteilhaft sein, Patienten Lob für ihre Mitarbeit und das von ihnen Erreichte auszusprechen, weil viele von ihnen ihren eigenen Beitrag zum Gelingen einer Therapie und die häufig auch kleinen Fortschritte nicht genügend wertschätzen können. Überhöhte Ansprüche an die eigene Leistungsfähigkeit können auf diese Weise ein Gegengewicht erfahren. Selbst wenn greifbare Fortschritte noch nicht erkennbar sind, sollten die Anstrengungen und Bemühungen der Patienten gewürdigt werden. Auch hier folgen wir dem Grundsatz, dass wir uns von unserer spontanen Eingebung leiten lassen sollten und unserem Impuls, unsere Patienten zu loben, dann folgen sollten, wenn wir das Gefühl haben, dass es ehrlich gemeint ist und gut zu der aktuellen Situation passt.
   - Dennoch raten wir dazu, die *Vorteile und Nachteile*, die das Loben von Patienten mit sich bringen kann, sorgfältig gegeneinander abzuwägen. Vor allem sind wir darauf eingestellt, dass Patienten das Lob entsprechend ihrer individuellen Übertragungsdisposition auf unterschiedliche Weise negativ empfinden können.

     Besonders wenn wir dazu neigen, Patienten für sehr kleine Fortschritte zu loben, oder wenn ausgeprägte negative Grundüberzeugungen die Persönlichkeit eines Patienten beherrschen, können Äußerungen des Lobs oder Komplimente einen gegenteiligen Effekt bewirken. Im Extremfall werden sie wie Hohn empfunden, als wollten wir uns *über* ihre Defizite lustig machen. Manche Patienten können auch das Gefühl entwickeln, dass sie in der Therapie nur deshalb etwas »wert« sind, weil sie Fortschritte machen und dadurch unsere Bedürfnisse befriedigen. Je nachdem, in welchem Ausmaß narzisstische Strukturanteile die Persönlichkeit des Patienten prägen, kann Lob auch als kleinmachendes »Schulterklopfen« von oben herab erlebt werden. Im Extremfall wird ein narzisstisch strukturierter Patient eher bereit sein, die »gute Arbeit« seines Therapeuten zu loben, als dessen Lob entgegenzunehmen. Doch können wir, sofern die Beziehung dies zulässt, auch Patienten mit einer narzisstischen Persönlichkeit gut loben, wenn wir darauf achten, Respekt und Bewunderung nicht von oben herab, sondern eher »von unten herauf« ausdrücken.

- Weniger kritisch sind unterschwellig suggestive Formen der subtilen Selbstwertstärkung anzusehen.

  Wenn wir eher beiläufig und im Nebensatz eine positive Eigenschaft des Patienten erwähnen, kann unser Patient das darin enthaltene Lob gleichsam stillschweigend in sein Selbstbild aufnehmen, ohne dass eine Scham- oder Abwehrreaktion einsetzen muss, die den Effekt zunichte machen könnte.

- Die theoretisch immer vorhandene Möglichkeit, dass von einem therapeutisch eingesetzten Lob eine negative Wirkung ausgeht, sollte uns nicht davon abhalten, Lob und Anerkennung auszusprechen, wenn wir dies für angemessen und hilfreich halten. Lediglich registrieren wir sorgfältig, wie der Patient damit umgeht, um einen möglichen Bruch in der therapeutischen Beziehung frühzeitig zu erkennen und zu reparieren. Voraussetzung für eine wirksame Reparatur des Bruchs in der Bindungsbeziehung ist lediglich unsere Bereitschaft, authentisch auf die Perspektive des Patienten einzugehen.

  So können wir authentisch Verständnis dafür äußern, dass es wie Hohn empfunden werden kann, wenn kleinste Fortschritte, die von den meisten Menschen als Selbstverständlichkeit empfunden werden, so gelobt werden, als seien sie große Errungenschaften. Wir können anerkennen, dass durch das Loben leicht der Eindruck entstehen kann, man sei nur etwas wert, wenn man Fortschritte mache, oder dass Loben auch als klein machend empfunden werden kann[8].

5.4.5 Das Bedürfnis nach Lustgewinn und Unlustvermeidung

Dass Menschen danach streben, Erfahrungen zu machen, die ihnen Freude, Lust und Spaß verschaffen, und Erfahrungen vermeiden, die ihnen unangenehme und unlustvolle Zustände bereiten, ist uns unmittelbar nachvollziehbar. Die handlungsleitende Wirkung des von der Psychoanalyse unter dem Begriff des Lust-Unlust-Prinzips (Freud 1900) beschriebenen Motivationssystems wurde vielfältig empirisch belegt. Es stellt ein basales Motivationssystem dar, das affektive Erfahrungen danach bewertet, ob sie lustvoll oder unlustvoll sind (Emde 1988). Das Lustprinzip spielt auch in jüngeren Theorien, etwa bei dem Begriff des »Flow« (Csikszentmihalyi 2019) eine wichtige Rolle. Entscheidend ist, dass Lust- und Unlusterfahrungen nicht durch die vermeintlich objektive Eigenschaft von Reizen, sondern durch biologisch und kulturell geprägte emotional-kognitive Bewertungsprozesse entstehen.

Wir sollten davon ausgehen, dass Patienten auch im therapeutischen Kontext ihr Grundbedürfnis nach angenehmen und lustvollen Erfahrungen realisieren und unangenehme und unlustvolle Erfahrungen vermeiden wollen. Es wäre unrealistisch, dies ignorieren zu wollen. Auch denken wir, dass an die Stelle der traditionellen Vernachlässigung freudvoller Affekte in der psychodynamischen Therapie (Heisterkamp 1999) eine *wertschätzende Würdigung der Freude-Affekte* treten sollte. Wir begrüßen es ausdrücklich, wenn Patienten gerne zur Therapiesitzung kommen und uns wissen lassen, dass sie sich auf ihre nächste Therapiesitzung freuen. Nach unserer Auffassung ist es nicht nur möglich, sondern geboten, unseren Patienten für die notwendige Beschäftigung mit negativen Affekten eine Atmosphäre bereitzustellen, die ihnen positive Gesamterfahrung gestattet[9].

Zum Schluss sollte noch der *Humor* als eine unschätzbare Ressource erwähnt werden. Er kann die Freude an der Psychotherapie erhöhen und die unvermeidlichen unangenehmen Momente abmildern. Wenn es uns gelingt, gemeinsam mit unseren Patienten eine humorvolle Perspektive einzunehmen und von Humor geprägte Interaktionen herzustellen, kann dies selbstwertstärkend und bindungsstiftend wirken. Allein das Bewusstsein, humorvoll miteinander umgehen zu können, schafft eine Gemeinschaft derer, die es schaffen, sich auf wohltuende Weise von einer humorlosen Umgebung zu unterscheiden. Es ist immer wieder erstaunlich zu erleben, in welchem Maße auch schwer gestörte Patienten zu einer humorvollen Begegnung in der Lage sind, wenn wir ihnen Gelegenheit geben, diese Seite ihrer Person sichtbar werden zu lassen.

Zwar lässt sich Humor nicht behandlungstechnisch planen, und auch sind weder alle Patienten noch alle Therapeuten zu humorvollen Interaktionen in der Lage. Doch entdecken wir oft zu spät, welche Potenziale wir ungenutzt gelassen haben, wenn wir den oft ausgeprägtem Sinn unserer Patienten für Humor übersehen und nicht genügend in die Therapie einbezogen haben.

Weiterführende Literatur

Antonovsky A (1997). Salutogenese. Zur Entmystifizierung der Gesundheit. Tübingen: DGVT.

Brunner J (2016). Ressourcenorientierte Psychotherapie. Psychotherapeut 61:255–270.

Csikszentmihalyi M (2019). Flow: Das Geheimnis des Glücks. S7. Aufl. Stuttgart: Klett-Cotta.

Gesetz zur Verbesserung der Rechte von Patientinnen und Patienten (2013). Bundesgesetzblatt (BGBl) (2013). Bundesanzeiger Verlag, 25. Februar 2013, S. 277.

Grawe K (2004). Neuropsychotherapie. Göttingen: Hogrefe.

Heisterkamp G (1999). Zur Freude in der analytischen Psychotherapie. Psyche – Z Psychoanal 53, 1247–1265.

Sandler J (1960). Sicherheitsgefühl und Wahrnehmungsvorgang. Psyche – Z Psychoanal 15, 124–131.

Willutzki U, Teismann T (2013). Ressourcenaktivierung in der Psychotherapie. Göttingen: Hogrefe.

Anmerkungen

1 Der Theorie von Grawe (2004) zufolge strebt der Organismus nach Konsistenz, d. h. einer Vereinbarkeit gleichzeitig ablaufender neuronaler und psychischer Prozesse. Im Laufe des Lebens entwickeln sich motivationale Schemata, wobei Annäherungsschemata das Ziel verfolgen, Grundbedürfnisse zu befriedigen, und Vermeidungsschemata dazu dienen, die Person vor Verletzungen, Bedrohungen und Enttäuschungen zu schützen. Zu Inkongruenz kommt es, wenn die aktivierten motivationalen Ziele verfehlt werden. Motivationale Diskordanz entsteht, wenn Annäherungs- und Vermeidungstendenzen gleichzeitig aktiviert werden und einander hemmen. Inkongruenz und Diskordanz sind wichtige

Formen von Inkonsistenz im psychischen Geschehen. Um Konsistenz zu erreichen, müssen die Grundbedürfnisse ausgeglichen und die motivationalen Ziele erreicht werden.

2 Mitunter gilt die Sorge einiger Patienten der Methode der freien Assoziation und der Frage, wohin diese sie führen wird. Tatsächlich könnte ein Patient beim freien Assoziieren auf einen Gedanken oder Einfall stoßen, der ihm unangenehm ist und den er gerne vermieden hätte. Auch können Erinnerungen auftreten, die Scham oder andere Gefühle wachrufen. Wir können diese Ängste dadurch reduzieren, dass wir die Mobilisierung unbewusster Prozesse sparsam und gezielt fördern und den bewussten Gedanken und Überlegungen unserer Patienten die gleiche Aufmerksamkeit schenken wie ihren möglichen unbewussten Determinanten (→ Kap. 6.2.5).

3 Die Notwendigkeit einer Aufklärung ist bindend. Juristisch kann eine mangelhafte Aufklärung als Kunstfehler und eine Psychotherapie ohne Aufklärung als Körperverletzung aufgefasst werden.

4 In der konfliktorientierten Behandlung höherstrukturierter Patienten, die in ihrer Lebensgeschichte keine einschneidenden Verletzungen ihres Bedürfnisses nach Kontrolle und Orientierung erlebt haben, wäre ein solches Vorgehen eher kontraproduktiv. Wiederholte Aufforderungen zu therapiebezogenen Entscheidungen würden die Annäherung an die unbewusste Konfliktdynamik mehr stören als fördern.

5 So ist es unter einem ressourcenorientierten Blickwinkel nicht unbedenklich, wenn Patienten bei einer analytischen Behandlung von 4 bis 5 Wochenstunden mehr Gesprächszeit mit ihrem Therapeuten verbringen als mit ihren Partnern oder ihren nächsten Angehörigen. Wir wollen nicht bestreiten, dass dies im Einzelfall auch einmal notwendig sein kann, wenn eine spezifische Problematik kaum anders als durch eine Wiederbelebung früher Beziehungsmuster in der Übertragung auf die Therapeutin behandelbar erscheint. Dies sollte aber nach unserer Auffassung gut überlegt und immer mit sorgfältiger Indikationsstellung gegen die drohende Gefahr einer Abhängigkeitsentwicklung abgewogen werden.

6 Therapeuten, die ihren Patientinnen ihre mobile Telefonnummer für Notfälle zur Verfügung stellen, sollten bedenken, dass sie realistischerweise nicht immer erreichbar sein werden, und ihnen für den Ernstfall auch alternative Ansprechpartner, zum Beispiel Kliniken, benennen.

7 Auf spezifische ressourcenorientierte Techniken zur Stärkung von Ich-Funktionen gehen wir in Kapitel 7.4 ein.

8 Entscheidend ist, dass wir in der Beziehung zu unseren Patienten authentisch bleiben. In eine nicht einfache Situation können wir geraten, wenn eine Patientin uns vorhält, wir hätten das Lob lediglich strategisch eingesetzt, ohne davon innerlich überzeugt zu sein. Statt abzustreiten, dass das Lob auch strategisch eingesetzt wurde, halten wir es für günstiger, authentisch und ohne jedes Schuldgefühl einzuräumen, dass wir immer *auch* strategisch arbeiten. In aller Regel wissen die Patienten unsere authentische Reaktion zu schätzen, während sie ratlos und hilflos zurückbleiben, wenn sie den Eindruck gewinnen, dass wir mit ihnen nicht authentisch umgehen. Problematisch ist ein unauthentisches Verhalten von uns nicht nur wegen der einsetzenden Verstimmung – »... und wenn sie auch die Absicht hat, den Freunden wohlzuthun, so fühlt man Absicht und man ist verstimmt.« (J. W. Goethe, Torquato Tasso II.1) – sondern wegen der Tatsache, dass sich über die Frage unserer Authentizität nur schwer eine Klärung im Gespräch herbeiführen lässt.

9 Lediglich sollten wir uns immer wieder klarmachen, dass wir das, was unsere Patienten als angenehm, lustvoll und Freude spendend oder als unangenehm, unlustvoll oder frustrierend erleben, meist nur annähernd einschätzen können. Wir können uns dabei irren und sind gut beraten, die Einschätzung der Patienten für bedeutsamer zu halten als unsere eigene. Deshalb schlagen Belohnungssysteme, die auf Vorstellungen von Therapeuten beruhen, was Patienten vermutlich als angenehm oder unangenehm, als lustvoll oder unlustvoll erleben, regelmäßig fehl, solange sie nicht durch entsprechende Rückmeldungen der Patienten gedeckt sind.

5.5 Das Prinzip der Kooperation und die therapeutische Allianz

5.5.1 Das Konzept der therapeutischen Allianz

Die große Bedeutung einer tragfähigen therapeutischen Beziehung für den Erfolg jeder psychotherapeutischen Behandlung ist seit langem bekannt und wurde vielfältig empirisch bestätigt.

In der psychoanalytischen Tradition finden wir dazu die Begriffe der therapeutischen Allianz und des Arbeitsbündnisses. Freud (1912, S. 371) hatte die therapeutische Beziehung stets im Zusammenhang mit der Übertragung verstanden und eine »bewusstseinsfähige und unanstößige Komponente« der Übertragung beschrieben. Die Kraft, sich auf eine analytische Beziehung einzulassen, stammt aus der Bindung an den Therapeuten (Freud 1916–17). Für Zetzel (1966) reflektiert die therapeutische Allianz positive Aspekte der Mutter-Beziehung, bei der der Therapeut bei der Fähigkeit des Patienten anknüpft, eine Bindung an die frühe Bezugsperson zu entwickeln. Die Analogie zur »ausreichend guten Mutter« stellte auch Winnicott (1953) her. Greenson (1965) prägte unter einer ich-psychologischen Perspektive den Begriff der Arbeitsbeziehung und verstand darunter die Fähigkeit von Patienten und Therapeuten, gemeinsam an Therapiezielen zu arbeiten. Auf das Gefühl der Sicherheit als Voraussetzung für eine erfolgreiche therapeutische Arbeit haben besonders Sandler et al. (2019) hingewiesen.

Die Unterscheidung zwischen einer Übertragung, die mit einer verzerrten Wahrnehmung der Realität verbunden ist, und einer »realistischen«, »übertragungsfreien« Beziehung als Grundlage des Arbeitsbündnisses gilt heute als fragwürdig, unterstellt sie doch einen Realitätsbegriff, dessen scheinbare Evidenz nicht genügend hinterfragt wird. Auch jede Arbeitsbeziehung kann im Kontext einer Übertragungsbeziehung verstanden werden. Wir denken, dass ein Begriff des Arbeitsbündnisses, der Aspekte von Rationalität, Realitätsorientierung, Objektivität und Gegenseitigkeit ins Zentrum rückt, die rationalen Komponenten überschätzt (Deserno 2016; Krause 2012). Vermutlich kommt es mehr darauf an, dass wir unseren Patienten und uns die notwendige emotionale Basis für die gemeinsame Arbeit bereitstellen.

Ein heute weiterhin akzeptiertes schulübergreifendes und transtheoretisches Konzept der *therapeutischen Allianz*, das auch uns bei unserem therapeutischen Vorgehen leitet, hat Bordin (1979) vorgelegt. Es nimmt Bezug auf das Modell des Arbeitsbündnisses von Greenson (1965), hebt jedoch stärker die kooperativen und emotionalen Aspekte der therapeutischen Beziehung hervor. In diesem Sinne fassen wir die therapeutische Allianz als ein gemeinsames Unternehmen auf, das drei sich wechselseitig beeinflussende Komponenten enthält:

- eine *Übereinstimmung hinsichtlich der Ziele*, die für die gemeinsame Arbeit vereinbart werden,
- eine *Übereinstimmung hinsichtlich der Aufgaben*, die während der gemeinsamen Arbeit mit unseren Patienten zu erledigen sind, um diese Ziele zu erreichen,
- eine *Übereinstimmung in Form einer Bindungsbeziehung*, die als emotionale Grundlage für die Zusammenarbeit dient.

Das Modell impliziert, dass die genannten Elemente nicht immer realisiert werden können und *Brüche der therapeutischen Allianz* vorkommen *können*. Sie lassen sich jedoch reparieren, wenn sie erkannt werden (Safran & Muran 2000; → Kap. 5.8). Besonders bei

Patienten mit schwereren Störungsbildern müssen wir davon ausgehen, dass das Arbeitsbündnis fortgesetzt gefährdet ist und Brüche der therapeutischen Beziehung eher die Regel als die Ausnahme sind.

Die Bedeutung der therapeutischen Allianz ist durch eine *Vielzahl von Studien* belegt. Keine andere Prozessvariable wurde in der Psychotherapieforschung häufiger untersucht. In einer überwältigend großen Zahl von Studien konnte gezeigt werden, dass die von Patienten eingeschätzte Qualität der therapeutischen Allianz unabhängig von der Art der Behandlung der sicherste Prädiktor des Therapieergebnisses ist (Norcross & Wampold 2011)[1]. Weitaus mehr als die therapeutenseitige trägt die patientenseitige Einschätzung der therapeutischen Allianz zur Prädiktion des Therapieergebnisses bei. Dabei korrelieren die Perspektiven von Patienten und Therapeuten nur mäßig miteinander (Horvath & Bedi 2002). Patienten- und Therapeuten-Merkmale beeinflussen die Charakteristika der therapeutischen Allianz. Betrachten wir den in Kap. 3.10.1 dargestellten Einfluss der Person des Therapeuten auf das Behandlungsergebnis, so zeigt sich, dass sich dieser Einfluss nahezu vollständig aus der Fähigkeit des Therapeuten erklärt, eine tragfähige therapeutische Allianz herzustellen (Anderson et al. 2009; Dinger et al. 2008; Schauenburg et al. 2010).

5.5.2 Kooperation und die Bedeutung der Grundbedürfnisse

Die kooperative Natur des therapeutischen Prozesses impliziert, dass Therapeuten und Patienten in gleicher Weise zum Gelingen der Therapie beitragen.

- Der Beitrag der *Patienten* besteht darin, die Ziele, die sie mithilfe der Therapie erreichen wollen, mit uns auszuhandeln, und mit uns in einen Prozess gemeinsamer Arbeit einzutreten, um sie zu erreichen.

  Sie sind darauf eingestellt, dass sie sich auch mit negativen Gefühlen konfrontieren und in der Therapie Erarbeitetes in ihrem Alltag umsetzen müssen. Im weiteren Therapieverlauf sollten sie auftretende Schwierigkeiten bei der Realisierung einer hilfreichen therapeutischen Beziehung so offen, wie es ihnen möglich ist, zum Ausdruck bringen, um uns die Gelegenheit zu geben, Missverständnisse zu klären und Brüche in der therapeutischen Beziehung zu reparieren.

- Als *Therapeuten* sind wir bereit, unsere Patienten in aller Form bei der von ihnen zu leistenden Arbeit zu unterstützen. Dafür müssen wir die atmosphärischen Voraussetzungen schaffen und die therapeutische Beziehung so gestalten, dass die Patienten sich auf die Therapie einlassen können. Wir sind berechtigt, die Unterstützung unserer Patienten einzufordern – die Patienten haben das Recht, unsere Unterstützung zu erhalten. Wir akzeptieren, dass nicht wir es sind, die die Ziele und Aufgaben der Therapie vorgeben. Vielmehr motivieren wir unsere Patienten, Therapieaufträge zu formulieren, und handeln mit ihnen aus, worin die gemeinsame Arbeit bestehen kann.

  Wir erläutern unseren Patienten die kooperative Natur der therapeutischen Beziehung gerne mit dem Hinweis, dass wir zwar unser Expertenwissen einbringen, jedoch auf die Mithilfe des Patienten als Experten für sich selbst angewiesen sind.

Dabei verwenden wir gerne die anschauliche Formel, dass jeder, Patient wie Therapeut, 50 % zum Gelingen der Therapie beitragen muss. Damit übernimmt auch jeder zu 50 % die Verantwortung für das Gelingen der Therapie. Wir weisen die Patienten auch darauf hin, dass Schwierigkeiten auftreten, aber gemeinsam gelöst, und Brüche der therapeutischen Allianz vorkommen und repariert werden können (→ Kap. 5.8).

Auf einige Aspekte möchten wir an dieser Stelle besonders hinweisen:

1. Wir hatten bereits in Kapitel 4.4.1 erwähnt, dass Therapieziele einer *dynamischen Entwicklung* unterworfen sind und sich im weiteren Therapieverlauf ändern können. Das bedeutet, dass die zu Beginn einer Therapie ausgehandelten Ziele und Aufgaben kontinuierlich nachverhandelt werden müssen.

Wir überprüfen daher immer wieder, ob die vereinbarten Therapieziele noch gültig sind oder eine Anpassung an die veränderten Bedürfnisse der Patienten notwendig ist. Dies gilt ebenso für die Aufgaben, die gemeinsam in Angriff genommen werden sollen, gleichgültig, ob die zentrale Aufgabenstellung in einer Annäherung an einen unbewussten Konflikt, in der strukturbezogenen Arbeit an Ich-Funktionen oder in der Reduktion traumatischer Stressbelastung besteht.

2. Das Prinzip »gemeinsame Ziele, gemeinsame Aufgaben und eine tragfähige emotionale Beziehung« (Bordin 1979) leitet unsere Arbeit. Es gibt den Patienten und uns Orientierung; gleichzeitig wissen wir, wie *störanfällig* diese drei Qualitäten sein können.

Unsere reflektierende psychodynamische Grundhaltung wird uns davor bewahren, ausschließlich normativ mit dieser Störanfälligkeit umzugehen. Vielmehr werden wir uns dafür interessieren, welche situativen, ich-strukturellen und motivationalen Gründe es unseren Patienten schwer machen, das Prinzip zur Grundlage einer kooperativen therapeutischen Beziehung zu machen. So sehr wir das Prinzip als Richtschnur schätzen, so sehr bedarf es einer Relativierung. Es ist weder möglich noch notwendig, alle mit einer Psychotherapie verbundenen Anliegen zu explizieren. Besonders Aufträge, die sich auf die Befriedigung menschlicher Grundbedürfnisse – nach Sicherheit, Orientierung, Kontrolle, Bindung, Selbstwertschutz, aber auch die Vermeidung stärkerer Unlusterfahrungen – beziehen, werden implizit erteilt und begründen einen legitimen Anspruch, in einer Therapie Berücksichtigung zu finden (Boessmann 2005).

3. Meist ist es auch nicht notwendig und manchmal der Entwicklung der emotionalen Verbindung abträglich, wenn wir für jeden Teilschritt einer gemeinsamen therapeutischen Aufgabe einen *expliziten Therapieauftrag* einholen. Das mag sich erübrigen, wenn der Therapieprozess offensichtlich in die Richtung der gewünschten Therapieziele verläuft. Doch kommt es – besonders wenn der erwartete Therapiefortschritt ausbleibt, leicht vor, dass wir einen Therapieauftrag als *implizit gegeben* annehmen und eine explizite Formulierung für verzichtbar halten, weil wir stillschweigend, jedoch irrtümlich davon ausgehen, dass unser eigenes Verständnis des Therapieauftrags mit dem Verständnis der Patienten identisch sei. Wir arbeiten dann an Aufträgen, die uns von den Patienten nie erteilt wurden. Einer derartigen Fehlentwicklung können wir nur durch

eine wiederholte präzise Aufklärung begegnen.

Daher bleibt es unserer klinischen Intuition und momentanen Einschätzung überlassen, wie weit wir von unseren Patienten explizite Therapieaufträge einholen sollten oder von implizit erteilten Aufträgen ausgehen können. Therapieaufträge sind jederzeit korrigierbar. Vorteilhaft ist es daher, wenn uns ein konstruktiver Zweifel begleitet, ob unsere Arbeit noch durch einen Auftrag des Patienten gedeckt ist. Er ermöglicht uns, wann immer es uns notwendig erscheint, eine zügige Auftragsklärung vorzunehmen, und schützt uns vor der Gefahr, an einem Auftrag zu arbeiten, den wir nicht erhalten haben.

4. Wie wir ausführlich dargestellt haben, muss es uns ein großes Anliegen sein, für eine *positive emotionale Verbindung* mit unseren Patienten zu sorgen. Für Krause et al. (1998) umfasst eine tragfähige therapeutische Allianz immer auch ein *Gefühl subjektiver Zufriedenheit*: Der Patient soll das Gefühl haben, beim »richtigen« Therapeuten zu sein.

Wir achten daher besonders auf die sich entwickelnde Atmosphäre in der Therapie. Nonverbale Signale, die auf eine Entspannung des Patienten hindeuten, können Indikatoren für eine zunehmende Synchronie in der therapeutischen Beziehung sein (→ Kap. 3.4.4). In aller Regel wird auch unsere Gegenübertragung von überwiegend positiven Emotionen, konstruktiven Gedanken und überwiegend positiven Körpergefühlen geprägt sein, wenn sich ein positiver Therapieprozess entwickelt.

5. Aus der von uns favorisierten ressourcenorientierten Perspektive kommt es wesentlich darauf an, dass die zentralen Grundbedürfnisse nicht nur auf Seiten unserer Patienten und auf unserer Seite berücksichtigt werden.

Nicht nur die Patienten, auch wir brauchen ein Mindestmaß an Orientierung und Kontrolle, um uns der vor ihnen liegenden Arbeit zuwenden zu können. Nicht nur müssen sich die Patienten auf uns verlassen können; auch wir sind auf die Kooperation unserer Patienten angewiesen. Beide Seiten – die Patienten ebenso wie wir selbst – müssen sich sicher genug fühlen, um sich auf eine therapeutische Beziehung einlassen zu können, die intensive Nähe mit professioneller Distanz verbindet. Nicht nur die Patienten, sondern auch wir haben einen berechtigten Anspruch, nicht verletzt oder gekränkt zu werden. Und es ist von großem Vorteil, wenn bei der gemeinsamen Arbeit – gerade auch bei schwierigen Themen – nicht unlustvolle, sondern positiv getönte Affekte von Zuversicht und Bewältigung überwiegen. Alle diese Bedingungen müssen erfüllt sein, damit beide, Therapeuten wie Patienten, ein Gefühl der Hingabe an die Ziele der Therapie entwickeln und den inneren und äußeren Belastungen, denen die Therapie ausgesetzt sein wird, standhalten können (Hatcher 1999).

5.5.3 Indikatoren für einen in Gang gekommenen Therapieprozess

Wie können wir einschätzen, ob sich der von uns begleitete therapeutischen Prozess ausreichend im Sinne der angestrebten Therapieziele fortbewegt? Welche Indikatoren sprechen dafür, dass ein Therapieprozess in Gang gekommen ist? Einige Kriterien können sein (Hoffmann 2019):

1. In der Regel spricht es für einen erfolgreichen Therapieverlauf, wenn die tatsächlich *am stärksten belastenden und im Sinne der Zieldefinition relevanten Themen* in den Therapiesitzungen mit ausreichender emotionaler Beteiligung angesprochen werden, der Patient erkennbar an der Lösung seiner Probleme arbeitet und dabei seine – und auch unsere – Belastung sich im optimalen Fenster des Erregungsniveaus bewegt.

2. Indikator eines günstigen Therapieverlaufs kann es sein, wenn im Laufe der Therapiesitzungen *Blockaden aufgelöst* werden und eine zuvor aus unterschiedlichen Gründen blockierte therapeutische Arbeit wieder möglich wird.

3. Eine *symptomatische Besserung* kann ebenfalls als Hinweis auf einen in Gang gekommenen Therapieprozess gewertet werden. Allerdings haben wir es hier mit einem unzuverlässigen Indikator zu tun, denn symptomatische Besserung muss nicht in jedem Fall auf die Auflösung einer zugrundeliegenden Konfliktproblematik zurückzuführen sein. Sie kann auch durch den Wegfall äußerer Belastungen bedingt sein – mit der Folge, dass bei einer erneuten Zunahme der äußeren Belastung mit ihrem Wiederauftreten gerechnet werden muss.

4. Ein Therapieprozess ist offensichtlich in Gang gekommen, wenn die Therapiesitzungen einen *inhaltlichen Zusammenhang* erkennen lassen, wenn Inhalte und Themen wiederkehren oder wenn Patienten von sich aus auf ein Thema der letzten Sitzungen zurückkommen. Wird hingegen in jeder Sitzung eine neue Thematik angesprochen, deutet dies auch dann, wenn die Bearbeitung produktiv verläuft, darauf hin, dass ein zugrunde liegendes Thema, das die Stunden verbinden könnte, noch zu angstbesetzt ist, um durchgängig behandelt zu werden.

5. Für einen in Gang gekommenen Therapieprozess spricht es auch, wenn Patienten, die sich, dem Muster medizinischer Behandlungen folgend, zunächst ganz oder überwiegend unserer Kompetenz und Hilfe anvertraut hatten, beginnen, *Verantwortung für die Therapie zu übernehmen*, dafür sorgen, dass die Sitzungen regulär stattfinden können, und aktiv fokusbezogene Gedanken und Gefühle einbringen.

> Doch sollten wir bei der Einschätzung des Therapiefortschritts vorsichtig sein, da unbewusste Faktoren wie der Wunsch, dem Patienten in jedem Falle helfen zu wollen, oder das gut verständliche Bedürfnis, eine erfolgreiche Therapie durchführen zu wollen, unseren Blick leicht trüben können. Umgekehrt kann es auch vorkommen, dass Patienten für sich einen Gewinn aus der Therapie ziehen, den wir nicht erwartet hätten, und einen Therapiefortschritt wahrnehmen, der unserer Aufmerksamkeit entgangen war.

Valider als unsere Einschätzungen sind in der Regel die *Einschätzungen der Patienten.* Die meisten Patienten haben ein recht gutes subjektives Gefühl, ob sie sich einem für sie gewinnbringenden therapeutischen Prozess annähern. Viele benutzen dafür die Metapher des Weges und können angeben, ob sie glauben, sich auf »einem guten Wege« oder »auf dem richtigen Wege« zu befinden. Wir halten derartige Aussagen von Patienten, die auf einem Bauchgefühl beruhen, trotz ihres unpräzisen Charakters für bedeutsam, da in ihnen eine Vielzahl von Aspekten des impliziten Beziehungswissens einen Ausdruck finden.

Aus den genannten Gründen möchten wir die uns besonders wichtig erscheinende und einfach durchzuführende Möglichkeit erwähnen, nach der Zufriedenheit des Patienten mit dem Stand der Therapie zu *fragen*. Trotz der geschilderten Breite der Möglichkeiten zur Einschätzung des Therapieprozesses hat für uns diese Frage einen besonderen Stellenwert. Sie spiegelt unsere Auffassung wider, dass es vor allem *Sache des Patienten und nicht so sehr unsere Sache ist, zu beurteilen, ob die Therapie ihm hilft*.

Wir fragen daher unsere Patienten,

- wie zufrieden sie mit dem bisherigen Verlauf der Therapie sind,
- ob sie das Gefühl haben, sich auf für sie wichtige Themen und Problembereiche zuzubewegen,
- ob sie die mit der therapeutischen Arbeit notwendigerweise verbundene Belastung angemessen finden, oder ob sie sich zu sehr belastet oder vielleicht auch unterfordert fühlen.

Darüber hinaus kann die Frage uns in verschiedener Hinsicht helfen, Klarheit zu schaffen:

1. Indem wir unseren Patienten die Möglichkeit geben, ihre *Unzufriedenheit* mit dem Fortschritt der Therapie zu äußern, können wir mit ihnen klären, was genau ihre Unzufriedenheit ausgelöst hat. Möglicherweise lassen sich auch Brüche in der therapeutischen Beziehung identifizieren.

Gelegentlich werden wir zu dem Schluss kommen, dass die von uns gewählte Perspektive auf das, was in der Therapie erreicht werden sollte, zu eng gefasst war und mehr unserer Bedürfnislage als der der Patienten entsprach. Möglicherweise haben wir unser Progressionsverständnis zu sehr auf eine Reduktion der vorherrschen Symptomatik eingeengt und dabei übersehen, dass die aktuelle Symptomatik die zurzeit bestmögliche Lösung einer umfassenden Problemsituation darstellt – deren Verständnis für die Patientin vielleicht eine höhere Priorität hat als die Reduktion ihrer aktuellen Symptomatik.

2. Wir können gemeinsam *neue Therapieziele* festlegen, deren Erarbeitung mehr als die zu Therapiebeginn vereinbarten Ziele der aktuellen Bedürfnislage der Patienten entspricht.

3. Nicht selten kommt es vor, dass Patienten über Fortschritte berichten, die uns entgangen sind, oder eine Zufriedenheit mit dem bisherigen Therapieverlauf angeben, die wir nicht erwartet hätten.

5.5.4 Therapiemotivation

Therapiemotivation ist nach heutiger Auffassung nicht ein Merkmal eines Patienten, sondern ein komplexes interpersonelles Phänomen, das sich im Laufe einer Therapie oft erst entwickeln muss. Es betrifft uns in gleicher Weise wie die Patienten, und in der Regel tragen wir eine Mitverantwortung, ob sich die für eine gelingende psychotherapeutische Arbeit notwendige Therapiemotivation entwickelt oder nicht. Einem Patienten mangelnde Therapiemotivation anzulasten, wenn er die Patientenrolle nicht so wahrnimmt, wie wir es von ihm erwarten, verlagert das Problem ausschließlich auf ihn. Dazu folgende Überlegungen:

1. Aus unserer ressourcenorientierten Perspektive kann eine legitime Therapiemotivation auch darin bestehen, eine *Stabilisierung der emotionalen Befindlichkeit* anzustreben. Wir erwarten nicht, dass die Patienten eine genuine »Veränderungsmotivation« mitbringen, und weisen ihren Wunsch nach Psychotherapie nicht deshalb zurück, weil sie lediglich wünschen, dass »die anderen« sich ändern.

> Insbesondere Patienten mit Persönlichkeitsstörungen sind typischerweise davon überzeugt, dass nicht sie selbst, sondern ihre Interaktionspartner sich ändern sollten – oft aus Gründen des Selbstwertschutzes, um nicht mit dem Gefühl eigenen Ungenügens konfrontiert zu werden, oder aus einer vor dem Hintergrund ihrer Lebensgeschichte verständlichen Angst, durch Psychotherapie im Kern ihrer Persönlichkeit verändert, manipuliert oder ohnmächtig gemacht zu werden. Statt auf einer Veränderungsmotivation zu bestehen, validieren wir den Wunsch eines Patienten nach Besserung seines Befindens und versichern ihm, dass es in Ordnung ist, sich zu wünschen, dass andere Menschen sich ändern.

2. Entscheidend ist, dass wir die dem Selbstwertschutz dienende Konstruktion nicht unnötig infrage stellen, indem wir unnötig akzentuieren, dass eine Änderung anderer Menschen nur um den Preis der Veränderung eigener Einstellungen und Verhaltensweisen zu erreichen ist. Uns kommt es darauf an, dass die lebensgeschichtlich nachvollziehbaren Ängste dem Patienten nicht den Einstieg in die Psychotherapie verwehren.

> Einem Patienten, dessen Objektbeziehungen auf einem unreiferen Niveau organisiert sind, wird es zumindest am Beginn der Therapie leichter fallen, sich auf eine Psychotherapie einzulassen, wenn er das Gefühl behalten darf, sie instrumental einsetzen zu können, als wenn von ihm erwartet wird, sich ändern zu müssen.

3. Wir halten an dem Grundsatz fest, dass Patienten im gleichen Maße wie wir zum Entstehen einer kooperativen therapeutischen Beziehung und zum Gelingen der Therapie beitragen müssen. Das gilt auch für die Entwicklung einer angemessenen Therapiemotivation. Die Patienten können ihren Beitrag dazu leisten, indem sie sich an die vereinbarten Regeln halten. Unser Anteil daran kann in folgenden Aspekten bestehen:

- Uns fällt die Aufgabe zu, unseren Patienten die unter den gegebenen Umständen optimalen Bedingungen für eine produktive therapeutische Arbeit zu schaffen. Daher sorgen wir dafür, dass die Teilnahme an der Psychotherapie für sie nicht zu einer übermäßigen Belastung wird, sondern ihnen auch Beruhigung,

Erleichterung, Wohlbefinden und Erfolgserlebnisse vermittelt.

- Weiterhin obliegt es uns, die Faktoren zu identifizieren, die es Patienten schwer machen, sich zu einer angemessenen Mitwirkung bei der Therapie bereitzufinden. Dazu könnten ungünstige therapeutische Vorerfahrungen ebenso beitragen wie Ängste vor einer möglichen Schädigung durch die Therapie, die, wie wir wissen (→ Kap. 9.5.2), einen sehr realen Hintergrund haben können.
- Zu unserem Aufgabenbereich gehört es auch, eine uns angetragene idealisierende Retter-Übertragung, bei der wir zur allmächtigen magischen Heilungsfigur werden und der Patient sich als hilfsbedürftiges Opfer präsentiert, in eine kooperative Arbeitsbeziehung zu überführen. Die meisten Patienten reagieren erleichtert, wenn wir ihnen die kooperative Natur der therapeutischen Situation erläutern. Manchmal ist es, und besonders zu Beginn der Therapie, notwendig, das in einer derartigen Übertragungskonstellation zum Ausdruck kommende Gefühl des altbekannten Vertrauten nicht allzu abrupt infrage zu stellen und den Prozess der Entidealisierung unserer Person schonend zu begleiten.

4. Bei Patienten, die nicht aufgrund eigener Motivation, sondern auf Veranlassung von Partnern, Eltern oder Institutionen zu uns in Behandlung kommen, werden wir unsere Aufgabe darin sehen, die Fremdmotivation des von dritter Seite in die Therapie »geschickten« Patienten *in eine eigene Motivation zu verwandeln.* Das bedeutet, dass wir uns zunächst empathisch in seine Lage versetzen und ihm unser Verständnis signalisieren, was es heißt, unter Druck in die Therapie geschickt zu werden.

5. Auf der anderen Seite können, auch bei größter Bemühung auf unserer Seite, *motivationale Defizite der Patienten* die Entwicklung einer kooperativen therapeutischen Beziehung verhindern.

> So wird es immer Patienten geben, die die Zeit oder Disziplin für die Wahrnehmung der therapeutischen Sitzung nicht aufbringen wollen oder können, und solche, die andere Prioritäten im Leben setzen als die regelmäßige Teilnahme an einer Psychotherapie. Ebenso werden wir mit Patienten konfrontiert sein, die so viel sekundären Gewinn aus ihrer Krankheit ziehen, dass therapeutisch erreichbare Veränderungen in ihrem subjektiven Erleben keine Verbesserung ihrer Lebenssituation bewirken würden. In gleicher Weise, wie wir den Patienten das Recht zugestehen, zu bestimmen, wie sie ihr Leben führen und welchen Stellenwert sie darin der Psychotherapie einräumen wollen, gestehen wir uns das Recht zu, die Übernahme der Therapie abzulehnen, wenn wir den kooperativen Beitrag der Patienten vermissen.

5.5.5 Förderung der Zusammenarbeit außerhalb der Therapiesitzungen

Ein produktiver Therapieprozess erscheint uns auch dann etabliert zu sein, wenn wir den Eindruck gewinnen, dass unsere Patienten sich im Intervall zwischen den Therapiesitzungen mit den Inhalten der Therapie auseinandersetzen.

Wir können davon ausgehen, dass entscheidende Veränderungen zwischen den Therapiesitzungen stattfinden. Es ist bekannt, dass Patienten in erfolgreichen Therapien dazu neigen, sich auch außerhalb der Therapiesitzungen gedanklich mit den Inhalten der Therapie auseinanderzusetzen. Auch wenn entsprechende Forschungsbemühungen noch am Beginn stehen, spricht viel dafür, dass die im Intervall zwischen den Therapiesitzungen auftretenden Gedanken und Gefühle der Patienten sowohl für den Prozess als auch für das Ergebnis einer Psychotherapie von großer Bedeutung sind (Hartmann et al. 2007; Orlinsky et al. 1993). Typischerweise formiert sich bei erfolgreich verlaufenden Therapien ein innerer Dialog mit dem abwesenden Therapeuten, dessen Kommentare ein Patient auf sich wirken lässt (Zeeck et al. 2004). Die uns vorliegenden Befunde deuten darauf hin, dass die Fähigkeit eines Patienten, auch bei Abwesenheit seines Therapeuten mit ihm in Kontakt zu bleiben, mit einem guten Therapieergebnis korreliert ist (Geller et al. 2011)[2].

Es kann daher lohnend sein, Patienten gelegentlich darauf anzusprechen, mit welchen Gefühlen und Gedanken sie im Intervall zwischen Therapiesitzungen an die Therapie denken. Wir können so wichtige Informationen gewinnen, die unser bisheriges Vorgehen bestätigen oder infrage stellen. Auch können wir auf diese Weise Hinweise auf sich anbahnende Allianzbrüche erhalten.

Darüber hinaus können die Patienten die *Intervalle zwischen in den Therapiesitzungen* auch für die konkrete Weiterarbeit an den gemeinsam vereinbarten therapeutischen Aufgaben nutzen. Die im Rahmen kognitiv-behavioraler Therapien seit langem geübte Praxis, von den Patienten außerhalb der Therapiesitzungen die Erledigung von »Hausaufgaben« zu erwarten, ist in psychodynamischen Therapien bisher eher unüblich. Dies bedeutet jedoch nicht, dass es mit einem psychodynamischen Vorgehen grundsätzlich nicht zu vereinbaren wäre, von Patienten therapiebezogene Aktivitäten außerhalb der Therapiesitzungen zu erwarten[3]. Tatsächlich ergeben sich zahlreiche Möglichkeiten, die Patienten während der Intervalle zwischen den Therapiesitzungen in therapeutisch nutzbringende Aktivitäten einzubinden. Wir haben an anderer Stelle vorgeschlagen, von »sitzungsverbindenden Reflexionen und Übungen« zu sprechen (Wöller et al. 2020). Einige Möglichkeiten ihrer Nutzung seien hier genannt:

- Die Patienten können ihre Therapieziele aktualisieren.
- Sie können ihnen wichtig erscheinende aktuelle Problemfelder identifizieren.
- Sie können schriftlich festhalten, was ihnen aus der letzten Therapiesitzung als bedeutsam in Erinnerung geblieben ist.
- Sie können notieren, was ihnen in der letzten Therapiesitzung unverständlich geblieben ist und weiterer Bearbeitung bedarf.
- Sie können imaginative Techniken zur Verbesserung ihrer Emotionsregulierung im Rahmen traumaspezifischer Stabilisierung selbstständig einüben (→ Kap. 7.2.4).

5.5.6 Grenzen des Konzepts der therapeutischen Allianz

Unter den vielen Kontroversen, die die psychoanalytische Theorieentwicklung prägen, findet sich auch die Kontroverse um die Frage, welche Rolle die Beschäftigung mit der therapeutischen Arbeitsbeziehung in der Praxis des Therapierens spielen sollte:

1. Bei aller Würdigung ihrer Bedeutung für den Behandlungsverlauf wurde darauf hingewiesen, dass eine zu starke Konzentration auf die therapeutische Allianz auch Ausdruck einer gemeinsamen *Vermeidung übertragungsbedingter Themen* sein und damit einen notwendigen therapeutischen Prozess blockieren kann.

   Besonders wenn die gute Zusammenarbeit in auffälliger Weise beteuert wird, liegt es nahe anzunehmen, dass sie eine latente Aggressivität in der Beziehung maskieren kann. Die wechselseitige Versicherung der positiven Zusammenarbeit kann dann Ausdruck einer Kollusion zwischen dem Patienten und dem Therapeuten sein, die die therapeutische Beziehung vordergründig vor dem Auftreten negativer Emotionen schützen soll, jedoch entweder die Chance ihrer Reparatur vergibt oder die Patienten an der Durcharbeitung aggressiver Übertragungsaffekte und -impulse hindert.

2. Von daher sollten wir an die Möglichkeit denken, dass das, was wir für ein sehr gut funktionierendes Arbeitsbündnis zwischen einem Patienten und uns halten mögen, auch Ausdruck einer *unbewussten Inszenierung* sein kann, bei der wir uns mit unseren Patienten in einer wechselseitig gratifizierenden narzisstischen Beziehung wiederfinden, in der alle bedrohlichen oder unangenehmen Aspekte aus der Beziehung ausgeblendet werden (Feldman 1999). Diese narzisstischen Inszenierungen lassen sich meist nicht ohne die Einnahme einer exzentrischen »dritten« Position erkennen (Thomä 1999). Nicht zuletzt deshalb kann es sinnvoll sein, auch bei Patienten mit einer vermeintlich sehr guten therapeutischen Allianz für eine supervisorische oder intervisorische Begleitung zu sorgen, um eine mögliche kollusive »Verblendung« durch die Eindrücke unbeteiligter Dritter aufzudecken (Hübner 2009).

Weiterführende Literatur

Boessmann U (2005). Wirksam behandeln – Nutzung von bewussten und unbewussten Aufträgen in der Psychotherapie, Medizin und Supervision«, Bonn: Deutscher Psychologen Verlag.

Boothe B, Grimmer B (2004). Die therapeutische Beziehung aus psychoanalytischer Sicht. In: Rössler W (Hg). Die therapeutische Beziehung. Berlin: Springer; 37–58.

Deserno H (2016). Die Analyse und das Arbeitsbündnis. Kritik eines Konzepts. Frankfurt a. M.: Fischer.

Hoffmann SO (2017). Psychodynamische Psychotherapie. Herkunft, Stand und künftige Entwicklung. PDP – Psychodyn Psychother 16, 60–72.

Hoffmann SO (2019). Der therapeutische Prozess in der PDP. Beginn und konstitutive Merkmale. PDP Psychodyn Ther 18, 68–75.

Sandler J, Dare C, Holder A (2019). Die Grundbegriffe der psychoanalytischen Therapie. 12. Aufl. Stuttgart: Klett-Cotta.

Zeeck A, Hartmann A, Orlinsky DE (2004). Inter-Session-Prozesse – ein vernachlässigtes Thema der Psychotherapieforschung. Psychother Psychosom Med Psychol 53, 236–242.

Anmerkungen

1 Eine aggregierte Korrelation von therapeutischer Allianz und Behandlungserfolg von r = .275 bedeutet, dass sich etwa 7–8 % der Varianz des Therapieerfolgs durch die therapeutische Allianz erklären lassen. Damit ist die erklärte Varianz nicht hoch, doch erklärt die Variable mehr von der Varianz des Behandlungsergebnisses als alle anderen bisher untersuchten Variablen, und dies über alle Formen von Psychotherapie hinweg (Flückiger et al. 2015). In jedem Fall ist der Effekt robust: Die Metaanalyse von Horvath et al. (2011) über 190 Studien und über 14 000 Behandlungen konnte den Zusammenhang bestätigen. Kritisch wurde angemerkt, dass der gefundene Zusammenhang zwischen therapeutischer Allianz und Behandlungsergebnis nicht notwendigerweise kausaler Natur sein muss oder die Richtung der Kausalität unklar ist. So kann eine gute therapeutische Allianz auch Folge einer frühen symptomatischen Besserung sein. Dennoch deuten Forschungsergebnisse darauf hin, dass die therapeutische Allianz ein wichtiges Agens im Veränderungsprozess und nicht nur die Folge einer früheren Symptombesserung ist (Falkenström et al. 2014).

2 Es ist zu vermuten, dass das bei Studien zu psychodynamischen Langzeittherapien wiederholt beobachtete Phänomen, dass Effektstärken während des Katamnesezeitraums noch weiter zunehmen (→ Kap. 1.1.1), mit dieser Art des inneren Dialogs zusammenhängt (Falkenström et al. 2007). Wahrscheinlich bildet sich ein solcher innerer Dialogprozess mehr in einer niederfrequenten als in einer höherfrequenten Therapie aus – möglicherweise ein Grund, warum sich die Behandlung mit einer Wochenstunde so breit durchgesetzt hat (Hoffmann 2017).

3 Sie würden nach unserer Auffassung nur dann den Therapieprozess stören, wenn eine explizit übertragungsorientierte Arbeit wie in der analytischen Therapie klassischer Prägung angedacht ist.

5.6 Praxis der Empathie

5.6.1 Affektive und kognitive Aspekte der Empathie

Empathie gilt als zentrales Element jeder therapeutischen Beziehung. Sie beinhaltet affektive und kognitive Momente. In affektiver Hinsicht bezieht sie sich auf die Fähigkeit, sich durch den Gefühlszustand einer anderen Person berühren zu lassen und in Resonanz darauf zu reagieren. Sie ist ein wichtiges Element einer therapeutischen Allianz, das sich in vielfältiger Hinsicht leiblich vollzieht (Staemmler 2008)[1]. In kognitiver Hinsicht beinhaltet Empathie die Fähigkeit, den Gefühlszustand einer anderen Person einzuschätzen, ihre Perspektive einzunehmen und die mentalen Zustände zu erschließen, die ihren Handlungen zu Grunde liegen (Bohart & Greenberg 1997).

Empathie erzeugt resonante Gefühle der Verbundenheit. Sich vom Anderen »gefühlt« zu fühlen und zu spüren, dass die eigene Erfahrungswelt in der Erfahrungswelt des Anderen existiert, kann entscheidend zum Wohlbefinden beitragen und vor unerträglichen Gefühlen von Isolation schützen. Befriedigt wird das basale Grundbedürfnis nach Bindung. Mit ihm eröffnet sich die hoffnungsvolle Aussicht, dass sich derartige Momente der Verbundenheit in Zukunft wiederholen können. Das durch eine wechselseitige Einstimmung entstehende Wir-Gefühl von Zusammengehörigkeit und gemeinsam geteilter Bedeutung ist für die Entwicklung des Kleinkindes ebenso entscheidend wie für eine erfolgreiche psychotherapeutische Beziehung (Dornes 1993). Reifere Formen der Empathie setzen die Fähigkeit voraus, anerkennen zu können, dass andere Menschen mentale Zustände haben, die von den eigenen verschieden sind. Diese auch als »theory of mind« bezeichnete Fähigkeit tritt nicht vor dem vierten Lebensjahr in Erscheinung[2].

5.6.2 Neurowissenschaftliche Aspekte der Empathie

Nach Gallese (2009) wird Empathie in ihren affektiven und kognitiven Komponenten durch die parallele Aktivierung unterschiedlicher neuronaler Strukturen des Gehirns vermittelt. Das neurobiologische Substrat der »primitiveren« affektiven Empathie ist das Spiegelneuronen-System[3], das Substrat der höher entwickelten kognitiven Empathie der ventromediale präfrontale Kortex (Shamay-Tsoory et al. 2009)[4]. Auf der Ebene der affektiven Empathie kann das Ausmaß der Synchronizität in den autonomen Reaktionen als physiologisches Äquivalent von Empathie betrachtet werden (Decety & Jackson 2006). Wenn wir empathisch mit einer anderen Person umgehen, spiegelt unser autonomes Nervensystem dasjenige der anderen Person wider. Wechselseitiger Augenkontakt ist ein wesentliches Merkmal der dyadischen Interaktion. Aus der Perspektive der Entwicklungsforschung wird die Bedeutung des frühen reziproken spiegelnden Blicks zwischen Bezugsperson und Kind als Ausdruck »primärer Intersubjektivität« hervorgehoben (Schore 2007). Offensichtlich induziert der in einer spiegelnden Selbst-Objekt-Erfahrung (Kohut 1977) vermittelte Gesichtsausdruck der Mutter oder einer anderen wichtigen Bezugsperson Momente positiver Erregung und Zustände des Wohlbefindens auf Seiten des Kindes (Stern 1992).

Empathie schafft gemeinsam geteilte Selbst-Zustände. Die schnelle Kommunikation zwischen den rechten Hemisphären beider Partner einer therapeutischen Beziehung erlaubt ein von Moment zu Moment erfolgendes »self-state sharing«, die Schaffung eines gemeinsamen, sich dynamisch entwickelnden Zustands wechselseitiger Einflussnahme. In einer derartigen Beziehungsmatrix passen sich beide Partner der dynamischen Kontur der jeweils anderen emotional-motivationalen Selbst-Zustände an, indem sie ihre soziale Aufmerksamkeit und die Rhythmen ihrer Arousalsysteme aufeinander abstimmen (Schore 2014). Vermutlich resultiert die heilsame Wirkung eines von Empathie getragenen Austauschs aus der Tatsache, dass wir es mit einem der von Tronick et al. (1998) beschriebenen »dyadisch erweiterten Bewusstseinszustände« (→Kap. 3.3.2) zu tun haben. Diese mit emergenten Eigenschaften ausgestatteten Zustände beinhalten Bedeutungskonstruktionen, die einen höheren Grad an Komplexität und Kohärenz aufweisen als Zustände, die den einzelnen an den Interaktionen beteiligten Personen zugeordnet werden können.

Empathie setzt nicht automatisch ein; vielmehr wird das Einsetzen einer empathischen Reaktion durch unterschiedliche Top-down-Einflüsse moduliert. Auch kann Empathie durch die Aktivierung antagonistischer motivationaler Systeme gehemmt werden – was klinisch unmittelbar evident ist: sind in der Gegenübertragung Emotionen aktiv, die ein aversives Motivationssystem repräsentieren, wird unsere empathische Fähigkeit eingeschränkt. Insgesamt lassen die Befunde keinen Zweifel aufkommen, dass eine von Empathie getragene therapeutische Beziehung das Gehirn beider an der therapeutischen Dyade beteiligten Personen verändert.

5.6.3 Empathie als Versuchs-Identifikation und als Spiegelung

Einer der psychoanalytischen Autoren, der maßgeblich dazu beigetragen hat, das Konzept der Empathie aus einer mystischen und magischen Unbestimmtheit zu lösen, war Ralph Greenson (1960). Zentral war für ihn der Begriff der *Versuchs-Identifikation*[5]. Idealerweise sollte eine solche Versuchsidentifikation mit den bewussten und unbewussten Wünschen, Ängsten, Fantasien sowie Selbst- und Objektrepräsentanzen des Patienten erfolgen[6].

> Greenson (1960), der mit bemerkenswerter Offenheit – was zu dieser Zeit durchaus unüblich war – auch eigene Interventionen diskutierte, sprach davon, dass er einen Teil von sich in den Patienten eintreten ließ und dann die Erfahrungen durchlebte, als ob er der Patient sei, um dann zu sehen, was mit ihm geschehen würde, wenn er sie erlebte. Für ihn verlangt die Einfühlung eine Fähigkeit des Therapeuten zu kontrollierten und umkehrbaren Regressionen, womit sie der von Kris (1977) beschriebenen kreativen Erfahrung des Künstlers ähnelt.

Schafer (1959) spricht von *»generativer Einfühlung«* und meint damit die innere Erfahrung, den psychologischen Zustand einer anderen Person zu teilen und zu verstehen. Das schließt für ihn das Verständnis der Wünsche, Gefühle, Gedanken, Abwehrmechanismen, Über-Ich-Forderungen, Fähigkeiten sowie der Selbst- und Objektrepräsentanzen ein. Dieser Prozess läuft auf bewusster und unbewusster Ebene ab und bedient sich intuitiver Qualitäten und eines flexiblen Gebrauchs primärprozesshafter Phänomene.

In eine andere Richtung weisen die Beiträge der *objektbeziehungstheoretischen* und *selbstpsychologischen* Traditionen. Die für eine empathische Beziehungsgestaltung am häufigsten gebrauchte Metapher war die des *Spiegelns*. Bereits Winnicott (1967) hat von der Spiegelfunktion von Mutter und Familie in der kindlichen Entwicklung gesprochen. Für ihn hat Psychotherapie »im weitesten Sinne die Funktion des Gesichts, das widerspiegelt«. Keine psychoanalytische Schulrichtung hat die Empathie so ins Zentrum ihres Verständnisses des therapeutischen Prozesses gestellt wie die Selbstpsychologie. Heinz Kohut (1971) sah den »Glanz im Auge der Mutter« als entscheidend für die Entwicklung des Selbstwertgefühls an. Entsprechend war für ihn das Nachholen spiegelnder »Selbstobjekt-Erfahrungen« ein unverzichtbarer Bestandteil der Psychotherapie, wenn frühe Synchronisationserfahrungen verfehlt und kindliche Bedürfnisse nach empathischer Spiegelung frustriert oder abgewehrt wurden (Milch 2019; →Kap. 2.5.1). Von besonderer Bedeutung ist für die selbstpsychologische Tradition, die Bereitschaft, eigenes Empathie-Versagen anzuerkennen und die empathische Verbundenheit wieder herzustellen (→Kap. 2.5.3).

Eng verbunden mit dem Begriff der Empathie ist derjenige der *»optimalen Responsivität«*, der Bereitschaft und Fähigkeit, die augenblicklichen Bedürfnisse einer Person mitsamt den dazu gehörigen Ängsten und der durch sie mobilisierten Abwehr zu erfassen (Bacal 1998). Sie ist der Motor der Entwicklung und nicht, wie noch Kohut (1971) annahm, die optimale Frustration. Die große Bedeutung der Resoinsivität für den Erfolg von Psychotherapien wurde von der neueren Psychotherapieforschung eindrucksvoll bestätigt (→ Kap. 3.10.4).

Aus intersubjektiver Perspektive wurde der Aspekt der wertschätzenden »Anerkennung« der psychischen Erfahrung des Anderen und seiner Andersartigkeit hervorgehoben (Benjamin 2006).

Validieren beinhaltet eine grundsätzlich anerkennende und wertschätzende Haltung gegenüber allen Äußerungen, Verhaltensweisen und Perspektiven der Patienten, mögen diese im gegenwärtigen Moment auch noch so unangemessen erscheinen. Validierende Interventionen haben das Ziel, den Patienten zu verdeutlichen, dass sie so, wie sie sind, richtig sind. Von tragender Bedeutung sind diese Interventionen bei Patienten, denen in einem beziehungstraumatischen Umfeld in vielfältiger Weise die Gültigkeit ihrer eigenen Erfahrung abgesprochen worden war. Sie bedürfen der Versicherung, dass ihre Wahrnehmungen, Auffassungen und Verhaltensweisen, wenn man sie nur genug versteht, im Kern richtig und nachvollziehbar sind. Der Hintergrund für diese Haltung bildet die Annahme, dass jedes Verhalten, jede Äußerung, ja sogar jede Emotion oder jeder Gedanke adaptive Funktionen erfüllt oder zu einem früheren Zeitpunkt erfüllt hat und durch ein legitimes Grundbedürfnis motiviert ist oder war.

Wieder andere Autoren weisen auf die Fähigkeit hin, »das Fremde in sich selbst« zu entdecken (Körner 1998, S. 15). Ohne Frage ist Empathie als Endprodukt psychischer Reifung und Entwicklung durch die individuelle Lerngeschichte und kulturelle Prozesse vielfach überformt und hat noch eine Vielzahl weiterer Facetten, auf die wir hier nicht im Einzelnen eingehen können (Wellendorf 1999). Schließlich wird in neueren Beiträgen auf eine wichtige Qualität hingewiesen, die die Beziehung zu unseren Patienten prägen sollte: eine »Sensibilität für den inneren Kontakt, der die Formalität der Stunde in eine persönliche und gemeinsam erlebbare emotionale Erfahrung verwandeln kann« (Bolognini 2012, S. 15). Mitunter können sich sehr empathische Reaktionen spontan einstellen und sind dann wertvoller Ausdruck unserer Intuition und Authentizität. Eindrucksvoll schildert Jacobs (1998, S. 197 f.) das Erleben eines Patienten:

»Es war meine erste Sitzung mit einem neuen Analytiker. Ich war dabei, mir verschiedene Analytiker anzusehen, um einen zu finden, mit dem ich arbeiten wollte. Ich hatte Tränen in den Augen, als ich über den Tod einer mir wichtigen Person sprach, die kurz zuvor gestorben war. Ich fühlte mich erschüttert und verloren und versuchte mühsam, wieder Boden unter meine Füße zu bekommen. In einem bestimmten Moment seufzte der Analytiker und sagte sehr gefühlvoll: ›Was für ein Albtraum!‹ Ich war überrascht und zugleich berührt von der Kraft seiner Bemerkung. Der affektive Ton war eindeutig auf meinen Bericht und meinen Gefühlszustand abgestimmt. Aber mehr als das; er schien eine spontane Reaktion auf die Wirkung zum Ausdruck zu bringen, die mein Gefühlszustand auf ihn ausübte. Seine Bemerkung war nicht nur darauf angelegt, mir mitzuteilen, was er meinte, von meinem Gefühlszustand verstanden zu haben. Vielmehr verknüpfte sie die Abstimmung auf meine Situation mit dem Ausdruck seines Gefühlszustands, in den er geraten war, als er mir empathisch zuhörte.«

5.6.4 Empathie als Verbundenheit und Getrenntheit

Die Notwendigkeit, im Interesse eines einfühlsamen Kontakts zu einer angemessenen Getrenntheit zu gelangen, wird von zahlreichen Autoren hervorgehoben. Intensive innere Intimität muss mit aufmerksamer Distanz gepaart sein.

> Wirksame Einfühlung kann nur zwischen zwei Personen stattfinden, die auf der Ebene ihrer Selbst- und Objektrepräsentanzen getrennt sind und sich auch so erleben. Empathie schließt immer auch die Fähigkeit ein, aus dem unmittelbaren Erleben und der einfühlenden Identifikation mit dem Patienten wieder herauszutreten und die Rolle eines distanzierten Beobachters einzunehmen. Insofern geht es um einen fortgesetzten Wechsel zwischen Identifikation mit unseren Patienten und einer reflektierenden Entidentifikation. Daher bleibt der Prozess der empathischen Identifikation immer partieller Natur.

Schon in der von Anna Freud (1936) formulierten Forderung nach *Äquidistanz* gegenüber den Strukturelementen des Ich, Es und Überich klingt die Notwendigkeit einer Distanzierung an. Statt sich einseitig mit einer dieser Instanzen zu identifizieren, empfiehlt sie, nicht einem Strukturanteil den Vorzug zu geben, sondern einen gleich großen Abstand zu allen Instanzen einzunehmen.

Olden (1958) war es ein Anliegen, klarzustellen, dass man nur dann von Einfühlung sprechen kann, wenn die Sensibilität einer Person für eine andere *nicht im Dienst eigener narzisstischer Bedürfnisse* steht: Habe ich mich selbst vollständig mit einer anderen Person identifiziert, kann ich ihre Bedürfnisse nicht mehr aus ihrem, sondern nur noch aus meinem Blickwinkel einschätzen. Die vermeintliche empathische Identifikation würde damit eher dem Modell der »Inkorporation« folgen, die lediglich und ohne Rücksicht auf die andere Person ausschließlich der eigenen Bedürftigkeit dient. Empathisches Verstehen muss daher auf sinnliche Fusion verzichten und darf nicht von Hass oder Liebe getrieben sein. Auch Schafer (1959) war es wichtig hervorzuheben, dass die von ihm als generative Einfühlung bezeichnete Empathie die Anerkennung und den Schutz der Individualität und eine ausreichende Selbst-Objekt-Trennung voraussetzt. Nur im Schutz der Getrenntheit ist eine mütterlich-väterliche Form der Fürsorge möglich, die das Gegenteil einer »inkorporativen« Überidentifizierung ist. Er spricht lieber von »Teileinfühlungen«, die sich auf die Erforschung spezifischer Bereiche beziehen und dadurch an Genauigkeit noch zunehmen.

> Somit besteht hohe Übereinstimmung in der Auffassung, dass die durch eine empathische Identifikation mögliche gemeinsame Erfahrung eines intensiven und nahen Kontakts voraussetzt, dass die betreffenden Personen Getrenntheit, Individuation und einen hinreichend soliden Sinn für das Selbst erreicht haben. Wir sollen nahe genug am Erleben des Patienten sein und dennoch die notwendige Distanz wahren können. Wir sollen unseren Patienten nah, manchmal auch sehr nah, und dennoch von ihnen getrennt sein. Eine so verstandene Empathie gibt uns die Möglichkeit, in die innere Welt einer anderen Person einzutreten und dennoch genau zu wissen, wer wir sind und wer der andere ist. Mit der klaren Unterscheidung von Ich und Du haben wir die Chance, Schmerzen oder Freude eines anderen zumindest ansatzweise so zu erleben wie er und können dennoch eine getrennte Person bleiben[7].

Ausdrücklich warnen möchten wir vor einem *»allzu guten Verstehen«* unserer Patienten.

> Treten bei uns sehr ähnliche Gefühle auf wie bei unseren Patienten, besteht immer die Gefahr einer Überidentifikation, bei der wir den Bezug zu uns selbst verlieren und nur noch die Interessen und Leiden des anderen sehen (König 2002). Die Unterscheidung zwischen der Erfahrung des Patienten und unserer eigenen beginnt zu verschwimmen, und unversehens beginnen wir unsere Sicht der Dinge auch für den Patienten als gültig zu betrachten. Neben der Gefahr, einem Patienten die eigene Sichtweise überzustülpen, ist das Gefühl, ihn »nur allzu gut zu verstehen« auch deshalb so problematisch, weil wir ihm unter seinem Einfluss unser Potenzial vorenthalten, neue Aspekte und Perspektiven einzuführen und so zu seiner Weiterentwicklung beizutragen. Sobald ich als Therapeut nicht mehr als eigenständiges Gegenüber meines Patienten in Erscheinung trete, werde ich therapeutisch unwirksam und entziehe ihm mein wichtigstes Instrument, meine eigene Intuition und die Sensibilität für die in ihm und zwischen ihm und mir ablaufenden Prozesse.

Schließlich kann ein uneingeschränktes Einfühlen in die Erfahrung des Patienten leicht mit einer übermäßigen Toleranz gegenüber problematischen und schädigenden Verhaltensweisen der Patienten einhergehen.

> In einem Missverständnis von Containing (→ Kap. 9.4.5) können Therapeuten in eine masochistisch anmutende Haltung verfallen und Verhaltensweisen tolerieren, die nicht nur ihrem Wohlbefinden, sondern auch ihrer therapeutischen Arbeitsweise abträglich sind. Besonders bei Patienten mit schwerer aggressiver Pathologie kann sich eine solche Haltung in einer jahrelangen extremen Geduld manifestieren, die ab einem bestimmten Ausmaß unerträglich wird und dazu führt, dass ein Therapeut einen Patienten von einem auf den anderen Tag fallen lässt. Daher ist es in unseren Augen nicht ein Mangel an Empathie, wenn wir ein schädigendes Patientenverhalten aktiv begrenzen, sondern geradezu Ausdruck eines umfassenderen Verständnisses von Empathie: Mit einem solchen empathischen Zugang tragen wir dem Bedürfnis des Patienten nach Schutz vor seinen eigenen destruktiven Persönlichkeitsanteilen Rechnung.

5.6.5 Ein umfassenderes Verständnis von Empathie unter Einschluss der Ressourcenperspektive

Vor dem Hintergrund dieser Überlegungen plädieren wir für ein umfassenderes Verständnis von Empathie, das sich nicht auf die aktuell dargebotene Seite des Patienten beschränken darf. Unser empathisches Engagement sollte sich auch auf die *nicht tolerierten, abgewehrten oder dissoziierten Anteile seiner Persönlichkeit* erstrecken. Es soll sich auch auf Persönlichkeitsanteile oder Selbstzustände der Patientin richten, die ihrem Bewusstsein nicht zugänglich sind – weil sie auf dem Wege der projektiven Identifizierung in uns *»deponiert«* wurden (→ Kap. 9.4.4) oder sich in Enactments (→ Kap. 6.5.5) Ausdruck verschafft haben, bei denen wir selbst handlungsdialogisch mitwirken. Auch diese Seiten der Persönlichkeit des Patienten bedürfen unserer empathischen Zuwendung!

Insofern ist unser Bemühen, projizierte – »deponierte« – Selbstanteile in unserer Gegenübertragung zu identifizieren, ebenso ein Akt der Empathie wie unser nachträglich reflektierendes Verständnis der Enactments, zu deren Entstehen wir unbewusst beigetragen haben. Es leuchtet ein, dass ein solchermaßen erweitertes empathisches Verständnis, das die Reflexion des gemeinsam hergestellten Geschehens umfasst, ohne die notwendige professionelle Distanzierung nicht auskommt.

Schließlich sollte unsere Empathie auch einen Aspekt einschließen, der uns aus ressourcenorientierter Perspektive besonders am Herzen liegt: Wir benötigen Empathie für die nicht immer auf den ersten Blick erkennbare, aber bei näherem Hinsehen deutlich spürbare Sehnsucht der Patienten nach einer angemessenen Kommunikation und Befriedigung ihrer zentralen *Grundbedürfnisse*. Diese betrifft das Bedürfnis nach einem ausgewogenen Verhältnis von Bindungssuche und autonomer Lebensgestaltung ebenso wie das Bedürfnis nach Sicherheit, Orientierung und Kontrolle, aber auch das Bedürfnis, das Selbstwertgefühl zu schützen oder zu stärken, und das Bedürfnis, ein kohärentes und verlässliches Identitätsgefühl herzustellen.

Insofern muss unsere Empathie auch dem Teil des Patienten gelten, in dem die gewünschten und ersehnten, im positiven Sinne erfüllenden, hoffnungsvollen und das Selbstgefühl stärkenden Beziehungsfantasien eine Repräsentanz finden können. Oft sind diese Teile in der Persönlichkeit von Patienten, deren positive Beziehungsrepräsentanzen nur äußerst schwach ausgeprägt sind, – metaphorisch gesprochen – klein, verängstigt und schamhaft verborgen. Gerade dann, wenn der Entwurf einer solchen positiven Beziehungsfantasie nur rudimentär angelegt ist, sollten wir diesen Anteilen ihrer Persönlichkeit unsere besondere Aufmerksamkeit widmen, um ihnen in gemeinsamer Konstruktionsarbeit die ihnen gebührende Geltung zu verschaffen.

Wir hoffen, dargelegt zu haben, dass der skizzierte umfassende Anspruch eines psychodynamischen Verstehens es notwendig macht, die empathische Einstimmung auf weite Bereiche der Person des Patienten auszudehnen und auch solche Anteile in unser empathisches Gesamtverständnis einzubeziehen, mit denen wir aktuell nicht im kommunikativen Austausch stehen (Bolognini 2012). Das macht verständlich, dass wir für ein empathisches Verständnis unserer Patienten kohärente und gleichzeitig komplexe theoretische Konzepte und Modelle brauchen, die weit über die uns unmittelbar zugänglichen Phänomene der aktuellen Begegnung hinausgehen (Klöpper 2014). Insofern ist Empathie ohne Theoriebezug nicht denkbar. Es wäre eine Illusion anzunehmen, dass wir einem Patienten weitgehend theorielos begegnen könnten. Im Allgemeinen beruht die angenommene Theorielosigkeit auf einer unbewussten Mischung aus mehreren Theorien, die im Laufe der Zeit implizit geworden sind. Der Nachteil einer Haltung, die die Theorieferne idealisiert, besteht darin, dass die Reichweite und Grenzen der nicht identifizierten Theorieeinflüsse unerkannt bleiben und für therapeutische Entscheidungen nicht zur Verfügung stehen.

Im Zusammenhang mit diesen Überlegungen stellt sich auch die vieldiskutierte Frage, wie weit wir uns in der Behandlung traumatisierter Patienten mit deren Leiden so identifizieren müssen, dass wir selbst zumindest einen nicht geringen Teil des Leidens der Patienten spüren. Im Wissen, dass diese Forderung unter einer nicht geringen Anzahl analytisch orientierter Psychotherapeuten, die eine Durcharbeitung von Traumatisierungen in der Übertragung befürworten, erhoben wird, vertreten wir hier dezidiert die Auffassung, dass ein umfassendes Mitleiden für einen günstigen Therapieverlauf weder nötig noch zielführend ist. Im Gegenteil denken wir, dass gerade schwer traumatisierte Patienten am besten von uns profitieren, wenn wir uns in einer guten Arbeitsverfassung befinden. Außerdem können wir einer deutlich größeren Zahl traumatisierter Patienten eine effektive Behandlung anbieten, wenn wir selbst nicht durch eine emotionale Überlastung in unseren therapeutischen Möglichkeiten und unserer Arbeitskraft eingeschränkt sind[8].

5.6.6 Grenzen der Empathie

Ausdruck unserer empathischen Haltung ist es auch, wenn wir anerkennen, dass es objektive Grenzen der Empathie gibt. So wird sich ein männlicher Therapeut nur sehr bedingt in körperliche und seelische Aspekte von Weiblichkeit einfühlen können, und eine junge Therapeutin wird nur annähernd verstehen können, was es bedeutet, ein alter Mensch zu sein. Besonders deutlich kann ein andersartiger kultureller Hintergrund der Patienten unserer Empathie Grenzen setzen. Dazu mögen die folgenden Hinweise hilfreich sein:

1. Häufiger sind wir damit konfrontiert, dass sich Patienten, die aufgrund der bestehenden *Unterschiede des Alters oder Geschlechts* fürchten, sich auf eine therapeutische Beziehung mit uns nicht einlassen zu können. So zutreffend dies ist, schließen diese Einschränkungen eine wirksame therapeutische Beziehung nicht aus, wenn wir uns von dem unrealistischen Anspruch lösen, die Patienten vollständig verstehen zu müssen, um sie wirksam therapieren zu können, und uns mit einer nützlicheren Teilidentifikation begnügen. In praktischer Hinsicht können wir Patienten, die die genannten Bedenken haben, vorschlagen, *probeweise* mit uns zu arbeiten, um anschließend beurteilen zu können, ob es ihnen möglich ist oder nicht, sich auf eine therapeutische Beziehung mit uns einzulassen.

2. In aller Regel fällt es uns leichter, uns mit Patienten zu identifizieren, die uns gesellschaftlich und kulturell *nahestehen*, als mit solchen, die aus einem gänzlich anderen Lebenskontext stammen. Allerdings besteht bei Patienten, die uns persönlich nahestehen – die den gleichen Beruf ausüben oder uns in anderer Weise ähnlich sind –, immer auch die Gefahr einer Überidentifizierung und unzureichenden professionellen Distanzierung. Diese kann zur Folge haben, dass wir aufgrund vermeintlicher Analogien zu unserem eigenen Erleben vorschnell unzutreffende Bedeutungszuschreibungen vornehmen und auf dieser Basis intervenieren.

3. Sich in fremde Lebensformen hineinzuversetzen, ohne den eigenen *Wertekanon* zu verleugnen, kann eine große Herausforderung sein. Hier ist es vorteilhaft, sich die Grenzen der eigenen Empathiefähigkeit zu vergegenwärtigen, um auszuloten, inwieweit eine therapeutische Beziehung dennoch möglich ist.

So dürfte es den meisten von uns schwerfallen, ein empathisches Verständnis aufzubringen, wenn ein Patient aufgrund seiner kulturellen Prägung Gewalt als ein legitimes Erziehungsmittel ansieht oder eine Patientin sich durch ihre Vollverschleierung sicher und geborgen fühlt.

4. Grenzen der Empathie können sich auch ergeben, wenn wir spüren, dass die uns entstehenden persönlichen *Kosten der Empathie* den Nutzen für den Patienten übersteigen. Als Angehörige helfender Berufe können wir von den persönlichen Kosten ungefilterter, vermeintlich empathischer *Überidentifizierung* mit unseren Patienten besonders betroffen sein und sollten uns deshalb einer besonderen Selbstfürsorge verpflichtet fühlen.

5. Schließlich empfinden wir es als wichtig, uns die Grenzen unsere Empathie bewusst zu machen, wenn in uns das – in der Regel patientenseitig in uns »deponierte« – Gefühl entsteht, uns *uneingeschränkt in eine Patientin einfühlen zu können.*

Bei einer Therapeutin entstand das Gefühl, ihre Patientin grenzenlos verstehen zu können. Da die Therapeutin das Gefühl als befremdlich erlebte, stellte sie den Fall in einer Supervision vor. Dabei wurde deutlich, dass in der therapeutischen Beziehung die Übertragung einer frühen Bezugsperson aktiviert worden war, die die Patientin in narzisstischer Weise vereinnahmt hatte, indem sie glaubte, sich in sie und ihr Erleben vollumfänglich einfühlen zu können.

5.6.7 Ingredienzien praktischer Empathie

Was brauchen wir für eine angemessene Empathie? In vieler Hinsicht werden wir uns auf unsere klinische Intuition verlassen müssen. Das betrifft das Timing unserer Interventionen, bei dem wir uns, so gut wir können, an den Bedürfnissen unserer Patienten orientieren. Das deutliche Gefühl, das uns sagt, dass eine Intervention im Moment unpassend wäre, vielleicht zu früh, möglicherweise auch zu kränkend, wird unser wertvollstes Instrument bleiben. Nicht anders verhält es sich bei der Frage, was wir von dem vom Patienten eingebrachten Material aufgreifen und worauf wir unsere Aufmerksamkeit lenken wollen. Ausgehend von dem bisher Gesagten, wollen wir die wichtigsten Aspekte zusammenfassen:

1. Zunächst werden wir unsere Aufmerksamkeit auf das richten, *was der Patient uns verbal mitteilt.* Dabei wird uns keinesfalls nur der Inhalt des Mitgeteilten interessieren, sondern die Art und Weise, *wie* der Patient es uns mitteilt, welche Emotionen mitschwingen und welche körpersprachlichen Ausdrucksmuster dabei erkennbar sind.

Die Psychotherapieforschung hat uns gelehrt, dass Patienten dann von einer guten therapeutischen Beziehung sprechen, wenn sie den Eindruck gewinnen, dass die Therapeuten auf das, was sie sagen, genau eingehen (→ Kap. 3.10.4)[9].

2. Empathie kann auch darin bestehen, nicht vorschnell zu Bewertungen zu gelangen, ob etwas gut oder schlecht, richtig oder falsch, förderlich oder behindernd für den therapeutischen Prozess ist, und sich offen zu halten für ein fortschreitendes Verständnis, das sich oft erst im weiteren Therapieverlauf erschließt.

Indem wir uns bemühen, die subjektiven Ansichten und Verknüpfungen unserer Patienten nachzuvollziehen, müssen wir uns eingestehen, dass wir vieles nicht wissen können, was in unseren Patienten vorgeht. Auch wenn wir uns noch so große Mühe geben, empathisch und einfühlsam zu sein, werden wir nie sicher sein können, ob wir die Äußerung des Patienten so verstanden haben, wie er sie gemeint hat, und ob der Patient unsere Worte so versteht, wie wir sie gemeint haben[10].

3. Zu einer guten empathischen Einstimmung trägt wesentlich eine *Spiegelung der Affekte* unserer Patienten bei.

In der Regel fühlen sich Patienten gut verstanden, wenn wir ihre emotionale Befindlichkeit adäquat zum Ausdruck bringen können. Dies kann jedoch schwierig sein oder misslingen. Leicht kann es vorkommen, dass wir zu wissen glauben, wie ein Patient sich in einer bestimmten Situation gefühlt hat, weil wir fälschlich davon ausgehen, dass er so fühlt, wie wir uns in einer vergleichbaren Situation gefühlt hätten. Um dies zu vermeiden, ist es nützlicher, die emotionale Befindlichkeit des Patienten in einer vagen und unpräzisen Form zu formulieren.

4. Schließlich ist das *Validieren der Erfahrung des Patienten* von zentraler Bedeutung. Eine alltägliche Erfahrung besteht darin, dass Patienten ihre subjektive Realität anders konstruieren, als es uns aus therapeutischer Sicht günstig erscheint. Doch gerade dann ist es aus ressourcenorientierter Sicht wichtig, diese als gültig anzuerkennen und zu erforschen.

Wir können den Patienten eine alternative Sichtweise zur Verfügung zu stellen, ohne die uns ungünstig erscheinende Perspektive der Patienten subtil durch eine »Ja – aber«-Reaktion zu entwerten. Immer sollten wir zunächst die Perspektive der Patientin würdigen, bevor wir als Alternative die von uns favorisierte Perspektive vorstellen, die an die Stelle jener treten könnte.

5. Warnen möchten wir vor *schematischem Validieren*. Damit eine validierende Intervention glaubwürdig vermittelt werden kann, ist es notwendig, sich insoweit in das aktuelle Erleben der Patientin einzufühlen, dass deutlich wird, dass wir die subjektive Realität der Patientin auch emotional nachvollziehen können – oder uns zumindest darum bemühen.

Statt validierende Interventionen ohne innere Überzeugung zu formulieren, ist es aus unserer Sicht besser, authentisch zu bleiben und dem Patienten einzugestehen, dass wir sein Verhalten derzeit nicht nachvollziehen können und aus diesem Grunde nicht gutheißen können. In einer solchen Mitteilung ist zumindest eine wertschätzende Andersartigkeit des Patienten enthalten, die wertvoller sein kann als eine formelhaft ausgedrückte Validierung. Damit verlangen wir nicht von unseren Patienten, dass sie unserer Perspektive folgen müssen, was einer Entwertung ihrer Erfahrung gleichkäme. Validierung der Erfahrung bedeutet nicht, eine Auffassung teilen zu müssen, die wir nicht teilen wollen oder können.

6. Empathie bedeutet, das aktuell relevante *basale Beziehungsbedürfnis* unserer Patienten zu erfassen. Ebenso wie wir bemüht sind, die mitgeteilten Inhalte aufzunehmen, gilt unsere Aufmerksamkeit der Frage, in welchem Maße ihren basalen Beziehungsbedürfnissen, insbesondere ihrem Sicherheitsgefühl und ihrem Bedürfnis nach Selbst-

wertschutz hinreichend Rechnung getragen wurde und wird.

Speziell bei Patienten mit Traumafolgestörungen werden wir das Sicherheitsgefühl von Moment zu Moment zu beachten haben. Dabei werden wir auch darauf achten, wie die Patientin ihre Emotionen reguliert, um zu erkennen, ob von uns ein aktiver Beitrag zur Regulation ihrer Emotion notwendig ist. Speziell achten wir auch darauf, ob sie sich im sogenannten »therapeutischen Fenster« (→ Kap. 5.3.5), d. h. in einem emotionalen Zustand befindet, der sich für die gemeinsame psychotherapeutische Arbeit eignet, oder ob physiologische Zeichen der Dysregulation erkennbar sind, die auf die Notwendigkeit regulierender Interventionen hindeuten.

7. Wir sind davon überzeugt, dass Empathie eine möglichst entspannte und ressourcenreiche Haltung auf unserer Seite voraussetzt. Wenn wir auf die Emotionen anderer mit Anspannung und Stress oder gar mit Angst oder Abneigung reagieren, leidet darunter unsere Fähigkeit zur Perspektiveneinnahme. Doch nicht nur dies: Ebenso leidet darunter auch unsere Sorge um andere und unsere Motivation, ihnen zu helfen (FeldmanHall et al. 2015).

8. Empathie impliziert eine oszillierende Einstellung zwischen *Nahsicht und Fernsicht* ebenso wie zwischen unserer inneren Bereitschaft, uns auf eine Beziehung einzulassen und dem Wunsch, Distanz zu bewahren.

Befinden wir uns am Pol der Nahsicht, werden wir uns in den Patienten einfühlen und uns auf die Beziehung zu ihm einlassen. Sind wir dem Pol der Fernsicht näher, werden wir zu einer Haltung neigen, bei der wir den Abstand wahren, uns in die Perspektive der Interaktionspartner des Patienten einfühlen und vor allem konzeptuell denken. Wir brauchen beides: Wir müssen unseren Patienten nahe sein, uns in ihre Sichtweise und ihre Gefühlswelt einfühlen können, und gleichzeitig die Distanz zu ihnen bewahren, um das von ihnen Berichtete sachlich einordnen zu können. Dies erfordert nicht nur, dass wir zwischen den Perspektiven der Nah- und Fernsicht hin- und herpendeln. Würden wir uns nicht auf die Beziehung einlassen, kämen viele Phänomene nicht zur Darstellung, die nicht erinnert, sondern nur inszeniert werden können, und auch positive Beziehungserfahrungen im Sinne von Begegnungsmomenten wären nicht möglich. Umgekehrt brauchen wir die Fernsicht, um auch die Außenwirkung der Patienten und die mutmaßlichen Reaktionen ihrer Interaktionspartner einschätzen zu können (Zwiebel 2013; → Kap. 5.7).

9. Empathie fragt auch danach, was ein Patient *nicht sagt*, was in der Rede des Patienten *unerwähnt* bleibt und was uns *widersprüchlich* erscheint. Alles, was in der Sitzung nicht anwesend ist und worüber der Patient nicht spricht, sollte ebenso unsere Aufmerksamkeit beanspruchen.

Dazu gehört auch, dass wir über die uns präsentierten Defizite und Schwächen die Stärken und Erfolge der Patienten nicht vergessen dürfen.

10. Die Frage, wie unsere Patienten unsere Interventionen wahrnehmen und innerlich oder auf der Verhaltensebene auf sie reagieren, ist für eine empathische Beziehungsgestaltung essenziell (Faimberg 1996).

Vor jeder Intervention können wir antizipierend ausfantasieren, wie ein Patient voraussichtlich auf sie reagieren wird; wichtiger ist es jedoch, anschließend seine tatsächliche verbale oder nonverbale Reaktion zu registrieren. Diese Erfahrung können wir für die Gestaltung der nächsten Interventionen nutzen.

Wir können uns passager mit dem Patienten identifizieren, um herauszufinden, wie unsere Intervention wahrscheinlich auf ihn wirken könnte (König 2002). Das allein kann schon helfen, mögliche Schamaffekte oder andere negative Emotionen zu antizipieren, die sich im Gefolge unserer Intervention einstellen könnten. Es kann jedoch nicht mehr sein als eine erste Annäherung, die Reaktion des Patienten könnte auch eine völlig andere sein. Wenn ich auf eine bestimmte Therapeutenäußerung ärgerlich reagieren würde, bedeutet dies nicht, dass ein Patient dann ebenfalls ärgerlich würde; er könnte auch resigniert, hilflos, ohnmächtig oder entmutigt reagieren.

11. Es ist auch Teil unserer Empathie, empathisch annehmen zu können, wenn Patienten uns mitteilen, dass sie sich von uns nicht verstanden fühlen. Es dürfte nicht so selten sein, dass Patienten sich von uns nicht richtig verstanden fühlen; gleichzeitig fällt es ihnen oft schwer, uns dies mitzuteilen, und nicht selten gehen sie wie selbstverständlich davon aus, dass wir Therapeuten mit dem, was wir tun, das Richtige tun, und attribuieren ihre Unfähigkeit, das zu erkennen, ihrem eigenen Unvermögen (Casement 1991). Wir ermutigen die Patienten daher, es uns mitzuteilen, wenn sie sich nicht verstanden fühlen.

Wir erläutern, dass es in Psychotherapien vorkommen kann, dass ein Patient sich nicht verstanden fühlt, und dass dies ein schmerzliches Gefühl sein kann. Die Anerkennung des Gefühls, sich nicht verstanden zu fühlen, kann bereits Erleichterung bringen; sie kann als eine Art Reparatur verstanden werden, bei der das empathische Versagen im Sinne von Kohut (1971) empathisch angenommen wird (→ Kap. 2.5.3)[11].

12. Eine absichtsvolle Haltung, empathisch sein zu wollen, wird in der Regel wenig dazu beitragen, eine empathische Reaktion wahrscheinlicher zu machen, denn weder unser Unbewusstes noch das des Patienten kann, um es mit Bolognini (2012) auszudrücken, auf Kommando gezähmt werden. Dennoch können wir einiges tun, um die Wahrscheinlichkeit eines empathischen Zugangs zu unseren Patienten zu erhöhen.

Im Bilde gesprochen: Zwar können wir nicht darüber entscheiden, ob es regnet oder die Sonne scheint, aber wir können einen Ort aufsuchen, an dem die Wahrscheinlichkeit der einen oder anderen Bedingung höher oder geringer ist. So können wir durch eine entspannte und ressourcenreiche, die Gegenübertragung reflektierende, möglicherweise auch achtsamkeitsbasierte Haltung im Vorfeld einer Therapiesitzung das Auftreten empathischer Reaktion zwar nicht planen, aber doch wahrscheinlicher machen.

Weiterführende Literatur

Bolognini S (2012). Die psychoanalytische Einfühlung. 2. Aufl. Göttingen: Psychosozial.
Staemmler FM (2008). Empathie in der Psychotherapie aus neuer Perspektive. Dissertation an der Universität Kassel. Online verfügbar.
Klöpper M (2014). Die Dynamik des Psychischen. Praxishandbuch für das Verständnis der Beziehungsdynamik. Stuttgart: Klett-Cotta.
König K (2002). Fallstricke in der psychoanalytischen Behandlung. Stuttgart: Klett-Cotta.
Körner J (1998). Einfühlung: Über Empathie. Fomm Psychoanal 14, 1–17.
Wellendorf F (1999). Jenseits der Empathie. Forum Psychoanal 15, 9–24.

Anmerkungen

1 In der Definition von Staemmler (2008, S. 225) ist Empathie als »eine auf Intersubjektivität beruhende, sich leiblich vollziehende und gegenseitige Bezugnahme (im Sinne des social referencing) zwischen zwei (oder mehreren) Personen — eine Bezugnahme sowohl auf die Erfahrungswelt der jeweils anderen Person(en) als auch auf die gemeinsame Situation und deren emergente Eigenschaften«.

2 Begrifflich unterscheiden wir Empathie von Gefühlsansteckung und Sympathie.
Von der automatisch einsetzenden Gefühlsansteckung unterscheidet sich Empathie durch die Fähigkeit zur beobachtenden Distanzierung. Unter Sympathie verstehen wir eine spezifische Reaktion von Mitgefühl und sorgender Verbundenheit, die nicht notwendigerweise ein Einschwingen auf die gleiche Emotion beinhaltet (Decety & Jackson 2006).

3 Die Entdeckung der Spiegelneuronen kann als ein Meilenstein auf dem Weg eines neurobiologischen Verständnisses der Empathie aufgefasst werden (Gallese 2009). Ihre Wirkungsweise besteht, vereinfacht gesagt, darin, dass mit dem Prozess des Beobachtens des Verhaltens, der Körperhaltung, des Gesichtsausdrucks und der Sprache einer anderen Person ein Erfahrungszustand im Körper des Beobachters erzeugt wird, der bei der anderen Person entsprechende Reaktionsmuster hervorruft; dies geschieht automatisch, ohne bewusste Anstrengung, die über das Zuhören und Beobachten hinausgeht.

4 Auch eine Mitwirkung der Region der Insula wird angenommen. Diese ist typischerweise an der Verarbeitung der Emotionen beteiligt; indem sie Metarepräsentationen der Körperzustände bildet, vermittelt sie die emotionale Selbstwahrnehmung. Sie wird zum Beispiel aktiviert, wenn jemand beobachtet, wie eine geliebte Person Schmerz erlebt (Singer et al. 2004).

5 Ich entwickele die Fantasie, ich sei der Patient und befände mich in genau dieser therapeutischen Beziehung (zu mir als Therapeuten) und male mir aus, wie es mir (als dem fantasierten Patienten) mit den therapeutischen Interventionen ginge, speziell wie sie von mir (als dem fantasierten Patienten) missverstanden werden könnten. In diesem Sinne ist Empathie die Kunst, immer wieder in die Schuhe des Patienten zu schlüpfen und dennoch während der meisten Zeit in den eigenen zu bleiben.

6 Schafer (1968) weist zu Recht unter Bezug auf Freud darauf hin, dass der Begriff der Identifizierung irreführend ist, weil es sich dabei um einen unbewussten Abwehrmechanismus handelt. Der die Empathie bestimmende Versuch, sich in eine andere Person hineinzuversetzen, stellt dagegen im Allgemeinen einen bewussten Vorgang dar.

7 Martin Buber (1978, S. 11) hatte von »Urdistanz« gesprochen und ihre Bedeutung für die Gestaltung von Beziehungen hervorgehoben: Man kann nur zu einer Person in Beziehung treten, wenn man zuvor zu einem distanzierten Seienden, d. h. zu einem selbstständigen Gegenüber geworden ist. Statt Empathie bevorzugte er den Begriff »Umfassung«, der sich auf beide Seiten bezieht: zur gleichen Zeit müssen wir dort wie hier sein.

8 In dieser Auffassung fühlen wir uns durch neuere emotionsbiologische Befunde bestärkt. Eine komplette emotionale Reso-

nanz mit dem Leiden anderer und die Aktivierung der damit verbundenen autonomen Erregungen scheint einer professionellen Empathie, aber auch einem prosozialen Verhalten eher abträglich zu sein (Yamada & Decety 2009). Denn ein volles Erleben des Leidens anderer aktiviert auch Sorge um die eigene Sicherheit, was meist zu Vermeidungs- oder selbstschützendem Verhalten führt (Muraven & Baumeister 2000). Das affektive Erregungsniveau, das ein empathischer Zuhörer erlebt, verbraucht Aufmerksamkeits- und kognitive Ressourcen, die nicht mehr der Linderung des Leidens zugewandt werden können (Eisenberg & Eggum 2009). Dass hier Professionalisierungseffekte einsetzen können, belegen Studien zur funktionalen Bildgebung (Cheng et al. 2007) und zu ereigniskorrelierten Potenzialen (Decety et al. 2010). Sie zeigen, dass Ärzte auf den Schmerz anderer nicht auf dieselbe Weise reagieren wie Nicht-Ärzte; Ärzte aktivieren mehr Hirnareale, die am exekutiven Funktionieren und der Selbstregulation beteiligt sind. Entsprechendes ist auch für Psychotherapeuten anzunehmen: Empathische Therapeuten sind offenbar besser in der Lage, ihr eigenes und das patientenseitige sympathische Erregungsniveau zu regulieren und hohe Niveaus sympathischer Aktivierung zu vermeiden.

9 Die bekannte Empfehlung Freuds (1912b), bei der gleichschwebenden Aufmerksamkeit nicht zu sehr auf Details der Erzählungen des Patienten zu achten, wird, ebenso wie die Wahrnehmungseinstellung des träumerischen Ahnungsvermögens, auf das Bion (1963/64) hingewiesen hat, in manchen Phasen einer Behandlung ihre Berechtigung haben, in anderen Phasen aber auch in die Irre führen. So berechtigt diese Haltungen sein können, um den Gesamtkontext einer Behandlungssituation, die Vielfalt des nonverbal Kommunizierten und die Signale unserer Gegenübertragung zu erfassen, so wichtig kann es in anderen Momenten sein, sehr genau auf Details zu achten oder fehlende Informationen gezielt zu erfragen.

10 Möglicherweise ist dies eine mögliche Lesart von Bions (1970) berühmter Phrase »without memory and without desire« (Bolognini 2012).

11 Davon zu unterscheiden sind Situationen, in denen Patienten ihren Therapeuten wiederholt und mit aggressivem Unterton vorwerfen, sie nicht zu verstehen. Hier wäre zu prüfen, ob der Patient sich, ausgelöst durch eine bestimmte Problem- oder Konfliktsituation in der therapeutischen Beziehung, mit einem aggressiven Persönlichkeitsanteil identifiziert hat. Näheres dazu findet sich in Kap. 8.3.

5.7 »Sich schwingen von einem Zustand in den anderen« (Freud)

5.7.1 Perspektivenvielfalt und das »Oszillieren« der therapeutischen Einstellungen

Psychodynamisch zu denken und zu arbeiten ist mit der Bereitschaft und Fähigkeit verbunden, unterschiedliche therapeutische Perspektiven einzunehmen (Wöller & Kruse 2018). Klinische Situationen weisen in der Regel einen hohen Grad an Komplexität auf. Die Vielfalt der Perspektiven ist nötig, um die Breite der sich darbietenden Phänomene wahrzunehmen und daraus praktikable Formen des Intervenierens abzuleiten.

1. Zunächst einmal können wir unterschiedliche therapeutische Perspektiven auf der Basis der uns vertrauten *theoretischen Zugänge* einnehmen. So kann es nützlich sein, die Problematik einer Patientin nicht nur alternativ unter der Perspektive des unbewussten Konflikts, des strukturellen Defizits oder der traumatisch-dissoziativen Informationsverarbeitung zu betrachten, sondern mehrere dieser Perspektiven ent-

weder gleichzeitig oder abwechselnd einzunehmen.

2. Die meisten Problemsituationen lassen sich vorteilhaft sowohl aus der *intrapsychischen* wie auch aus der *interpersonellen* Perspektive betrachten. Zusätzlicher Gewinn kann sich ergeben, wenn auch die Wechselwirkung beider Perspektiven in den Blick genommen wird.

3. Oft empfinden wir es als hilfreich, sowohl die auf dem Strukturmodell der Psychoanalyse basierende »klassische« ich-psychologische Betrachtung als auch eine objektbeziehungstheoretische Perspektive zu nutzen und diese möglicherweise noch zusätzlich durch eine relationale oder eine psychotraumatisch-dissoziationstheoretische Perspektive zu ergänzen.

4. Auch wenn sich alle psychoanalytischen Schulen in unterschiedlichem Ausmaß intersubjektiv geprägten Konzepten geöffnet haben (Bohleber 2012) und wenn die meisten heute tätigen psychodynamisch orientierten Psychotherapeuten eher einer Zwei-Personen-Perspektive als einer ausschließlich auf intrapsychische Prozesse fokussierenden Sichtweise zuneigen dürften, kann es bei bestimmten klinischen Problemstellungen sinnvoll sein, auch einmal eine Ein-Personen-Perspektive einzunehmen, ohne deshalb die anderen Perspektiven außer Acht zu lassen.

> Beispielsweise kann es bei der konfliktorientierten Bewusstmachung unbewusster motivationaler Konflikte, aber auch bei der Arbeit mit dem Modell der Integration abgespaltener Erinnerungsfragmente (→ Kap. 8.1) sehr wohl eine Option sein, die Problematik gezielt aus einer intrapsychischen Perspektive zu betrachten, ohne gleichzeitig die therapeutische Beziehung im Hier und Jetzt zum Gegenstand der Therapie zu machen.

5. Weiterhin kann es hilfreich sein, Verhaltensweisen unserer Patienten sowohl unter dem Blickwinkel möglicher Übertragungsmanifestation wie auch unter dem Blickwinkel der Realbeziehung der therapeutischen Interaktion zu betrachten.

> Wenn ein Patient sich über uns beklagt, kann dies Ausdruck einer negativen Übertragung sein, aber ebenso einen Bruch in der therapeutischen Beziehung anzeigen. Mal wird es nützlicher sein, die aktuelle Beschwerdesymptomatik des Patienten vor dem Hintergrund seiner lebensgeschichtlichen Konflikte und strukturellen Defizite zu betrachten, ein anderes Mal den Blick auf seine Befindlichkeit sowie seine Erwartungen, Befürchtungen oder Wünsche in Bezug auf die Therapie zu richten.

6. Wir können eine bestimmte klinische Situation sowohl unter der Perspektive der *Problemorientierung* als auch unter der Perspektive der *Ressourcenorientierung* konstruieren. Es empfiehlt sich, beide Perspektiven einzunehmen und in Abhängigkeit vom aktuellen Bedürfnis der Patienten mal auf die eine und mal auf die andere Perspektive zurückzugreifen.

5.7.2 Perspektivengeleitete Diversifizierung der therapeutischen Strategien

Je nachdem, welche Perspektive wir einnehmen, werden wir einen in uns bereitliegenden Theorienfundus und mit ihm ein dazu passendes Inventar von Interventionen aktivieren. Dabei werden sich aus der Vielzahl der möglichen Perspektiven je nach aktueller Gegebenheit einige als nützlicher erweisen als andere, um einen fruchtbaren therapeutischen Prozess in Gang zu bringen.

Tatsächlich bleibt es einem weitgehend intuitiv ablaufenden Prozess wechselseitiger Abstimmung mit dem Patienten überlassen, welche Perspektive am besten auf die aktuelle klinische Situation passt und welche Form des Intervenierens sich daraus ableitet[1]. In diesen Abstimmungsprozess fließen Aspekte seiner aktuellen emotionalen und körperlichen Verfassung, seines Störungsbilds, seiner Biografie, seiner Erwartungen an die Therapie und seiner Art der Beziehungsgestaltung einschließlich seiner Übertragungsdisposition ebenso mit ein wie eine Vielzahl persönlichkeitsbedingter und situativer Aspekte von uns selbst: unsere situative Disposition, unsere aktuelle emotionale Verfassung, unsere persönliche Biografie und Persönlichkeit, unser Ausbildungshintergrund und unsere theoretische Orientierung. Selbstverständlich wird der Patient in der Wahl seiner bevorzugten Perspektive durch unsere Perspektive beeinflusst und umgekehrt.

Wir werden unsere behandlungstechnische Wahrnehmungs- und Interventionshaltung immer wieder unter Nutzung unserer Intuition den situativen Erfordernissen in der therapeutischen Situation anpassen müssen, sollten aber versuchen, diese intuitiv geleiteten Anpassungsvorgänge und das »Oszillieren«[2] unserer Aufmerksamkeit, wo immer möglich, auch zu reflektieren. Freud hat diese Notwendigkeit dieser Anpassung deutlich gesehen, als er sie auch vor allem auf den Wechsel zwischen der vom Therapeuten geforderten gleichschwebenden Aufmerksamkeit und synthetischer Denkarbeit bezog: »Das richtige Verhalten für den Analytiker wird darin bestehen, sich aus der einen psychischen Einstellung nach Bedarf in die andere zu schwingen.« (Freud 1912, S. 380)

Allen Anforderungen gleichzeitig oder in schnellem Wechsel nachzukommen, stellt keine geringe Herausforderung dar. Wir denken, dass dies nicht anders möglich ist als durch ein ständiges Wechseln der Aufmerksamkeitslenkung. Es kann sich von Moment zu Moment ändern, worauf wir achten müssen: mal ist es der Inhalt dessen, was der Patient sagt, mal ist es ein Gesichtsausdruck, mal die Stimmlage, mit der er das Gesagte nonverbal kommentiert. Manchmal ist es notwendig, das Gegenübertragungsgefühl wahrzunehmen, mal der eigenen Fantasie nachzuspüren. Erforderlich ist ein »Oszillieren« zwischen dem Erfassen des Gesagten und dem »Hören mit dem dritten Ohr«.

So sehr wir darauf hören, was Patienten zwischen den Zeilen sagen, so sehr wir uns zu Recht angewöhnt haben, nichts als selbstverständlich hinzunehmen, und so sehr wir davon überzeugt sind, dass unbewusste Motive bei allem, was sie uns sagen oder auf andere Weise mitteilen, eine wichtige Rolle spielt, so wichtig ist es, dass wir das, was ein Patient uns sagt, auch so wahrnehmen, wie es gesagt wird.

Die Neigung, direkte Patientenäußerungen zu übergehen, weil es wichtiger erscheint, den assoziativen Kontext zu erfassen, kann leicht zu einem Bruch in der therapeutischen Beziehung führen. Dies wiederum darf kein Grund sein, die latente Ebene außer acht zu lassen, die oft nur aus dem erschlossen werden kann, was nicht gesagt wird. Wir sind also gehalten, in unseren Interventionen sowohl den manifesten Inhalt dessen, was der Patient kommuniziert, aufzugreifen als auch den möglichen latenten Inhalt im Auge zu haben. Besonders wenn wir vorhaben, einen unbewussten Aspekt zu deuten, ist es besonders empfehlenswert, immer zunächst das zur Kenntnis zu nehmen, was der Patient tatsächlich gesagt hat.

5.7.3 Orientierung am Therapiekonzept oder an den Bedürfnissen und Vorstellungen der Patienten – und die Offenheit für Neues

Auch in der Frage, wie weit sich unsere Therapie an dem geplanten Therapiekonzept oder an den Bedürfnissen des Patienten orientieren sollte, sind wir mit der Notwendigkeit konfrontiert, in Polaritäten zu denken, die einen »oszillierenden« Umgang erfordern. Einerseits wollen wir auf der Basis eines gut durchdachten Therapiekonzepts behandeln, wenn dieses hinreichend evidenzbasiert ist und somit einen günstigen Therapieverlauf wahrscheinlich macht. Zum anderen wollen wir dem Patienten einen Raum zur Verfügung stellen, den er seinen Bedürfnissen entsprechend nutzen kann. Zum dritten sollten wir uns für Neues offenhalten. Was heißt das im Einzelnen?

1. Viele Patienten finden, wenn man ihnen die Chance gibt, ihren *eigenen Weg*, um die Therapie zu ihrem Nutzen zu gestalten, indem sie, geleitet von einem in aller Regel nicht bewussten »Heilungsplan« die Schwerpunkte der Therapie setzen. Sie schätzen es, wenn sie unaufdringlich durch unsere Interventionen auf ihrem Weg geleitet werden. So betrachtet, liegt viel Sinn in dem Satz, die Entwicklung der Therapie solle eine Kreation des Patienten sein (Casement 1991). Es ist aus ressourcenorientierter Sicht nicht nur zu begrüßen, sondern ausgesprochen zielführend, wenn die Patienten aktiv bei der Therapie mitwirken. Es wäre daher sehr kontraproduktiv, wollten wir ihnen dieses Potenzial durch eine andersartige Strukturierung der Therapie nehmen.

2. Dennoch erwarten die Patienten von uns eine *klare Verankerung in einem Therapiekonzept* und die Bereitschaft, sie auf den vom jeweiligen Therapiekonzept vorgezeichneten Weg zurückzuführen, wenn sie sich auf ihren selbstgewählten Weg verirrt haben. Andere Patienten signalisieren, dass sie sich eine deutlichere Orientierung wünschen, und danken es uns, wenn wir diese Rolle übernehmen und ihnen dennoch die notwendigen Freiräume gewähren, um ihre individuelle Ausgestaltung zu finden.

3. Schließlich müssen wir damit rechnen, dass wir in jeder neuen Therapiesitzung unbekanntes Gelände betreten. Mögen wir auch diese oder jene Erfahrung mit unseren Patienten gemacht haben, mögen wir Hypothesen gebildet haben, wie sie auf unsere Interventionen reagieren, welche sie gerne aufgreifen, mit welchen sie weniger gut zurechtkommen, so liegt in jeder Therapiesitzung doch etwas völlig Neues vor uns, dem wir bisher so nicht begegnet sind.

Mit großer Sicherheit werden Situationen auftreten, in denen wir definitiv nicht wissen, wie die Sitzung weitergeht, welchen Gedanken unsere Patientin als Nächstes äußern wird, mit welcher Emotion sie konfrontiert sein wird, welche Art der Reflexion von uns verlangt wird und mit welchen Emotionen wir konfrontiert sind. Wir werden auch nicht verhindern können, dass wir in unvorhersehbarer Weise plötzlich berührt, erschrocken oder verunsichert sind. Aus der Sicht selbstorganisierender Prozesse wird von Momenten kritischer Instabilität gesprochen, die geeignet sind, alte Muster abzulösen und durch neue zu ersetzen (Haken & Schiepek 2005).

4. Überraschungen können sich in Therapien in vielfältiger Weise als fruchtbar erweisen (Faimberg & Corel 1990). Überraschend kann es gelingen, gemeinsam Perspektiven zu entdecken, die niemand vorhergesehen hätte und die die Therapie in eine unerwartet produktive Richtung lenken. Überraschungen haben immer das Potenzial für kreative Öffnungen. Und sie machen einen wesentlichen Aspekt menschlicher Begegnung aus: »Einem Menschen begegnen heißt, von einem Rätsel wachgehalten werden« (Lévinas 1983, S. 120).

Kaum jemand hat so deutlich auf die Notwendigkeit hingewiesen, sich in jeder Therapiesitzung erneut ganz auf den Patienten und seine Erfahrungen im Hier-und-Jetzt einzustellen, wie Wilfried Bion. Er hat von der »negativen Fähigkeit« gesprochen und seine Forderung auf die berühmt gewordene Formel »no memory, no desire, no understanding« (Bions 1962) gebracht (→ Kap. 2.6.2).

Auch andere Autoren haben darauf hingewiesen, dass die Suche nach Gewissheiten und der Wunsch nach Klärung ein Hindernis für die Therapie darstellen kann. Oft bringt ein »Anerkennen« der Andersartigkeit des anderen einen größeren Gewinn auf der Beziehungsebene als der Wunsch nach restloser Klärung. In manchen Situationen wird es uns unseren Patienten näherbringen, wenn wir ihre Widersprüchlichkeiten, Ambiguitäten und Paradoxien akzeptieren, als wenn wir versuchen, eine – ästhetisch fraglos befriedigende – Harmonie zwischen dem Geschehen in einer Therapiesitzung und unseren Konzepten herzustellen (Marks-Tarlow 2015).

Diese Offenheit gegenüber dem Neuen und Unbekannten ist jedoch für einen gelingenden Therapieprozess essenziell[3], erlaubt sie es doch unseren Patienten, etwas zum gemeinsamen Veränderungswissen beizutragen, das für die Therapie genutzt werden kann. Es ist nicht nur wohltuend, etwas gemeinsam herauszufinden. Es hat auch eine Qualität von Frische, die lebendiger ist als die in der Therapiesitzung einsetzende Bestätigung des Lehrbuchwissens. Und es ist etwas, das die Verbindung zwischen unseren Patienten und uns stärkt. Oft genug brauchen wir den Weg von Versuch und Irrtum, um uns dem anzunähern, was unsere Patienten am besten bei ihrem impliziten Heilungsplan unterstützt. All dies mit unserem konzeptuellen Wissen und Können – das die Patienten zu Recht von uns erwarten – in eine Balance zu bringen, wird eine spannungsreiche, aber lohnende Aufgabe bleiben.

5.7.4 Oszillieren zwischen Lassen und Fokussieren – zwischen Führen und Folgen

Nachdem die lange vorherrschende Vorstellung eines naturwüchsigen therapeutischen Prozesses, der von allein zur Auflösung von Konflikten und zu besserer Problembewältigung führt, als unhaltbar aufgegeben werden musste (Thomä & Kächele 2006), sehen wir uns mit der Frage konfrontiert, wie wir den therapeutischen Prozess in die Richtung der vereinbarten therapeutischen Zielvorstellung *steuern* können. Doch wie direktiv und fokussierend soll unsere Steuerung sein und wie weit sollten wir unseren Patienten den *Freiraum* lassen, den sie brauchen, um sich zu entwickeln?

Die genannten Überlegungen implizieren eine Auseinandersetzung mit der Frage, wie bei dem jeweiligen Patienten am günstigsten Veränderungsprozesse in Gang gesetzt werden können. Eine solche Akzentsetzung ist im psychodynamischen Denken keineswegs selbstverständlich. So hat die Psychoanalyse eine überwältigende Vielfalt reicher Erkenntnisse über die Entstehung von Psychopathologie, unbewusste Motivationen und Inhalte unbewussten Denkens gewinnen können, doch blieb die Frage, wie Veränderungen zustande kommen und wie sie im Therapieprozess gefördert werden können, meist hinter den inhaltlichen Bestimmungen zurück. Wir wissen über Veränderungsprozesse bisher nur wenig, jedoch so viel, dass wir aus dem Verständnis der psychopathologischen Bedingungen nicht die Strategie unserer Behandlung ableiten können (Plassmann 2009). Nicht viel anders sieht es mit dem Beitrag der Psychotherapieforschung aus. Sie hat im Laufe der Jahre viel Energie auf den Nachweis der Wirksamkeit immer neuer Psychotherapieformen gelegt. Erst nachdem sich vielfältig replizierbar keine substanziellen Unterschiede in der Wirksamkeit zwischen den wichtigsten Psychotherapieverfahren auffinden ließen (Steiner et al. 2017), begann eher zögerlich eine ernsthafte Auseinandersetzung mit den Grundlagen therapeutischer Heilungs- und Veränderungsprozesse.

1. Es erscheint uns weder realistisch noch aussichtsreich, ein hinsichtlich der Interventionsaktivität differenziertes Therapeutenverhalten auf der Basis eines zuvor diagnostizierten Störungstyps oder einer bestimmten Persönlichkeitscharakteristik geplant einsetzen zu wollen. Zu unterschiedlich ist die subjektiv wahrgenommene Unterstützung, die ein Patient durch ein spezifisches Therapeutenverhalten erfährt.

So mag der eine Patient mit einem aktiven Therapeutenverhalten das Empfinden von Zuwendung verbinden und ein anderer das Gefühl, bedrängt oder gar »verfolgt« zu werden. Umgekehrt wird ein zurückhaltendes Therapeutenverhalten bei einigen Patienten das Gefühl geduldiger Präsenz, bei anderen das Gefühl, alleingelassen zu werden, auslösen. Es wird immer Patienten geben, die es schätzen, wenn wir unsere emotionale Präsenz durch häufige Interventionen kenntlich machen, und andere, die sich wohler fühlen, wenn wir uns mit Interventionen zurückhalten. Daher wird es nicht möglich sein, feststehende Regeln zu formulieren, die generell und ohne Berücksichtigung des aktuellen Beziehungskontextes vorschreiben, bei welchen Patienten und in welchem Maße es förderlich oder hinderlich ist, fokussierend vorzugehen oder »loszulassen« und ihnen den subjektiv benötigten Freiraum zu gewähren. Tendenziell werden wir einem abwartenden Zuhören der Vorzug geben, wenn das Therapieziel darin besteht, den Assoziationsraum weiter zu öffnen, um so Zugang zu unbewussten Konflikten zu erlangen. Doch kann bei anderen Patienten ein stärker fokussierendes Therapeutenverhalten, das die konfliktnahen Emotionen konsequent aufgreift und blockierende Einflüsse zügig anspricht, diese Zielsetzung besser unterstützen. Manche Patienten werden sich einen Raum der Reflexion eher erschließen, wenn wir zurückhaltend intervenieren, andere, wenn wir sie aktiv bei der Reflexion anleiten.

2. In aller Regel teilen uns die Patienten auf dem Wege nonverbal kommunizierter Signale mit, ob sie zur Förderung eines produktiven therapeutischen Prozesses von uns eine stärkere oder geringere Interventionsaktivität im Sinne einer Ressource benötigen. An uns ist es, die Signale ihrer Präferenz aufzunehmen. Oft kann es vorteilhafter sein, dem *impliziten Heilungs- und Veränderungsplan* zu folgen, den unsere Patienten vorgeben, als sich an konzeptuelle Vorgaben zu halten.

3. Zunehmend setzt sich die Auffassung durch, dass wir als Psychotherapeuten nicht diejenigen sind, die heilen, sondern die, die *natürliche selbstorganisatorische Heilungsprozesse unterstützen* und nur dann eingreifen sollten, wenn der Weg der Heilung blockiert ist oder heilungswidrige Tendenzen einsetzen. Solange ein therapeutischer Prozess erkennbar ist, der sich in Richtung einer Problemlösung oder einer Vertiefung, also in einem weiteren Sinne in Richtung »Heilung« bewegt, werden wir unsere Patienten auf diesem Weg begleiten und unterstützen.

Ebenso wichtig kann es aber auch sein, im richtigen Moment voranzugehen und neue Perspektiven aufzuzeigen, vor allem aber präsent zu sein, um einem Prozess Einhalt zu gebieten, der in die Stagnation mündet oder von einer Lösung oder Vertiefung wegführt. So kann es notwendig werden, Patienten, die in ein angstvolles Schweigen abgleiten, durch aktives Nachfragen wieder in den therapeutischen Prozess zurückzuholen, und Patienten, die im Sinne eines Blockadephänomens in ein oberflächliches Sprechen abgleiten, zum Innehalten anzuregen, um ihnen den verlorengegangenen Zugang zu ihrer Emotionalität wieder zu erleichtern.

4. Dieses Umdenken hat beträchtliche Konsequenzen für unsere psychotherapeutische Wahrnehmungseinstellung. Sie beinhaltet, dass wir nicht mehr nur auf Inhalte des von den Patienten vorgetragenen Materials fokussieren, wie es dem eher »klassischen« Vorgehen entspricht, sondern vermehrt darauf achten, ob Patienten *Schritte in Richtung auf Veränderung und Heilung* unternehmen. Dabei können wir die Frage, ob sie dabei unsere konkrete Unterstützung brauchen, zum Gegenstand der therapeutischen Sitzungen machen (Plassmann 2007, 2009). Therapie entwickelt sich so zu einer Vor- und Rückwärtsbewegung, die im Idealfall den Charakter eines therapeutischen Tanzes annimmt. Mitunter ist es nützlich, sich durch Rückfragen zu versichern, ob ein Patient unsere Impulse als förderlich oder als zu belastend erlebt.

5. Oft ist es die »Kunst des Lassens« (Plassmann 2007a), die die Therapie am besten weiterbringt: die Kunst zuzulassen, dass Patienten den Weg gehen, der ihnen am ehesten erfolgversprechend zu sein scheint. Diese Auffassung, die explizit von Milton Erickson (Erickson & Rossi 2020), dem Begründer der Hypnotherapie, vertreten wurde, entspricht auch unserem ressourcenbasierten Verständnis psychodynamischer Psychotherapie.

Interessanterweise haben Patienten oft ein deutliches Gefühl, ob ein Prozess in Richtung Lösung, Entspannung oder Heilung angelaufen ist oder nicht. Vermutlich folgen sie einem Weg, der in ihrem impliziten Beziehungswissen vorgezeichnet ist, den sie bewusst jedoch nicht beschreiben könnten. Für uns hat es sich sehr bewährt, die Patienten diesen Weg gehen zu lassen, soweit sie ein klares Gefühl haben, dass er sie voranbringt. Andererseits kann es auch vorkommen, dass die Patienten ein diffuses Gefühl entwickeln, in die falsche Richtung gelaufen zu sein. Oft folgen sie diesem Gefühl nicht, weil ihnen das Vertrauen in seine Validität fehlt. Wann immer wir den Eindruck gewinnen, dass ein derartiges Gefühl spürbar wird, unterstützen wir die Patienten, Vertrauen zu schenken und gegebenenfalls mit unserer Hilfe die eingeschlagene Richtung zu korrigieren.

5.7.5 Vom Patienten lernen

Von verschiedener Seite wurde darauf hingewiesen, wie wichtig es ist, von Patienten zu lernen. Die Bereitschaft dazu trägt dem Umstand Rechnung, dass jeder Patient – nicht anders als wir selbst – über ein *umfangreiches implizites Beziehungswissen* verfügt, das durch die Tatsache, dass er momentan in der Patientenrolle vor uns sitzt, nicht an Relevanz verloren hat. Es umfasst oft ein nicht unbeträchtliches implizites Veränderungswissen – ein implizites Wissen darum, wie und unter welchen Bedingungen bei ihm persönlich Veränderungsprozesse in Richtung eines gewünschten Therapieziels ablaufen können. Es basiert auf einer Vielzahl meist nicht mehr bewusst abrufbarer oder nie ins Bewusstsein gedrungener Erfahrungen, die in seinem Leben einmal zu einer Einstellungs- oder Verhaltensänderung geführt haben.

Leicht unterschätzen wir die *Reichhaltigkeit der prozeduralen Wissensbestände*, über die unsere Patienten verfügen, und die darin enthaltenen Informationen, wie Veränderungsprozesse herbeigeführt werden könnten. Naturgemäß sind die Patienten wegen der impliziten Speicherung dieser Wissensbestände nicht in der Lage, die ihnen gefühlsmäßig als geeignet erscheinenden Prozeduren zu explizieren. Doch zeigt sich immer wieder, dass Patienten mit einem positiven oder negativen »Bauchgefühl« im Sinne eines *somatischen Markers* (Damasio 2000) reagieren, wenn wir ihnen unterschiedliche mögliche Wege zur Erreichung des gewünschten Ziels aufzeigen. Dieses Bauchgefühl gibt uns zumindest einen ernstzunehmenden Hinweis auf die positive oder negative emotionale Valenz, die für den Patienten mit dem einen oder anderen Weg verbunden ist. Es sollte daher in seiner prognostischen Validität nicht unterschätzt werden.

Auch erfahrene Therapeuten werden immer wieder mit komplexen klinischen Situationen konfrontiert sein, für die sie einen passenden Umgang nicht unmittelbar parat haben. Es kann dann klug sein, sich den Weg von den Patienten selbst weisen zu lassen. »Learning from the patient« heißt ein wichtiges Buch von Casement (1991), auf das wir schon häufiger Bezug genommen haben. Intuition steht Patienten als Ressource ebenso zur Verfügung wie uns; oft brauchen sie aber unsere Ermutigung und Erlaubnis, um sie auch einzusetzen. Die Vorteile, die uns durch die Nutzung dieser Patientenressource zuwachsen, sind beträchtlich: Indem wir den therapeutischen Prozess als einen gemeinsamen Lernprozess auffassen und auch ihr implizites Veränderungswissen nutzen, tragen wir erheblich zu einem Prozess wechselseitiger Annäherung bei.

Zwar hat die Psychotherapieforschung gezeigt, wie wichtig es für das Therapieergebnis ist, dass Patienten ihre Therapeuten als *kompetent* und auch als *selbstbewusst* wahrnehmen (→Kap. 5.3.4). Doch muss es den Eindruck von Kompetenz nicht schmälern, wenn wir offensiv vertreten, dass wir von unseren Patienten nicht nur lernen dürfen, sondern sogar lernen sollen. Kompetenzen einzubringen und gleichzeitig mit dem Patienten zu lernen, dürfte am ehesten dazu beitragen, eine therapeutische Allianz zu stärken. Letztlich geht es um die Wertschätzung von Wissen und Nicht-Wissen gleichermaßen.

Nicht unerwähnt bleiben sollte der wertvolle Hinweis von Casement (1991), dass Patienten oft erwarten, dass wir von ihnen lernen. Er hatte beobachtet, dass einige Patienten ihm erst dann vertrauen konnten, als sie festgestellt hatten, dass er bereit war, von ihnen zu lernen.

Weiterführende Literatur

Bohleber W (2012). Was Psychoanalyse heute leistet. Identität und Intersubjektivität, Trauma und Therapie, Gewalt und Gesellschaft. Stuttgart: Klett-Cotta.

Flückiger C, Wüsten G (2015). Ressourcenaktivierung. 2. Aufl. Bern: Huber.

Plassmann R (Hg) (2009). Im eigenen Rhythmus. Gießen: Psychosozial-Verlag.

Scharff JM (2007). Psychoanalysieren und die Kunst der Balance. Psyche – Z Psychoanal 61, 837–863.

Zwiebel R (2013). Was macht einen guten Psychoanalytiker aus? Grundelemente professioneller Psychotherapie. Stuttgart: Klett-Cotta.

Anmerkungen

1 Um nur einige Beispiele zu nennen: Mal wird es mehr darum gehen, interessiert zuzuhören und wenig zu intervenieren, ein anderes Mal werden wir klar Position beziehen, Wege aufzeigen und Grenzen definieren müssen. Mal kann eine »mütterliche« Haltung notwendig sein, bei der haltende und beruhigende Interventionen im Vordergrund stehen, mal ist eher eine »väterliche« Haltung angezeigt, bei der auch schwierige Interaktionsmuster zum Thema werden können und ein stärkerer Beitrag des Patienten gefordert wird. Mal werden wir den Schwerpunkt auf die Regulation der Befindlichkeit und die Erarbeitung neuer Fähigkeiten und Fertigkeiten legen, mal auf die Exploration des Unbekannten, Abgewehrten und Abgespaltenen. Mal kann es hilfreich sein, dem Fluss der Assoziation des Patienten zu folgen, während es zu einem anderen Zeitpunkt nicht nur hilfreich, sondern auch notwendig ist, die Gedankenwelt der Patienten zu rekonstruieren und dem weiteren therapeutischen Vorgehen eine klare Struktur zu geben. Mal wird die innere Welt des Patienten, mal seine äußere Realität und mal deren Interaktion unsere Aufmerksamkeit beanspruchen. Mal wird, um die Formulierung von Zwiebel (2013) aufzugreifen, in unserer therapeutischen Einstellung eher der »persönliche Pol« und mal der »technische Pol« im Vordergrund stehen, wobei der »persönliche Pol« für die Welt unserer Gefühle, Gedanken und Wünsche und der »technische Pol« für unsere theoretischen Grundannahmen und behandlungstechnischen Konzeptualisierungen steht.

2 Zwiebel (2013) hat den Umgang des Therapeuten mit den unterschiedlichen Perspektiven als balancierendes »Oszillieren« zwischen zentralen Polaritäten der analytisch-therapeutischen Einstellung beschrieben. Er geht davon aus, dass es notwendig sei, in der Wahrnehmung und im Handeln diese Polaritäten oder Pole in jeder Therapiesitzung in der Schwebe zu halten, ohne sich einseitig dem einen oder dem anderen dieser Pole zu verschreiben oder darauf fixiert zu sein. Wir würden die Anregung Zwiebels, diese Polaritäten in der Schwebe zu halten, ohne die sich daraus ergebende Spannung einseitig zugunsten einer Ebene aufzulösen, gerne aufgreifen und festhalten, dass die entscheidende Herausforderung für beziehungsorientierte Psychotherapeuten darin liegt, die möglichen anderen Positionen jederzeit innerlich präsent zu haben und dafür zu sorgen, dass wir uns nicht ganz in einem der Pole »verlieren« (Scharff 2007; Zwiebel 2013).

3 An anderer Stelle hat Bion (1975) von einem »binokulären Sehen« gesprochen. Wir können lernen, mit einem Auge die Aspekte eines Patienten zu verfolgen, von denen wir wissen, dass wir sie nicht kennen, während wir das andere Auge auf Aspekte richten, die wir zu kennen glauben. Diese kreative Spannung zwischen Wissen und Nicht-Wissen gilt es auszuhalten. Beide Haltungen – die Haltung des Nicht-Wissens und die Haltung des Expertentums – haben ihre Berechtigung, doch würden sie, praktizierte man sie in absoluter Weise, einander widersprechen. Insofern kann auch hier nur ein Oszillieren zwischen beiden Handlungen stattfinden, wobei mal die eine oder die andere Perspektive in den Vordergrund rückt.

5.8 Rupturen der therapeutischen Allianz und die Möglichkeit ihrer Reparatur

5.8.1 Allianzrupturen und die Chancen ihrer Reparatur

Die Beschäftigung mit Brüchen der therapeutischen Allianz und der Möglichkeit ihrer Reparatur gehört zu den zentralen Elementen unseres therapeutischen Ansatzes. Wir sehen darin die Chance, einen ins Stocken geratenen Veränderungsprozess wieder in Gang zu bringen, und die Möglichkeit, gleichzeitig eine positive Beziehungserfahrung zu vermitteln.

Safran und Muran (2000) haben ein aus unserer Sicht überzeugendes Konzept entwickelt, wie Rupturen der therapeutischen Allianz identifiziert und repariert werden können. Es nimmt an, dass es in Psychotherapien unvermeidlich immer wieder zu Brüchen in der therapeutischen Allianz kommt, die jedoch, wenn sie erkannt werden, und zur Sprache kommen, reparabel sind. In Deutschland wurde das Konzept von Gumz et al. (2020) weiterentwickelt.

Das Konzept der Identifikation und Reparatur von Allianzrupturen lässt eine Fundierung in entwicklungspsychologischen Befunden und psychoanalytischen Theorieelementen erkennen. An die *entwicklungspsychologische Befundlage* knüpft der Reparaturgedanke insofern an, als Reparaturen von Bindungsbeziehungen ein zentrales Merkmal wechselseitiger Regulationsprozesse sind.

- Rupturen und Reparaturen finden sich in den *frühen dyadischen Abstimmungsprozessen* zwischen einer Bezugsperson und dem heranwachsenden Kind (Beebe & Lachmann 2004). Sie durchziehen auch die Alltagskommunikation[1] und sind offenbar in erfolgreichen interpersonellen Abstimmungsprozessen aller Art anzutreffen. Wir können daher annehmen, dass die Bearbeitung der Allianzbrüche auch ein entscheidender Wirkmechanismus jeder gelingenden Psychotherapie ist.

- Im *psychoanalytischen Kontext* knüpft das Konzept bei den wichtigen Arbeiten Heinz Kohuts (1977) an. Sie enthalten den entscheidenden Hinweis, dass eine empathische Metakommunikation über das Misslingen der eigenen Empathie selbst ein wichtiges Element einer empathischen Beziehungsgestaltung sein kann. Nicht nur das: Sie stärkt das Vertrauen, dass auch künftige Brüche der Empathie wieder geheilt werden können – und aktiviert damit die wichtige Ressource, Beziehungen vorhersagen und gestalten zu können. Zudem transportiert sie die wichtige Erfahrung, dass Beziehungen auch Bestand haben können, wenn über das Misslingen eines empathischen Kontakts eine Verständigung möglich ist.

Brüche der therapeutischen Allianz können sich in unterschiedlicher Weise manifestieren:

1. Die Brüche können im Bereich der *Aufgaben und Ziele* auftreten, wenn bei unterschiedlichen Ausgangszielen ein Prozess der Aushandlung entweder nicht ausreichend stattgefunden hat oder auf diesem Weg eine Übereinstimmung in der Zielsetzung und Aufgabenstellung nicht erreicht werden konnte. Zu einer fehlenden Übereinstimmung können auch kognitive Missverständnisse beitragen.

2. Die Brüche können auch Ausdruck einer *Verschlechterung der affektiven Verbundenheit* sein, wenn unterschiedliche Bedürfnisse und Wünsche von Patienten und Therapeuten nicht genügend reflektiert und aufeinander abgestimmt sind.

3. Sie können auch das Ergebnis *unbewusster Inszenierungen* sein, an denen Patienten und Therapeuten teilnehmen und bei denen sich ein altes und dysfunktionales Beziehungsmuster wiederherstellt.

> Nach Safran und Muran (2000) können Rupturen der therapeutischen Allianz das Ergebnis einer gemeinsamen Verstrickung in ein Beziehungsmuster sein, bei dem eine verinnerlichte Objektbeziehung in Szene gesetzt wird. Mit der Identifikation der Ruptur und der mit dem Verständnis der Verstrickung möglichen Reparatur des Allianzbruchs ist in der Regel eine korrigierende emotionale Erfahrung verbunden, bei der ungünstige Übertragungserwartungen aufgelöst und heilsame Beziehungserfahrungen verinnerlicht werden können.

4. Allianzrupturen können hinsichtlich Dauer, Intensität und Häufigkeit stark variieren. Die stärkste Ausprägung einer Allianzruptur ist dann gegeben, wenn der Patient die therapeutische Sitzung verlässt oder die Therapie unerwartet beendet. Jedoch sind die meisten Rupturen subtil und können leicht unentdeckt bleiben. Insgesamt gelten Rupturen der therapeutischen Allianz als häufige Ereignisse. Sie kommen aus der Sicht von Patienten in 11 % bis 38 % aller Therapiesitzungen und aus der Sicht unabhängiger Beobachter in bis zu zwei Dritteln aller Sitzungen vor. Allianzrupturen sind keinesfalls auf den Beginn einer therapeutischen Beziehung beschränkt, sondern können die gesamte Therapie begleiten (Gumz et al. 2010).

5.8.2 Empirische Befunde

Safran et al. (2011) konnten zeigen, dass Ruptur-Reparatur-Episoden mit einem positiven Behandlungsergebnis korrelieren[2].

Darüber hinaus beschreibt eine bedeutende Zahl von Forschern Fortschritte in der Therapie und eine anhaltende Verbesserung in der therapeutischen Interaktion nach der Auflösung von Allianzrupturen.

Bessere Allianzwerte wurden gemessen, wenn Episoden von Allianzruptur und -reparatur vorausgegangen waren (Lansford 1986).

In einer qualitativen Studie berichteten Patienten, die mit kognitiv-behavioralen, humanistischen und psychodynamischen Therapien behandelt worden waren, von einer positiven Beziehungserfahrung, nachdem es gelungen war, einen Bruch in der therapeutischen Beziehung zu »reparieren« (Knox et al. 2012). Wie können wir uns die Wirkungsweise dieser Allianzreparaturen vorstellen? Manchmal ließen sich Missverständnisse auflösen. Wenn aktuell vorhandene Fehlabstimmungen geklärt werden konnten und die Patienten ihren Therapeuten auch negative Emotionen mitteilten konnten und diese nicht abwehrend, sondern akzeptierend reagierten, boten die Allianzrupturen die Möglichkeit, die therapeutische Beziehung zu festigen und zu verstärken. Wenn Therapeuten im Falle einer Allianzruptur offen und nicht defensiv reagierten und ihre Verantwortung in diesen Situationen akzeptierten, war dies günstig für die Allianzbildung. Die so erreichten Reparaturen in der therapeutischen Beziehung tragen dazu bei, die Beziehungsschemata der Patienten im Sinne gesünderer Erwartungsmuster zu restrukturieren. Ganz im Sinne von Kohut (1977) wirkte die empathische Aufarbeitung des empathischen Versagens durch die Therapeutin als Motor einer positiven Entwicklung. Die Therapeutin wurde so zu einem Rollenmodell, das dazu beitrug, dass ihre Fähigkeit zur Empathie verinnerlicht werden konnte.

Auch das Umgekehrte ließ sich zeigen. Wenn die Patienten ihre negativen Emotionen vor ihren Therapeuten verbargen, sodass diese sie nicht bemerkten (Rhodes et al. 1994), oder wenn die Therapeuten mit Irritierbarkeit, vorzeitigen Deutungen oder defensiven Verhaltensweisen reagierten, schädigte das die therapeutische Allianz (Safran & Muran 2000; Henry & Strupp 1994).

Wir gehen davon aus, dass fortbestehende Rupturen der Allianz, wenn sie unentdeckt bleiben und/oder sich nicht auflösen lassen, dazu führen können, dass Patienten sich zunehmend unverstanden fühlen und früher oder später die Therapie beenden – oder dass sie sie bis zum Ende »ertragen«, stets mit der Hoffnung, dass sich noch etwas zum Besseren wendet.

Auch Stillstände in der Therapie können als Allianzbrüche aufgefasst werden. So berichten in der Studie von Hill et al. (1996) Therapeuten von Stillständen in ihren Therapien, bei denen es immer wieder zu fehlender Übereinstimmung zwischen ihnen und ihren Patienten kam, wie die Therapie durchgeführt werden sollte[3].

Die qualitative Untersuchung von Coutinho et al. (2011) war der Frage nachgegangen, welche Ereignisse in der therapeutischen Beziehung den Allianzbrüchen vorausgegangen waren. Es verwundert nicht, dass die im Zuge der Allianzbrüche aufgetretenen Interaktionsmuster Ähnlichkeit mit Interaktionsmustern hatten, die sich auch im Kontakt mit früheren oder aktuellen Bezugspersonen fanden (Gumz et al. 2010a).

5.8.3 Schwierigkeiten bei der Identifikation von Allianzrupturen

Offensichtlich ist es auch für erfahrene Therapeuten nicht einfach, Rupturen der therapeutischen Allianz zu identifizieren. Es liegen genügend Hinweise aus qualitativen Patienteninterviews vor, dass Therapeuten Allianzrupturen oft nicht erkennen. Wenn sie nicht entdeckt werden, führt dies häufig zum Dropout der Patienten (Eubanks-Carter et al. 2010). Dazu liegen uns die folgenden Befunde vor:

1. Auch erfahrene Therapeuten bemerken oft negative Prozesse in der therapeutischen Beziehung oder fehlende Zufriedenheit ihrer Patienten erst, nachdem es zu einer vorzeitigen Beendigung der Therapie gekommen ist. So finden sich empirische Hinweise, dass Patienten, die keine Fortschritte machen, sich verschlechtern oder abzubrechen drohen, durch ihre Psychotherapeuten im Allgemeinen nicht gut identifiziert werden. In der Studie von Hannan et al. (2005) identifizierten die untersuchten Therapeuten nur einen von 40 Patienten, die sich in der Folgezeit verschlechtert hatten.

2. Es lässt sich empirisch zeigen, dass Patienten dazu neigen, Schwierigkeiten in der Therapie zu verschweigen und negative emotionale Reaktionen nicht zu kommunizieren.

In der Studie von Regan und Hill (1992) wurden Patienten und ihre jeweiligen Therapeuten gebeten, über Gedanken und Gefühle zu berichten, die sie während der Therapie nicht zum Ausdruck bringen konnten. Zusätzlich forderten sie die Therapeuten auf zu spekulieren, was ihre Patienten möglicherweise nicht angesprochen hatten. Dabei zeigte sich, dass sogar erfahrene Therapeuten nur 17 % der Gefühle und Kognitionen ihrer Patienten, die sie zwar hatten, aber nicht ausdrücken konnten, identifizieren konnten. In der qualitativen Studie von Rennie (1994) wurden unmittelbar nach einer Therapiesitzung die Erinnerungen an die Stunden von 14 Patienten auf Band aufgezeichnet. Es stellte sich heraus, dass die Patienten oft ihre Gefühle von Unbehagen und Unzufriedenheit in der Sitzung nicht mitteilten und sich stattdessen freundlich präsentierten. Sie verbargen ihre negativen Emotionen, um den Therapeuten zu schützen. Offenbar glaubten sie, nur so die Therapiebeziehung aufrechterhalten zu können. Diese Beobachtung macht deutlich, wie wichtig es für Therapeuten ist, auch auf subtile Änderungen in der therapeutischen Allianz zu achten und sie so anzusprechen, dass die Patienten ihre Bedenken ohne Angst zum Ausdruck bringen können. In der Studie von Rhodes et al. (1994) wurden Therapeuten, von denen sich ein Teil noch in psychotherapeutischer Ausbildung befand, aufgefordert, durch Missverständnisse geprägte Ereignisse in ihren eigenen Therapien zu erinnern. Die Forscher fanden, dass in allen Fällen die Missverständnisse mit einer der beiden folgenden typischen Situationen verknüpft waren: Entweder hatte der Therapeut etwas getan, was der Patient nicht wollte oder nicht brauchte – indem er zum Beispiel einen ungebetenen Rat gab. Oder es war dem Therapeuten nicht gelungen, etwas zu tun, was der Patient sich gewünscht oder gebraucht hätte – beispielsweise, dass er sich an eine dem Patienten wichtige Einzelheit erinnert hätte. In den Fällen, in denen das Missverständnis aufgelöst werden konnte, war der Patient in der Lage, negative Gefühle zum Ausdruck zu bringen. Der Therapeut blieb flexibel und akzeptierend und übernahm die Verantwortung für die Episode des Missverständnisses und akzeptierte die dem Patienten wichtige Verhaltensänderung. Anders hingegen verlief es in den Fällen, in denen die Missverständnisse nicht aufgelöst werden konnten: Hier verbargen die Patienten ihre negativen Emotionen, und die Therapeuten blieben im Unklaren über die Natur des Missverständnisses, bis der Patient schließlich die Therapie beendete.

3. Die Fähigkeit von Therapeuten, ihre *eigenen auftauchenden Emotionen* während ihrer Arbeit mit Patienten wahrzunehmen und zu reflektieren, spielt offensichtlich eine große Rolle bei der Durcharbeitung von Allianzrupturen. Wenn es gelingt, negative Gefühle, die in einer therapeutischen Beziehung entstehen, wahrzunehmen und zu reflektieren, kann dies eine für den Patienten neue Form der Kommunikation in Gang setzen, an deren Ende die Klärung des Allianzbruchs stehen kann (Hill et al. 1996).

4. Die Schwierigkeit von Therapeuten, Allianzbrüche zu identifizieren, mag mit Fragen der *Selbsteinschätzung von Professionellen* und Aspekten ihrer professionellen Selbstwertregulation zusammenhängen.

In der Studie von Walfish et al. (2012) wurden Therapeuten gefragt, wie sie ihre Effektivität einschätzten. Etwa ein Viertel von ihnen glaubte, dass sich 90 % ihrer Patienten oder mehr gebessert hatten. Die Hälfte von ihnen gab an, dass sich keiner ihrer Patienten verschlechtert hatte, solange sie von ihnen behandelt wurden. Weiterhin ergab die Studie, dass die am wenigsten effektiven Therapeuten sich selbst ähnlich effektiv einschätzten wie die effektivsten Therapeuten[4]. Möglicherweise kommt darin eine notwendige professionelle Selbstwertregulation zum Ausdruck. Jede gesunde Selbstwertregulation geht mit einer gewissen Selbstüberschätzung einher. Zudem ist es im Sinne eines unspezifischen Wirkfaktors von Psychotherapie durchaus erwünscht, wenn Therapeuten von ihrer Methode und ihrer Kompetenz überzeugt sind (Wampold & Brown 2005).

5. Schließlich fanden sich auch *Kompetenzmängel*, die die Art und Weise betreffen, wie Allianzbrüche repariert werden können[5].

Die vorliegenden Befunde zeigen, dass auch dann, wenn Allianzrupturen identifiziert wurden, dies nicht automatisch zu einem adäquaten Umgang seitens der Therapeuten führen muss. Dafür spricht eine Beobachtung von Castonguay et al. (1996), die bei einer qualitativen Analyse der Fälle mit schlechtem Therapieergebnis fanden, dass nicht wenige Therapeuten, wenn sie mit einer Allianzruptur konfrontiert waren, in noch rigiderer Weise an ihrem bisherigen Vorgehen festhielten.

5.8.4 Rückzugsrupturen und Konfrontationsrupturen

Praktisch unterscheiden wir mit Safran und Muran (2000) Rückzugsrupturen und Konfrontationsrupturen. Den Hintergrund für diese Unterscheidung bilden Beobachtungen, dass Patienten mit unterschiedlichen persönlichen Stilen auf das Erleben von Brüchen in der therapeutischen Allianz reagieren, die sich gut auf der Verhaltensebene beschreiben lassen (Coutinho et al. 2011):

1. Bei *»Rückzugs-Rupturen«* zieht sich der Patient innerlich von seinem Therapeuten zurück, er weicht seinen Interventionen aus und gibt meist nur minimale Antworten. Typisch sind auch Verhaltensweisen, die im klassischen Sinne als Widerstandsverhalten beschrieben werden können. Dazu zählen u.a. abrupte Themenwechsel, um die Auseinandersetzung mit belastenden Erfahrungen zu vermeiden, eine auffallend abstrakte Redeweise oder die Tendenz, sich in unangemessener Weise übermäßig respektvoll und gefügig zu verhalten.

Hinweise auf eine Rückzugsruptur können wir gewinnen, wenn uns auffällt, dass Patienten in einer für uns zunächst nicht verständlichen Weise auf unsere Interventionen reagieren, indem sie knapp und ausweichend antworten, schnell auf ein anderes Thema zu sprechen kommen oder unter Einsatz des Abwehrmechanismus der Verschiebung ihren Unmut auf Personen, Sachverhalte oder Umstände außerhalb der Therapie oder auf Psychotherapie im Allgemeinen richten – Verhaltensweisen, die uns den Verdacht nahelegen sollten, dass der Unmut uns und der aktuellen therapeutischen Situation gilt.

2. Bei *»Konfrontations-Rupturen«* drückt der Patient seinen Ärger sowie seine Feindseligkeit und Unzufriedenheit direkt aus, indem er den Therapeuten kritisiert, sein Interaktionsangebot zurückweist und seine Interventionsversuche ablehnt. Sie können auch darin zum Ausdruck kommen, dass Patienten versuchen, uns unter Druck zu setzen oder zu kontrollieren.

Auf eine *Konfrontationsruptur* können Äußerungen eines Patienten hinweisen, in denen er sich offen über das Ausbleiben von Fortschritten beklagt oder die Kompetenz des Therapeuten oder den Sinn der gewählten therapeutischen Interventionen infrage stellt.

Einige Rupturen können als eine Kombination aus Rückzug und Konfrontation aufgefasst werden. Rückzugs-Rupturen gehen oft Konfrontationsrupturen voraus und sind für den Patienten meist emotional weniger stark bedeutsam (Coutinho et al. 2011). Aus Sicht externer Beobachter fand sich in etwa der Hälfte aller Sitzungen mindestens eine Rückzugsruptur; Konfrontationsrupturen konnten in zirka zwei Dritteln der Sitzungen beobachtet werden (Colli & Lingiardi 2009).

In Anlehnung an Safran und Muran (2000) schlagen wir folgendes Vorgehen bei einer *Rückzugsruptur* vor:

1. Um das Geschehen in der therapeutischen Situation ins Gespräch zu bringen, benötigen wir eine wohlwollende und neugierige Grundhaltung und die Bereitschaft, die Patienten auf ihre aktuelle emotionale Befindlichkeit anzusprechen. Wir ermutigen sie, ihr bisher nur angedeutetes Unwohlsein deutlicher zum Ausdruck zu bringen, und machen sie mit unserer Hypothese vertraut, dass sich diese Gefühle des Unwohlseins und der Unzufriedenheit auf die therapeutische Situation beziehen können.

2. Die meisten Patienten erleben ein solchermaßen wohlwollend vorgetragenes Angebot als Hilfe und nehmen den Vorschlag, gemeinsam darüber nachzudenken, dankbar an.

Nicht selten wird dabei deutlich, dass der Patient sich zurückgezogen hatte, weil er annahm, vom Therapeuten abgelehnt und geringgeschätzt zu werden. Bei entsprechender Übertragungsdisposition kann es jedoch auch vorkommen, dass Patienten aus Angst vor Kritik oder aus Schuldgefühlen einer klaren Antwort ausweichen. Dann bedarf es unserer geduldigen Ermutigung, um die Allianzruptur zur Sprache zu bringen.

Demgegenüber empfiehlt es sich, bei einer *Konfrontationsruptur* folgendermaßen vorzugehen:

1. Uns kommt es vor allem darauf an, zunächst der sich anbahnenden Feindseligkeit den Boden zu entziehen.

   Wir können dazu beitragen, indem wir von Beginn an die Möglichkeit in den Raum stellen, dass auch wir zu der schwierigen Situation beigetragen haben können und gerne verstehen möchten, was uns offenbar schwer macht, das Anliegen des Patienten genauer zu verstehen und darauf einzugehen.

2. Wir würden als Nächstes den Patienten bitten, seine Unzufriedenheit noch genauer auf den Punkt zu bringen.

   Möglicherweise haben wir durch unser Verhalten den Patienten enttäuscht oder verletzt, ohne genau zu wissen, wodurch. Entscheidend ist, dass wir einen Raum der Reflexion wiederherstellen.

3. Wenn es gelingt, den Patienten zu beruhigen und wieder in einen kooperativen Prozess einzubinden, können wir möglicherweise das Grundbedürfnis des Patienten – nach Anerkennung, nach Kontakt, nach Selbstwertschutz – identifizieren, dessen ausbleibende Befriedigung oder gar Verletzung die Ruptur ausgelöst hat.

5.8.5 Rückmeldungen von Patienten

Um Allianzbrüche zu identifizieren, müssen wir uns auch mit der Frage auseinandersetzen, wie wir Rückmeldungen von Patienten zu ihrem Erleben in der therapeutischen Beziehung und zu ihrem erlebten Fortschritt in der Therapie einholen können.

Replizierbar konnte gezeigt werden, dass sich die Therapieergebnisse verbessern lassen, wenn über ein externes Monitoring die Patienteneinschätzung systematisch an den Therapeuten rückgemeldet wird. Empirische Studien lassen keinen Zweifel am Nutzen von regelmäßigem Feedback, wie Patienten den Fortschritt der Therapie und die therapeutische Beziehung beurteilen. Feedback von Patienten zur therapeutischen Allianz und zum Therapieerfolg verbessert den Therapieeffekt, halbiert die Dropout-Rate, vermindert das Risiko der Verschlechterung und ermöglicht die Identifikation und Reparatur von Allianzbrüchen (Duncan & Miller 2000). In der Studie von Lambert und Shimokawa (2011) war bei regelmäßigem Patienten-Feedback die Wahrscheinlichkeit, eine Besserung zu erreichen, gegenüber der Kontrollgruppe um das 3,5-Fache erhöht und die Wahrscheinlichkeit, eine Verschlechterung zu erleiden, etwa um die Hälfte verringert. Aufgrund einer Metaanalyse über 53 randomisiert-kontrollierte Studien ließ sich nachweisen, dass gerade Patienten, die zu Beginn der Therapie mit Schwierigkeiten bei der Allianzbildung zu kämpfen hatten, von einem routinemäßigen Monitoring des Behandlungsfortschritts profitieren (Carlier et al. 2012)[6]. Besonders nützlich scheint es zu sein, Patientenfeedback in »real time« einzuholen, sodass Therapeuten während des gesamten Therapieverlaufs eine Rückmeldung erhalten und das weitere therapeutische Vorgehen entsprechend anpassen können. Mithilfe eines solchen Monitorings konnte mit hoher Zuverlässigkeit vorausgesagt werden, ob ein Patient sich ohne ein verändertes Therapieregime am Ende der Therapie verschlechtern würde. Therapeuten, die die Möglichkeit einen solchen Feedbacks nutzten, konnten im Vergleich zu jenen, die sie nicht in Anspruch nahmen, zügiger wirksame Veränderungsprozesse in Gang setzen (Lutz et al. 2015)[7].

Die folgenden Kommentare zu den referierten Befunden erscheinen uns notwendig:

1. Wir können nicht davon ausgehen, dass ein routinemäßiges Feedback unterschiedslos für alle Patienten und alle therapeutischen Dyaden gleich effektiv ist.

So lassen sich beträchtliche Unterschiede zwischen Therapeuten im Umgang mit Feedback nachweisen. Nach einer Studie (Simon et al. 2012) waren nur 50 % der Therapeuten in der Lage, das Feedback zum Vorteil ihrer Patienten zu nutzen. Damit Patientenfeedback wirksam ist, muss es von Therapeuten auch akzeptiert werden. Wenn diese das Gefühl haben, dass ihnen das Monitoring von außen als Instrument der Kostenträger übergestülpt wird, nimmt ihnen das viel von ihrer intrinsischen Motivation; wenn sie dagegen die innere Überzeugung haben, dass Feedback nützlich ist, setzen sie es auch häufiger ein (De Jong et al. 2012).

2. Ob Patientenfeedback von Therapeuten akzeptiert wird, hängt zum einen von ihrer Bereitschaft ab, die Diskrepanz zwischen gewünschten und erzielten Ergebnissen zu reduzieren, aber auch von der Art und Weise, wie ihnen das Rückmeldesystem vermittelt wird.

Werden Fragebögen und Skalen für Patientenrückmeldungen während des Therapieprozesses eingesetzt, scheint es von großer Bedeutung zu sein, ob die Patienten den Eindruck gewinnen, dass ihr Therapeut sich wirklich für ihre Rückmeldungen interessiert. Daher erweist es sich als vorteilhaft, die Rückmeldungen mit den Patienten während einer Therapiesitzung zu diskutieren und mit ihnen gemeinsam zu überlegen, welche Konsequenzen sich daraus für den weiteren Ablauf der Therapie ergeben könnten (de Jong et al. 2012).

3. In der Diskussion um Patientenrückmeldungen werden wir uns mit Vorbehalten auseinanderzusetzen haben, die gerade von psychodynamischer Seite einer solchen Praxis entgegenstehen. Das gemeinhin vorgetragene Argument, dass der regelmäßige Einsatz von Patientenrückmeldungen mit einem psychodynamischen Beziehungsverständnis nicht vereinbar sei, kann aus unserer Sicht nur dann Gültigkeit beanspruchen, wenn die Untersuchung von Übertragungs-Gegenübertragungsprozessen tatsächlich als vorrangige Behandlungsstrategie betrachtet wird. Bei einem ressourcenorientierten psychodynamischen Behandlungsverständnis, wie es in diesem Buch vertreten wird, steht einem regelmäßigen Monitoring des Behandlungsfortschritts aus unserer Sicht nichts entgegen. Jedoch gilt für uns uneingeschränkt der Grundsatz, dass jede Intervention verbaler oder non-verbaler Art im Hinblick auf seine Auswirkungen auf die therapeutische Beziehung und die aktuelle Bedürfnislage der Patientin reflektiert werden sollte.

5.8.6 Schlussfolgerungen

Wir wollen die wichtigsten therapiepraktischen Konsequenzen wie folgt zusammenfassen:

1. Es kommt nicht darauf an, in jedem Falle optimal zu intervenieren, denn auch nicht optimale Interaktionen haben ihren eigenen therapeutischen Wert – allein schon deshalb, weil sie die Alltagsrealität besser abbilden als sorgfältig durchdachte Deutungen oder gut geplante Interventionen. Nicht optimale Interaktionen sind allgegenwärtig und ein wesentliches Merkmal jeder Kommunikation – entscheidend ist, wie sie wechselseitig reguliert werden.

2. Wir sind davon überzeugt, dass der wirksame Einbezug von Patientenrückmeldungen in die laufende Behandlung mindestens bei einem Teil der von uns behandelten Patienten eine substanzielle Verbesserung der Wirksamkeit von Psychotherapie verspricht.

3. Die dargelegten Befunde zeigen in aller Deutlichkeit, wie wichtig es ist, aber auch, wie schwierig es sein kann, Brüche der therapeutischen Allianz zu identifizieren. Was können wir tun?

- Wir können auf *Marker für eine gute Zusammenarbeit* achten. Dies können Äußerung von Patienten sein, aus denen hervorgeht, dass sie Vertrauen in die Therapie entwickeln konnten, dass sie sich verstanden fühlen und dass die Therapie ihnen zu einem vertieften Verständnis ihres eigenen Erlebens und Verhaltens verholfen hat.

  Als ein Marker für eine gute Zusammenarbeit kann auch angesehen werden, wenn Patienten von sich aus auf eine frühere Therapiesitzung zurückkommen und dadurch zum Ausdruck bringen, dass sie sich ernsthaft mit den Inhalten der Therapie auseinandergesetzt haben. Ausbleibende Patientenäußerungen dieser Art sollten uns an die Möglichkeit eines Allianzbruchs denken lassen.

- Wir achten besonders auf *Veränderungen in der Dynamik der therapeutischen Allianz* und bemühen uns, sie, auch wenn sie subtil sind, auf eine Weise anzusprechen, die es den Patienten gestattet, ihre Besorgnisse angstfrei zu explorieren.

  Speziell können wir auf Stimmungsveränderungen während der Sitzung achten – sowohl bei den Patienten wie auch bei uns selbst – und uns dafür interessieren, wann und an welchen Stellen der therapeutischen Interaktion ein konflikthaftes Moment in die Beziehung eingetreten ist.

4. Wenn bei uns der Eindruck entsteht, dass ein Patient nicht in der für die Therapie erforderlichen Weise kooperiert, kann dies ein Hinweis auf einen Allianzbruch sein, der einer Reparatur zugänglich ist. Es kann aber darauf hinweisen, dass keine Gemeinsamkeit hinsichtlich der Ziele und Aufgaben mehr besteht. In diesem Fall müssten die Therapieziele und die aus ihnen abzuleitenden Aufgaben erneut verhandelt werden.

   Gelegentlich verfolgen Patienten Ziele, die mit den Zielsetzungen einer Psychotherapie nicht vereinbar sind, aber nicht transparent kommuniziert wurden. Wir sollten bereit sein, den geplanten Therapieprozess zur Diskussion zu stellen, wenn sich herausstellt, dass der Patient (1) ein anderes Ziel verfolgt als eines, das mit den Mitteln einer Psychotherapie erreichbar ist, (2) entgegen der anfänglichen Einschätzung die minimalen Voraussetzungen für eine Psychotherapie nicht erfüllt oder (3) nicht bereit ist, Verantwortung für seinen Beitrag zu ihrem Gelingen zu übernehmen. Interessanterweise führt eine ernsthafte Diskussion dieser Frage, die auch die Fortsetzung der Therapie infrage stellt, zu einer Neuorientierung des Patienten und nicht selten zu einer Neujustierung der therapeutischen Allianz.

5. Schließlich werden wir vielfältige Möglichkeiten blockierender Prozesse in Betracht ziehen, die von den Patienten, von uns oder von der aktuellen Therapiesituation ausgehen können. Wir werden darauf ausführlich in Kap. 9 eingehen.

Weiterführende Literatur

Deserno H (2014). Arbeitsbündnis. In Mertens W (Hg), Handbuch psychoanalytischer Grundbegriffe (S. 92–98). 4., überarb. u. erweit. Aufl. Stuttgart: Kohlhammer.

Gödde G, Stehle S (Hg) (2016). Die therapeutische Beziehung in der psychodynamischen Psychotherapie. Göttingen: Psychosozial.

Gumz A (2012). Kritische Momente im Therapieprozess. Psychotherapeut 57, 256–262.

Gumz A (2020). Kompetent mit Spannungen und Krisen in der therapeutischen Beziehung umgehen: Techniken und didaktische Konzepte. Göttingen: Vandenhoeck & Ruprecht.

Gumz A, Reuter L, Flückiger C, Marx C, Rugenstein K, Schlipfenbacher C, Schmidt L, Munder T (2020). Umgang mit Spannungen und Krisen in der therapeutischen Beziehung: Erste Erfahrungen mit einem handlungsorientierten Ausbildungs- und Supervisionskonzept. Psychother Psychosom Med Psychol 70, 122–129.

Gumz A, Rugenstein K, Munder T (2018). Allianz-Fokussiertes Training. Psychotherapeut 63, 55–61.

Anmerkungen

1 Rupture-and-Repair-Zyklen im Alltag finden wir, wenn beispielsweise auf die Reaktion des Gesprächspartners hin eine neue Formulierung gewählt oder der Inhalt des bereits Gesagten korrigiert oder modifiziert wird (Buchholz et al. 2016).

2 Eine Metaanalyse über 11 Studien mit insgesamt 1314 Patienten zu den Effekten von Reparaturen einer Allianzruptur auf das Behandlungsergebnis fand eine mittlere Effektstärke von d = 0,62 (Eubanks et al. 2018).

3 Einige Therapeuten der Studie von Hill et al. (1996) berichten über eine Geschichte von Machtkämpfen bezüglich der Ziele der Therapie. Dazu konnten Faktoren beitragen, die eher in der Persönlichkeit der Patienten zu suchen sind, aber auch solche, die auf behandlungstechnische Fehler von Therapeuten hinweisen. Manche Therapeuten sahen den Ursprung des Stillstandes auch in der eigenen Unfähigkeit, mit negativen Emotionen umzugehen, oder in der Tatsache, dass ihre eigene Konfliktproblematik durch die Patienten aktiviert wurde. Die meisten Therapeuten ermutigten ihre Klienten, zu explorieren, was in der Therapie zu der entstandenen Situation beigetragen hatte, sie weigerten sich letztlich aber, ihren eigenen Beitrag dazu anzuerkennen.

4 Mental-Health-Professionelle gingen in der Untersuchung von Walfish et al. (2012) im Durchschnitt davon aus, dass sich 80 % ihrer Klienten unter ihrer Therapie bessern und nur 3 % verschlechtern. 25 % nahmen an, dass sich 90 % oder mehr bessern. 50 % vermuteten, dass keiner ihrer Klienten sich verschlechtert. Kein Professioneller hielt seine Leistung für

schlechter als durchschnittlich. Weniger als 4 % der Professionellen hielten sich für durchschnittlich. Es fanden sich keine Unterschiede in der Selbstbewertung ihrer professionellen Kompetenz und Effektivität zwischen Psychologen, Psychiatern, Sozialarbeitern und Ehe- und Familientherapeuten. Eine andere Studie fand, dass professionelle Selbstzweifel eine bessere Allianz prädizieren, möglicherweise als Ausdruck einer erhöhten Sensibilität der Therapeuten, die sich günstig auf den Therapieverlauf auswirkt (Nissen-Lie et al. 2010).

5 Ein spezifisches Training zur Identifikation und Reparatur von Allianzbrüchen wurde von Eubanks et al. (2010) entwickelt. Das daran angelehnte Allianzfokussierte Training (AFT) (Gumz 2012, 2020; Gumz et al. 2020) schult unter Einsatz von Videoaufzeichnungen und Rollenspielen therapeutische Kompetenzen zum Umgang mit Spannungen und Krisen in der therapeutischen Beziehung.

6 Rückmeldeprozesse wurden ausführlich im pädagogischen Bereich untersucht. Allgemein akzeptiert ist, dass Lernprozesse durch Feedback wirksam gefördert werden können. Die Übersicht über 23 Meta-Analysen zu Feedback im Unterricht von Hattie (2009) ergab eine mittlere Effektstärke von $d = 0{,}73$. Der Lerneffekt war umso größer, je direkter sich das Feedback auf eine konkrete Aufgabe und deren Lösung bezog und je besser es den Lernenden Hinweise gab, wie sie diese Diskrepanz verringern können. Theoretisch fundierte Feedbackprozesse finden sich zunehmend auch im klinischen Bereich. Für den Bereich der Psychotherapie wurden ausgefeilte Feedback-Systeme entwickelt, die im Falle einer ungünstigen Entwicklung Signale senden. Einige liefern auch Unterstützungs-Tools für die Zeit zwischen Sitzungen. Sie waren reproduzierbar in der Lage, die Wahrscheinlichkeit negativer Therapieergebnisse zu vermindern. Besonders schriftliche und graphische Feedback-Elemente scheinen die Effekte der Psychotherapie zu erhöhen. Teilweise genügen sehr kurze Skalen mit wenigen Items, die sich in weniger als einer Minute zu Beginn der Sitzung ausfüllen lassen (Harmon et al. 2007).

7 Um Psychotherapeuten die Möglichkeiten zu geben, ihre eigene Wirksamkeit mit derjenigen ihrer Fachkollegen zu vergleichen, wurden ihnen Daten zur Verfügung gestellt, die ihnen ihre eigenen Behandlungsverläufe im Vergleich zu einem durchschnittlichen Veränderungsverlauf für Patienten mit der gleichen anfänglichen Krankheitsschwere anzeigen. Dazu wurden klinische Informationssysteme entwickelt, bei denen Therapeuten automatisch erzeugte Briefe erhalten, wenn die Verlaufskurve signifikant von der erwarteten Heilungskurve abweicht, sodass sie die Möglichkeit haben, Allianzbrüche zu entdecken und das Risiko einer vorzeitigen Beendigung aktiv anzusprechen (Brown & Jones 2005).

6 Unbewusstes bewusst machen

6.1 Die Förderung von Einsicht und das Instrument der Deutung

6.1.1 Einsicht in unbewusste Zusammenhänge

Ist die Deutung, die traditionell als zentrales therapeutisches Instrument psychoanalytisch orientierten Intervenierens galt, im Kontext einer modernen beziehungsorientierten Auffassung des therapeutischen Prozesses obsolet geworden? Ist es nicht viel wichtiger, die reflektierende Fähigkeit eines Patienten zu fördern und seine Bereitschaft zu wechselnder Perspektiveneinnahme zu stärken, als ihn in die Position dessen zu bringen, der ein »Geheimwissen« über sich selbst von einer anderen Person empfangen muss, die glaubt, mehr über ihn zu wissen als er selbst?

Wir denken nicht. Mögen diese besonders von Vertretern der relationalen Psychoanalyse geäußerten Einwände gegen das Deuten unter bestimmten Bedingungen auch ihre Berechtigung haben, so stehen sie doch für ein *Zerrbild des Deutens*, das einem modernen Verständnis nicht gerecht wird. In einer wertschätzenden und respektvollen Weise formulierte Deutungen werden von unseren Patienten keineswegs als Zumutung erlebt. Im Gegenteil, viele von ihnen sind erleichtert, wenn sie Beweggründe ihres eigenen Verhaltens, die ihnen verschlossen waren, nun verstehen und als sinnhaft erleben können.

Traditionell gilt die Deutung als dritte Stufe in der Reihe der einsichtsfördernden Interventionen, die der Bewusstmachung unbewusster Konflikte dienen.

In dieser Systematik folgt sie auf die Interventionen der Klarifikation und der Konfrontation, denen der Status vorbereitender Schritte zukommt. Bei der *Klarifizierung*, die helfen soll, das von dem Patienten vorgetragene Material in nachvollziehbarer Weise zu ordnen und die einzelnen Elemente einer Handlungssequenz klar herauszuarbeiten, würden wir uns noch ganz im *bewussten* Bereich bewegen. Die *Konfrontation*, mit deren Hilfe wir Patienten mit einem Sachverhalt vertraut machen, der ihrer Aufmerksamkeit entgangen, aber gleichwohl für das Verständnis einer unbewussten Motivation hilfreich ist, würde den Bereich des *Vorbewussten* ansprechen. Erst die *Deutung* enthielte demnach die entscheidende Hypothese, die den beobachteten Sachverhalt mit einer unbewussten Motivierung – typischerweise mithilfe der Konjunktion »weil« – verknüpft. Anders als die beiden erstgenannten Aktivitäten, bei denen Inhalte entweder bereits bewusst waren oder durch Lenkung der Aufmerksamkeit dem bewussten Erleben nähergebracht werden, nimmt die Deutung in dieser Systematik für sich in Anspruch, dem bereits im Vorbewussten vorhandenen Wissen einen bis dahin unbewussten motivationalen Aspekt hinzuzufügen.

Bei näherem Hinsehen lässt sich die strikte Zuordnung der drei Interventionstypen zu den Abstufungen des Bewusstseins *nur schwer aufrechterhalten*. Zumindest erweist sich eine Abgrenzung in dem Sinne, dass die Deutung Unbewusstes bewusst mache, während in den anderen Fällen lediglich Bewusstes geordnet oder Vorbewusstes bewusst gemacht würde, nicht als tragfähig. Denn es wurde zu Recht darauf hingewiesen, dass psychische Inhalte, die tatsächlich unbewusst sind, nicht mit den Mitteln einer ausschließlich kognitiv organisierten Intervention bewusst gemacht werden können. Zum Eintritt zuvor unbewusster Inhalte in den Bereich des Vorbewussten oder des Bewusstseins können kognitive Interventionen nur dann beitragen, wenn ein die Abwehr erzwingender intrapsychischer Druck nachlässt und sich ein zunehmendes Sicherheitsgefühl in der therapeutischen Beziehung ausgebreitet hat, das die Wirkung von Abwehrmechanismen weitgehend entbehrlich macht. Erst dann können kognitiv organisierte Interventionen wirksam werden. Sind diese Bedingungen gegeben, kommt es auch weniger darauf an, welche formale Struktur die kognitive Intervention hat. Dann können keineswegs nur die im klassischen Sinne als Deutungen zu bezeichnenden Interventionen zum Eintritt unbewusster Inhalte ins Bewusstsein führen, sondern auch Klarifikationen und Konfrontationen.

Vor dem Hintergrund dieser Überlegungen wird verständlich, dass im neueren psychoanalytischen Schrifttum der Begriff der *Deutung in einem umfassenderen Sinne* für die genannten einsichtsfördernden Prozesse gebraucht wird. Wir werden daher im Folgenden von deutenden Interventionen oder Deutungen sprechen, wenn wir den kognitiven Teil eines Prozesses meinen, der zur Bewusstmachung unbewusster Inhalte beiträgt.

6.1.2 Was kann Gegenstand von Deutungen sein?

Unabhängig von der soeben geschilderten breiteren Verwendung hat der Begriff der Deutung auch durch das erweiterte Verständnis des Unbewussten eine Ausweitung erfahren. Nach traditioneller Auffassung war der spezifische Gegenstand der Psychoanalyse das »dynamisch Unbewusste«, dessen Inhalte als Teil des deklarativen Gedächtnisses einmal bewusst waren, dann aber ins Unbewusste »verdrängt« wurden. Da das Unbewusste nach neueren Auffassungen auch Prozeduren umfasst, die im implizit-prozeduralen Gedächtnis abgelegt sind, kann sich der Begriff der Deutung auch auf die *Bewusstmachung dieser Prozeduren* beziehen (Kettner & Mertens 2010; Gödde & Buchholz 2011).

Damit beschränkt sich unsere deutende Aktivität nicht darauf, intrapsychische motivationale Konflikte, Abwehrstrategien und intrapsychische Kompromissbildungen bewusst zu machen. Sie richtet sich ebenso auf sich wiederholende Verhaltensmuster, die als Prozeduren im impliziten Gedächtnis abgespeichert sind und, weil sie ohne bildliche oder sprachlich-symbolische Repräsentanz geblieben sind, auch nicht explizit erinnert werden können.

Eine Patientin verhielt sich so, dass der Impuls nahelag, sie wegzuschicken. Sie schrie, warf das Kissen in den Raum, holte es zurück, hielt das Kissen nahe an sich gedrückt. In der Gegenübertragung des Therapeuten entstand der Impuls, sie wieder wegzuschicken. Als der Therapeut der Pa-

> tientin deuten konnte, dass sie mit ihrem Verhalten eine alte, ihr aus der Kindheit vertraute Beziehungserfahrung, weggeschickt zu werden, in Szene gesetzt hatte, beruhigte die Patientin sich zunehmend (Casement 1991, S. 120).

Auch durch die zunehmende Bedeutung *interpersoneller Aspekte*, die vor allem durch die intersubjektive und relationale Psychoanalyse betont wurde, hat sich der Deutungsbegriff erweitert, indem er von seinem ursprünglichen intrapsychischen Gegenstandsbereich auch auf interpersonelle Themen und Verhaltensmuster ausgeweitet wurde.

Deutende Interventionen können sich auf ein breites Spektrum psychischer Inhalte beziehen:

1. Nach wie vor können sich Deutungen der Aufdeckung *unbewusster intrapsychischer Konflikte* widmen. Sie können sich auf einen unbewussten Wunsch oder Impuls oder ein zentrales Bedürfnis des Patienten richten und die gegen sie errichtete Abwehr untersuchen. Sie können *Abwehrmuster* ansprechen, die die Wahrnehmung der eigenen Person oder anderer Menschen betreffen. Ebenso können sie dazu beitragen, *unbewusste Fantasien* bewusst zu machen.

> Eine Deutung kann eine Patientin darin unterstützen, besser zu verstehen, mit welchen für sie selbst ungünstigen Mitteln sie es vermeidet, sich unangenehmen Emotionen und psychischen Schmerzen auszusetzen.

2. *Genetische oder rekonstruktive Deutungen* können, auch wenn sie zunehmend weniger eingesetzt werden, bisher nicht bewusste Zusammenhänge mit lebensgeschichtlichen Erfahrungen herstellen.

> Patienten erleben es oft als hilfreich, zu verstehen, wie sie in ihrer Partnerbeziehung Aspekte ihrer Beziehung zu frühen Bezugspersonen reproduzieren.

3. Deutende Interventionen können sich auf *unzureichend entwickelte Ich-Funktionen* beziehen.

> Für nicht wenige Patienten mit ich-funktionellen Störungen besteht ein wichtiger Schritt der Therapie darin, zu erkennen, dass wiederholt auftretende interpersonelle Problemsituationen nicht oder nicht in erster Linie als Folge der Verhaltensweisen anderer, vor allem als Folge eigener ich-funktioneller Defizite zu verstehen sind.

4. Deutungen können sich darauf konzentrieren, *wiederkehrende Muster* in den Handlungen und Gedanken der Patienten zu identifizieren. Darüber hinaus können sie maladaptive oder in anderer Weise unverständliche Muster des Verhaltens als konstruktive Problemlösungen in einem ehemals dysfunktionalen Umfeld rekonstruieren und ihnen so einen adaptiven Sinn zuordnen.

> In einem beziehungstraumatischen Umfeld kann es funktional gewesen sein, eigene Bedürfnisse zu verleugnen.

5. Deutungen können dazu beitragen, das *Grundbedürfnis* herauszuarbeiten, das einem dysfunktionalen oder selbstschädigenden Verhalten zugrunde liegt.

> Nicht allen Patienten ist das Maladaptive oder Schädigende ihrer Verhaltensmuster bewusst. Schwierigkeiten, das Selbstschädigende eigener Verhaltensweisen zu erkennen, treffen wir besonders dann an, wenn Patienten glauben, nur mit

ihrer Hilfe eine Befriedigung bestimmter Grundbedürfnisse erreichen zu können. Ist das ihnen zugrunde liegende – legitime – Grundbedürfnis benannt, kann es leichter werden, alternative Wege zur Befriedigung dieses Grundbedürfnisses aufzufinden.

6. Deutungen können die Aufmerksamkeit auf unterschiedliche *Persönlichkeitszustände* der Patienten lenken, ebenso auf die dadurch entstehenden widersprüchlichen Bilder, die sie von uns und von anderen Personen entwerfen.

Wir können einen Patienten darauf aufmerksam machen, dass er sich in einem Moment als kompetent und im anderen Moment als Versager fühlt.

7. Deutungen können *Blockaden des therapeutischen Prozesses* in den Blick nehmen und sich auf Phänomene beziehen, die traditionell als Widerstandsphänomene bezeichnet wurden.

Sie können helfen, unbewusste Motive aufzudecken, die eine Patientin daran hindern, dem Ziel ihrer Therapie näher zu kommen. Dazu zählen ihre unterschiedlichen Strategien, sich vor negativen Emotionen, insbesondere Ängsten und Schamgefühlen, die in der Therapie aufkommen können, zu schützen.

8. Deutungen können sich auch auf Aspekte des Therapieprozesses beziehen. Als *Prozessdeutungen* können sie Patienten darin unterstützen, mehr Klarheit zu finden, wie ihr Therapieprozess voranschreitet und wie er am besten gefördert werden kann (Plassmann 2016).

Um einen fruchtbaren therapeutischen Prozess zu fördern, genügt es oft nicht, theoriegeleitete Deutungen über unbewusste Prozesse abzugeben, ohne zu wissen, was ein Patient damit anfängt und in welchem Sinne er sie versteht. Wichtiger als die Inhalte kann es sein, das Fortschreiten des therapeutischen Prozesses oder das Ausbleiben erwarteter Fortschritte zum Gegenstand der Deutung zu machen.

9. Im Besonderen können sich Deutungen auch auf Aspekte der Übertragung beziehen. Als *Übertragungsdeutungen* können sie dazu beitragen, Phänomene deutlich zu machen, die auf eine bestimmte Übertragung zurückzuführen sind (→ Kap. 6.5)[1].

Wir können unsere Patientin fragen, ob sie deshalb wichtige Einzelheiten nicht berichtet, weil sie fürchtet, von uns abgelehnt zu werden, wenn wir wüssten, »wie sie wirklich ist«.

6.1.3 Die Realisierung einer einsichtsfördernden Haltung

Wie können wir eine einsichtsfördernde Haltung unterstützen?

1. Wir können dies tun, indem wir die auf Anhieb nicht immer gut verständlichen Äußerungen so paraphrasieren und zusammenfassen, dass die Aussage des Patienten für uns logisch gut nachvollziehbar wird. Mit gezielten Nachfragen können wir dafür sorgen, dass wir das vom Patienten Gesagte in dem Sinne verstanden haben, wie er es gemeint hat.

2. Wir können den Prozess dadurch unterstützen, dass wir uns gezielt für die innere Welt des Patienten interessieren, ihn anregen, innezuhalten und seine Emotionen wahrzunehmen. *Affekte* weisen häufig den Weg zum unbewussten Konflikt. Eine verbesserte Selbstwahrnehmung ist oft der erste Schritt auf dem Weg der Veränderung.

Je mehr sich die Patienten in dem Fluss ihrer Assoziationen dem unbewussten Konfliktgeschehen annähern, desto eher werden negative Emotionen – der Angst, der Scham oder auch Schuldgefühle – in den Vordergrund treten. Je empathischer wir sie annehmen, umso weniger werden die Patienten in ein Vermeidungsverhalten ausweichen, das den Zugang zu den unbewussten Konflikten erschwert. Oft vermeiden sie Gefühle von Verlust, Trennung, Angst, Einsamkeit oder Scham aus Angst, alles könne schlimmer werden, wenn sie diese Gefühlsbereiche zulassen. Hier benötigen sie unsere Ermutigung, die Gefühle zuzulassen[2].

3. Wir unterstützen die Patienten darin, *strukturell ähnliche Phänomene* so miteinander zu verbinden, dass sie Muster des Erlebens und Verhaltens wahrnehmen.

Dazu bemühen wir uns, die Gefühle und Gedanken der Patienten mit anderen Gefühlen und Gedanken so in Verbindung zu bringen, dass sie zusammen ein Muster ergeben. Wir können eine Patientin fragen, ob es ihr aufgefallen ist, dass sich in ihrer Beziehung zu ihrem Partner Verhaltensmuster wiederholen, die sie aus der Beziehung ihrer Eltern kennt.

4. Wir realisieren unsere einsichtsfördernde Haltung auch dadurch, dass wir die Aufmerksamkeit unserer Patienten immer wieder auf die Emotionen und Gedanken hinlenken, die eine Annäherung an den von uns vermuteten pathogenetisch relevanten unbewussten Konflikt wahrscheinlich machen.

So berechtigt es ist, Patienten Gelegenheit zu geben, sich mit den Herausforderungen ihrer aktuellen Lebensrealität auseinanderzusetzen, so sehr sollten wir auch beachten, dass die Beschäftigung mit äußeren Begebenheiten leicht dazu führen kann, dass die Patienten sich in rationalen Überlegungen verlieren und sich immer mehr von dem störungsrelevanten abgewehrten Konfliktgeschehen entfernen. Eine taktvolle Rückwendung der Aufmerksamkeit auf die konfliktbezogenen Emotionen, Gedanken, Fantasien, Wünsche und Erwartungen ist daher oft nötig.

5. Manifestiert sich die abgewehrte Konfliktproblematik in der therapeutischen Beziehung, ist dies für eine Bewusstwerdung besonders vorteilhaft. Doch kann sie prinzipiell auch in allen Außenbeziehungen bearbeitet werden, wenn auch nicht in der gleichen Unmittelbarkeit.

6. Weiterhin hat unsere einsichtsfördernde Aktivität die Aufgabe, *Blockaden im Therapieprozess* zu identifizieren, deren Ursprung vielfältiger Art sein kann (→ Kap. 9)[3].

Eine differenzierte Betrachtung ist nötig, denn auch dann, wenn wir den Ursprung der Blockade in der therapeutischen Beziehung vermuten, heißt das nicht, dass nur Übertragungsaspekte – in der klassischen Terminologie würden wir hier von Übertragungswiderständen sprechen – dafür verantwortlich sind. Auch Aspekte, deren Ursprung in beachtenswerten Aspekten der Realität der therapeutischen Beziehung zu suchen sind, können zu Blockaden beitragen. So kann die Realität eines langen Anfahrweges zur Praxis des Therapeuten auch unabhängig von Übertragungsphänomenen zu Blockaden Anlass geben.

7. Unsere deutende Aktivität kann sich auch auf Handlungsdialoge beziehen, an denen wir selbst teilnehmen. Voraussetzung ist, dass wir uns selbst unserer Verwicklung bewusst werden (→ Kap. 6.5.5).

6.1.4 Welche Bedeutung haben noch rekonstruktive genetische Deutungen?

Mit der allgemeinen Ausrichtung des Therapieprozesses auf das Hier und Jetzt sind genetische Deutungen, die aktuelle Gefühle oder Gedanken mit ihrem Ursprung in der Vergangenheit des Patienten in Verbindung bringen, mehr und mehr in den Hintergrund getreten. Eine aufwändige Rekonstruktion vergangener Ereignisse wird zunehmend als verzichtbar und der therapeutische Wert von Interventionen, die sich darauf richten, Ängste und ihre Abwehr, die in ferner Vergangenheit eine Rolle spielten, als fraglich angesehen.

Am wenigsten hilfreich dürften sie dann sein, wenn eine solche Arbeit sich intellektuell und ohne emotionale Beteiligung vollzieht. Wir sollten, so die überwiegende Auffassung, die Aufmerksamkeit unserer Patienten nicht in unnötiger Weise auf ihre Vergangenheit lenken, sondern ihr Erleben in der Gegenwart in den Blick nehmen. Diese Entwicklung lässt sich quer über alle psychoanalytischen Schulen hinweg beobachten.

Zu dieser Haltung trägt auch bei, dass es ohnehin nicht möglich ist, das zu rekonstruieren, was tatsächlich in der Vergangenheit des Patienten geschehen ist. Zu stark sind die Modifikationen, denen die Erinnerungen im Rahmen der gut erforschten Rekonsolidierungsprozesse des Langzeitgedächtnisses immer wieder ausgesetzt sind. Heute sehen wir die Bedeutung von Kindheitserfahrungen eher darin, dass diese sich in Prozeduren niedergeschlagen haben, die bewusst nicht erinnert werden können, sich aber im aktuellen Verhalten der Patientin und insbesondere in der Übertragungsbeziehung manifestieren. Diese Verhaltensmuster zu rekonstruieren und die aus ihnen abgeleiteten psychischen Strukturen zu verstehen, erscheint uns heute wichtiger als die genaue Erforschung dessen, was in der Vergangenheit geschah. Mehr als für das, was in der Vergangenheit geschehen ist, interessieren wir uns für die Art, wie ein Patient sich selbst heute in der Beziehung zu anderen Menschen wahrnimmt und mit welchen Mustern er die Übertragungsbeziehung und Außenbeziehungen gestaltet. Das schließt nicht aus, dass wir auch Verbindungslinien zu Erfahrungen mit frühen Bezugspersonen ziehen können.

T: Mir scheint es, als träten die Kopfschmerzen besonders dann auf, wenn Sie das Gefühl haben, dass man Sie in Gesprächsrunden nicht wahrnimmt – ähnlich wie es Ihnen in der Kindheit ging, als Sie von Ihren Spielkameraden vom gemeinsamen Spiel ausgeschlossen wurden.

Immer wieder wurde nachdrücklich darauf aufmerksam gemacht, dass eine umfangreiche Beschäftigung mit der Vergangenheit von der Auseinandersetzung mit den dringenden Problemen der Gegenwart ablenken kann. Patienten können, indem sie über Vergangenes sprechen, es vermeiden, sich mit den Mühen, Herausforderungen und schmerzhaften Erfahrungen der Gegenwart auseinanderzusetzen. Insofern kann die Beschäftigung mit der Vergangenheit – nicht anders als eine übermäßige Beschäftigung mit Träumen oder eine unkritische Anwendung der Technik der freien Assoziation (→ Kap. 6.4) – *defensive Funktionen* erfüllen und den Therapiefortschritt eher blockieren als fördern.

Auch wir können es als verlockend erleben, uns nicht mit möglichen negativen übertragungsbedingten Emotionen unserer Patienten beschäftigen zu müssen. Wir würden, gäben wir diesem Blockadephänomen nach, unseren Patienten die Chance nehmen, diese Emotionen und Fantasien, seien sie auch negativer Art, in einer wohlwollenden therapeutischen Atmosphäre spüren zu dürfen (Waska 2000).

Gleichwohl kann es bedeutsame Ausnahmen geben, die eine Beschäftigung mit der Vergangenheit doch lohnend machen:

1. Einigen Patienten hilft es, eine *plausible Erzählung* für die Geschehnisse ihrer Vergangenheit zu konstruieren. Sie können so den Gedanken und Gefühlen, die sie zu ihrer eigenen Vergangenheit haben, einen Sinn geben. So betrachtet, können genetisch-rekonstruktive Deutungen selbst dann, wenn sie »falsch« sind, helfen, weiße Flecken der inneren Landkarte der Psyche zu füllen (König 2002).

2. Eine Patientin kann ein dringendes Bedürfnis haben, unser Interesse für das, was sie in ihrer Vergangenheit durchlitten hat, erfahren zu dürfen. Unsere *Zeugenschaft* ist ihr, möglicherweise gerade zu diesem Zeitpunkt der Therapie, wichtiger als ein sicher auch nützliches Konfliktverständnis.

Indem wir diesem Bedürfnis der Patientin Raum geben, schaffen wir oft erst die Voraussetzung, dass sie sich mit aktuellen Konflikten befassen kann. Erst wenn sie die Erfahrung gemacht hat, dass sie ihrem affektiven Erleben in der Vergangenheit Ausdruck verleihen und dafür Gehör finden, wird sie sich bereitfinden, ihre maladaptiven Verhaltensmuster in der Gegenwart zu reflektieren.

3. Eine Beschäftigung mit genetischen Rekonstruktionen kann bei Patienten sinnvoll sein, deren Erinnerungen an traumatische Erfahrungen *durch dissoziative Mechanismen lückenhaft* geworden sind. Im Unterschied zu den klassischen rekonstruktiv-genetischen Deutungen soll hier jedoch nicht die unbewusste Quelle von Konflikten gesucht, sondern die traumatisch zerstörte Erinnerungsfunktion restituiert werden.

Wir denken hier besonders an Überlebende des Holocaust, die wegen ausgedehnter Gedächtnislücken den Sinn für die Kohärenz ihres Lebensablaufs verloren haben.

4. In Einzelfällen kann die Nutzung genetisch-rekonstruktiver Arbeit auch einmal eine Option sein, um eine *»überhitzte« Übertragungssituation zu entspannen.* Indem wir die Aufmerksamkeit der Patienten vom Hier und Jetzt der therapeutischen Beziehung auf das Dort und Damals der Vergangenheit lenken, kann eine Beruhigung eintreten.

Dies sollte aber nicht mehr als eine Notlösung sein, die momentan greifen kann, wenn ein Patient gänzlich unter den Einfluss von Übertragungsgefühlen geraten ist und den Boden der kooperativen therapeutischen Allianz bereits verlassen hat.

Lieber sollten wir die Möglichkeit einer Reparatur der eingetretenen Allianzruptur in Betracht ziehen.

5. In welchem Umfang wir trotz dieser Bedenken eine Beschäftigung mit der Vergangenheit unterstützen wollen, will im Einzelfall immer wieder abgewogen werden. Jedenfalls sollte die Beschäftigung mit der Vergangenheit nicht Selbstzweck sein. Entscheidend ist vielmehr, ob wir von ihr einen therapeutischen Gewinn erwarten können. Wenn wir erkennen, dass Patienten durch ein vertieftes Verständnis ihrer Lebensgeschichte besser in die Lage versetzt werden, sich den Problemen ihrer Gegenwart zuzuwenden, mag sich auch eine begrenzte Zuwendung zur Vergangenheit lohnen.

Weiterführende Literatur

Gödde G, Buchholz MB (2011). Unbewusstes. Gießen: Psychosozial-Verlag.

Greenson RR (1981/2007). Technik und Praxis der Psychoanalyse. 9. Aufl. Stuttgart: Klett-Cotta.

Kettner M, Mertens W (2010). Reflexionen über das Unbewusste. Göttingen: Vandenhoeck & Ruprecht.

Körner J (2011). Deutungen. Psychotherapeut 56, 110–117.

Plassmann R (2016). Die Technik der Prozessdeutung. Forum Psychoanal 32, 443–460.

Sandler J, Dare C, Holder A (2015). Die Grundbegriffe der psychoanalytischen Therapie. 11. Aufl. Stuttgart: Klett-Cotta.

Streeck U (1998). Agieren, Deuten und unbewusste Kommunikation. Forum Psychoanal 14, 66–78.

Anmerkungen

1 Übertragungsdeutungen können wir einsetzen, um übertragungsbedingte Blockaden des Therapieprozesses aufzulösen, aber auch wenn wir unseren Patienten die Möglichkeit geben wollen, übertragungsbedingte Emotionen und Fantasien in einer wohlwollenden Atmosphäre zu entfalten, die sie sonst aus Angst, uns zu kränken oder zu verletzen, zurückgehalten hätten.

2 McCullough et al. (2019) würde hier auch einen Prozess der Desensibilisierung von Affektphobien vorschlagen.

3 Wie wir in → Kap. 9 ausführlich darstellen werden, kann der Ursprung der Blockaden überwiegend von den Patienten, von uns oder von der Realität der therapeutischen Situation ausgehen.

6.2 Abwehranalyse und die Praxis der Konfliktdeutung

6.2.1 Wie identifiziere ich Hinweise auf unbewusste Konflikte?

Wenn wir Symptombildungen, Hemmung von Ich-Funktionen oder dysfunktionale Verhaltensmuster als Ausdruck eines ungelösten unbewussten Konflikts auffassen, besteht unsere therapeutische Aufgabe darin, die Komponenten des abgewehrten Konflikts – die miteinander im Konflikt stehenden Wünsche und Impulse und ihre Abwehr und die zu ihrer Lösung versuchten, aber nur teilweise erfolgreichen Kompromissbildungen – dem Bewusstsein zu erschließen und zur Darstellung zu bringen.

Um unseren Patienten den Zugang zu unbewussten Aspekten ihrer Erfahrung zu erleichtern, können wir folgende therapeutische Vorgehensweisen anwenden:

1. Wir gestalten den therapeutischen Prozess so, dass die Patienten Gelegenheit haben, *dem Strom ihrer Einfälle zu folgen* und das auszusprechen, was ihnen durch den Kopf geht. Dafür müssen wir ihnen eine nicht wertende und wohlwollende Atmosphäre bereitstellen, die es ihnen gestattet, die gegen die Bewusstwerdung des abgewehrten Materials gerichtete Abwehr zu lockern.

2. Damit sie auch Assoziationen zulassen können, die dem abgewehrten psychischen Inhalt nahekommen, sollen sie, soweit das möglich ist, *eigene bewertende Einflüsse* – ob ein Gedanke unwichtig oder peinlich ist – *ausschalten*. Gedanken dürfen kommen und gehen, Bilder dürfen aufsteigen.

In der Regel überlassen wir es den Patienten, die Sitzung zu eröffnen. Das hat den Vorteil, dass sie in ihrem assoziativen Prozess nicht durch uns in eine bestimmte Richtung gelenkt zu werden. Gelegentlich fällt es Patienten schwer, eigenständig zu beginnen. Wir bestehen dann nicht darauf, dass die Patienten mit dem Sprechen beginnen. Statt lange schweigend abzuwarten, bis sie das Wort ergreifen, leiten wir die Sitzung mit einer ermutigenden Bemerkung ein, jedoch ohne dabei inhaltliche Vorgaben zu machen. Auch im weiteren Verlauf halten wir uns mit Interventionen und Kommentaren zurück, können uns jedoch überlegen, ob wir kurze ermutigende Interventionen einflechten – »Das ist gut so. Machen Sie einfach weiter so« –, die es den Patienten erleichtern können, sich weiter dem Fluss ihrer Einfälle hinzugeben.

3. In der Folge achten wir darauf, ob unser Patient sich mit seinen Einfällen dem vermuteten abgewehrten Konfliktgeschehen *annähert* oder ob er sich – und wenn ja, von welchem Punkt in der Folge seiner Einfälle an – wieder davon entfernt. Dabei stehen uns die in den folgenden Abschnitten zu besprechenden Informationsquellen zur Verfügung. Wenn der Patient sich in seinen Einfällen wieder vom vermuteten abgewehrten Konfliktgeschehen entfernt, können wir uns in Abhängigkeit vom Stand der therapeutischen Beziehung dafür entscheiden, lediglich zu registrieren, wie er die Annäherung an das Konfliktgeschehen vermeidet, oder ihn taktvoll wieder auf das als konflikthaft angenommene Thema zurückleiten.

6.2.2 Die Beobachtung des Patienten: Auffälligkeiten, Widersprüche, Emotionen

Wir registrieren das Verhalten der Patientin aufmerksam und nehmen Phänomene wahr, die im Fluss ihrer Assoziationen oder Erzählungen auftreten.

1. Unsere besondere Aufmerksamkeit gilt dem *Auffälligen, Widersprüchlichen, Vermiedenen*, vor allem aber den Emotionen, die sich im Laufe einer Sitzung zeigen, sowie allen Variationen oder Abweichungen von den uns geläufigen oder uns von anderen Patienten vertrauten Verhaltensweisen.

- Wir achten darauf, worüber die Patientin spricht und wie sie das auswählt, worüber sie spricht.
- Wir richten unsere Aufmerksamkeit darauf, ob sie bestimmte Aspekte besonders betont oder häufiger wiederholt.
- Finden sich Ähnlichkeiten zwischen ihren Interaktionen mit aktuellen Beziehungspartnern, frühen Bezugspersonen und der Art der Beziehung, die sie mit uns aufnimmt?
- Nehmen wir etwas Unerwartetes wahr, etwas Neues, etwas, das zu dem, was wir bisher über die Patientin erfahren haben, nicht recht zu passen scheint?
- Entdecken wir Veränderungen in der Art und Weise, wie die Patientin Ereignisse oder Personen darstellt und auf sie Bezug nimmt?
- Fallen uns Eigenheiten ihrer Sprache oder ungewöhnliche Formulierungen auf?
- Wählt die Patientin ungewöhnliche Bilder oder bedient sie sich auffälliger Metaphern?
- Passt das, was die Patientin sagt, zu den Botschaften, die wir ihrem Verhalten, ihrer Gestik und dem Tonfall ihrer Rede entnehmen?
- Steht das, was die Patientin soeben gesagt hat, im Widerspruch zu dem, was sie zuvor gesagt hatte?
- An welchen Stellen wechselt die Patientin plötzlich das Thema?
- An welchen Stellen beginnt sie, etwas in seiner Bedeutung zu relativieren, obwohl es bedeutungsvoll zu sein scheint?

2. Die ausgeprägte emotionale Komponente aller an einem unbewussten motivationalen Konflikt beteiligten Komponenten macht es verständlich, dass eine umsichtige Annäherung an einen abgewehrten Konflikt besonders vorteilhaft über die im Laufe einer Therapiesitzung erkennbaren Emotionen erfolgen kann. So gut wie immer verweist ein – manchmal nur schwach ausgeprägter – negativer Affekt – ein Unwohlsein oder ein ängstliches Gefühl – auf die Existenz des unbewussten Konflikts[1]. *Affekte sind für uns das Einlasstor zum unbewussten Konflikt.*

Wir nutzen die in einer Sitzung auftretenden Affekte – oder das Ausbleiben von Affekten, die wir normalerweise erwartet hätten –, um den Weg zu den vermuteten unbewussten Konflikten zu finden. Wir unterstützen die Patienten daher, die in der Therapiesitzung auftretenden Emotionen wahrzunehmen. Je taktvoller wir sie auf diesem Wege begleiten und je empathischer wir mit den ins Bewusstsein eintretenden Emotionen umgehen, desto weniger werden die Patienten auf zusätzliche, den Therapieprozess blockierende Abwehrmechanismen zurückgreifen müssen. Was zuvor als unerträglich abgewehrt werden musste, darf nun im bewussten Erleben Raum haben.

Die Emotionen unserer Patienten betrachten wir im Hinblick auf folgende Aspekte:

- Empfinden wir den Affekt, mit dem ein Patient von den Tatsachen seines Lebens berichtet oder mit dem er sich uns gegenüber verhält, als »angemessen« oder in einer bestimmten Weise als auffällig?
- Passt der Affekt zu dem, worüber der Patient gerade spricht?
- Wo wird seine Rede intellektualisierend, obwohl Emotionen zu erwarten wären?
- Wann findet eine Stimmungsveränderung statt?
- Wir können darauf achten, ob Patienten bei der Schilderung einer Beziehungsepisode einen Affekt vermissen lassen, den wir erwartet hätten.
- Wir können die Patienten anregen, bei einem nur schwach angedeuteten Affekt einen Moment lang zu verweilen und näher hinzuspüren, statt schnell über ihn hinwegzugehen.
- Wir können sie anleiten, die mit der kritischen Situation verbundenen Ängste oder auch Schamgefühle, aber auch Wünsche und Impulse ins Bewusstsein treten zu lassen. Indem wir – durch unsere Gesichtsmimik, aber auch verbal – vermitteln, dass es in Ordnung ist, in der geschützten therapeutischen Atmosphäre auch solche Wünsche und Impulse zu spüren und Gedanken zu denken, die im Alltagsleben verpönt wären, geben wir dem Patienten Gelegenheit, seine Abwehr zu lockern und sowohl die Wunsch- oder Impulsseite sowie die gegen sie gerichtete Abwehrseite seinem Bewusstsein zu erschließen.

6.2.3 Weitere Informationsquellen für unbewusste Prozesse

Über die Beobachtung des Patienten hinaus stehen uns noch andere Informationsquellen zur Verfügung, die uns Rückschlüsse auf unbewusste Prozesse gestatten.

1. Unsere *eigenen Assoziationen* zu dem, was ein Patient gesagt oder getan hat, können unser Verständnis der in ihm ablaufenden unbewussten Prozesse bereichern. Sie können dem, was unser Patient gesagt oder getan hat, ein bedeutungsvolles Element hinzufügen.

Gelingt es uns, eine bedeutungsvolle Struktur der Assoziationen des Patienten auszumachen? Können wir die von uns beobachteten Phänomene zu einer nachvollziehbaren Hypothese zusammenfügen?

2. Um die vom bewussten Erleben abweichende »Logik« des Unbewussten zu verstehen, *können wir* uns einige *Indikatoren für primärprozesshaftes Denken* in Erinnerung rufen (Freud 1915c):

- »Objekte« sind grundsätzlich austauschbar: Selbst und Anderer können austauschbar sein, ebenso der Patient und der Therapeut.

Unter der Hypothese einer Verschiebung im Bereich der Subjektposition des Satzes könnte der Satz »Mein Chef ist ärgerlich auf mich« über die verallgemeinernde Form »Jemand ist ärgerlich auf jemand« auch als Übertragungsanspielung gelesen werden, die sich auf uns als Therapeuten bezieht.

- Das Ganze wird mit dem Teil gleichgesetzt – und umgekehrt.
- Im Unbewussten gibt es weder Negation noch Widerspruch.
- Während wir auf der bewussten Ebene

zwischen Vergangenheit und Gegenwart unterscheiden können, fehlt dem Unbewussten der Sinn für diese Unterscheidung[2].

- Ähnlichkeit wird im Unbewussten zur Gleichheit. Wir interessieren uns daher für strukturelle Ähnlichkeiten in der Art und Weise, wie ein Patient unterschiedliche Menschen, Verhaltensweisen oder Sachverhalte beschreibt.

Von Matte Blanco (1975) stammt der Vorschlag, als »Set« die Sammlung aller Dinge zu bezeichnen, die ein gemeinsames Element enthalten. So können alle Katzen ein Set bilden. Darunter kann es ein Subset geben, das alle schwarzen Katzen umfasst. Es lässt sich auch ein Set aller schwarzen Dinge konstruieren, das das Subset aller schwarzen Katzen enthält. Ein anderes Konzept von Matte Blanco (1975) ist das der »unbewussten Symmetrie«. Unbewusst nehmen wir an, dass alle Beziehungen symmetrisch sind. Wenn A die Mutter von B ist, kann B auch die Mutter von A sein. Beide sind durch die Beziehung Mutter-Kind vereint. Das Baby erschafft so die Mutter, die Mutter das Baby. Das Baby füttert die Brust, die Brust füttert das Baby.

3. Auch die Auswertung unserer *Gegenübertragungsreaktion* kann uns Hinweise auf unbewusste Konflikte unserer Patienten geben. Wenn heftige Emotionen oder Handlungsimpulse in uns aufsteigen, die wir uns schwer erklären können, denken wir an die Möglichkeit, dass Affektzustände oder Handlungsimpulse unserer Patienten qua projektiver Identifizierung (→Kap. 9.4.4) zum Teil unseres Erlebens geworden sein könnten.

Mitunter sind wir erstaunt über die Intensität aggressiver Fantasien, die im Kontakt mit einem betont friedfertigen, tendenziell unterwürfigen und aggressionsgehemmten Patienten bei uns auftreten können.

4. Schließlich können wir auch durch das *interaktive und intersubjektive Geschehen* in der therapeutischen Beziehung auf das Wirken unbewusster Konflikte aufmerksam werden (Will 2010).

5. *Träume* können eine wichtige Quelle sein, um Hinweise auf unbewusste Prozesse zu erhalten[3].

In der Regel bitten wir die Patienten, ausgehend von einzelnen Elementen eines Traums, ihre Einfälle zu sammeln. Die so produzierten Einfälle und die mit ihnen verbundenen Assoziationen können im Einzelfall sehr erhellend sein, doch liefern sie nach heutiger Auffassung nicht mehr Informationen über unbewusste Prozesse als die anderen genannten Quellen. Gelegentlich sind die im Wachbewusstsein abgewehrten Wünsche oder Ängste schon im manifesten Traum eindrücklich erkennbar – lediglich oft »verkleidet« als Folge der von Freud (1900) beschriebenen Prozesse der »Traumarbeit«, die den Prinzipien primärprozesshaften Denkens (s. o.) folgen[4].

6. Auch *Fehlleistungen* wie zum Beispiel Versprecher können uns wichtige Hinweise auf unbewusste Konflikte geben.

Wir greifen Versprecher nur ausnahmsweise und behutsam auf, denn leicht fühlen Patienten sich beschämt, wenn sie bei Versprechern »ertappt« werden, oder sie erleben ein Gefühl des Kontrollverlusts durch die Überrumpelung ihrer Abwehr.

6.2.4 Die Schritte der Abwehranalyse

Die Analyse der Abwehr besteht in folgenden Schritten (Greenson 1967; Lemma 2003; Wöller & Kruse 2018):

1. In der Regel wird die Patientin mit Hilfe der Technik der *freien Assoziation* auf Einfälle stoßen, die sie in die Nähe des unbewussten Konfliktes führen.

   Allen Phänomenen, die Indikatoren für ein unbewusstes Konfliktgeschehen und seine Abwehr sein können, gilt unsere besondere Aufmerksamkeit. In der Regel deutet es auf eine Annäherung an ein Konfliktgeschehen hin, wenn zuvor nicht aufgetretene Emotionen in Erscheinung treten. Unlustvolle Emotionen der Angst oder Scham oder auch plötzlich aufgetretene Körpersymptome oder ein Vermeidungsverhalten – zum Beispiel ein plötzlicher Themenwechsel, eine fehlende emotionale Reaktion, wo sie zu erwarten gewesen wäre, oder eine unpassend intellektualisierende Redeweise – zeigen an, dass der Patient mit konflikthaften oder sogar für die Alltagsfunktionalität kritischen Aspekten in Berührung gekommen ist.

2. Wir regen die Patientin an, bei den *Emotionen* zu verweilen. Wenn sie dazu neigt, schnell über ihr emotionales Erleben hinwegzugehen, begleiten wir sie empathisch, indem wir diese Affekte spiegeln.

   Indem wir diese negativen Emotionen, unangenehmen Körperempfindungen oder das Vermeidungsverhalten empathisch aufgreifen, vermitteln wir unserer Patientin ein Verständnis für die Bedeutung des emotionalen Erlebens und eine erste Ahnung von dem hinterliegenden Konfliktgeschehen: Offensichtlich muss es etwas geben, das so unangenehm oder bedrohlich ist, dass die Patientin die Auseinandersetzung damit am liebsten vermeiden möchte.

3. Wir achten auf Verhaltensmerkmale oder Affektäußerungen, die auf die Wirkung von *Abwehrmechanismen* oder anderen in den Dienst der Abwehr getretenen psychischen Vorgängen und Mustern hindeuten. Wir folgen in unserem behandlungstechnischen Vorgehen dabei stets dem von Greenson (1967) formulierten Grundsatz »Von der Oberfläche in die Tiefe«.

4. Wir können auch *leitende Fragen* stellen, um die vermuteten konfliktauslösenden Situationen zu identifizieren.

   Dazu bemühen wir uns, die Schilderung der Patientin so zusammenzufassen, dass die fragliche Beziehungsepisode klarer hervortritt. In aller Regel lassen sich aktuelle Auslösesituationen identifizieren, die, ohne dass dies dem Bewusstsein zunächst zugänglich ist, assoziativ mit belastenden und konflikthaften Erfahrungen in früheren Lebensphasen, insbesondere der Kindheit und Jugend, verknüpft sind.

5. Wir bilden eine *Hypothese*, welcher psychische Inhalt – welcher innere Konflikt, welche traumatische Erinnerung, welcher Wunsch, welcher Impuls oder welche Fantasie – durch die bei seiner Bewusstwerdung aktivierten Emotionen so unlustvoll oder belastend wäre, dass seine Entfernung aus dem Bewusstsein als adaptive Leistung verstanden werden könnte. Wir sollten eine Vorstellung haben, welche Form der Abwehr, welche Abwehrmechanismen oder der Abwehr dienenden Manöver die Patientin nutzt, um sich vor der Bewusstwerdung dieser Emotion oder dieses Schmerzes zu schüt-

zen. Doch ist nicht das kognitive Verstehen eines wie auch immer gearteten Konflikts, sondern der Zugang zu den mit dem Konfliktgeschehen verbundenen Emotionen der wichtigste Teil der therapeutischen Arbeit. Wir dürfen nicht ein intellektuelles Verständnis an die Stelle des wirksameren emotionszentrierten Vorgehens treten lassen[5].

Wohin besteht die zentrale Angst oder der unerträgliche Schmerz der Patientin, der einer Abwehrmaßnahme bedurfte? Stehen der Patientin überwiegend reife, höher strukturierte Abwehrmechanismen – der Verdrängung, der Rationalisierung oder der Intellektualisierung usw. – oder überwiegend unreife Abwehrmechanismen – der Projektion, der Spaltung – zur Verfügung? In diesem Zusammenhang werden wir auch eine Vorstellung entwickeln, in welchem Maße die Abwehrmechanismen zu einer verzerrten Wahrnehmung der Realität beitragen. Dies ist bei unreifen Abwehrmechanismen deutlich stärker ausgeprägt als bei reifen Mechanismen.

6. Wir sind uns dabei darüber im Klaren, dass eine Abwehr aus gutem Grunde mobilisiert wurde. Auch wenn die ungünstigen Folgen einer Abwehr im Moment überwiegen, so hat sie dennoch eine *stabilisierende Funktion*. Daher überlegen wir gut, ob wir diese stabilisierende Funktion nun infrage stellen wollen.

Wir können uns die Frage stellen, welche Angst oder welches Gefühl von Scham es hervorrufen würde, wenn der Patientin nicht die Wirkung der Abwehr zur Verfügung stünde. Welche Konsequenzen hätte es, wenn sie ihre Abwehrmuster nicht mehr einsetzen könnte? Würde sie aufgrund einer Schwäche der Emotionsregulierung durch Gefühle der Angst oder der Scham überflutet, oder könnte sie diese Emotionen gut aushalten? Oder würden wir durch die Analyse der Abwehr eine mühsam gewonnene subjektive Konstruktion ihrer Lebensrealität in Frage stellen, ohne dass wir ihr einen passenden Ersatz für das Verlorene anbieten können?

7. Weiterhin nehmen wir Hinweise der Patientin auf, in welchem Maße sie die Manifestationen der Abwehr als *ich-dyston oder als ich-synton* erlebt. Werden sie als ich-dyston, d.h. als etwas Fremdes, nicht zum gewohnten eigenen Erleben Gehöriges empfunden, wird sich ihre Analyse weitaus einfacher gestalten, als wenn sie als ich-synton, d.h. zum »normalen« Erleben gehörig wahrgenommen werden.

Wenn eine Patientin darunter leidet, dass sie immer wieder bestimmte Ereignisse, Vorhaben oder Namen vergisst, oder wenn eine unter einer Zwangsstörung leidende Patientin ihre zwanghaften Gedankengänge oder Zwangshandlungen als etwas Fremdes erlebt, wird sie eher motiviert sein, mit therapeutischer Hilfe Zugang zu dem Abgewehrten zu finden, als wenn sie darunter nicht leidet. Wenn sie sogar ein Gespür dafür hat, dass sie zwar etwas Schmerzhaftes oder Peinliches abwehrt, dass die Folgen dieser Abwehr ihr aber größere Probleme bereiten als die Konfrontation mit dem Abgewehrten selbst, wird sie eine weitaus höhere Motivation zur Mitarbeit bei der Abwehranalyse aufbringen, als es bei einer ich-syntonen Abwehr der Fall wäre, bei der das Ergebnis der Abwehr als gegeben hingenommen und nicht hinterfragt wird. Daher wird sie eine ich-syntone Abwehr weitaus schwerer aufgeben können als eine ich-dystone. Möglicherweise wird sie die Therapeutin viel eher als eine Person erleben, die das gefundene psychische Gleichgewicht stören will.

8. Wir vermitteln der Patientin ein Verständnis dafür, *dass* sie etwas abwehrt, und geben ihr vielleicht auch erste Hinweise, *wie* sie das macht. Wir gehen dabei davon aus, dass es einen Wunsch oder ein Bedürfnis geben muss, von dem bereits eine symbolische Repräsentation vorhanden ist, die lediglich nicht bewusst verfügbar ist (Körner 2013).

Manchmal erwähnen wir ausdrücklich, dass ein solcher Hinweis nicht als Kritik verstanden werden darf. Gleichzeitig signalisieren wir dies durch unsere freundliche und akzeptierende Art im Umgang mit der Abwehr.

9. Ob wir die Hypothese der Patientin in Form einer *Deutung* anbieten, wird davon abhängen, wie weit die vermuteten Wünsche oder Impulse vom aktuellen Erleben der Patientin entfernt sind. Je bewusstseinsnäher sie sind, desto eher wird sie bereit sein, sich mit der Hypothese auseinanderzusetzen.

Wenn wir uns mit unserer Vermutung einem Aspekt des unbewussten Konflikts angenähert haben, stellt sich bei Patienten typischerweise ein Gefühl ein, dass etwas Bedeutsames getroffen wurde. Bleibt ein solches Gefühl aus, heißt das nicht zwangsläufig, dass wir mit unserer Annahme falsch lagen, doch zeigt es an, dass die Patientin derzeit nicht bereit oder in der Lage ist, sich mit der konflikthaften Thematik auseinanderzusetzen.

10. Bei der Formulierung einer Abwehrdeutung benennen wir grundsätzlich nie nur den abgewehrten Inhalt, sondern *immer auch die dagegen eingesetzte Abwehr.*

Wenn wir lediglich auf den abgewehrten Inhalt fokussieren, ohne auch die Abwehr zu benennen, wird dies in aller Regel dazu führen, dass der Patient entweder verwirrt und überfordert ist oder sich auf die Seite der Abwehr stellt und damit unsere Bemühungen konterkariert.

11. Stellen wir fest, dass der Patient sich von den vermuteten abgewehrten Inhalten wieder entfernt, richten wir unsere einsichtsfördernden Interventionen auf die Emotionen, in der Regel Ängste oder Schamgefühle, die den Fortgang des assoziativen Prozesses an dieser Stelle *blockieren.*

Um die Voraussetzung für die Durchführung einer Abwehranalyse zu schaffen, müssen wir eine Atmosphäre zur Verfügung stellen, in der sich die Patienten hinreichend sicher fühlen, vor allem im Hinblick auf auftretende Schamgefühle. Sie müssen ein sicheres Gefühl entwickeln können, dass sie nach dem Wegfall der sie schützenden Abwehrmechanismen empathisch aufgefangen und getragen werden können.

6.2.5 Die Indikation zur Aufdeckung unbewusster Zusammenhänge

Die Entscheidung für oder gegen die abwehranalytische Aufdeckung unbewusster Zusammenhänge setzt in jedem Falle eine Abwägung voraus, ob es für den Patienten einen Gewinn bringt, die Abwehr zu analysieren, oder ob es besser ist, sie unangetastet zu lassen. Immer sind Nutzen und Risiken gegeneinander abzuwägen. Die folgenden

Gedanken mögen diese Abwägung unterstützen:

1. Die Entscheidung für oder gegen die abwehranalytische Aufdeckung unbewusster Zusammenhänge hängt wesentlich von der *Alltagsstabilität*, der *Stabilität der Abwehrstruktur* und der *Intaktheit der Ich-Funktionen* ab. Bei der Frage, wie viel wir an unbewussten Hintergründen aufdecken können und sollten, spielt auch der Beziehungskontext des Patienten und die Dauer der geplanten Therapie eine Rolle. Die uns leitende Frage muss heißen: Welche bewusstseinsnahen oder im Moment noch unbewussten Faktoren sollte die Patientin mit unserer Hilfe identifizieren und verändern, um zu einer besseren und von Krankheitssymptomen freieren Lebensbewältigung zu gelangen? Dazu sollten wir eine Vorstellung haben, welche Spielräume das soziale Umfeld dafür bietet und welche Veränderungen nicht nur wünschenswert, sondern auch realistisch zu erreichen sind.

Ein Patient mit einer hochentwickelten Abwehrstruktur, der keine oder nur geringe ich-funktionelle Einschränkungen aufweist und zudem noch in einem stabilen familiären und/oder beruflichen Umfeld verankert ist, dürfte eine abwehranalytische Aufdeckung unbewusster Konflikte eher tolerieren als ein Patient mit einer labilen und durch frühe Abwehrmechanismen charakterisierten Abwehrstruktur und ausgeprägten ich-funktionellen Defiziten. Letzterer müsste, vor allem, wenn er noch instabilen Lebensverhältnissen ausgesetzt ist, durch sie eine weitere Destabilisierung seiner ohnehin nicht effektiven Selbstregulation und den Verlust seiner Alltagsfunktionalität befürchten.

2. Schwierigkeiten bei der Abwägung können entstehen, wenn wir bei unseren Patienten sowohl mit unbewussten Konflikten als auch mit ich-funktionellen Einschränkungen oder einer dissoziativen Erinnerungsverarbeitung konfrontiert sind. Nicht so selten kommt es vor, dass wir bei einem Patienten in erster Linie eine ins Auge fallende Konfliktproblematik bemerken und dabei eine ebenfalls vorhandene, aber weniger auffällige ich-funktionelle Beeinträchtigung oder auch eine verborgene dissoziative Erinnerungsverarbeitung übersehen.

Der Gefahr einer Überschätzung der strukturellen Gegebenheiten erliegen wir besonders, wenn ein Patient uns aus unterschiedlichen Gründen besonders sympathisch ist oder wir ihm beruflich oder durch seine Herkunft nahestehen.

3. Wir sollten daran denken, dass wir unsere Patienten durch die für eine konfliktaufdeckende Arbeit besonders geeignete, tendenziell eher zurückhaltende Beziehungsgestaltung und die vom Alltagsdialog abweichende Gesprächsführung auch verunsichern können. Indem wir sie zusätzlich bitten, dem Fortgang ihrer Assoziationen zu folgen, erwarten wir von ihnen, dass sie zumindest zeitweise auf das Gefühl bewusster Kontrolle verzichten und sich dem weiteren Therapieprozess hingeben. Das will sorgfältig überlegt sein – denn mit dieser Erwartung verlangen wir von unseren Patienten nicht weniger, als dass sie um der Therapieziele willen ihr Grundbedürfnis nach Orientierung und Kontrolle zurückstellen.

Der Verzicht auf die Befriedigung des Grundbedürfnisses nach Orientierung und Kontrolle wird einigen Patienten leichter oder anderen schwerer fallen. Einem Teil unserer Patienten wird er keine großen Schwierigkeiten bereiten, da sie in ihrem Leben keine größeren Erfahrungen von Kontroll- und Orientierungsverlust gemacht haben. Für Patienten mit traumatischen Lebenserfahrungen kann es jedoch bedrohlich sein, das Gefühl der Kontrolle zu verlieren.

4. Wir plädieren wegen der geschilderten Auswirkungen auf das Grundbedürfnis nach Orientierung und Kontrolle für einen sorgsam durchdachten und verantwortungsvollen Umgang mit den uns zur Verfügung stehenden Methoden zur Aktivierung unbewusster Prozesse. Wir muten unseren Patienten nicht wenig zu, wenn wir von ihnen erwarten, dass sie, indem sie dem Fortgang ihrer Assoziationen folgen, das Gefühl bewusster Kontrolle über den weiteren Therapieprozess aufgeben. So erhellend und befreiend es für die Patienten sein kann, wenn sich ihnen durch den Prozess der freien Assoziation ein neuer Zusammenhang erschließt, so verwirrt und ratlos können sie zurückbleiben, wenn sich am Ende einer Sitzung ein solches Gefühl nicht einstellt.

Den Hintergrund für unsere Mahnung bildet die Beobachtung, dass die Entscheidung für die Nutzung der freien Assoziation nicht immer auf der Basis klarer Indikationskriterien, sondern oft auch auf der Basis einer nicht hinreichend reflektierten therapeutischen Grundeinstellung erfolgt, die mehr mit der psychodynamischen oder psychoanalytischen Identität des Therapeuten als mit der aktuellen Bedürfnislage des Patienten zusammenhängt[6]. Ein zeitgemäßes Verständnis psychodynamischen Arbeitens impliziert unseres Erachtens nicht, dass wir allein deshalb, weil wir über diese Methoden verfügen, der Arbeit an unbewussten Phänomenen zwangsläufig den Vorrang gegenüber der Beschäftigung mit bewusstseinsnäheren Vorgängen einräumen müssten. Es impliziert ebenfalls nicht, dass wir unsere Patienten ohne klare therapeutische Begründung einer therapeutischen Prozedur aussetzen dürfen, die immer auch mit dem Gefühl des Kontrollverlustes verbunden sein kann. Nicht alle therapeutischen Problemstellungen machen es notwendig, die unbewussten Determinanten in aller Tiefe auszuloten. Viele für das Verständnis einer Symptomatik oder einer interpersonellen Problemsituation nützliche Zusammenhänge können Patienten mühelos verständlich gemacht werden, ohne dass es notwendig ist, ihre unbewusste Motivierung aufzuklären.

5. Nach unserer Auffassung hängt die Kompetenz eines psychodynamischen Psychotherapeuten nicht davon ab, wie viele unbewusste Zusammenhänge er aufdeckt. Was ihn auszeichnet, ist seine Fähigkeit, (1) Hinweise auf unbewusste dynamische Zusammenhänge zu erfassen, (2) Hypothesen über mögliche abgewehrte Inhalte zu bilden und (3) über ein therapeutisches Instrumentarium, das zur Aufdeckung unbewusster Zusammenhänge geeignet ist, zu verfügen. Das bedeutet, dass er dieses Instrumentarium nicht schematisch oder gar im Sinne eines Standards, sondern im Zusammenwirken und in Abstimmung mit anderen, an die jeweilige klinische Anforderung angepassten Interventionen *gezielt, sparsam und verantwortungsvoll* einsetzt.

Die Tatsache, dass wir etwas von der unbewussten Dynamik des Patienten verstanden haben, ist kein ausreichender Grund, um es in eine Deutung umzusetzen. Vielmehr brauchen wir ein Rationale, das uns plausibel macht, dass der Gewinn aus der Aufdeckung unbewusster Konflikte größer ist als die Destabilisierung, die mit ihr einhergehen könnte – mit anderen Worten, ob wir dem Patienten durch unser aufdeckendes Vorgehen tatsächlich mehr nützen als schaden.

Weiterführende Literatur

Ermann E (2021). Träume und Träumen. 3., Aufl. Stuttgart: Kohlhammer.
Gödde C, Buchholz MB (2011). Unbewusstes. Gießen: Psychosozial-Verlag.
Greenson RR (1967/2007). Technik und Praxis der Psychoanalyse. 9. Aufl. Stuttgart: Klett-Cotta.
Kettner M, Mertens W (2010). Reflexionen über das Unbewusste. Göttingen: Vandenhoeck & Ruprecht.
Körner J (2013). Abwehr und Persönlichkeit. Stuttgart: Kohlhammer.
Leuzinger-Bohleber M, Weiß H (2014). Psychoanalyse – Die Lehre vom Unbewussten. Geschichte, Klinik und Praxis. Stuttgart: Kohlhammer.
Plassmann R (2016). Die Technik der Prozessdeutung. Forum Psychoanal 32, 443–460.
Plassmann R (2021). Die Praxis der Prozessdeutung – Über die Arbeit mit Deutungen erster und zweiter Ordnung in: Hirsch M (Hg) Der eigene Körper als Symbol? Gießen: Psychosozial; 73–92.
Will H (2010). Psychoanalytische Kompetenzen. Standards und Ziele für die psychoanalytische Ausbildung und Praxis. 2. Aufl. Stuttgart: Kohlhammer.

Anmerkungen

1 Nur gelegentlich kommt es vor, dass die Konfliktabwehr so vollständig ist, dass an der Oberfläche des Bewusstseins kein negativer Affekt oder nur eine positive Emotionalität spürbar ist. Wir finden diesen Fall bei der »belle indifférence« von Patienten mit einer Konversionssymptomatik.

2 Das ist im Übrigen ein Grund, warum das Phänomen der Übertragung ein derartiges Gefühl von Realität und Unmittelbarkeit erzeugt (Casement 1991, S. 11).

3 Unter dem Blickwinkel der uns heute vorliegenden neurowissenschaftlichen Erkenntnisse betrachten wir den Traum als einen Bewusstseinszustand, der vor allem durch (1) einen Wegfall vieler Kontrollfunktionen gegenüber dem Auftauchen emotional bedeutungsvoller Gedächtnisinhalte und Bilder und (2) die fehlende Möglichkeit, Handlungsimpulse in die Tat umzusetzen, charakterisiert ist. In diesem halluzinatorischen Zustand können Wünsche und Handlungsimpulse, die im Wachbewusstsein abgewehrt würden, ebenso wie die gegen sie gerichteten Strebungen mehr oder weniger offen zutage treten. Eine adaptive Funktion des Träumens, etwa als »Hüter des Schlafs« (Freud 1900), konnte bisher jedoch nicht nachgewiesen werden (Solms 2011).

4 Bei Patienten, die in den Sitzungen überdurchschnittlich viele Träume einbringen, sollten wir auch an die Möglichkeit denken, dass das ausgiebige Erzählen von Träumen von der Auseinandersetzung mit drängenden Problemen ablenken und so den Therapieprozess blockieren kann.

5 Es mag Ausnahmen geben. In Einzelfällen kann ein intellektuelles Verstehen der zentralen Konfliktthemen auch dann, wenn es die unbewussten emotionalen Schichten nicht erreicht, ein Gefühl der Orientierung schaffen, auf dessen Basis Bewältigungsstrategien in Gang gesetzt werden können.

6 Wir kennen »klassisch« orientierte psychodynamisch orientierte Psychotherapeuten, die – nicht zuletzt, weil sie aus Gründen ihrer psychodynamischen oder psychoanalytischen Identität dazu neigen, der Arbeit an unbewussten Motivationen einen höheren Stellenwert einzuräumen als der Arbeit an bewussten Motivationen – weitgehen darauf verzichten, bewusste Motivationen zu explorieren und das als Grundregel betrachtete Prinzip der freien Assoziation im Übermaß nutzen. Auf der anderen Seite begegnen wir eher »relational« orientierten psychodynamischen Psychotherapeuten, die das Prinzip der freien Assoziation als überholt ablehnen und seine Potenziale auch dann nicht nutzen, wenn ihre Nutzung erheblichen Gewinn bringen könnte.

6.3 Der Beziehungskontext von Deutungen

6.3.1 Deuten zwischen Bedeutungsklärung und Bedeutungsstiftung

Die Klärung von Bedeutungen ist eine zentrale Aufgabe psychodynamischer Therapie. Gleichzeitig stiften wir durch unsere Interventionen immer auch Bedeutungen. Die Bedeutung, die wir einem Sachverhalt erteilen, hängt immer von unserem lebensgeschichtlichen und aktuellen Kontext ab. Als psychodynamische Therapeuten wissen wir, dass der Raum der möglichen Bedeutungen prinzipiell unbegrenzt ist, dass lediglich bestimmte Bedeutungszuschreibungen dem einen oder anderen von uns näher liegen als andere.

Eine solche Haltung kann uns vor eindimensionalen und reduktionistischen Betrachtungsweisen bewahren und uns zur Einnahme multipler Perspektiven motivieren (→ Kap. 5.7.1). Indem wir uns bemühen, Phänomene unter unterschiedlichen Perspektiven wahrzunehmen, tragen wir der inzwischen weithin akzeptierten Überzeugung Rechnung, dass Wahrheit immer gemeinsam konstruiert wird. Indem wir zusätzlich davon ausgehen, dass weitere Perspektiven relevant sein können, die uns nicht bewusst, aber prinzipiell bewusstseinsfähig sind, können wir uns – in der gebotenen Bescheidenheit – darum bemühen, den Raum der von uns in Betracht gezogenen Bedeutungen zu erweitern.

Damit geht es uns nicht grundsätzlich anders als unseren Patienten. Lediglich nehmen wir an, dass es Situationen geben kann, in denen unsere Patienten von unserer Unterstützung bei der Identifikation unbewusster Determinanten ihrer Störungsbilder oder ihrer Verhaltensprobleme profitieren können. So können wir – in den Grenzen dessen, was unser eigenes Unbewusstes uns erlaubt – ihnen behilflich sein, eine ins Unbewusste verdrängte Konfliktproblematik, die Manifestation einer bestimmten Übertragung oder ein ihnen nicht bewusstes, gegen die Ziele der Therapie gerichtetes Blockadeverhalten ihrem Bewusstsein näher zu bringen[1]. Das schließt jedoch nicht aus, dass es auch Situationen in der Therapie geben kann, in denen wir von der Hilfe unserer Patienten profitieren können, die uns durch ihre Rückmeldungen Hinweise geben können, wann wir durch eigene unbewusste Einflüsse den Therapieprozess nicht in der bestmöglichen Art und Weise steuern.

Wie können wir diese Aspekte in der Therapie berücksichtigen?

1. Behandlungspraktisch können wir der Bedeutungsvielfalt aller uns von unseren Patienten präsentierten Phänomene in einer stets *offenen und fragenden Haltung* gerecht werden. Indem wir unsere Patienten immer wieder bitten, die Bedeutung dessen, was sie sagen, zu explizieren, können wir zwar nur den ihnen momentan bewussten Teil ihrer Bedeutungszuschreibung erfassen, doch schützen wir uns zumindest davor, die Bedeutung, die wir einer von ihnen geschilderten Erfahrung zugeordnet hätten, ungeprüft für die Bedeutung zu halten, die sie ihr erteilt haben.

Wir können eine Patientin zum Beispiel fragen, was es für sie bedeutet, wenn sie ein bestimmtes Wort gebraucht, um sich selbst zu beschreiben. Indem wir eine solche Frage stellen, geben wir uns zumindest nicht der Illusion hin, wir hätten die Bedeutung ihrer Worte oder Schilderungen schon erfasst. Auch wenn bestimmte Sinnzusammenhänge sich uns spontan aufdrängen, heißt das nicht, dass sie automatisch auf den betreffenden Patienten zutreffen. Taktvolles klärendes Nachfragen ist hier von unschätzbarem Wert.

2. Wir können die Patienten anregen, ihren *eigenen Assoziationen* nachspüren, um mögliche weitere Bedeutungen zu entdecken, die bestimmte Phänomene für sie haben.

Wir können die Patienten bitten, uns mitzuteilen, an was sie alles denken müssen, wenn jemand von einem bestimmten Phänomen spricht oder ein bestimmtes Wort gebraucht, oder sich – im Sinne der klassischen Grundregel – dem Strom ihrer Einfälle zu überlassen.

3. Darüber hinaus können wir auch *unsere eigenen Einfälle* nutzen, um Hypothesen zu weiteren Bedeutungen zu generieren. Diese dürfen mögliche Bedeutungen einschließen, die *wir* den Worten oder Schilderungen unserer Patienten geben würden, wenn wir uns gedanklich in ihre Situation hineinversetzen. Mithilfe einer solchen empathischen Identifikation (→Kap. 5.6.3) haben wir die Möglichkeit, spekulativ noch weitere Aspekte zu erfassen, die für die Patienten bedeutsam sein könnten, ohne dass sie sich dessen bewusst wären.

Das unvermeidlich spekulative Vorgehen ist so lange unbedenklich, wie wir in der Lage sind, mit hinreichender Klarheit zu differenzieren, welche Bedeutung ein Patient einem Sachverhalt erteilt und welche möglichen weiteren Bedeutungen uns selbst in den Sinn gekommen sind.

4. Nicht zuletzt besteht die paradoxe therapeutische Verpflichtung darin, die grundsätzliche Komplexität der Bedeutungsfelder anzuerkennen und gleichzeitig ihre *Komplexität so zu reduzieren*, dass sie noch handhabbar wird.

Wir sind gehalten, eine gemeinsame Verständigungsbasis herzustellen und gleichzeitig zu tolerieren, dass die Bedeutung, die eine Patientin einem Sachverhalt erteilt, auch dann, wenn sie sich uns nicht sofort erschließt, gleichwohl für sie handlungsleitend sein kann. Hier erhält eine wertschätzende Haltung des Nichtwissens einen guten Sinn[2].

5. Indem wir den Patienten unsere Überlegungen oder Vermutungen mitteilen, *stiften wir Bedeutung*. Dabei wissen wir nie mit letzter Sicherheit, welche Bedeutung wir damit gestiftet haben. Denn alles, was wir in der Therapie sagen oder nicht sagen, was wir durch den Blick, den Gesichtsausdruck oder die Körperhaltung mitteilen, kann in Abhängigkeit vom Kontext, von der aktuellen Beziehungskonstellation und vor dem Hintergrund der Erfahrung mit anderen Menschen für sie eine subjektive Bedeutung gewinnen, die sich von der Bedeutung unterscheidet, die wir selbst damit verbinden wollten.

Was der Patient gehört hat, kann etwas gänzlich anderes sein als das, was wir mitteilen wollten. Wir achten daher besonders darauf, in welcher Weise die Patienten auf das, was wir gesagt haben, Bezug nehmen. Wenn wir nicht genügend Hinweise vorfinden, dass wir in dem von uns gemeinten Sinne verstanden wurden, ziehen wir es vor, taktvoll nachzufragen.

6. In besonderem Maße schaffen wir Bedeutungen bei *schwach repräsentierten psychischen Zuständen*, indem wir versuchen, die von den Patienten überwiegend präkonzeptuell gefühlten Erfahrungen in den Bereich des Bedeutsamen zu überführen und

damit einem Prozess der Symbolisierung zuzuleiten.

Auch die vorsichtige Annäherung an einen vermuteten Gefühlszustand oder einen Beziehungswunsch kann bereits einen Wert im Sinne der Symbolisierung erhalten: Möglicherweise zeigen ihre Symptome den Patienten an, dass sie mit etwas, das ihnen wichtig ist, nicht zufrieden sind.

7. Manchmal kann es hilfreich sein, unzureichend verstandenen Phänomenen *probeweise eine Bedeutung zu erteilen.*

Auch eine ungenaue, vage formulierte und von uns bewusst als probeweise Annäherung deklarierte Bedeutungszuschreibung kann dem Bedürfnis der Patienten nach Orientierung und Sicherheit entgegenkommen, da sie sich in ihrem Erleben nicht dem Chaos der Bedeutungslosigkeit ausgesetzt fühlen müssen. Das Gefühl der Sinnhaftigkeit können wir auch vermitteln, indem wir eine allgemeine, aber inhaltlich nicht konkretisierte Bedeutung erteilen:

»Ich habe das Gefühl, dass Ihr Körper Ihnen – und vielleicht auch mir – eine Botschaft übermitteln möchte. Was meinen Sie dazu? Vielleicht verstehen wir in der nächsten Zeit noch mehr von dem, was der Körper Ihnen sagen will.«

8. Nicht nur wir geben unseren Patienten Deutungen, auch sie geben uns Deutungen, über uns, über die therapeutische Situation. Sie lassen uns damit Botschaften zukommen – häufig auch indirekt, verborgen, zwischen den Zeilen –, die uns Aufschlüsse geben können, wie sie die therapeutische Beziehung wahrnehmen.

Wir wissen, dass Patienten immer wieder Zutreffendes an uns wahrnehmen, das uns nicht bewusst geworden oder unserer Aufmerksamkeit entgangen ist. Da sie uns dies, wenn überhaupt, meist nur verschlüsselt kommunizieren, tun wir gut daran, uns immer wieder zu fragen, ob wir in ihren Mitteilungen eine verschlüsselte, an uns gerichtete Botschaft entdecken können (Focke 2007).

6.3.2 Emotionale Konnotation und Beziehungsbotschaft von Deutungen

Deutungen können eine höchst unterschiedliche emotionale Konnotation haben. Sie können etwas Beruhigendes und Stützendes transportieren, sie können entlasten und stärken, aber auch beunruhigen und ein Gefühl von Bedrohung erzeugen; im Extremfall können sie Patienten in Ohnmacht und Verzweiflung versetzen. Daher kann es bei der therapeutischen Handhabung von Deutungen nicht nur darum gehen, ob eine Deutung zutreffend oder korrekt in einem bestimmten Sinne ist, sondern vor allem darum, welche Beziehungsbotschaft sie enthält und wie sie auf die emotionale Regulation des Patienten einwirkt. Betrachten wir dies im Einzelnen (Focke 2007):

1. Deutungen werden nicht nur auf der inhaltlichen, sondern auch auf der Ebene der *Handlung* verstanden. Während Patienten auf höherem Strukturniveau Deutungen überwiegend als ein Medium zum Verständnis eines ihnen nicht bewussten Zusammenhangs begreifen, neigen Patienten mit ich-strukturellen Störungen stärker dazu, ihren Handlungsaspekt wahrzunehmen. Sie

sehen in ihnen vor allem die Art, wie wir mit ihnen umgehen, wie wir sie »be-handeln«, was wir mit ihnen »machen« – kurz: was wir ihnen – im Guten wie im Schlechten – »antun«, wenn wir deuten.

Je nach Übertragungsdisposition können Patienten Deutungen konkretistisch als Gabe, die nährt, stärkt oder entlastet, oder als einen Akt der Bestrafung, der Demütigung oder des Eindringens in ihre innere Welt verstehen (Joseph 1994). Da Deutungen immer auch Handlungen sind, die eine bestimmte Art des Miteinander-Seins verkörpern – Prozesse, die das implizite Beziehungswissen beeinflussen – ist es von großer Bedeutung, mit welchem emotionalen Ton und mit welcher affektiven Nuancierung sie formuliert werden.

2. Deutungen können *stabilisieren und destabilisieren*. In diesem Sinne kann es entscheidend sein, ob die Deutung eine Entlastung von Selbstvorwürfen und übermäßiger Selbstverantwortung bewirkt und zur Stärkung des Grundgefühls von Orientierung und Sicherheit beiträgt – oder ob sie eine schon genügend verunsicherte Patientin zusätzlich irritiert und ihre Selbstzweifel verstärkt. Aus ressourcenorientierter Sicht soll eine Deutung bei einem Patienten das Gefühl entstehen lassen, dass sein schwer verständliches Handeln einer nachvollziehbaren Motivation folgt und ein berechtigtes Grundbedürfnis zum Ausdruck bringt.

Es macht einen großen Unterschied, ob wir unseren Patienten mit einer Deutung ein Gefühl für die Sinnhaftigkeit ihres Verhaltens und Erlebens vermitteln können oder ob wir sie mit dem Gefühl zurücklassen, einem undurchschaubaren Wirken unbewusster Deutungsmächte ausgeliefert zu sein. Ein eindrucksvolles Beispiel, welche Wirkung die Deutung des Wunsches einer Patientin, gehalten und nicht weggeschickt zu werden, haben kann, verdanken wir Casement (1991, S. 120): Eine Patientin verhielt sich so, dass der Impuls nahelag, sie wegzuschicken. Sie schrie, warf das Kissen in die Luft, holte es zurück, hielt das Kissen nahe an sich gedrückt, und wiederholte dies mehrmals. Erst nachdem der Therapeut ihr deuten konnte, wie sehr sie mit ihrem Handeln sowohl den Impuls, sie wegzuschicken, wie auch den Wunsch, nicht weggeschickt zu werden, aktivierte, wurde die Patientin ruhiger. »Das beste Containment ist eine gute Deutung«, heißt es bei Casement (1991, S. 127).

3. Umgekehrt kann eine Deutung, die eine wenig plausible, auf einer verzerrenden Wahrnehmung der Realität beruhende Perspektive eines Patienten hinterfragt, ein mühsam erworbenes Gleichgewicht aufs Spiel setzen.

Wenn eine Patientin ihre Stabilität nur um den Preis einer verzerrten Realitätswahrnehmung aufrechterhalten kann, kann eine Deutung, die diese Abwehr unterminiert, ihre Funktionsfähigkeit beeinträchtigen.

4. Indem wir einen Patienten einladen, gemeinsam mit uns über eine ihm nicht unmittelbar zugängliche Motivation nachzudenken, signalisieren wir ihm, dass wir ihm die Fähigkeit zur Reflexion komplexer Sachverhalte zutrauen, und vermitteln ihm gleichzeitig, dass seine inneren Erfahrungen und Motive es wert sind, sorgfältig untersucht und gewürdigt zu werden.

Wenn wir ihm jedoch eine fertige Deutung präsentieren, die ihn zum Gegenstand unserer Reflexion macht, müssen wir damit rechnen, dass er diese im günstigen Falle als ein Geschenk und im ungünstigen Falle als eine objektivierende Missachtung seiner Person auffasst.

5. Zwar wird die Wirkung, die eine Deutung erzielt, immer auch durch übertragungsbedingte Einflüsse des Patienten geprägt sein. Doch können wir durch die Beachtung einiger behandlungstechnischer Regeln das Auftreten ungünstiger Wirkungen deutlich reduzieren:

- So können wir darauf achten, dass unbewusste Wünsche oder Impulse nicht ohne die gegen sie gerichtete Abwehr angesprochen werden.
- Wenn wir bedenken, dass unsere Deutung, *ähnlich wie ein Scherz zur Unzeit, einen Patienten beschämen oder bloßstellen kann, können wir dies in der Art, wie wir sie* formulieren, besonders berücksichtigen.
- Auch können wir durch vorsichtige Formulierungen und ein angemessenes Timing unserer Deutungen verhindern, dass Patienten sich durch sie *überfordert fühlen oder das Gefühl entwickeln,* wir wollten ihnen unsere eigene Sichtweise aufdrängen.

6. Aus der breiten Variabilität der emotionalen Konnotationen und Beziehungsbotschaften, die mit Deutungen verbunden sein können, wäre es verfehlt, ihren Einsatz schematisierend so bestimmen zu wollen, als dürften nur höher strukturierte Patienten von Deutungen profitieren, während strukturell schwächere Patienten von ihren Wirkungen ausgeschlossen werden müssten.

Dies wäre eine unzulässige Vereinfachung, die die unterschiedlichen motivationalen und emotionalen Konnotationen von deutenden Aktivitäten zu wenig berücksichtigt. Guntrip (1975) hat zu Recht darauf aufmerksam gemacht, dass eine Deutung für sich genommen noch keine therapeutische Intervention ist. Nur wenn eine Deutung eine persönliche Beziehung echten Verstehens zum Ausdruck bringt, kann ihr eine therapeutische Funktion zugesprochen werden. Denn – um es mit Sandler et al. (1973) auszudrücken – das Ziel jeder Deutung ist die Stärkung des Ich.

6.3.3 Gibt es Kriterien für die »Richtigkeit« einer Deutung?

Die Frage, ob eine Deutung therapeutisch »richtig« ist, lässt sich nur pragmatisch beantworten, und zwar aus folgenden Gründen:

1. Für Freud (1913) war eine Deutung dann richtig, wenn sie mit dem übereinstimmte, was tatsächlich der Fall war, und damit etwas »Wahres« zutage förderte. Doch lässt sich aus wissenschaftstheoretischer Sicht eine solche Argumentation nicht halten (Grünbaum 1993), und auch der Begriff von Wahrheit, dem sich Freud verpflichtet fühlte, ist mit dem heutigen konstruktivistischen Verständnis von Wahrheit nicht vereinbar. Ein solches Verständnis geht davon aus, dass weder wir noch der Patient in der Lage ist, eine gegebene, von ihm oder uns unabhängige, vorgefundene Wirklichkeit zu erkennen und deren Wahrheitsgehalt zu bestimmen.

2. Komplizierend kommt hinzu, dass auch offensichtlich »falsche« Deutungen hilfreich sein können, weil Patienten es unter bestimmten Voraussetzungen als wohltuend und entlastend erleben, überhaupt einen Erklärungsrahmen für ihr Verhalten gefunden zu haben. Und tatsächlich kann in manchen Fällen die »Richtigkeit« des Deutens weniger wichtig sein als die Bereitschaft, über Phänomene nachzudenken und in kreativer Weise Verbindungen zwischen ihnen herzustellen (Meltzer 1980).

3. Die Zustimmung eines Patienten zu einer Deutung ist kein ausreichendes Kriterium für ihre Richtigkeit. So müssen wir damit rechnen, dass Patienten unserer Deutung ohne eigene innere Überzeugung zustimmen, weil sie unsere Erwartungen spüren und dazu neigen, sich uns anzupassen. Andere Patienten neigen dazu, eine Deutung zunächst abzulehnen, obwohl aus der Art, wie sie die angesprochene Thematik behandeln, hervorgeht, dass die Deutung eine Wirkung auf sie hatte[3].

Vor diesem Hintergrund wollen wir eine Deutung dann als »richtig« in einem pragmatischen Sinne verstehen, wenn sie einen für den Patienten *bedeutsamen Sachverhalt* trifft und als *hilfreich erlebt* wird. Gelegentlich kann sich das hilfreiche Moment einer Deutung auch erst im weiteren Fortgang zeigen. Was aber bedeutsam und hilfreich ist, kann nur aus der subjektiven Sicht des Patienten beurteilt werden.

> In den meisten Fällen werden wir aus der Art, wie die Patienten mit unserer Deutung umgehen, einen sicheren Schluss ziehen, ob sie mit unseren Überlegungen etwas anfangen können oder nicht. Nicht nur ihre verbale Reaktion, sondern auch ihre nonverbalen Signale geben uns wichtige Aufschlüsse. Im Zweifelsfalle können wir sie auch bitten, uns eine entsprechende Rückmeldung zu geben.

Deshalb orientieren wir uns bei der Frage, ob wir mit unserer Deutung in dem genannten pragmatischen Sinne etwas *Bedeutsames und Hilfreiches* getroffen haben, nicht nur an der *Zustimmung* der Patienten, sondern auch an den folgenden Beobachtungen (Cremerius 1990; König 2002):

- Ein Patient vertieft seine therapeutische Arbeit und bringt neues Material in die Therapie ein.
- Wir beobachten eine Veränderung im Erleben und Verhalten des Patienten: Seine Angst verändert sich in ihrer Intensität und Qualität. Bei Selbstvorwürfen oder Schuldgefühlen tritt eine Änderung ein.
- Eine affektive Reaktion tritt auf, die zu der Deutung passt.
- Ein Abwehrmechanismus tritt nicht mehr auf oder wird durch einen anderen ersetzt.
- Die Übertragungsbeziehung ändert sich.
- Ein Symptom ist nicht mehr aufgetreten, es bildet sich um, oder ein neues Symptom tritt auf.

Obwohl sich das Hilfreiche einer Deutung manchmal auch erst später erweisen kann, erscheint es uns erstrebenswert, Deutungen in gemeinsamer Arbeit so zu entwickeln, dass die Patienten sie *unmittelbar als gültig und als hilfreich* annehmen können. Bleibt dieser Effekt aus, werden wir die Deutungshypothese revidieren.

6.3.4 Das »Wie« einer Deutung

Vermutlich ist das »Wie« einer Deutung noch wichtiger als ihr Inhalt. Dabei macht es einen großen Unterschied, ob wir die Deutung unseren Patienten in einer Weise geben, die ihnen Sinn vermittelt oder sie zum Nachdenken über sich einlädt – oder in einer Weise, bei der sie sich objektivierend behandelt fühlen.

> Wir dürfen bei unseren Patienten nicht das Gefühl entstehen lassen, als wollten wir mit einer gelungenen Deutung unsere intellektuelle Überlegenheit zur Schau stellen oder gar über sie triumphieren. Wegen der hohen Wertschätzung, die die Intervention der Deutung unter psychodynamischen Therapeuten genießt, können wir uns leicht »verführt« fühlen, eine Deutung vor allem deshalb zu geben, weil sie auf uns intellektuell ansprechend wirkt und uns das Gefühl gibt, ein besonders wertvolles Produkt abgeliefert zu haben. Eine kritische Reflexion ist angebracht, wenn wir uns dabei »ertappen«, dass wir »stolz« auf unsere »so gelungene« Deutung sind. Haben wir uns in eine Inszenierung hineinziehen lassen, bei der wir als das großartige Übertragungsobjekt eines unterwürfigen, nur folgsam aufnehmenden Patienten glänzen dürfen?

Wir können einige Regeln zusammenstellen, die wir bei der Formulierung von Deutungen für beachtenswert halten (Casement 1991; Lemma 2003):

1. Wir bemühen uns, Deutungen *knapp und klar* zu formulieren. Deutungen brauchen einen Fokus. Das Gebot der *Transparenz* gilt auch für Deutungen. Die Patienten sollen die Schritte nachvollziehen können, wie wir zu der Deutung gelangt sind. Dies stärkt ihr Vertrauen in ihre eigene Fähigkeit zu Reflexion und logischer Schlussbildung. Wie in anderen Zusammenhängen hat sich auch bei Deutungen eine eingängige, mit Bildern versehene, metaphernreiche Sprache bewährt (Levin 2002; Modell 2003).

> Wenn uns eine Deutung zu lang gerät und zu viele Einzelheiten berührt, können wir nur schwer beurteilen, was davon den Patienten erreicht hat, und, wenn er ihr zustimmt, welchem Teilaspekt er zugestimmt hat.

2. Besonders wichtig sind uns Überlegungen, wie wir die Akzeptanz von Deutungen verbessern können. Die besten Deutungen sind diejenigen, die der Patient selbst findet.

> Wo immer möglich, überlassen wir es daher unserem Patienten, den letzten Schritt einer Deutung selbst auszuformulieren. Das erspart ihm das Gefühl, passiv einem Deutungsprozess ausgeliefert zu sein, und stärkt das Gefühl von Zusammenarbeit.

3. Wir achten darauf, dass wir uns bei unseren Deutungen einer *einfachen, gut verständlichen und patientennahen Sprache* bedienen. Besonders in der Anfangsphase einer Therapie, in der es uns besonders darauf ankommt, die emotionale Seite in der therapeutischen Allianz zu stärken und ein Gefühl körpernaher Synchronie zu vermitteln (→ Kap. 6.3), versuchen wir, uns in der Wortwahl an die Formulierungen anzulehnen, die auch der Patient verwendet hat.

> Was wir sagen, soll unseren Patienten nicht »aufgesetzt« oder »gestelzt«, sondern »natürlich« erscheinen; es soll ihnen nicht fremd, sondern vertraut vorkommen.

Sie sollen sich durch die Deutungen, die sie von uns erhalten, selbst dann, wenn sie schmerzliche Aspekte berühren, getragen und aufgehoben und nicht irritiert fühlen. Komplexere Deutungen können besonders in der Frühphase der Therapie verwirrend und verunsichernd wirken. Wenn ein Patient im weiteren Verlauf der Therapie sich mit unserem Stil vertraut gemacht hat, wird er auch mit komplexeren Formulierungen von Deutungen zurechtkommen.

4. Deutungen sollen für unsere Patienten emotional bedeutungsvoll sein. Besonders hüten sollten wir uns vor schematischen Deutungen, namentlich solchen, die sich auf immer wieder ähnliche Denkfiguren oder Formulierungen stützen.

Eine Patientin reagierte auf die sich in ihrer formalen Gestalt *ähnelnden* Deutungen ihrer Therapeutin stereotyp und wenig authentisch. Schließlich konnte verstanden werden, dass sie das Gefühl entwickelt hatte, lediglich als »Fall« behandelt zu werden. Sie hatte darauf mit einem Muster reagiert, das ihr vertraut war: sich der vermeintlichen Erwartung und dem Stil anderer Menschen anzupassen.

5. Das *Timing* einer Deutung wird allgemein für wichtig gehalten, wenngleich die Auffassungen zum optimalen Zeitpunkt von Deutungen weit auseinandergehen. Kleinianisch orientierte Psychoanalytiker haben stets für frühe Deutungen plädiert, während sich Vertreter ich-psychologischer Tradition für eine ausreichende Vorbereitung der Deutungen mittels klarifizierender und konfrontierender Interventionen ausgesprochen haben. Vermutlich lässt sich die Frage des guten Timings einer Deutung nicht allein durch den Zeitpunkt ihres Einsatzes in der Therapie klären. Eher dürfte der »kairotische«[4] Moment eines guten Timings wegen der Vielzahl persönlichkeits- und situationsabhängiger Faktoren, die bestimmen, ob eine Deutung gerade »passt«, nur durch in einen teils intuitiven, teils reflektierten Prozess der Abwägung zu finden sein.

So zutreffend die generelle Warnung vor zu frühen Deutungen ist, wird es insgesamt doch mehr auf ihre emotionale Konnotation ankommen. So kann sich eine schon zu einem frühen Zeitpunkt in der Therapie gegebene Deutung besonders förderlich auf den therapeutischen Prozess auswirken, wenn sie geeignet ist, den Patienten von unangemessenen Schuld- und Verantwortungsgefühlen zu entlasten. Von daher halten wir die grundsätzlich wertvolle Warnung von Casement (1991), dass wir bei frühen Deutungen als Therapeuten leicht in einer omnipotenten Position wahrgenommen werden können, dann für unberechtigt, wenn wir auf eine konsequent ressourcenorientierte Beziehungsgestaltung auf Augenhöhe achten.

6. Die *»Tiefe«* einer Deutung kann für deren Akzeptanz ebenfalls eine wichtige Rolle spielen. Naturgemäß ist bei Deutungen, die sich eher an der Oberfläche dessen bewegen, worüber gesprochen wurde, die Wahrscheinlichkeit höher, dass der Patient die aus ihnen abgeleiteten Schlussfolgerungen mitvollziehen kann. Der von Greenson (1967) formulierte Grundsatz, behutsam von der Oberfläche in die Tiefe vorzudringen, trägt dem Rechnung. Zwar können Deutungen, die von dem gesprochenen Wort des Patienten weit entfernt sind, bei einzelnen Patienten, wenn sie einen zentralen Aspekt ihrer Psychodynamik treffen, bemerkenswerte Effekte erzielen. Doch können sie bei anderen Patienten leicht ein Gefühl von Überforderung und Verwirrung entstehen lassen und sie veranlassen, die bedrohlichen Aspekte der Deutung stärker zu gewichten als die hilfrei-

chen. Daher ist bei tiefen Deutungen besondere Vorsicht geboten, insbesondere bei solchen, die auf destruktive Gefühle oder Fantasien fokussieren.

Wir sollten bedenken, dass Deutungen, die ein Patient nicht vollständig nachvollziehen kann, ihn in eine unterlegene Position bringen und bei ihm einen kontraproduktiven Prozess in Gang setzen können, bei dem wir als vermeintlich Allwissende idealisiert und gleichzeitig gefürchtet werden. Dies wäre unter dem Blickwinkel der Ressourcenaktivierung der falsche Weg. In Abwägung der Risiken raten wir von tiefen Deutungen entschieden ab, besonders dann, wenn sie nicht ausreichend in eine tragfähige therapeutische Beziehung eingebettet und durch eine ausreichende Beziehungsarbeit vorbereitet sind. Besonders warnen möchten wir davor, versuchsweise tiefe Deutungen zu geben, um uns aus dem schwer erträglichen Gefühl, das aktuelle Prozessgeschehen nicht verstanden zu haben, zu befreien (Busch 2000).

7. Deutungen können weniger oder stärker »gesättigt« sein. »Gesättigte« Deutungen werden auch als »starke« oder »geschlossene« Deutungen bezeichnet, ungesättigte Deutungen auch als »schwache« oder »offene« Deutungen. Während »gesättigte« Deutungen eine Hypothese mit erklärendem Charakter enthalten, bleiben »ungesättigte« Deutungen bewusst vage und vieldeutig. Statt eine präzise Hypothese zu formulieren, deuten sie vermutete unbewusste Zusammenhänge lediglich in wenigen Worten an, bedienen sich dabei aber einer lebendigen und bildreichen Sprache. Auf diese Weise lassen sich emotionale und kreative Prozesse oft besser stimulieren als durch gesättigte Deutungen, die leicht Gefahr laufen, nur die kognitive Ebene zu erreichen (Ferro 2002; Will 2016, Will 2018).

Bei einer ungesättigten Deutung beschränken wir uns darauf, dem Patienten nur auf einen oder wenige Aspekte eines von uns vermuteten Zusammenhangs hinzuweisen, und geben ihm ausreichend Raum und Gelegenheit, um selbst weitere Aspekte des Zusammenhangs zu entdecken. Allerdings konnte die von Ferro (2002) behauptete Überlegenheit ungesättigter gegenüber gesättigten Deutungen in einer kürzlich durchgeführten qualitativen Untersuchung unmittelbarer Patientenreaktionen nicht bestätigt werden (Firmansyah et al. 2021).

8. Schließlich wollen wir noch einen Rat von Casement (1991) anführen, der uns mahnt, nur das zu deuten, was der Patient tatsächlich sagt, und nicht das, von dem wir denken, dass er es fühlen sollte.

6.3.5 Deutungen unter der Perspektive multipler Persönlichkeitsanteile

Eine besondere Problematik kann sich in der Behandlung von Patienten mit unzureichend integrierten kindlichen oder anderen Persönlichkeitsanteilen ergeben, wenn diese sich uns in einem kindlichen oder in einem anderen Modus präsentieren.

Mal können die Patienten uns in einem erwachsenen, mal in einem kindlichen und mal in einem adoleszenten Modus begegnen. Mal können sie in auffälliger Weise mit Bezugspersonen ihrer Kindheit, namentlich auch mit misshandelnden

Bezugspersonen, identifiziert sein: Ein anderes Mal sind sie so mit ihren eigenen strengen Introjekten identifiziert, dass sie uns wie eine Personifizierung ihres Überichs gegenübertreten (→ Kap. 8.3).

Je nach dem, mit welchem dieser Persönlichkeitsanteile die Patientin identifiziert ist und in welchem mentalen Zustand sie sich gerade befindet, wird sie in je spezifischer Weise auf unsere Deutungen reagieren.

Ein kindlicher Persönlichkeitsanteil mag sich belehrt fühlen, ein anderer wird sich durch eine Deutung vielleicht aufgehoben und geborgen fühlen. Wieder ein anderer Persönlichkeitsanteil wird uns idealisieren – oder auch innerlich genau gegen diese Idealisierung ankämpfen.

Für unser Verständnis ist es entscheidend, dass wir davon ausgehen, dass Patienten mit einer unzureichend integrierten Persönlichkeitsstruktur nicht nur auf die eine oder andere Weise auf unsere Deutung reagieren, sondern dass mehrere Ebenen gleichzeitig oder im Wechsel im Spiel sein können.

Im günstigen Fall können die Patienten die Ebenen selbst differenzieren, indem sie anerkennen, dass sie, wenn sie die Position der erwachsenen Patientin einnehmen, dem Inhalt unserer Deutung in ganz anderer Weise folgen und in anderer Weise Nutzen aus ihr ziehen können, als wenn sie in Identifikation mit einem kindlichen oder anderen Persönlichkeitsanteil auf sie reagieren[5].

6.3.6 Kritische Beziehungskonstellationen im Zusammenhang mit Deutungen

Wir wollen an dieser Stelle auf einige kritische Beziehungskonstellationen hinweisen, die sich im Zusammenhang mit Deutungen ergeben können (Focke 2007; Lemma 2003):

1. Im Hinblick auf den Erhalt einer vertrauensvollen kooperativen Therapiebeziehung können alle Deutungen kritisch sein, die aufgrund der verwendeten Formulierung leicht so verstanden werden können, als sollten die Patienten *kalt beurteilt, kritisiert oder beschämt* werden.

Mit einer derartigen *übertragungsbedingten* Lesart *müssen wir vor allem* bei Patienten mit beziehungstraumatischen Erfahrungen rechnen. Doch können wir durch die Art und Weise, wie wir eine Deutung formulieren, wesentlich dazu beitragen, ungünstige Effekte dieser Art weniger wahrscheinlich zu machen. Im Übrigen sind dadurch entstehende Brüche in der therapeutischen Allianz so gut wie immer »reparabel« (→ Kap. 5.8).

2. In diesem Zusammenhang kann die von Steiner (1998) vorgeschlagene Unterscheidung zwischen *patientenzentrierten und therapeutenzentrierten Deutungen* hilfreich sein. Im Gegensatz zu einer patientenzentrierten Deutung, die eine hypothetische Aussage über den Patienten und seine möglichen Gefühle, Motive und Fantasien enthält, würde eine therapeutenzentrierte Deutung die Deutungshypothese so formulieren, dass nicht der Patient, sondern *wir* zum Gegenstand der Betrachtung werden.

Wenn wir bei der Formulierung unserer Deutungshypothese eine Vermutung über die Gefühle, Gedanken oder Fantasien des Patienten anstellen, besteht immer die Gefahr, dass sich bei ihm das Gefühl einstellt, er mache etwas falsch oder erfülle unsere Erwartungen nicht. Dieses Gefühl erzeugen wir weniger leicht, wenn wir in unserer Deutungshypothese darauf fokussieren, wie *wir* auf einen Patienten wirken und welche Ängste oder Schamgefühle *wir* bei ihm auslösen können.

3. Es ist unvermeidlich, dass eine Deutung, indem sie *etwas Neues und Unbekanntes* anstößt, etwas »Drittes« in die aus dem Patienten und uns bestehende therapeutische Beziehung einführt. Ein solches zusätzliches Element kann sich störend auf eine bis dahin als harmonisch erlebte Dyade auswirken. Indem wir etwas deuten, geben wir unseren Patienten zu verstehen, dass wir zumindest in diesem Punkt anders über sie denken als sie selbst.

Für einige Patienten ist das schwer zu ertragen, weil es die Illusion der »Ungeschiedenheit«, d. h. des Gleichklangs im Denken, Fühlen und den Erwartungen mit uns bedroht (Britton 1998). Dabei kann bei den Patienten leicht ein Gefühl entstehen, wir stünden in dem Dreieck »Patient-Therapeut-Deutung« mehr auf der Seite der Deutung als auf ihrer Seite. Dies braucht jedoch nicht nur eine Wahrnehmung der Patienten zu sein. Indem wir uns in einer Deutung in objektivierender Weise auf einen Patienten beziehen, können wir den emotionalen Kontakt zu ihm tatsächlich verlieren, und der Patient fühlt sich zu Recht ausgeschlossen.

4. Ebenso ungünstig ist es, wenn die Patienten durch unsere Deutung das Gefühl entwickeln, sie sollten in unsere Gedankenwelt hineingezogen werden, die eigentlich nicht ihre ist. Es entsteht in ihnen das Gefühl, dass etwas mit ihnen gemacht wird, was sie ursprünglich nicht wollten.

Vermutlich kommt dies häufiger vor, als wir annehmen. In den meisten Fällen werden die Patienten darüber hinweggehen, da sie etwas Vertrautes wiedergefunden haben, etwas, das sie aus vielfältigen Erfahrungen bereits kennen und mit dem sie glauben, umgehen zu müssen: das Gefühl, nicht um ihrer selbst willen, sondern nur im Interesse der Bedürfnisse anderer Personen wahrgenommen zu werden. Eine therapeutische Chance ergibt sich dann, wenn wir dies erspüren und den Patienten eine Möglichkeit eröffnen, dieses Erleben zum Ausdruck zu bringen.

5. Patienten, die nicht über ein genügendes *epistemisches Vertrauen* (Fonagy & Allison 2014) verfügen, können eine Deutung als belastend erleben, da sie sich innerlich mit der Frage auseinandersetzen müssen, ob sie dieser Deutung überhaupt *vertrauen* dürfen.

Grundsätzlich validieren wir das Misstrauen, indem wir den Patienten vermitteln, dass es in Ordnung ist, eine Deutung nicht als eine schon fertige Wahrheit anzunehmen, sondern sie kritisch zu prüfen.

6. Wir gestehen unseren Patienten zu, dass ihr vorrangiges Therapieziel nicht zu jedem Zeitpunkt der Therapie darin bestehen muss, das Verständnis über sich selbst zu erweitern. Ein anderes Beziehungsbedürfnis kann im Moment wichtiger sein. Daher ist Vorsicht geboten, wenn wir den Impuls verspüren, unseren Patienten ein bestimmtes Verständnis zu vermitteln, ohne sicher zu sein, dass sie dieses Verständnis im Moment tatsächlich als hilfreich erleben.

Einen als konflikthaft identifizierten Aspekt des vom Patienten eingebrachten Materials unbedingt deuten zu wollen, kann Ausdruck einer nicht hinreichend verstandenen Gegenübertragung sein, die uns davon abhält, das momentan dominierende Beziehungsbedürfnis des Patienten zu erfassen.

7. Wir wissen nie genau, wie der Patient unsere Deutung hört. In ihrer wichtigen Arbeit »Dem Zuhören zuhören« hat Faimberg (1996) beschrieben, wie wichtig es ist, dass wir uns selbst ebenso zuhören wie unseren Patienten.

Die Patientin kann etwas völlig anderes hören, als das, was wir ihr mitteilen wollten. Sie kann, ohne dass wir dies ahnen, in unserem Tonfall den Ausdruck mangelnder Besorgnis oder des Desinteresses wahrnehmen – oder in unserem interessierten Nachfragen eine Absicht vermuten, die mehr unseren als ihren Bedürfnissen entspricht. Sofern wir darüber keine nähere Information haben, können wir nur spekulieren, wie sie unsere Deutung gehört haben könnte, und sind gut beraten, gelegentlich nachzufragen, wenn wir nicht sicher sind, wie das von uns Gesagte von ihr gehört und verstanden worden ist.

8. Oft genug werden wir Deutungen unbewusst im Rahmen eines *Handlungsdialogs* einsetzen. Auf dieser Ebene vermitteln wir nicht Erkenntnis, vielmehr reproduzieren wir eine alte, konflikthafte Szene aus der Vergangenheit der Patientin oder aus unserer eigenen Vergangenheit.

Eine Therapeutin erweckte mit ihrer umfassenden Deutung den Eindruck, als hätte sie die innere Welt der Patientin vollumfänglich verstanden. Sie stellte damit unbewusst eine Szene aus der Kindheit der Patientin wieder her, deren Mutter glaubte, ihre innere Welt vollständig deuten zu können.

Weiterführende Literatur

Faimberg H (2001). Dem Zuhören zuhören. Historische Wahrheiten und Verleugnung. In: Bobleber W, Drews S (Hg). Die Gegenwart der Psychoanalyse – die Psychoanalyse der Gegenwart. Stuttgart: Klett-Cotta; 424–434.

Focke I (2007). Wie Deutungen gehört werden. In: Müller M, Wellendorf F (Hg). Zumutungen. Die unheimliche Wirklichkeit der Übertragung. Tübingen: edition diskord; 147–166.

Will H (2016). Ungesättigte und gesättigte Deutungen. Psyche – Z Psychoanal 70, 2–23.

Will H (2018). Wie ungesättigte Deutungen entstehen. Die Arbeit der Figurabilität. Psyche – Z Psychoanal 72, 374–396.

Zwiebel R (2013). Was macht einen guten Psychoanalytiker aus? Grundelemente professioneller Psychotherapie. Stuttgart: Klett-Cotta.

Anmerkungen

1 Dabei lassen wir uns von dem psychoanalytischen Prinzip der Überdeterminierung (Freud 1900), demzufolge allen psychischen Akten mehrfache Gründe zugrunde liegen, ebenso leiten wie von dem Prinzip der mehrfachen Funktion (Waelder 1936), nach dem alle psychischen Phänomene unterschiedliche Funktionen wahrnehmen können.

2 Das gilt besonders, wenn Patienten bestimmte Wörter zur Kennzeichnung einer

Erfahrung oder eines Sachverhaltes wählen, die uns ungewöhnlich erscheinen. Dann ist es unwahrscheinlich, dass wir die Bedeutung dieser Wortwahl auf Anhieb klären können, und wahrscheinlicher, dass sie sich uns erst im weiteren Behandlungsverlauf erschließen (Meissner 2000).

3 Genaugenommen ist eine Deutung, die vom Patienten abgelehnt wird, auch dann, wenn sie sich im Nachhinein als zutreffend erweist, im Moment des Deutens für den Patienten deshalb nicht »richtig«, weil sie nicht vollständig ist: Um für den Patienten schon im Moment des Deutens passend zu sein, hätte sie auch den bedrohlichen oder unlustvollen Aspekt einbeziehen müssen, der die Ablehnung erst notwendig gemacht hat. Möglicherweise hätte der Patient der Deutung dann zustimmen können, und der Therapeut hätte sich nicht mit der vagen Aussicht begnügen müssen, dass die Deutung richtig gewesen sein könnte, obwohl der Patient sie abgelehnt hat.

4 Als »Kairos« wurde in der griechischen Antike der günstigste Zeitpunkt für eine Entscheidung bezeichnet. Der Begriff wird auf vielfältige Weise in philosophischen Kontexten diskutiert.

5 Wie wir in Kapitel 8.3 ausführen werden, stellen wir mit dem für die Alltagsfunktionalität zuständigen Persönlichkeitsanteil eine kooperative therapeutische Beziehung her und ermutigen ihn, in einen Dialog mit anderen Persönlichkeitsanteilen einzutreten.

6.4 Was leisten freie Aufmerksamkeit und gleichschwebende Aufmerksamkeit?

6.4.1 Die Methode der freien Assoziation und die gleichschwebende Aufmerksamkeit

Die von Freud als »Grundregel« bezeichnete und für die psychodynamische Arbeitsweise nach wie vor als grundlegend angesehene Methode der freien Assoziation fordert den Patienten auf, alles mitzuteilen, was ihm in den Sinn kommt, unabhängig davon, ob es ihm wichtig oder unwichtig, logisch sinnvoll oder unsinnig erscheint[1]. Die Methode, die die von ihm zuvor praktizierte Kopfdrucktechnik (Freud 1895) abgelöst hatte, beschrieb er wie folgt (Freud 1900, S. 105): »Man sagt ihm also, der Erfolg der Psychoanalyse hänge davon ab, dass er alles beachtet und mitteilt, was ihm durch den Sinn geht, und nicht etwa sich verleiten läßt, den einen Einfall zu unterdrücken, weil er ihm unwichtig oder nicht zum Thema gehörig, den andern, weil er ihm unsinnig erscheint. Er müsse sich völlig unparteiisch gegen seine Einfälle verhalten[2].«

Die Paradoxien dieser von Freud (1913) ursprünglich im Sinne einer »Vorschrift« gemeinten Grundregel machten in der Folgezeit verschiedene Modifikationen erforderlich. Schon Freud war aufgefallen, dass die Patienten bei ihrem Versuch, nach Möglichkeit alle Einfälle ohne innere Zensur mitzuteilen, alsbald auf bewusste und unbewusste Ängste, Scham- oder Schuldgefühle stoßen und dem Fortgang ihrer Assoziationen einen »Widerstand« entgegensetzen würden[3]. In der heute gebräuchlichen, weniger fordernden Variante eröffnet die Methode der freien Assoziation den Patienten die Möglichkeit, alles auszusprechen, was ihnen im Moment einfällt. Dabei wird nicht mehr in erster Linie das Moment der Verpflichtung betont, sondern das Angebot gesehen, alle Einfälle mitteilen zu dürfen[4].

Wir schlagen unseren Patienten vor, von dem Drang nach logisch kohärenter und zielgerichteter Kommunikation abzulassen und stattdessen Gedanken, Gefühlen, Wünschen und Bedeutungen Raum zu geben, die sie unter den Bedingungen der Alltagskommunikation zurückgehalten hätten.

6.4.2 Was leistet die freie Assoziation und wo liegen ihre Begrenzungen?

Was sind die Vorzüge der freien Assoziation?

1. Der wichtigste Grund für die herausragende Bedeutung der Methode der freien Assoziation liegt in der Annahme, dass wesentliche für das Verständnis pathologischer Bedingungen entscheidende Faktoren dem Bewusstsein nicht zugänglich sind und auch durch angestrengtes Nachdenken nicht bewusst gemacht werden können. Die freie Assoziation des Patienten führt zwar nicht von selbst zur Entdeckung der unbewussten Anteile von Konflikten (Kächele et al. 2009), doch kann mit ihrer Hilfe das *assoziative Umfeld der Hintergründe der Symptombildung und der Konflikte* des Patienten erhellt werden. Daher sehen wir den Nutzen der freien Assoziation darin, die Emergenz unbewussten konflikthaften Materials zu fördern. Zwar wird sich ein Patient, selbst wenn er sich dies vornimmt, nicht von Hemmungen und Rücksichtnahmen frei machen können – das wird von ihm auch nicht erwartet. Dennoch wird er in höherem Maße unbeabsichtigt Einfälle produzieren, denen wir Hinweise auf unbewusste Handlungsabsichten und deren Abwehr entnehmen können (Mertens 2014, 2018, 2020b; Hölzer & Kächele 2010; Lothane 2006)[5].

Mit dem Verzicht auf die Kohärenz einer Erzählung sollen auch solche Einfälle zur Darstellung kommen können, die sonst als unpassend, unschicklich, unbedeutend oder unverständlich aussortiert und nicht berichtet worden wären. Nicht nur Assoziationen und Emotionen, auch Bilder dürfen auftauchen. Der Patient wird so zum Beobachter seines eigenen Bewusstseinsstroms. Die Lockerung seiner Einfälle kann überraschende Gedanken, unerwartete Gefühle oder ungewohnte körperliche Empfindungen zu Tage fördern, die ihn dem unbewusst konflikthaften Hintergrund seiner Problematik näherbringen können.

2. Von Interesse sind dabei nicht nur die durch diesen Prozess gewonnenen Assoziationen, sondern auch die verschiedenartigen *Störungen des assoziativen Prozesses.* Wenn Lücken im Gedankengang oder Pausen im Gesprächsfluss auftreten, die Stimmung sich plötzlich ändert oder wenn es zu einem plötzlichen Themenwechsel kommt, kann dies als ein Hinweis auf eine unbewusste konflikthafte Verknüpfung angesehen werden (Gray 1994).

Mithilfe der freien Assoziation können wir Regelmäßigkeiten und Wiederholungen von Beziehungsmustern erkennen. Uns fällt auf, was die Patienten besonders betonen oder was sie auslassen. In jedem Falle können wir davon ausgehen, dass die zeitliche Aufeinanderfolge bestimmter Einfälle etwas über ihren inneren Zusammenhang aussagt. Unbewusstes kann sich in der Logik der Aufeinanderfolge der Assoziationen mitteilen. Eine auf den ersten

Blick zusammenhanglos wirkende Sequenz aus Oberflächlichem, Alltäglichem und scheinbar Irrelevantem kann ein latentes, noch nicht in Worte fassbares Anliegen aus Wünschen, Ängsten oder Konflikten umkreisen.

3. Die freie Assoziation kann ein *Repräsentanzennetzwerk anreichern*. Eindimensionale subjektive Realitäten können in der Therapie durch Beziehungsepisoden und Gefühle komplexer, reichhaltiger und nuancierter werden.

Zum Beispiel kommt ein Patient mit einer brillanten Universitätskarriere, aber ständigen Schwierigkeiten am Arbeitsplatz mit der einfachen Repräsentation in die Analyse: Chef = Despot = Wut = Angst. Durch die Förderung des assoziativen Prozesses im Laufe der Therapie wird diese Gleichung komplexer: Chef = Vater = arrogante Autorität = herrschsüchtig = Disziplinierer = sich verlassen fühlen = sich ungeliebt fühlen = ödipaler Rivale = Liebesobjekt (Busch 2017).

4. Verschiedene weitere Vorzüge der Methode sind zu nennen: Die freie Assoziation kann das *szenische Verstehen* (Argelander 1970) erleichtern. Sie kann bildhaftes Denken gestatten, das zwischen verschiedenen Modi des bewussten und vorbewussten Denkens und Phantasierens wechselt (Soldt 2006). Festgefahrene Denkwege können verlassen werden; neue, bislang ungewohnte Verbindungen können entstehen. Auch scheinbar inkohärente Erzählinhalte können – wenn man ihnen eine unbewusste Textpragmatik unterstellt – wie bei einem Vexierbild eine neue Bedeutung erhalten.

Es kann nützlich sein, einzelne gesprochene Wörter aus ihrem gewohnten Bedeutungskontext zu lösen, um Raum für weitere Assoziationen und neue Bedeutungen zu schaffen, da bekanntlich der gleiche Klang eines Wortes unterschiedliche Wortbedeutungen enthalten kann. Ein Beispiel dafür lieferte Bion, der, als sein Patient von »ice-cream« sprach, zugleich »I scream« hörte (Bollas 2006b, S. 166).

5. Wenn Patienten sich an die Methode der freien Assoziation gewöhnt und sie schätzen gelernt haben, kann sich im gelingenden Fall durch die dem Verständnis erschlossenen Zusammenhänge ein *Gefühl von Kompetenz und Horizonterweiterung* mit einem freieren Blick über ein neues Terrain einstellen. Darüber hinaus kann sich – als Folge der gemeinsamen Entdeckungsarbeit – auch eine dichte und intime Verbundenheit mit uns Therapeuten herstellen, die sich stärkend auf das Arbeitsbündnis auswirkt (Helm 2018; Hristeva 2018).

Im Laufe der Zeit kann ein Patient ein zunehmendes Verständnis der bei ihm ablaufenden unbewussten Prozesse erlangen und ein Gefühl dafür entwickeln, welche Gedanken oder Inhalte für ihn in höchst subjektiver Weise verknüpft sind. Er kann erfahren, in welchem assoziativen Kontext bestimmte Gedankengänge oder Inhalte vorkommen und mit welchen Fantasien sie für ihn verbunden sind.

6. Schließlich wurde auch der heilsame Effekt hervorgehoben, der von der Möglichkeit des *Erzählens* ausgehen kann.

Die eigene Geschichte erzählen und dabei erleben zu können, dass jemand wohlwollend zuhört, kann dazu beitragen, depressive Symptome zu lindern (Busch 2014).

Auf der anderen Seite wurde auch auf *Einschränkungen und mögliche Nachteile* der

Methode der freien Assoziation hingewiesen:

1. Die freie Assoziation kann in den *Dienst der Abwehr* treten und damit den therapeutischen Prozess blockieren. Das wäre der Fall, wenn sich Patienten lieber dem Fluss ihrer Assoziationen hingeben, als sich mit schmerzhaften Emotionen zu konfrontieren (Greenson 1967).

> Solchermaßen entfremdet, wird die Technik der freien Assoziation als Weg zur Annäherung an unbewusste Konflikte untauglich. Den Assoziationen zu folgen, kann von der Auseinandersetzung mit konflikthaftem Material ablenken. Wenn die Sprache des Patienten vage und unverbindlich wird und sich zunehmend von der Welt seiner Gefühle entfernt, ist es aussichtsreicher, den Fluss der Assoziationen zu unterbrechen und gezielte Fragen zu stellen, die die emotionale Bedeutung des aktuellen Beziehungsgeschehens fokussieren (Scharff 2007).

2. Auch ist zu bedenken, dass unsere Patienten in ihren Einfällen *nicht nur von ihrem Unbewussten* gesteuert werden. Zu Recht wurde aus relationaler und sozial-konstruktivistischer Sicht die geradezu naiv anmutende Auffassung kritisiert, als könnte der Patient sein bewusstes Nachdenken einfach ausschalten, während wir als Therapeuten den Patienten aus einer überlegenen Position heraus analysieren und behandeln könnten, ohne dabei selbst unbewussten Einflüssen ausgesetzt zu sein (Hoffman 2006).

> Was unseren Patienten einfällt und was sie letztlich davon sagen oder nicht sagen, ist von einer nahezu unüberschaubaren Vielfalt von Faktoren abhängig, darunter ihren Fantasien, was wir von ihnen erwarten oder wie wir auf ihre Mitteilungen reagieren. Nicht wenige Patienten überlegen sich bewusst, worüber sie sprechen möchten. Daher kann uns die Vorstellung, wir befänden uns bei Anwendung der Methode der freien Assoziation auf einem Weg, der in gerader Linie zu den unbewussten Konflikten des Patienten führt, leicht in die Irre führen. Indessen kann es gewinnbringend sein, Hypothesen aufzustellen, welche Übertragungskonstellation welche Einfälle hervorgerufen und was den Patienten veranlasst hat, diese mitzuteilen oder für sich zu behalten.

3. Nicht zuletzt wollen wir auf die Verunsicherung und die Bedrohung des *Grundbedürfnisses nach Orientierung und Kontrolle* hinweisen, die bei der Anwendung der freien Assoziation in Anbetracht der Unterschiede zum Alltagsdiskurs (Ehlich 1980) entstehen kann. Sie steht im Zusammenhang mit unserem Plädoyer für einen *gezielten, sparsamen und verantwortungsvollen Umgang* mit Interventionen, die unbewusste und primärprozesshafte Prozesse mobilisieren (→ Kap. 6.2.5)[6]. Nach unserer Auffassung sollten wir, um einem Patienten die Produktion seiner Assoziationen zu erleichtern, alles tun, um ihn nicht dem Gefühl des Kontrollverlustes auszusetzen. Daher erläutern wir unseren Patienten in freundlicher Weise die Wirkungsweise der Methode und machen sie darauf aufmerksam, dass ihre Anwendung für sie ungewohnt und vorübergehend auch einmal spannungsreich sein kann.

> Die Methode der freien Assoziation ist dann nicht hilfreich, wenn Patienten bereits vor einer Sitzung überlegen, worüber sie sprechen möchten, um so angstvoll erlebten Schweigepausen zu entgehen. Manch ein kaum abzubremsender Redefluss eines Patienten lässt sich unschwer als Versuch der Bewältigung der durch die unstrukturierte Situation entstehenden

Angst verstehen; er wäre als »Sprechhandeln«, das der Selbst- und Beziehungsregulation dient, aufzufassen und sollte nicht mit einer fruchtbaren Produktion freier Assoziationen verwechselt werden.

In Abwägung der Argumente für und wider die Technik der freien Assoziation kommen wir zu dem Schluss, dass diese in einer beziehungsorientierten psychodynamischen Therapie weiterhin ihren Platz hat, auch wenn sie sich nicht mehr als durchgängiges Therapieprinzip empfiehlt, sondern eine *reflektierte Indikationsstellung* verlangt[7]. Was bedeutet das im Einzelnen?

1. Nicht für alle Patienten ist die Methode der freien Assoziation ein hilfreiches Angebot, selbst dann nicht, wenn sie empathisch eingeführt und erläutert wird. *Nicht geeignet* ist sie daher für Patienten, die emotional unzureichend reguliert sind oder auf unser abwartendes Schweigen verunsichert reagieren. Sie ist auch nicht zu empfehlen, wenn Patienten nicht über eine ausreichende Mentalisierungsfunktion verfügen.

Patienten, die zu endlosem Intellektualisieren neigen, werden keinen therapeutischen Gewinn aus der Methode der freien Assoziation ziehen, wenn wir sie ihren intellektuellen Assoziationen unbeirrt überlassen. Ebenso wenig werden Patienten, deren Erleben sich beispielsweise im Äquivalenzmodus bewegt, von ihr profitieren. Wenn Patienten ihre Vorstellungen über andere Menschen mit der Wirklichkeit gleichsetzen, wäre es vorteilhafter, das freie Assoziieren zu unterbrechen und stattdessen Fragen zu stellen, die gezielt die Mentalisierungsfunktion fördern (Allen et al. 2011; → Kap. 7.3).

2. Aus diesen Gründen überlegen wir sorgfältig, für welche Patienten und unter welchen Umständen die Methode der freien Assoziation eine therapeutische Hilfe darstellt. Damit fragen wir explizit nach der *Indikation* für diese Methode. Sie stellt auch nicht die einzige Möglichkeit dar, um Zugang zu unbewussten Prozessen zu erlangen.

Das sorgfältige Registrieren der nonverbalen Signale, die ein Patient aussendet, die Auswertung unserer Gegenübertragung, die Reflexion von Handlungsdialogen und Übertragungs-Gegenübertragungs-Inszenierungen und die Beschäftigung mit Träumen können uns ebenfalls einen Zugang zu unbewussten Konflikten verschaffen. Diese zusätzlichen Möglichkeiten wurden daher auch unter dem Oberbegriff der »freien assoziativen Aktivitäten« zusammengefasst (Solano & Quagelli 2015).

3. Die Nutzung der Methode der freien Assoziation muss nicht notwendigerweise mit einem zurückhaltenden Therapeutenverhalten verknüpft sein, und keinesfalls sollte ihre Nutzung zu Lasten einer von *Lebendigkeit* geprägten Kultur der therapeutischen Sitzung gehen. Auch müssen die Patienten nicht auf das Erleben unserer wohlwollenden Präsenz verzichten, wenn sie sich dem Prozess des freien Assoziierens anvertrauen.

Wir können ihnen das Gefühl unserer Präsenz sehr wohl durch bestätigende und ermutigende verbale oder nonverbale Kommentare vermitteln, indem wir etwa sagen: »Ja, es ist gut so.« Oder: »Machen Sie weiter so.« »Bleiben Sie dabei.«[8]

4. Die Entscheidung für oder gegen die Methode der freien Assoziation muss sich nach unserer Auffassung nicht zwangsläufig auf den gesamten Therapieprozess beziehen. Sie kann auch für einen *bestimmten Zeitab-*

schnitt der Therapie vereinbart werden, während in anderen Therapieabschnitten eine dialogische Beziehungsgestaltung die größere Förderung des therapeutischen Prozesses verspricht. Im Einzelfall können wir das freie Assoziieren mit unseren Patienten auch nur für einen Teil der Therapiesitzung, beispielsweise ausgehend von einem bestimmten Einfall, vereinbaren. In vielen Fällen werden wir auch hier zwischen der Förderung der freien Assoziation und Fokussierung oszillieren müssen. Je nach therapeutischer Zielsetzung können wir auf die Methode der freien Assoziation zurückgreifen oder den therapeutischen Prozess gezielt strukturieren. Summers & Barber (2010) sprechen von »Ebbe und Flut«, von spontanen Assoziationen und direkter Exploration wichtiger Gedanken und Gefühle.

Eine Patientin konnte sich den Namen einer Person, mit der sie häufig zu tun hatte, nicht merken und geriet dadurch wiederholt in peinliche Situationen. Als sie auf Anregung ihrer Therapeutin die Assoziationen zu diesem Namen aufsteigen ließ, stieß sie auf die Erinnerung an eine Begebenheit, die bei ihr ein heftiges Schamgefühl ausgelöst hatte. Anschließend fiel es ihr leicht, den Namen der Person zu behalten.

5. Zwischen der Grundregel der freien Assoziation, die keinerlei Fokussierung beinhaltet, und der Arbeit an einem bestimmten Fokus der Sitzung oder einem sitzungsbezogenen Therapieziel wird zwar immer ein *Spannungsfeld* bestehen, jedoch nicht notwendigerweise ein unvereinbarer Widerspruch[9].

Die Sorge, dass wir, je weniger wir fokussieren, die Patientin der Gefahr aussetzen, dass sie sich von dem vereinbarten Fokus oder der Zielvereinbarung entfernt und sich sozusagen »verzettelt«, teilen wir nicht. Wir sehen eher die Chance, dass sie dabei auf wesentliche therapeutische Zusammenhänge stößt, die ihr weiterhelfen können und deren Bewusstwerdung für die Zielerreichung notwendig ist. Zudem können wir die Fokussierung jederzeit verstärken, wenn wir Sorge haben, der rote Faden könne aus dem Blickfeld geraten.

6. Entsprechend unserem ressourcenorientierten Ansatz sehen wir in der Methode der freien Assoziation eine *wertvolle therapeutische Ressource*, die wir für den therapeutischen Prozess nutzen können, wo immer dies uns geboten und hilfreich erscheint. Sie darf jedoch einen therapeutischen Prozess nicht behindern. Nicht nur im Hinblick auf die mögliche Bedrohung des Grundbedürfnisses nach Orientierung und Kontrolle wägen wir immer ab, ob das therapeutische Ziel leichter auf anderem Wege zu erreichen ist.

Mitunter kann die gezielte Exploration bewusster Motivationen mehr zur Problemlösung beitragen als die Suche nach unbewussten Motiven. In anderen Fällen wird der therapeutische Prozess ohne Berücksichtigung unbewusster motivationaler Konflikte nicht über oberflächliche Rationalisierungen hinausgelangen (Gelernter 2016).

7. Wir sollten auch bedenken, dass dieses ressourcenstärkende Gefühl sich nicht immer einstellt, und müssen auch damit rechnen, dass einige Patienten mit einem Gefühl von Ratlosigkeit angesichts der Rätselhaftigkeit ihrer eigenen Einfälle zurückbleiben und auch wir einen roten Faden nicht auffinden können. Dieses Risiko gilt es abzuwägen.

Es wird immer Patienten geben, die es schätzen, wenn ihnen der Raum zugestanden wird, den sie brauchen, um ihr Erleben zum Ausdruck zu bringen, und solche, die schnell in negative Emotionen geraten, wenn sie das interessierte Zuhören des Therapeuten nicht mehr als Zuwendung erleben können, sondern sich darunter vor allem ein Gefühl des Verlassenwerdens einstellt.

6.4.3 Die gleichschwebende Aufmerksamkeit und ihre Grenzen

Die ebenfalls von Freud (1912b, S. 377 ff.) eingeführte »gleichschwebende Aufmerksamkeit« gilt gemeinhin als das behandlungstechnische Pendant zur freien Assoziation und ist ebenso wie diese ein zentraler Bestandteil der psychoanalytischen Behandlungstechnik. Sie beinhaltet eine Wahrnehmungseinstellung, bei der der Therapeut die Aufmerksamkeit nicht auf etwas Bestimmtes richten und sich nichts besonders merken soll. Statt aus dem dargebotenen Material entsprechend seinen Erwartungen und Neigungen auszuwählen, wird ihm empfohlen, »wie absichtslos« zu verfahren, sich »von jeder Wendung überraschen« zu lassen und dem Patienten »immer wieder unbefangen und voraussetzungslos« entgegenzutreten (Freud 1912b, S. 380)[10]. Die Technik verzichtet absichtlich darauf, sich auf bewusste mentale Inhalte zu konzentrieren, ist also ausdrücklich eine unfokussierte Aufmerksamkeit. Sie gestattet es, sich nicht auf eine bestimmte Bedeutung festzulegen, sondern verschiedene mögliche Bedeutungen, darunter auch Übertragungsanspielungen, in der Schwebe zu halten.

Der Sinn dieser Empfehlung besteht darin, gegenläufig zu den Bedeutungszuschreibungen und Interpunktionen, mit denen ein Patient das von ihm Erzählte strukturiert, offen zu bleiben für neue und andersartige Verknüpfungen des Erzählten. Auf diese Weise können wir wichtige Erkenntnisse über mögliche unbewusste Aspekte des von unseren Patienten mitgeteilten Materials und Hinweise auf ihm selbst nicht bewusste Wünsche, Absichten oder Befürchtungen gewinnen, die im Alltagsdialog üblicherweise nicht zur Sprache gekommen wären. Sie umfasst das Moment der spezifischen Aufmerksamkeit, das wir benötigen, um »mit dem dritten Ohr zu hören« (Reik 1948) und auffällige Wendungen in der Redeweise, Versprecher, übertriebene oder fehlende Emotionen, Übertragungsanspielungen und vieles mehr zu erfassen. Später hat Bion (1962) der gleichschwebenden Aufmerksamkeit das Prinzip der »Rêverie«, des ahnungsvollen Träumens, an die Seite gestellt, das eine ähnliche Funktion hat.

Betrachten wir die Praxis der gleichschwebenden Aufmerksamkeit genauer, werden wir bald feststellen, dass sie einer Vielzahl von kognitiven und emotionalen Einflüssen unterworfen ist. Sie ist alles andere als frei, allein schon deshalb, weil wir das, was wir beobachten, permanent beeinflussen, und auch weil das, was wir beobachten, wiederum unsere Beobachtung beeinflusst (Maturana & Varela 1984). Wir sehen daher wichtige Grenzen ihrer klinischen Anwendung, auf die wir im Folgenden eingehen werden:

1. Auch bei größter Bemühung wird es *nicht möglich* sein, allen Mitteilungen des Patienten die gleiche Aufmerksamkeit zu schenken, da wir im Verlauf einer Therapiesitzung in höchst unterschiedlichem Maße durch seine Mitteilungen emotional affi-

ziert werden. Nicht zuletzt aus diesem Grund wurde die gleichschwebende Aufmerksamkeit von Vertretern relationaler Psychoanalyse auch als »epistemologisch und psychologisch naiv« bezeichnet[11].

Wir werden vermutlich sehr genau hinhören, wenn uns von den Patienten überraschende Sachverhalte geschildert werden oder wenn wir einen Versprecher bemerken, der uns auf einen unbewussten Konflikt aufmerksam macht. Auch wenn die Schilderung unseres Patienten bei einer uns emotional bewegenden Schilderung jegliche affektive Beteiligung vermissen lässt, werden wir das aufmerksam registrieren.

2. Zwar kann das mit der »Absichtslosigkeit« bewirkte innere Loslassen von der konkreten Erzählung des Patienten uns dabei helfen, den Raum unserer Assoziation und Fantasien zu öffnen. Doch wird sie zumindest in ihrer Vorrangstellung – ebenso wie das von Bion (1962) als »Rêverie« bezeichnete ahnungsvolle Träumen – der Komplexität und Fülle der geforderten Aufgaben, die wir zu leisten haben, nicht genügend gerecht. Dazu gehört unsere Bereitschaft, das vom Patienten eingebrachte Material so zu verstehen, wie *er* es versteht, was im Einzelfall ein *sehr genaues Nachfragen* erfordert, da die emotional relevanten und konflikthaften Aspekte der Erzählung des Patienten erst in ihren Details zur Darstellung kommen. So wichtig es ist, weitere Bedeutungen durch unsere eigenen Assoziationen und Fantasien zu generieren, um auch den unbewussten Kontext des Gesagten zu erfassen, so wenig dürfen wir die *subjektive Bedeutungszuschreibung* verfehlen, die der Patient seinen Mitteilungen selbst zuschreibt.

Da wir uns in dem Maße, wie wir das vom Patienten dargebotene Material unter Zuhilfenahme unserer eigenen Einfälle und Fantasien neu strukturieren, uns zwangsläufig von der Bedeutungszuschreibung des Patienten entfernen, brauchen wir die zirkuläre Wiederannäherung an die Bedeutungswelt unseres Patienten. Dazu werden wir nicht umhinkommen, immer wieder die Sichtweise unseres Patienten aktiv zu erfragen und seine Rückmeldungen einzuholen. Auch verfehlt die Empfehlung, sich nichts besonders merken zu wollen, die klinische Realität. Denn immer wieder werden wir auf Mitteilung des Patienten stoßen, die wir uns unbedingt merken sollten, vor allem dann, wenn wir nicht das Bedürfnis unseres Patienten, gehört zu werden, verletzen wollen. Auch kann es, je nach therapeutischer Zielsetzung, sehr gewinnbringend sein, sich einen markanten Versprecher zu merken, der uns auf einen unbewussten Konflikt hinweisen könnte, oder sehr bewusst wahrzunehmen, wenn ein Patient affektlos über eine Begebenheit spricht, bei der ein Affekt zu erwarten gewesen wäre.

3. Weiterhin brauchen wir unsere Bereitschaft und Fähigkeit, die vielfältigen *nonverbalen und körpersprachlichen* Mitteilungen der Patienten aufnehmen. Schließlich werden wir allen Momenten der Therapiesituation unsere besondere Aufmerksamkeit schenken müssen, die eine *unmittelbare – zum Beispiel mitfühlende oder grenzsetzende – Reaktion* von uns verlangen.

4. Da wir unsere Aufmerksamkeit einem wesentlich breiteren Spektrum an Informationen zuwenden müssen als wir es im Alltagsgespräch gewohnt sind, müssen wir, um eine ungebührliche Anstrengung zu vermeiden, eine Auswahl aus der Vielzahl der Beobachtungsgegenstände treffen, indem wir

die Aufmerksamkeit von uns weniger bedeutsam erscheinenden Details der Schilderung der Patienten abziehen und uns den psychodynamisch bedeutsamen zuwenden[12].

> Zwar fehlt es nicht an Hinweisen, dass mit dem »träumerischen Ahnungsvermögen« nicht eine Traumreise in unsere eigene Welt gemeint sein kann, die sich dort verliert. Doch ist die Gefahr nicht ganz von der Hand zu weisen, dass wir, wenn wir »die Sitzung träumen« (Tuckett 2014), den Weg zurück in die Welt des Patienten nicht finden. Zumindest finden sich in kasuistischen Seminaren psychoanalytischer Institute immer wieder Beispiele sich verselbständigender Prozesse freien Assoziierens in der Seminargruppe, die illusorisch beanspruchen, »das Unbewusste« des Patienten abzubilden.

5. Zusammenfassend denken wir nicht, dass das Prinzip der gleichschwebenden Aufmerksamkeit allen Herausforderungen gerecht werden kann, die sich uns in unserem klinischen Alltag stellen. Es leistet zweifellos wertvolle Dienste bei der Annäherung an ein unbewusstes Konfliktgeschehen und kann uns davor bewahren, in eine emotional unzureichend distanzierte oder beurteilende Haltung zu verfallen[13]. Doch können wir in aller Regel auf eine Unterscheidung zwischen relevanten und irrelevanten Informationen nicht verzichten. Uns stellt sich daher die doppelte Aufgabe, einerseits die Bedeutungszuschreibungen und emotionalen Akzentsetzungen der Patientin aufmerksam zu verfolgen und gleichzeitig für eine andersartige Strukturierung des Materials offen zu bleiben. Um beide Seiten in der Schwebe zu halten und, unserer Intuition folgend, mal der einen und mal der anderen Haltung mehr Gewicht zu geben, benötigen wir vor allem eines: *eine ausgeglichene beobachtende Distanz*, die uns gleichzeitig gestattet, im emotionalen Kontakt mit unseren Patienten zu bleiben.

> Gefordert ist von uns vor allem die Fähigkeit zu einer emotional ausreichend distanzierten Position, die genügend Spielraum für Empathie und Mitgefühl lässt. Sie dürfte am ehesten durch eine *von Mitgefühl getragene, beobachtende Haltung* zu realisieren sein, die uns nicht daran hindern darf, spontan zu reagieren, aber uns davor bewahrt, uns mit dem einen oder anderen Aspekt der Situation allzu sehr zu identifizieren[14]. Tatsächlich ist eine Balance und oft auch ein Wechsel notwendig, bei dem wir mal hellwach dem Patienten zugewandt sind und uns in anderen Momenten der »Logik des Lassens« (Rugenstein 2018a) hingeben, die uns die Welt unserer Assoziationen eröffnet.

6.4.4 Behandlung im Sitzen und das »Couch-Setting«

Üblicherweise werden psychodynamische Therapien heute im Sitzen durchgeführt. Die Behandlung im Gegenübersitzen hat den Vorteil, dass Patienten wie auch wir die durch Gesichtsmimik und Körperhaltung vermittelten nonverbalen Signale wahrnehmen und zur wechselseitigen Regulation nutzen können. Vor allem in der Behandlung schwerer gestörter Patienten wird die nonverbale Kommunikation (→ Kap. 3.4) als ein unverzichtbares Element der Therapie angesehen.

Dennoch erscheint es uns lohnend, bei bestimmten Zielsetzungen auch die Behandlung im Liegen, das sog. »Couch-Setting« in Betracht zu ziehen. Durch den Wegfall des visuellen Informationskanals kann es uns verschiedene Vorteile bieten, die gegen die genannten Nachteile abzuwägen sind:

- Das Couch-Setting kann Patienten helfen, sich *ungestört* durch die Wahrnehmung unserer Mimik und Gestik ihren Einfällen hinzugeben. Sie können sich besser auf den Therapieprozess konzentrieren, wenn sie nicht durch zu viele Sinneseindrücke davon abgelenkt werden. Auch können sich so Übertragungsfantasien leichter entfalten.
- Manche Patienten erleben es als erleichternd, uns *nicht ins Gesicht blicken* zu müssen. Dies kann besonders dann bedeutsam werden, wenn es lebensgeschichtlich mit traumatischen Erfahrungen verknüpft war, angeschaut zu werden.
- Andere Patienten können *schambesetzte Gefühle oder Gedanken* leichter mitteilen, wenn sie keinen visuellen Kontakt mit uns aufnehmen müssen. Sie empfinden es als entlastend, nicht darauf achten zu müssen, mit welcher Gesichtsmimik wir auf das reagieren, was sie sagen.

Auch für uns Therapeuten kann das Couch-Setting verschiedene Vorteile bringen:

- Wenn wir nicht auf den direkten Sichtkontakt angewiesen sind, um den emotionalen Zustand unserer Patienten einzuschätzen, kann es uns leichter fallen, nach innen zu schauen und unsere *Gegenübertragung* wahrzunehmen[15].
- Es kann uns helfen, zuzulassen, dass der *Assoziationsfluss des Patienten sich ungestört entwickelt.* Dies kann durch wechselseitigen Blickkontakt erschwert sein, da von ihm durch die Nähe zum Alltagsdialog eine implizite Aufforderung zum direkten Reagieren auszugehen pflegt[16].

Aus unserer Sicht besteht keine Notwendigkeit, die Nutzung der Couch mit einem hochfrequenten Therapieangebot zu koppeln. Dass die Benutzung der Behandlungsliege traditionell dem hochfrequenten Standardverfahren der analytischen Psychotherapie vorbehalten war, ist aus unserer Sicht nicht mehr als eine Konvention, deren Sinnhaftigkeit und Nutzen auf der Basis einer klinischen Indikation individuell einzuschätzen ist. Ebenso sehen wir keine Notwendigkeit, die Entscheidung für eine Behandlung im Sitzen oder im Liegen für den gesamten Verlauf einer Therapie festzulegen, und plädieren für eine flexible Anwendung entsprechend der klinischen Indikation.

Insofern betrachten wir die »Couch« nach wie vor als eine therapeutische Option, die – ohne starr an ein bestimmtes Verfahren oder an eine bestimmte Sitzungsfrequenz gebunden zu sein – flexibel entsprechend der gewünschten therapeutischen Wirkung eingesetzt werden kann[17]. In praktischer Hinsicht kann das Setting im Liegen auch zeitlich befristet zum Einsatz kommen, wenn es therapeutisch sinnvoll erscheint und die Patienten sich damit ausreichend wohl und sicher fühlen.

So können wir Patienten, deren ich-funktionelle Einschränkungen sich nach einer im Sitzen durchgeführten Behandlung deutlich gebessert haben, zur Bearbeitung einer unbewussten Konfliktproblematik für eine bestimme Sequenz von Therapiestunden das Couch-Setting anbieten, um später möglicherweise zur Behandlung im Sitzen zurückzukehren. Auch schlagen wir Patienten, bei denen die Voraussetzungen von Seiten der Emotionsregulierung gegeben sind, vor, einmal probeweise eine Therapiestunde im Liegen wahrzunehmen. Sie können dann selbst feststellen, ob das Setting im Liegen ihre therapeutische Arbeit erleichtert oder erschwert.

Sind die Voraussetzungen für die Nutzung des Couch-Settings gegeben und liegt ihre Nutzung im therapeutischen Interesse, können Patienten nach wie vor von ihm profitieren. Daher diskutieren wir mit ihnen die Option des Couch-Settings als Alternative zur Behandlung im Sitzen – auch bei niederfrequenten und kürzeren Therapien –, wenn wir den Eindruck haben, dass unbewusste motivationale Konflikte maßgeblich an der Entstehung ihrer Störung beteiligt sind.

Weiterführende Literatur

Gelernter D (2016). Gezeiten des Geistes. Die Vermessung unseres Bewusstseins. Berlin: Ullstein.

Treurniet N (1992). Zur Theorie der freien Assoziation. Z Psychoanal Theorie Prax 7, 242–255.

Hölzer M, Kächele H (2010). Einige (neuere) Bemerkungen zur Freien Assoziation. Forum Psychoanal 26, 121–127.

Mertens W (2014). Freie Assoziation, zulassen und fördern. In: Mertens W. Psychoanalytische Erkenntnishaltungen und Interventionen. Schlüsselbegriffe für Studium, Weiterbildung und Praxis. 2. Aufl. Stuttgart: Kohlhammer; 12–128.

Raguse H (1992). »Freie Assoziation« als Sprache der Psychoanalyse – einige linguistische Reflexionen. Z Psychoanal Theor Prax 7, 293–305.

Reik Th (1948/2017). Hören mit dem dritten Ohr. Hohenwarsleben: Westarp.

Rugenstein K (2018). Freie Assoziation und gleichschwebende Aufmerksamkeit. In: Gumz A, Hörz-Sagstetter S (Hg). Psychodynamische Psychotherapie in der Praxis. Basel: Beltz; 172–175.

Will C (2016). Achtsamkeit und gleichschwebende Aufmerksamkeit. In Gödde G, Stehle S (Hg). Die therapeutische Beziehung in der psychodynamischen Psychotherapie. Göttingen: Psychosozial; 293–312.

Anmerkungen

1 Die Methode der Freien Assoziation wird zum ersten Mal in der Komödie des Aristophanes (423 v. Chr.) »Die Wolken« erwähnt, in der eine Person durch Sokrates aufgefordert wurde, sich auf die Couch zu legen und alles zu sagen, was ihr durch den Kopf geht.

2 Einen schönen Vergleich wählte Freud (1913), als er seine Patienten instruierte, sich so zu verhalten, als sei man ein Zugreisender, der nah am Fenster eines Wagens sitzt und einer im Zug sitzenden Person die sich verändernde Sicht auf das, was sich im Außen befindet, beschreibt.

3 Wenn man sich vorstellt, ein Patient käme der »Grundregel« tatsächlich nach, würde er sich, statt einen Zuwachs an Freiheit zu erfahren, dem strengen Diktat einer inneren normgebenden Instanz unterwerfen und durch die Identifikation mit ihr Freiheitsgrade einbüßen (Haesler 1992).

4 In diesem Sinne spricht Bollas (2011) von »freiem Erzählen«.

5 Wir unterscheiden die freie Assoziation von der fokussierten Assoziation, die zur Reduktion der Stressbelastung durch traumatische Erinnerungen Verwendung finden kann, beispielsweise auch im Rahmen der traumatherapeutischen Methode EMDR (→ Kap. 8.1.5).

6 Die noch bis vor nicht langer Zeit im Rahmen analytischer Therapien geübte Praxis, ein nicht unbeträchtliches Angstniveau auf Seiten des Patienten aus diagnostischen Gründen bewusst in Kauf zu nehmen, um das Niveau der dann einsetzenden Abwehrprozesse zu studieren, würden wir aus heutiger Sicht zumeist als kontraproduktiv ansehen.

7 Insofern überzeugt die pauschale Ablehnung der Methode der freien Assoziation durch die meisten Vertreter der relationalen Psychoanalyse nicht. Sie überzeugt uns nicht, weil

auch sie einer normativen Haltung folgt, die der Normativität der »Grundregel« in nichts nachsteht. Wenn beispielsweise die beobachtende Haltung kritisiert wird, in die ein Therapeut sich begibt, wenn er den Fluss der Assoziation des Patienten verfolgt, statt sich mit ihm auf eine emotional getönte und resonante Beziehung einzulassen (Summers 2016), wird eine Beziehungskonstellation impliziert, die sich keineswegs zwingend so herstellen muss. Sehr wohl können wir auch dann, wenn wir ausschließlich zuhören und wenig sagen, in einer resonanten Beziehung mit unseren Patienten sein und uns ihnen tief emotional verbunden fühlen. Selbst wenn wir – für einen begrenzten Zeitraum – »detektivisch« (Haubl & Mertens 1996) auf die Suche nach unbewussten Zusammenhängen gehen, kann dies mit einer resonanten Beziehung vereinbar sein, wenn wir zuvor geklärt haben, ob dies in einer kooperativen Atmosphäre geschieht und ob wir damit im Auftrag des Patienten – und nicht in unserem eigenen Auftrag oder im Auftrag der Methode! – handeln. Entscheidend ist nicht, was wir in einem bestimmten Moment tun, sondern ob die Patientin in diesem Moment unsere emotionale Resonanz spürt oder nicht.

8 So wird es auch bei dem fokussierten Assoziieren abgespaltener Erinnerungsfragmente im Rahmen der traumatherapeutischen Methode EMDR (Hofmann 2014; Shapiro 2012; → Kap. 8.1.5) praktiziert.

9 Eine nach reflektierter Abwägung getroffene Entscheidung für die Anwendung der freien Assoziation im jeweiligen Moment der therapeutischen Situation kann auch bei der häufig erörterten Frage weiterhelfen, wie weit wir auf Fragen, Kommentare und auch Deutungen verzichten sollten, um den Prozess des freien Assoziierens nicht unnötig zu stören oder zu unterbrechen (Bollas 2006a). So gewinnbringend es sein kann, den Patienten ungestört assoziieren zu lassen, so hoch können die Kosten einer durchgängig abwartenden Zurückhaltung auf Seiten des Therapeuten für die therapeutische Beziehung sein. Eine andere Situation liegt vor, wenn wir ein Vorgehen nach dem Prinzip der freien Assoziation ausdrücklich mit unserem Patienten vereinbart haben. Dann würde es den therapeutischen Prozess tatsächlich stören, wenn wir unserem Drang, eine Frage zu stellen, unreflektiert nachgingen, statt uns zu fragen, ob die Frage dem therapeutischen Prozess tatsächlich dient.

10 Bei der Einführung des Prinzips hatte Freud (1912, S. 377) geraten, der Arzt solle »wie absichtslos« verfahren, und »allem, was man zu hören bekommt, die nämliche ›gleichschwebende Aufmerksamkeit‹ […] entgegenzubringen«. An anderer Stelle riet er, der Arzt solle sich »seiner eigenen unbewußten Geistestätigkeit überlasse[n], Nachdenken und Bildung bewußter Erwartungen möglichst vermeide[n und] nichts von dem Gehörten sich besonders im Gedächtnis fixieren« (Freud 1923, S. 215). Das eigene Unbewusste solle er dem Patienten wie ein empfängliches Organ zuwenden (Freud 1913).

11 Freuds (1913) Empfehlung, unser eigenes Unbewusstes als ein empfängliches Organ dem sendenden Unbewussten des Patienten zuzuwenden, erscheint uns als Handlungsanweisung wenig geeignet, nährt sie doch die illusionäre Vorstellung, über unser Unbewusstes verfügen zu können, um es als Informationsquelle nutzen zu können.

12 Hinzu kommt, dass wir ein nicht geringes Maß an kognitiver Distanzierung brauchen, um bei der Annäherung an ein unbewusstes Konfliktgeschehen der Forderung nach Äquidistanz (A. Freud 1936) nachzukommen und den gleichen Abstand zu den Interessen des Ichs, des Über-Ichs, der Welt der Wünsche, Bedürfnissen und der Außenwelt zu wahren.

13 Die gleiche Begrenzung gilt nach unserer Auffassung auch für die Wahrnehmungseinstellung, die Bion (1962) mit dem Begriff der »Rêverie« beschrieben hat.

14 Eine achtsamkeitsbasierte Haltung (→ Kap. 9.7.4) erscheint uns besonders geeignet, um die geforderten Leistungen zu erbringen.

15 Freud hatte bekanntlich angeführt, dass das Couch-Setting ihn von der Last befreite, den ganzen Tag von Patienten »angestarrt« zu werden (Ross 1999).

16 Die Entscheidung für die Nutzung der freien Assoziation verlangt auch uns einiges ab. Meist bedarf es einiger Anstrengung, um die dafür notwendige Haltung aufrecht zu erhalten, denn wir müssen mit einem Phänomen rechnen, das Löchel (2013) als »Fluchtbewegung gegenüber dem Unbewussten« bezeich-

net hat: Die Methode der freien Assoziation wirkt, so die Autorin, zersetzend und dekonstruierend auf haltgebende Strukturen, und die spontane Reaktion darauf ist Flucht – nicht nur für Patienten, auch für uns Therapeuten und die von uns geforderte Haltung. Nur wenn wir der Fluchtbewegung in uns nicht nachgeben, können wir dem Prozess der freien Assoziation eine Chance geben.

17 Wir finden es bedauerlich, dass die Nutzung der »Couch« vor allem deshalb in den Ruf geraten ist, eine veraltete Methode zu sein, weil sie ausschließlich mit dem Setting der hochfrequenten analytischen Therapie und dem Klischee des durchgängig zurückhaltenden oder sogar anonymen Analytikers verknüpft wurde. Andererseits gilt auch: Ob ein Patient »analytisch« in dem Sinne arbeitet, dass er sich seinen unbewussten Motivationen annähert, hängt nicht davon ab, ob er liegt oder sitzt. Vielmehr kommt es darauf an, ihm die Bedingungen zu bieten, die diese Annäherung am ehesten ermöglichen.

6.5 Übertragungsdeutung und der Umgang mit Handlungsdialogen

6.5.1 Historischer Hintergrund

Übertragungsdeutungen können ein wertvolles Mittel sein, um unbewusste verinnerlichte Beziehungsmuster, die das Selbstbild im negativen Sinne prägen und im Alltag zu belastenden und konflikthaften interpersonellen Interaktionen führen, in der therapeutischen Beziehung zur Darstellung zu bringen. Sie können auch dazu beitragen, Blockaden im therapeutischen Prozess aufzulösen.

Wir nutzen die Tatsache, dass verinnerlichte Beziehungsmuster – die wir als Niederschlag realer Beziehungserfahrungen verstehen – mit den zugehörigen Gefühlen, Wünschen, Denkmustern und Erwartungen in aktuellen Beziehungen re-externalisiert werden können. Übertragungen können sich prinzipiell in allen, besonders aber in nahen und längeren Beziehungen ausbilden. Wenn sie sich in der therapeutischen Beziehung manifestieren, können wir sie besonders gut identifizieren und einer *Überprüfung im Hier und Jetzt zugänglich* machen. Das gibt den Patienten die Möglichkeit, die von unbewussten Konflikten gespeisten, schmerzhaften und angstbetonten Gefühle, unerfüllte Wünsche und die gegen sie gerichteten Verbote in der Beziehung zur Therapeutin zu erleben – um sie sodann mit dem positiven Erleben in der therapeutischen Beziehung zu kontrastieren und zu überschreiben. Die Unmittelbarkeit der therapeutischen Situation bietet dafür eine hervorragende Möglichkeit.

Die Wahrnehmung des Kontrasts zwischen der negativen Reaktion, die die Patienten von uns übertragungsbedingt erwarten, und unserer tatsächlichen, wohlwollenden und akzeptierenden empathischen Reaktion kann ihnen eine positive Beziehungserfahrung vermitteln. Die nachfolgende Verinnerlichung dieser positiven Re-Introjektion führt im günstigen Fall zur Modifikation des verinnerlichten Beziehungsmusters im Sinne eines fürsorglicheren und respektvolleren Umgangs mit sich selbst.

Freud (1912a, 1923a) hatte die Übertragung zugleich als ein »Hindernis« und als »mächtigstes Hilfsmittel« der Behandlung angesehen. In der Folgezeit gewann die Deutung der Übertragung immer mehr an Ansehen. Sie wurde nicht nur in den Rang der wichtigsten aller psychodynamischen Interventionen erhoben, sondern geradezu als das *sine qua non* psychoanalytischer Behandlung angesehen. Nur Übertragungsdeutungen galten als »mutative« Deutungen, die Veränderungen ermöglichen können (Strachey 1935), und ihr Einsatz wurde zum Ausweis ernsthaften psychoanalytischen Arbeitens. Zu einer derartigen Idealisierung der Übertragungsdeutung hatte Freud (1912a, S. 374) selbst beigetragen, indem er, der zunächst die hinderlichen Aspekte der Übertragung für die Therapie gesehen hatte, sie später als unverzichtbar für ein Verständnis des Patienten und seiner Art der Realitätskonstruktion erklärte[1]. Auch in seinen späten Schriften stellte er klar, dass er in der Diagnose, Deutung und Auflösung der *Übertragung* den zentralen Mechanismus der therapeutischen Veränderung sah (Freud 1937)[2].

Das Verständnis der Übertragungsdeutung hat sich im Laufe der Theorieentwicklung geändert. *Während frühe Vertreter der Ich-Psychologie und auch der* Objektbeziehungstheorie den Schwerpunkt der psychoanalytischen Arbeit auf die Rekonstruktion früher Beziehungserfahrungen gelegt hatten, richtete sich die Aufmerksamkeit unter dem Einfluss der relationalen und intersubjektiven Psychoanalyse immer mehr auf das Hier und Jetzt der therapeutischen Beziehung. Entsprechend änderte sich die Rolle der Übertragungsdeutung: Während ursprünglich »inadäquate« Erlebens- und Verhaltensmuster in der therapeutischen Beziehung als Wiederholungen der Vergangenheit gedeutet wurden (»Sie verhalten sich jetzt so ängstlich und vorsichtig, weil Sie fürchten, dass ich Sie so behandele, wie Sie früher durch Ihre Mutter behandelt wurden.«), ging es nun darum, (1) das aktuelle Erleben in der therapeutischen Situation als solches in den Blick zu nehmen und (2) ein Verständnis zu erarbeiten, wie verinnerlichte Objektbeziehungen im Zusammenwirken mit situativen und interaktionellen Einflüssen des Hier-und-Jetzt das emotionale Erleben und Verhalten in der therapeutischen Beziehung prägen[3].

In der konkreten Interventionstechnik beschränken wir uns in der Regel darauf, die affektgeleitete Wahrnehmung unserer Person und die an uns gerichteten Wünsche und Bedürfnisse zu klarifizieren: »Ich bin ein geldgieriger Tyrann, vor dem Sie sich schützen müssen.« Eine dem »klassischen« Deutungsmuster entsprechende Formulierung (»Sie erleben mich so tyrannisch und geldgierig, weil Sie Merkmale aus der Beziehung zu Ihrem Vater auf mich übertragen.«), würde die Intensität der emotionalen Übertragungsreaktion unnötig schmälern und das Erleben der Patienten ins Dort und Damals verweisen.

6.5.2 Die Wirkungsweise und Vorzüge der Deutung der Übertragung im Hier und Jetzt

Diesem moderneren Verständnis der Übertragungsdeutung folgend, sehen wir unsere Aufgabe nicht mehr primär darin, die Vergangenheit zu rekonstruieren. Stattdessen unterstützen wir unsere Patienten dabei, (1) überdauernde Muster des Erlebens zu identifizieren, die als verinnerlichte Beziehungserfahrungen verstanden werden können und als Prozeduren im impliziten Gedächtnis abgespeichert sind und (2) zu erkennen, wie diese ihre Alltagsbeziehungen beeinflussen.

Es mag dem Bedürfnis der Patienten nach einem kognitiven Verständnis ihrer gegenwärtigen dysfunktionalen Muster entgegenkommen, wenn sie ihren Ursprung in der Vergangenheit erkennen können – wie es dem frühen Bindungserhalt diente, sich an die Gebote und Verbote früher Bezugspersonen anzupassen und diese zu verinnerlichen –, doch liegt der Akzent nach heutiger Auffassung klar auf dem *Erleben der Gegenwart*. Die Deutung der »Übertragung im Hier und Jetzt« ist weitgehend an die Stelle der genetischen Deutung getreten. Nicht die Rekonstruktion der Vergangenheit interessiert uns, sondern das aktuelle Geschehen im Hier-und-Jetzt. Dieses ist der »der beste Ort (…), um die fixierte Art und Weise zu erforschen, in welcher der Patient unbewußt seine interpersonale Erfahrung […] organisiert hat« (Gill 1982, S. 9).

Eine Patientin verhält sich uns gegenüber *jetzt* so ängstlich und zurückhaltend, weil sie *jetzt* unsere Kritik und Vorwürfe fürchtet. Entscheidend ist, dass wir ihr Erleben *im Hier-und-Jetzt* verständnisvoll annehmen. Der Bezug auf die Vergangenheit kann lediglich das kognitive Verständnis ihrer Reaktion unterstützen.

Damit wurde die Aufmerksamkeit weit mehr als zuvor auf zwischenmenschliche Themen gelenkt. Diese Entwicklung wurde durch die relationale Psychoanalyse nochmals verstärkt, indem auch der therapeutenseitige Einfluss hervorgehoben wurde:

Was tragen wir selbst durch unser Verhalten dazu bei, dass bei unseren Patienten diese verinnerlichten Muster aktiviert werden?

In allen Richtungen der gegenwärtigen Psychoanalyse geht die Tendenz dahin, Deutungen der Übertragung im Hier und Jetzt zu bevorzugen. Die Vorzüge eines solchermaßen geänderten Verständnisses von Übertragungsdeutung lassen sich wie folgt zusammenfassen:

1. Wir bedienen uns der Übertragungsdeutung gerne, wenn die aktuelle therapeutische Beziehungssituation dies erfordert oder dafür gute Voraussetzungen bietet. Dies wird sich vor allem dann anbieten, wenn *übertragungsbedingte Blockaden* den therapeutischen Fortschritt behindern. Aber auch dann, wenn Patienten negative Emotionen oder Verhaltensimpulse uns gegenüber spüren, die sich nicht ohne Weiteres aus der Realität der therapeutischen Situation erklären lassen, können Übertragungsdeutungen eine wertvolle Hilfe sein. Wir können den Patienten dann die Gelegenheit geben, aus früheren Beziehungen stammende *negative Emotionen* unter geschützten therapeutischen Bedingungen auf uns zu projizieren, ohne unsere Kritik oder Bestrafung fürchten zu müssen[4]. Indem die Patienten die Möglichkeit haben, die für sie typischerweise in Beziehungen auftretenden Emotionen – Ängste, Wut, Enttäuschung und Verzweiflung – und die gegen diese Emotionen gerichteten Abwehrmuster in der geschützten therapeutischen Beziehung zu erleben, bietet sich ihnen eine einzigartige Chance der Veränderung dieser Muster.

Mithilfe der Übertragungsanalyse können wir unseren Patienten helfen, zu erkennen, in welche affektiven Zustände sie uns und anderen Menschen gegenüber geraten, welche Abwehrmuster sie einsetzen, welche Erwartungen sie an sich und andere richten und mit welchen Vorstellungen sie sich identifizieren. Sie können erfahren, in welchem Maße ihre Wahrnehmung anderer Personen durch ihre Übertragungserwartungen strukturiert wird. Sie können verleugnete oder abgespaltene Aspekte ihres Selbst erkennen und integrieren. Vor allem aber können sie unsere im Vergleich zum Übertragungsobjekt andersartige emotionale Reaktion spüren.

2. Erfolgreiche Übertragungsdeutungen können unmittelbare Auswirkungen auf die *Selbstrepräsentanz* der Patienten haben. Diese kann sich im Sinne einer geringeren Selbstverurteilung und stärkeren Selbstakzeptanz verändern.

Indem die Patientin von uns nicht die erwartete entwertende, kritisierende oder strafende Reaktion erfährt und stattdessen unsere wohlwollende Haltung spürt, kann sich die Repräsentanz der in uns projizierten frühen Bezugsperson im positiven Sinne verändern: Entstehen kann die Repräsentanz einer inneren Bezugsperson, die nicht rächend oder mit gekränktem Rückzug, sondern wohlwollend und akzeptierend reagiert, die bereit ist, sich den emotional vorgetragenen Vorwürfen zu stellen und Gefühle der Wut oder Verzweiflung wohlwollend anzunehmen. Die Patientin wird ein Gefühl des Angenommenseins und der Anerkennung entwickeln, sich weniger selbst verachten, ablehnen oder verurteilen. Vor allem wird sie ihre Gefühle der Enttäuschung nicht mehr als ungerechtfertigt betrachten und sich selbst die Schuld dafür geben müssen. Im Gegenteil, sie kann nun erleben, dass sie so, wie sie ist, und mit allem, was sie an Enttäuschungswut mitgebracht hatte, akzeptiert ist, und so zu mehr Selbstbewusstsein, Selbstakzeptanz und Selbstbejahung gelangen.

3. Übertragungsdynamiken lassen sich in der *emotionalen Unmittelbarkeit des Hier und Jetzt* überzeugender zur Darstellung bringen als durch Berichte von Patienten über vergangene Erfahrungen oder Beziehungen außerhalb der Therapie. Was sich in der Realität des Behandlungszimmers beobachten lässt, hat für den Patienten wie für uns einen hohen Grad an Präsenz und Lebendigkeit. Intellektuelle Überarbeitungen, die tendenziell die Berichte über das Geschehen im Außen begleiten, fallen weg. Dennoch können wiederkehrende Muster auch in Außenbeziehungen bearbeitet werden – und wir sollten nicht zögern, dies zu tun, wenn es sich als zu schwierig erweist, »in der Übertragung« (Körner 2017) zu arbeiten.

Die Arbeit an Außen-Übertragungen fällt manchen Patienten – und auch Therapeuten – leichter, vor allem dann, wenn die dadurch entstehende Nähe der therapeutischen Beziehung gefürchtet wird, und nicht immer ist der richtige Zeitpunkt gegeben, um diese Ängste zu thematisieren.

6.5.3 Ein Blick auf die empirische Forschungslage zu Übertragungsdeutungen

Viele Anstrengungen wurden unternommen, um den therapeutischen Wert von Übertragungsdeutungen auf empirischem Wege zu untersuchen. Man wollte klären, in welcher Dosierung und bei welchen Patienten sie zu einem günstigeren oder weniger günstigen Therapieergebnis beitragen. Die umfangreiche Forschung können wir hier nur ausschnittsweise wiedergeben und verweisen diesbezüglich auf Übersichtsarbeiten (Høglend & Gabbard 2012; Levy & Scala 2012). In ihrem Gesamtergebnis sind die empirischen Befunde bisher widersprüchlich.

In früheren Studien war ein hoher Anteil von Übertragungsdeutungen tendenziell negativ mit der therapeutischen Allianz und mit dem Behandlungsergebnis verbunden (Høglend 1993; Ogrodniczuk et al. 1999; Piper et al. 1991). Eine nachfolgende qualitative Analyse der Daten von Piper et al. (1991) hatte den Schluss nahegelegt, dass Übertragungsdeutungen vielfach eingesetzt wurden, um einen Weg aus der Blockade in der therapeutischen Allianz zu finden, wobei dieses Vorgehen die Problematik in einem Circulus vitiosus verstärkt hatte. Allerdings wurden in dieser Studie weder die Qualität der Übertragungsdeutungen noch die Besonderheiten der jeweiligen Patienten als vermittelnde Variable untersucht. So konnten McCullough et al. (1991) zeigen, dass Übertragungsdeutungen, auf die eine affektive Reaktion folgte, mit einem besseren Ergebnis verbunden waren, während Übertragungsdeutungen, auf die eine defensive Reaktion folgte, zu einem schlechteren Behandlungsergebnis beitrugen. Dabei waren die defensiven Reaktionen fünfmal so häufig aufgetreten wie die affektiven, so dass insgesamt der Effekt von Übertragungsdeutung als nicht günstig beurteilt wurde. Später wurden von Piper et al. (1993) Befunde referiert, denenzufolge eine höhere Dichte an Übertragungsdeutungen nur bei höher strukturierten Patienten vorteilhaft war, während sie bei Patienten mit ich-strukturellen Störungen ungünstig war. In der Untersuchung von Winston et al. (1994) fanden sich ungünstige Effekte vor allem bei Patienten, die keine nahen Bezugspersonen hatten, und auch Høglend (1996) fand einen ungünstigeren Verlauf in der Behandlung von Patienten mit Persönlichkeitsstörungen, wenn häufiger Übertragungsdeutungen zum Einsatz kamen. In einer neueren randomisiert kontrollierten Studie (Høglend et al. 2006) wurde der Langzeiteffekt von psychodynamischen Therapien, die Übertragungsdeutungen einsetzten, mit psychodynamischen Therapien verglichen, die sie nicht verwendeten. Ein allgemeiner Effekt von Übertragungsdeutungen konnte nicht festgestellt werden. Bei genauerer Analyse zeigte sich, dass Patienten mit einem niedrigen Organisationsniveau und Persönlichkeitsstörungen signifikant mehr von einer Behandlung mit Übertragungsdeutungen profitierten als Patienten auf höherem Strukturniveau. Dieser Effekt konnte bei einer Nachuntersuchung nach drei Jahren bestätigt werden (Høglend et al. 2008).

Die Widersprüche lassen sich bisher mit den Mitteln der empirischen Forschung nicht zufriedenstellend auflösen. Insgesamt scheinen die Forschungsergebnisse darauf hinzuweisen, dass Übertragungsdeutungen unter bestimmten Bedingungen wesentlich zu einem erfolgreichen Therapieverlauf beitragen, jedoch auch zu einer Verschlechterung der Zusammenarbeit und zu einem schlechteren Therapieergebnis führen können. Eine Übersichtsarbeit zur empirischen Forschung zur Übertragungsdeutung von Høglend & Gabbard (2012) legt nahe, dass die Wirkung übertragungsbezogener Interventionen weniger von Merkmalen der Patienten und auch nicht von der Dosis, mit der sie gegeben werden, abhängt, sondern von der Art und Weise, wie sie gegeben werden, und von dem Kontext, in dem sie zur Anwendung kommen. Zusammenfassend kommen Gabbard et al. (1994) zu dem Schluss, dass die Übertragungsdeutung eine Intervention ist, deren Einsatz mit einem hohen Risiko verbunden sein, aber auch einen hohen Gewinn versprechen kann.

Unter einem therapiepraktischen Blickwinkel ziehen wir daraus den Schluss, dass wir Übertragungsdeutungen nie standardmäßig und schematisch anwenden sollten, ihren Einsatz aber unter Nutzung unserer klinischen Intuition stets als eine mögliche Ressource in Betracht ziehen sollten. Die Reaktion der Patienten auf unseren Versuch ihrer Anwendung wird uns Auskunft geben, ob sie sich durch sie bereichert oder belastet fühlen.

6.5.4 Einige praktische Hinweise zur Anwendung von Übertragungsdeutungen

Wir können uns den durch die Übertragungsanalyse erreichbaren therapeutischen Prozess folgendermaßen vorstellen:

1. Treten in den Emotionen und in dem Verhalten unserer Patienten Muster auf, die wir für Übertragungsphänomene halten – das können sich wiederholende *Übertragungsanspielungen* oder gegen die Therapieziele gerichtete *Blockadephänomene* sein (→Kap. 3.5.3, Kap. 9.2.2) – können wir erwägen, die Übertragung zu deuten. Grundsätzlich sehen wir darin eine Möglichkeit, Repräsentanzen umzustrukturieren, um so eine bessere Realitätsanpassung zu erreichen. Entsprechend unserem moderneren Verständnis der Übertragungsdeutung im Hier und Jetzt und unter Bezug auf die Ausführungen in Kap. 6.1.1 geht es uns nicht um ein kognitives Verständnis von Zusammenhängen zwischen dem aktuellen Erleben und Erfahrungen im Dort-und-Damals der Vergangenheit des Patienten. Vielmehr konzentrieren wir uns ganz darauf, *den Affekt der Patienten im Hier und Jetzt der therapeutischen Situation anzunehmen.* Wir versuchen das auch in der Art unserer Formulierung zum Ausdruck zu bringen.

> So wählen wir für Übertragungsdeutungen selten die grammatische Form einer Verknüpfung mit der Konjunktion »weil«, sondern beschränken uns darauf, die emotionale Qualität zu beschreiben, wie Patienten uns in der Übertragungssituation erleben. Wenn wir zum Beispiel zu einer Patientin, die auf uns das Bild eines kontrollierenden Elternteils überträgt, sagen: »Ich bin jemand, der immer alles kontrollieren muss«, entspricht diese Formulierung zwar der formalen Struktur einer Klarifikation, doch erfüllt sie ihren emotional einsichtsfördernden Zweck besser als eine Formulierung, die ausführt, dass die Patientin uns als kontrollierend erlebt, *weil* sie auf uns das Bild einer kontrollierenden Mutter überträgt.

2. Wir überlegen sorgfältig, *welches therapeutische Ziel* wir verfolgen, wenn wir innerlich eine Übertragungsdeutung formulieren. Eine Übertragungsdeutung darf kein Selbstzweck sein; sie soll dem Patienten helfen, besser zu verstehen, wie er wichtige Beziehungsrealitäten konstruiert, damit er mit Hilfe dieser Erfahrung zu einer adaptiven Funktionsweise gelangen und letztlich sein Leben symptomfreier leben kann. Wir fragen uns immer, ob eine Betrachtung des Geschehens in der therapeutischen Beziehung zu der *aktuellen Bedürfnislage* des Patienten passt. Und wir prüfen ebenso, welcher *eigenen Motivationslage* der Impuls, eine Übertragungsdeutung zu geben, ent-

springt. Keinesfalls sollten wir eine Übertragungsdeutung nur aus dem Grunde geben, weil wir uns von einem Druck in der Gegenübertragung befreien wollen – womit wir ihm lediglich seine Projektionen forciert zurückgeben und ihn belasten, statt ihm Einsicht zu verschaffen.

Dient die von uns geplante Übertragungsdeutung wirklich dem Verständnis des aktuellen Beziehungsbedürfnisses unserer Patienten oder eher unserer eigenen Entlastung? Ein Patient, dem es ein vorrangiges Anliegen ist, über eine Erfahrung in der Vergangenheit zu sprechen, wird es als irritierend erleben, wenn wir unser Augenmerk auf das Geschehen in der Therapiebeziehung lenken. Wir würden damit ohne Not sein aktuelles Beziehungsbedürfnis verfehlen. Nicht wenigen Patienten geht es mehr darum, traumatische Erfahrungen der Vergangenheit durchzuarbeiten und eine Reduktion des Belastungsgrades beim Gedanken an traumatische Erinnerungen zu erreichen, als sich mit möglichen negativen Emotionen gegenüber ihren Therapeuten auseinanderzusetzen. Dem korrespondiert unsere Erfahrung, dass eine positive Grundtönung der Beziehung die beste Voraussetzung für die erfolgreiche Durcharbeitung von Traumatisierungen bietet.

3. Besonders möchten wir darauf hinweisen, dass es nicht zweckmäßig ist, negative Emotionen, die Patienten gegen uns richten, ausschließlich als Übertragungsphänomene aufzufassen. Sie können – selbst wenn Übertragungsaspekte eine wichtige Rolle spielen – ebenso reale Wahrnehmungen der therapeutischen Situation widerspiegeln und einen *Bruch in der therapeutischen Beziehung* anzeigen (→Kap. 5.8). Übertragungsdeutungen setzen immer ein *tragfähiges therapeutisches Arbeitsbündnis* voraus[5].

Wenn eine Patientin mit ihrer »kindlichen« Seite in das Erleben des verzweifelten und hilflos wütenden Kindes eintaucht – das sich einer verurteilenden und entwertenden Reaktion der Bezugsperson ausgesetzt sieht, die nun durch uns repräsentiert wird –, müssen wir uns darauf verlassen können, dass eine »erwachsene« Seite von ihr – auch dann, wenn sie sich nicht in einer »beobachtenden« Position befindet – im Hintergrund wahrnimmt, wie wir verbal und nonverbal mit ihr umgehen. Sind wir uns dessen nicht sicher, sollten wir prüfen, ob ein Bruch in der therapeutischen Allianz vorliegt. Nicht selten kommt es zu Behandlungsabbrüchen, wenn Therapeuten die Übertragung deuten, statt sich um die Reparatur des Bruchs in der therapeutischen Beziehung zu bemühen.

4. Unter einer ressourcenorientierten Perspektive sollten wir auch bedenken, dass es das therapeutische Klima in unnötiger Weise belasten kann, wenn immer wieder negative Gefühle mobilisiert werden, die sich gegen uns als Therapeuten richten.

Wenn Patienten andauernd negative Emotionen gegen uns richten, stellt sich die Frage, ob durch sie eine produktive therapeutische Arbeit blockiert wird. Die aktivierte feindselige Emotionalität kann Energien von einer gemeinsamen therapeutischen Arbeit abziehen, die sich in positiver Weise auf die Gestaltung der Zukunft des Patienten richten könnten. In anderen Fällen kann es jedoch zu einer erheblichen Entlastung und Verbesserung der Atmosphäre in der therapeutischen Beziehung führen, wenn auch die negativen Emotionen Raum haben dürfen.

5. Jeder von uns wird seinen eigenen therapeutischen Stil finden, um Übertragungsdeutungen zu formulieren. Mit Patienten,

die schon häufiger mit dieser Art der therapeutischen Arbeit Erfahrung gemacht haben, werden wir anders sprechen können als mit solchen, für die diese Arbeit völlig neu ist. Besonders bei den Letzteren achten wir auf eine einfache und eingängige Wortwahl. Übertragungsdeutungen sind dann wertvoll, wenn sie dazu beitragen, in der Lebendigkeit der aktuellen therapeutischen Beziehungssituation ein Muster zur Darstellung bringen zu können, das hier besonders gut zu fassen ist.

Wir stellen sicher, dass wir durch die Art, wie wir Übertragungsdeutungen geben, nicht im Übermaß unsere Person in den Vordergrund rücken und dem, was Patienten tatsächlich sagen, genügend Aufmerksamkeit schenken. Es wirkt auf Patienten befremdlich, wenn wir alles, was sie sagen, in formelhafter Weise auf uns beziehen. Dann besteht die Gefahr, dass sie sich in ihrem bewussten gegenwärtigen Anliegen nicht mehr ernst genommen fühlen.

6. Ein modernes Verständnis der Übertragungsdeutung impliziert immer auch, dass wir die Wechselseitigkeit der therapeutischen Prozesse anerkennen. Es reicht nicht aus, einseitig eine Übertragungsdeutung zu geben, in der Erwartung, dass von dieser im klassischen Verständnis eine mutative Wirkung (Strachey 1935) ausgehe. Vielmehr müssen wir uns der Subjektivität unserer Erkenntnisprozesse bewusst sein und akzeptieren, dass alles, was wir tun, in einen intersubjektiven Kontext eingebunden ist. Wann immer möglich, sollte auch eine Übertragungsdeutung eine gemeinsame Produktion sein.

Oft erleben Patienten es als hilfreicher, wenn sie eingeladen werden, bei den Überlegungen mitzuwirken. Das Grundbedürfnis nach Orientierung und Kontrolle beachten wir auch hier. Je transparenter wir den Patienten unsere Überlegungen darlegen können, desto überzeugender sind wir. Unter keinen Umständen soll sich ein Patient unserer Deutung ausgeliefert fühlen!

7. Wir behalten auch im Auge, dass die Arbeit in der Übertragung – wie alle anderen Phänomene auch – in den Dienst des »Widerstandes« treten und für *Blockaden im therapeutischen Prozess* verantwortlich sein kann.

Eine intensive und absorbierende Arbeit im Hier-und-Jetzt der therapeutischen Beziehung kann davon ablenken, dass in den Außenbeziehungen »Feuer gelöscht« werden müssen.

8. Bezüglich des *Timings* von Übertragungsdeutungen gilt das, was wir schon allgemein zum Timing von Deutungen gesagt haben (→ Kap. 6.3.4)[6]. Wir denken, dass nicht der Zeitpunkt, sondern der jeweilige Beziehungskontext darüber entscheidet, ob die Deutung als hilfreich angesehen wird.

Wenn die Übertragungsdeutung taktvoll eingesetzt wird, muss darunter nicht die Atmosphäre in der therapeutischen Beziehung leiden. Sie kann, im Gegenteil, verhindern, dass sich eine negative Übertragung ungünstig auf die Entwicklung der therapeutischen Beziehung auswirkt.

9. Wenn wir davon sprechen, dass wir die Möglichkeit der Übertragungsdeutung als eine wertvolle therapeutische Ressource betrachten, bedeutet dies auch, dass wir ihren Einsatz unter dem Blickwinkel betrachten, ob der therapeutische Prozess dadurch optimal gefördert wird. Es kann auch gerechtfertigt sein, auf Übertragungsdeutungen zu verzichten, wenn Patienten irritiert auf sie reagieren.

Viele Patienten legen es uns durch die Art, wie sie ihre Emotionen in die therapeutische Beziehung bringen, regelrecht nahe, übertragungsorientiert zu arbeiten. Für sie kann es entlastend und hilfreich sein, wenn wir blockierende übertragungsbedingte Ängste in der therapeutischen Beziehung klären. Sie erleben es auch nicht als abwegig oder störend, wenn wir sog. »Übertragungsanspielungen« aufgreifen. Anderen Patienten käme es befremdlich und irritierend, vielleicht auch aufdringlich vor, wenn wir Äußerungen über Dritte nicht so verstehen, wie sie gesagt wurden, sondern unmittelbar auf uns selbst beziehen. Sie werden uns ihr Unverständnis oder Befremden auf die eine oder andere Art mitteilen, und wir tun gut daran, uns von unserer Intuition leiten zu lassen, die uns sagen wird, ob das weitere Aufgreifen von Übertragungsanspielungen der therapeutischen Beziehung zuträglich ist oder nicht.

10. Wir achten sehr darauf, dass wir unseren Patienten keine Übertragungsdeutungen »aufdrängen«.

Uns liegt keinerlei wissenschaftliche Evidenz vor, dass die Übertragungsdeutung, wie oft behauptet wurde, die größte verändernde Wirkung hätte. Die Psychotherapieforschung lässt keinen Zweifel daran, dass die Therapeut-Patient-Beziehung der »Dreh- und Angelpunkt« der therapeutischen Veränderung ist. Das braucht jedoch nicht nur auf dem Weg der Übertragungsdeutung zu geschehen. Wir haben allen Grund, auch die Bedeutung korrektiver emotionaler Erfahrungen und die Möglichkeit der Veränderung des impliziten Beziehungswissens als Motor der Veränderung wertzuschätzen, so dass wir nicht mehr allein auf die Wirkung von Übertragungsdeutungen angewiesen sind (Loewald 1960; Sharpless & Barber 2012).

11. Mitunter stellt sich die Frage, ob es zusätzlicher Maßnahmen bedarf, um die *Übertragungsintensität zu fördern.* Wir denken nein. So würden wir nicht auf die Möglichkeit zurückgreifen, die Ausbildung von Übertragungen durch ein betont zurückhaltendes Therapeutenverhalten zu fördern, wie es über lange Zeit in der analytischen Therapie praktiziert wurde[7]. Nach neuerer Auffassung ist ein besonders zurückhaltendes und abwartendes Therapeutenverhalten keine notwendige Bedingung für die Entwicklung von Übertragungsphänomenen. Diese entstehen offensichtlich auch bei einem aktiven Therapeutenverhalten und können für die Arbeit in der Übertragung und für die Übertragungsanalyse im Hier-und-Jetzt genutzt werden (Gill 1982).

Alle Erfahrungen sprechen dafür, dass sich Übertragungen vor allem bei längeren Therapien auch dann ausbilden, wenn wir die Therapie in einer offenen und freundlich zugewandten Weise gestalten. Wir können unseren Patienten auch ohne ein solchermaßen zurückhaltendes Therapeutenverhalten einen Fantasieraum eröffnen, in dem auch ängstigende und schambesetzte Gefühle und Impulse zum Ausdruck kommen können.

12. Zusammenfassend gehen wir davon aus, dass Übertragungsdeutungen eine hervorragende Möglichkeit sind, um konflikthafte Erlebens- und Beziehungsmuster zu verstehen und durchzuarbeiten. Doch muss sie deshalb nicht der »Königsweg« sein, um dies zu erreichen.

6.5.5 Verhaltensinszenierungen und Handlungsdialoge

Von einem Handlungsdialog (Klüver 1983, 1995) sprechen wir, wenn sich zwischen uns und unseren Patienten unbewusst ein Beziehungsgeschehen ausbildet, bei dem die Patienten versuchen, uns zu einem ihnen vertrauten Rollenverhalten zu bewegen, und wir unwillkürlich die uns zugewiesene Rolle mitspielen. Verschiedene andere Begriffe sind für diesen wichtigen Sachverhalt im Gebrauch: Sandlers (1976) Konzept der »Bereitschaft zur Rollenübernahme« geht davon aus, dass Patienten in der therapeutischen Beziehung eine verinnerlichte Objektbeziehung aktualisieren und uns unbewusst dazu bewegen, dass wir eine Rolle spielen, die sich aus ihrer intrapsychischen Welt ableitet. Da wir gemeinsam mit unseren Patienten handelnd ein Beziehungsmuster in Szene setzen, das frühere, im impliziten Gedächtnis aufbewahrte Beziehungserfahrungen repliziert, können wir auch von Verhaltensinszenierungen sprechen (Streeck 2000). Weniger gebräuchlich ist, nicht zuletzt wegen seiner inzwischen pejorativen Konnotation der Begriff des »Agierens«.

Ein Therapeut konnte dem Impuls, sadistisch und spöttisch mit seiner Patientin umzugehen, widerstehen. Es stellte sich heraus, dass die Patientin eine frühe Objektbeziehung einer sadistisch-spöttischen Bezugsperson reinszeniert hatte. Eine Therapeutin beobachtete, wie sie, geleitet von der Vorstellung, es »richtig« zu machen, dem Patienten gegenüber in eine erwartungsvolle und fordernde Haltung geraten war. In einem anderen Fall bewirkte eine Patientin durch ihr Verhalten, dass der Therapeut wütend auf sie wurde, obwohl er sonst nicht zu wütenden Reaktionen neigte.

Breite Verwendung findet heute auch der von Jacobs (1986) eingeführte Begriff des Enactment (Bohleber et al. 2013; Schmidt 2020). Enactments gelten in Psychotherapien als unvermeidlich. Ihre Wirkung im psychotherapeutischen Kontext kann sehr verschieden sein: Während sie, unverstanden, zur Stagnation oder zum Scheitern von Therapien beitragen *können, können sie, wenn sie* nachträglich verstanden werden, für den Therapieprozess von großem Nutzen sein. Zu unserem heutigen Verständnis von Enactments haben konvergierend Vertreter der relationalen Psychoanalyse, der Säuglingsforschung und der Gedächtnisforschung beigetragen.

Wie wir in Kap. 3.3 dargestellt haben, ist ein Großteil unserer Beziehungserfahrungen als implizite Wissensbestände im prozeduralen Gedächtnis gespeichert. Diese enthalten Schemata, wie wir mit anderen in Beziehung treten. Kleine Kinder, die noch nicht in der Lage sind, symbolische Repräsentationen von Beziehungserfahrungen verbaler oder bildhafter Art auszubilden, speichern ihre Beziehungserfahrungen in relationalen Prozeduren ab, die regeln, »wie man mit anderen zusammen ist« (Stern et al. 1998a). Diese Prozeduren können in Abhängigkeit von der Umgebung und den Erfahrungen einer Person im Laufe der Zeit neu organisiert werden oder auch in ursprünglicher Form erhalten bleiben, ohne auf die veränderten aktuellen Umstände abgestimmt zu werden. Die dysfunktional gewordenen Prozeduren der Beziehungsgestaltung stellen sich in aktuellen Beziehungen und auch in der therapeutischen Beziehung dar. Jedoch ist nicht alles, was dort zur Darstellung kommt, eine Replik der tatsächlichen Erfahrung, sondern häufig verzerrt durch Wünsche und Fantasien, die zum Zeitpunkt der Erfahrung aktuell waren.

Vor dem Hintergrund dieser Perspektive besteht ein wichtiger Aspekt unseres therapeutischen Handelns in dem Bemühen, die sich als Inszenierungen und Verwicklungen in Übertragung und Gegenübertragung darstellenden prozeduralen Abläufe einem gemeinsamen Verständnis zugänglich zu machen und sie durch neue Beziehungserfahrungen so zu überschreiben, dass adaptivere Prozeduren entstehen. Diese Arbeit vollzieht sich im Hier und Jetzt; die Ereignisse, die ursprünglich zu ihrer Etablierung geführt haben, müssen nicht notwendigerweise in Erinnerung gerufen werden, damit therapeutische Veränderungen stattfinden können[8]. Wir möchten dazu einige Überlegungen mitteilen:

1. Die therapeutische Aufgabe, die sich uns stellt, ist eine doppelte: Einerseits wird von uns erwartet, dass wir uns darauf *einlassen*, dass Patienten uns bestimmte Rollen zuweisen und dass wir, ohne es zunächst zu bemerken, die uns zugewiesenen Rollen bis zu einem gewissen Grad übernehmen. Nur wenn wir uns in das Geschehen hineinbegeben, können wir erfahren, welche Rolle uns zugewiesen wird. Andererseits sollen wir aber auch bereit sein, das Geschehen zu beobachten und die Tatsache unserer Rollenübernahme aus einer gewissen Distanz zu *reflektieren*. Das erfordert, dass wir uns einem stärkeren Interaktionsdruck der Patienten widersetzen. Wären wir dazu nicht in der Lage, käme unser Verhalten einem unkontrollierten Ausagieren in der uns zugewiesenen Rolle zu (Greenacre 1950).

Indem wir uns auf die Rollenübernahme einlassen, akzeptieren wir, dass unsere Patienten die früh erfahrenen Verletzungen ihrer Gefühle und Bedürfnisse nicht anders als durch Handeln zum Ausdruck bringen können: indem sie die Erfahrung immer wieder in Szene setzen. Indem wir jedoch, sobald wir diese Rollenzuschreibung erkennen, uns einer weiteren unkontrollierten Rollenübernahme widersetzen, verschaffen wir unseren Patienten die Möglichkeit, die abgelaufene Szene in vollem Bewusstsein zu betrachten. Sie können jetzt zusammen mit uns erkennen, wie sie in anachronistischer Weise ein ihnen nicht zuträgliches Beziehungsmuster wiederholt haben und wie wir die Szene komplettiert haben. Unsere Deutung gibt ihnen auch die Möglichkeit, wahrzunehmen, welche Missachtung ihrer Bedürfnisse und Verletzung ihrer Gefühle die hergestellte Szene zum Ausdruck bringt. Indem den Patienten dieses Muster bewusst wird, kann es reflektiert und außer Kraft gesetzt werden. Gleichzeitig können die in der Szene zur Darstellung gebrachten verfehlten Bedürfnisse und erfahrenen Verletzungen, die zuvor nur im Handeln darstellbar waren, nun, da sie in der therapeutischen Beziehung wohlwollend und wertschätzend angenommen werden, eine symbolische Repräsentanz erhalten.

2. Es wäre nicht aussichtsreich, aber auch nicht therapeutisch sinnvoll, wollten wir uns einem »Mitspielen« gänzlich entziehen, aber es wäre ebenso verfehlt, die uns zugewiesene Rolle einfach weiterzuspielen.

Würden wir uns, was nicht realistisch wäre, einem *Verwickeltwerden gänzlich verweigern, würden wir unseren* Patienten die Möglichkeit nehmen, Bedürfnisse und Gefühle, die sie nur handelnd kommunizieren können, in die therapeutische Beziehung einzubringen. Würden wir die uns zugewiesene Rolle ich-synton ausagieren – sei es, dass wir unsere Verwicklung nicht bemerken, sei es, dass uns eine reflektie-

> rende Distanzierung nicht möglich ist – würden wir unserer Aufgabe nicht gerecht. Wir würden lediglich die Wiederholung der für den Patienten ungünstigen frühen Szene zulassen und unserem Patienten die Möglichkeit einer positiven Beziehungsneuerfahrung nehmen (Sandler 1976).

3. Manchmal müssen wir uns damit auseinandersetzen, dass der von den Patienten erzeugte Interaktionsdruck so groß sein kann, dass wir beträchtliche Kräfte aufbringen müssen, um die Rollenzuweisung abzulehnen. Vermutlich spielen wir die von uns erwartete Rolle häufiger mit als wir denken. Einerseits ist dies unvermeidlich, es verschafft Patienten immer auch das Gefühl des Vertrauten. Dennoch gilt auch die andere Seite der paradox anmutenden doppelten Forderung: Die zentrale therapeutische Aufgabe, die wir zu leisten haben, besteht dann gerade darin, dem *Interaktionsdruck zu widerstehen*. Ihm nicht zu folgen und der vertrauten unbewussten Welt des Patienten nicht zu entsprechen, kann den Stellenwert einer *impliziten Deutung* haben (Focke 2007). Wir können auch sagen: Es ist zunächst der Verzicht auf die erwartete Antwort, die unser psychodynamisches Verstehen ausmacht (Strachey 1935). Wir vermitteln, dass wir in dem Spiel, das die Patienten spielen, oder dem Theaterstück, das sie aufführen, nicht mitspielen wollen, sondern das Angebot des Verstehens machen[9].

4. Wenn wir annehmen, dass ein Partner der Interaktion den anderen so beeinflusst, dass eine gemeinsame Szene entsteht, gehen wir in der Regel davon aus, dass diese Szene der – überwiegend präverbalen – Erfahrungswelt des Patienten entstammt. Doch können wir dabei leicht übersehen, dass sie auch unserer Erfahrungswelt entstammen kann. Wenn wir davon ausgehen, dass der Patient der Initiator ist, der uns zur unbewussten Konstruktion einer gemeinsamen Szene einlädt, so wollen wir nicht aus dem Blick verlieren, dass ebenso wir diejenigen sein können, die zu einer solchen Szene einladen können.

6.5.6 Sich »verwenden lassen«

Wir werden häufiger vor der Frage stehen, wie weit wir unseren Patienten Gelegenheit geben sollten, ihre aus ihren früheren Beziehungserfahrungen stammenden und qua Übertragung auf uns projizierten Gefühle der Enttäuschung, der Wut oder der Anklage auf uns zu richten – oder ob wir das Ausufern negativer Übertragungsphänomene eher begrenzen sollten.

Die Erfahrung, die negativen Emotionen in voller Intensität äußern zu dürfen und von einer verständnisvoll zugewandten Person gehört und angenommen zu werden, kann Patienten eine nachhaltige positive Beziehungserfahrung vermitteln. Mit Bezug auf neuere Theoriebildungen können wir auch sagen, dass die positive Beziehungserfahrung in der Lage ist, ihr implizites Beziehungswissen zu verändern.

> Winnicott (1971) hat davon gesprochen, dass wir uns als Objekt verwenden lassen sollen. Die Bereitschaft zur Objektverwendung beinhaltet die Bereitschaft, den Patienten die Möglichkeit einzuräumen, uns seine Gefühle der Wut und des Hasses und viele andere negative Affekte »entgegenzuschleudern«. Anders bei seinen frühen Bezugspersonen soll er die Möglichkeit haben, uns zu attackieren, ja uns zerstören

zu wollen, um dann zu erfahren, dass wir die destruktiven Attacken überleben. Er soll erfahren, dass wir uns als nicht zerstörbar erweisen, dass wir keine Rache üben, nicht gekränkt oder defensiv reagieren und auch sonst nicht nennenswert aus dem Gleichgewicht gebracht werden.

Damit diese Art der Objektverwendung therapeutisch wirksam werden kann, ohne in ein destruktives Agieren einzumünden, *können wir einige Aspekte beachten:*

1. Die Chance, die mit ihren Übertragungen einhergehenden abgewehrten Emotionen freizusetzen, sollten wir unseren Patienten nicht vorenthalten. Nicht selten fürchten wir diese Reaktionen und vermeiden die notwendige Konfrontation. In der vermeintlich fürsorglichen Absicht, dem Patienten einen Affekt einer Kränkung oder Verletzung ersparen zu wollen, übersehen wir aber, dass wir damit nicht nur den Fortgang seiner Therapie behindern, sondern ihm eine wertvolle Entwicklungsmöglichkeit nehmen.

Gelingt es uns, die auf uns gerichteten Emotionen nicht »persönlich« zu nehmen, sondern uns den Patienten als eine Projektionsfigur zur Verfügung zu stellen, die ihre Emotionen nicht abweist, sondern sie gelassen als auf sich gerichtet akzeptieren kann, bieten wir ihnen eine wertvolle Möglichkeit einer positiven Beziehungserfahrung. Wir geben ihnen die Chance, ihre innere Objektwelt im positiven Sinne zu restrukturieren, indem sie die in unserer wohlwollenden Reaktion zum Ausdruck kommende bessere Objektbeziehung introjizieren und fortan einen wohlwollenden Umgang mit sich selbst pflegen können. Die Möglichkeit, auf diese Weise eine positive Beziehungserfahrung zu vermitteln, sollte uns Mut machen und darauf vertrauen lassen, dass sich die Irritation in der therapeutischen Beziehung gewinnbringend wieder auflösen lässt (→ Kap. 5.8).

2. Dabei müssen wir jedoch den *»Als-ob«-Charakter* der gegen uns gerichteten Attacken vor dem Hintergrund der jeweiligen *Übertragungs*disposition erkennen können und gleichzeitig davon überzeugt sein, dass eine tragfähige therapeutische Beziehung besteht.

Auch wenn wir uns als ein Übertragungsobjekt »verwenden« lassen, müssen wir sicher sein, dass wir dennoch als eine Person mit eigenem Recht betrachtet werden, als eine Person, die sich nicht beliebig manipulieren lässt, sondern stark genug ist, um die Angriffe zu »überleben«. Nicht nur dies: Hinter dem spürbaren Ernst müssen wir auch das Spielerische der Attacken erkennen können. Es mag sein, dass die Patienten vorübergehend das Gefühl für den Als-ob-Charakter der gegen uns gerichteten Angriffe verlieren können. Doch muss klar sein, dass sie uns gleichwohl als tragendes Bezugsobjekt wahrnehmen und wertschätzen können und dass nur auf dieser Basis die wütenden oder hasserfüllten Angriffe quasi spielerisch stattfinden können.

3. Wir denken immer auch an die Möglichkeit, dass die Attacken des Patienten nicht spielerischer Natur, sondern Ausdruck eines *Allianzbruches* sind (→ Kap. 5.8).

Da Attacken von Patienten auf uns grundsätzlich mehrdeutig sind und auch einen Bruch der therapeutischen Beziehung anzeigen können, benötigen wir Signale von ihrer Seite, die uns helfen, den Als-ob-Charakter der Attacken zu erkennen. Wenn ein Patient mit seinen Attacken vehement seine Wut darüber zum Ausdruck bringt, dass er sich unverstanden und in einer für ihn nicht nachvollziehbaren Weise kritisiert, gekränkt, entwertet oder in anderer Weise ungerecht behandelt gefühlt hat, wäre es fatal und naiv, eine »gutartige« Form der Objektverwendung anzunehmen und einen Allianzbruch, der vielleicht reparierbar wäre, zu übersehen.

4. Wenn wir im Sinne von Winnicott (1971) einem Patienten Gelegenheit geben wollen, wütende oder hasserfüllte Angriffe gegen uns zu richten, darf das nicht heißen, dass die Patienten das Recht haben, die Gefühle von Wut und Hass anders als *verbal* auszuagieren.

Auch haben die Patienten nicht das Recht, uns respektlos zu behandeln. Die Tatsache, dass sie selbst in ihrer Kindheit emotional misshandelt worden sind, berechtigt sie nicht, uns emotional zu misshandeln!

5. Auch wenn wir im Rahmen der Objektverwendung von unseren Patienten temporär *funktionalisiert und instrumentalisiert* und vorübergehend von ihnen nicht mehr als eine Person mit eigenem Recht wahrgenommen werden, muss sich eine solche Beziehungskonstellation wieder auflösen lassen. Es soll deutlich werden, dass es zu einer Reinszenierung einer frühen Objektbeziehung gekommen ist, bei der die Patientin die Rolle eines instrumentalisierenden Elternteils übernommen hat und uns die Rolle des instrumentalisierten Kindes zugefallen ist.

Wenn wir diese Form der Inszenierung bemerken, können wir versuchen, die entstandene Szene und die uns darin zugewiesene Rolle gemeinsam mit dem Patienten zu verstehen und aufzulösen. Gelingt ein solches Verständnis und kommt es zur Auflösung der Inszenierung, entspannt sich in aller Regel sofort unsere Gegenübertragung, und der Patient findet in einen reflektierenden Modus zurück, so dass sich Grenzen setzende Interventionen erübrigen.

6. Nicht immer lässt sich ein instrumentalisierender Umgang eines Patienten mit uns auf die beschriebene Weise auflösen, besonders wenn ein funktionalisierender und instrumentalisierender Umgang mit anderen Menschen zu einem habituellen Muster geworden ist. Es mag Unterschiede in der Toleranzbreite einzelner Therapeuten geben, wieweit sie in der Lage sind, Kränkungen von Seiten der Patienten nicht persönlich zu nehmen und gleichzeitig eine gute therapeutische Arbeit zu leisten. In der Regel ist es jedoch der Therapie und uns als Therapeuten nicht zuträglich, wenn wir uns von unseren Patienten kränken oder unkontrolliert attackieren lassen. Stattdessen sollten wir unser *Recht auf Selbstschutz*, insbesondere unser Recht auf das Bedürfnis nach Selbstwertschutz geltend machen können.

Besonders häufig kommt eine solche Beziehungskonstellation bei narzisstisch gestörten Patienten vor, die dazu neigen, eigenes Kränkungserleben durch Kränkung anderer abzuwehren. Wenn die Patienten uns attackieren und Vorwürfe machen, mag das für sie auf vordergründige Weise stabilisierend sein. Diesen Attacken kommt jedoch nicht die befreiende Wirkung eines wütenden Affekts im Sinne der Objektverwendung von Winnicott (1971) zu, und ihre wiederholte Äußerung trägt nicht zu einer Verbesserung der therapeutischen Beziehung bei. Im Gegenteil, sie wirkt sich vor allem schädigend auf die therapeutische Beziehung aus, indem sie unser emotionales Gleichgewicht bedroht und unsere Arbeitsfähigkeit einschränkt.

7. *Sich verwenden lassen heißt nicht sich verletzen zu lassen!* In der Regel spüren wir den

Unterschied zwischen dem spielerischen Charakter von gegen uns gerichteten, übertragungsbedingten wütenden oder hasserfüllten Attacken und dem Ernst eines ungefilterten Hasses auf uns, der jede spielerische Qualität vermissen lässt, deutlich in unserer Gegenübertragung.

Während wir die übertragungsbedingten Attacken gegen uns eher gleichmütig und mit einer Portion Humor zur Kenntnis nehmen und uns manchmal sogar schmunzelnd über die endlich befreiten Emotionen freuen können, erzeugt ungefilterter und realer gegen uns gerichteter Hass bei uns Befremden, Erschrecken und Angst und weckt unser Bedürfnis, uns zu schützen. Ebenso werden wir den Unterschied zwischen übertragungsbedingten wütenden oder hasserfüllten Attacken und der Tendenz eines Patienten, uns emotional zu missbrauchen, sehr deutlich in der Gegenübertragung wahrnehmen. Statt des Gefühls der Befriedigung über die befreiten Emotionen werden wir ein Gefühl der Verletzung und ein dringendes Bedürfnis spüren, uns vor weiteren Verletzungen zu schützen.

8. In vergleichbarer Weise werden wir häufiger vor der Frage stehen, wie weit wir uns als *Container* für die Projektionen der Patienten zur Verfügung stellen oder diese aktiv durch eine Klärung der aktuellen therapeutischen Realität begrenzen sollen. Allgemein gilt: Nur wenn der Als-ob-Charakter der Projektionen spürbar ist und die therapeutische Beziehung nicht darunter leidet, sind die Voraussetzungen gegeben, die wir brauchen, um uns unseren Patienten auch als Empfänger von Projektionen zur Verfügung zu stellen. Ein wichtiges Entscheidungskriterium ist dabei, ob die Patienten den *Rahmen der Therapie einhalten* können oder ob sie dazu neigen, den Rahmen entsprechend ihren Projektionen zu überschreiten.

Wenn die Patienten den Rahmen der Therapie einhalten können und über die spezifischen Projektionen hinaus nicht zu umfassenderen realitätsverzerrenden Wahrnehmungen neigen und – gleichsam unter dem Schutz dieser Projektionen – therapeutisch produktiv arbeiten können, ist dies in der Regel ein Hinweis darauf, dass wir ihnen, zumindest für einen überschaubaren Zeitraum, diesen Raum gewähren und uns ihnen als Projektionsfläche zur Verfügung stellen können. Stellen wir jedoch fest, dass die Patienten unter dem Einfluss ihrer Projektion dazu neigen, die Grenzen des Rahmens zu überschreiten oder auch sonst zu realitätsverkennenden Wahrnehmungen neigen, werden wir sie vorrangig bei der Förderung der Realitätsprüfung unterstützen. Nicht immer wird es gelingen und nicht immer ist es notwendig, von den Patienten die komplette Rücknahme ihrer Projektion zu erwarten, um sicherzustellen, dass sie den Rahmen der Therapie einhalten. Entscheidend ist, dass sie die Grenzen des Rahmens wahren, selbst wenn sie innerlich von der Notwendigkeit den Rahmen einzuhalten, noch nicht hinreichend überzeugt sind. Ist das nicht möglich, ziehen wir es vor, die Realität der therapeutischen Beziehung zu klären und eine entschlossene Begrenzung des respektlosen, hassgeleiteten oder missbräuchlichen Verhaltens vorzunehmen und nötigenfalls den Verzicht auf diese Verhaltensweisen zur Voraussetzung für die Fortführung der Therapie zu machen.

Weiterführende Literatur

Bettighofer S (2010). Übertragung und Gegenübertragung im therapeutischen Prozess. 4. Aufl. Stuttgart: Kohlhammer.

Bohleber W, Fonagy P, Jiménez JP, Scarfone D, Varvin S, Zysman S (2013). Für einen besseren Umgang mit psychoanalytischen Konzepten, modellhaft illustriert am Konzept »Enactment«. Psyche – Z Psychoanal 67, 1212–1250.

Brumberg J, Gumz A (2012). Was sind Übertragungsdeutungen und wie wirken sie? Eine systematische Übersicht. Z Psychosom Med Psychother 58, 219–235.

Focke I (2007). Wie Deutungen gehört werden. In: Müller M, Wellendorf F (Hg). Zumutungen. Die unheimliche Wirklichkeit der Übertragung. Tübingen: edition diskord; 147–166.

Gill MM (1982/1996). Die Übertragungsanalyse. Frankfurt/M.: Fischer.

Körner J (2017). Die Dynamik von Übertragung und Gegenübertragung. Stuttgart: Kohlhammer.

Racker H (1959/2017). Übertragung und Gegenübertragung. 7. Aufl. München/Basel: Reinhardt.

Sandler J (1976). Gegenübertragung und Bereitschaft zur Rollenübernahme. Psyche – Z Psychoanal 30, 297–305.

Anmerkungen

1 »… denn schließlich kann niemand in absentia oder in effigie erschlagen werden« (Freud 1912a, S. 374).

2 Aus Zeugnissen über Freuds Behandlungstechnik kann erschlossen werden, dass er jedoch in seiner eigenen therapeutischen Praxis der Übertragung und ihrer Durcharbeitung keinen größeren Stellenwert eingeräumt hat (Cremerius 1981).

3 Ähnlich, wie wir es bei der Verwendung des Begriffs in der Deutung dargelegt haben (→ Kap. 6.1), wollen wir den Begriff der Übertragungsdeutung so verstehen, dass er auch klarifizierende und konfrontierende Interventionen einschließt, sofern sie sich auf die Übertragung beziehen.

4 Wir wissen, dass unsere Interaktionsmuster mit anderen Menschen und die Art, wie wir mit uns selbst umgehen, implizit gespeicherten Prozeduren folgen. Diese Prozeduren können unsere Patienten nicht erinnern, wir können sie nur indirekt erschließen, indem wir ihr Verhalten und Erleben im Hier-und-Jetzt der therapeutischen Situation zum Ausgang nehmen. Neuere Vorstellungen gehen davon aus, dass Traumen der präverbalen Phase, die dem episodischen oder autobiografischen Gedächtnis nicht zugänglich sind, auf dem Wege der Übertragung zugänglich gemacht werden können (Knoblauch 1997).

5 Dieser Sachverhalt ist auch mit dem Konzept der therapeutischen Ich-Spaltung (Sterba 1934) gemeint, auf das aufgrund unserer neueren behandlungstechnischen Auffassungen zur Anwendung von Übertragungsdeutungen weniger Bezug genommen wird. Die Fähigkeit, den »Als-ob-Charakter« der Übertragung zu erkennen, galt traditionell als die Voraussetzung für die Anwendung von Übertragungsdeutungen. Nur wenn es möglich ist – so die Auffassung – die Übertragungsaffekte zu erleben und das Erlebte gleichzeitig beobachten zu können, sollten Übertragungsdeutungen gegeben werden. Wir denken, dass die Fähigkeit, das Übertragungsgeschehen zu beobachten und den »Als-Ob-Charakter« der Übertragung zu erkennen, auf der Höhe einer Übertragung durch die mobilisierten Affekte eingeschränkt sein kann, ohne dass deshalb eine Arbeit »in« der Übertragung ausgeschlossen sein müsste. Allerdings müssen aus unserer Sicht genügend Hinweise auf das Vorliegen einer tragfähigen, therapeutischen Allianz vorliegen. Wir würden jedoch nicht so weit gehen, das Konzept der therapeutischen Allianz in Frage zu stellen, wie es u. a. Körner (1989) in seiner Kritik am Konzept der therapeutischen Ich-Spaltung vorschlägt.

6 Hier gehen die Meinungen weit auseinander. So vertrat Strachey (1935) die Auffassung, dass zu frühe Übertragungsdeutungen mit einem negativen Therapieergebnis verbunden sein und zu Therapieabbrüchen führen könnten, während andere einflussreiche

Theoretiker wie Davanloo (2001) und Malan (2013) von der Nützlichkeit früher Übertragungsdeutungen überzeugt sind. Auch Kernberg (2011) hat sich immer dafür ausgesprochen, negative Übertragungsaspekte so früh wie möglich zu deuten.

7 Ein betont zurückhaltendes Therapeutenverhalten wurde in der analytischen Psychotherapie nicht selten gezielt mit der Absicht eingesetzt, um Übertragungen zu fördern. Dass dieses Ziel auf diese Weise erreichbar ist, ist unbestritten; falsch ist lediglich die theoretische Annahme, der Therapeut nähme auf diese Weise keinen Einfluss auf die Entwicklung der Übertragung, sondern ermögliche durch sein vermeintliches Nicht-Intervenieren den natürlichen und unverfälschten Verlauf der Übertragung. Das Gegenteil ist der Fall: Durch ein zurückhaltendes Therapeutenverhalten werden typischerweise, je nach Erfahrungshintergrund und Übertragungsdisposition der jeweiligen Patientin, verinnerlichte Beziehungsmuster aktiviert, die aus Beziehungserfahrungen mit emotional nicht verfügbaren oder nicht responsiven Bezugspersonen stammen. In der traditionellen Auffassung sollte die Motivation zur Entwicklung einer Übertragungsneurose dadurch gefördert werden, dass es eine »Versagung« von realen Befriedigungen innerhalb und außerhalb der Behandlung gab. Damit sollte durchaus ein gewisses »Maß von realem Leiden« (Freud 1937, S. 76) verbunden sein. Eine ähnliche Funktion sollte die Forderung nach Abstinenz erfüllen. Auch sie sollte den Patienten die Entfaltung einer Übertragung erleichtern.

8 Eine systematische Arbeit mit Handlungsdialogen findet sich in den psychodynamisch orientierten körpertherapeutischen Ansätzen von Trautmann-Vogt und Vogt (2018, 2020). Hier geht es nicht nur darum, Beziehungsszenen zu verstehen und zu deuten. Vielmehr wird ein realer Austausch zwischen Patient und Therapeut angeregt, bei dem neben verbalen Ausdrucksformen auch sichtbare Bewegungshandlungen für das Verständnis genutzt werden. Das Konzept geht davon aus, dass über das Wiederbeleben multimodal gespeicherter positiv konnotierter Beziehungserfahrungen in rhythmisch-dynamischen Handlungsdialogen in der Therapie emotional blockierte Beziehungsschemata und die dazu gehörenden Affekte reaktiviert werden können. Ein ähnliches Vorgehen hat auch Heisterkamp (2002) beschrieben.

9 Entscheidend ist dabei der Trennungsschritt, der darin besteht, dass wir anders reagieren als das frühe Objekt, das auf uns projiziert wird (Winnicott 1971). Diese Trennung kann verunsichern, aber auch ein neues Erleben erschließen, das auf eine andere Weise als auf die vertraute Weise Sicherheit vermitteln kann. Letztendlich ermöglicht sie den Patienten, sich Bereiche ihrer eigenen Welt anzueignen, die sie bisher nicht ihrem Selbst zugeordnet, sondern als inakzeptabel projiziert hatten (Loewald 1980).

7 Modifikation von Prozeduren und der Aufbau von Ich-Funktionen

7.1 Was umfasst strukturbezogenes Arbeiten?

7.1.1 Eingeschränkte Ich-Funktionen und strukturbezogene Interventionen

Strukturbezogene Interventionen dienen der Stärkung von Ich-Funktionen[1] zur Selbst- und Beziehungsregulierung und der Verbesserung der ihnen zugrunde liegenden prozeduralen Abläufe. Den theoretischen Ursprung der Beschäftigung mit Ich-Funktionen in der psychoanalytischen Ich-Psychologie hatten wir in Kap. 3.8 dargestellt. Wir hatten auch auf die Kontextabhängigkeit von Störungen der Ich-Funktionen hingewiesen, die keinesfalls – wie der Strukturbegriff leicht suggerieren könnte –, dauerhaft vorhanden sein müssen, sondern auch vorübergehend auftreten können. Spezielle psychodynamische Ansätze, die sich der Arbeit an Ich-Funktionen widmen, sind die psychoanalytisch-interaktionelle Therapie (Heigl-Evers & Heigl 1983; Heigl-Evers & Ott 1998; Streeck 2018; Streeck & Leichsenring 2011) und die strukturbezogene Therapie (Rudolf 2020)[2].

Bei der therapeutischen Arbeit an eingeschränkten Ich-Funktionen lassen wir uns von den folgenden allgemeinen Überlegungen leiten:

1. Einschränkungen von Ich-Funktionen können – besonders dann, wenn sie nach einer langen Zeit ungestörter Funktionsfähigkeit erstmalig auftreten oder vorübergehender Natur sind – die Folge aktivierter *unbewusster Konflikte* sein. Therapeutisch ziehen wir dann primär die abwehranalytische Bewusstmachung des unbewussten Konflikts in Betracht und gehen davon aus, dass mit seiner Bewusstwerdung und einer nachfolgend gefundenen Konfliktlösung die Ich-Funktion wieder restituiert wird.

2. *Länger andauernde, manchmal schon seit vielen Jahren bestehende* oder *immer wieder auftretende* ich-funktionelle Einschränkungen, die oft zusammen mit dysfunktionalen und schädigenden Verhaltens- und Beziehungsmustern vorkommen, verweisen in der Regel auf problematische oder beziehungstraumatische Entwicklungsbedingungen in der Kindheit und Jugend[3]. Diese können aus unterschiedlichen Gründen eine normale Entwicklung wichtiger Ich-Funktionen im Bereich der Selbst- und Beziehungsregulation verhindert haben. Die therapeutische Arbeit besteht dann darin, funktionale und adaptive Prozeduren der Selbst- und Beziehungsregulation in geduldigem Durcharbeiten und Üben aufzubauen und dysfunktionale Muster zu deaktivieren (→ Kap. 3.8.3).

Entweder konnten sich unter den Bedingungen einer anhaltend aktivierten Stressphysiologie die für eine angemessene Selbstregulation notwendigen neuronalen Strukturen – insbesondere die für die Emotionsregulierung zuständigen präfrontalen Strukturen – nur unzureichend in ihrer Morphologie und Funktionsweise ausbilden (Irle et al. 2011). Oder wichtige selbst- und beziehungsregulierende Ich-Funktionen konnten sich in einem durch Misshandlung oder Vernachlässigung geprägten Umfeld nicht adäquat entwickeln, weil ihre Ausübung mit dem Bedürfnis nach Bindung an die primären Bezugspersonen unvereinbar war oder von ihnen sanktioniert wurde. Um unter diesen Bedingungen dennoch eine das Überleben sichernde Selbst- und Beziehungsregulation zu erreichen, wurden typischerweise Interaktionsmuster ins Leben gerufen, die aus heutiger Sicht dysfunktional und maladaptiv sind (Wöller 2013, 2014).

3. In vielen Fällen können, namentlich bei Patienten mit einem bindungs- und beziehungstraumatischen Hintergrund, bereits *entwickelte Ich-Funktionen* – Fähigkeiten, Kompetenzen, Regulationsmöglichkeiten – *nicht abgerufen* werden, weil der Zugang zu ihnen unter der Einwirkung aktueller Stressbedingungen oder traumaassoziierter Alltagsstimuli blockiert ist.

Diese Situation kommt weitaus häufiger vor, als allgemein angenommen wird, und macht den Einsatz ressourcenaktivierender Interventionen so wertvoll.

7.1.2 Therapeutische Haltung und Beziehungsgestaltung bei Patienten mit ich-strukturellen Störungen

Die spezifische therapeutische Haltung, die sich bei Patienten mit ich-strukturellen Störungen und ausgeprägten ich-funktionellen Einschränkungen am meisten bewährt hat, unterscheidet sich deutlich von derjenigen, die wir bei Konfliktpathologien bevorzugen. Sie lässt sich folgendermaßen beschreiben:

1. Die Patienten brauchen in der Therapie ein Gegenüber, das *präsent* und unterstützend ist und gleichzeitig die Kompetenzen der Patienten würdigt. Indem wir ihre basalen Beziehungsbedürfnisse (→Kap. 5.4) berücksichtigen, erleichtern wir ihnen die Verinnerlichung einer positiven Beziehung und die Bildung einer positiven Selbstrepräsentanz (De Jonghe et al. 1994). Wir achten darauf, dass sich möglichst eine *positive Übertragung* entwickelt. Da es bei dieser Form der Therapie in besonderem Maße auch um Lernen geht, ist es notwendig, ein optimales lernförderndes Erregungsniveau zu schaffen.

Wir erreichen dies durch eine emotionale unterstützende, wertschätzende Haltung, die Frustrationen bewusst geringhält.
Je besser sie unser Bemühen und unsere Sorge um sie verinnerlichen können, desto eher werden sie sich einen stärker selbstfürsorglichen Umgang mit sich selbst gestatten können. Je mehr sie sich mit unserer akzeptierenden Haltung identifizieren, desto toleranter können sie gegenüber den gehassten oder schamhaft verborgenen Anteilen ihres Selbst werden. Dabei kann den *Worten*, die wir wählen, eine wichtige verändernde Rolle zukommen. Mit ihrer Hilfe können wir unseren Patienten einen Raum schaffen, in dem sie Unbekanntes und Ängstigendes zum Ausdruck bringen können. Wir verschaffen ihnen damit nicht

nur Entlastung von Schuld- und Schamgefühlen und sorgen nicht nur für die Stärkung ihres Selbstgefühls, sondern *eröffnen* ihnen gleichzeitig die Möglichkeit, Repräsentanzen für ein schwer fassbares, aber bedrückendes oder ängstigendes Erleben zu bilden (→ Kap. 8.2).

2. Da wir bei Patienten mit ich-strukturellen Störungen von einem beziehungstraumatischen Hintergrund ausgehen, werden wir in der initialen Beziehungsgestaltung ganz besonders das *anhaltende Bedrohungsgefühl* beachten, dem diese Patienten nahezu ununterbrochen, verstärkt aber in nahen Beziehungen, ausgesetzt sind.

Unser Hauptanliegen muss darin bestehen, den Patienten, zumindest annähernd und insoweit es ihnen überhaupt möglich ist, ein Sicherheitsgefühl in der therapeutischen Situation zu verschaffen. Ebenso wichtig ist es, ihrem Grundbedürfnis nach Orientierung und Kontrolle Rechnung zu tragen. Die Patienten dürfen nicht das Gefühl haben, einem undurchschaubaren Geschehen ausgeliefert zu sein. Weiterhin achten wir darauf, ihr ohnehin fragiles Selbstwertgefühl nicht noch durch unbedachte und im Ergebnis verletzende Äußerungen zu belasten.

3. In besonderem Maße rechnen wir bei Patienten mit strukturellen Störungen damit, dass Brüche in der therapeutischen Beziehung auftreten, deren Reparatur für den Fortgang der Therapie unerlässlich ist (→ Kap. 5.8). Mit Blick auf nicht hinreichend integrierte Persönlichkeitsanteile achten wir darauf, dass unreifere oder destruktive Anteile der Persönlichkeit nicht die therapeutische Situation dominieren.

Im Besonderen geht es auch um Schutz vor Suizidalität und Selbstschädigung (Reddemann & Wöller 2017; Wöller 2013a) und darum, die Patienten, uns und die Therapie vor destruktiven Persönlichkeitsanteilen der Patienten zu schützen (→ Kap. 8.3).

4. Wir können bei Bedarf und grundsätzlich zeitlich begrenzt *»Hilfs-Ich-Funktionen«* übernehmen, indem wir bestimmte Ich-Funktionen stellvertretend für die Patienten ausüben. Doch ist unser Bemühen immer darauf gerichtet, die Patienten in die Lage zu versetzen, diese Funktionen baldmöglichst wieder selbstständig auszuüben.

Konkrete Anleitungen und Empfehlungen können von großem Wert sein. Lediglich dürfen wir die Patienten nicht aus der Verpflichtung entlassen, den Nutzen unserer Empfehlung für sich abzuwägen und die Verantwortung für ihre Entscheidung zu übernehmen.

5. Die *Bedeutung ressourcenaktivierender* Interventionen können wir nicht deutlich genug hervorheben (→ Kap. 3.1.5). Gleichwohl halten wir die exakte Erfassung der *ich-funktionellen Einschränkungen* für unverzichtbar. Die Strukturachse der Operationalen Psychodynamischen Diagnostik (Arbeitskreis OPD 2014) kann zu einer genauen Diagnostik beitragen.

Die genaue Erfassung ich-funktioneller Einschränkungen ist nach unserer Auffassung nicht Ausdruck einer defizitorientierten Denkweise, sondern die notwendige Grundlage für unser Bemühen, gezielt ressourcenaktivierende Interventionen zu planen, um spezifische Kompetenzen zu stärken.

6. *Konfrontierende Interventionen* setzen wir bei maladaptiven Erlebens- und Verhaltensmustern *mit größter Vorsicht* ein. Weit wichtiger ist es, sich darauf zu konzentrie-

ren, welches Beziehungsbedürfnis aktuell im Vordergrund steht. Jegliche Bewältigungsmuster sollten wir – gerade auch dann, wenn sie uns dysfunktional vorkommen – wertschätzen, weil sie unter bestimmten Lebensumständen eine wichtige, möglicherweise sogar eine das Überleben sichernde Funktion hatten.

Wir würden eine als altruistische Abtretung bekannte Bewältigungsform auch dann, wenn wir sie als selbstausbeuterisch erleben, in jedem Falle auch wertschätzen – weil sie dazu beiträgt, die Anerkennung anderer Menschen zu gewinnen und Sinn und Erfüllung im eigenen Leben zu finden[4]. Doch würden wir ihr ergänzend die Selbstfürsorge als ein therapeutisches Gebot an die Seite stellen. Wenn wir bemerken, dass eine Patientin offensichtlich die Realität verzerrt wahrnimmt, hüten wir uns, von einer Fehlwahrnehmung ihrer Realität zu sprechen. Meist akzeptieren Patienten es jedoch, wenn wir von der Einseitigkeit ihrer Wahrnehmung sprechen, die negative Aspekte ihrer Person übermäßig akzentuiert und positive zu wenig beachtet.

7. Weitaus mehr als bei Konfliktpathologien achten wir darauf, dass die Patienten das in der Therapiesitzung Erkannte in ihrem Alltag umsetzen.

Patienten, die sich an ein Vermeidungsverhalten gewöhnt haben, benötigen unsere Ermutigung, oft aber auch die deutlich ausgesprochene Erwartung, dass sie das in der Therapiesitzung Erkannte auch in ihrem Alltag umsetzen. Wir äußern Verständnis, dass das nicht nur des Mutes, sondern auch einer beträchtlichen Anstrengung bedarf.

8. Im Kern weist eine strukturbezogene psychodynamische Therapie in vieler Hinsicht Merkmale auf, die mit Aspekten einer erfolgreichen Elternschaft vergleichbar sind, ohne aber in regressiver Weise ein Nachholen kindlicher Beziehungsbedürfnisse anzubieten.

Die ressourcenorientierte Technik der Selbstfürsorge auf der inneren Bühne (→ Kap. 8.3.3) erlaubt darüber hinaus eine symbolische Befriedigung der Beziehungsbedürfnisse verletzter oder traumatisierter kindlicher Persönlichkeitsanteile, ohne dass eine Regression in der therapeutischen Beziehung notwendig ist.

7.1.3 Therapeutische Aufgaben im Rahmen strukturbezogener Arbeit

Nachdem wir in *diagnostischer* Hinsicht (→ Kap. 4.3)

- einen Überblick gewonnen haben, welche für die Selbst- und Beziehungsregulation notwendigen basalen Ich-Funktionen unzureichend verfügbar sind,
- ein Verständnis erarbeitet haben, welche Fähigkeiten für welche aktuellen Lebenssituationen in ausreichendem Maße verfügbar sind und welche in besonderem Maße der Stärkung bedürfen,
- geklärt haben, ob die unzureichend verfügbaren Fähigkeiten nie in ausreichendem Maße zur Verfügung gestanden haben oder ob sie erst unter den aktuellen Lebensumständen nicht mehr verfügbar geworden sind,
- welche dysfunktionalen und schädigen-

den Interaktionsmuster sich zur Kompensation der ungenügend verfügbaren Ich-Funktionen eingestellt haben,

stellt sich uns in *therapeutischer* Hinsicht die Aufgabe,

- Fähigkeiten und Kompetenzen auszubauen, zu stärken oder zu reaktivieren, die eine adäquate Selbst- und Beziehungsregulation und die Befriedigung der wichtigsten Grundbedürfnisse im Alltag ermöglichen,
- den Prozess zu begleiten, der darin besteht, funktionale Interaktionsmuster an die Stelle dysfunktionaler Muster treten zu lassen,
- bei maladaptiven und schädigenden Verhaltensmustern den schädigenden Charakter dieser Muster bewusst zu machen,
- mit den Patienten zu klären, ob die Muster entweder – aktuell oder unter früheren traumatischen Lebensbedingungen – eine regulative Funktion zur Befriedigung wichtiger Grundbedürfnisse haben oder hatten,
- ihnen ein Verständnis zu vermitteln, dass zur Veränderung der abgespeicherten Prozeduren eine nicht unerhebliche Anstrengung notwendig ist, um die vorgebahnten Pfade im Gehirn zu deaktivieren und neue Pfade zu erschließen,
- dieses Verständnis durch ermutigende Interventionen und das Angebot der Unterstützung zu ergänzen.

Wir erläutern den Patienten, dass die vor ihnen liegende therapeutische Aufgabe die Bereitschaft zu regelmäßigem Praktizieren und geduldigem Einüben erfordert, wobei kleine Schritte auf dem Weg der Zielerreichung am ehesten ein Erfolgserlebnis wahrscheinlich machen.

Weiterführende Literatur

Arbeitskreis OPD (2014). Operationalisierte Psychodynamische Diagnostik OPD-2. Das Manual für Diagnostik und Therapieplanung. 3. Aufl. Bern: Huber.

Heigl-Evers A, Ott J (Hg) (1998). Die psychoanalytisch-interaktionelle Methode. 2. Aufl. Göttingen: Vandenhoeck & Ruprecht.

Rudolf G (2020). Strukturbezogene Psychotherapie. Leitfaden zur psychodynamischen Therapie struktureller Störungen. 4. Aufl. Stuttgart: Schattauer.

Streeck U, Leichsenring F (2011). Handbuch psychoanalytisch-interaktionelle Therapie. Behandlung von Patienten mit strukturellen Störungen und schweren Persönlichkeitsstörungen. 2. Aufl. Göttingen: Vandenhoeck & Ruprecht.

Streeck U (2018). Psychoanalytisch-interaktionelle Therapie struktureller Störungen. Stuttgart: Kohlhammer.

Anmerkungen

1 Im psychodynamischen Sprachgebrauch ist der Begriff der »Ich-Funktionen« geläufig; wir können aber auch, vor allem, wenn es sich um ein komplexes Zusammenwirken von Ich-Funktionen handelt, von Fähigkeiten, Fertigkeiten oder Kompetenzen sprechen.

2 Im internationalen Schrifttum findet sich der Begriff der strukturbezogenen Therapie so gut wie nicht. Ebenso wenig finden wir den Begriff der psychoanalytisch-interaktionellen Therapie. Stattdessen wird in der internationalen Literatur von supportiven Therapien gesprochen. Üblich ist es auch, Interventio-

nen auf einem Kontinuum zu lokalisieren, dessen einer Pol durch »expressives«, d. h. aufdeckend-deutendes, und dessen anderer Pol durch ein supportiv-affirmatives Intervenieren charakterisiert ist (Luborsky 1999). Daher umfasst der in der internationalen Literatur gebräuchliche Begriff der supportiven Therapie – die im Übrigen in ihrer Wirksamkeit sehr gut untersucht ist (Carsky 2013) – sowohl Therapieformen, die wir im deutschsprachigen Raum als »supportive« und solche, die wir als »strukturbezogene« oder »psychoanalytisch-interaktionelle« Therapien bezeichnen würden. Im deutschen Sprachraum sind wir es gewohnt, von supportiven oder »haltgebenden« Therapien zu sprechen, wenn wir Änderungen in der Abwehrstruktur oder Verbesserungen im Bereich von Ich-Funktionen nicht für aussichtsreich halten und lediglich die Aufrechterhaltung der Alltagsfunktionalität mit unserer Hilfe erwarten. Von »strukturbezogenen« oder »psychoanalytisch-interaktionellen« Therapien sprechen wir hingegen, wenn wir Änderungen in der Abwehrstruktur oder im Bereich der Ich-Funktionen anstreben – wobei die emotionale Konnotation der strukturbezogenen oder psychoanalytisch-interaktionellen Therapie deutlich optimistischer ist als die der supportiven Therapie. Uns erscheint die bisher im deutschen Sprachraum praktizierte Unterscheidung zwischen supportiver und strukturbezogener Therapie nicht mehr plausibel. Zum einen ist nicht nur ein unterstützendes Beziehungsangebot, sondern auch die Verwendung bestätigender, entlastender und ermutigender Interventionen ein zentrales Element jeder um die Verbesserung von Ich-Funktionen bemühten Therapie. Zum anderen werden wir, gleich welche Art von Therapie wir durchführen, kaum darauf verzichten wollen, auf eine Verbesserung von Ich-Funktionen hinzuwirken. Jede »Halt gewährende« Therapie – wie sie beispielsweise in den deutschen Psychotherapie-Richtlinien (2009/2018) unter Punkt 1.1.1.4 als »Niederfrequente Therapie in einer längerfristigen, Halt gewährenden therapeutischen Beziehung« konzipiert ist – verfolgt immer auch das Ziel einer langfristigen Verbesserung der autonomen Emotionsregulierung. Wir plädieren daher dafür, die fragwürdige Unterscheidung zwischen supportiven und strukturbezogenen Interventionen aufzugeben und beide Begriffe synonym zu verwenden.

3 Sie können ihren Ursprung auch in extremen und langanhaltenden Traumatisierungen im Erwachsenenalter, zum Beispiel unter Bedingungen von Folter und Gefangenschaft haben.

4 Unter beziehungstraumatischen Umständen kann der Modus des Helfens eine Überlebensstrategie sein, die die Funktion hat, Kontrolle zu erlangen und das Gefühl des Ausgeliefertseins abzuwenden. Ein solches Verständnis kann auch den zwingenden Charakter des »Helfenmüssens« erklären.

7.2 Emotionsregulierung

7.2.1 Der strukturorientierte Umgang mit Emotionen bei Patienten mit komplexen Traumafolgestörungen

Störungen der Emotionsregulierung kommen bei unterschiedlichen Störungsbildern vor. Während die Regulierung der Emotionalität bei affektiven Störungen oder Angsterkrankungen in der Regel vorübergehender Natur ist und sich mit der Behandlung des Störungsbildes wiederherstellen lässt, haben wir es bei komplexen Traumafolgestörungen und traumaassoziierten Persönlichkeitsstörungen mit anhaltenden Problemen der Emotionsregulierung zu tun. Wegen ihrer besonderen klinischen Bedeutung wollen wir uns an dieser Stelle dem strukturorientierten therapeutischen Umgang mit

Störungen der Emotionsregulierung bei dieser Patientengruppe zuwenden. Was bedeutet das im Einzelnen?

1. Die normalerweise vorhandene rechtshemisphärisch und subkortikal vermittelte Fähigkeit, übermäßig intensive Emotionen automatisch herabzuregulieren und für eine ausgeglichene Stimmungslage zu sorgen, ist typischerweise im Gefolge traumatischer Beziehungserfahrungen geschwächt.

2. Die für diese Patientengruppe charakteristische Störung der Emotionsregulierung kann sich in einer *überflutenden* oder in einer *durch dissoziative Mechanismen betäubten Emotionalität* manifestieren (Krystal 2002; Schore 2011).

3. Die betroffenen Patienten leiden unter intensiven, aber *undifferenzierten Affektzuständen*, die durch die Beimischung traumatischer Affektanteile mit bedrohlichen Gefühlen von Ohnmacht, Hilflosigkeit und verzweifeltem Alleingelassensein verbunden sind und oft auch eine Einschränkung kognitiver Funktionen umfassen. Zumeist werden sie *als diffus, bedrohlich und überwältigend empfunden.*

> Gefühle der Angst, der Scham und der ohnmächtigen Wut können Teil der undifferenzierten Affektzustände sein. Meist können die Patienten diese Affektzustände nicht mit Worten beschreiben, sondern *lediglich angeben, dass es ihnen äußerst schlecht geht.* Oft spüren traumatisierte Patienten anstelle von Gefühlen nur *diffuse körpernahe Spannungszustände*, die nicht minder quälend sind.

4. Zur Auslösung undifferenzierter Affektzustände kommt es durch – äußerlich betrachtet eher geringfügige – belastende Alltagssituationen, die Ähnlichkeiten mit traumatischen Situationen der kindlichen Vergangenheit aufweisen. Durch die Aufladung mit traumatischen Affekten – vor allem der Ohnmacht und Hilflosigkeit sowie des verzweifelten Alleingelassenseins – erreichen die Triggersituationen des Alltags eine Intensität, die derjenigen intrusiver Bilder vergleichbar ist.

5. Ziel eines strukturorientierten Umgangs mit der im Rahmen komplexer Traumafolgestörungen gestörten Emotionalität ist es, den Patienten die lebendige und wohltuende Erfahrung situationsangemessenen emotionalen Erlebens zu ermöglichen. Dafür ist es erforderlich, dass die emotionalen Vorgänge in einem *optimalen Bereich der Erregung* ablaufen können. Wir sprechen hier von einem Toleranzfenster (Siegel 1999).

> Die Möglichkeit, in situationsadäquater und lebendiger Weise Emotionen wahrnehmen und äußern zu können, erleben wir im Allgemeinen als wohltuend, selbst dann, wenn es sich um negative Emotionen handelt. Angemessenen Ärger, Enttäuschung oder auch Wut ausdrücken zu können, hat ebenso einen adaptiven Wert wie die Fähigkeit, Trauer zu erleben. Maladaptiv wird das emotionale Erleben erst dann, wenn das emotionale Erleben übermäßig intensiv und bedrohlich oder kaum noch wahrnehmbar wird. Übermäßig bedrohlich und intensiv kann es werden, wenn in ihm aus früherem beziehungstraumatischem Erleben stammende Affektanteile enthalten sind. Kaum noch wahrnehmbar wird es, wenn das emotionale Erleben durch dissoziative Mechanismen gleichsam abgeschaltet ist oder sich nur noch durch körpernahe und meist quälende Spannungszustände mitteilt.

7.2.2 Wie sprechen wir das emotionale Erleben der Patienten an?

Die Schwäche des emotionalen Erlebens, aber auch die durch die Beimischung der traumatischen Affektanteile andersartige Qualität der Emotionen und schließlich auch die mangelnde Differenziertheit vieler Gefühlszustände können es uns schwer machen, die Affekte der Patienten adäquat zu spiegeln. Zusätzlich können die geschilderten Ängste, die nicht wenige Patienten gegenüber dem emotionalen Erleben entwickeln, die Affektspiegelung erschweren.

1. Wir bemühen uns um eine *vorsichtige Annäherung an die Gefühlswelt* der Patienten, die auch die Schwäche ihrer Emotionswahrnehmung und die Undifferenziertheit ihrer Affektzustände berücksichtigt. Um unsere Patienten nicht durch eine unzutreffende Vermutung über ihre aktuelle Gefühlslage zu verunsichern oder sogar vor den Kopf zu stoßen[1], wählen wir eine eher »diffuse« Beschreibung der Gefühlslage, bei der wir den aktualisierten Affekt – mit »hinreichender Ungenauigkeit« ansprechen. Die absichtliche Ungenauigkeit in der Formulierung verfolgt das Ziel, dem Patienten einen Rahmen zu geben, den er so weit, wie es ihm möglich und sicher genug erscheint, mit genaueren emotionalen Inhalten füllen kann.

> Wenn wir eine Formulierung anbieten, dass etwas »schwierig«, »nicht so einfach«, »nicht gut«, »belastend« oder auch »mit Stress verbunden« sei oder »sich nicht gut anfühlt«, sind dies »hinreichend unpräzise« Formulierungen, die den Patienten genügend Spielraum lassen, um sich einem spezifischeren und passenderen Gefühl anzunähern.

2. Indem wir die Patienten bitten, die *aktuelle Auslösung* ihrer emotionalen Reaktion zu betrachten, lenken wir ihre Aufmerksamkeit gleichzeitig auf die Frage, inwieweit sie die emotionale Reaktion auf eine Alltagssituation als situationsangemessen oder unangemessen, belastend und als übermäßig intensiv oder zu sehr abgeschwächt und dumpf empfinden.

> In der Regel fühlen sich die Patienten sehr verstanden, wenn wir die hohe subjektive Belastung gerade bei, von außen betrachtet, »harmlosen« Anlässen würdigen, bei denen sie sich »verletzt« fühlen, »abgrundtief« schämen oder »völlig alleingelassen« fühlen.

3. Weiterhin achten wir darauf, dass die Patienten ihre emotionalen Zustände nicht nur als solche erleben, sondern sie auch *»mentalisieren«*, d. h. sie kognitiv einordnen und – indem sie sie mit eigenen und fremden Wünschen, Erwartungen, Motiven in Verbindung bringen – in den Kontext einer aktualisierten äußeren oder verinnerlichten Objektbeziehung stellen. Durch kognitive Einordnung stellt sich in aller Regel eine Distanzierung ein, die zu einer Reduktion der Affektintensität führt.

4. Schließlich denken wir daran, dass eine intensivere Auseinandersetzung mit Gefühlen, so wertvoll sie in der Regel ist, für einige Patienten mit beziehungstraumatischen Erfahrungen auch *bedrohlich* sein und Ängste oder Schamgefühle auslösen kann.

> Bei nicht wenigen Patienten mit traumatischen Erfahrungen beobachten wir, dass sie eine *Angst vor jeglichen Gefühlen* entwickelt haben (Krystal 2002; Pflichthofer 2016). Die Angst bezieht sich speziell auch auf positive Gefühle. Die speziell bei sexuellen Traumatisierungen häufige Erfahrung, dass kindliche Liebesgefühle miss-

braucht wurden und in Schädigung mündeten, lässt jedes positive gefühlshafte Erleben potenziell gefährlich werden. Besonders schmerzlich war es, wenn positive Emotionen durch das Erleben des Vertrauensverlustes blitzschnell zu negativen wurden. Ein Weg, um die mit dem traumatischen Erleben verbundenen Schmerzen zu lindern, bestand darin, sich Gefühlen gegenüber unempfindlich zu machen. Gefühle wurden als gefährlich empfunden, weil sie die Möglichkeit von Ohnmacht, Hilflosigkeit und Kontrollverlust beinhalten und die Betroffenen dem Erleben überwältigender Scham aussetzen können. Gefühle zu vermeiden wurde oberstes Gebot. Daher kann auch die durch die empathische Affektspiegelung entstehende Nähe Ängste vor Schädigung, Betrug, Ausgeliefertsein und Bloßstellung auslösen. Wenn derartige Beziehungserfahrungen vorliegen, können wir den Patienten den Zugang zu unserer Affektspiegelung sehr erleichtern, indem wir zuvor entsprechende Übertragungsängste ansprechen.

7.2.3 Distanzierung von intensiven negativen Emotionen und traumatischen Erinnerungsfragmenten

Wegen ihrer Schwierigkeiten, ihre Emotionen selbstständig zu verstärken oder zu beruhigen – Qualitäten, die Stern (1992) als »Crescendo« und »Decrescendo« der Intensitäten bezeichnet hat – benötigen die Patienten unsere regulierende Aktivität und unsere regulierenden Interventionen.

Implizit können wir eine unter Spannung stehende, aufgewühlte oder ängstliche Patientin durch die Art, wie wir mit ihr sprechen, beruhigen. Ebenso können wir einen dumpf gedrückten Patienten durch einen lebhafteren Tonfall anregen, eine mutlose Patientin ermutigen und einen schamerfüllten Patienten entlasten.

Explizit haben wir die Möglichkeit, unseren Patienten unterschiedliche Techniken zur Verbesserung ihrer Emotionsregulierung zu vermitteln. Unter ihnen haben sich imaginative Techniken als besonders hilfreich erwiesen, um Distanz gegenüber intensiven negativen Affektzuständen oder traumatischen Erinnerungsfragmenten wie Flashbacks zu schaffen (Reddemann 2016; Reddemann & Wöller 2017; Wöller 2013a; Wöller et al. 2020).

1. Ein imaginatives Containment mithilfe der *Tresor-(Container)Technik* bietet die Möglichkeit, stark belastende Gedanken, Affekte oder Körperempfindungen oder traumatische Flashbacks in Form von Bildern, Gerüchen, Geräuschen oder negativen Körperempfindungen in einen imaginären Behälter – einen Container, einen Tresor oder einen Kasten – zu legen. Anders als bei dem von Bion (1962) vorgeschlagenen Prozess des »Containing« (→ Kap. 2.6.2), bei dem wir uns selbst als »Container« für die »deponierten« Affekte und Selbstzustände der Patientin anbieten, bietet die Technik des imaginativen Containment dem Patienten die Möglichkeit, auch ohne Anwesenheit eines Therapeuten selbstregulatorisch aktiv zu werden[2].

Wir erläutern der Patientin, dass sie sich einen Behälter oder Tresor vorstellen möge, in den sie alles belastende oder traumatische Material hineinpacken kann. Nach dem Verpacken wird der Behälter verschlossen und weggestellt. Soweit nötig, geben wir der Patientin Hinweise, wie sie negative Bilder, Gedanken oder Empfindungen »materialisieren« kann, um sie verpacken zu können[3]. Wir erklären ihr, dass sie die Prozedur *wiederholen* soll, wann immer belastende Gefühle, Gedanken, Erinnerungen oder traumatische Flashbacks auftreten. Die meisten Patienten schätzen die durch ein imaginatives Containment geschaffenen Möglichkeiten der Distanzierung von überflutenden negativen Emotionen und traumatischen Bildern[4].

2. Eine andere Möglichkeit der Distanzierung besteht darin, sich vorzustellen, die bedrohlich nahegerückten Gedanken, Gefühle, Erinnerungen oder Bilder befänden sich in großer *Entfernung* – auf einem fernen Planeten oder an anderer unzugänglicher Stelle.

Die Patienten können sie sich auch auf einen Bildschirm projiziert vorstellen, wo sie mithilfe einer imaginären Fernbedienung nach Belieben modifiziert werden können. Sie sind dann nur noch ohne Farbe und nur unscharf oder gar nicht zu erkennen oder bis auf einen Punkt geschrumpft. Viele Varianten sind möglich.

3. Wo immer es möglich ist, unterstützen wir die Patienten darin, die quälenden diffusen Affektzustände und körpernahen Spannungszustände dahingehend zu *differenzieren*, ob sie einer aktuellen Belastungssituation entstammen oder ihren Ursprung in der traumatischen Vergangenheit haben. Die Patienten erleben es in der Regel als entlastend, wenn es ihnen mit unserer Unterstützung gelingt, den aus der traumatischen Vergangenheit stammenden Affektanteil von dem der aktuellen Situation angemessenen Anteil des Affektzustandes zu trennen.

Eine von uns vielfach mit Erfolg angewendete imaginative Technik besteht darin, die Patienten zu bitten, sich einen mit hoher Stressbelastung einhergehenden Gefühlszustand als ein aufteilbares Gebilde vorzustellen und anzugeben, wie viel Prozent dieses Gefühlszustandes sie intuitiv der Gegenwart und wie viel davon der traumatischen Vergangenheit zuordnen würden[5]. Anschließend wird der – meist größere – der Vergangenheit zugeordnete Teil imaginativ in den Container (Tresor) verpackt (Wöller 2013a; Wöller et al. 2020). In der Regel tritt ein Gefühl der Erleichterung ein, wenn mit dem Vergangenheitsanteil auch die traumatischen Affekte von Ohnmacht, Hilflosigkeit und verzweifeltem Alleingelassensein »weggepackt« wurden und das Erleben der Patienten nun von situationsadäquaten und adaptiven Affekten – des Ärgers, der Enttäuschung oder der Trauer – bestimmt wird.

7.2.4 Techniken zur Generierung positiver emotionaler Selbst-Zustände: Positive Erinnerungen und Imaginationen

Wegen der häufigen Dominanz negativer Emotionen leiten wir die Patienten an, aktiv Zustandswechsel in Richtung positiver emotionaler Zustände herbeizuführen. Dies kann auf verschiedene Art geschehen:

1. Wir können positive Vorstellungen und Gedanken aufgreifen und verstärken. Wann immer Patienten im Laufe einer Therapiesitzung mit positivem Erleben verbundene Begebenheiten berichten oder positiv getönte emotionale Reaktionen zeigen, kön-

nen wir diese aufgreifen und ihre Gültigkeit anerkennen.

> Das Verstärken oder Amplifizieren positiver Emotionen ist besonders wichtig, wenn diese nur schwach gespürt werden können. Selbstverständlich wollen solche Interventionen gut dosiert sein. Doch wird häufig übersehen, dass besonders in ihrem Selbstwerterleben geschwächte und hinsichtlich ihrer Selbstwirksamkeit unsichere Patienten regelrecht auf diese Art der Verstärkung von unserer Seite angewiesen sind und bei deren Ausbleiben – in übertragungsbedingt verzerrter Verkennung unserer Intention – annehmen, wir hielten ihre Gedankengänge und Emotionen für unangebracht oder unangemessen.

2. Eine zusätzliche Möglichkeit der Verstärkung der positiven Emotionalität besteht darin, die Patienten anzuregen, die erlebten positive Emotionen *körperlich zu spüren* und anzugeben, wo im Körper sie sie am stärksten wahrnehmen. Diesem Prinzip liegt der Gedanke zugrunde, dass die im körperlichen Erleben verankerte und im Körpergedächtnis abgespeicherte – »embodied« – Emotion weit besser als die nur mit einer psychischen Repräsentanz ausgestattete Emotion als Antidot gegen die Dominanz negativer Emotionen wirksam wird.

3. In der Regel fällt es Patienten leichter, positiv bewertete Zustände zu erzeugen, solange sie mit uns in der therapeutischen Situation im Kontakt sind, und schwerer, wenn sie allein bei sich zu Hause sind. Daher legen wir großen Wert darauf, dass die Patienten sich auch *außerhalb der Therapiesitzungen* um das Auftreten positiver emotionaler Zustände bemühen.

4. Weiterhin können wir versuchen, gemeinsam mit den Patienten *Aktivitäten* zu identifizieren, die bei ihnen eine Verbesserung der Emotionsregulierung bewirken können.

> Dabei nutzen wir gezielt die Erfahrungen, die die Patienten bereits gemacht haben. Einige Patienten wissen, dass es ihnen bei der Regulierung ihrer Stimmung hilft, wenn sie eine bestimme Musik hören, andere, wenn sie etwas malen, und wieder andere, wenn sie Sport treiben, spazieren gehen oder selbst Musik machen.

5. Nachhaltiger als über die genannten Aktivitäten können wir die innere Repräsentanzenwelt der Patienten durch die Nutzung *von Fantasien* beeinflussen[6]. Schließlich betrachten wir verschiedene imaginative Techniken als hervorragende Methoden, um positive Affektzustände zu generieren. Um positiv getönte Erinnerungen zu aktivieren, kommen *Erinnerungen an eigene Kompetenzerfahrungen* ebenso in Betracht wie *Erinnerungen an hilfreiche und wertschätzende menschliche Begegnungen*. Entscheidend für die Generierung der positiven Emotionalität ist dabei nicht eine wie auch immer vorgenommene Einschätzung der Größe des Erfolgs oder der Güte der Beziehungserfahrung, sondern allein die durch Aufmerksamkeitszuwendung erreichte Intensivierung des positiven Affekts. Dabei genügt es, die Erinnerung an einen *kleinen* persönlichen Erfolg oder eine nur *ein wenig* positive menschliche Begegnung zu identifizieren, um diese dann mit den Mitteln der Ressourcenaktivierung wie unter einer Lupe zu vergrößern. In beiden Fällen ist die Aktivierung der entsprechenden Erinnerungen geeignet, um positive emotionale Zustände zu erzeugen.

Die intensive Vorstellung eines – durchaus kleinen – persönlichen Erfolges oder die Imagination einer ein wenig positiven menschlichen Begegnung kann bei ausreichender Übungspraxis eine emotionsregulierende Wirkung entfalten. Manchmal lassen sich auch Erinnerungen an positive Filmszenen mobilisieren, die zur Identifikation einladen. Auch mit ihrer Hilfe lassen sich positive Emotionen generieren. Behandlungstechnisch gehen wir so vor, dass wir die Patienten bitten, in ihrer Erinnerung nach kleineren persönlichen Erfolgen oder positiven menschlichen Begegnungen zu suchen. Sobald diese aufgefunden sind, fordern wir sie auf, die zugehörige Szene so lebendig wie möglich zu imaginieren und die sie begleitenden *positiven Gefühle* und *positiven Körperempfindungen* so intensiv wie möglich im Hier und Jetzt zu spüren[7]. Entscheidend für die Auswahl einer Ressourcenerinnerung ist nicht, ob *wir* sie als positiv empfinden, sondern ob sie von den Patienten mit einem positiven Affekt erinnert wird. Ob die Erinnerung tatsächlich als Ressource wirkt, ist meist unschwer am Gesichtsausdruck – durch eine momentane Entspannung der Gesichtsmuskulatur oder auch durch ein leichtes Lächeln – erkennbar[8].

6. Imaginative Techniken sind eine weitere wichtige Möglichkeit, die zur Generierung positiver emotionaler Zustände genutzt werden kann. In der Behandlung von Patienten mit komplexen Traumafolgestörungen haben sie sich schon in breitem Umfang durchgesetzt. Eine herausragende Stellung nehmen dabei die Imaginationen des »sicheren Ortes« (»Wohlfühlortes«) und der »inneren Helfer« ein (Reddemann 2016).

- Die Imagination des *sicheren Ortes* – oder alternativ des *Wohlfühlortes* – eignet sich in besonderem Maße, um ein Gefühl von Sicherheit und/oder Wohlbefinden zu erzeugen[9]. Objektbeziehungstheoretisch betrachtet, kann die Imagination eine fantasierte positive Objektbeziehung entstehen lassen: die Objektbeziehung eines schützenden Objekts und eines geschützten Selbst. Da alle imaginativen Techniken Übung erfordern, sind von unserer Seite ermutigende Interventionen wichtig.

  Bei der Imagination des sicheren Ortes regen wir die Patientin an, sich in der Fantasie einen Ort zu schaffen, der ihr ausschließlich Sicherheit und Wohlbefinden vermittelt. Die Patientin soll den Ort in der Fantasie so lange modifizieren, bis er diese Qualitäten bestmöglich verkörpert. Die Wahl eines bekannten Ortes hat den Nachteil, dass er sich in der Fantasie schlechter verändern lässt. Eine bekannte Person sollte sich auch dann, wenn sie momentan als hilfreich erlebt wird, nicht an dem Ort aufhalten, da menschliche Beziehungen längerfristig nicht frei von Konflikten und Ambivalenzen sind.

- Die Imagination der *»inneren Helfer«* ist eine weitere wertvolle imaginative Technik, die es gestattet, eine hilfreiche Objektbeziehung in der Fantasie herzustellen. Sie besteht darin, dass die Patienten sich in der Fantasie ideale Wesen erschaffen, die nur gute Eigenschaften aufweisen und ihnen jederzeit mit Rat und Tat zur Seite stehen. Die Patienten können die Helferfiguren um Rat fragen, wie sie sich in kritischen Situationen verhalten sollen, und ihnen Aufgaben übertragen, zu deren Ausführung sie sich selbst nicht oder noch nicht in der Lage fühlen. Sie können sich in der Fantasie beliebig viele innere Helferfiguren schaffen. Der Vorteil dieser ressourcenaktivierenden Technik besteht darin, dass die Patienten eigene Kompetenzen mobilisieren können, zu denen ihnen der Zugang aufgrund von Hemmungen oder bestehenden verinnerlichten Verboten verwehrt ist.

Auch hier sollen keine realen Personen, die den Patienten nahestehen, ausgewählt werden, sondern vielmehr Figuren aus Märchen, Film und Fernsehen oder »gute« Tiere, in die ideale Qualitäten projiziert werden können.

Weiterführende Literatur

Krystal H (2002). Trauma und Affekte. Posttraumatische Folgeerscheinungen und ihre Konsequenzen für die psychoanalytische Technik. In: Bohleber W, Drews S (Hg). Die Gegenwart der Psychoanalyse – die Psychoanalyse der Gegenwart. Stuttgart: Klett-Cotta; 197–207.

Pflichthofer D (2016). »Kann sein, dass ich Angst habe, ich weiß es aber nicht!« Erscheinungsformen traumatischer Ängste in der psychoanalytischen Beziehung. In: Walz-Pawlita S, Unruh B, Janta B (Hg). Körper-Sprachen. Göttingen: Psychosozial; 245–257.

Reddemann L (2016). Imagination als heilsame Kraft. 19. Aufl. Stuttgart: Klett-Cotta.

Wöller W, Lampe A, Mattheß H, Schellong J, Leichsenring F, Kruse J (2020). Psychodynamische Therapie der komplexen posttraumatischen Belastungsstörung. Ein Manual zur Behandlung nach Kindheitstrauma. Stuttgart: Schattauer.

Wöller W (2013a). Trauma und Persönlichkeitsstörungen. Ressourcenbasierte psychodynamische Therapie. 2. Aufl. Stuttgart: Schattauer.

Wöller W, Lampe A, Mattheß H, Schellong J, Leichsenring F, Kruse J (2020). Psychodynamische Therapie der komplexen posttraumatischen Belastungsstörung. Ein Manual zur Behandlung nach Kindheitstrauma. Stuttgart: Schattauer.

Anmerkungen

1 Naturgemäß reagieren Patienten irritiert, wenn wir, statt die Andersartigkeit ihrer Affektzustände zu respektieren, die Emotionen, die wir selbst an ihrer Stelle erleben würden, zum Ausgangspunkt unserer Affektspiegelung machen. Dies muss zwangsläufig fehlschlagen. Eine Patientin kann in einer Situation, in der wir Ärger erleben würden, ohnmächtig oder verzweifelt reagieren, oder in einer Situation, in der wir Schuldgefühle empfinden würden, in tiefe Schamgefühle stürzen. Auch können Patienten, die wegen der Undifferenziertheit ihrer Affektzustände nicht in der Lage sind, ihre Emotionen in einer für uns nachvollziehbaren Weise zu beschreiben, ratlos reagieren, wenn wir sie bitten, ihr emotionales Erleben zu schildern. Andererseits gilt auch hier: Sollte es durch unsere verfehlte Affektspiegelung zu einer Ruptur in der therapeutischen Beziehung gekommen sein, könnten wir diese immer reparieren, wenn wir bereit sind, diesbezügliche Signale aufzunehmen (→ Kap. 5.8).

2 So nützlich die Technik sein kann, um Distanz zu Flashbacks oder intrusiven Emotionen herzustellen, so wenig darf der Eindruck entstehen, schmerzhafte Gefühle sollten einfach »entfernt« oder »wegorganisiert« werden. Im Gegenteil, alle schmerzhaften Gefühle müssen in der Therapie Platz haben dürfen. Die Technik kann jedoch helfen, die Alltagsfunktionalität aufrechtzuerhalten.

3 So können sich die Patienten intrusive Bilder als Fotografien vorstellen. Bei negativen Gedanken können sie die Vorstellung entwickeln, sie seien auf einem Zettel notiert, der sich wegpacken lässt. Intrusive Geräusche oder Stimmen können auf einem imaginären Tonträger gespeichert werden. Negativen Affektzuständen können die Patienten eine

materielle Gestalt geben, indem sie sie sich zum Beispiel als ein schwarzes Gebilde oder als einen Feuerball vorstellen. Oft benötigen Patienten Hilfestellungen, wie sie durch konkrete Veränderungen, die sie in ihrer Vorstellung vornehmen, die Wirksamkeit der Technik erhöhen können. Im Bedarfsfall kann der Container vergrößert werden; seine Wände können verstärkt werden; eine zu große Menge an belastendem Material kann, um »verpackbar« zu sein, portioniert oder kondensiert werden.

4 Wie wir in Anmerkung 2 erläutert haben, benennen wir ausdrücklich, dass das Leid auch gesehen werden muss. Wenn das anerkannt und benannt ist, lässt sich Negatives oft leichter »wegpacken«.

5 Dabei sollen ausdrücklich keine traumatischen Erinnerungen aktiviert werden.

6 Objektbeziehungstheoretisch betrachtet, kann die Erinnerung an eine Kompetenz- oder Erfolgserfahrung ebenso wie die Fantasie einer solchen eine verinnerlichte Objektbeziehung aktivieren, bei der eine positiv getönte Selbstrepräsentanz die Anerkennung und Wertschätzung durch ein verinnerlichtes Objekt erfährt. Die Erinnerung an eine hilfreiche und verständnisvolle menschliche Begegnung kann ebenso wie die entsprechende Fantasie die Repräsentanz eines guten und hilfreichen Objekts errichten, mit dem auf der Ebene der verinnerlichten Objektbeziehungen die Repräsentanz eines geschätzten Selbst korrespondiert, dem eine gute Beziehungserfahrung zuteilwird. Die Erfahrung lehrt, dass es auf diese Weise möglich ist, von einem positiven Affekt begleitete innere Objektbeziehungen zu installieren, die nach und nach die innere Objektwelt der Patienten bevölkern (→ Kap. 3.2.1).

7 Dabei ist es notwendig, dass die Erinnerung an die positive Erfahrung stabil bleibt. Ist dies nicht der Fall, sollte eine andere Erinnerung gesucht werden. Ungeeignet sind daher Erinnerungen an positive Erfahrungen mit Menschen, die durch Trennung oder Tod nicht mehr anwesend sind, weil mit dem positiven Erinnerungsbild auch die Erinnerung an den Verlust aktiviert wird und die ursprüngliche Erinnerung ihre ressourcenaktivierende Qualität verliert.

8 Einige Patienten mit einer Vorgeschichte sexuellen Missbrauchs empfinden die Aufforderung, das positive Körpergefühl deutlich zu spüren, als belastend, weil von dem Wort »Körper« eine Triggerwirkung für sie ausgeht. Wir verzichten dann auf die Aktivierung des positiven Körpergefühls und bitten die Patienten lediglich, sich auf die mit der Erinnerung verbundene positive Emotion zu konzentrieren. Eine Triggerwirkung kann gelegentlich auch von dem Wort »positiv« ausgehen, namentlich dann, wenn Patienten in ihrer Kindheit erleben mussten, wie Misshandlung und Missbrauch geleugnet und sie zu »positivem Denken« aufgefordert wurden.

9 Reddemann (2016) hat die Imagination des sicheren Ortes in der Neuauflage ihres Buches »Imagination als heilsame Kraft« explizit modifiziert und spricht von einem Ort des Wohlbefindens oder der Geborgenheit, da die Qualität von Sicherheit für viele Betroffene nicht realistisch vorstellbar sei. Wir bieten den Patienten beide Optionen zur Auswahl an.

7.3 Stärkung der Mentalisierungsfunktion

7.3.1 Wie können wir die Mentalisierungsfunktion fördern?

Eine zentrale Ich-Funktion ist die Mentalisierungsfunktion. Wir verstehen darunter die Fähigkeit, eigene und fremde Motivationen, Absichten, Wünsche, aber auch Erwartungen und Ängste bei uns selbst und bei unseren Interaktionspartnern zu differenzieren und unterschiedliche Perspektiven auf das jeweilige Interaktionsgeschehen einzunehmen (→ Kap. 2.8.3 und Kap. 4.3.3).

Aus psychotherapeutischer Sicht ist es in

doppelter Hinsicht geboten, (1) das aktuell vorhandene Mentalisierungsniveau zu beachten und (2) die Mentalisierungsfunktion zu fördern:

1. Die Mentalisierungsfunktion ist nicht nur für das Gelingen jeder interpersonellen Kommunikation, sondern auch für die Wirkungsweise einer Psychotherapie von herausragender Bedeutung. Nur bei einer ausreichend verfügbaren Mentalisierungsfunktion können unsere Patienten die Möglichkeiten unseres psychotherapeutischen Angebotes optimal nutzen. Daher muss es unser therapeutisches Ziel sein, eine eingeschränkte oder nicht mehr ausreichend verfügbare Mentalisierungsfunktion zu verbessern bzw. wiederherzustellen.

Erst bei verbesserter Mentalisierungsfunktion – wenn Patienten besser in der Lage sind, ihre aktuelle psychische Befindlichkeit mit eigenen und fremden Wünschen und Erwartungen in Verbindung zu bringen, unterschiedliche Perspektiven einzunehmen und auch die Reaktionen ihrer Interaktionspartner im Hinblick auf deren Absichten und Motivationen einzuordnen – werden wir dazu übergehen können, auch komplexe mentale Befindlichkeiten oder Konflikte zu thematisieren. Hingegen können Patienten, die sich im Modus der Äquivalenz befinden, typischerweise komplexe Zusammenhänge nicht verstehen.

2. Darüber hinaus ist es zweckmäßig, die *formale Präsentation* unserer Interventionen von dem aktuellen Mentalisierungsniveau unserer Patienten abhängig machen.

Je stärker die Mentalisierungsfunktion beeinträchtigt ist, desto kürzer, knapper, konkreter und anschaulicher sollten unsere Interventionen sein. Komplexere Ausführungen setzen eine ausreichende Mentalisierungsleistung voraus.

Um unsere Patienten zu einer die Mentalisierung fördernden Prozesserfahrung hinzuleiten, müssen wir einige Voraussetzungen schaffen (Allen et al. 2011; Allen & Fonagy 2020; Schultz-Venrath 2015; Taubner et al. 2010; Taubner et al. 2019; Taubner & Sevecke 2015).

1. Notwendig ist vor allem eine empathisch-unterstützende Haltung, die eine umfassende *Validierung der subjektiven Erfahrung* der Patienten einschließt.

Das gilt besonders für die Arbeit mit traumatisierten Patienten, die vielfältige invalidierende Beziehungserfahrungen gemacht haben und in besonderem Maße darauf angewiesen sind, dass wir die Gültigkeit ihrer Wahrnehmung und die Sinnhaftigkeit ihrer Gedanken anerkennen.

2. Befindet sich ein Patient auf einem höheren Stressniveau, bemühen wir uns in erster Linie um eine *Stressreduktion*.

Zu Beginn einer Therapie dürfte das Stressniveau der meisten ich-strukturell gestörten Patienten durch die Aktivierung ihres Bindungssystems erhöht sein. Uns fällt dann die Aufgabe zu, das Bindungssystem zu beruhigen und ein mittleres Arousalniveau herzustellen. Insbesondere verzichten wir bei einem ohnehin schon aktivierten Notfall-Bindungssystem auf komplexe Interventionen, da kaum Aussicht besteht, dass diese produktiv genutzt werden können. Nicht selten stellen wir fest, dass unsere Patienten außerhalb emotional aufgeladener und bindungsrelevanter Situationen eine nahezu ungestörte Mentalisierungsfunktion zeigen.

Sind diese Voraussetzungen gegeben, können wir gezielt die Mentalisierungsfunktion der Patienten fördern:

1. Ausgangspunkt für unser Bemühen, die Mentalisierungsfunktion unserer Patienten zu fördern, kann die Art und Weise sein, wie sie mit den während der Therapiesitzung auftretenden *Emotionen* umgehen.

Dazu achten wir auf ihre sich von Moment zu Moment ändernden mentalen Zustände – wie sie sich momentan erleben und fühlen und welche Gedanken sie sich dazu machen. Gerade dann, wenn wir bei unseren Patienten ein auffälliges Verhaltensmuster entdecken oder eine besondere Tendenz bemerken, handelnd zu kommunizieren, bemühen wir uns, nicht ihr Verhalten, sondern ihre mentalen Zustände und ihr subjektives Erleben in den Blick zu nehmen. Oft kommen wir nicht umhin, die Patienten zu bitten, die Produktion ihrer Einfälle zu verlangsamen und eine Reflexion des aktuellen Geschehens anzuregen: was das soeben Erwähnte für sie bedeutet, wie es ihnen damit geht usw.

2. Weiterhin lenken wir die Aufmerksamkeit unserer Patienten auf das vermutete emotionale Erleben und die möglichen *Absichten, Motive und Erwartungen ihrer Interaktionspartner.*

Wir vermitteln ihnen ein Verständnis, dass andere Menschen Gefühle haben, die sich von ihren eigenen unterscheiden, und in ihrem Handeln durch sie geleitet werden.

3. Wenn wir feststellen, dass ein Patient zwar Emotionen erleben und diesen auch Ausdruck verschaffen kann, jedoch wenig in der Lage ist, diese in Zusammenhang mit Gedanken, anderen Gefühlen, Motivationen Absichten zu bringen, begnügen wir uns nicht damit, den Affekt lediglich zu spiegeln, sondern ermutigen ihn, die mit ihm verbundenen *Gedanken, Erwartungen und Überlegungen* zu explorieren.

Dabei ist es von größter Bedeutung, in welchen Zusammenhang der Patient selbst seine aufgetretenen Gefühle stellt und wie er sie reflektiert. Wir sollten nicht der Versuchung erliegen, allzu schnell unsere eigenen Gedanken zur Verfügung zu stellen, denen der Patient dann möglicherweise ebenso schnell zustimmt. Dies könnte leicht dazu führen, dass wir unseren Patienten hinsichtlich des Reifeniveaus seiner Mentalisierungsfunktion überschätzen und übersehen, dass er lediglich unsere Gedankengänge unreflektiert übernimmt.

4. Stellt sich heraus, dass es unseren Patienten schwerfällt, ihre Emotionen und Gedanken zu mentalisieren und die dafür notwendigen Zusammenhänge herzustellen, sehen wir unsere Aufgabe darin, einen *kooperativen Prozess* zur Entwicklung dieser Fähigkeit anzustoßen.

Dabei bemühen wir uns, die Neugier der Patienten auf diese lohnende Arbeit zu wecken und sie davon zu überzeugen, dass ihnen die Fähigkeit zur Reflexion ihrer Emotionen und Erfahrungen in vielfältiger Weise im Alltagsleben zugutekommen wird.

5. Wir werden die Mentalisierungsfähigkeit des Patienten dann wirkungsvoll fördern können, wenn wir *selbst eine mentalisierende Haltung einnehmen* (→ Kap. 9.7.1).

Als hilfreich empfinden wir dabei eine neugierige Haltung des Nicht-Wissens (→ Kap. 5.7.3). Wir vermitteln sie authentisch, indem wir glaubwürdig darauf hinweisen, dass wir die mentalen Prozesse unserer Patienten nicht kennen können, aber sehr an ihnen interessiert sind. Eine solche Haltung des Nichtwissens begrenzt nicht nur die häufig bei Patienten anzutreffenden Ängste, von einem überlegenen Therapeuten »durchschaut« zu werden. Sie kann auch uns vor der Versuchung schützen, die Patienten von unserer eigenen Sichtweise überzeugen zu wollen, statt ihre reflektierenden Funktionen zu fördern.

6. In einem solchen Rahmen können wir den Patienten auch *unsere eigenen Gedanken und Überlegungen* zur Verfügung stellen und sie fragen, was ihnen davon hilfreich erscheint.

Im Einzelfall können wir auch Aspekte der Gegenübertragung mitteilen, sollten jedoch darauf achten, dass wir sie als »Ich-Botschaften« kommunizieren. Keinesfalls sollten wir den Eindruck erwecken, wir »wüssten schon«, was sich in der inneren Welt der Patienten abspielt.

7. Wenn uns die Redeweise unserer Patienten *inkohärent* erscheint oder Brüche im Erzählvorgang aufweist, bitten wir sie, sich bewusst darauf zu konzentrieren, die logische Abfolge der Ereignisse schwieriger Situationen in Worte zu fassen und die subjektive Bedeutung zu erforschen, die diese Ereignisse für sie haben.

8. Besonders wichtig erscheint es uns, auf Diskrepanzen im Selbst- und Fremdverständnis interpersoneller Situationen zu achten.

Für die Patienten kann es von großem Nutzen sein, wenn sie entdecken, dass sie Botschaften anders auffassen als sie von den jeweiligen Sendern intendiert wurden, oder dass bei ihren Interaktionspartnern andere als die von ihnen gewünschten Botschaften ankommen.

9. Wenn ein Patient übermäßig mit sich selbst, seinen eigenen Wünschen, Gedanken Fantasien und Erwartungen beschäftigt ist, kann es nützlich sein, ihn zu ermutigen, mehr auf die mentalen Zustände anderer zu achten und sich über deren Motive, Absichten, Wünsche oder Bedürfnisse Gedanken zu machen.

Umgekehrt können Patienten, die intensiv mit den mentalen Zuständen anderer Menschen beschäftigt sind, davon profitieren, wenn wir sie anregen, sich auch mit ihren eigenen Gedanken, Gefühlen, Wünschen und Erwartungen zu beschäftigen.

10. Schließlich können wir verschiede Fragetechniken einsetzen, um die Patienten anzuregen, über eigene mentale Prozesse und diejenigen ihrer Interaktionspartner sowie die jeweiligen Motivationen nachzudenken. Sinn dieser Fragetechniken ist es, die Aufmerksamkeit des Patienten auf die Bereiche zu lenken, die in seinen Reflexionsprozessen weniger Beachtung finden.

So nützlich diese Fragetechniken sind, so sehr ist auch zu bedenken, dass ihre Wirkung von den oben geschilderten Voraussetzungen abhängt, insbesondere der Frage, ob eine ausreichende Emotionsregulierung vorhanden ist.

7.3.2 Einbrüche der Mentalisierungsfunktion

Besonders aufmerksam registrieren wir Einbrüche der Mentalisierungsfunktion. Wenn sie auftreten, können wir folgendermaßen damit umgehen:

1. Um eine produktive Kooperation mit den Patienten zu erreichen und nicht den Eindruck besserwisserischer Korrekturabsicht zu erwecken, bemühen wir uns auch hier um eine möglichst transparente Erläuterung unseres geplanten Vorgehens.

   Wir erläutern den Patienten, dass wir sie im weiteren Verlauf darauf aufmerksam machen wollen, wenn bei ihnen Gefühle, Gedanken oder Handlungsimpulse auftauchen, deren Bedeutung sich uns nicht aus dem Kontext ihrer letzten Ausführungen erschließt.

2. Wir signalisieren den Patienten dann, dass wir es für hilfreich halten, die Entstehung dieser uns – wie wir es nennen – schwer verständlichen Veränderung im Denkprozess einmal genauer zu betrachten. Dazu kann es notwendig werden, den Sitzungsverlauf zu rekonstruieren und den Punkt zu identifizieren, bei dem die vermutete Änderung einsetzte. Bateman und Fonagy (2014) haben dafür die Technik des »Stop-and-Rewind« vorgeschlagen:

   Bei dieser Technik bitten wir die Patienten, sich vorzustellen, die Sitzung sei auf einem auditiven oder visuellen Speichermedium mit Hilfe eines Gerätes aufgezeichnet worden, das es gestattet, die Aufnahme bis zu einem beliebigen Zeitpunkt in der Therapiesitzung »zurückzuspulen«. Wir regen dann an, das »Zurückspulen« an dem Punkt anzuhalten, an dem wir einen Übergang in ein anderes Denkmuster festgestellt haben – den Übergang von einem Denkmuster, bei dem es uns noch leichtgefallen war, die auftretenden Gefühle und Gedanken in den Zusammenhang der bisherigen Schilderungen des Patienten einzuordnen, zu einem Denkmuster, das uns nicht mehr unmittelbar nachvollziehbar erschien. Die Patienten haben dann Gelegenheit, den noch unzureichend vollzogenen Mentalisierungsprozess mit unserer Hilfe nachzuholen.

3. Besonders gewinnbringend kann es sein, das emotionale Erleben der Patienten in der therapeutischen Beziehung zum Gegenstand der Reflexion zu machen. Dabei können wir den Patienten – mit dem Hinweis, dass es sich nur um eine Vermutung handelt – auch unsere eigenen Überlegungen und Reflexionen über das, was im Hier und Jetzt der therapeutischen Beziehung geschieht, in einer für sie passenden Form zur Verfügung stellen.

   Bei der Betrachtung von Änderungen im Mentalisierungsniveau achten wir immer auch darauf, ob eine unergiebige und intellektualisierende, auch als »Hypermentalisierung« beschriebene Pseudoreflexion einsetzt, die eine Abwehrfunktion hat und eine hilfreiche Mentalisierungsfunktion eher blockiert.

Weiterführende Literatur

Allen JG, Fonagy P (Hg) (2020). Mentalisierungsgestützte Therapie. Das MBT-Handbuch – Konzepte und Praxis. 4. Aufl. Stuttgart: Klett-Cotta.
Allen JG, Fonagy P, Bateman AW (2011). Mentalisieren in der psychotherapeutischen Praxis. Stuttgart: Klett-Cotta.
Bateman A, Fonagy P (2014). Psychotherapie der Borderline-Persönlichkeitsstörung. Ein mentalisierungsgestütztes Behandlungskonzept. Gießen: Psychosozial.
Fonagy P (2018). Bindungstheorie und Psychoanalyse. 4. Aufl. Stuttgart: Klett-Cotta.
Fonagy P, Gergely G, Jurist EL, Target M (2011). Affektregulierung, Mentalisierung und die Entwicklung des Selbst. 4. Aufl. Stuttgart: Klett-Cotta.
Fonagy P, Target M (2001). Mit der Realität spielen. Zur Doppelgesichtigkeit psychischer Realität von Borderline-Patienten. Psyche – Z Psychoanal 55, 961–995.
Schultz-Venrath U (2015). Lehrbuch Mentalisieren. Psychotherapien wirksam gestalten. 3. Aufl. Stuttgart: Klett-Cotta.
Taubner S, Bateman A, Fonagy P (2019). Mentalisierungsbasierte Therapie. Göttingen: Hogrefe.
Taubner S, Sevecke K (2015). Kernmodell der Mentalisierungsbasierten Therapie. Psychotherapeut 60, 169–184.

7.4 Ressourcenaktivierende Interventionen zur Stärkung von Ich-Funktionen

7.4.1 Stärkung von Ich-Funktionen durch Ressourcenaktivierung

Als Kernelemente der Ressourcenaktivierung im Kontext strukturbezogener Arbeit an Ich-Funktionen betrachten wir

- die Stärkung der Fähigkeit, positive emotionale Zustände zu aktivieren, die mit der Erfahrung von Selbstwirksamkeit und Bewältigung verbunden sind,
- die Suche nach früher verfügbaren, unter den gegenwärtigen Lebensumständen aber »verschütteten« Stärken und Kompetenzen und
- die Stärkung der Fähigkeit, externe Unterstützungsquellen optimal zu nutzen.

Eine praktisch nützliche Systematik möglicher Ressourcen unterscheidet zwischen *internen und externen Ressourcen*, die *vorhanden* sein können oder *benötigt werden* (→ Kap. 4.2.3).

- *Interne Ressourcen* sind eigene Kompetenzen oder Kompetenzerfahrungen sowie Erinnerungen an positive, wertschätzende sowie hilfreiche Erfahrungen mit anderen Menschen. Auch die im psychodynamischen Sprachgebrauch als Ich-Funktionen bezeichneten Kompetenzen können als Ressourcen aufgefasst werden. Eine im Rahmen der Ressourcenaktivierung besonders wichtige Kompetenz ist die Fähigkeit, positive Fantasien zur Selbstregulation einzusetzen und zur Problembewältigung zu nutzen.
- *Externe Ressourcen* sind verständnisvolle und wertschätzende Beziehungsangebote sowie konkrete Hilfsangebote durch andere Menschen, Familie, Organisationen und Institutionen. Zu den externen Ressourcen gehört selbstverständlich auch das Therapieangebot.

Im Hinblick auf das therapeutische Ziel schlagen wir vor, zwei Typen von Ressourcenaktivierung zu unterscheiden:

- Wir wollen von *unspezifischer* Ressourcenaktivierung sprechen, wenn die therapeutische Arbeit in erster Linie darin besteht, *emotional positiv getönte Zustände ganz allgemein* zu generieren.

  Die Herstellung von Wohlbefinden kann und darf ein eigenes Therapieziel sein. Ein ausreichendes Maß an Wohlbefinden ist erforderlich, um verschiedene Ich-Funktionen ausüben und um Psychotherapie nutzen zu können (Frank 2010; Willutzki & Teismann 2013).

- Von *spezifischer* Ressourcenaktivierung wollen wir sprechen, wenn wir die Patienten anleiten, *spezifische Kompetenzen oder Ich-Funktionen*, die ihnen einmal zur Verfügung gestanden hatten, zu reaktivieren.

  Eine solche Nutzung des Prinzips der Ressourcenaktivierung setzt eine präzise Klärung der aktuellen Ich-Funktions-Einschränkungen und Kompetenzdefizite voraus.

Es kann für unsere Patienten und uns gleichermaßen nützlich sein, wenn wir uns gemeinsam mit ihnen einen Überblick über (1) die bei ihnen vorhandenen und (2) von ihnen benötigten Stärken und Kompetenzen verschaffen.

Wir legen Wert darauf, dass unsere Patienten sich ihrer Stärken und Kompetenzen in ihrer Gesamtheit bewusst werden. Nicht selten können andere als die unmittelbar benötigten Kompetenzen ebenfalls zur Problemlösung beitragen.

7.4.2 Hinweise zur Verwendung ressourcenaktivierender Interventionen

Einige allgemeine Grundsätze können wir festhalten, wenn wir ressourcenaktivierende Interventionen gezielt im Rahmen strukturbezogener Psychotherapie einsetzen wollen.

1. Die Anwendung ressourcenaktivierender Interventionen darf nie losgelöst vom aktuellen Beziehungskontext geschehen. Immer achten wir darauf, welche Bedeutung ein Patient unseren Interventionen erteilt. Von daher sprechen wir uns gegen jedes schematische Vorgehen und gegen alle Empfehlungen aus, die die spezifischen Bedürfnisse der Patienten und den jeweiligen Beziehungskontext ignorieren. Daher wird sich die Frage, wie weit wir die Stärken und Kompetenzen unserer Patienten während einer Therapiesitzung aktiv hervorheben sollten, nicht in allgemeingültiger Form beantworten lassen. Generell ist es sicher sinnvoll, an diese Form der Intervention zu denken und sie häufiger zu nutzen, weil wir dadurch den Patienten eine bessere Ausgangsbasis schaffen können, um sich auch mit schwierigen Emotionen zu konfrontieren. Dennoch wird es immer vom einzelnen Patienten abhängen, ob er das Benennen seiner Stärken und Kompetenzen auch tatsächlich als Ressource erlebt.

Ein Patient, der in seiner Kindheit immer »stark« sein musste und nie Schwächen zeigen durfte, wird es als befremdlich empfinden, wenn ihm immer wieder seine Stärken vor Augen geführt werden.

2. Ähnliches gilt für die Empfehlung, ressourcenaktivierende Interventionen bereits früh in der Therapie einzusetzen. Ein Vorgehen, bei dem ressourcenaktivierende Interventionen von Beginn an in die Therapie integriert werden, kann hilfreich sein, wenn es in guter Balance mit der empathischen Annahme der Klage über die erdrückende Symptomlast oder die ausbleibende Bedürfnisbefriedigung in zwischenmenschlichen Beziehungen geschieht.

Die Patienten gewöhnen sich dann daran, dass wir die empathische Annahme einer Klage stets mit der Erwartung bewältigungs- und ressourcenorientierten Denkens und Handelns verbinden. Auf diese Weise können wir der Ausbildung einer Problemtrance ebenso wie der Entwicklung kontraproduktiver regressiver Tendenzen entgegenwirken. Und dennoch wird es immer Patienten geben, die ein forciertes Insistieren auf ihren Stärken als störend erleben oder darin eine Geringschätzung ihres Leidens erblicken. Entscheidend ist für uns auch hier die verbale und nonverbale Reaktion unserer Patienten auf unsere Interventionen.

3. Ressourcenaktivierung nutzt die Erkenntnis der *Embodiment-Forschung* zu *Körpererinnerungen,* insbesondere die Erkenntnis, dass der *Körper* nicht nur die negativen Erfahrungen und die unverarbeiteten Affekte der traumatischen Erfahrungen speichert (van der Kolk 2021), sondern auch die Erinnerungen an positive Erfahrungen von Bewältigung aufbewahrt.

Auch »exekutive Erinnerungen« (Fuster 2003), die pragmatische Wissensbestände enthalten – Wissen darum, was als Nächstes zu tun ist oder wie schwierige Problemlagen gelöst werden können – sind körperlich abgespeichert.

Erinnerungen an Kompetenzerfahrungen oder heilsame menschliche Begegnungen sind nur dann im Sinne der Ressourcenaktivierung wirksam, wenn sie »embodied« sind. Ob ein Patient im Kontakt mit einer Ressource ist, erkennen wir unmittelbar an seiner Gesichtsmimik und seinem Körperausdruck. Entspannte Gesichtszüge oder ein Lächeln zeigen uns den Ressourcenkontakt an, ihr Ausbleiben lässt daran zweifeln, ob ein über die kognitive Verarbeitung hinausgehender Ressourcenkontakt eingetreten ist.

4. Ein wichtiges Prinzip der Ressourcenaktivierung besteht darin, systematisch die *Ausnahmen* vom Problemverhalten unserer Patienten zu explorieren: die möglicherweise außergewöhnliche Situation, in denen das Problem oder die Symptomatik gerade nicht aufgetreten ist, oder die Momente, in denen andere Menschen nicht, wie gewohnt, abweisend oder verächtlich reagiert oder sich zurückgezogen haben, sondern die Momente, in denen sie sich freundlich zugewandt und wertschätzend gezeigt haben.

Wir können gemeinsam mit unseren Patienten herausarbeiten, welche Bedingungen benötigt werden, um die in der Ausnahmesituation eingetretene Ressourcenkonstellation wieder herzustellen (De Jong & Berg 2002).

5. Ein wichtiges Ziel ist erreicht, wenn die Patientin sich als *Expertin für die Konstruktion ihres eigenen Problems* verstehen kann. Der Gedanke, dass das, was sie als Problem

wahrnehmen, das Ergebnis einer spezifischen Konstruktion ist – dass der jeweilige Sachverhalt entweder als Problem oder als Herausforderung konstruiert werden kann – ist für viele Patienten neuartig. Beispiele aus dem Alltagsleben können helfen, diese Erkenntnis zu illustrieren.

Gleichwohl will die Fähigkeit zur Anwendung dieser neuartigen Sichtweise eingeübt werden. Sofern die aktuelle Beziehungssituation es gestattet, können wir unsere Patienten bitten, sich in die Rolle der Experten zu versetzen und uns zu erklären, was man tun muss, um ein bestimmtes Problem zu erzeugen (Brunner 2016b).

6. Ressourcenaktivierung umfasst auch Interventionen, bei denen wir unsere Patienten darin unterstützen, *aktiv hilfreiche Gedanken und Sichtweisen zu entwickeln*.

Es lohnt sich, die Patienten anzuregen, neue Perspektiven einzunehmen, insbesondere solche, die für sie hilfreicher sind als diejenigen, die sie bisher eingenommen haben. Besonders empfehlen wir Patienten, die zu negativen selbstbezogenen Kognitionen neigen, nicht zu sehr über die Frage nachzudenken, wie weit eine Selbstwahrnehmung oder eine Sichtweise auf andere Personen oder auf Gegenstände »wahr« oder »falsch« ist, sondern zu überlegen, ob die eingenommene Perspektive für sie hilfreich oder weniger hilfreich ist. Die Patienten sollen verstehen, welche Bedeutung sie Begebenheiten und Ereignissen erteilen und welche Auswirkungen ihre Bedeutungserteilung hat. Statt »ungültige« Gedanken zu »korrigieren«, schlagen wir ihnen vor, persönlich nützlichere und bedeutsamere Gedanken zu entwickeln und über die jeweiligen Konsequenzen nachzudenken. Darüber hinaus können wir die Patienten auf die Möglichkeit einer positiven Konnotation von Körpersymptomen hinweisen und sie beispielsweise anregen, ein körperliches Symptom als wichtiges Signal des Körpers zu sehen, das sie auf etwas, das sie noch nicht bewusst wahrnehmen können, aufmerksam macht.

7. Wir versuchen unseren Patienten zu vermitteln, dass es möglich ist, durch den Wechsel der eingenommenen Perspektive anstelle der bisher dominierenden negativen Gedanken positive Gedankengänge zu erzeugen. Eine Möglichkeit, um positiv getönte emotionale Zustände zu generieren, besteht darin, positive Bewertungen neutraler Ereignisse einzuüben. Da jedes Ereignis grundsätzlich unter unterschiedlichen Perspektiven betrachtet werden kann, ist es möglich, die Perspektiveneinnahme so zu variieren, dass bei ein und demselben Ereignis der Blick entweder auf positive, negative oder neutrale Aspekte gerichtet wird. Entsprechend können wir unsere Patienten anregen, sich dahingehend zu trainieren, dass sie auch neutralen Ereignissen positive Bewertungsaspekte abzugewinnen versuchen (Holmes et al. 2006; Flückiger & Wüsten 2015; Willutzki & Teismann 2013).

Wenn wir die Patienten anregen, sich auf neue Muster des Erlebens und Verhaltens einzulassen, bitten wir sie immer auch, die neue und potenziell hilfreichere Sichtweise unter emotionalen Aspekten zu betrachten. Wie fühlt es sich an, die neue Sichtweise anzuwenden? Stellt sich ein Gefühl der Erleichterung ein, oder entsteht ein Gefühl der Belastung, das weiterer Klärung bedarf? Ist Letzteres der Fall, ist anzunehmen, dass ein unbewusster oder vorbewusster Konflikt der Annahme einer hilfreicheren Sichtweise im Wege steht. Durch einen einsichtsfördernden Prozess kann deutlich werden, welches Konfliktpotenzial mit der neuen Sichtweise verknüpft ist.

8. Ein als *»Externalisierung«* bezeichneter Umgang mit persönlichen Problemen, bei dem ein »Problem« wie ein »Gegenstand im Außen« betrachtet wird, kann Patienten die aktive Suche nach Problemlösungen erleichtern und das Gefühl eigener Wirksamkeit steigern, da er das Auftreten von Schuld- und Schamgefühlen verringert.

Indem wir unsere Patienten fragen, was sie tun können, um mit dem »Problem« – das in der Tendenz zur Vermeidung, einem schwer beherrschbaren Ärger oder einem quälenden Schuldgefühl bestehen kann – einen besseren Umgang zu finden, machen wir deutlich, dass es nicht hilft, sich für ein Versagen verantwortlich zu machen, sondern darauf ankommt, einen besseren Umgang mit »dem Problem« zu finden.

9. Eine gern im Rahmen der Ressourcenaktivierung genutzte Möglichkeit besteht darin, einen »inneren Beobachter« zu installieren, mit dessen Hilfe die Patienten ihre sich von Moment zu Moment *ändernden* emotionalen Zustände und den Wechsel ihrer Gedanken, Gefühle und Empfindungen registrieren können.

Bei dieser Form des Beobachtens geht es jedoch nicht – wie zum Beispiel in Zuständen der Depersonalisation – um ein Abgekoppeltsein von der äußeren Realität. Vielmehr wendet sich der Beobachtende mit interessierter Anteilnahme den Gedanken, Gefühlen und Empfindungen zu. Er schafft lediglich eine reflektierende Distanz, die ihm hilft, das Beobachtete einzuordnen, ohne von ihm emotional vereinnahmt oder überwältigt zu werden.

10. Die von uns an anderer Stelle (→ Kap. 5.5.5) vorgeschlagenen *»sitzungsverbindenden Reflektionen und Übungen«* sind besonders geeignet, um interpersonelle Problemsituationen und auslösende Situationen für Symptombildungen oder Verhaltensmanifestationen zu identifizieren und um ressourcenaktivierende Techniken einzuüben.

Das Einüben ressourcenaktivierender Techniken – beispielsweise zur Verbesserung der Emotionsregulierung (→ Kap. 7.2.4) – in den Intervallen zwischen den Therapiesitzungen ist deshalb sinnvoll, weil inhaltliche oder motivationale Schwierigkeiten typischerweise eher beim selbstständigen Üben als in der Therapiesituation auftreten. Sie können gewinnbringend in der nachfolgenden Sitzung besprochen werden.

11. Die Praxis vieler Patienten, ein *Tagebuch* zu führen, könnten wir für die Therapie gut nutzen. Sie bietet den Patienten die Möglichkeit, nicht nur wichtige, in der Therapiesitzung erarbeitete Inhalte zu notieren, sondern auch eigene Kompetenzerfahrungen und positive menschliche Begegnungen festzuhalten.

Wir erläutern den Patienten, dass es aus dem Blickwinkel der Ressourcenaktivierung nicht zweckmäßig ist, positive ebenso wie negative Erfahrungen ungetrennt in das gleiche Tagebuch einzutragen. Vielmehr empfiehlt es sich, Tagebücher mit positiven von solchen mit negativen Inhalten zu trennen. Denn der Umgang mit positiven Erfahrungen sollte ein anderer sein als derjenige mit negativen Erfahrungen. Ein im Sinne der Ressourcenaktivierung nutzbares Tagebuch sollte ausschließlich positive Erfahrungen und Inhalte aller Art enthalten: eigene Kompetenzerfahrungen, positive Erfahrung mit hilfreichen

Menschen, als wertvoll erkannte therapeutische Empfehlungen, positive Fantasien künftiger Bewältigungserfahrungen und gelingender menschlicher Interaktionen, ermutigende Selbstsuggestionen, affirmative Sätze über die eigene Person und vieles mehr. Ein solches Ressourcen-Tagebuch können und sollen die Patienten beliebig oft durchlesen, sie können beliebig zurückblättern, um ältere Notizen nachzulesen. Es kann auch jederzeit geöffnet bereitliegen und Einblick gewähren, während sich dies für ein Negativ-Tagebuch nicht empfiehlt[1].

7.4.3 Schritte in Richtung Zielerreichung strukturieren

Patienten mit ich-strukturellen Störungen profitieren oft davon, wenn wir sie konkret bei der Strukturierung ihrer Schritte in Richtung Zielerreichung unterstützen. Dabei sind strategische und motivationale Aspekte zu berücksichtigen:

1. Wir leiten die Patienten an, den Prozess der Zielerreichung so zu strukturieren, dass ein *Erfolgserlebnis* wahrscheinlicher und die Wahrscheinlichkeit des Scheiterns geringer wird.

Bewährt haben sich für den Prozess der Zielerreichung die Metaphern des Weges und der Schritte, die zur Bewältigung der Wegstrecke erforderlich sind. Da Patienten oft dazu neigen, die ihnen auf dem Weg zur Zielerreichung begegnenden Schwierigkeiten zu unterschätzen, empfiehlt es sich, diesen Weg in Teilstrecken aufzuteilen. Die Patienten können Teilstrecken des Weges bestimmen, die problemlos bewältigt werden können, und solche Teilstrecken definieren, die sie voraussichtlich nur mit Schwierigkeiten passieren werden. Zusätzlich bitten wir die Patienten, möglichst kleine Schritte auf dem Weg zur Zielerreichung zu definieren. Sogar sehr kleine Schritte sind geeignet, um die motivationale Ressource einer antizipierten Erfolgserfahrung zu aktivieren. Die auf der definierten Wegstrecke zu erwartenden Schwierigkeiten sollen sie nicht nur identifizieren, sondern sich auch lebendig vorstellen. Sie sollen auch den voraussichtlich auftretenden negativen Affekt spüren und die mit der spezifischen Problemsituation einhergehende Stressbelastung einschätzen können.

2. In motivationaler Hinsicht sollten wir nicht übersehen, dass der Weg zur Zielerreichung typischerweise *konflikthaft* und voller *Ambivalenzen* ist. Wäre er es nicht, hätten die Patienten ihn längst beschritten. Daher begnügen wir uns nicht damit, ihnen kognitiv die Vorteile der Zielerreichung vor Augen zu führen, sondern unterstützen sie darin, die motivationale Ambivalenz wahrzunehmen und die ihnen nicht unmittelbar bewussten Aspekte, die einer Zielerreichung im Wege stehen, bewusster erleben zu können.

Unter strategischen Gesichtspunkten kann es daher ungünstig sein, die progressive Seite der Zielerreichung zu stark zu betonen. Eine solche Akzentsetzung könnte den hinsichtlich seiner Veränderungsbereitschaft ambivalenten Patienten veranlassen, die der Veränderung abgewandte Seite der Ambivalenz, die ihm immerhin die Sicherheit des Vertrauten gibt, stärker zu vertreten. Wir hätten dann nicht mehr erreicht als eine mit therapeutischem Stillstand verbundene interpersonelle Abwehr des intrapsychischen Konflikts im Patienten. Statt eines therapeutischen Stillstandes auf der Ebene der interpersonellen Abwehr benötigen die Patienten eine bewusste Auseinandersetzung mit den beiden Seiten des Konflikts – zwischen der attraktiven, aber ängstigenden Seite der Progression und der die Sicherheit des Vertrauten vermittelnden Beharrung auf dem alten Muster – und eine Kompromissbildung auf der bewussten Ebene. Vorteilhafter ist es deshalb eher, die Position des Skeptikers einzunehmen, um den Patienten die Möglichkeit zu geben, die Vorteile der Zielerreichung zu betrachten. Auf der Basis einer solchen motivationalen Klärung wird der Patient den nächsten Teilschritt in Richtung Zielerreichung in Angriff nehmen. Wichtig ist, dass wir die Signale der Patientin aufnehmen, ob sie »mitgeht« oder erst noch motivierende Unterstützung braucht, um sich auf den Weg der Problemlösung zu begeben.

Weiterführende Literatur

Brunner J (2016b). Ressourcenorientierte Psychotherapie. Psychotherapeut 61, 255–270.

de Jong P, Berg IK (2014). Lösungen (er-)finden. Das Werkstattbuch der lösungsorientierten Kurztherapie. 7. Aufl. Dortmund: Modernes Lernen.

Flückiger C, Wüsten G (2015). Ressourcenaktivierung. 2. Aufl. Bern: Huber.

Frank R (Hg) (2010). Therapieziel Wohlbefinden – Ressourcen aktivieren in der Psychotherapie. Berlin: Springer.

Grawe K (2004). Neuropsychotherapie. Göttingen, Bern, Toronto, Seattle: Hogrefe.

Willutzki U, Teismann T (2013). Ressourcenaktivierung in der Psychotherapie. Göttingen: Hogrefe.

Anmerkungen

1 Wenn Patienten auch ein Tagebuch führen möchten, in das sie negative Erfahrungen eintragen, sollten sie zunächst prüfen, ob sie daraus tatsächlich einen therapeutischen Nutzen ziehen können. Wir raten nicht grundsätzlich vom Führen eines »Negativ-Tagebuchs« ab, da manche Patienten es als entlastend empfinden, belastende Erfahrungen niederzuschreiben. Auch sind wir uns bewusst, dass das Niederschreiben negativer Gedanken und sogar traumatischer Erfahrungen über einen Prozess des Durcharbeitens eine Stressreduktion beim Gedanken an die beschriebenen Erfahrungen bewirken kann (Pennebaker & Francis 1996). Lediglich sollten Patienten, die den Wunsch haben, auch ihre negativen Erfahrungen niederzuschreiben, dies in einem anderen als dem Ressourcen-Tagebuch tun. Auch sollten sie darauf achten, dass sie die negativen Notizen nicht selbst durchlesen, sondern dies, wenn überhaupt, in einem therapeutischen Kontext und in Absprache mit ihrer Therapeutin tun. Auch sollten sie dafür sorgen, dass das Negativ-Tagebuch nach jedem Eintrag sorgfältig weggepackt wird und vor allem nicht auf den ersten Blick einsehbar vor ihnen liegt.

8 Integration des Abgespaltenen und die Bildung von Repräsentanzen

8.1 Die therapeutische Assoziation dissoziierter Erinnerungsfragmente

8.1.1 Vorbemerkung

Wir werden in diesem und den beiden folgenden Kapiteln auf klinische Phänomene zu sprechen kommen, die wir mit einer unzureichenden symbolischen Repräsentanzenbildung, einer gestörten Erinnerungsverarbeitung und dem Wirken dissoziativer Mechanismen in Verbindung bringen[1].

Wir wollen – nicht zuletzt aus therapiepraktischen Gründen – drei Gruppen von Phänomenen unterscheiden, bei denen eine gestörte Repräsentanzenbildung und/oder das Wirken dissoziativer Mechanismen klinisch bedeutsam ist:

- Die erste Gruppe von Phänomenen gestörter Repräsentanzenbildung, die wir in diesem Kapitel behandeln, ist durch abgespaltene Erinnerungsfragmente charakterisiert, die *intrusiv* mit hoher Stressbelastung in das Alltagserleben einbrechen. Sie kommen typischerweise (1) bei der »einfachen« und der komplexen *posttraumatischen Belastungsstörung*[2] nach ICD-11[3] und (2) bei Belastungsreaktionen in traumaassoziierten Alltagssituationen vor. Obwohl sie in den Klassifikationssystemen von ICD-10 und ICD-11 in die übergeordnete diagnostische Kategorie der Belastungsstörungen fallen, haben wir es pathogenetisch mit dissoziativen Mechanismen zu tun.
- Eine zweite Gruppe von Phänomenen mit gestörter Repräsentanzenbildung (→ Kap. 8.2) betrifft die große Gruppe *dissoziativer Symptome*, darunter vor allem *Funktionsausfälle* im Bereich der Erinnerung, der Diskontinuität der Erfahrung, der Wahrnehmung und der Körperfunktionen, aber auch Symptommuster unterschiedlicher Art – zum Beispiel somatoforme Störungen oder Schmerzsymptome, aber auch Zustände starker Anspannung und Erregung oder Störungen der kohärenten Denkfähigkeit –, die wir ebenfalls als Folge einer *ungenügenden Erinnerungsverarbeitung* ansehen und denen zumindest teilweise ebenfalls dissoziative Mechanismen zugrunde liegen.
- Eine dritte Gruppe von Phänomenen, die wir mit dissoziativen Mechanismen in Verbindung bringen, begegnet uns bei *unzureichend integrierten Persönlichkeitszuständen und Persönlichkeitsanteilen.* Wir finden eine klinisch relevante Aufspaltung der Persönlichkeitsorganisation nicht nur bei schweren dissoziativen Störungen, namentlich der kompletten

oder inkompletten dissoziativen Identitätsstörung, sondern auch bei schweren Persönlichkeitsstörungen sowie bei einem Teil der Essstörungen oder Abhängigkeitserkrankungen.

Alle drei Formen gestörter Repräsentanzenbildung betrachten wir als Ausdruck einer pathologischen Verarbeitung von Erinnerungen an traumatische oder existenziell konflikthafte Erfahrungen.

Obwohl sich die Psychoanalyse in ihren Anfängen mit dissoziativen Phänomenen befasst hatte, wurde in der Folgezeit alle Aufmerksamkeit auf unbewusste motivationale Konflikte gerichtet und die Auseinandersetzung mit den Phänomenen unzureichender symbolischer Repräsentanzenbildung und der Abspaltung von Erinnerungen an traumatische Erfahrungen über lange Zeit stark vernachlässigt. Wir haben in Kap. 2.2 ausführlich dargestellt, welche herausragende Rolle den Beiträgen von Pierre Janet und den frühen, gemeinsam mit Josef Breuer verfassten Schriften Sigmund Freuds zuerkannt werden muss. Nachdem die Beschäftigung mit den posttraumatischen und dissoziativen Phänomenen weitgehend außerhalb des Mainstreams der psychodynamischen Theorienentwicklung verlaufen ist, sehen wir heute die Notwendigkeit, uns ihnen wieder zuzuwenden und Behandlungsstrategien zu entwickeln, die mit unserem psychodynamischen Grundverständnis gut vereinbar sind. Die Reintegration der dissoziativen Phänomene in das psychodynamische Krankheitsverständnis steht jedoch noch immer am Anfang.

Die Bedeutung von Trauma und Dissoziation für das Verständnis der Entwicklung oder Persistenz nicht symbolisierter Zustände wird von neueren Autoren mit bemerkenswerter Übereinstimmung betont (Bouchard & Lecours 2008; Bromberg 2006; Bucci 1997; Krystal 2002). Wir verstehen nicht symbolisierte Zustände daher in erster Linie als Folgen früher Traumatisierungen, die die Verknüpfungsmechanismen der Psyche geschwächt haben. Entweder wurden Verbindungen zwischen wichtigen Funktionsbereichen, die sich bei normaler Entwicklung mit hoher Wahrscheinlichkeit ausgebildet hätten, gar nicht erst aufgebaut, oder schon vorhandene dendritische und synaptische Verbindungen werden zurückgebaut. Klinisch sprechen wir hier von dissoziativen Phänomenen (Wöller 2020).

Traumatische Ereignisse, die nicht explizit erinnert werden, sind gleichwohl in impliziter Form im prozeduralen Gedächtnis gespeichert. Klinische Hinweise aus traumabezogenen Sequenzen im Spiel, in der Fantasie und in Träumen deuten darauf hin. Wegen einer traumabedingten Schädigung des Hippocampus konnte eine Transformation sensorischer Erinnerungsfragmente in komplette Erinnerungen mit dem Status symbolischer Repräsentanzen nicht oder nur unvollständig gelingen (Moscovitch et al. 2016). Je früher Erfahrungen gemacht werden, umso wahrscheinlicher es, dass sie nicht im autobiographisch-deklarativen, sondern im prozeduralen Gedächtnis als Handlungsabläufe abgespeichert sind. Unter beziehungstraumatischen Umständen kann es funktional und adaptiv sein, Verknüpfungen, die den Bindungskontext bedrohen könnten, nicht herzustellen[4]. Durch ein Aussetzen des Symbolisierungsprozesses konnte unter traumatischen Lebensbedingungen verhindert werden, dass eine traumatische oder in hohem Maße belastende oder bedrohliche Erfahrung mit dem Alltagsbewusstsein in Verbindung gebracht wird.

Zusammenhänge zwischen klinisch relevanten dissoziativen Symptomen und psychischen Traumatisierungen in Kindheit und Jugend sind durch eine Vielzahl von Studien belegt (Eckhardt-Henn & Spitzer 2017; Sack et al. 2013), aber auch bei somatoformen Störungen finden wir eine hohe Prävalenz psychischer Traumatisierungen in der Vorgeschichte (Afrari et al. 2014). Den Mechanismus der Dissoziation verstehen wir als eine unter traumatischen Bedingungen adaptive Schutzreaktion, die mit der Zeit maladaptiv geworden ist (Eckhardt-Henn & Spitzer 2017; Mattheß & Sack 2010).

8.1.2 Abgespaltene Erinnerungsfragmente und das Prinzip ihrer Assoziation an die Repräsentanzenwelt des Alltags

Als Erstes wollen wir uns mit Störungen der Repräsentanzenbildung beschäftigen, bei denen abgespaltene (dissoziierte) traumatische Erinnerungsfragmente mit hoher subjektiver Stressbelastung in das Alltagsbewusstsein einbrechen, und Möglichkeiten ihrer Beeinflussung im Rahmen psychodynamischer Therapien erörtern. Diese Phänomene bilden die Grundlage

- der posttraumatischen Belastungsstörung und der komplexen posttraumatischen Belastungsstörung nach ICD-11 und
- von Belastungreaktionen in traumaassoziierten Alltagssituationen, die als »Triggersituationen« aufgefasst werden und einen traumawertigen subjektiven Belastungsgrad aufweisen.

Die für die posttraumatische Belastungsstörung charakteristischen traumatischen Erinnerungsfragmente können Bilder, sensorische Eindrücke wie Geräusche oder Gerüche, aber auch intensive undifferenzierte Affektzustände sein, die nicht ausreichend mit der Repräsentanzenwelt des Alltags assoziiert werden konnten. Sie treten typischerweise mit hoher Stressbelastung als »Flashbacks« auf. Obwohl sie auf traumatische Erfahrungen der Vergangenheit verweisen, sind sie mit einem Erleben von Gegenwärtigkeit verbunden und vermitteln das Gefühl, das Trauma geschehe in der Gegenwart erneut.

Eine hohe und zum Teil sehr hohe Stressbelastung kann jedoch auch beim Gedanken an Ereignisse und Situationen der Gegenwart oder der nahen Zukunft auftreten, die assoziativ mit den Traumen der Vergangenheit verbunden sind (sog. »Trigger«). Auch hier sprechen wir von abgespaltenen traumatischen Erinnerungsfragmenten, deren affektive Anteile eine der Situation unangemessene Stressbelastung und durch die Beimischung »traumatischer Affekte« Gefühle der Ohnmacht, Hilflosigkeit und/oder des Verlassenseins bewirken[5].

Schließlich können auch traumaassoziierte Affektzustände und Körpersymptome zu einer hohen Stressbelastung beitragen.

Wie kommt es zu abgespaltenen Erinnerungsfragmenten? Ein theoretisches Modell der Entstehung abgespaltener Erinnerungsfragmente, das die Erkenntnisse der modernen Gedächtnisforschung (Brewin 2005) berücksichtigt, geht von den folgenden Annahmen aus (Wöller 2016b):

1. Normalerweise besteht die Möglichkeit, auch psychische Inhalte – Sinneseindrücke, Körperwahrnehmungen oder Kognitionen –, die aus einer stark belastenden oder

bedrohlichen Beziehungserfahrung stammen, mit den Repräsentanzen der Gedanken-, Gefühls- und Beziehungswelt des Alltagslebens zu assoziieren.

Damit wird das Geschehen, so belastend und bedrohlich es auch war, als etwas Vergangenes repräsentiert, das zwar in der Erinnerung schmerzhaft, aber in der Gegenwart nicht mehr unmittelbar belastend oder bedrohlich ist. Es wird nun zu einer symbolisierten Erinnerung und damit zum Teil der Repräsentanzenwelt des Alltags.

2. Sind jedoch die Fähigkeiten einer Person, stark belastende und insbesondere traumatische Erfahrungen emotional zu regulieren, stark eingeschränkt, und stehen zur Zeit der Einwirkung dieser Erfahrungen nicht in genügendem Maße unterstützende Bezugspersonen zur Verfügung, könnte beim Versuch, die aus einer belastenden oder bedrohlichen Beziehungserfahrung stammenden Sinneseindrücke, Körperwahrnehmungen oder Kognitionen mit den Repräsentanzen der Gedanken-, Gefühls- und Beziehungswelt des Alltagslebens zu assoziieren, eine emotionale Überflutung und ein Kollaps der Alltagsbewältigung drohen. Daher kann es unter beziehungstraumatischen Umständen notwendig werden, die für die Bewältigung des Alltagslebens unentbehrliche hinreichend gute Repräsentanzenwelt vor einer möglichen Desintegration zu schützen.

Im Dienst des Überlebens erweist es sich dann als funktional, die bedrohlichen Inhalte zu dissoziieren, d. h. in einen anderen Bewusstseinszustand abzuspalten. Die abgespaltenen Inhalte verbleiben ohne symbolische Repräsentanz außerhalb der Repräsentanzenwelt des Alltagslebens, können jedoch unter auslösenden Bedingungen in Form intrusiver Erinnerungsfragmente, Körperempfindungen oder Affekte in das Alltagsbewusstsein einbrechen.

3. Neurobiologisch korrespondiert dem klinischen Phänomen der Abspaltung eine Blockade der *hippokampalen Transformation des sensorischen Inputs* in eine Erinnerung als Teil des deklarativen autobiographischen Gedächtnisses. Der sensorische Input bleibt implizit gespeichert und führt, da er die unverarbeitete Information der traumatischen Bedrohung trägt, zu einer Überaktivität der Amygdala und einer Aktivierung der Stressphysiologie (Nemeroff et al. 2006; Shin et al. 2006).

4. Dem Störungsmodell der Dissoziation von Erinnerungsfragmenten bedrohlicher Erfahrungen entspricht das *Therapiemodell der Assoziation der abgespaltenen Erinnerungsfragmente an die Repräsentanzenwelt des Alltags*. Die diesem Modell verpflichteten therapeutischen Aktivitäten verfolgen das Ziel, die in der Regel mit hoher Stressbelastung verbundenen abgespaltenen Teilerinnerungen, Körperempfindungen, Gefühle und Kognitionen so mit der Repräsentanzenwelt des Alltags zu assoziieren, dass symbolisierte Erinnerungen entstehen, die im deklarativen Gedächtnis abgespeichert werden können.

Sie bedient sich dabei der aus der modernen Gedächtnisforschung bekannten Erkenntnis, dass Erinnerungen bei jedem Aufrufen labilisiert und formbar gemacht werden (Dudai & Eisenberg 2004). Werden Erinnerungen an ein belastendes oder bedrohliches Ereignis in einem therapeutischen Kontext aufgerufen, können die positiven Informationen einer sicheren und wohlwollenden Beziehung in die noch formbare Erinnerung einfließen. Nachdem sich die Erinnerung in ihrer emotionalen Qualität verändert und einen Teil ihres bedrohlichen Charakters verloren hat, können auch die bedrohlichen Erinnerungsfragmente mit der Repräsentanzenwelt des Alltags assoziiert werden, ohne die Alltagsfunktionalität zu gefährden. Mit diesen neuen Inhalten kann die Erinnerung dann rekonsolidiert werden – bis sie beim nächsten Aufrufen erneut labilisiert wird und neue Informationen aus einer sicheren und wohlwollenden Umgebung aufnimmt.

5. Eine Assoziation der abgespaltenen Erinnerungsfragmente können wir erreichen, indem wir die Erinnerung an ein belastendes oder bedrohliches Ereignis, auf die sich die abgespaltenen Erinnerungsfragmente und die mit ihnen assoziierten Gedanken oder Affekte beziehen (1) erneut, jetzt jedoch unter den sicheren Bedingungen der Gegenwart und im Kontext einer wertschätzenden und akzeptierenden Beziehung aufrufen und (2) im Moment der Labilisierung so mit positiven Informationen aus der sicheren Gegenwart anreichern, dass die Erinnerung in ihrer Gesamtheit ihren bedrohlichen Charakter verliert.

Von großer praktischer Bedeutung ist die Tatsache, dass wir es bei den traumatischen Erinnerungsfragmenten nicht nur mit Fragmenten von Erinnerungen an traumatische Ereignisse zu tun haben, die in der Vergangenheit liegen, sondern auch mit Gedanken, Gefühlen und Körperempfindungen der Gegenwart, die wegen ihrer assoziativen Nähe zu traumatischen Erinnerungen mit Gefühlen der Ohnmacht und Hilflosigkeit und einer situationsinadäquaten Stressbelastung verbunden sind. Wir fassen sie als Ausläufer eines umfassenden Traumanetzwerkes auf, die in ihrer Stressbelastung den Erinnerungsfragmenten, die sich inhaltlich auf Traumen der Vergangenheit beziehen, vergleichbar sind. In all diesen Fällen sehen wir unsere Aufgabe darin, die Patienten darin zu unterstützen, die hoch stressbelasteten traumatischen Erinnerungsfragmente mit dem positiven Teil der inneren Repräsentanzenwelt zu assoziieren und dadurch den traumatischen Stress zu reduzieren.

6. Das Ziel der therapeutischen Arbeit muss daher darin bestehen,
   - bei *Traumen der Vergangenheit* kohärente Erinnerungen an ein abgeschlossenes Geschehen zu schaffen, die zwar schmerzlich, aber, da sie in der Vergangenheit liegen, für das Erleben der Gegenwart nicht mehr unmittelbar bedrohlich und daher auch nicht mehr stressbelastet sind,
   - bei *stressbelasteten Situationen der Gegenwart oder der nahen Zukunft* die Überzeugung zu etablieren, dass die Situationen zwar schwierig, aber nicht mehr unmittelbar bedrohlich und prinzipiell zu bewältigen sind (Wöller et al. 2020).

Auf der Ebene der Repräsentanzen soll im ersten Falle die Repräsentanz eines Selbst entstehen, das eine höchst bedrohliche, verletzende oder demütigende Situation überstanden hat und ihr nicht mehr ohnmächtig ausgeliefert ist. Im zweiten Falle soll sich die Repräsentanz eines Selbst ausbilden, das den als belastend und bedrohlich erlebten traumaassoziierten Situationen der Gegenwart nicht mehr ohnmächtig ausgeliefert ist, sondern sie als Herausforderungen begreift, die bewältigt werden können.

8.1.3 Therapiepraktische Umsetzung der Assoziation abgespaltener Erinnerungsfragmente an die Repräsentanzenwelt des Alltags

Wie können wir nun unsere Patientin bei der Aufgabe unterstützen, die abgespaltenen und mit extremer Stressbelastung verbundenen psychischen Inhalte – Erinnerungen, Kognitionen, Affekte – aus dem assoziativen Umfeld traumatischer Erfahrungen so mit der Repräsentanzenwelt des Alltags zu assoziieren, dass aus ihnen Erinnerungen werden?

1. Je nach Ausmaß der erlebten Traumatisierungen überlegen wir im Vorfeld, ob es hilfreich und vertretbar ist, Traumen der Vergangenheit traumakonfrontativ zu bearbeiten, oder ob wir uns stattdessen darum bemühen sollten, die mit traumaassoziierten Alltagssituationen verbundene hohe subjektive Stressbelastung zu reduzieren.

> Vor jeder traumakonfrontativen Behandlung fragen wir, welche möglichen Auswirkungen sie haben könnte. Nach einer sorgfältigen Abwägung müssen wir zu einer Entscheidung kommen, ob die Realisierung einer traumakonfrontativen Behandlung von Traumatisierungen der Vergangenheit aushaltbar ist oder nicht. Die Integration von Inhalten, die z. B. das gesamte Lebensnarrativ verändern, können im Einzelfall noch belastender sein als die Konfrontationsarbeit.

2. Damit die abgespaltenen Erinnerungsfragmente mit dem sicheren Repräsentanzennetzwerk der Gegenwart assoziiert werden können, kann es jedoch notwendig sein,

- zu überprüfen, ob die Bedingungen der Gegenwart tatsächlich als sicher und die von ihr ausgehenden Informationen als positiv erlebt werden,
- das Repräsentanzennetzwerk der Gegenwart so zu stärken, dass es unter der Last der zu assoziierenden Inhalte nicht die Fähigkeit der Alltagsbewältigung verliert,
- das Aufrufen der bedrohlichen Erinnerung so oft zu wiederholen, bis die abgespaltenen Erinnerungsfragmente mit dem Repräsentanzennetzwerk der Gegenwart assoziiert worden sind.

3. Damit ein solcher Prozess gelingen kann, müssen wir dafür sorgen, dass (1) die *äußeren Rahmenbedingungen hinreichend sicher* sind, (2) die therapeutische Situation tatsächlich ein *Gefühl der Sicherheit* vermittelt und (3) die Informationen, die aus ihr empfangen werden, als hilfreich und wertschätzend empfunden werden.

> Diese Situation ist unter Umständen dann nicht gegeben, wenn (1) äußere Bedrohungen bestehen, beispielsweise durch einen Täterkontakt mit Retraumatisierungsrisiko oder (2) eine negative Übertragung die Wahrnehmung der therapeutischen Beziehung so färbt, dass diese als bedrohlich oder schädigend erlebt wird[6].

4. Damit das Repräsentanzennetzwerk der Gegenwart unter der Last der zu assoziierenden Inhalte nicht die Fähigkeit der Alltagsbewältigung verliert, muss die *Emotionsregulierung optimiert* sein.

> Ressourcenaktivierende Techniken sind von unschätzbarem Wert, um Distanz zu überflutenden negativen Emotionen herzustellen und positive emotionale Zustände zu generieren (→ Kap. 7.2). Behandlungs-

praktisch erwarten wir von unseren Patienten, dass sie mindestens eine Technik der Emotionsregulierung sicher beherrschen. Zweckmäßigerweise sollten sie sicher in der Anwendung der imaginativen »Container-Technik« (→ Kap. 7.2.3) und/oder der Imagination des »sicheren Ortes« (→ Kap. 7.2.4) sein.

5. Es darf nur so viel belastendendes oder bedrohliches Material aktiviert werden, wie auch verarbeitet werden kann. Keinesfalls darf es zu einer Überflutung durch negative Emotionen oder zu einer unkontrollierten Aktivierung und Ausbreitung weiterer traumatischer Inhalte kommen. In der Konsequenz bedeutet dies, dass das zur Bearbeitung vorgesehene fragmentierte Erinnerungsmaterial *in ausreichend kleinen Dosen portioniert* aufgerufen werden muss.

6. Trotz dieser Vorkehrungen ist die Repräsentanzenwelt des Alltags der von komplexen Traumafolgestörungen betroffenen Patienten keineswegs immer so stabil, dass die abgespaltenen Elemente als symbolisierte Erinnerungen zu einem Teil von ihr werden können. Daher müssen wir in vielen Fällen den Prozess der Traumabearbeitung modifizieren und die Selbstrepräsentanz durch ressourcenaktivierende Techniken *mit ausreichender Ressourcenstärke ausstatten.* Nur mit einer ausreichend ressourcenstarken Selbstrepräsentanz können die abgespaltenen Erinnerungsfragmente erfolgreich assoziiert werden!

Dafür stehen uns unterschiedliche behandlungstechnische Möglichkeiten zur Verfügung, die das Ziel haben, den Assoziationsvorgang durch zusätzliche ressourcenaktivierende Impulse zu unterstützen. Sie unterscheiden sich durch den Anteil traumakonfrontativer und ressourcenaktivierender Elemente (→ Kap. 8.1.4). Um das Risiko einer Destabilisierung des Alltagsnetzwerkes zu minimieren, kann es unter Umständen notwendig werden, den Anteil der Ressourcenaktivierung erheblich zu erweitern.

7. Wenn die äußeren Bedingungen keine hinreichende Sicherheit bieten und/oder die Abwehrstruktur der Patienten labil ist, kann ein wiederholtes Aufrufen von Erinnerungen an traumatische Ereignisse eine emotionale Überflutung auslösen, die die Alltagsstabilität gefährdet. Wir würden dann auf ein wiederholtes Aufrufen der Erinnerung verzichten und stattdessen versuchen, die Selbstrepräsentanz durch konsequente Ressourcenaktivierung *so mit positiven Emotionen anzureichern*, dass auch ohne wiederholtes Aufrufen der Traumaerinnerung eine Assoziation abgespaltener Erinnerungsfragmente an das Alltagsnetzwerk möglich wird und die mit ihnen verbundene Stressbelastung absinken kann.

Eine neuere Studie legt den Schluss nahe, dass auch auf dem Weg konsequenter Ressourcenaktivierung eine signifikante Reduktion der Symptombelastung bei posttraumatischer Belastungsstörung erreicht werden kann (Steinert et al. 2016)[7].

8. Das *Sprechen über traumatische Erfahrungen* in einem sicheren und wohlwollenden therapeutischen Kontext kann eine entlastende Wirkung haben und den Patienten das Gefühl vermitteln, Gehör für das erlittene Unrecht zu finden. Doch entfaltet es seine Wirkung am ehesten, wenn belastende, aber kohärente Erinnerungen vorliegen. Zur Assoziation abgespaltener traumatischer Erinnerungsfragmente kann es nur in sehr begrenztem Umfang beitragen.

Beim alleinigen Sprechen über Traumatisierungen wird das für den Assoziationsprozess notwendige Stimulationsniveau meist nicht erreicht, da meist nicht genügend auf den »schlimmsten Moment« der Erinnerung fokussiert wird. Hinzu kommt, dass das Erleben, das von außen betrachtet am bedrohlichsten zu sein scheint, nicht immer den subjektiv »schlimmsten Moment« repräsentiert[8].

In anderen Fällen kann durch das Erzählen auch das zuträgliche Stimulationsniveau überschritten werden, sodass statt einer entlastenden Wirkung eine Überflutung durch traumatische Emotionen einsetzt und das Ziel einer Integration der traumatischen Erinnerungsfragmente verfehlt wird.

8.1.4 Allgemeines zur Anwendung traumakonfrontativer Methoden

Die wichtigsten heute angewendeten Methoden der konfrontativen Traumabearbeitung folgen dem Prinzip, die Erinnerung, mit der die abgespaltenen Erinnerungsfragmente in Verbindung stehen, unter den sicheren Bedingungen und der akzeptierenden Atmosphäre der therapeutischen Situation immer wieder und so lange aufzurufen, bis alle abgespaltenen Erinnerungsfragmente assoziiert sind. Bei der Wahl der geeigneten traumakonfrontativen Methode sind die folgenden Aspekte zu bedenken:

- Bei Patienten, die eine stabile Abwehrstruktur und nur wenige ich-strukturelle Einschränkungen aufweisen, können traumakonfrontative Interventionen leichter durchgeführt werden als bei Patienten mit einer fragilen Abwehrstruktur und deutlicheren ich-strukturellen Einschränkungen.
- Traumatisierungen, die außerhalb eines Bindungskontextes geschehen sind, lassen sich leichter traumakonfrontativ bearbeiten als intrafamiliäre Traumatisierungen, bei denen das Bindungssystem unmittelbar betroffen ist.
- Traumatisierungen, die sich in der Erinnerung als abgegrenzte Ereignisse mit einem Anfang und einem Ende darstellen, sind für eine Bearbeitung besser geeignet als solche, die ohne klare Abgrenzung durch Anfang und Ende vor einem Hintergrund emotionaler Vernachlässigung und Misshandlung erfolgt sind.
- Traumatisierungen, für die eine klare Erinnerung besteht, sind besser traumakonfrontativ zu bearbeiten als solche, bei denen wegen einer dissoziativen Verarbeitung Details nur unscharf erinnert werden. Bei Letzteren besteht immer die Gefahr, dass bei der Traumaerinnerung dissoziative Barrieren durchbrochen und stark belastendes traumatisches Erinnerungsmaterial unkontrolliert freigesetzt wird.

Daher können wir festhalten:

1. Je abwehrstabiler und resourcenstärker die Persönlichkeit, je umschriebener die Traumatisierung[9], je klarer[10] die Traumaerinnerung und je weniger das Bindungssystem involviert ist, desto zügiger können und sollten wir traumakonfrontative Interventionen anwenden. Zusätzliche ressourcenstärkende Maßnahmen sind in der Regel nicht notwendig. Je mehr wir unsere Patienten diesem Typus zuordnen können, desto eher können wir die erste oder am stärksten belastende Manifestation einer Traumatisierung prozessieren.

2. Je abwehrschwächer und ressourcenschwächer die Persönlichkeit[11], je ausgedehnter, kumulativer und umfassender die Traumatisierung, je diffuser – weil durch dissoziative Mechanismen verschleiert – die Traumaerinnerung und je stärker das Bindungssystem involviert ist[12], desto kleinschrittiger sollten traumakonfrontative Interventionen zur Anwendung kommen und desto mehr sollten diese durch ressourcenstärkende Interventionen abgesichert werden.

Statt mit den Traumatisierungen der Kindheit zu beginnen – noch dazu solchen, die kumulativ, ohne klare Begrenzung durch Anfang und Ende in einer Atmosphäre anhaltender emotionaler Vernachlässigung und Bedrohung geschahen –, ziehen wir es bei diesen Patienten vor, mit klar abgegrenzten und gut erinnerten Traumatisierungen der jüngeren Vergangenheit oder traumaassoziierten Belastungen der Gegenwart oder nahen Zukunft zu beginnen. Sie erzeugen meist einen hohen Leidensdruck und sind traumatherapeutisch wesentlich leichter zu bearbeiten als die Kindheitstraumatisierungen. Auch ist das Risiko, eine unkontrollierbare Stimulation weitverzweigter und nicht überschaubarer Traumanetzwerke und eine Überflutung mit traumatischem Material auszulösen, deutlich geringer, besonders wenn wir zusätzlich auf eine ausreichende Ressourcenaktivierung vor und während des traumakonfrontativen Prozesses achten. Erst wenn wir sicher sein können, dass die gegenwartsnahen Traumen oder Belastungen erfolgreich an das Alltagsnetzwerk assoziiert werden konnten, wenden wir uns früheren Traumatisierungen zu.

8.1.5 Traumakonfrontative Techniken und die Integration von EMDR

Für die unterschiedlichen Bedingungen stehen uns die folgenden therapeutischen Optionen zur Verfügung[13]:

1. Bei abwehrstabiler Persönlichkeit, stabiler Emotionsregulierung, umschriebener Traumatisierung, klarer Traumaerinnerung und tendenziell eher geringer Beteiligung des Bindungssystems kann die Assoziation traumatischer Erinnerungsfragmente auf schonende Weise mithilfe des traumatherapeutischen Verfahrens EMDR (»Eye Movement Desensitization and Reprocessing«; Hofmann 2014; Sack 2010; Shapiro 2012) realisiert werden[14].

Beim Standardprotokoll des EMDR wird der schlimmste Moment einer traumatischen Erinnerung samt der ihn begleitenden Emotion, Kognition und Körpersensation fokussiert und mithilfe bilateraler Stimulation entlang der Assoziationskette prozessiert. Der Rückgang der Stressbelastung zeigt an, dass die abgespaltene Erinnerung im ersten Assoziationskanal assoziiert wurde. Nacheinander werden die einzelnen Assoziationskanäle prozessiert, bis mit der Erinnerung keine traumatische Stressbelastung mehr verbunden ist.

2. Als Alternative zum EMDR kommt bei der gleichen Patientengruppe die *imaginative Bildschirmtechnik* in Betracht. Bei dieser Technik wird die Szene der traumatischen Erfahrung wie ein traumatischer Film in wiederholten Durchgängen auf einer imagi-

nären Leinwand betrachtet, bis die Stressbelastung spürbar zurückgegangen ist (Sachsse 2009).

Bei der Bildschirm-Technik projiziert die Patientin den »alten Film« der traumatischen Erinnerungen auf eine Wand des Behandlungszimmers wie auf eine Leinwand. In Begleitung der neben ihr sitzenden Therapeutin schaut sie ihn in wiederholten Durchgängen mit steigender emotionaler Intensität an, bis ein deutlicher Rückgang der von dem Film ausgehenden Stressbelastung eingetreten ist[15].

3. Bei abwehr- und ressourcenschwacher Persönlichkeit, ausgedehnten, kumulativen und umfassenden, in der Regel intrafamiliären Traumatisierungen nutzen wir als Einstieg in die Traumakonfrontation die sog. *»Stress-Absorptions-Technik«*. Sie fokussiert ausschließlich *traumaassoziierte Belastungen der Gegenwart oder nahen Zukunft*. Mit ihrer Hilfe kann eine Reduktion des Belastungsniveaus von traumaassoziierten Stressoren der Gegenwart oder nahen Zukunft herbeigeführt werden. Die Technik kann mit bilateraler Stimulation als EMDR-Technik (Hofmann 2014; Korn & Leeds 2002) oder ohne diese zusätzliche Ressourcenverankerung angewendet werden. Durch eine in Einzelschritten vollzogene maximale Aktivierung früherer Bewältigungserfahrungen kann die Stressbelastung deutlich reduziert werden.

Eine Fokussierung des Stressors erfolgt nur zu Beginn und nach Abschluss der ansonsten ausschließlich ressourcenaktivierenden Prozedur. Die Stress-Absorptions-Technik kann auch ohne Anwendung der bilateralen Stimulation durchgeführt werden. Zu Beginn identifiziert die Patientin eine Situation der Gegenwart oder nahen Zukunft mit hoher Stressbelastung und schätzt den subjektiven Belastungsgrad beim Gedanken an diese Situation auf einer Skala von 0 bis 10 ein. Anschließend fragen wir sie, welche Ressourcen im Sinne von Kompetenzen sie braucht, um diese Situation erfolgreich bewältigen zu können. Nach Möglichkeit soll sie drei benötigte Ressourcen benennen. Wir bitten sie dann, in ihrer Lebensgeschichte nach einer Situation zu suchen, in der ihr die erste dieser drei Ressourcen zur Verfügung gestanden hat. Die zugehörige, in der Erinnerung aufgefundene Szene soll sie so lebendig wie möglich imaginieren und das entsprechende positive Körpergefühl wahrnehmen. Der ressourcenreiche Zustand kann mit bilateraler Stimulation verankert werden. Anschließend verfährt die Patientin ebenso mit der zweiten und dritten gesuchten Ressource. Nachdem alle aufgefundenen ressourcenreichen Erinnerungsbilder oder -vorstellungen mit den zugehörigen positiven Körpergefühlen aktiviert sind, bitten wir die Patientin, die Aufmerksamkeit erneut auf die ausgewählte belastende Situation zu richten. In der Regel ist der subjektive Belastungsgrad beim Gedanken an die Situation nun deutlich gesunken[16].

4. Zur Bearbeitung von Traumatisierungen der Vergangenheit nutzen wir bei der beschriebenen, stärker durch Affektüberflutung gefährdeten Patientengruppe die *»Pendeltechnik«* (Fine & Berkowitz 2001). Sie kombiniert eine wiederholte maximale Ressourcenaktivierung mit einer wiederholten ultrakurzen Stimulation einer traumatischen Erinnerung oder einer aktuellen Belastung. Durch den fortgesetzten Wechsel von ressourcenreichen Zuständen und fein dosierter Exposition gegenüber den traumatischen Erinnerungen können wir eine schonende Assoziation der traumatischen Erinnerungsfragmente und eine Reduktion der mit der Erinnerung verbundenen Stressbe-

lastung erreichen. Wie die Stress-Absorptions-Technik kann auch die Pendeltechnik mit bilateraler Stimulation oder ohne diese zusätzliche Möglichkeit der Ressourcenverankerung angewendet werden. Wie bei ihr können die aktivierten Ressourcenzustände mit langsamen bilateralen Augenbewegungen oder Tappings verankert werden[17].

Nachdem die Patientin von einer traumatischen Erinnerung den »schlimmsten Moment« identifiziert und dessen subjektiven Belastungsgrad eingeschätzt hat, wählt sie für den Ressourcenzustand eine positive Erinnerung oder eine positive Imagination aus. Die Patientin beginnt mit einer maximalen Aktivierung des Ressourcenzustands. Neben einer Imagination der Ressourcenszene soll sie das positive Körpergefühl intensiv spüren. Den Ressourcenzustand können wir – optional – mit einem oder mehreren Sets von 5–6 langsamen bilateralen Augenbewegungen oder seitenalternierenden taktilen Stimulationen verankern. Anschließend wird die Patientin für die Dauer einer Sekunde das traumatische Bild aufsuchen, um anschließend zum Ressourcenbild zurückzukehren, das sie wieder vollumfänglich aktiviert. Die Prozedur wird mit steigender Expositionsdauer des Traumabildes so lange wiederholt, bis die Patientin eine spürbare Reduktion des Belastungsgrades der traumatischen Erinnerung angibt[18].

Eine *Differenzialindikation* der Methoden berücksichtigt (1) ihre Sicherheit bei Schwankungen der Emotionsregulierung und (2) ihre Wirksamkeit hinsichtlich der Fähigkeit, traumatische Erinnerungsfragmente bei Traumen der Vergangenheit zu assoziieren.

- Die *höchste Wirksamkeit* bezüglich der Fähigkeit zur Assoziation traumatischer Erinnerungsfragmente bei Traumen der Vergangenheit können wir von der Anwendung des Standardprotokolls von EMDR oder alternativ von der Bildschirmtechnik erwarten; bei diesen Methoden müssen wir jedoch die höchsten Anforderungen an eine stabile Emotionsregulierung stellen.
- Die *höchste Sicherheit* gegenüber Schwankungen der Emotionsregulierung bietet die Stress-Absorptionstechnik; sie eignet sich jedoch weniger zur Bearbeitung von Traumen der Vergangenheit, doch ist sie nach unserer Erfahrung sehr effektiv in der Reduktion des subjektiven Belastungsgrades bei traumaassoziierten Belastungen der Gegenwart oder nahen Zukunft. Die Verankerung der aktivierten Ressourcenzustände durch langsame bilaterale Stimulation scheint die Wirkung noch zu verstärken.
- Eine *Mittelstellung* nimmt die Pendeltechnik ein. Sie bietet eine ausreichende Sicherheit bei Schwankungen der Emotionsregulierung und ist gleichzeitig hinreichend wirksam in ihrer Fähigkeit zur Assoziation traumatischer Erinnerungsfragmente bei Traumen der Vergangenheit, wenngleich vermutlich nicht so wirksam wie das Standardprotokoll EMDR oder die Bildschirmtechnik. Auch hier kann die Wirkung gesteigert werden, wenn die aktivierten Ressourcenzustände durch langsame bilaterale Stimulation verankert werden.

Weiterführende Literatur

Eckhardt Henn A, Spitzer (Hg) (2017). Dissoziative Bewusstseinsstörungen. Grundlagen, Klinik, Therapie. 2. Aufl. Stuttgart: Schattauer.

Hofmann A (2014). EMDR. Praxishandbuch zur Behandlung traumatisierter Menschen. 5. Aufl. Stuttgart: Thieme.

Reddemann L (2021). Psychodynamisch Imaginative Traumatherapie – PITT. Ein Mitgefühls- und Ressourcen-orientierter Ansatz in der Psychotraumatologie. 11. Aufl. Stuttgart: Klett-Cotta.

Reddemann L, Wöller W (2017). Komplexe posttraumatische Belastungsstörung. Göttingen: Hogrefe.

Rießbeck H, Müller G (2019). Traumakonfrontation – Traumaintegration. Therapiemethoden im Vergleich. Stuttgart: Kohlhammer.

Sachsse U (2004). Traumazentrierte Psychotherapie. Stuttgart: Schattauer.

Sack M (2010). Schonende Traumatherapie. Ressourcenorientierte Behandlung von Traumafolgestörungen. Stuttgart: Schattauer.

Sack M, Sachsse U, Schellong J (Hg) (2013). Komplexe Traumafolgestörungen. Diagnostik und Behandlung von Folgen schwerer Gewalt und Vernachlässigung. Stuttgart: Schattauer.

Schellong J, Epple F, Weidner K (Hg). Praxisbuch Psychotraumatologie. Stuttgart: Thieme.

Shapiro F (2012). EMDR – Grundlagen und Praxis. Handbuch zur Behandlung traumatisierter Menschen. 3. Aufl. Paderborn: Junfermann.

Wöller W (1993). Psychoanalytische Theorien zur Depersonalisierung. Forum Psychoanal 9, 122–131.

Wöller W (2014). Depersonalisierung. In: Mertens W (Hg). Handbuch psychoanalytischer Grundbegriffe. 4. Aufl. Stuttgart: Kohlhammer; 160–161.

Wöller W (2013). Trauma und Persönlichkeitsstörungen. Ressourcenbasierte psychodynamische Therapie. 2. Aufl. Stuttgart: Schattauer.

Wöller W (2016). Assoziationsmodell als drittes psychodynamisches Therapiemodell neben dem Konflikt- und Strukturmodell? Psychotherapeut 61: 66–71.

Wöller W (2020). Dissoziation. Gießen: Psychosozial.

Wöller W, Matheß H (2018). Komplexe Traumafolgestörung. In: Schellong J, Epple F, Weidner K (Hg). Praxisbuch Psychotraumatologie. Stuttgart: Thieme; 120–112.

Anmerkungen

1 Unter Dissoziation verstehen wir einen komplexen psychophysiologischen Prozess, bei dem es zur Unterbrechung der Integration wichtiger psychischer Funktionen kommt. Dabei kann prinzipiell jede psychologische oder körperliche Funktion unterbrochen sein: die Wahrnehmung des eigenen Körpers und der Umgebung, Erinnerungen an Vergangenes, das Wiedererkennen des Bekannten, die Verfügbarkeit vorhandenen Wissens, der Zugang zur Emotionalität. Auch körperliche Funktionen der Motorik und der Sinnesorgane können betroffen sein und sich in Störungen der Bewegungsabläufe oder der Sinneswahrnehmung manifestieren (Dell 2009).

2 Die komplexe posttraumatische Belastungsstörung nach ICD-11 umfasst neben der klassischen Symptomtrias der posttraumatischen Belastungsstörung auch Störungsmuster im Bereich der Affekte, des Selbstbildes und der interpersonellen Beziehungsregulation.

3 Die posttraumatische Belastungsstörung wird ebenso wie die komplexe posttraumatische Belastungsstörung (Maercker et al. 2013; Reed et al. 2018) in dem phänomenologisch orientierten Klassifikationssystem der ICD-11 getrennt von den dissoziativen Störungen unter den Belastungsstörungen aufgeführt.

4 In vergleichbarer Weise kann die Entwicklung der Mentalisierungsfunktion durch das missbräuchliche Verhalten von Bezugspersonen gehemmt werden, da es für die Betroffenen zu schmerzhaft wäre, über die Motive und mentalen Zustände der primären Bezugspersonen nachzudenken (Fonagy 2008).

5 Systematiken, die eine nach unserer Auffassung problematische, weil allzu sehr vereinfachende Aufteilung der psychodynamischen Pathologietypen in Konflikt-, Struktur- und Traumapathologie vornehmen, würden belastende Alltagssituationen auch dann, wenn

sie assoziativ mit Traumatisierungen der Kindheit verbunden sind, nicht der »Traumapathologie« zuordnen – weil sie nicht die Kriterien erfüllen, die üblicherweise einem »Trauma« zugeordnet werden. Stattdessen werden sie entweder den Anpassungsstörungen zugerechnet (deren Status in der obigen Systematik meist unklar bleibt) oder als Ausdruck einer Konfliktproblematik aufgefasst – obwohl die subjektive Stressbelastung meist eher aus der Aktivierung dissoziierter Erinnerungsfragmente erklärbar ist als aus den meist sekundären intrapsychischen und interpersonellen Konflikten. Auch die therapeutisch gebotene Stressreduktion ist leichter mit traumatherapeutischen Methoden, die in den folgenden Abschnitten dieses Kapitels dargestellt werden, erreichbar als mit einem konfliktorientierten Zugang. Dieser Sachverhalt wurde übersehen, als der Gemeinsame Bundesausschuss (2014) die Integration von EMDR in psychodynamische Therapien ausschließlich für den Fall des Vorliegens einer kompletten Diagnose einer posttraumatischen Belastungsstörung gestattet hat.

6 Grundsätzlich ist es zwar auch möglich, Traumatisierungen in der Übertragung durchzuarbeiten. Wir müssen dazu bereit sein, die Rolle des Täters anzunehmen und die massiven negativen Übertragungsaffekte auszuhalten. Nach allen uns vorliegenden Erfahrungen ist ein solches therapeutisches Vorgehen jedoch außerordentlich mühevoll, zeitaufwändig und für Patienten und Therapeuten über lange Zeit mit hoher emotionaler Belastung verbunden. Da uns wesentlich schonendere Alternativen zur Verfügung stehen, können wir dieses Vorgehen nicht empfehlen.

7 In einer kürzlich durchgeführten randomisiert-kontrollierten Studie zu einer psychodynamisch-kurztherapeutischen Intervention bei komplex traumatisierten Patienten in Kambodscha konnte gezeigt werden, dass eine signifikante Reduktion der PTBS-Symptomatik allein durch ein beziehungs- und ressourcenorientiertes Therapieangebot ohne Konfrontation mit traumatischen Erinnerungen möglich ist (Steinert et al. 2016, Steinert et al. 2017).

8 Oft werden nicht die Momente realer Gefährdung oder Schädigung als die schlimmsten Momente empfunden, sondern das durch die Situation ausgelöste Schamgefühl.

9 Das heißt: Die Episode(n) der traumatischen Einwirkung ist durch Anfang und Ende begrenzt.

10 D. h. je weniger die Erinnerung durch dissoziative Mechanismen beeinträchtigt ist.

11 Insbesondere bei ich-strukturellen Störungen, namentlich bei Patienten mit einer Borderline-Persönlichkeitsstörung.

12 Das ist so gut wie immer bei intrafamiliären Traumatisierungen der Fall.

13 Eine fundierte Zusammenstellung von verschiedenen Techniken zur Traumakonfrontation, die aus unterschiedlichen therapeutischen Verfahren entwickelt wurden, findet sich bei Rießbeck und Müller (2019).

14 Allerdings darf EMDR nach den deutschen Psychotherapie-Richtlinien (2009/2018) bisher nur dann in tiefenpsychologisch fundierte und analytische Psychotherapien integriert werden, wenn die Diagnose einer Posttraumatischen Belastungsstörung gestellt wurde. Diese Einschränkung ist aus behandlungstechnischer Sicht insofern bedauerlich, da auch bei anderen Störungsbildern unter der Einwirkung traumaassoziierter Auslösebedingungen traumawertige Stressbelastungen vorkommen, die mit EMDR gut behandelbar sind. Die Anwendung von EMDR erfordert eine spezifische Ausbildung, da Risiken und Nebenwirkungen der Methode, besonders bei unsachgemäßem Gebrauch und unpassender Indikation, nicht zu unterschätzen sind (Hase & Hofmann 2005).

15 Eine ausführliche Beschreibung des Vorgehens und ein Ablaufprotokoll finden sich bei Wöller et al. (2020).

16 Dito.

17 Doch kann auch ohne diese Verankerung mit langsamer bilateraler Stimulation mithilfe der Pendeltechnik eine befriedigende Wirkung erzielt werden.

18 Eine ausführliche Beschreibung des Vorgehens und ein Ablaufprotokoll finden sich bei Wöller et al. (2020).

8.2 Repräsentanzen schaffen

8.2.1 Zur Phänomenologie und Pathogenese nicht symbolisierter Zustände

Wir wollen uns in diesem Kapitel mit einer anderen Form nicht oder schwach repräsentierter mentaler Zustände und den Möglichkeiten ihrer therapeutischen Beeinflussung befassen. Klinische Manifestationen geschwächter Repräsentationsprozesse können sich phänomenologisch höchst unterschiedlich darstellen (Levine 2014):

1. Sie können sich in *dissoziativen Symptombildungen* manifestieren. Diese können in akut auftretenden und vorübergehenden oder dauerhaften Funktionsausfällen oder Symptombildungen im Bereich der Erinnerung, der Wahrnehmung und der Körperfunktionen bestehen.

> Beispielsweise können dissoziative Amnesien, ausgelöst durch traumaassoziierte Alltagsreize, für die Dauer von Minuten bis Stunden die Kontinuität des Erlebens unterbrechen und sich rückblickend, nachdem wieder der Bewusstseinszustand des Alltags eingetreten ist, als Erinnerungslücken darstellen. Sie können aber auch über lange Zeit, manchmal über Jahre oder dauerhaft bestehen bleiben. In ähnlicher Weise können dissoziative Störungen der Wahrnehmung und der Körperfunktionen momentan auftreten oder über längere Zeit bestehen bleiben.

2. Am häufigsten teilen sich Störungen der Repräsentanzenbildung in *somatischen Symptombildungen* im Rahmen dissoziativer oder somatoformer Störungsbilder mit.

> Die Symptome der Somatisierung verstehen wir als Äquivalente von Emotionen, doch ist ein emotionales Erleben allenfalls rudimentär und die Qualität der Emotion kaum noch identifizierbar. Meist fehlt den Betroffenen auch der Zugang zu den aktuellen auslösenden Bedingungen.

3. Auch Zustände starker Anspannung und Erregung, oft auch unkontrollierbarer Wut können als nicht repräsentierte mentale Zustände auftreten, nicht selten auch verbunden mit zerstörerischen Impulsen. Emotionen können mit hoher Intensität eruptiv hervorbrechen, die Patienten empfinden eine intensive Erregung, können sie aber nicht benennen und auch nicht einordnen.

> Die Patienten fühlen sich diesen Zuständen ausgeliefert. Ihnen fehlt das Gefühl, Herr ihres eigenen Handelns zu sein, auch fehlt ihnen die Verlässlichkeit des Selbsterlebens.

4. Von nicht oder schwach repräsentierten Zuständen sprechen wir auch, wenn Patienten eine Desorganisation ihrer Denkfähigkeit und eine Diskontinuität ihrer Erfahrung erleben und außerstande sind, in ihrem emotionalen Erleben einen zusammenhängenden Sinn zu erkennen. Im Kern ist nicht nur die Fähigkeit zu situationsangemessenem emotionalem Erleben, sondern auch die Fähigkeit zu denken gestört. Gedanken und Gefühle sind nicht in einen Assoziationsraum von Bedeutungen eingebettet, der aus Erinnerungen, Gedanken, Gefühlen, Bedürfnissen und Wünschen besteht. Mit unterschiedlichen Begriffen, die das Denken als »präkonzeptionell« (Frosch 1995) oder »präoperational« (Busch 2009) beschreiben, wird

zum Ausdruck gebracht, dass das Denken des Patienten ohne ausreichende symbolische Repräsentationen ist.

> Patienten werden an bestimmten Stellen ihrer Erzählung vage, inkohärent, unverständlich und verworren in der Art, wie sie denken und sprechen. Mitunter begegnen uns Patienten, die ihres emotionalen Erlebens beraubt erscheinen, die automatenhaft oder wie eine Marionette auf uns wirken, oder solche, die Zustände der Abwesenheit präsentieren, die mit Angst und Schrecken verbunden, jedoch ohne Bedeutung sind (Levine 2014).

Für diese nicht oder nur unzureichend symbolisierten, nicht mit Bedeutung »gesättigten« Zustände wurden unterschiedliche Begriffe gefunden. In der klassischen psychoanalytischen Terminologie wurde der Begriff der Aktualneurose geprägt, um mentale Zustände zu beschreiben, die keine symbolische Bedeutung haben (Freud 1895). In der Theoriebildung Bions (1962) repräsentieren die Beta-Elemente die nicht symbolisierte Erfahrung (→Kap. 2.6.2). Die Mentalisierungstheorie benennt unvollständige oder fehlende Mentalisierungsprozesse (Fonagy et al. 2011; →Kap. 2.8.3). Wenn eine Erfahrung mit einem höheren Niveau der Mentalisierung verarbeitet wird, kann sie symbolisiert werden und eine mentale Repräsentation erhalten. Donnel Stern (1997) spricht von »unformulierter Erfahrung«, die sich in Form undifferenzierter Affektzustände oder körpernaher Spannungszustände oder körperlicher Symptombildungen mitteilt. Sie kann sich auch auf dem Wege der projektiven Identifizierung in unserer Gegenübertragung als ein emotionaler oder körperlich wahrnehmbarer Zustand durch Inszenierungen und Enactments manifestieren und so unserem Verständnis zugänglich werden. In letzter Zeit wurde auch die eingängige Formel der » nichtfarbigen Leinwand« vorgeschlagen (Levine 2014).

Die folgenden Überlegungen mögen zum Verständnis nicht symbolisch repräsentierter psychischer oder körperlicher Zustände beitragen:

1. Pathogenetisch ist ein Repräsentationsdefizit in der Regel auf eine traumatisch bedingte, *eingeschränkte Symbolisierungsfähigkeit* zurückzuführen. Sie kann aber auch Folge der Abwehr eines unbewussten Konflikts sein. Nicht selten liegt auch eine *Kombination* beider Prozesse vor.

> Ein Beispiel für eine Konfliktgenese dissoziativer Störungen ist die Konversionssymptomatik. Wir denken an eine Patientin, die an einem psychogenen Schwindel erkrankt ist. Sie leugnet mit dem Ausdruck einer »belle indifférence« jede Konfliktproblematik und beklagt ausschließlich das unerklärliche körperliche Symptom.

2. Symbolisierte und nicht symbolisierte Zustände liegen oft eng beieinander und sind darüber hinaus aufs Engste miteinander verwoben (Busch 2005).

> Innere und äußere Konflikte können so schwerwiegend und so existenziell für die Bindungsbeziehungen sein, dass sie nicht symbolisiert werden. Andererseits können intrapsychische Konflikte die Fähigkeit zur Symbolisierung defensiv außer Kraft setzen und bedeutsame Verbindungen zwischen Affektzuständen, Stressoren und Fantasien unterbrechen. So kann ein intrapsychischer Konflikt Abwehrmechanismen mobilisieren, die den Zugang zur Erfassung der Bedeutung des aktuellen Geschehens blockieren oder das Erkennen der psychologischen Bedeutung affektiver oder somatischer Zustände erschweren[1].

3. Einen wichtigen Beitrag zur Erklärung des Status nicht symbolisch repräsentierter Zustände verdanken wir der *Multiple-Code-Theorie von Bucci* (1997). Speziell lässt sich mithilfe dieser Theorie auch die Entstehung somatischer Symptome plausibel konzeptualisieren.

Die Theorie geht von der Annahme aus, dass ein normales Funktionieren voraussetzt, dass symbolische und subsymbolische Systeme miteinander verbunden sind und zusammenwirken. Während die Inhalte der symbolischen Systeme dem bewussten Erleben zugänglich sind, sind die in den subsymbolischen Systemen enthaltenen Informationen im impliziten prozeduralen Gedächtnis gespeichert und dem bewussten Erleben nicht verfügbar. Unter pathologischen Bedingungen können die referentiellen Verbindungen zwischen diesen Systemen entweder nie bestanden haben oder sie können, nachdem sie einmal bestanden hatten, nachträglich getrennt werden[2]. Für Bucci (1997) resultiert Psychopathologie aus der Dissoziation der subsymbolischen affektiven Komponente von den symbolischen Komponenten, die ihr Bedeutung verleihen. Um gesündere und adaptive Verhaltensmuster zu generieren, ist ein Zusammenwirken der subsymbolischen mit den symbolischen Prozessen unerlässlich. Alle therapeutischen Bemühungen zur Förderung symbolischer repräsentierter Zustände sollten sich darauf richten, Verbindungen von subsymbolischen Erfahrungen mit nonverbalen Symbolen herzustellen, anfangs mit Bildern und später mit sprachlichen Symbolen.

4. Als Folge der diesen Zuständen zugrundeliegenden ungenügenden Symbolisierung von Affekten ist die Fähigkeit zur Modulation intensiver Affekte verringert. Je höher das Niveau der Symbolisierung ist, desto besser wird die Modulation der Affektintensität sein und umso geringer die Neigung, das emotionale Erleben unmittelbar in Handeln umzusetzen (Lecours & Bouchard 1997).

Wenn die Fähigkeit, Gefühle und Bedürfnisse gegenüber anderen zum Ausdruck zu bringen, beeinträchtigt ist, werden problematische interpersonelle Muster eine innere Konfliktspannung erzeugen, die die Wahrscheinlichkeit des Auftretens weiterer nicht repräsentierter negativer Zustände und somatischer Symptome erhöht (Bouchard & Lecours 2008).

8.2.2 Möglichkeiten des therapeutischen Umgangs bei nicht oder unzureichend repräsentierten psychischen Zuständen

Um das therapeutische Vorgehen bei nicht oder unzureichend repräsentierten psychischen Zuständen zu planen, prüfen wir zunächst, ob (1) reorientierende oder (2) konfliktaufdeckende Maßnahmen in Betracht kommen.

- Wenn Zustände fehlender Repräsentation im Rahmen dissoziativer Störungen akut, in der Regel ausgelöst durch traumassoziierte Stimuli, einsetzen und die Kontinuität des Alltagslebens unterbrechen, empfehlen wir *reorientierende Maßnahmen* mit dem Ziel, das Alltagsbewusstsein wieder herzustellen. Oft ist es nach dem Wiedereintreten des Alltagsbewusstseins möglich, die Abwehrfunktion der dissoziativen Symptomatik zu verstehen.

Wir leiten die Patienten an, die Affektwahrnehmung zu schärfen und anstelle eines dissoziativen »Wegtretens« im »Hier und Jetzt« zu bleiben. Voraussetzung dafür ist eine aktive Mitwirkung der Patienten und ihre Bereitschaft, den dissoziativen Zustand zu beenden. Hilfsmittel, die sensorische Reize vermitteln, wie z. B. ein Igelball, ein Eisbeutel oder Duftstoffe, insbesondere Aroma-Stoffe, können die Reorientierung unterstützen.

- Wenn – wie in dem oben angeführten Beispiel der Patientin mit einer Konversionssymptomatik – der dissoziativen Symptomatik eine unbewusste Konfliktproblematik zugrunde liegt, empfiehlt sich ein konfliktaufdeckendes deutendes Vorgehen.

Fehlen ausgeprägte ich-funktionelle Einschränkungen, lässt sich eine Konversionssymptomatik in der Regel durch die abwehranalytische Bewusstmachung des zugrundeliegenden unbewussten Konflikts auflösen.

Wenn diese Interventionsoptionen ausgeschlossen sind – weil sich wegen der Dauerhaftigkeit der Einschränkungen eine Reorientierung ins Hier und Jetzt nicht anbietet und auch eine deutende Bewusstmachung unbewusster Konflikte nicht aussichtsreich ist – welche Möglichkeiten des Umgangs mit Repräsentationsdefiziten haben wir, um nicht oder schwach repräsentierte psychische Zustände in repräsentierte mentale Zustände zu transformieren? Die folgenden Interventionsformen erscheinen uns geeignet, um Repräsentanzen zu schaffen oder auszubauen:

1. Emotionale Resonanz, eine beruhigende therapeutische Haltung und die Bereitschaft, das nicht Fassbare geduldig anzunehmen, sind am ehesten geeignet, um nicht oder wenig repräsentiertes Material schrittweise mit Bedeutung anzureichern. Nur so können wir unseren Patienten als ein Entwicklungsobjekt im Sinne von Loewald (1986) oder als ein Transformationsobjekt im Sinne von Bollas (1987) zur Verfügung stehen.

Um das, was nicht genügend repräsentiert ist, in repräsentierbare Gedanken zu verwandeln (Lecours 2007), ist es zunächst einmal notwendig, bedrohliche Gedanken und Gefühle weniger bedrohlich werden zu lassen. Erst wenn das Gefühl der Bedrohung zurückgegangen ist, können sich Patienten auf tiefere Bedeutungsebenen einlassen und Repräsentanzen entstehen lassen, die auch Bedrohliches repräsentieren. Gelingt dies, kann ein positiver Zirkel entstehen: Das, was dann repräsentiert wird, kann zum Aufbau emotionsregulierender Strukturen beitragen (Lecours 2007)[3]. Natürlich können auch Deutungen, über ihre emotionale Konnotation und indem sie Transparenz schaffen, eine beruhigende Wirkung haben (Killingmo 1995). Bei der Schaffung oder Wiederherstellung einer symbolisierenden mentalen Funktionsweise dürften aus neurobiologischer Perspektive die Stärkung der kortikalen Funktionen und die damit einhergehende Reduktion der limbischen Aktivität eine wichtige Rolle spielen.

2. Wo immer möglich, versuchen wir mithilfe *ressourcenaktivierender Interventionen* die Selbstrepräsentanz zu stärken.

Dabei leitet uns die Annahme, dass (1) ein wichtiger Teil des nicht symbolisch repräsentierten psychischen Materials aus Gründen der Bedrohungsabwehr keine symbolische Repräsentanz erhalten hat und dass (2) nur ein starkes Ressourcennetzwerk in der Lage ist, einen ausgesetzten Assoziationsprozess in Gang zu bringen und die – ursprünglich bedrohlichen, aber mittels Dissoziation oder Somatisierung abgewehrten – Inhalte mit dem Alltagsnetzwerk der Gegenwart zu assoziieren. Unter dem Einfluss einer gestärkten und ressourcenreichen Selbstrepräsentanz können die ursprünglich bedrohlichen Inhalte ihren bedrohlichen Charakter verlieren und damit auch eine symbolische Repräsentanz erhalten (→ Kap. 8.1).

3. Ein wichtiger Teil unserer Arbeit besteht darin, die Patienten anzuregen, *Verbindungen* herzustellen. Mit Hilfe unserer klärenden Kommentare und sinngebenden Konstruktionen soll ein kohärentes, bedeutungshaltiges Gebilde entstehen, das den Patienten hilft, interpersonelle Handlungsabläufe besser zu verstehen und auf dieser Basis Beziehungen bewusster zu regulieren (Killingmo 2006).

Ein Teil der Patienten erlebt zwar belastende emotionale Zustände und Symptome, ordnet ihnen jedoch keine psychologische Bedeutung zu. In anderen Fällen können Patienten zwar einen Affekt oder somatischen Zustand als emotional bedeutsam identifizieren, ihn aber nicht mit einem auslösenden Stressor oder einem vergangenen traumatischen Ereignis in Verbindung bringen. Wir leiten unsere Patienten an, diffuse Körpergefühle, unbestimmte Empfindungen oder Handlungsimpulse so mit Erinnerungen und Wahrnehmungen zu verbinden, dass Bedeutung entsteht. Relevante Stressoren und traumabedingte Einflüsse sollen als bedeutsam erkannt und mit den als bedrohlich erlebten somatischen Zuständen, Affekten und Fantasien verbunden werden.

4. Verschiedene Autoren haben darauf hingewiesen, welche Rolle *Bilder* im Prozess der Bedeutungsstiftung spielen können. Oft entsteht zunächst in uns ein Bild, in dem sich etwas von dem abbildet, was im Fühlen und Denken zwischen uns und dem Patienten stattgefunden hat oder stattfindet.

Wir können unter Verwendung von Bildern versuchen, für das, was wir glauben, vom inneren Zustand des Patienten verstanden zu haben, Worte zu finden. Das kann bei den Patienten Bilder hervorrufen, die sich mit ihren somatischen und sensorischen Erfahrungen verbinden und sie schließlich in die Lage versetzen, eigene dazu passende Erzählungen zu erzeugen. Ein für diesen Transformationsprozess vorgeschlagener Begriffe ist »Figurabilität« (Botella & Botella 2001).

5. Immer wieder erleben wir, dass Patienten uns gegenüber Verhaltensweisen zeigen, deren Sinn wir auf Anhieb nicht verstehen können. Sie äußern Wünsche oder stellen Forderungen, die wir nicht nachvollziehen und nicht erfüllen können, stellen uns Fragen, die wir nicht beantworten können oder wollen, oder reagieren mit einer Anspannung, die uns nicht verständlich ist. Wir gehen davon aus, dass in den uns rätselhaft erscheinenden Verhaltensweisen häufig ein wichtiges *unerfülltes Grundbedürfnis* zum Ausdruck kommen will, das nicht oder noch nicht symbolisch repräsentiert ist.

Das kann das Bedürfnis sein, wahrgenommen, verstanden, wertgeschätzt, akzeptiert oder auf Augenhöhe behandelt zu werden, oder das Bedürfnis, uns eine bestimmte Beziehungsbotschaft übermitteln zu wollen, die die Patienten nicht einmal für sich selbst formulieren, geschweige denn anderen kommunizieren können.

Da den unerfüllten Bedürfnissen eine angemessene psychische Repräsentanz fehlt, kommunizieren die Patienten sie durch Verhaltensweisen, die das unerfüllte Bedürfnis oder die verborgenen Ängste nicht auf den ersten Blick erkennen lassen. Nicht selten bringen Patienten Beziehungsbotschaften in verschlüsselter Form in die Kommunikation ein; sie sagen »zwischen den Zeilen« etwas, das sie selbst nicht klar formulieren können. Uns fällt dann die Aufgabe zu, die durch diese Verhaltensweisen indirekt kommunizierte Botschaft zu erfassen und den in ihr enthaltenen unerfüllten Bedürfnissen oder Gefühlen eine Repräsentanz zu geben.

Wenn wir versuchen, das, was wir glauben, von der inneren Bedürfniswelt der Patienten verstanden zu haben, zu formulieren, kann das nur in einer tastenden Form der Annäherung geschehen. So unvollständig und unpräzise unser Verständnis auch sein mag, so sehr werden unsere Patienten spüren, dass wir uns um ein Verständnis bemühen, und dieses Bemühen dankbar registrieren. Zu erleben, dass ein Verhaltensmuster, das im zwischenmenschlichen Kontakt normalerweise auf Ablehnung stößt, nun als – möglicherweise verzerrter – Ausdruck eines legitimen Grundbedürfnisses aufgefasst wird, kann für die Patienten überraschend und erleichternd sein.

6. In unserer Repräsentanzen stiftenden Arbeit *ergänzen supportive, ressourcenstärkende und einsichtsfördernde Interventionen* einander.

Während (1) *supportive und affirmative Interventionen* die Voraussetzungen dafür schaffen, um nicht ausreichend symbolisiertes Erleben in symbolisierte mentale Zustände zu transformieren[4], können (2) ressourcenaktivierende Element das Ressourcenpotenzial der Selbstrepräsentanz stärken, um zur Bedrohungsabwehr ausgesetzte Assoziationsprozesse wieder in Gang zu bringen und (3) *einsichtsfördernde Interventionsformen* helfen, Verbindungen herzustellen und Bedeutungen zu stiften.

7. Die klinische Realität bringt es mit sich, dass wir bei praktisch allen Patienten ein *Nebeneinander von symbolisiertem und nicht symbolisiertem psychischem Funktionieren* finden, wenn auch in unterschiedlichem Maße (Lecours 2007). Oft ist die Fähigkeit zu symbolisieren eher *fokal* als global beeinträchtigt. Tatsächlich arbeitet die Psyche auf unterschiedlichen Ebenen der Repräsentation. Und meist finden wir Entwicklungsstörungen und intrapsychische Konflikte in vielfältiger Weise kombiniert vor. Dies hat zur Folge, dass repräsentierte und nicht repräsentierte Zustände gleichermaßen zu Symptombildung beitragen können. Beide wollen in geeigneter Weise therapeutisch angesprochen werden, doch unterscheidet sich die Art, wie das geschehen kann. In vielen Fällen wird es nützlich sein, sich beide Perspektiven offenzuhalten, um zu sehen, welche sich als hilfreicher erweist.

Bei manchen Patienten dominiert die eine oder die andere Form; bei anderen ist das nicht symbolische Funktionieren auf bestimmte Konfliktbereiche der Persönlichkeit begrenzt. Patienten, die unter dem Einfluss nicht repräsentierter psychischer Zustände stehen, können dennoch ihre Konflikte in überwältigender Intensität erleben. Andere leben als Folge der Wirkung dissoziativer Mechanismen in einer Welt emotionaler Abschottung, die einer psychischen Wüste gleicht.

8. Da wir zudem bei vielen unserer Patienten repräsentierte und nicht repräsentierte mentale Zustände nebeneinander finden und nicht immer feststellen können, ob ein bestimmtes Symptom von einem Defizit der Repräsentation, einem intrapsychischen Konflikt oder beidem herrührt, werden wir *zwischen verschiedenen therapeutischen Strategien oszillieren* müssen: der Strategie der Affirmation, bei der wir das Gefühl von Sinnhaftigkeit stärken, und der Strategie der Deutung, bei der wir die Patienten auf der Suche nach unbewusster Bedeutung unterstützen.

Mal werden wir konfliktorientiert intervenieren, mal werden wir die Repräsentationsfunktion erst aufbauen müssen. Dabei achten wir jeweils darauf, von welchem Interventionstyp die Patienten mehr profitieren. Gleichzeitig versuchen wir, verbale oder nonverbale Signale aufzunehmen, denen wir entnehmen können, ob wir mit unserer letzten Intervention die aktuell bedeutsame Ebene der Repräsentation getroffen oder verfehlt haben und ob wir unsere weiteren Interventionen stärker auf das Repräsentationsniveau unserer Patienten ausrichten sollten.

9. Wir wollen dieses Kapitel nicht beschließen, ohne auf die Möglichkeiten hinzuweisen, die die traumatherapeutische Methode des *EMDR* (Hoffmann 2014; Shapiro 2012) auch bei der Förderung von Symbolisierungsprozessen spielen kann[5].

Vielfältige Erfahrung mit dieser Methode hat uns gelehrt, dass EMDR in der Lage ist, nicht symbolisierte Erinnerungsfragmente aus traumatischen Erfahrungen erfolgreich so mit symbolisierten mentalen Repräsentationen eines sicheren Hier-und-Jetzt zu assoziieren, dass diese als abgeschlossene Erinnerungen und nicht mehr als unmittelbar bedrohlich erlebt werden können. Auch wenn noch nicht alle Mechanismen der zugrundeliegenden Prozesse geklärt sind, deutet doch alles darauf hin, dass die fokussierte Verknüpfung der nicht symbolisierten Elemente mit Repräsentanzen des sicheren Hier und Jetzt und die damit einhergehende Aktivierung kortikaler Funktionen einen zuvor »steckengebliebenen« Symbolisierungsprozess in Gang bringen kann. Auch wenn EMDR nicht als Methode betrachtet werden kann, mit deren Hilfe die Repräsentanzenbildung in allen Fällen gefördert werden kann, lohnt es sich dennoch – vor allem, wenn nicht symbolisierte Zustände vor dem Hintergrund psychischer Traumatisierungen auftreten und die sonstigen Voraussetzungen für eine Anwendung vorliegen (→ Kap. 8.1.5) – den Einsatz von EMDR zu erwägen – mit der wichtigen Einschränkung und im Wissen darum, dass die deutschen Psychotherapie-Richtlinien eine solche Verwendung von EMDR im Rahmen psychodynamischer Therapien bisher nicht vorsehen (→ Anmerkung 5).

Weiterführende Literatur

Fonagy P (2008). Psychoanalyse und Bindungstrauma unter neurobiologischen Aspekten. In: Leuzinger-Bohleber M, Roth G, Buchheim A (Hg). Psychoanalyse, Neurobiologie, Trauma. Stuttgart: Schattauer; 132–148.

Küchenhoff J (1998). Trauma, Konflikt, Repräsentation. Trauma und Konflikt – ein Gegensatz? In: Schlösser AM, Höhfeld K (Hg). Trauma und Konflikt. Gießen: Psychosozial.

Küchenhoff J (2020). Trauma der Sprache, Sprache des Traumas. Repräsentationstheoretische Gedanken zu Trauma und Traumatherapie. In: Baumann J, Grabska K, Wolber G (Hg). Wenn Zeit nicht alle Wunden heilt. Trauma und Transformation. Stuttgart: Klett-Cotta; 62–78.

Levine HB (2014). Die nichtfarbige Leinwand: Repräsentation, therapeutisches Handeln und die Bildung der Psyche. Psyche – Z Psychoanal 68, 787–819.

Wöller W (2020). Dissoziation. Gießen: Psychosozial.

Anmerkungen

1 Die Frage, was als Ausdruck eines Konfliktes und was als Ausdruck eines ich-funktionellen Defizits zu werten ist, hatte über lange Zeit eine kontroverse Theoriediskussion bestimmt. So wurde das von Autoren der französischen Schule der Psychosomatik beschriebene Phänomen der Alexithymie mal mit traumatisch bedingten Defiziten in der mentalen Repräsentation von Emotionen in Zusammenhang gebracht (Marty 1991) und mal als Abwehrphänomen verstanden (McDougall 1985). Im Allgemeinen wurde die Somatisierung als Folge der Unfähigkeit aufgefasst, emotionale Erregungszustände zu symbolisieren, während die somatischen Symptome der Konversion als Ausdruck konflikthafter, verdrängter Fantasien verstanden wurden. Auf der anderen Seite können Konflikte auch zur Somatisierung beitragen. Schließlich können beim Vorhandensein von Alexithymie auch Entwicklungskonflikte intensiviert werden; diese wiederum können belastende emotionale Zustände hervorrufen, die aufgrund des alexithymen Defizits schlecht reguliert werden können. Ähnliches gilt für verschiedene emotionale Zustände. So kann man Leeregefühle als Ausdruck eines Repräsentationsdefizits, aber auch als Ausdruck der Abwehr heftiger Affekte wie Wut oder Trauer und Verlust verstehen. Manchmal ist es möglich, das Auftreten bestimmter körperlicher Zustände als Äquivalent für einen Affekt zu verstehen, der zu einer aktualisierten verinnerlichten Objektbeziehung gehört (Aisenstein 2006; Busch 2005).

2 Der erste Fall liegt vor, wenn unter traumatischen Lebensbedingungen die normale Informationsverarbeitung, die eine Umwandlung sensorischer Eindrücke in symbolisierte Erinnerungen beinhaltet, nicht oder nur unvollständig stattgefunden hat. Im zweiten Fall würden wir aktive Mechanismen, zum Beispiel Abwehroperationen, annehmen, die für diese Trennung sorgen, etwa wenn gegensätzliche Wünsche, Bedürfnisse oder Impulse, die bereits symbolisch repräsentiert sind, zu unerträglichen intrapsychischen Konflikten führen. Scheitert die Ausbildung der referenziellen Verbindungen zwischen subsymbolischen und symbolischen Systemen, kann es zu einer Aktivierung subsymbolischer Systeme kommen, ohne dass gleichzeitig die symbolischen kognitiven Funktionen aktiviert werden.

3 Dieser beruhigende Aspekt, der in erster Linie nonverbal über die Stimme und den Gesichtsausdruck vermittelt wird, wird in seinen Auswirkungen auf die Entwicklung der Symbolisierungsfähigkeit oft unterschätzt. Er ist auch in Bions (1962) Konzept der Rêverie, das diesem Ziel dienen soll, nicht enthalten.

4 Im Lichte unserer neueren Erkenntnisse ist es an der Zeit, die herausragende Bedeutung supportiver und affirmativer Interventionen hervorzuheben. An die Stelle der traditionell praktizierten Fehleinschätzung als – im Vergleich zu einsichtsfördernden Interventionen – »minderwertige« Interventionstypen sollte die ihnen gebührende Wertschätzung treten. Zu wenig wurde beachtet, in welchem Maße supportive und affirmative Interventionen die Fähigkeit zu symbolisierendem Denken fördern können.

5 Allerdings müssen wir darauf hinweisen, dass durch Beschluss des Gemeinsamen Bundesausschusses (2014) in den deutschen Psychotherapie-Richtlinien die Integration von EMDR in analytische und tiefenpsychologisch fundierte Psychotherapien nur dann als zulässig gilt, wenn die Diagnose einer posttraumatischen Belastungsstörung gestellt wurde – was insofern bedauerlich ist, als durch diese Begrenzung in der psychodynamischen Psychotherapie wertvolle Potenziale des EMDR ungenutzt bleiben müssen.

8.3 Die Arbeit mit unzureichend integrierten Persönlichkeitsanteilen

8.3.1 Multiple Selbstzustände und unzureichend integrierte Persönlichkeitsanteile

Unzureichend integrierte oder abgespaltene Aspekte der Persönlichkeit, die sich in wechselnden Selbstzuständen manifestieren, sind ein häufiges Merkmal von Patienten mit strukturellen Störungen und komplexen Traumafolgestörungen. Anders als bei Konfliktpathologien, bei denen bereits repräsentierte psychische Inhalte – Gedanken, Wünsche, Gefühle, Erinnerungen – ins Unbewusste »verdrängt« worden sind, manifestiert sich im Erleben und Verhalten der Patienten zu unterschiedlichen Zeitpunkten mal der eine und mal der andere mentale Zustand. Auch wenn das klinische Bild nicht durch manifeste dissoziative Symptome geprägt ist, gehen wir bei einer solchen Aufspaltung der Persönlichkeitsorganisation von der Wirkung dissoziativer Mechanismen aus.

Zur Beschreibung der unzureichend integrierten oder abgespaltenen mentalen Zustände wurden unterschiedliche Begriffe vorgeschlagen, die von »multiplen Selbstzuständen«, »Ich-Zuständen« über »Ego-States« und »Seiten der Persönlichkeit« bis zu »Persönlichkeitsanteilen« reichen. Im traditionellen psychoanalytischen Sprachgebrauch wird hier von Spaltungsphänomenen im Bereich der Persönlichkeitsorganisation gesprochen (Klein 1946; Fairbairn 1946; Kernberg 1992; Wurmser 2012). Nach unserer Erfahrung und im Kontakt mit unseren Patienten hat sich die Metapher der »Persönlichkeitsanteile« am breitesten durchgesetzt. Wir werden daher im Folgenden verkürzt von der Perspektive der »Persönlichkeitsanteile«[1] sprechen, um den Wechsel der Selbstzustände zu beschreiben, der aus der wechselnden Aktualisierung unzureichend integrierter Persönlichkeitsanteile resultiert.

In konzeptueller und therapiepraktischer Hinsicht bietet die Perspektive multipler Selbstzustände oder wechselnd aktualisierter und unzureichend integrierter Persönlichkeitsanteile eine Vielzahl von Vorteilen:

1. Die Perspektive der Persönlichkeitsanteile kann uns helfen, die oft widersprüchlichen und stark wechselnden Beziehungsmuster und die *Identitätsproblematik* von Patienten mit schweren strukturellen Störungen besser zu verstehen. Insbesondere können wir ihre Störung der Identität mit einer Schwäche der Integrationsfähigkeit unterschiedlicher Selbst-Zustände in Verbindung bringen. Unter diesem Blickwinkel können unterschiedliche Störungsbilder[2] als Pathologien mit dem Charakteristikum dissoziativer Selbst-States aufgefasst werden (Howell 2005; Meares 2012), bei denen sich Selbst- und Objektbilder in Abhängigkeit vom aktuellen Beziehungskontext und äußeren Auslösebedingungen in schneller Abfolge verändern können (Howell 2005; Meares 2012).

Einige Patienten präsentieren sich in einer bestimmten Beziehungskonstellation mit einem unrealistisch überhöhten Selbstbild und einem inadäquat idealen Objektbild, in einem anderen Beziehungskontext mit einem ebenso unrealistischen, durch Schwäche und Minderwertigkeit geprägtem Selbstbild und einem *dämonisierten* Objektbild. Auf diese Weise können die Patienten sich und ihre Interaktionspartner in schneller Folge als Opfer, Retter oder Täter wahrnehmen (Davies & Frawley 1994; Wöller 2017a; Wöller 2019).

2. Die Perspektive gestattet es auch, die *widersprüchlich organisierte innere Normenwelt* von Patienten mit traumaassoziierten Persönlichkeitsstörungen besser einzuordnen. Sie ist dann besonders hilfreich, wenn unvereinbare Normvorstellungen gleichzeitig oder kurz nacheinander zum Ausdruck kommen, ohne von den Betroffenen als widersprüchlich erlebt zu werden. Die Widersprüchlichkeit der Über-Ich-Gebote und Ich-Ideal-Forderungen lässt sich dann aus der Unterschiedlichkeit der Identifikationen und Zielsetzungen der unverbunden nebeneinander existierenden Persönlichkeitsanteile ableiten.

Kindlich organisierte Persönlichkeitsanteile folgen anderen Normen als solche, die für die Alltagsfunktionalität des Erwachsenenlebens verantwortlich sind. Mit misshandelnden Bezugspersonen identifizierte aggressive oder destruktive Persönlichkeitsanteile können die zum Überleben notwendigen Normen von Stärke und Rücksichtslosigkeit vertreten und Anteile bekämpfen, die Schwäche und Selbstaufgabe zum Ausdruck bringen. Auf diese Weise können Normen der Stärke und Rücksichtslosigkeit widerspruchslos neben Normen stehen, die Selbstfürsorge, Selbstschutz und die Durchsetzung eigener Interessen verbieten. Oft sind einige Persönlichkeitsanteile zu einer realistischen Beurteilung in der Lage, während andere zu einer verzerrten Wahrnehmung neigen. In der Regel erlaubt eine Verleugnung der Widersprüche zwar, die Alltagsfunktionalität aufrechtzuerhalten, jedoch leiden die Betroffenen meist unter einem quälenden Gefühl eigener Identitätsunsicherheit.

3. Die Perspektive erweist sich besonders dann als nützlich, wenn Verhaltensmuster aktiviert werden, die unterschiedlichen *Lebensaltersstufen* und ihren jeweiligen Bedrohungsmustern zugeordnet werden können. Dazu kommt es in der Regel, wenn Patienten sich in aktuellen Lebenssituationen Bedrohungen oder Konflikten ausgesetzt sehen, denen sie sich aus unterschiedlichen Gründen nicht gewachsen fühlen. Sie greifen dann, ohne sich dessen bewusst zu sein, auf frühere prozedural gespeicherte Erlebens- und Verhaltensmuster zurück. Ihr Verhalten kann dann kindlich-hilflose Züge annehmen.

Auf kindliche Persönlichkeitsanteile deuten Rettungswünsche, Vernichtungsängste oder ohnmächtige Wutreaktionen hin, aber auch Verhaltensweisen wie hilfloses Anklammern, eine schwer nachvollziehbare Naivität oder eine typisch kindliche Weltsicht. Auch magische Denkmuster und scheinbare kognitive Defizite können aus der Identifikation mit kindlichen Persönlichkeitsanteilen stammen. Die verzweifelte Suche nach Bindungen kann ebenfalls ein kindliches Muster repräsentieren.

4. Auch *aggressive, destruktive und manipulative Verhaltensweisen* komplex traumatisierter Patienten können gut mit der Modellvorstellung der Persönlichkeitsanteile konzeptualisiert werden. Viele heute destruktiv oder autodestruktiv imponierende Verhaltensmuster erhalten ihren Sinn, wenn wir sie als Anpassungsleistungen in einem beziehungstraumatischen Umfeld verstehen, die ihren Ursprung in der Identifikation mit misshandelnden Bezugspersonen haben.

Heftige Entwertungen, gewaltsame Handlungen sowie Wut und Hass, Drohungen oder verführerische Verhaltensweisen konnten unter traumatischen Bedingungen die Funktion haben, Gefühle der Ohnmacht, des Alleingelassenseins, der Bedeutungslosigkeit oder der hasserfüllten Eifersucht erträglicher zu machen.

5. Die *Kontextabhängigkeit und Fluktuation zahlreicher Ich-Funktionen* ist durch die wechselnde Aktualisierung von Persönlichkeitsanteilen erklärbar. Eine bestimmte Ich-Funktion kann verfügbar sein, wenn ein bestimmter Persönlichkeitsanteil aktiviert ist, während der Zugriff auf sie verwehrt ist, wenn ein anderer dominiert.

Es wird dann auch nachvollziehbar, dass ein »kindlicher« Persönlichkeitsanteil, besonders dann, wenn er sich bedroht fühlt, über eine geringere Fähigkeit der Emotions- oder Impulsregulierung verfügt und eine schlechtere Mentalisierungsleistung erbringt als ein »erwachsener« Persönlichkeitsanteil, der in der Sicherheit der Gegenwart verankert ist. Ein Persönlichkeitsanteil, der sich bedroht fühlt, wird menschliche Beziehungen weniger differenziert wahrnehmen, sondern vor allem danach beurteilen, ob sie den eigenen Bedürfnissen dienen. Auch wird er andere Personen eher in polaren Dimensionen von »gut« und »böse« beurteilen.

6. Die Perspektive der Persönlichkeitsanteile erlaubt es uns weiterhin, die Phänomene *schnell wechselnder Übertragungskonstellationen* zu erklären, die wir bei Patienten mit desorganisierten Bindungsmustern vorfinden (Liotti 2006). Dies gilt auch für schnelle Wechsel von Retter- zu Täterübertragungen.

Wenn die primäre Bindungsfigur gleichzeitig die Quelle von Schutz und Bedrohung war, stehen dem davon betroffenen Kind keine anderen Möglichkeiten zur Verfügung, als in schnell wechselnder Abfolge das Bindungs- und das Bedrohungs-Abwehrsystem zu aktivieren. Eine Integration der einander widersprechenden Objektbilder in eine kohärente Repräsentanzenwelt ist auf diese Weise nicht möglich, mit der Folge, dass sich eine strukturelle Dissoziation des Bindungs- und des defensiven Systems ausbilden muss.

7. Die Perspektive kann uns helfen, unsere Patienten stärker in der *Ganzheitlichkeit ihrer Persönlichkeit* wahrzunehmen. Statt nur auf die Art und Weise zu schauen, mit der sich Patienten uns aktuell präsentieren, nehmen wir auch andere – bereits realisierte oder potenziell künftig realisierbare – Selbstzustände von ihnen in den Blick.

Wir werden leichter eine wohlwollende therapeutischen Beziehung zu einer sich problematisch präsentierenden Patientin herstellen *können*, wenn wir – statt automatisch von dem aktuell präsentierten Zustand auf die Gesamtpersönlichkeit der Patientin zu schließen – uns klarmachen, dass eine Patientin sich derzeit in einem Selbstzustand befindet, der nicht das ganze Spektrum ihrer möglichen Selbstzustände, sondern nur einen kleinen Ausschnitt von ihnen repräsentiert.

8. Indem wir unseren Patienten die Perspektive der Persönlichkeitsanteile in unserer praktischen Interventionspraxis nahebringen, stellen wir ihnen ein Modell zur Verfügung, das es ihnen gestattet, die Sichtweisen, Einstellungen, Wünsche, Ängste, Gedanken und Fantasien anderer Selbstzustände zum Ausdruck zu bringen und ihnen eine Stimme zu verleihen.

Die von den anderen Persönlichkeitsanteilen vertretenen alternativen subjektiven Realitäten erhalten so eine Chance, auch gehört zu werden, und zwar nicht isoliert, sondern im Kontext der subjektiven Realitäten aller sich präsentierenden Persönlichkeitsanteile.

9. Indem wir metaphorisch von »Persönlichkeitsanteilen« sprechen, bieten wir unseren Patienten die Möglichkeit an, Seiten ihrer Persönlichkeit zu *externalisieren* und Distanz zu ihnen herzustellen. Dies erweist sich besonders dann als vorteilhaft, wenn von den Anteilen Blockaden des therapeutischen Prozesses ausgehen. Die Patienten haben dann die Möglichkeit, die zueinander im Widerspruch stehenden Seiten der Person zu beobachten und zu beschreiben, ohne gleich ihre gesamte Persönlichkeit zum Gegenstand ihrer Betrachtung machen zu müssen.

Vor allem aber dient es dem Selbstwertschutz unserer Patienten, wenn wir sie nicht, wie es teilweise üblich war, über die »unreifen« oder destruktiven Seiten ihrer Persönlichkeit definieren, sondern die Existenz eines reifen Organisationsniveaus postulieren – selbst wenn dieses aktuell nicht präsent ist und kindliche oder destruktive Anteile dominieren. Von diesem Niveau ausgehend, können wir gemeinsam mit ihnen untersuchen, welche auslösenden Bedingungen dazu geführt haben, dass sie auf kindliche oder destruktive Verhaltens- und Beziehungsmuster zurückgreifen mussten.

10. Indem wir einen bestimmten Zustand der Patienten metaphorisch einem kindlichen oder pubertären Persönlichkeitsanteil zuordnen, vermitteln wir ihnen gleichzeitig die Information, dass die mit ihm aktivierten Gefühle *nicht in die Gegenwart*, sondern in die Kindheit oder Pubertät des Patienten gehören.

Dies kann bei Patienten mit Traumafolgestörungen wichtig werden, deren Erleben der Gegenwart fortgesetzt mit traumatischem Material der Vergangenheit aufgeladen ist.

11. Indem wir die Perspektive wechselnd aktualisierter Persönlichkeitsanteile einnehmen, verringern wir die Gefahr, dass einzelne Selbstzustände oder Persönlichkeitsanteile im System der Persönlichkeit des Patienten unsere verstärkte oder gar exklusive Aufmerksamkeit und Zuwendung erhalten, während andere unbeachtet bleiben und, von uns unbemerkt, aus dem Hintergrund in unkontrollierbarer Weise ihre Bedürfnislage ausagieren.

12. Auf der anderen Seite stellt uns das Konzept der Persönlichkeitsanteile aber auch besondere *therapeutische Möglichkeiten* zur Verfügung, um nicht integrierten kindlichen Persönlichkeitsanteilen eine besondere therapeutische Zuwendung zukommen zu lassen.

Im Rahmen der »Selbstfürsorge auf der inneren Bühne« können die inneren Kindanteile symbolisch nachbeeltert werden (→ Kap. 8.3.3). Daher achten wir besonders darauf, dass unsere Patienten die metaphorische Qualität der Perspektive nicht aus den Augen verlieren.

13. Die Perspektive multipler Selbstzustände einzunehmen, darf nicht heißen, die *Einheit der Persönlichkeit* infrage zu stellen. Vielmehr geht es auch hier um einen den Anforderungen der therapeutischen Situation und der äußeren Realität angemessenen Wechsel zwischen unterschiedlichen Wahrnehmungseinstellungen[3].

Bei manchen Patienten und in manchen klinischen Situationen kann es besonders hilfreich sein, die Perspektive der multiplen Selbstzustände einzunehmen, um nicht eine Selbstpräsentation des Patienten gegenüber anderen ungebührlich zu bevorzugen. Bei anderen Patienten oder in anderen Situationen bietet es sich eher an, die Perspektive der gesamten Persönlichkeit einzunehmen, um sich nicht in den Teilidentitäten zu verlieren oder gar die Neigung einiger, insbesondere hoch dissoziativer Patienten zur Fragmentierung ihres Selbst zu unterstützen.

14. Schließlich kann uns die Perspektive der Persönlichkeitsanteile auch helfen, die in unserer *Gegenübertragung* auftretenden mentalen Zustände mit beobachtender Distanz wahrzunehmen.

Mit ihrer Hilfe wird es uns leichter fallen, anzuerkennen, dass bei uns selbst auch kindliche, aggressive und andere Persönlichkeitszustände auftreten können, die sich nicht mit unserer professionellen Identität vereinbaren lassen. Wir müssen diese Zustände nicht als uns charakterisierende Persönlichkeitseigenschaften begreifen, sondern können darin Zustände oder Anteile unserer Persönlichkeit sehen, die wir auch in uns tragen. In der therapeutischen Konsequenz bedeutet dies nicht mehr und nicht weniger, als dass sich in einer Therapiebeziehung immer nur Teile oder Facetten der an der Therapie Beteiligten begegnen, während andere Teile in der Latenz bleiben.

15. Persönlichkeitsanteile komplex traumatisierter Menschen können *unterschiedlich stark entwickelt* sein. Während die Persönlichkeitsanteile im Falle einer dissoziativen Identitätsstörung Merkmale einer vollständigen Persönlichkeit haben, verfügen andere Persönlichkeitsanteile nur über ein eingeschränktes Spektrum an Verhaltensmustern, Gedanken oder Gefühlen (Boon et al. 2013).

Gelegentlich kann ein einzelner, vom Kontext abgespaltener Affekt für einen nicht integrierten Persönlichkeitsanteil stehen.

16. Die Persönlichkeitsanteile können unterschiedliche Formen annehmen (Boon et al. 2013). Unter ihnen finden wir kindliche oder jugendliche Anteile, die meist die Erinnerung an das traumatische Erleben in sich tragen, aber auch Anteile, die voller Wut und Hass sind und andere Persönlichkeitsanteile bedrohen oder bestrafen. Je nach dem Ausmaß der inneren Differenzierung können sich auch weitere Anteile ausbilden: schamerfüllte Anteile, die die traumatische Schamerfahrungen aufbewahren[4], aber auch Helfer-Anteile, die sich um andere, in der Regel kindliche Anteile kümmern. Die widersprüchliche Außenwirkung von Patienten mit desintegrierten Persönlichkeitsanteilen kommt zustande, wenn die Persönlichkeitsanteile in unterschiedlicher, oft auch entgegengesetzter Weise auf äußere Anforderungen reagieren (Boon et al. 2013).

So kann ein Persönlichkeitsanteil bemüht sein, sich offensiv mit einer belastenden Alltagssituation auseinanderzusetzen, während ein anderer vermeidend mit ihr umgehen will.

17. Wechsel in der Aktualisierung von Persönlichkeitsanteilen werden unwillkürlich ausgelöst, meist durch traumaassoziierte Reize im Außen, oft aber auch durch unlösbar erlebte innere Konfliktsituationen.

Der Wechsel in einen anderen Persönlichkeitsanteil teilt sich uns zunächst meist durch einen veränderten Gesichtsausdruck sowie durch eine andere Körperhaltung oder Redeweise mit. Später bemerken wir die andersartige Einstellung und Perspektive des nun aktualisierten Persönlichkeitszustands.

8.3.2 Therapeutische Arbeit mit Persönlichkeitsanteilen

In der therapeutischen Arbeit mit Persönlichkeitsanteilen orientieren wir uns an den folgenden Grundsätzen (Boon et al. 2013; Gast & Wabnitz 2014; Leutner & Cronauer 2022; Mattheß & Nijenhuis 201a, 2013b; Mattheß & Sack 2010; Reddemann 2011; Steele et al. 2017; Wöller 2020):

1. Als Erstes unterstützen wir die Patienten dabei, eine bessere *Kontrolle über die Wechsel ihrer Persönlichkeitszustände* zu erlangen, um ihre Alltagsfunktionalität zu erhalten. Sie sollen in die Lage versetzt werden, belastende und bedrohliche Situationen zu meistern, ohne einen State-Wechsel vollziehen und in einen anderen Persönlichkeitsanteil überwechseln zu müssen. Dazu sollten sie Auslösebedingungen identifizieren können. In der Regel handelt es sich dabei um traumaassoziierte Stimuli oder konflikthafte Zuspitzungen innerhalb oder außerhalb der therapeutischen Situation.

Besonders häufig werden State-Wechsel durch Schamgefühle ausgelöst. Sie bleiben oft unerkannt und kommen lediglich durch einen stummen Rückzug oder eine stille Vorwurfshaltung zum Ausdruck.

2. Ein ressourcenorientierter Umgang mit Persönlichkeitsanteilen kann darin bestehen, bedürftige Persönlichkeitsanteile *mit ressourcenreichen Persönlichkeitsanteilen in Kontakt zu bringen*, um deren Unterstützung zu erhalten (Mattheß & Sack 2010; Mattheß & Nijenhuis 2013).

»Ältere« und »stärkere« Persönlichkeitsanteile können dafür gewonnen werden, sich kindlichen und bedürftigen Persönlichkeitsanteilen fürsorglich zuzuwenden.

3. Im weiteren Verlauf werden wir darauf hinarbeiten, dass die Anteile die *Angst voreinander verlieren* und sich auf einen wertschätzenden und kooperativen Dialog miteinander einlassen, bei dem die Anteile einander ihre Perspektive und, wenn möglich, auch ihre Entstehungsgeschichte erläutern. Auf diese Weise können »reifere« Anteile – und auch wir – ein Verständnis für »unreifere« Persönlichkeitsanteile entwickeln.

Eine solche Haltung kann uns davor schützen, den Patienten Widersprüche nachweisen zu wollen (»Sie haben aber letzte Woche gesagt …«). Stattdessen begrüßen wir die neue Sicht auf das Problem als Beitrag zu einem umfassenderen Verständnis der Persönlichkeit.

4. Mithilfe einer solchen Perspektive wird es nun möglich, die »reiferen« oder »erwachsenen« Persönlichkeitsanteile *für die eigenen kindlichen, schwachen und verletzten Persönlichkeitsanteile zu sensibilisieren*. Therapeutisch ist es von großem Vorteil, wenn diese Anteile empathisch angenommen werden können und ihrer Bedürftigkeit nicht auf dysfunktionale Weise Ausdruck verschaffen müssen.

Metaphorisch gesprochen, können wir sagen: Je besser sich die kindlichen und verletzten Anteile in ihrer existenziellen Bedürftigkeit, Not und Verletztheit gesehen fühlen, desto weniger werden sie auf ihre Not durch die Produktion situationsunangemessener Affekte oder störender Symptombildungen aufmerksam machen müssen. Umso weniger werden sie auch, um Gehör zu finden, die Gesamtperson in eine kindlich-abhängige Rolle drängen müssen.

5. Ebenso können wir mithilfe dieser Perspektive ein vertieftes Verständnis für *manipulative, aggressive und destruktive Persönlichkeitsanteile* erreichen. Meist haben sich diese Persönlichkeitsanteile mit einem Täteraspekt einer Elternfigur identifiziert, um unter den Bedingungen von Ohnmacht und Schwäche ein Mindestmaß an Stärke und Selbstwirksamkeit zu erlangen. Häufig selbst in Zuständen der Demütigung entstanden, kommt ihnen auch die Funktion zu, Gefühle massiver Demütigung und Scham abzuwehren[5].

Auch wenn es kurzfristig notwendig ist, aggressiv-manipulative Persönlichkeitsanteile aktiv zu begrenzen, kann es längerfristig von Vorteil sein, ihre konstruktiven Leistungen zu würdigen. Je mehr sich diese Anteile in ihrer Verantwortung für die Regulation unerträglicher Emotionen und für das Überleben der Person gesehen fühlen, desto eher werden wir sie für eine Kooperation im System der Persönlichkeit gewinnen können.

8.3.3 Selbstfürsorge auf der inneren Bühne: die Arbeit mit inneren Kindanteilen

Die geschilderte Arbeit mit Persönlichkeitsanteilen können wir mit hohem Gewinn nutzen, um bei Patienten mit komplexen Traumafolgestörungen auch eine Veränderung der kindlichen Anteile der inneren Repräsentanzenwelt zu erreichen.

Während eine wertschätzende und empathische therapeutische Beziehungsgestaltung eher die »erwachsenen« Persönlichkeitsanteile der Patientin erreicht, können wir durch die Förderung der Selbstfürsorge auf der inneren Bühne auch den verletzten inneren Kindanteilen die dringend benötigte positive Beziehungserfahrung zukommen lassen. Die therapeutische Beziehung hat eine *trianguläre Struktur*: Die »erwachsene« Patientin versorgt symbolisch ihre inneren Kindanteile, d.h. das Kind, das sie selbst einmal war. Sie wird dabei durch die Therapeutin unterstützt, die sie – wie ein Coach – dabei anleitet und ermutigt (Reddemann 2021; Wöller et al. 2020).

Wir gehen so vor: Nachdem wir mit der Patientin geklärt haben, mit welchem jüngeren Persönlichkeitsanteil (mit welchem »Kind«) sie in Beziehung treten möchte, bitten wir sie, zu überlegen, welche Bedürfnisse bei ihm unerfüllt geblieben sind, und Vorstellungen zu entwickeln, mit welchem symbolischen Beziehungsangebot sie diesen Bedürfnissen auf symbolische Weise am ehesten gerecht werden kann. Bei der Art und Weise, wie die symbolische Versorgung des »Kindes« konkret erfolgen kann, sind unterschiedliche Vorgehensweisen denkbar. Sie reichen von einer Begegnung in der Imagination bis zu konkreten Handlungen, die die »Erwachsene« gemeinsam mit dem »Kind« durchführt[6]. Entscheidend ist dabei, dass im Umgang mit der äußeren Realität und auf der Ebene der therapeutischen Beziehung *keine regressiven Verhaltensweisen* einsetzen. Auch ist eine Konfrontation mit den traumatischen Erfahrungen des Kindes nicht das Ziel dieser Arbeit. Um eine Regelmäßigkeit und Verlässlichkeit der Arbeit mit den inneren Kindanteilen sicherzustellen und gleichzeitig die Alltagsfunktionalität nicht zu beeinträchtigen, empfehlen wir eine Ritualisierung der Arbeit mit eigens für sie reservierten Zeitfenstern am Tag[7].

Die Methode der Selbstfürsorge auf der inneren Bühne hat zwei bedeutsame Vorzüge:

1. Anders als eine traditionelle regressive Beziehungsgestaltung, wie sie beispielsweise von Balint (1968) und Winnicott (1955) vorgeschlagen wurde (→Kap. 2.4.2 und Kap. 2.4.4), ermöglicht sie die Anerkennung und teilweise auch eine Gratifikation regressiver Beziehungsbedürfnisse, *ohne dass eine Regression in der therapeutischen Beziehung notwendig ist.* Auf dem Wege einer symbolischen Nachbeelterung können wir den regressiven Bedürfnissen der Patienten Raum geben, ohne eine mögliche maligne Regressionsentwicklung befürchten zu müssen.

2. Die Methode kann einer konfrontativen Traumabearbeitung (→Kap. 8.1.4) überlegen sein, wenn in einem beziehungstraumatischen Umfeld eine Atmosphäre von *Vernachlässigung und/oder Bedrohung* geherrscht hat, die durch eine Vielzahl nur schwer episodisch voneinander abgrenzbarer Traumatisierungen charakterisiert war.

Patienten, deren Beziehungserfahrungen in der Kindheit durch Vernachlässigung geprägt waren, scheinen besonders gut von dieser Methode zu profitieren. Daher wird sie nach unserer Erfahrung von komplex traumatisierten Patienten insgesamt sehr geschätzt.

In dem meisten Fällen lässt sich die Arbeit den Patienten problemlos vermitteln. In Einzelfällen können bei der Durchführung der Arbeit mit inneren Kindanteilen Blockaden auftreten, die von der »Erwachsenen« oder von dem »Kind« ausgehen können und ein Durcharbeiten erforderlich machen (Wöller et al. 2020).

Die Blockaden können auf klärungsbedürftige Ängste oder Abneigungen der »Erwachsenen« gegenüber dem »Kind«, aber auch auf Ängste des »Kindes« gegenüber der »Erwachsenen« zurückzuführen sein. Ihre Durcharbeitung ist in jedem Fall lohnend, da sich mit ihrer Hilfe Schwierigkeiten bei der Durchführung der wertvollen Methode überwinden lassen[8].

Weiterführende Literatur

Boon S, Steele K, van der Hart O (2013). Traumabedingte Dissoziation bewältigen. Ein Skills-Training für Klienten und ihre Therapeuten. Paderborn: Junfermann.

Gast U, Wabnitz P (2014). Dissoziative Störungen erkennen und behandeln. Stuttgart: Kohlhammer.

Leutner S, Cronauer E (2022). Traumatherapie-Kompass. Begegnung, Prozess und Selbstentwicklung in der Therapie mit Persönlichkeitsanteilen. Göttingen: Vandenhoeck & Ruprecht; 14–15.

Steele K, Boon S, van der Hart O (2017). Die Behandlung traumabasierter Dissoziation. Eine

praxisorientierte, integrative Vorgehensweise. Lichtenau: Probst.
Mattheß H, Nijenhuis E (2013). Strukturelle Dissoziation der Persönlichkeit. Störungsbilder mit schwerer dissoziativer Persönlichkeitsdesintegration mit der Wertigkeit einer Persönlichkeitsstörung. In: Wöller W. Trauma und Persönlichkeitsstörungen. 2. Aufl. Stuttgart: Schattauer; 113–35.
Mattheß H, Nijenhuis E (2013). Wie behandeln wir Patienten mit schwerer struktureller Dissoziation der Persönlichkeit? In: Wöller W (Hg). Trauma und Persönlichkeitsstörungen. 2. Aufl. Stuttgart: Schattauer; 570–593.
Mattheß H, Sack M (2010). Bewährte und nützliche Strategien in der Behandlung von Patienten mit komplexen dissoziativen Störungen. Persönlichkeitsstörungen PTT 14, 104–116.
Reddemann L, Gast U, Hofmann A (2011). Psychotherapie der dissoziativen Störungen. Krankheitsmodelle und Therapiepraxis – störungsspezifisch und schulenübergreifend. 3. Aufl. Stuttgart: Thieme.
Steele K, Boon S, van der Hart O (2017). Die Behandlung traumabasierter Dissoziation. Eine praxisorientierte, integrative Vorgehensweise. Lichtenau: Probst.
van der Hart O, Nijenhuis ERS, Steele K (2008). Das verfolgte Selbst. Trauma und Dissoziation. Strukturelle Dissoziation und die Behandlung chronischer Traumatisierung: Paderborn: Junfermann.
Wöller W (2017). Dissoziative Phänomene. Psychoanalytische Perspektiven und Theorien. PiD – Psychother Dial, 18, 24–28.
Wöller W (2019). Therapeutische Beziehung bei komplex traumatisierten Patienten. PiD – Psychother Dial 20, 83–86.
Wöller W (2020). Dissoziation. Gießen: Psychosozial.
Wöller W, Lampe A, Mattheß H, Schellong J, Leichsenring F, Kruse J (2020). Psychodynamische Therapie der komplexen posttraumatischen Belastungsstörung. Ein Manual zur Behandlung nach Kindheitstrauma. Stuttgart: Schattauer.

Anmerkungen

1 Nochmals verkürzt wird in neueren Diskursen auch von »Anteilen« oder »Teilen« bzw. von therapeutischer »Teilearbeit« gesprochen (Peichl 2019).

2 Das betrifft vor allem Persönlichkeitsstörungen vom Borderline-Typ, schwere dissoziative Störungen, aber auch einen Teil der Essstörungen und einen Teil der mit Substanzabhängigkeit einhergehenden Störungsbilder.

3 Auf die metaphorische Verwendung ist besonders bei Patientinnen mit einer dissoziativen Identitätsstörung zu achten.

4 Sie werden in besonderem Maße gemieden und sind besonders geeignet, die Dissoziation aufrecht zu erhalten.

5 Charakteristisch ist ihr »Hass auf Opfer«, insbesondere auf die inneren verletzten Anteile. Meist erwarten sie, von uns gedemütigt oder bekämpft zu werden, und fühlen sich dann stark in ihrer Rolle. Wenn wir ihnen konsequent mit Achtung und Respekt begegnen, wird oft deutlich, dass das etwas sehr Ersehntes ist, was sie auch zur Kooperation bewegen kann.

6 Einige Patientinnen berichten darüber, wie sie mit dem Kind Spiele gespielt oder mit ihm gemeinsam Bilderbücher gelesen oder Kindersendungen im Fernsehen geschaut haben.

7 Obwohl uns auch Therapieansätze bekannt sind, bei denen die Therapeutin direkt mit den inneren Kindanteilen in Kontakt tritt, verzichten wir möglichst auf die direkte Kontaktaufnahme, um die Kindanteile nicht regressiv an uns zu binden, sondern unterstützen die »erwachsene« Patientin bei dieser Arbeit.

8 Die Blockaden (oder Widerstandsphänomene) auf Seiten der »Erwachsenen« und des »Kindes« lassen sich als Auswirkungen von »Übertragungen« und »Gegenübertragungen auf der Inneren Bühne« konzipieren. Eine ausführliche Darstellung des Vorgehens im Umgang mit den Blockaden findet sich bei Wöller et al. (2020).

9 Blockaden des therapeutischen Prozesses und mentale Zustände des Therapeuten

9.1 Blockaden im Therapieprozess und der sogenannte Widerstand

9.1.1 »Blockaden« statt »Widerstand«?

Wenn wir in den folgenden Kapiteln von Blockaden im therapeutischen Prozess sprechen, so wollen wir unter diesem Oberbegriff die Phänomene verstehen, die traditionell unter den Begriff des Widerstands fallen. Dies mag ungewohnt klingen, kennen wir doch den uns vertrauten Begriff des Widerstandes als Bezeichnung für alles, was sich den Zielen der Therapie entgegenstellt (Ermann 2014b; Seiffge-Krenke 2017; Storck 2021).

> Der Begriff Widerstand geht auf Sigmund Freud zurück und war seitdem für die psychodynamische Therapie von zentraler Bedeutung. »Widerstand« ist all das, »was immer die Fortsetzung der Arbeit stört« (Freud 1900, S. 521). In der ursprünglichen triebtheoretischen Sicht wurde alles als Widerstand betrachtet, das sich dem Ziel entgegenstellte, unbewusste Erinnerungen und Triebwünsche aufzudecken. Glaubte Freud noch zu Beginn, Widerstandsphänomene aktiv bekämpfen zu müssen, konzeptualisierte er den Widerstand später als ein grundlegendes Element jeder regulären psychoanalytischen Behandlung, das ebenso zu ihr gehört wie die Übertragung (Laplanche 1973).

Die klassische Auffassung hatte den Widerstand als ein intrapsychisches Phänomen betrachtetet[1]. Diese ausschließlich intrapsychische Perspektive teilte auch die ich-psychologische Auffassung, die den Blick mehr auf die Abwehrmechanismen als auf die Triebwünsche richtete. Demgegenüber wurde Widerstand von den Theoretikern der relationalen und intersubjektiven Psychoanalyse als eine intersubjektive Schöpfung begriffen. Nicht der Patient erzeugt den Widerstand – der Widerstand entsteht in der Beziehung zwischen Therapeuten und Patienten – ein Hinweis, der schon von intersubjektivistischer Seite gegeben wurde (Stolorow 1994).

> Patienten und Therapeuten tragen gleichermaßen zum Auftreten und zur Aufrechterhaltung von Widerständen bei (Boesky 1990). Im Gegensatz zur traditionellen Definition betont ein neueres Verständnis die Schutzfunktion des Widerstandes, die darin besteht, das Funktionie-

ren im Alltag zu erhalten. So betrachtet, kann ein Widerstandsverhalten vor dem Aufkommen negativer Emotionen schützen und zur Aufrechterhaltung des Sicherheits- und Identitätsgefühls der Patienten beitragen. Widerstand hat, so formulieren es Thomä und Kächele (2006), eine beziehungsregulierende Funktion.

Unser Vorschlag, von Blockaden im Therapieprozess statt von Widerständen zu sprechen, resultiert ausschließlich aus der dem Begriff inhärenten *Suggestion*, Widerstand gehe vom Patienten aus, obwohl wir sehr wohl wissen, dass er ebenso von uns ausgehen kann[2]. In seiner martialischen Metaphorik suggeriert er eine gegen uns gerichtete kämpferische Haltung, die leicht dazu verführen kann, das ausbleibende Fortkommen in der Therapie den Patienten anzulasten, die, aus welchen Gründen auch immer, nicht genügend motiviert sind oder nicht gut genug kooperieren.

Unter dem Blickwinkel einer wertschätzenden Beziehungsgestaltung halten wir jede Begriffsbildung für problematisch, die so verstanden werden könnte, als solle den Patienten die Verantwortung oder gar Schuld an Verhaltensweisen zugewiesen werden, die sich gegen die vereinbarten Therapieziele richten[3]. Auch wenn wir – um diesen Eindruck nicht entstehen zu lassen – heute im Kontakt mit unseren Patienten kaum noch den Begriff des Widerstands in den Mund nehmen würden, wird er gleichwohl unser Denken und die Art und Weise, wie wir die Beziehung zu ihnen wahrnehmen, beeinflussen.

Wir möchten daher anregen, stattdessen von Blockaden im therapeutischen Prozess zu sprechen. Uns steht damit ein Begriff zur Verfügung, der ohne die negative emotionale Konnotation auskommt und sich besser als der Begriff des Widerstandes eignet, auch im Gesprächskontakt mit Patienten verwendet zu werden[4].

9.1.2 Geht die Blockade von den Patienten oder von uns aus?

Die häufigsten Manifestationen von Blockaden im therapeutischen Prozess sind uns hinlänglich bekannt. Reflexhaft sehen wir Blockaden zuerst bei unseren Patienten, vor allem dann, wenn sie unmittelbar die therapeutische Situation betreffen:

Patienten treffen wiederholt verspätet zur Therapiesitzung ein oder versäumen es, die Sitzung wahrzunehmen. Oder sie sagen Therapiesitzungen wiederholt kurzfristig ab. Ein Patient schweigt hartnäckig. Er gibt an, es falle ihm nichts ein, über das er sprechen könnte. Eine Patientin hat vergessen, welche Thematik in der letzten Sitzung besprochen wurde. Während der Therapiesitzung auftretende körperliche Symptome können die Patientin daran hindern, die im Zusammenhang mit einer Konfliktproblematik aufgetretenen Gefühle zu explorieren. Eine Patientin muss über längere Zeit jede Therapiesitzung unterbrechen, um die Toilette aufzusuchen. Auf Blockaden des therapeutischen Prozesses weisen auch offene oder verdeckte Aggressionen oder Entwertungen des Patienten hin. Auch selbst- oder fremdschädigende Handlungen oder Androhungen solcher Handlungen können als Ausdruck einer Blockade des therapeutischen Prozesses begriffen werden.

In anderen Fällen ist die therapeutische Situation nicht unmittelbar betroffen, jedoch fällt auf, dass der therapeutische Prozess ins Stocken geraten ist. Wir befinden uns dann im Grenzbereich der Begriffe Abwehr und Widerstand:

Eine Patientin lässt einen Affekt vermissen, obwohl wir ihn im Zusammenhang ihrer Erzählung erwartet hätten. Eine andere Patientin geht bagatellisierend mit einer problematischen Thematik um. Ein Patient ist ungewöhnlich guter Stimmung, er lacht im Übermaß und verbreitet eine Atmosphäre der Leichtigkeit, die seiner aktuellen Problemlage nicht entspricht, oder er stellt emotional bedeutsame Sachverhalte auf eine Weise dar, die die Ernsthaftigkeit der Auseinandersetzung mit dieser Thematik vermissen lässt. Patienten sprechen lange über unwichtige und bedeutungslose Themen und lassen die Therapiesitzung zu einem Smalltalk werden. Oder sie bedienen sich einer intellektuellen Redeweise und verwenden auffallend viele abstrakte Begriffe. Eine Blockade im therapeutischen Prozess kann sich auch darin manifestieren, dass Patienten ein wichtiges Thema nicht erwähnen oder Informationen, die zu dessen Verständnis wichtig wären, zurückhalten.

Wir können aber auch *bei uns* Blockaden bemerken, die uns hindern, die Therapie so durchzuführen, wie wir sie ursprünglich durchführen wollten.

Wir fühlen uns angesichts der von Patienten geschilderten Probleme ohnmächtig, gelähmt oder ratlos. Wir finden seine Situation so verfahren und aussichtslos, dass wir nicht wissen, wie wir ihm helfen könnten. Wir werden in den Sitzungen so müde, dass wir unseren Patienten kaum noch zuhören können. Uns fällt nichts ein, was wir den Ausführungen unserer Patienten sinnvollerweise hinzufügen könnten. Uns fehlt das Gefühl, mit ihnen im Kontakt zu sein.

9.1.3 Verborgene Blockaden

Mitunter kann es schwer sein, den blockierenden Charakter mancher Verhaltensweisen zu erkennen. Das gilt sowohl für Verhaltensweisen der Patienten wie auch für unsere eigenen Verhaltensweisen:

Betrachten wir zunächst das Verhalten unserer Patienten: Immer wieder kommt es vor, dass Patienten, vordergründig betrachtet, in der Therapie gut mitarbeiten. Bei näherem Hinsehen zeigt sich jedoch, dass durch die Art und Weise, wie sie dies tun, ein Therapiefortschritt nicht eintritt. Ein Patient, der viel über Vorkommnisse der Vergangenheit spricht, kann auf diese Weise vermeiden, über wichtige Probleme der Gegenwart zu sprechen. Eine Patientin spricht so lebendig und fesselnd über ihre Erfahrungen, dass wir fasziniert zuhören und darüber vergessen, sie zum vereinbarten Fokus zurückzulenken. Schauen wir auf uns selbst: Vordergründig machen wir alles richtig. Bei näherem Hinsehen stellt sich aber heraus, dass die Art, wie wir die Beziehung zu unserem Patienten gestalten, für ihn nicht der optimale Weg ist, um einer Problemlösung näherzukommen.

Blockaden des therapeutischen Prozesses können offensichtlich sein oder sich ausgesprochen subtil manifestieren und schwer zu entdecken sein.

Ein Patient versucht in unterwürfiger Weise alle unsere vermeintlichen Erwartungen zu erfüllen und untergräbt dennoch unbewusst die Erreichung der Ziele der Therapie. Ein anderer möchte sich uns als besonders guter Patient präsentieren und verhindert gerade dadurch wirksame Veränderungen.

Manchmal haben Patienten ein deutliches Empfinden, dass etwas sie blockiert, sie wissen nur nicht, worin diese Blockade begründet ist. In anderen Fällen fällt es ihnen schwer, in ihrem Verhalten eine Blockade des therapeutischen Prozesses zu sehen.

Eine Patientin spürt, dass ihrer Arbeitsstörung eine Abneigung zugrunde liegt, die ihr unklar ist. Eine andere führt immer wieder ein Fremdverschulden für eigene Fehlleistungen an.

Schließlich können Blockaden im therapeutischen Prozess auch bewusster Natur sein.

Die häufigste Form einer bewussten Blockade besteht im Verschweigen wichtiger Informationen, in der Regel aus Angst, beim Bekanntwerden dieser Information die Behandlung nicht fortsetzen zu können.

Ganz ähnlich kann es auch uns gehen: Wir wissen oft, dass es etwas gibt, das uns blockiert; nur wissen wir nicht, worin die Blockade besteht. Manchmal können wir aber auch nicht erkennen, dass wir mit unseren Interventionen zur Blockade des Prozesses beitragen.

Der erste Fall läge vor, wenn ich nicht verstehe, warum eine Patientin keine Fortschritte in der Therapie macht, obwohl ich doch alles tue, um ihr das zu ermöglichen. Im zweiten Fall übersehe ich, dass ich – im Bemühen, ein guter Therapeut für sie zu sein, der alles für sie tut – ihr die Möglichkeit nehme, die Rolle einer »bösen« Bezugsperson auf mich zu projizieren.

9.1.4 Blockade oder Therapiefortschritt?

Ob es zweckmäßig ist, ein bestimmtes Verhalten von Patienten als Ausdruck einer Blockade des therapeutischen Prozesses aufzufassen oder nicht, können wir nur unter Berücksichtigung des Kontextes, in dem es auftritt, beurteilen. Die Schwierigkeit bei der Identifikation von Blockaden besteht darin, dass prinzipiell jedes Phänomen eine Blockade darstellen kann, aber nicht muss. Wie alles mit allem abgewehrt werden kann (Fenichel 1945), so kann auch alles in den Dienst einer Blockade gestellt werden. Doch nicht immer muss das, was wie eine Blockade aussieht, tatsächlich eine Blockade des Therapieprozesses sein.

1. Manche Verhaltensweisen unserer Patienten, die wir spontan als Blockaden im therapeutischen Prozess einordnen würden, können jedoch unter einem anderen Blickwinkel als Ausdruck eines *Therapiefortschritts* betrachtet werden:

Es kann ein Indikator eines therapeutischen Fortschritts sein, wenn ein äußerst zwanghafter Patient mehrmals verspätet zur Sitzung erscheint. Selbst Schweigen ist nicht immer Ausdruck einer Blockade. Für eine Patientin, die ihrer Mutter über alles, was sie erlebt hatte, im Detail berichten musste, kann es wohltuend sein, ihrer Therapeutin gegenüber schweigen zu dürfen.

2. Selbst *aversive Regungen*, die wir üblicherweise als Ausdruck einer Blockade des therapeutischen Prozesses auffassen würden, können unter einer bestimmten Perspektive als Ausdruck eines Therapiefortschritts verstanden werden.

Wenn eine Patientin, die aufgrund ihrer beziehungstraumatischen Erfahrungen nur die Möglichkeit hatte, sich den Wünschen anderer anzupassen, mit aversivem Affekt Nein zu unseren Vorschlägen sagt, können wir darin einen Therapiefortschritt und nicht eine Blockade des therapeutischen Prozesses sehen. Ein machtvolles Auftrumpfen uns gegenüber kann ein erster Schritt sein, um Gefühle von Ohnmacht zu überwinden.

3. Was wie eine Blockade des Therapieprozesses aussieht, kann von Patienten eingesetzt werden, um ein *prekäres psychisches Gleichgewicht* aufrechtzuerhalten (Ermann 2014b).

Patienten treten gleichsam »auf die Bremse«, wenn sie den subjektiv berechtigten Eindruck haben, eine vertiefte Beschäftigung mit einer Problematik könne sie destabilisieren.

4. Immer wieder treffen wir auf Verhaltensweisen, die auf den ersten Blick wie Blockaden des therapeutischen Prozesses imponieren, jedoch treffender als *Handlungsdialoge* aufgefasst werden können. Sie sind oft die einzige Möglichkeit, um Botschaften, die der Sprache nicht zugänglich sind, »szenisch« zu kommunizieren.

Wenn Patienten versuchen, die Grenzen der therapeutischen Beziehung in Frage zu stellen – wenn sie versuchen, die Sitzungen zu verlängern, oder ohne dringlichen Anlass außerhalb der Sitzungen Kontakt mit uns aufnehmen – sehen wir darin nicht primär Blockaden des therapeutischen Prozesses, sondern Versuche, ein Beziehungsbedürfnis zur Darstellung zu bringen, das anders nicht kommuniziert werden kann. Wenn eine Patientin uns zu Beginn einer Therapie mit Fragen überhäuft, können wir dies als Ausdruck verständlicher Ängste vor dem Unbekannten verstehen, auf das sie sich mit der Aufnahme einer Psychotherapie einlässt.

9.1.5 Therapeutischer Umgang mit Blockaden des therapeutischen Prozesses

Zum behandlungspraktischen Umgang mit Blockaden des therapeutischen Prozesses schlagen wir folgendes Vorgehen vor:

1. Bevor wir uns darauf festlegen, ein bestimmtes Patientenverhalten, das uns unangemessen, fremdartig oder störend vorkommt, unter dem Blickwinkel einer Blockade des therapeutischen Prozesses zu betrachten, überlegen wir zunächst, ob dieses Verhalten möglicherweise auch eine ganz andere Bedeutung haben kann und ob in ihm vielleicht sogar ein progressiver Aspekt zum Ausdruck kommt. Oft verschafft es uns auch mehr Klarheit, wenn wir die Patienten bitten, anzugeben, wie sie sich mit einem bestimmten Verhalten gefühlt haben oder fühlen.

Ein Patient, der während einer Therapiesitzung länger schwieg, berichtete im Nachhinein, dass er sich damit äußerst wohl gefühlt habe. Es habe ihm gutgetan, einfach da sein zu dürfen, ohne sprechen zu müssen.

2. Wir denken immer auch an die Möglichkeit, dass wir durch unser Verhalten und durch die Art, wie wir interveniert haben, zur Blockade des therapeutischen Prozesses beigetragen haben können oder noch beitragen.

3. Schließlich kann es zu einem Bruch in der therapeutischen Beziehung gekommen sein, der das Blockadeverhalten erklären kann. Nachdem wir durch das Blockadeverhalten auf ihn aufmerksam geworden sind, haben wir auch die Möglichkeit seiner Reparatur (→ Kap. 5.8).

Die Gründe für die Ruptur der therapeutischen Allianz können vielfältig sein. Übertragungs-Gegenübertragungs-Verstrickungen können sich im Sinne einer Blockade auswirken. Es kann aber auch zu einem Bruch in der therapeutischen Allianz gekommen sein, der sich leichter durch ein Missverständnis als durch die Auswirkung eines solchen Szenarios erklären lässt.

Weiterführende Literatur

Ermann M (2014). Widerstand. In: Mertens W (Hg). Handbuch psychoanalytischer Grundbegriffe. 4. Aufl. Stuttgart: Kohlhammer; 1078–1083.

Seiffge-Krenke I (2017). Widerstand, Abwehr und Bewältigung. Göttingen: Vandenhoeck & Ruprecht.

Storck T (2021). Abwehr und Widerstand. Stuttgart: Kohlhammer.

Anmerkungen

1 Freud (1937) hat den Widerstand mit einer konstitutionellen Stärke von Trieben und der »Klebrigkeit der Libido« begründet. Er hat eine erste Klassifikation der Widerstandsformen vorgenommen (Freud 1926a).

2 Eher selten wird der Widerstand dem Therapeuten zugeordnet. Auch wird der Begriff des Gegenübertragungswiderstandes nur selten verwendet.

3 Diese Tendenz findet sich vor allem in der kleinianischen Tradition, wenn etwa Bion (1959) Widerstände als aggressiven Angriff auf die Verbindungen zum Analytiker, vor allem auf sein Denken, Wissen und Erkennen versteht.

4 Verständlicherweise wird nicht jeder, der diese Zeilen liest, bereit sein, einen so etablierten, traditionsreichen und mit der psychoanalytischen Theorieentwicklung aufs Innigste verbundenen Begriff wie den des Widerstandes durch einen anderen zu ersetzen, zumal wir, wie der kurze Einblick in die Geschichte der Begriffsentwicklung gezeigt hat, inzwischen über ein hinreichend differenziertes theoretisches Verständnis von Widerstandsphänomenen verfügen, das die beschriebene verkürzte Lesart – zumindest auf der kognitiven Ebene – ausschließen könnte. Daher mag jeder, der unserem Vorschlag nicht folgen möchte, anstelle des Begriffs der Blockade im therapeutischen Prozess weiter den ihm vertrauten Begriff des Widerstandes verwenden – sofern er sich dessen negativer Suggestionskraft entziehen und ihn mit einem differenzierten Verständnis verbinden kann, das den Widerstand nicht einseitig dem Patienten anlastet.

9.2 Überwiegend patientenseitige Blockaden des therapeutischen Prozesses

9.2.1 Mögliche Gründe für überwiegend patientenseitige Blockaden

Wenn wir uns nun mit überwiegend patientenseitigen Gründen für Blockaden im therapeutischen Prozess beschäftigen – Blockaden, auf die sich der klassische Widerstandsbegriff am ehesten bezieht –, sehen wir auch hier die Notwendigkeit, unser eigenes Zutun zu reflektieren – wie wir durch unser eigenes Verhalten zum Auftreten, zur Verstärkung oder zur Verminderung der Blockaden beitragen. Die Gründe können vielfältiger Natur sein:

1. *Ängste oder Schamgefühle* sind die häufigsten Gründe für das Auftreten von Blockaden im therapeutischen Prozess. Die Ängste oder Schamgefühle können mit der Übertragungssituation im Zusammenhang stehen, müssen es aber nicht.

> Patienten wechseln schnell das Thema, um sich nicht den negativen Emotionen auszusetzen, oder sie kommen verspätet zur Sitzung, weil sie ahnen, dass Themen zur Sprache kämen, vor denen sie gerne ihre Augen verschlossen hätten.

Daher fällt uns die Aufgabe zu, eine Atmosphäre bereitzustellen, in der die Patienten ihre Angst- und auch Schamgefühle spüren und erkunden können.

> Eine Klientin erzählte wiederholt von ihrem Hass auf ihren Mann und wie sehr sie sich die Scheidung wünschte. Obwohl sie den klaren Wunsch hatte, sich scheiden zu lassen, bewegte sie sich nicht in diese Richtung und blieb in der Beziehung. Mit Hilfe des Therapeuten entdeckte sie, wie abhängig sie von ihrem Mann war, und Schritt für Schritt wurde ihr klar, wie groß die Ängste waren, wenn sie an die Scheidung dachte.

2. Auch *aggressive Gefühle oder Impulse*, zum Beispiel Ekel oder intensive Abneigung gegenüber eigenen Gedanken, Fantasien oder Wünschen können für das Auftreten einer Blockade verantwortlich sein.

> Oft genügt eine Erläuterung – dass es in Ordnung sein kann, sich in der Vorstellung auch solche Gedanken, Fantasien oder Wünsche zu gestatten, deren Umsetzung in die Tat man zutiefst ablehnen würde –, um die Blockade aufzulösen.

3. Blockaden im therapeutischen Prozess können daher rühren, dass für die Patienten ein bestimmtes *Beziehungsbedürfnis* in den Vordergrund getreten ist, das weder ihnen noch uns selbst hinreichend verständlich geworden ist.

> Wenn wir den Eindruck gewinnen, dass dem Blockadeverhalten des Patienten ein Autonomiewunsch oder der Wunsch, in seinen Bemühungen oder in seinem Leiden gesehen zu werden, zugrunde liegt, betonen wir die Legitimität dieser Bedürfnisse und regen an, zu überlegen, ob eines von ihnen aktuell bedeutsam ist.

4. Blockaden können auch darin begründet sein, dass Patienten unbewusst fürchten, durch die Therapie könnte ihr gesamtes bisheriges *Lebensarrangement infrage gestellt*

werden. Überhaupt kann die *Angst vor dem Neuen und Unbekannten* zu Blockaden im therapeutischen Prozess führen.

> Mit fortschreitender Behandlung können die Mitteilungen des Patienten Aspekte enthalten, die er nicht versteht und die ihn ängstigen. Dies können aggressive oder sexuelle Fantasien sein, die, weil sie nicht hinreichend kognitiv eingeordnet werden können, bedrohlich auf die Patienten wirken.

Allein die Aussicht auf Veränderung kann Ängste unterschiedlicher Art auslösen: die Angst, die Kontrolle, die eigene Identität oder das Gefühl von Ganzheit als Person zu verlieren (Castelnuovo-Tedesco 1986). In der Therapie könnten Erkenntnisse zum Bewusstsein gelangen, die den Patienten zwingen, die bisher gefundenen Bewältigungsstrategien und Anpassungsmodi neu zu bestimmen. Zweifel kommen auf, ob die neuen Möglichkeiten wirklich der altbekannten Lebensform, die ungeachtet der Belastung durch Symptome und Einschränkungen die Sicherheit des Bekannten bot, vorzuziehen sind.

5. Zu Blockaden im Therapieprozess kann es auch kommen, wenn Patienten sich bei der Durchführung der Therapie nicht genügend von ihren *Angehörigen unterstützt* fühlen oder deren Opposition gegenüber der Therapie zu fürchten haben.

6. Eine Blockade des therapeutischen Prozesses kann auch auf einen *sekundären Krankheitsgewinn* zurückzuführen sein.

> Wenn Patienten aus einem Krankheitsstatus einen finanziellen Gewinn ziehen, ist ihnen oft nicht daran gelegen, diesen zu beenden. Doch sollten wir uns vor vorschnellen Schlussfolgerungen hüten. Grundsätzlich billigen wir unseren Patienten zu, dass sie die für sie günstigsten Lebensbedingungen herstellen, selbst wenn das die Inkaufnahme von Krankheit einschließt. Oft können auch Patienten, die fürchten, eine »Heilung« könne zum Verlust ihrer Rente führen, in Grenzen von einer Psychotherapie profitieren, die ihnen eine klarere Sicht auf ihre Motivationen verschafft und ihnen hilft, die Spielräume des Handelns besser kennenzulernen.

7. Ein Teil der Blockaden, auf die wir in unserer Arbeit insbesondere mit ich-strukturell gestörten Patienten stoßen, können auf die Auswirkungen *unzureichend integrierter kindlicher Persönlichkeitsanteile* (→Kap. 8.3) zurückzuführen sein.

> Wenn Patienten einen Zustandswechsel in einen kindlichen Erlebensmodus vollzogen haben und in ihrem Erleben gleichsam »zum Kind geworden« sind[1], kann ein kindlich magisches Denken sie daran hindern, bestimmte Gedanken, Fantasien oder Wünsche zu denken, weil sie davon überzeugt sind, dass aus den Gedanken unmittelbar Realität werden könnte. Kindliche Persönlichkeitsanteile können den Wunsch haben, von uns wie von guten Eltern versorgt zu werden. Sie können Schutz suchen oder von uns erwarten, dass wir uns mit ihnen gegen einen Feind verbünden. Wenn Patienten sich in einem kindlichen Erlebens- und Denkmodus befinden, haben sie möglicherweise Schwierigkeiten, unsere Intervention zu verstehen, weil ihnen die Begrifflichkeit der Erwachsenenwelt nicht zugänglich ist oder sie unseren Ausführungen eine andere, nur im Kontext der kindlichen Erlebenswelt verständliche Bedeutung erteilen.

Wenn Blockaden von kindlichen Persönlichkeitsanteilen ausgehen, kann die Aufforderung, die Perspektive der Erwachsenenpersönlichkeit einzunehmen, die Patientin in ihrer Realitätsorientierung stärken und sie davor schützen, die Alltagsfunktionalität zu verlieren.

In diesen Fällen klären wir mit den Patienten, wie weit sie sich in der aktuellen therapeutischen Situation tatsächlich als Erwachsene fühlen oder in einen kindlichen Erlebenszustand eingetreten sind. Statt ihnen mit latent vorwurfsvollem Unterton den Wunsch nach einer infantilen Wunschbefriedigung vorzuhalten, betonen wir die Berechtigung kindlicher Bedürfnisse und verweisen auf Möglichkeiten, ihnen auf symbolischem Weg – beispielsweise durch die Arbeit mit inneren Kindanteilen (→ Kap. 8.3.3) – gerecht zu werden. Unter therapeutischem Blickwinkel können wir mitunter einen Wendepunkt in der therapeutischen Beziehung markieren und eine konstruktive Richtung im therapeutischen Prozess einleiten, wenn es uns gelingt, hinter offensichtlich dysfunktionalem Patientenverhalten bedürftige kindliche Seiten zu sehen und dies dem Patienten auf angemessene Weise zu vermitteln.

9.2.2 Die Übertragung als Grund für Blockaden

Als Erster hatte Freud (1926a) darauf hingewiesen, dass die Übertragung ein möglicher Grund für das Auftreten von Widerstandsphänomenen sein kann. Tatsächlich können unangemessen heftige, aber auch unerwartet fehlende oder vor dem Hintergrund der aktuellen Beziehung schwer verständliche Affekte, die uns gegenüber auftreten, ein Indikator dafür sein, dass der Patient auf uns eine verinnerlichte Objektbeziehung überträgt, die sich als Blockade des therapeutischen Prozesses erweist. In traditioneller Sprache würden wir hier von einem Übertragungswiderstand sprechen, wenn die Projektion des Bildes einer früheren Bezugsperson auf uns zu einer Blockade des therapeutischen Prozesses führt[2]. Eine derartige Blockade kann sich auf unterschiedlichem Wege auswirken:

1. Wenn ein Patient bewusst oder unbewusst – weil er zum Beispiel Merkmale einer wichtigen Bezugsperson auf uns projiziert – davon überzeugt ist, dass wir ihm gegenüber übermäßig kritisch und tendenziell ablehnend eingestellt sind, wird er nicht frei über alle Aspekte seines Problems sprechen, weil er fürchtet, von uns kritisiert und abgelehnt zu werden.

Patienten, die schwerwiegende Verletzungen durch Bezugspersonen der Kindheit oder im späteren Leben erlitten haben, neigen zu der Angst, durch die Therapie eine Schädigung oder Retraumatisierung zu erfahren. Bedauerlicherweise kann diese Angst auch einen realistischen Aspekt enthalten, wenn man an Schädigungen durch Therapeuten denkt (→ Kap. 9.5).

2. Therapeutische Situationen können übertragungsbedingt als *bedrohlich* empfunden werden.

Die aktuelle Situation in der Therapie kann sich einem Patienten aus Gründen, die nur vor dem Hintergrund seiner traumatischen Beziehungserfahrungen verständlich sind, in einem Maße, das wir nicht erwartet hätten, als bedrohlich darstellen.

3. Schwer verständliche aggressive Affekte, die sich auf uns beziehen, können auf *übertragungsbedingte Ängste vor der Nähe* zu uns hinweisen.

> Die zunehmende Intimität in der therapeutischen Beziehung kann besonders bei Patienten mit beziehungstraumatischen Erfahrungen Wünsche nach mehr Nähe wecken und gleichzeitig Ängste vor der ersehnten Nähe aktivieren. Wenn wir freundlich auf sie reagieren, können sie dies als ein verführerisches Angebot verstehen, das sich in der Folge als schädigend erweisen wird. Wenn in einem Missbrauchskontext der Täter eine Gegenleistung für seine Freundlichkeit erwartete, so gehen sie davon aus, dass auch wir dies erwarten. Oder sie erwarten, dass unsere Freundlichkeit blitzschnell in Feindseligkeit umschlagen kann, wie sie dies aus der Beziehung zu ihren primären Bezugspersonen kennen.

4. Als Hinweise darauf, dass die Übertragung für eine Blockade des therapeutischen Prozesses verantwortlich ist, betrachten wir es, wenn ein Patient es *vermeidet, über die therapeutische Beziehung zu sprechen*, und wir den Eindruck haben, dass alle Gefühle und Wahrnehmungen, die sich auf uns beziehen, keinen Raum haben dürfen.

9.2.3 Therapeutischer Umgang mit überwiegend patientenseitig motivierten Blockaden des Therapieprozesses

Bringen wir die Blockade im therapeutischen Prozess in erster Linie mit Reaktionen oder Verhaltensweisen des Patienten in Verbindung, ist es von entscheidender Bedeutung, wie weit ihm diese Reaktionen oder Verhaltensweisen als solche bewusst sind oder nicht. Dazu die folgenden Überlegungen:

1. Dass Patienten die Therapie ausschließlich dazu nutzen, um *andere als therapeutische Ziele* zu verfolgen – um lediglich die Auflage eines Gerichtes zu erfüllen oder um eine Liebesbeziehung zu einem Therapeuten oder eine Therapeutin einzufädeln – kommt selten vor, ist jedoch nicht ausgeschlossen. Sollte sich dies herausstellen, wäre die Therapie nicht indiziert.

2. Bei manchen Verhaltensweisen, die wir als therapieschädigend einordnen, ist den Patienten – sei es aus Unkenntnis oder als Folge einer verleugnenden Abwehr – nicht immer bewusst, dass sie damit den Therapieprozess blockieren oder unmöglich machen.

> So ist es Patienten nicht immer klar, dass sie, wenn sie wichtige Sachverhalte verschweigen, den Erfolg der Therapie gefährden. Manchmal teilen sie sie nur deshalb nicht mit, weil sie schlicht nicht daran gedacht haben, dass die Information für die Therapie wichtig sein könnte. Meist verschweigen sie wichtige Inhalte jedoch, weil sie davon überzeugt sind, dass wir die Aufnahme oder Fortsetzung der Therapie ablehnen würden, wenn uns die Information bekannt wäre. Am häufigsten kommt es vor, dass Patienten ihren Therapeuten einen Suchtmittelkonsum, auf den sie nicht verzichten wollen, verschweigen, in der illusionären Hoffnung, eine Psychotherapie würde ihre zentralen Lebensprobleme auch ohne diesen Verzicht ermöglichen.

3. Der therapeutische Umgang mit bewusstseinsfernen, vorwiegend patientenseitigen Blockaden des therapeutischen Prozesses erfordert die sorgfältige *Klärung der Ängste und Schamgefühle*, die die Patienten davon abhalten, sich mit der relevanten Konfliktproblematik auseinanderzusetzen.

Auch verinnerlichte Gebote und Verbote, die ihren Ursprung in frühen Beziehungserfahrungen haben, können ein blockierendes Verhalten begründen.

4. Die – traditionell als »Widerstandsanalyse« bezeichnete – einsichtsfördernde Arbeit an patientenseitigen Blockaden unterscheidet sich nicht grundsätzlich von dem Vorgehen, wie wir es bei der Abwehranalyse beschrieben haben (→Kap. 6.2). Wie bei der Abwehranalyse haben wir den Schutzcharakter der Blockadephänomene ebenso zu berücksichtigen wie den von Greenson (1967) geprägten Grundsatz »von der Oberfläche in die Tiefe«.

Manche Patienten haben ein deutliches Empfinden, dass bei ihnen – auch wenn sie den Grund dafür nicht kennen – ein Blockadeverhalten vorliegt, andere haben ein solches Verständnis nicht und bedürfen unserer Hilfe, um den Blockadecharakter ihres Verhaltens verstehen und das Blockadeverhalten auflösen zu können.

Die Frage, wie zügig oder wie behutsam wir ein überwiegend patientenseitiges Blockadeverhalten ansprechen, hängt davon ab, (1) wie dringlich es ist, das Verhalten anzusprechen und (2) wie aussichtsreich die eine oder die andere Variante des Ansprechens ist. Wir schlagen vor, *drei Stufen der Dringlichkeit* zu unterscheiden:

1. Eine *höchste Stufe der Dringlichkeit* ist gegeben, wenn wir den Eindruck gewinnen, dass ein bestimmtes Verhalten der Patientin dazu beiträgt, die Patientin, die Therapie oder uns zu schädigen oder der Behandlung die Grundlage zu entziehen. In aller Regel ist der Patientin das Verhalten sehr bewusst. Die Schädigung kann offensichtlich oder auch subtil sein. Wir versuchen den Patienten mit möglichst klaren Worten deutlich zu machen, dass ein Verhalten aufgetreten ist, das dazu beiträgt, den therapeutischen Prozess zu blockieren. Dabei achten wir besonders darauf, dass wir nicht in einen vorwurfsvollen Ton verfallen.

Eine Patientin, die häufig kurzfristig Therapiesitzungen absagt, schädigt – je nachdem, ob und in welcher Form ein Ausfallhonorar vereinbart wurde oder nicht – entweder sich selbst in therapeutischer oder uns in materieller Hinsicht. Liegt ein solches Verhalten vor, vermitteln wir ihr in freundlicher, aber klarer Sprache, dass eine Behandlung nur dann fortgesetzt werden kann, wenn sie bereit ist, auf dieses Verhalten zu verzichten oder zumindest ein deutliches Bemühen zu erkennen gibt, es abzustellen. Wir bieten ihr an, sie dabei zu unterstützen, das Verhalten unmittelbar zu beenden. Als nützlich erleben wir dabei das Konzept der Persönlichkeitsanteile, auf das Bezug nehmend wir die Patientin fragen können, ob es vielleicht eine Seite bei ihr gibt, die gute Gründe hat, lieber nicht zur Therapiesitzung zu kommen.

2. Eine *mittlere Stufe der Dringlichkeit* nehmen wir dann an, wenn die soeben genannten Bedingungen nicht gegeben sind, wir aber Anlass haben, das patientenseitige Verhalten als Indikator für einen *Bruch der therapeutischen Allianz* aufzufassen. Wir vermuten einen Bruch in der therapeutischen Allianz bei allen Verhaltensweisen, die zwar nicht direkt schädigend sind und auch nicht die Behandlungsvoraussetzungen verletzen,

aber den therapeutischen Prozess an der Entfaltung hindern.

Dazu zählen sich wiederholende stärkere Verspätungen oder die generelle Tendenz zu häufigen Themenwechseln und viele uns bekannte Formen blockierenden Verhaltens. Wir können uns dann genügend Zeit nehmen, um in einer wohlwollenden Atmosphäre gemeinsam mit dem Patienten die möglichen Gründe für den Bruch in der therapeutischen Allianz zu eruieren. Gleichzeitig räumen wir der Klärung des vermuteten Allianzbruchs eine hohe Priorität ein. Sehr wahrscheinlich ist es, dass es in der therapeutischen Beziehung angstauslösende Bedingungen gegeben hat. Die zentrale Frage sollte also lauten: Was in der therapeutischen Beziehung hat der Patientin in solchem Maße Angst gemacht, dass sie auf ein Muster zurückgreifen musste, das zwar im Moment Erleichterung gebracht, aber auch den Fortgang der Therapie blockiert hat?

3. Ein *behutsames Vorgehen* wählen wir dann, wenn wir aufgrund der gesamten Entwicklung in der Therapie den Eindruck einer guten Zusammenarbeit haben und sich die Blockade *spezifisch* auf die Wahrnehmung bestimmter ängstigender Gefühle oder auf eine vermutete unbewusste Konfliktproblematik bezieht.

Hinweise darauf können beispielsweise abrupte Themenwechsel oder ein intellektualisierender Redestil sein, der nur bei bestimmten konflikthaften Themen auftritt, jedoch nicht die therapeutische Situation beherrscht. Wir können der Patientin einen ausreichenden Raum und die akzeptierende und Sicherheit vermittelnde Atmosphäre zur Verfügung stellen, die sie braucht, um ihre Abwehrmechanismen zu lockern und die zuvor abgewehrten Ängste oder Schamgefühle zu explorieren.

4. Wie gehen wir nun mit den Blockaden um, die wir identifiziert haben? Das von Greenson (1967) vorgeschlagene Vorgehen, dem Patienten zu zeigen, *dass ein Widerstand aktiv ist, wie er beschaffen ist und wogegen er sich wendet*, hat vom Prinzip her seine Gültigkeit behalten. Jedoch achten wir darauf, beim Patienten nicht der Eindruck entstehen zu lassen, er tue etwas Verbotenes, auf das er hingewiesen werden müsste.

Wir behandeln das blockadefördernde Verhalten mit der gleichen empathischen Grundhaltung, die uns bei unserer sonstigen Arbeit geleitet hat. Allein die Tatsache, dass Blockaden im therapeutischen Prozess in aller Regel unbewusst sind, lässt einen ausschließlich konfrontierenden Umgang mit ihnen wenig aussichtsreich erscheinen (Schafer 1983). Günstiger ist es, die Neugierde der Patienten zu wecken und ihre Motivation zu stärken, die Gründe für die Blockade herauszufinden.

5. Bevor wir selbst eine Deutungshypothese präsentieren, die das blockadeerzeugende Verhalten erklären könnte, geben wir unserem Patienten Raum, um *selbst Überlegungen anzustellen*, welche Botschaft er möglicherweise mit diesem Verhalten kommunizieren möchte.

Wir bieten dem Patienten an, ihn darin zu unterstützen, herauszufinden, wovor er sich mit diesem Verhalten schützt. Vor dem Auftreten negativer Gefühle? Würde er sich durch etwas beschämt fühlen?

6. Wir empfinden es auch als hilfreich, wenn wir unseren Patienten zubilligen, dass sie sich mit negativen Emotionen nicht gerne auseinandersetzen möchten. Statt eine the-

rapeutische Moral zu errichten, die fordert, alle Gefühle zuzulassen, signalisieren wir eher Verständnis, wenn manche Patienten regelrecht ihren Unwillen verteidigen, sich mit bestimmten Themen auseinanderzusetzen, und nicht bereit sind, das damit verbundene Unlustgefühl zu ertragen. Eine solchermaßen akzeptierende Haltung trägt in aller Regel eher zur Auflockerung der die Blockaden aufrechterhaltenden Abwehr bei als der Versuch ihrer forcierten Konfrontation.

Warum sollte sie – so die Worte einer Patientin – auf ihre Weigerung, Nähe zu anderen Menschen herzustellen, verzichten, wenn dies doch vor allem Unlust bedeutet und Gefahren mit sich bringt? Warum sollte eine Patientin sich mit Trauer auseinandersetzen, wenn es doch so schmerzhaft ist? Statt den Patienten unsere präferierte Haltung nahebringen zu wollen, lassen wir ihnen die Wahl der Abwägung, was ihnen kurzfristig und längerfristig mehr Zufriedenheit und Lebensqualität verschafft.

9.2.4 Therapeutenseitige Gründe für Blockaden im therapeutischen Prozess: Ein erster Überblick

Wenn wir Freuds (1937, S. 96) Diktum »Die Analyse soll die für die Ichfunktionen günstigsten psychologischen Bedingungen herstellen« ernst nehmen, sind wir gehalten, uns genau diese Frage immer wieder zu stellen: Haben wir tatsächlich dafür gesorgt, die für die Ich-Funktionen des Patienten günstigsten Bedingungen herzustellen – oder haben auch wir mit unserem behandlungstechnischen Vorgehen zu Blockaden im therapeutischen Prozess beigetragen? Wie können wir in dieser Frage mehr Klarheit gewinnen?

1. Wir können überlegen, ob die *Wahl des therapeutischen Vorgehens* ausreichend gut auf den Patienten abgestimmt ist.

So kann ein Vorgehen, das sich vor allem auf das Prinzip der freien Assoziation stützt, für einen Teil der Patienten ein ausgezeichnetes Mittel sein, um eine Annäherung an abgewehrte Emotionen oder unbewusste Konflikte zu erreichen, während das gleiche Vorgehen bei anderen Patienten dieses Ziel verfehlt. Diese Patienten profitieren möglicherweise mehr von unserer Führung durch leitende Fragen.

2. Ebenso können wir uns fragen, ob wir bei der momentanen diagnostischen Einschätzung des Patienten ein *ich-strukturelles Defizit übersehen* und einen motivationalen Konflikt angenommen haben, obwohl er vielmehr Unterstützung bei der Entwicklung bestimmter Ich-Funktionen benötigt hätte – oder ob wir die konfliktbedingte Genese der sich momentan präsentierenden ich-funktionellen Einschränkungen übersehen und unsere Behandlungsstrategie unter der Annahme eines primär strukturellen Defizits geplant haben, obwohl eine konfliktorientierte Strategie zielführender gewesen wäre.

Bekannt ist die Neigung, intelligente Patienten oder solche, die uns in Herkunft und Bildung nahestehen, in ihrem Strukturniveau zu überschätzen und Patienten aus bildungsfernen Schichten strukturell zu unterschätzen.

3. Blockaden im Therapieprozess können auch damit zu tun haben, dass wir *zu rigide an dem einmal gewählten Vorgehen festgehalten* haben, obwohl wir feststellen mussten, dass die Patienten nicht zufriedenstellend damit zurechtgekommen sind.

> Aus Studien zur subjektiven Einschätzung hilfreicher Therapeuteneigenschaften durch Patienten (→ Kap. 3.10.4) geht davor, dass Patienten es sehr schätzen, wenn wir in der Art unseres therapeutischen Vorgehens flexibel auf die situationsabhängig wechselnden Bedürfnisse der Patienten eingehen. Das schließt nicht aus, dass wir immer wieder auch Patienten antreffen werden, die gerade die Konstanz unseres Vorgehens besonders schätzen.

4. Blockaden können auch auftreten, wenn der *Veränderungsschritt,* den wir von unserem Patienten erwarten, zu groß ist. Zu große Schritte können Versagensängste oder andere Ängste, die mit einer Veränderung verbunden sein können, auslösen (→ Kap. 9.2.4).

> Ein Weg aus der Blockade kann darin bestehen, kleinere Schritte zu gehen. Wir können die Patienten fragen, worin der »der kleinstmögliche Schritt in die richtige Richtung« bestünde.

5. *Mangelnde Abstimmung über das aktuell zu bearbeitende Therapieziel und die daraus abzuleitenden Aufgaben* kann ein weiterer Grund für Blockaden im therapeutischen Prozess sein. Nicht selten verfolgen wir ein Therapieziel, das nicht gemeinsam vereinbart wurde.

> Leicht geschieht es, dass wir eine Patientin mit einer Problematik konfrontieren, ohne ausreichend geprüft zu haben, ob sie schon bereit ist, an dieser Thematik zu arbeiten. Im Zweifel empfehlen wir, mit der Patientin zu klären, ob sie einen expliziten Auftrag zur gemeinsamen Arbeit an dieser Thematik erteilen möchte.

6. Wir können zur Blockade therapeutischer Prozesse beitragen, wenn wir uns durch *unrealistische Vorstellungen von der Veränderungsmotivation* unserer Patienten leiten lassen.

> Wenn Patienten mit Persönlichkeitsstörungen uns zu verstehen geben, dass nicht sie, sondern ihre Interaktionspartner sich ändern sollen, muss das nicht Ausdruck einer fehlenden Therapiemotivation sein. Oft lassen die Patienten eine Motivation erkennen, hinzuzulernen, wie sie andere Menschen ändern können, während sie die Vorstellung, sich selbst ändern zu müssen, als zu bedrohlich für ihr Identitätsgefühl empfinden. Diese Motivation zu würdigen und zu nutzen, kann mehr zur Förderung eines Therapieprozesses beitragen als von ihnen eine Änderungsmotivation zu erwarten, die für sie zu ängstigend wäre.

7. Auch der von uns gewählte therapeutische Stil kann eine wichtige Rolle spielen.

> Manche Patienten lieben es, selbstständig zu arbeiten und Deutungen selbst zu finden, während andere davon profitieren, wenn wir ihnen unterschiedliche Möglichkeiten der Betrachtung anbieten.

8. Die *Sprache,* die wir im Kontakt mit unseren Patienten wählen, kann ebenfalls Blockaden begünstigen. Haben wir uns unseren Patienten gegenüber tatsächlich in einer klaren und verständlichen Weise ausgedrückt?[3]

Wenn wir unsere Botschaften unklar kommunizieren, bleibt es nicht aus, dass Missverständnisse auftreten, die für Patienten sehr irritierend sein können. Meist geben die Patienten uns nonverbale Signale, denen wir entnehmen sollen, dass sie unsere Mitteilung verstanden haben. Bleiben diese aus, kann eine Nachfrage empfehlenswert sein. Ein Beispiel für diese Schwierigkeit ist das psychodynamischen Therapeuten gewohnte Denken in innerpsychischen Konflikten, das Patienten aus bildungsfernen Schichten oft fremd ist. Einfacher kann es für sie sein, wenn wir von »Seiten« der Persönlichkeit sprechen. Sogar die Metapher der Persönlichkeitsanteile ist für viele Patienten leichter handhabbar als die abstrakte Begrifflichkeit des innerpsychischen Konflikts.

9. Blockaden im Therapieprozess können wir auch erzeugen, wenn wir die *Abwehrbedürfnisse* unserer Patienten nicht genügend respektieren.

So brauchen Patienten mit einer psychosomatischen Abwehr häufig längere Zeit, bis sie ihre organmedizinischen Erklärungsmuster für ihre Beschwerden aufgeben und den Einfluss psychosozialer Einflüsse anerkennen können. Erst wenn sie genügend Vertrauen in die therapeutische Beziehung setzen können, werden sie bereit sein, auf weitere somatische Abklärungen zu verzichten und die Bedeutung interpersoneller Einflüsse in Betracht zu ziehen.

10. Wir können uns fragen, ob wir das *aktuelle Beziehungsbedürfnis* einer Patientin ausreichend gut verstanden haben.

Nach unserer Erfahrung schätzen Patienten es sehr, wenn wir durch unsere Nachfragen zeigen, dass wir uns darum bemühen, das aktuelle Beziehungsbedürfnis besser zu verstehen. Die verbreitete Sorge, wir könnten durch unsere Nachfragen den Patienten das Gefühl geben, nicht verstanden zu werden, erweist sich nicht nur als unnötig, sie kann uns sogar darin hindern, das aktuelle Beziehungsbedürfnis zu erfassen.

11. Auch die *äußere Realität* der Behandlungssituation kann sich blockierend auf den therapeutischen Prozess auswirken.

Ein unzureichend geschützter Therapieraum kann Patienten daran hindern, über sensible Themen zu sprechen. Eine ungewöhnlich lange Anreise oder eine mit den übrigen Alltagsanforderungen schwer vereinbare Uhrzeit der Therapiesitzung können den Hintergrund für Blockaden bilden. In stationären Settings, in denen die in der Einzeltherapie mitgeteilten Informationen häufig auch an das gesamte Behandlungsteam weitergeleitet werden, können Patienten sich – durchaus berechtigt – um die Vertraulichkeit ihrer Mitteilungen sorgen.

12. Mit einer weiteren, gut nachvollziehbaren Quelle von Blockaden im therapeutischen Prozess sind wir konfrontiert, wenn die Patienten nicht auf eigenen Wunsch zu uns gekommen, sondern von Dritten an uns *überwiesen* worden sind oder wenn sie dem *Druck ihrer Angehörigen* gefolgt sind, sich in therapeutische Behandlung zu begeben.

Nicht immer lassen sich die äußeren Gegebenheiten so beeinflussen, wie es aus therapeutischer Sicht wünschenswert wäre. Doch kann es die Patienten und die therapeutische Beziehung sehr entlasten, wenn wir den Patienten signalisieren, dass wir die entstandenen Schwierigkeiten sehen und sie einladen, gemeinsam zu überlegen, welchen Nutzen sie aus einer – für sie nachvollziehbar ungewollten – Situation dennoch ziehen können.

13. Damit kommen wir zu dem wichtigen Begriff der *Gegenübertragung*, deren Bedeutung für den therapeutischen Prozess nicht überschätzt werden kann.

Anmerkungen

1 Diese Situation kommt besonders häufig bei Patienten mit komplexen Traumafolgestörungen mit unzureichend integrierten kindlichen Persönlichkeitsanteilen vor. Auslösend ist häufig ein bestimmtes Übertragungserleben, das assoziativ mit traumatischen Erfahrungen in der Kindheit verknüpft ist, oder ein konflikthaftes Erleben der therapeutischen Situation.

2 Im Hinblick auf die analytische Behandlung hat Gill (1982) zwei Formen des Übertragungswiderstandes unterschieden: den Widerstand gegen das Bewusstwerden der Übertragung und den Widerstand gegen die Auflösung der Übertragung. Bei dem ersten Typ des Übertragungswiderstands richtet sich der Widerstand gegen die Wahrnehmung oder Bewusstwerdung, dass die betroffene Person sich in einem Übertragungsprozess befindet, beim zweiten Typ richtet sich der Widerstand gegen die Erkenntnis, dass die Gefühle und Wahrnehmungen Ähnlichkeiten mit Konflikten der Kindheit haben, und dass sie eher dort ihre Wurzeln haben als im Hier und Jetzt der therapeutischen Beziehung.

3 Da wir in unseren Psychotherapie-Ausbildungen selten die Regeln einer guten Kommunikation erlernen, fehlt uns möglicherweise die Sensibilität für die vielfältigen Möglichkeiten des Auftretens von Verständnisschwierigkeiten. Da es schwerfallen kann, das eigene theoretische Verständnis der Patientendynamik in eine für die Patienten gut verständliche Sprache zu übersetzen, regen wir an, wo immer es möglich ist, psychodynamische Sachverhalte auch theoretisch in einer möglichst patientennahen Sprache zu konzeptualisieren.

9.3 Die Bedeutung der Gegenübertragung

9.3.1 Psychoanalytische Theoriebildung zur Gegenübertragung: Vom Hindernis zum wertvollen Hilfsmittel

Wenn wir die Beschäftigung mit der Gegenübertragung in den Kontext von Blockaden des therapeutischen Prozesses stellen, so mag dies angesichts der großen Wertschätzung, die wir ihr seit den wichtigen Arbeiten von Paula Heimann (1950) entgegenzubringen pflegen, ungewohnt wirken. Paula Heimann hatte den theoriegeschichtlich vielzitierten Wandel eingeleitet, der die Gegenübertragung von einem Hindernis zu einem wertvollen diagnostischen Hilfsmittel (Armony 1975; Castelnuovo-Tedesco 1986) – oder, wie es Thomä und Kächele (1990) formuliert haben, vom »Aschenputtel der psychoanalytischen Technik« zu deren »Prinzessin« – werden ließ, indem sie darlegte, wie die Gegenübertragung für ein besseres und tieferes Verständnis des Patienten genutzt werden kann.

Wir denken indessen, dass die Gegenübertragung – ungeachtet der Informationen, die sie uns über die Psychodynamik unserer Patienten vermitteln kann – vor allen deshalb ein so wertvolles Instrument für unsere Behandlungen ist, weil sie in hervorragender Weise geeignet ist, um uns auf Blockaden im Therapieprozess und auf mögliche Brüche in der therapeutischen Beziehung aufmerksam zu machen. Mit ihr steht uns tatsächlich ein wichtiges Hilfsmittel zur Verfügung, und zwar vor allem eines, das uns in die Lage versetzen kann, Blockaden im therapeutischen Prozess aufzulösen und Brüche in der therapeutischen Beziehung zu reparieren.

Die Geschichte der Gegenübertragung wollen wir mit ihren wichtigsten Wegmarken folgendermaßen zusammenfassen:

1. Freud (1914c) hatte die Gegenübertragung ursprünglich als ein Hindernis für die analytische Arbeit betrachtet und ihre unerwünschten Wirkungen auf ungelöste Konflikte des Analytikers zurückgeführt.

Er hat sich mit der Gegenübertragung in seinen Schriften wenig beschäftigt, doch war er sich ihrer sehr bewusst, und seine Empfehlung, dass jeder Analytiker sich einer Selbstanalyse unterziehen sollte, zeugt davon. Im Grundsatz verstand er die Gegenübertragung als Ausdruck der unbewussten Reaktion des Analytikers auf das Übertragungsangebot des Patienten (Ermann 2008; Barwinski 2014)[1].

2. Eine Neubewertung der Gegenübertragung brachten die Objektbeziehungstheorien.

So hat Winnicott (1949b) in seiner wichtigen Arbeit zur Gegenübertragung darauf hingewiesen, in welchem Maße ein Patient durch sein Verhalten und seine Persönlichkeit in uns Hass hervorrufen kann. Er sah in unserer Fähigkeit, auch Hass auf unsere Patienten empfinden zu dürfen, die Voraussetzung, um uns ihnen liebevoll zuwenden zu können[2].

3. Den erwähnten Wendepunkt in der Auffassung der Gegenübertragung vollzog Paula Heimann (1950), als sie den *Nutzen der Gegenübertragung für ein Verständnis der Patientendynamik* hervorhob. Neu an dieser »totalistischen« Auffassung der Gegenübertragung war auch, dass alle Gefühle und Reaktionen des Therapeuten, die dieser im Kontakt mit dem Patienten entwickelte, in dieses Konzept von Gegenübertragung einbezogen wurden.

Der Definition von Paula Heimann (1950), die sich breit durchgesetzt hat, folgend, bezeichnen wir mit dem Begriff der Gegenübertragung die Gesamtheit der im Kontakt mit unseren Patienten auftretenden Gedanken, Gefühle, Fantasien, Handlungsimpulse und Körperempfindungen. Paula Heimann sah in der Gegenübertragung eine wichtige Quelle des Wissens über das Unbewusste und die Beziehungsdynamik der Patienten und damit ein wichtiges Instrument der analytischen Arbeit, das eine einzigartige Möglichkeit bietet, ihre unbewussten Konflikte und Abwehrmechanismen zu untersuchen[3].

4. Die mit der totalistischen Auffassung verbundene Neigung, die Gegenübertragung mehr mit unbewussten Konflikten des Patienten als mit der Konflikthaftigkeit des Therapeuten in Verbindung zu bringen, wurde in der Folgezeit auch *kritisch* gesehen. So berechtigt es war, in der Gegenübertragung ein wertvolles Instrument zum Verständnis der Psychodynamik der Patienten zu sehen, so barg diese Perspektive die Gefahr, den Beitrag des Therapeuten zu unterschätzen.

Zwar kann die Gegenübertragung eine wichtige Informationsquelle sein, um zu erfahren, welche Wirkungen Patienten auf andere haben und welche Interaktionsstile sie bevorzugen (Gelso & Hayes 2012; Rossberg et al. 2010). Doch kann es riskant sein, eine direkte Entsprechung zwischen dem, was wir erleben, mit dem, was im Patienten vorgeht, anzunehmen (Sandler 1993). Der Versuch, die eigene Gegenübertragungsreaktion diagnostisch zu nutzen, erweist sich dann leicht als Falle, wenn eine größere Ähnlichkeit der Lebenssituation des Patienten mit unserer eigenen besteht. Dann besteht die Gefahr, dass wir unsere eigenen Erfahrungen nutzen und irrigerweise glauben, dadurch schon Einsicht in die Psychodynamik des Patienten gefunden zu haben.

5. Zu erwähnen ist der wertvolle Beitrag zur Differenzierung der Gegenübertragung, den wir Heinrich Racker (1959) mit seiner *Unterscheidung zwischen komplementärer und konkordanter Gegenübertragung* verdanken.

Bei einer *konkordanten Identifikation* in der Gegenübertragung identifizieren wir uns mit der Selbstrepräsentanz des Patienten, indem wir ähnliche Gefühle und Impulse verspüren wie er. Bei einer *komplementären Identifikation* identifizieren wir uns mit einer Objektrepräsentanz des Patienten, was uns ähnlich fühlen und reagieren lässt, wie wichtige Bezugspersonen in seiner Wahrnehmung auf ihn reagiert hatten.

6. Die *relationale Perspektive* betrachtet Gegenübertragung als ko-konstruiert durch die Interaktion der bewussten und unbewussten Dynamik zwischen unseren Patienten und uns. In dieser Perspektive tragen die Patienten und wir gleichermaßen zur Gegenübertragung bei. Häufig genug geht die Gegenübertragung der Übertragung voraus (Hoffman 1992).

Auch wenn wir diesen Betrachtungen im Grundsatz zustimmen, würden wir einige von intersubjektiver und relationaler Seite formulierte extreme Positionen in ihrer Übersteigerung gerne relativieren. Wenn Hoffman (1992) betont, dass wir eine analytische Interaktion nur verstehen können, wenn wir akzeptieren, dass wir andauernd in Übertragungs-Gegenübertragungsinszenierungen einbezogen werden, ist das in unseren Augen eine zwar richtige, aber einseitig akzentuierte Sichtweise, denn sie übersieht die uns auch zur Verfügung stehende Möglichkeit, einen nicht geringen Teil unser Gegenübertragungsreaktionen bewusst wahrzunehmen. Auch möchten wir der Position von Renik (1993) nicht folgen, dass wir unsere Gegenübertragung erst wahrnehmen können, nachdem wir sie inszeniert haben. Das mag für manchen Therapien gelten, jedoch nicht für alle[4]. Oft ist es sehr wohl möglich, unseren Patienten geltende Gefühle oder Impulse wahrzunehmen, ohne sie ausagieren zu müssen.

7. Zusammenfassend zeichnet sich eine über alle psychodynamischen Schulrichtungen konsensfähige Auffassung in dem Sinne ab, dass die Gegenübertragung (1) eine gemeinsame Schöpfung von Patienten und Therapeuten ist, obwohl mal die Seite des Patienten und mal die Seite des Therapeuten stärker an ihr beteiligt ist, (2) den therapeutischen Prozess behindern und zu negativen Therapieergebnissen führen kann, wenn sie nicht hinreichend wahrgenommen und unbewusst ausagiert wird und (3) eine nützliche Informationsquelle sein kann, wenn sie wahrgenommen und angemessen verarbeitet wird.

Ein ausgewogenes Verständnis, das beide Seiten berücksichtigt, finden wir in der Definition von Gabbard (2001), der die

Gegenübertragung als eine Passung versteht zwischen dem, was ein Patient qua Übertragung in uns hineinprojiziert, und dem, was an Konflikten und Übertragungsbereitschaften bereits in unserer Welt vorhanden ist.

9.3.2 Dimensionen der Gegenübertragung

Über die zentrale Bedeutung eines professionellen Umgangs mit der Gegenübertragung besteht unter psychodynamisch orientierten Psychotherapeuten eine große Einigkeit. Wir brauchen unsere Fähigkeit zur Selbstwahrnehmung und Selbstregulation, um effektive Psychotherapie durchzuführen. Gleichzeitig müssen wir anerkennen, dass ein nicht unbedeutender Teil unserer Gegenübertragung unserer Introspektion nicht oder nur indirekt zugänglich ist.

Eine große Zahl empirischer Untersuchungen belegt die herausragende Bedeutung eines adäquaten Umgangs mit der Gegenübertragung für den Behandlungserfolg. Die Übersicht über die vorliegenden Metaanalysen von Hayes & Gelso (2011) lässt den Schluss zu, dass ein gutes Management der Gegenübertragung zu einem besseren Therapieergebnis führt[5].

Es hat sich bewährt, unterschiedliche Dimensionen der Gegenübertragung zu unterscheiden.

1. Eine erste Dimension betrifft die Unterscheidung zwischen *psychischen, körperlichen und verhaltensbezogenen Manifestationen* der Gegenübertragung. Im Hinblick auf ihre emotionale Valenz können wir unsere Gegenübertragungsreaktionen auch danach unterscheiden, ob sie eine für uns *angenehme, positive oder eine unangenehme, negative emotionale Färbung* haben.

Wir können während einer Therapiesitzung oder danach spezifische Gefühle, Gedanken und Fantasien, aber auch ungewohnte Körperempfindungen wahrnehmen. Auf der affektiven Ebene spielen positive und negative Gefühle eine wichtige Rolle, insbesondere solche, die dazu beitragen, die Distanz zum Patienten eher zu erhöhen oder eher zu vermindern, ebenso wie solche, die unsere therapeutische Arbeitsfähigkeit fördern oder behindern. Auf der körperlichen Ebene können eine Vielzahl von Empfindungen auftreten, die uns den Patienten näherbringen oder sie weiter von uns entfernen. Auf der Verhaltensebene können wir der Therapie zu- oder abträgliche, flexible oder weniger flexible, kontrollierte oder unkontrollierte Annäherungs- und Distanzierungsreaktionen beobachten.

2. Manifestationen *körperlicher Gegenübertragung* sind ein häufiges Phänomen in Psychotherapien. Überwiegend handelt es sich um Reaktionen, die durch das vegetative Nervensystem vermittelt werden. Wir reagieren nicht nur auf den Gesichtsausdruck der Patienten, ihre Gesten und ihre prosodischen Kommunikationen. Unbewusst erfassen wir die Rhythmen der Erregungsniveaus und den Fluss der affektiven Zustände der Patienten. Dabei sind es vor allem die im rechten Gehirn lokalisierten Strukturen, die für die Rezeption, den Ausdruck und die Kommunikation der körperbasierten emotionalen Zustände zuständig sind[6].

Der Begriff der »somatischen Gegenübertragung« wurde geprägt, um Aspekte der Gegenübertragung zu beschreiben, die wir kinästhetisch wahrnehmen (Dosamentes-Beaudry 1997)[7]. Einige Autoren sprechen von »verkörperter (embodied) Gegenübertragung« (Field 1989; Samuels 1985). Während kognitive und emotionale Reaktionen in der Gegenübertragung gut dokumentiert sind, gilt dies deutlich weniger für die körperliche Gegenübertragung. In einer Untersuchung an 30 Psychotherapeuten waren 46 % der Gegenübertragungsreaktionen körperlicher Art (Samuels 1985).

3. Eine weitere Differenzierung bezieht sich auf *bewusste und unbewusste Aspekte* der Gegenübertragung (Field 1989). Zu den *bewussten Phänomenen* zählen wir alle Gefühle, Gedanken, Fantasien und Körperempfindungen, die wir während einer Therapiesitzung oder auch außerhalb therapeutischer Sitzungen in Reaktion auf den Patienten registrieren. *Unbewusste Manifestationen* der Gegenübertragung fallen uns typischerweise in der Sitzung nicht auf; wir können sie nur indirekt erschließen, wenn wir auffällige Phänomene im Kontakt mit unseren Patienten entdecken, deren Bedeutung sich uns nicht unmittelbar erschließt oder auf die wir durch Rückmeldungen in Supervisionen aufmerksam gemacht werden.

Uns kann auffallen, dass wir wichtige Details aus den Erzählungen der Patienten vergessen haben, dass wir uns während einer Therapiesitzung kaum gegen das Einschlafen wehren können oder dass es uns schwerfällt, den Eingang der uns zustehenden Honorarzahlungen einzufordern. Kollegen einer Supervisionsgruppe können uns darauf aufmerksam machen, dass wir mit einem Patienten überidentifiziert sind und dass wir nach ihrer Auffassung verfolgend interveniert oder eine Patientin in eine bestimmte Richtung gedrängt haben. Ein anderes Mal fällt Teilnehmern einer Supervisionsgruppe auf, dass wir es vermieden haben, eine Konfliktproblematik anzusprechen, obwohl dies aus therapeutischer Sicht erforderlich gewesen wäre.

4. Hinsichtlich der *zeitlichen Ausprägung* können wir akute Gegenübertragungsreaktionen von chronischen und langanhaltenden Mustern der Gegenübertragung unterscheiden.

Manche Emotionen oder Körperempfindungen treten nur für einen Moment während einer Therapiesitzung auf, andere begleiten uns über längere Abschnitte der Therapie.

5. Betrachten wir unsere Gegenübertragung unter dem Blickwinkel der in ihr zum Ausdruck kommenden *verinnerlichten Objektbeziehung*, ist die erwähnte, von Racker (1959) eingeführte Unterscheidung in eine konkordante und komplementäre Identifizierung von erheblicher klinischer Relevanz.

Mithilfe einer konkordanten Identifizierung fühlen und denken wir ähnlich wie unsere Patienten sich höchstwahrscheinlich fühlen. Die komplementäre Identifikation, bei der wir uns mit den Interaktionspartnern des Patienten identifizieren, ermöglicht uns zu verstehen, welche Reaktionen der Patient in seinem Umfeld auslöst[8].

6. Von Interesse kann es weiterhin sein, Gegenübertragungsreaktionen nach ihrer wahrscheinlichen Quelle zu unterscheiden. Sie betrifft die Frage, wie weit wir in der Formulierung von Winnicott (1949b) und unter Bezug auf den totalistischen Begriff der Gegenübertragung von Paula Heimann (1950) von *»objektiven«*, d. h. überwiegend vom Pa-

tienten ausgehenden Aspekten der Gegenübertragung sprechen und diese von *»subjektiven«,* d.h. überwiegend von uns ausgehenden Aspekten der Gegenübertragung unterscheiden können. Auch wenn sich in der Praxis eine genaue Unterscheidung der einzelnen Quellen der Gegenübertragung nur schwer realisieren lässt und wir davon ausgehen, dass die Gegenübertragung – ähnlich wie die Übertragung – immer eine gemeinsame Schöpfung von Patienten und Therapeuten ist, kann eine solche Unterscheidung aus behandlungspraktischen Gründen nützlich sein.

»Objektive«, d. h. durch die jeweiligen Patienten hervorgerufene Einflüsse sind solche, die aus durchschnittlich zu erwartenden komplementären Reaktionen auf den interpersonellen Stil des Patienten stammen, seinem Beziehungssog, bestimmten Abwehroperationen und den aktivierten verinnerlichten Objektbeziehungen, insbesondere aus Teilen seiner Selbst- oder Objektrepräsentanzen, die in uns projiziert werden. Für die Existenz einer »objektiven« Gegenübertragung finden sich zahlreiche empirische Hinweise. So wurde vielfach untersucht, ob sich charakteristische Gegenübertragungsmuster für bestimmte Patiententypen identifizieren lassen[9]. Auch das äußere Erscheinungsbild der Patienten oder bestimmte, uns vorliegende Informationen über sie können unsere Gegenübertragung beeinflussen. Eine extrem abgemagerte Patientin mit einer Anorexie wird bei den meisten von uns mit hoher Wahrscheinlichkeit ein weites Spektrum von Reaktionen auslösen, das von Mitgefühl bis Abscheu reichen kann. In ähnlicher Weise wird das Wissen, dass uns eine Patientin gegenübersitzt, die als Kind Opfer von Misshandlungen im Rahmen organisierter Kriminalität war, bei vielen Menschen Emotionen hervorrufen, die von Angst und Schrecken bis zur Bewunderung und Faszination wegen ihres allen Widrigkeiten trotzenden Überlebenswillens reichen können. Wir können auch an die aggressiven Fantasien denken, die häufig im Kontakt mit Patienten auftreten, die unter einer Suchterkrankung leiden.

9.3.3 Die Bedeutung der Gegenübertragung für den therapeutischen Prozess

Wichtige Gründe für ein Blockadeverhalten von Patienten haben mit ungeklärten Aspekten unserer Gegenübertragung zu tun. Einige dieser Aspekte seien genannt:

1. Wenn wir fürchten, unser Ärger über unsere Patienten könnte ungefiltert zu ihrem Schaden durchbrechen oder wenn wir bestimmte, uns störende oder schädigende Verhaltensweisen nicht ansprechen, sondern stillschweigend tolerieren, obwohl es geboten wäre, sie zu beim Namen zu nennen, wird unsere Fähigkeit der empathischen Zuwendung beeinträchtigt sein.

2. Leicht kann es geschehen, dass wir die gleiche Abwehr gegen ein bestimmtes emotionales Erleben mobilisieren wie unsere Patienten, weil wir uns durch ihre Erzählungen unbewusst an eigene Konflikte erinnert fühlen.

Reflektieren wir ausreichend, wenn wir ein aggressives Agieren unserer Patienten nicht ansprechen? Liegt es letzten Endes an unserem Bedürfnis, ein ausschließlich wohlwollendes Objekt für den Patienten zu sein, wenn wir davon absehen, auch sein aggressives Ausagieren zu benennen?

3. Manche Themen sind auch für uns *ängstigend und beschämend*. Wenn die Patienten es vermeiden, über Themen zu sprechen, die auch uns selbst in unangenehmer Weise berühren oder uns an eigene Erfahrungen der Verletzung oder Demütigung erinnern würden, liegt es nahe, dass wir uns mit dem Vermeidungsverhalten unserer Patienten verbünden und ihre Ausweichmanöver nicht bemerken.

Auch wenn wir mithilfe unserer Selbsterfahrung einen wichtigen Teil unserer persönlichen Konflikte durchgearbeitet oder zumindest kennengelernt haben, sind wir nicht in jedem Falle davor geschützt, den damit verbundenen negativen Affekten durch Vermeidung aus dem Wege zu gehen. Wir sind daher gut beraten, zwischenzeitlich immer wieder reflektierend zu überprüfen, ob wir aufgrund eigener Betroffenheit ein Vermeidungsverhalten des Patienten übersehen oder sogar gefördert haben[10].

4. Ein besonders angepasstes Patientenverhalten kann dazu beitragen, dass wir dieses als angenehm erleben und dabei die Vermeidung fokusrelevanter konflikthafter Themen vor dem Hintergrund einer negativen Übertragung übersehen.

Um sich unseren vermeintlichen Bedürfnissen anzupassen, verhalten sich manche Patienten ausgesprochen freundlich und wertschätzend uns gegenüber. Die vordergründige Harmonie in der Beziehung verdeckt den negativen Übertragungshintergrund des angepassten Verhaltens.

5. Die Gegenübertragung wird immer auch von *Sympathien und Antipathien* beeinflusst.

Naturgemäß werden wir im Kontakt mit Personen, die unserem gesellschaftlichen und persönlichen Umfeld nahestehen, mehr zu positiven Emotionen und bei Personen, die uns ferner stehen, eher zu negativen Emotionen neigen. Strupp (1996) konnte zeigen, dass diese Einstellung im positiven wie im negativen Sinne einen erheblichen Einfluss nicht nur auf die diagnostische und prognostische Beurteilung eines Patienten, sondern auch auf das Ausmaß an Empathie in den therapeutischen Interventionen hat.

6. Unsere Gegenübertragung wird auch dadurch gefärbt, ob die Therapie, die wir durchführen, einen *zufriedenstellenden Verlauf* nimmt oder nicht.

Symptomatische Besserung der Patienten schlägt sich in deutlich positiveren Gegenübertragungsgefühlen nieder als ein ausbleibender Symptomrückgang (Rossberg et al. 2010).

7. Eine weitere wichtige Quelle therapeutenseitiger Einflüsse auf die Gegenübertragung sind *Übertragungen, die wir auf unsere Patienten rich*ten. Wie Patienten dazu neigen, Elemente aus der Beziehung zu früheren Bezugspersonen auf uns zu übertragen, können auch wir Elemente aus der Beziehung zu wichtigen Bezugspersonen unserer Vergangenheit auf unsere Patienten übertragen (Heuft 1990). Nicht alle Übertragungen sind problematisch[11], doch können Übertragungen, die auf ungelösten Konflikten oder unzureichend verarbeiteten traumatischen Erfahrungen beruhen, den Therapieverlauf ungünstig beeinflussen (Nuetzel 1993).

Durch Mitteilungen, Äußerungen oder Verhaltensweisen der Patienten können bei uns Erinnerungen an konflikthafte oder traumatische Erfahrungen aktiviert werden, die einen regressiven Zustandswechsel bewirken und Übertragungen früher Bezugspersonen in Gang setzen. Indem wir uns mit einem kindlichen Persönlichkeitsanteil identifizieren, können wir Aspekte unserer eigenen verinnerlichten Elternbeziehung in die Patienten projizieren und eine Situation schaffen, bei der die konflikthaften oder traumatischen Momente unserer eigenen Biografie nicht mehr deutlich von den Übertragungskonflikten der Patienten zu unterscheiden sind. Die Patienten geraten dann in die Position einer Bezugsperson unserer Kindheit, deren verinnerlichtes Bild wir auf sie übertragen haben. Bleibt eine solche Übertragung auf den Patienten unentdeckt, entgeht uns die Chance, den eigenen Beitrag zu der entstandenen Blockade im therapeutischen Prozess zu erkennen.

Ein Therapeut hatte die verinnerlichte Repräsentanz einer leicht kränkbaren Mutter, die auf jede Form der Kritik mit narzisstischem Rückzug reagierte, so auf die Patientin projiziert, dass er es vermied, eine Deutung zu geben, die rückblickend sinnvoll und angemessen gewesen wäre. Er hatte befürchtet, die Patientin dadurch zu verletzen oder zu kränken. Später ließ sich klären, dass die Patientin eine solche Deutung nicht als kränkend, sondern als hilfreich erlebt hätte.

8. Für die Entwicklung problematischer Übertragungen auf Patienten ist es offenbar nicht entscheidend, ob und in welchem Maße unsere Biografie konflikthafte oder traumatische Erfahrungen aufweist, sondern ob es sich dabei um *ungelöste und nicht hinreichend bewusste Konflikte* oder *unzureichend verarbeitete Traumen* handelt.

Entscheidend scheint zu sein, wie weit es uns in unserer Selbsterfahrung gelungen ist, die biografischen Konflikte und traumatischen Lebenserfahrungen durchzuarbeiten[12].

9. Wir müssen davon ausgehen und es entspricht auch der heute allgemein akzeptierten Überzeugung, dass es auch nach langer Zeit der Selbsterfahrung *nicht möglich ist*, alle unbewussten Konflikte oder traumatischen Erfahrungen der eigenen Lebensgeschichte so aufzulösen, dass sie als Einflussfaktoren auf therapeutische Prozesse entfallen.

Daher achten wir besonders auf indirekte Hinweise, die auf mögliche, unserer Aufmerksamkeit entgangene Auswirkungen eines ungelösten unbewussten Konflikts oder einer unverarbeiteten Traumatisierung hindeuten können. Sie zu identifizieren ist sehr lohnend, ist es doch der erste Schritt auf dem Weg zur Reparatur eines Bruchs in der therapeutischen Beziehung. Einige typische Auslösefaktoren für Übertragungen auf unserer Seite können sein: Ein Patient spricht über Todesfälle, das bevorstehende Ende der Therapie oder die physische Ähnlichkeit eines Patienten mit einer anderen Person aus unserem Leben.

10. Wenig Beachtung gefunden hat die Tatsache, dass wir als Therapeutinnen und Therapeuten in nicht geringem Maße negativen Emotionen ausgesetzt sind und dadurch auch belastet werden.

Es ist nicht übertrieben zu sagen, dass wir in unseren Therapien einem beträchtlichen Stress ausgesetzt sein können. Es liegt auf der Hand, dass die erfolgreiche oder weniger erfolgreiche Bewältigung dieser Stressbelastung Auswirkungen auf den therapeutischen Prozess haben muss (→ Kap. 9.4.2).

11. Für den Therapieverlauf ist es entscheidend, in welchem Maße es uns gelingt, negative Gedanken, Gefühle oder Handlungsimpulse gegenüber unseren Patienten zeitnah zu reflektieren und ihr Ausagieren zu kontrollieren.

Das setzt die Fähigkeit und Bereitschaft voraus, die eigene negative Emotionalität und Gedankenwelt in eine der Therapie zuträgliche, von Offenheit und Neugier geprägte positive Affektivität und Gedankenwelt zu transformieren (→ Kap. 9.7)[13].

9.3.4 Schädlicher Umgang mit Phänomenen der Gegenübertragung

Eine zufriedenstellend voranschreitende Therapie wird in unserer Gegenübertragung in aller Regel eine positive Grundstimmung entstehen lassen. Diese kann in einen sich selbst verstärkenden Zirkel positiver Emotionalität münden: Wir schätzen die Bereitschaft der Patienten, sich auf eine produktive Zusammenarbeit mit uns einzulassen, sehen ihre ernsthafte Beschäftigung mit der vereinbarten Thematik und freuen uns vielleicht schon auf die nächste Sitzung. Die erkennbare Zufriedenheit der Patienten mit der zunehmenden Symptomreduktion oder verbesserten Problembewältigung steckt uns an: Wir reagieren ebenfalls zufrieden und empfinden vielleicht auch ein wenig Stolz auf die eigene Leistung. Wenn wir bemerken, dass die Patienten sich auch konflikthaften Aspekten und negativen Emotionen zuwenden, stärkt das unsere Zufriedenheit. Die in uns entstandene positive Grundstimmung beflügelt uns, unsere Interventionen erhalten einen positiven Grundton, sie werden ermutigender und optimistischer. Auch negativen emotionalen Zuständen – der Trauer, des Ärgers, der Verzweiflung, der Angst – können wir den nötigen Raum geben, ohne selbst unsere positive Grundstimmung zu verlieren.

Eine andersartige Situation finden wir vor, wenn negative Emotionen sich ungehindert in der therapeutischen Beziehung ausbreiten und eine Abwärtsspirale negativer Emotionalität in Gang setzen, die den Therapieprozess ungünstig beeinflusst. Besonders, wenn der erwartete Therapiefortschritt ausbleibt und die Patienten vorwurfsvoll darauf reagieren, aber auch, wenn die mit Enttäuschungen oder Kränkungen verbundene negative Emotionalität projektiv gegen uns gewendet wird, kann bei uns eine erhebliche Stressbelastung entstehen.

Wir können, ausgelöst durch bestimmte Äußerungen oder Themen der Patienten, in negative emotionale Zustände geraten, die so ausgeprägt sein können, dass sie unser Wohlbefinden nachhaltig beeinträchtigen und die therapeutische Beziehung ernsthaft gefährden. Gefühle der Angst, der Scham, der Wut oder des Ärgers oder – besonders wenn wir Patienten mit traumatischen Erfahrungen behandeln – Gefühle der Ohnmacht und Hilflosigkeit können auftreten, ebenso eine Vielzahl negativer körperlicher Empfindungen.

Dabei kann das Ausmaß des Stresses, in den wir geraten können, in Abhängigkeit von den uns zur Verfügung stehenden Abwehr- und Bewältigungsmöglichkeiten sehr unterschiedlich ausgeprägt sein. Einige Therapeuten können sich zügig von der negativen Emotionalität ihrer Patienten distanzieren und schnell wieder zu einer professionellen Haltung zurückfinden, während andere ihr entweder ungeschützt ausgesetzt sind oder zu ihrer Bewältigung auf therapieschädigende Mechanismen zurückgreifen.

Wir können verschiedene klinische Situationen unterscheiden, die ohne ein effektives Management der negativen Emotionalität in der Gegenübertragung den Behandlungserfolg gefährden können:

1. Wenn wir den emotionalen Belastungen über längere Zeit ungeschützt ausgesetzt sind, riskieren wir nicht nur eine *Selbstschädigung durch professionelles Burnout*, sondern auch eine *Beeinträchtigung unserer therapeutischen Kapazität.*

Ähnlich wie Angehörige anderer Berufe können wir die für eine erfolgreiche Therapie notwendige affektiv-kognitive Leistung nur dann erbringen, wenn wir ausreichend gut reguliert sind. Steht uns eine gute Regulation nicht zur Verfügung, werden wir in negative emotionale Zustände verfallen, aus denen heraus wir weitaus weniger empathisch auf unsere Patienten reagieren können, als es uns bei einer besseren Regulation möglich wäre. Zudem müssen wir damit rechnen, dass sich unsere eigene negative Emotionalität auf dem Wege der Affektansteckung auf unsere Patienten überträgt.

2. Nicht wenige Therapeuten greifen beim Auftreten belastender Emotionen und Impulse auf *unbewusste Abwehrmuster* zurück, die das Ziel haben, diese negativen Emotionen nicht ins Bewusstsein treten zu lassen. Diese Abwehrformen können zwar vor größerer Stressbelastung und stärkerer negativer Emotionalität schützen, schränken jedoch die Wirksamkeit unserer Therapien ein oder stellen sie ganz infrage. Die häufigste Form der Abwehr besteht darin, den Therapieprozess der Patienten unbewusst so zu steuern, dass Themenbereiche, die unsere eigenen ungelösten Konflikte oder traumatischen Erfahrungen berühren könnten, nicht in den Fokus der Aufmerksamkeit rücken und im Kontakt mit den Patienten nicht zur Sprache kommen. Wir sprechen dann von unseren »blinden Flecken«, die zu Blockaden im therapeutischen Prozess werden. Diese traditionell als *»Gegenübertragungswiderstand«* bezeichneten Blockadephänomene können in Verbindung mit patientenseitigen Blockaden dazu führen, dass wir es versäumen, wichtige Themen zu bearbeiten[14].

Wegen der Wirkung unbewusster Abwehrmechanismen fällt uns unser eigenes Vermeidungsverhalten typischerweise nicht auf, es sei denn, wir würden durch Interventions- oder Supervisionskontakte darauf hingewiesen. Wenn wir, einmal darauf aufmerksam gemacht, den Gründen für das Vermeidungsverhalten nachspüren, werden wir mit hoher Wahrscheinlichkeit auf uns unangenehm berührende biografische Erfahrungen und ungelöste Konflikte stoßen.

3. Eine weitere wichtige Form eines schädigenden Umgangs mit der Gegenübertragung besteht im unreflektierten Ausagieren von Handlungsimpulsen, die – wenn wir der Metaphorik Bions (1962) folgen wollen – als externalisierte Selbstanteile mithilfe des Mechanismus der *projektiven Identifizierung* (→Kap. 9.4.4) in uns »deponiert« wurden. Wir verhalten uns dann so, wie es die uns zugewiesene Übertragungsrolle vorschreibt, und bemerken oft erst im Nachhinein oder

durch die Hilfe einer Supervision, dass wir uns mit einem in uns projizierten Selbstanteil des Patienten identifiziert hatten. In den meisten Fällen trägt die reflektierende Bewusstwerdung dieser Vorgänge zu unserer emotionalen Entlastung und damit auch zur Auflösung der meist – für die Patienten und für uns – als belastend empfundenen Behandlungssituation bei.

Größte Vorsicht ist geboten, wenn uns die Möglichkeit verloren geht, Distanz zu unseren emotionalen Zuständen und Handlungsimpulsen herzustellen, speziell auch, wenn wir Schwierigkeiten haben, zu differenzieren, ob ihr Ursprung überwiegend in uns selbst oder in abgespaltenen und dann deponierten Selbstzuständen des Patienten zu suchen ist. Dann besteht die Gefahr, dass wir die in uns deponierten negativen Emotionen und Impulse zum Schaden der Patienten ausagieren und nicht mehr bemerken, wenn wir schädigend – manipulativ, entwertend, ausbeuterisch usw. – mit ihnen umgehen. Im Extremfall können ethisch verwerfliche Verhaltensweisen auf unserer Seite resultieren (→ Kap. 9.5.3). Aus unserer Sicht ist es hoch wahrscheinlich, dass ein Teil der ethisch verwerflichen schädigenden Verhaltensweisen von Therapeuten durch eine unzureichende Verarbeitung negativer Emotionen und Impulse in der Gegenübertragung zu erklären sind.

4. Wir können in *Übertragungs-Gegenübertragungs-Inszenierungen* hineingezogen werden, bei denen traumatische Beziehungserfahrungen der Patienten szenisch wiederholt werden (→ Kap. 6.5.5). Entscheidend ist auch hier, dass wir die unbewusste Inszenierung bemerken und in einem gemeinsamen Verstehensprozess auflösen. Wir legen großen Wert darauf, die Faktoren zu identifizieren, die uns daran hindern, unsere Mitwirkung bei Inszenierungen zu erkennen, vor allem dann, wenn sich unser Mitagieren schädigend auf den Patienten auswirkt. Nicht selten ist der zum Mitagieren einladende Interaktionsdruck der Patienten so groß, dass wir ihm nur mit einer erheblichen Anstrengung widerstehen können. Dazu kann es vor allem kommen, wenn das die Inszenierung zentral bestimmende Beziehungsangebot der Patienten auf eine dazu passende emotionale Befindlichkeit und Bedürfnislage auf unserer Seite trifft. Die Gefahr des Mitagierens dürfte auch dann bestehen, wenn wir in eine negative Affektlage geraten sind und nicht erkennen, dass sie auf dem Wege der projektiven Identifizierung zum Teil unseres Erlebens geworden ist. Die negativen Affektlagen werden dann zu Auslösebedingungen für das Einsetzen unbewusster Abwehrprozesse, die dazu beitragen, dass wir die sich darstellende Übertragungs-Gegenübertragungs-Inszenierung nicht erkennen und/oder die uns darin zugewiesene Rolle unreflektiert mitspielen.

Wenn sich in unserer Gegenübertragung unreflektiert ein – möglicherweise qua projektiver Identifizierung induziertes – Gefühl der Machtlosigkeit und Hilflosigkeit ausbreitet, wird unsere Bereitschaft steigen, unbemerkt die zugewiesene Rolle einer mächtigen oder auch schädigenden Bezugsperson anzunehmen und auszuagieren. Nimmt ein Gefühl der Minderwertigkeit, verbunden mit Scham- oder Schuldgefühlen unreflektiert in der Gegenübertragung Raum ein, wird es wahrscheinlicher, dass wir eine uns zugewiesene Rolle agieren, die eine Minderung dieses negativen emotionalen Zustandes verspricht.

5. Bei der Beschäftigung mit scheiternden Behandlungen werden wir sehen (→ Kap. 9.5), in welchem Maße sich eine *unzureichende Regulierung zentraler Bedürfnisse* seitens der

Therapeuten destruktiv auf Behandlungen auswirken können. Liegen die entsprechenden Voraussetzungen von Seiten der Patientendynamik vor, können wir verleitet werden, unter Einsatz unbewusster Abwehrmechanismen für die Befriedigung unserer Bedürfnisse zu sorgen, ohne die Bedürfnislage der Patienten ausreichend zu reflektieren, und im Extremfall auf Verhaltensmuster zurückgreifen, die zwar unsere negative Emotionalität regulieren, die aber die Bedürfnislage der Patienten grob verfehlen oder die Patienten schädigen. Bei schweren Grenzverletzungen und offen therapieschädigendem Verhalten können wir davon ausgehen, dass hier eine unbewusste Befriedigung gleich mehrerer Grundbedürfnisse zu Lasten der Patienten vorliegt, wobei der schädigende Charakter in der Regel verleugnet und rationalisiert wird.

Empfinden wir – auch ohne uns dessen bewusst zu sein –, unser Grundbedürfnis nach Orientierung und Kontrolle als bedroht, können wir unbewusst zu einer rigideren Form der Therapiegestaltung übergehen, die aber den Bedürfnissen der Patienten nicht gerecht wird. Erleben wir – ebenfalls außerhalb der bewussten Wahrnehmung – unser Bedürfnis nach Bindung als bedroht, können wir den Patienten in eine übermäßig nahe Beziehung hineinziehen und dabei seine Autonomiebedürfnisse übersehen und vernachlässigen. Wird unser Bedürfnis nach Selbstwertschutz und Selbstwerterhöhung unzureichend berücksichtigt, können wir uns einen unbefriedigenden Therapieverlauf und ausbleibende Fortschritte in der Therapie leicht mittels rationalisierender und verleugnender Abwehrformen »schönreden«. Wir können den fehlenden authentischen Kontakt zum Patienten damit erklären, dass der Patient gerade eine negative Übertragungserfahrung durchlebt, oder ausbleibende Fortschritte durch die mangelnde Motivation oder ungenügende Eignung des Patienten für die Therapie erklären.

9.3.5 Schutz vor der Gefahr des Ausagierens negativer Aspekte der Gegenübertragung

Einen absolut sicheren Schutz von dem Ausagieren unbewusster Aspekte unserer Gegenübertragung gibt es nicht. Vermutlich können wir uns jedoch gegenüber einem allzu groben Ausagieren durch einige Maßnahmen sensibilisieren:

1. Wir können uns fragen, ob wir die notwendige *innere Distanz* zu den Geschehnissen in der Therapie haben – oder ob die Patienten so nah an uns herangerückt sind, dass unsere professionelle Distanz gefährdet ist. Eine starke eigene emotionale Beteiligung kann unsere selbstreflexiven Fähigkeiten einschränken und unsere kritische Distanz zum eigenen therapeutischen Handeln schwächen.

Wir können uns auch fragen, ob wir auf der Basis eines bestmöglichen Verständnisses der aktuellen Patientendynamik oder aus einem inneren Handlungsdruck heraus intervenieren. Vor allem sollten wir aufmerksam werden, wenn wir uns in unseren Verhaltensweisen zunehmend von den Verhaltensmustern entfernen, die wir anderen Patienten gegenüber aktivieren.

2. Wir können uns bemühen, *unsere emotionale Reaktion auf unsere Patienten* genauer wahrzunehmen, und nach Gründen suchen, die uns davon abhalten, kontinuierlich unsere emotionale Reaktion zu registrieren. Das gilt vor allem für negative Emotionen, die wir gerne vermeiden oder derer wir uns schämen, weil sie nicht zu unserem Selbstbild als Therapeuten zu passen scheinen.

Je mehr wir uns daran gewöhnen, auch das Auftreten negativer Emotionen gegenüber unseren Patienten als Teil eines regulären therapeutischen Prozesses zu betrachten, desto weniger werden wir dazu neigen, diese Emotionen unbewusst zum Schaden der Patienten auszuagieren[15]. Ressourcenbasiertes psychodynamisches Arbeiten kann nicht darin bestehen, negative Emotionen gegenüber unseren Patienten zu verleugnen, um ungestört eine trügerische positive Grundstimmung bewahren zu können. Es verlangt von uns vielmehr die Bereitschaft, die im Kontakt mit unseren Patienten auftretenden negativen Emotionen zu reflektieren und in eine positiv getönte Grundstimmung zu transformieren, die eine empathische Einstimmung ermöglicht.

3. Wir können versuchen, *indirekte Hinweise auf unbewusste Aspekte unserer Gegenübertragung* aufzufinden. Auch wenn sich diese naturgemäß unserer bewussten Wahrnehmung entziehen, können wir Aufschlüsse über sie erhalten, indem wir unsere Aufmerksamkeit auf die uns zugänglichen bewussten Phänomene der Gegenübertragung lenken.

- Wenn wir zum Beispiel feststellen, dass wir *mehr mit eigenen Reaktionen* auf den Patienten als mit ihm selbst beschäftigt sind, kann dies ein Hinweis auf unbewusste Aspekte unserer Gegenübertragung sein.
- Einen solchen Hinweis können wir auch erhalten, wenn wir unsere *Wut* auf ihn oder Enttäuschung über ihn nicht gut unter Kontrolle bringen können und uns immer wieder vor Augen führen, wie sehr wir uns durch seine Äußerungen *verletzt* fühlen.
- Ein nicht dem Gewohnten entsprechendes, erhöhtes oder vermindertes *Spannungsgefühl* kann ebenfalls auf unbewusste Aspekte unserer Gegenübertragung hindeuten.

Sobald wir nicht mehr das wohltuende Spannungsgefühl spüren, das wir kennen, wenn wir uns auf eine bedeutsame Beziehung einlassen, sollten wir aufmerken. Ein zu hohes Spannungsgefühl kann auf eine unzureichende professionelle Distanzierung, ein zu geringes Spannungsniveau auf eine Verflachung des therapeutischen Prozesses hindeuten, die auf der gemeinsamen Aussparung schwieriger Problembereiche beruht.

- Auch *auffällige Veränderungen im Verhalten unserer Patienten* können uns als Hinweis dienen.

Wenn Patienten, die über lange Zeit regelmäßig zur Sitzung erschienen sind, beginnen, sich zu verspäten oder die Teilnahme aus schwer nachvollziehbaren Gründen abzusagen, oder sich in anderer Hinsicht anders verhalten, als wir es von ihnen gewohnt sind, mag das mit einem noch nicht geklärten Aspekt unserer Gegenübertragung zu tun haben (Mills 2004).

- Wir können versuchen, *auslösende Momente* im Verhalten unserer Patienten zu identifizieren, die auf unserer Seite eine *Übertragungsreaktion* auf sie in Gang setzen können.

Einmal ist es eine auffällige bestimmte Formulierung und ein anderes Mal eine bestimmte Stimmlage, die uns unbewusst an eine frühe Bezugsperson erinnert und bei uns die entsprechenden Gefühle, Gedanken, Fantasien und Erwartungen mobilisiert.

4. Wir sind darauf eingestellt, die Einladung von Patienten, in einen regressiven Zustand einzutreten oder eine Übertragungs-Gegenübertragungs-Inszenierung zu komplettieren, sorgfältig zu registrieren, um ihr nicht unreflektiert zu folgen. Gelegentlich werden wir uns regelrecht einem regressiven Sog widersetzen müssen. Es lohnt sich daher, konsequent auf indirekte *Hinweise auf Verstrickungen* und Handlungsdialoge zu achten. Entscheidend können Gespräche mit Kollegen, Intervisionen und Supervisionen sein, aber auch Audio- oder Videoaufzeichnungen können helfen. Aber schon die Enttabuisierung von Behandlungsfehlern ist ein wichtiger Schritt, die Mitteilung offener und authentischer Fallberichte ein weiterer (Fäh 2011).

Als besonders gefährlich sieht Gabbard (2009b) es an, wenn Therapeuten beginnen, darauf zu verzichten, mit Kollegen oder Supervisoren über bestimmte Patienten zu sprechen, weil sie fürchten, diese könnten ihnen raten, die Behandlung zu beenden oder den behandlungstechnischen Zugang zu verändern. Spätestens wenn wir bemerken, dass wir trotz bestehender Schwierigkeiten nicht mehr in Supervisionen oder Intervisionen über das Geschehen in der Therapie sprechen wollen, sollten wir genau das tun.

5. Schließlich können wir uns mit unseren *eigenen Verleugnungs- und Rationalisierungstendenzen* auseinandersetzen, da wir wissen, dass diese grenzüberschreitenden oder schädigenden Verhaltensweisen zugrunde zu liegen pflegen. Die wertvollen Mitteilungen von Gabbard (2007) (→Kap. 9.5.3) bestätigen unsere Überzeugung, dass auch moralischen Standards verpflichtete Therapeutinnen und Therapeuten unter bestimmten auslösenden Bedingungen in eine destruktive Dynamik mit ihren Patienten geraten können.

Besonders warnen möchten wir vor der illusorischen Vorstellung, unsere eigene Ausbildungsanalyse oder -therapie würde uns automatisch davor schützen, in schädigende regressive Prozesse hineingezogen zu werden. Sie kann allenfalls dafür sensibilisieren, einen absoluten Schutz bietet sie nicht. Es gibt unzählige Beispiele, die belegen, wie hervorragend ausgebildete Psychotherapeuten und Psychoanalytiker sich nicht davor schützen konnten, in verleugnende Denkmuster zu verfallen und mit deren Hilfe schädigende Verhaltensweisen zu rationalisieren[16].

6. Obwohl es für psychodynamisch ausgebildete Therapeuten eine Selbstverständlichkeit ist, können wir nicht genug hervorheben, dass psychotherapeutische Behandlungen durch *komplexe unbewusste Prozesse auf beiden Seiten* beeinflusst werden, die sich nicht immer leicht und manchmal gar nicht entschlüsseln lassen. Die Vorstellung, man könne seine Gegenübertragung perfekt analysieren, ist schlicht eine Größenidee. Wir sind, nicht anders als andere Menschen, »Meister der Selbsttäuschung« (Gabbard 2007) und sollten, soweit es möglich ist, Vorkehrungen treffen, um unsere Patienten und uns selbst vor unseren eigenen destruktiven oder ausbeuterischen Impulsen zu schützen.

Dabei sollten wir uns der – uns theoretisch bestens vertrauten – Tatsache erinnern, dass auch bei uns die Fähigkeit zur kritischen Reflexion unseres therapeutischen Handelns durch unbewusste Abwehrprozesse eingeschränkt sein kann. Uns sollte klar sein, dass es für eine Rückkehr zur kritischen Reflexion unseres Handelns zu spät sein kann, wenn bereits rationalisierende und verleugnende Abwehrmuster eingesetzt haben. Die Abgeschiedenheit einer psychotherapeutischen Privatpraxis hat insofern etwas Verführerisches, als sie uns – sofern wir nicht Vorkehrungen durch regelmäßig stattfindende Supervisionen oder Intervisionen treffen – weitgehend gegen mögliche Korrekturen von außen abschirmen kann.

7. Zum Schluss möchten wir die Aufmerksamkeit noch auf *körperliche Aspekte der Gegenübertragung* lenken, um auf ihren Wert für die Diagnose von Blockaden hinzuweisen. Es kann sich als vorteilhaft erweisen, unsere eigenen autonomen Reaktionen als unbewusste Antworten auf nonverbale Botschaften der Patienten zu verstehen (Jacobs 1994). Wir wollen dazu einige uns wichtig erscheinende Überlegungen anführen:

- Relevante Beziehungsinformationen können oft nur durch *körperliche Signale* – körperliche Empfindungen, einen Wechsel des Atemrhythmus oder ein verändertes Körpergefühl – mitgeteilt werden (Schore 2010)[17]. Gelegentlich können nonverbale Botschaften eine noch größere Einsicht in die innere Welt des Patienten verschaffen als es verbale Mitteilungen vermögen.

  Starke körperliche Reaktionen auf einen Patienten betrachten wir daher immer auch als Ausdruck unbewusster Aspekte der Gegenübertragung. Sie können eine wichtige Informationsquelle sein, selbst wenn ihr Sinn nicht unmittelbar evident ist. Deshalb können uns unsere physischen Reaktionen – auch wenn sie unbewusst stimuliert wurden – Einsicht in unbewusste Prozesse vermitteln, sofern wir auf sie achten (Maroda 1991). Phänomene wie Schmerzen oder starke Ermüdung gehören dazu, ebenso das nicht selten auftretende Phänomen, dass Patienten und Therapeuten überrascht bemerken, dass sie die gleiche Kleidung tragen, ohne dies beabsichtigt zu haben.

- Von besonderer Bedeutung sind *Körperwahrnehmungen*, die wir hypothetisch unter Bezugnahme auf das Konzept der projektiven Identifizierung (→ Kap. 9.4.4) mit in uns »deponierten« Körperempfindungen unserer Patienten in Verbindung bringen können. Wenn wir der Hypothese folgen, dass die in unserer Gegenübertragung auftretenden negativen körperlichen Empfindungen Reflexe ähnlicher Empfindungen unserer Patienten sein können, hätte das eine nicht zu unterschätzende Bedeutung für die *Früherkennung von Allianzbrüchen.*

  Reflektiert das Spannungsgefühl, das wir in der therapeutischen Situation empfinden, ein Spannungsgefühl unserer Patientin? Statt die Spannungen zu ignorieren, folgen wir der Hypothese, dass unsere Spannungsgefühle oder negativen Körperempfindungen Indikatoren für ähnliche Spannungsgefühle unserer Patienten sein können. Diese können wir – wiederum hypothetisch – als Äquivalente bedeutsamer Gefühle des Unbehagens oder der Angst in der therapeutischen Beziehung auffassen, die die Patienten nicht anders als körperlich kommunizieren können. Indem wir unsere eigenen Körperspannungen zum Anlass nehmen, um uns nach dem Befinden unserer Patienten in der therapeutischen Beziehung zu interessieren, tragen wir dazu bei, eine sich anbahnenden Gefährdung der therapeutischen Allianz frühzeitig zu entdecken oder auszuschließen.

- Die reflektierte Wahrnehmung unserer körperlichen Reaktionsmuster kann uns auch davor schützen, ungewollt durch nonverbale Signale unserer Patienten in die Reinszenierung einer früheren Beziehungserfahrung hineingezogen zu werden.

Geleitet durch nonverbale Signale, die innere Not signalisieren, können wir leicht zu einer übermäßig besorgten Haltung und dem dringenden Impuls, helfen zu wollen, bewegt werden und in der Folge, entgegen unserer ursprünglichen Absicht, therapeutisch nicht zielführende regressive Prozesse unterstützen. Gelingt es uns hingegen, diese beziehungsregulierenden nonverbalen Verhaltensmuster zu identifizieren, können wir mit angemessener Affektspiegelung auf sie reagieren, ohne das regressive Beziehungsangebot zu erwidern.

Weiterführende Literatur

Barwinski R (2014). Differenzierung der Gegenübertragung anhand entwicklungs- psychologischer Konzepte. Psyche – Z Psychoanal 68, 517–536.

Ermann M (2008). Gegenübertragung. In: Mertens W, Waldvogel B (Hg). Handbuch psychoanalytischer Grundbegriffe. 3. Aufl. Stuttgart: Kohlhammer; 233–239.

Heimann P (1950/1996). Über die Gegenübertragung. Forum Psychoanal 12, 179–184.

Racker H (1959/2017). Übertragung und Gegenübertragung. 7. Aufl. München/Basel: Reinhardt.

Smirnoff V (1988). Die Gegenübertragung. So lebt der Analytiker. Jahrb Psychoanal 22, 9–35.

Strupp HH (1996). Nachhaltige Lektionen aus der psychotherapeutischen Praxis und Forschung. Psychotherapeut 41, 84–87.

Anmerkungen

1 Zwar findet sich auch eine andere Textstelle, die darauf hindeutet, dass Freud (1912, S. 38 f.) die Gegenübertragung des Analytikers auch als wertvolles Instrument angesehen hat, wenn er davon sprach, der Arzt solle »dem gebenden Unbewussten des Kranken sein eigenes Unbewusstes als empfangendes Organ zuwenden, sich auf den Analysierten einstellen wie der Receiver des Telefons zum Teller eingestellt ist. Wie der Receiver die von Schallwellen angeregten Schwankungen der Leitung wieder in Schallwellen verwandelt, so ist das Unbewusste des Arztes befähigt, aus den ihm mitgeteilten Abkömmlingen des Unbewussten dieses Unbewusste, welches die Einfälle des Kranken determiniert hat, wiederherzustellen«. Doch ordnete Freud diese Art der Kommunikation den Konzepten der Identifikation, Empathie und dem Hören mit dem dritten Ohr zu; die Gegenübertragung blieb für ihn ein hinderliches Phänomen.

2 Obwohl Melanie Klein (1946) das Konzept der projektiven Identifizierung einführte, betrachtete sie es ursprünglich als ein intrapsychisches Konzept ohne Bezug zur Gegenübertragung. Für sie war die projektive Identifizierung ein Abwehrmechanismus, mit dessen Hilfe unakzeptable Selbstanteile abgespalten und auf ein Objekt projiziert wurden, um Kontrolle über das Objekt zu gewinnen. Erst in der postkleinianischen Tradition wurde die projektive Identifizierung

zu einem zentralen Aspekt der Gegenübertragung.

3 Faktisch griff Paula Heimann damit die Idee Freuds (1912b) vom »Receiver« wieder auf, wobei sie jedoch, anders als er, eine direkte Verbindung zur Gegenübertragung herstellte. Gleichzeitig erweiterte sie das Konzept der gleichschwebenden Aufmerksamkeit, das sich ursprünglich nur auf Äußerungen der Patienten bezog, nun auch auf die eigenen Reaktionen des Analytikers. Indem der Analytiker nicht mehr nur die emotionalen Bewegungen und unbewussten Fantasien des Patienten, sondern auch seine eigenen Reaktionen aufmerksam wahrnimmt, verschafft er sich ein tieferes Verständnis der unbewussten und der unausgesprochenen Botschaften des Patienten.

4 Unsere Zurückhaltung gegenüber der unbesehenen Übernahme extremer Positionen betrifft auch die Konsequenz aus der intersubjektiven Sichtweise, dass durch das unbewusste Zusammenwirken von Patient und Therapeut ein »Drittes« – als Funktion des zwischen ihnen ausgespannten »intersubjektiven Feldes« – geschaffen wird. Diese Auffassung kommt in Formulierungen wie dem »analytischen Dritten« (Ogden 2006) oder dem »eigenständigen Dritten« (Parsons 2006) zum Ausdruck. De M'Uzan (1993) hatte dafür sogar den Begriff der »Chimäre« vorgeschlagen, um die Neuigkeit dieses gemeinsam produzierten »Etwas« plastisch zu beschreiben. So sehr wir von der Annahme eines »Dritten« überzeugt sind, sind wir mit Löchel (2013) der Meinung, dass nicht alles, was wir in der therapeutischen Situation erleben, damit ausreichend erklärt ist. Vielmehr glauben wir, dass wir uns auch außerhalb dieses intersubjektiven Kontextes mit unserer Gegenübertragung zu beschäftigen haben. Wenn wir nur noch von Übertragungs-Gegenübertragungs-Inszenierungen sprechen, in die wir gemeinsam mit unseren Patienten verwickelt werden, können wir leicht übersehen, dass wir unter Umständen mit unserer eigenen ungeklärten Konflikthaftigkeit maßgeblich, vielleicht sogar weit mehr als unsere Patienten, zu diesen Verstrickungen beigetragen haben. Insofern bleibt uns eine Auseinandersetzung mit unserer eigenen Konflikthaftigkeit auch unabhängig von der Klärung gemeinsamer Inszenierungen nicht erspart. In einer ansprechenden Formulierung hat Smirnoff (1988, S. 20) ausgeführt, dass die Gegenübertragung »weder ein Ebenbild noch eine Erwiderung der Übertragung« ist, sondern: »nach einer kurzen Begegnung gehen beide – Übertragung wie Gegenübertragung – jede auf ihre eigene Weise ihren eigenen Weg«.

5 Einige Therapeuten sind offensichtlich besser in der Lage, mit ihren Gegenübertragungsreaktionen umzugehen als andere. Ihr Umgang mit der Gegenübertragung ist umso besser, je geringer das Ausmaß ihrer ungelösten Konflikte ist, je stärker ihre konzeptuellen Fähigkeiten sind und je ausgeprägter ihre Fähigkeit ist, Angst wahrzunehmen und zu moderieren (Hayes & Gelso 1991; Yulis & Kiesler 1968).

6 Nicht grundsätzlich anders als in der Alltagskommunikation aktivieren unsere Patienten und wir einander auf der körperlichen Ebene, um uns wechselseitig mitzuteilen, was uns wichtig und hörenswert ist, oder um unsere gefühlshaften Reaktionen auszutauschen. Zwar haben wir im Unterschied zur Alltagskommunikation im psychotherapeutischen Dialog größere Möglichkeiten, diese Prozesse wahrzunehmen und reflektierter mit ihnen umzugehen, doch muss uns klar bleiben, dass wir nur einen Bruchteil dieser Vorgänge bewusst erfassen können. Offensichtlich reagieren die Körper von Menschen physisch auf emotionsgeladenes Material auch dann, wenn es in subliminaler Weise vorgetragen wird (Foroni & Semin 2009).

7 Körperorientierte Therapieformen wie die sensomotorische Psychotherapie basieren auf der Annahme, dass die Erfassung physischer Reaktionen das kognitive Verständnis wesentlich bereichert und ergänzt (Ogden et al. 2009).

8 Zwar erleichtert eine konkordante Identifizierung den empathischen Zugang zu unseren Patienten, weil wir mit dieser Identifizierung ähnlich denken und fühlen wie sie. Doch braucht eine komplementäre Identifikation, bei der wir uns mit den Interaktionspartnern unserer Patienten identifizieren, eine empathische Reaktion nicht auszuschließen. Insofern würden wir Racker nicht folgen, wenn er eine konkordante Identifizierung mit einer empathischen Reaktion und eine überwiegend komplementäre Identifizierung mit

einem Mangel an Empathie in Verbindung bringt. Vielmehr glauben wir, dass die Qualität unserer empathischen Reaktion nicht so sehr davon abhängt, ob wir überwiegend konkordant oder komplementär identifiziert sind, sondern von unserer Möglichkeit und Fähigkeit, die jeweilige Identifizierung bewusst zu reflektieren. Ohne eine solche Reflexion kann eine konkordante Identifizierung leicht zur einer Überidentifikation mit dem Patienten führen. Umgekehrt können wir einer reflektierten komplementären Identifizierung wichtige Hinweise entnehmen, wie frühe oder gegenwärtige Bezugspersonen emotional auf unseren Patienten reagieren, und diese Erkenntnis für ein erweitertes empathisches Verständnis der Interaktionsmuster des Patienten nutzen (Carveth 2012).

9 Eine Studie (Gazillo et al. 2015) fand einen klaren Zusammenhang zwischen dem Ausmaß der Persönlichkeitspathologie der Patienten und dem Grad erlebter Hilflosigkeit bei Therapeuten. Jedoch ist vor einer vereinfachenden Zuordnung zu warnen. Zwar scheint es möglich zu sein, einzelne Muster der Gegenübertragung bestimmten Ausprägungen von Psychopathologie zuzuordnen (Betan et al. 2005), doch unterschieden sich die Therapeuten in hohem Maße danach, was sie als bedrohlich erlebten. Ein Patient konnte auf den einen Therapeuten feindselig wirken, auf den anderen nicht (Yulis & Kiesler 1968). So aufschlussreich derartige Unterscheidungen auch sein mögen, sie ändern nichts daran, dass die Gegenübertragung ein relationales Phänomen ist, das es uns unmöglich macht, patientenseitige und andere Einflüsse sauber voneinander zu trennen. Zwar werden bestimmte auffällige Verhaltensweisen von Patienten bei jedem von uns bestimmte Reaktionen hervorrufen, dennoch wird unsere Reaktion von unserer Subjektivität gefärbt sein. Für alle Reaktionen, die wir zeigen, bleiben wir verantwortlich, denn jede Reaktion spiegelt auch unsere eigene Subjektivität wider.

10 Dabei legen wir großen Wert auf einen achtsamen Umgang mit uns selbst. Statt uns dafür zu verurteilen, dass wir bestimmte Themen vermeiden, bevorzugen wir eine von Mitgefühl gegenüber uns selbst getragene Haltung, die es uns gestattet, die vermiedenen Gefühle, Gedanken, Fantasien oder Erinnerungen in selbstfürsorglicher und wertschätzender Weise zu explorieren.

11 Das muss sich nicht in jedem Fall auf die Qualität der therapeutischen Beziehung auswirken. In gewissem Sinne ist es unvermeidlich, dass jüngere Therapeuten auf ältere Patienten eine Elternübertragung ausbilden, und es ist es nicht verwunderlich, wenn eine ältere Therapeutin auf eine jüngere Patientin Aspekte einer Tochterbeziehung überträgt.

12 Vermutlich ist es für die Patienten und die Therapie sogar besonders nützlich, wenn ihre Therapeuten über konflikthafte oder traumatische Erfahrungen verfügen, die sie erfolgreich durchgearbeitet haben. Das Konzept des »verwundeten Heilers« (Goldberg 1986) geht von der Annahme aus, dass negative Erfahrungen in der Kindheit, die einige Psychotherapeuten gemacht haben, sie besser darauf vorbereiten, sich mit den Problemen ihrer Klienten zu identifizieren, sodass sie ein größeres Ausmaß an Empathie entwickeln können. Möglicherweise stärkt die Erfahrung eigener Traumatisierung die Wahrnehmung eigenen und fremden Leidens (Sussman 1992).

13 So lässt sich zeigen, dass Therapeuten, die ein starkes Bedürfnis nach Bestätigung oder Versorgung haben, und solche, die ihre Gegenübertragungsgefühle nur wenig wahrnehmen können, eine stärkere Tendenz haben, ihre Gegenübertragung auszuagieren. Eine wichtige Rolle spielt die Fähigkeit des Therapeuten, in der Therapiesitzung aufkommende Ängste zu bewältigen (Hayes & Gelso 1990; Yulis & Kiesler 1968).

14 In einer Studie waren die »blinden Flecke« zweier Therapeuten durch nahe Bekannte identifiziert worden. Es zeigte sich, dass die Therapeuten dann, wenn die Klienten über Themen sprachen, die mit ihren blinden Flecken im Zusammenhang standen, es vermieden, sich mit dem Material der Patienten auseinanderzusetzen (Cutler et al. 1958).

15 So ließ sich zeigen, dass in der diagnostischen Etikettierung mancher Patienten als »Borderline«-Patienten weniger ihr klinischer Status reflektiert wird als vielmehr Hass in der Gegenübertragung zum Ausdruck kommt (Reiser & Levenson 1984).

16 Man denke nur daran, in welchem Maße auch Psychoanalytiker von nationalsozialistischem Gedankengut durchdrungen waren.

17 Während der verbale Austausch naturgemäß in seiner Geschwindigkeit begrenzt ist – allein schon durch die schlichte Tatsache, dass es nicht möglich ist, zur gleichen Zeit zu sprechen und zuzuhören – läuft die nonverbale Kommunikation extrem schnell ab und oft simultan zwischen den Teilnehmern der Interaktion. Dennoch kann es sehr lohnend sein, die Körpersprache zu Bewusstsein zu bringen, und sei es auch nur in Ansätzen.

9.4 Mentalisierungsfunktion, Stress und Regulationsbedürfnisse des Therapeuten

9.4.1 Die Mentalisierungsfunktion des Therapeuten

Für unsere therapeutischen Aktivitäten ist es unverzichtbar, dass wir nicht nur die Mentalisierung der Patienten fördern, sondern auch unsere eigene Mentalisierungsfunktion in bestmöglicher Weise zum Einsatz bringen. Die Forderung, unsere Therapien bei möglichst guter Mentalisierungsleistung durchzuführen, stellt sich bei allen therapeutischen Aufgaben. Wir sehen daher eine bisher zu wenig beachtete, aber äußerst bedeutsame Herausforderung darin, mögliche Zusammenhänge zwischen unserem Mentalisierungsniveau und den Prozessen zu untersuchen, die zu befriedigenden oder ungünstigen Entwicklungen in der therapeutischen Beziehung führen.

Empirisch lässt sich zeigen, dass die Mentalisierungsfähigkeit von Therapeuten mit dem Ergebnis psychodynamischer Psychotherapie positiv korreliert ist (Cologon et al. 2017). Aufgrund der Ausprägung der reflektierenden Funktion des Therapeuten ließen sich relevante Prozessdimensionen vorhersagen, darunter die Qualität der therapeutischen Arbeitsbeziehung, die Tiefe der Problembearbeitung aus der Sicht der Patienten und die Wahrscheinlichkeit der Identifikation und Auflösung von Brüchen der therapeutischen Allianz (Reading 2019). Entgleisungen in der Psychotherapie, die für scheiternde Behandlungen verantwortlich sind, sind regelmäßig durch den Verlust der Fähigkeit zur Selbstreflexion gekennzeichnet (Zwettler-Otte 2007).

Offensichtlich ist unsere Mentalisierungsfähigkeit keine feste Größe, sondern vielfältig störanfällig und immer das Ergebnis der Interaktion mit unseren Patienten. Bei unterschiedlichen Patienten und zu unterschiedlichen Zeitpunkten wird sie anders ausfallen (Diamond et al. 2003). Einige Einflüsse auf das Niveau der Mentalisierungsfunktion können sein (Diamond et al. 2003):

1. Unsere Mentalisierungsfunktion ist – nicht anders als diejenige unserer Patienten – von unserem emotionalen Regulationsniveau abhängig.

Sind wir emotional schlecht reguliert, wird dies unsere Mentalisierungsfunktion beeinträchtigen. Daher wird es sehr darauf ankommen, ein zwischenmenschliches Klima zu schaffen, das nicht nur die reflektierende Funktion unserer Patienten, sondern auch unsere eigene Fähigkeit zur Reflexion unterstützt, und mögliche Quellen für ein schwankendes Mentalisierungsniveau nicht nur bei den Patienten, sondern auch bei uns zu identifizieren.

2. Für unsere Mentalisierungsleistung ist ebenso bedeutsam, in welchem Maße und mit welchen Mitteln wir bei der therapeutischen Arbeit unsere *eigenen – legitimen – Grundbedürfnisse* realisieren können.

Unsere Grundbedürfnisse können in Therapien besser oder schlechter befriedigt werden, Je weniger unsere eigenen Grundbedürfnisse – nach Sicherheit, Orientierung, Kontrolle, Selbstwertschutz und auch Wohlbefinden – in unseren Therapien befriedigt sind, desto weniger werden wir uns den Beziehungsbedürfnissen unserer Patienten zuwenden können. Wir sehen die Gefahr, diese zu verfehlen, besonders dann, wenn wir die fehlende Befriedigung unserer eigenen Grundbedürfnisse nicht bewusst wahrnehmen. Es ist zu vermuten, dass wir dann in einer für uns selbst intransparenten Weise für ihre Befriedigung sorgen – was schädigende Auswirkungen auf die therapeutische Beziehung haben kann.

3. Wir berücksichtigen weiterhin, dass Einschränkungen unserer Mentalisierungsfunktion auch dem Wirken *unbewusster Abwehrmechanismen* geschuldet sein können.

Unbewusste Motivationen können dafür verantwortlich sein, wenn wir in einer für unsere Patienten unzuträglichen Weise intervenieren. Alle Versuche, die Patienten beim Verständnis ihrer Gefühle und Verhaltensweisen zu unterstützen, werden wirkungslos bleiben oder das Gegenteil erreichen, wenn wir durch unbewusste Abwehrprozesse daran gehindert werden, unser therapeutisches Handeln unter dem Blickwinkel seiner Auswirkungen auf die Patienten und die therapeutische Beziehung zu reflektieren.

4. Wir betrachten es als unsere vordringliche Aufgabe, unsere Mentalisierungsfähigkeit zu erhalten oder sie, wenn sie uns geschwächt oder gar in Verlust geraten zu sein scheint, wiederherzustellen. Aus der Tatsache, dass wir keineswegs immer »Herr im eigenen Hause« (Freud 1917, S. 11) sind, ergibt sich für uns die Verpflichtung, wachsam zu sein und auf Indizien zu achten, die auf das Auftreten von »Brüchen« unserer Mentalisierungsfunktion hinweisen.

Konkret bedeutet das, dass wir, wann immer wir Hinweise erhalten, dass unsere Mentalisierungsfunktion beeinträchtigt sein könnte, alles dafür tun, um die dafür verantwortlichen Einflüsse zu erkennen und bestehende Blockaden aufzulösen. Wir vertreten den Standpunkt, dass wir in ethischer Hinsicht Verantwortung für die Einsatzbereitschaft unserer Mentalisierungsfunktion tragen. Vor allem sind wir verpflichtet, Einflüsse, die diese Fähigkeit beeinträchtigen können, systematisch in den Blick zu nehmen. Wir müssen bereit sein, mentalisierend über die eigene Mentalisierungsfunktion nachzudenken, d. h. eine Aktivität zu entwickeln, die man auch als »Metamentalisieren« bezeichnen kann[1].

9.4.2 Der Stress der Therapeuten

Die beschriebene allgegenwärtige Gefährdung unserer Mentalisierungsfunktion lässt uns an die Belastungen denken, denen wir bei unserer Arbeit ausgesetzt sind. Sich täglich mit intensiven Emotionen, dem Leiden der Patienten und schwierigen interpersonellen Dynamiken auseinandersetzen und ein breites Spektrum von Gefühlen – Liebesgefühle und Versorgungswünsche ebenso wie Hass oder Enttäuschung – aushalten zu müssen, kann anstrengend und mit nicht geringer Stressbelastung verbunden sein[2]. Das Anstrengende an der therapeutischen Arbeit besteht darin, dass wir auch dann für eine gute Beziehungsarbeit sorgen müssen, wenn wir weder mit uns selbst noch mit unseren Patienten einen guten Kontakt herstellen können (Bolognini 2012). Weit mehr als in anderen Berufen hat der erlebte Stress eine direkte Auswirkung auf die Qualität der therapeutischen Allianz. Je ausgeprägter das allgemeine arbeitsbezogene und auf die Patienten bezogene Stresserleben ist, desto ungünstiger wird die therapeutische Allianz beurteilt (Gnilka et al. 2012)[3].

Eine Studie zur Belastung von Psychotherapeuten des Collaborative Research Network der Society for Psychotherapy Research (CRN) (Orlinsky & Rønnestad 2005) mit Daten von mehr als 10 000 Psychotherapeuten aus aller Welt gestattete es, die professionellen Erfahrungen der Therapeuten reliabel durch die beiden unabhängigen Skalen »healing involvement« und »stress involvement« zu beschreiben. »Healing involvement« wurde definiert durch ein positives Engagement, aufmerksames Interesse gegenüber den Patienten, »flow« (Csikszentmihalyi 2019) während der Sitzungen und ein »konstruktives Coping«, wenn Schwierigkeiten auftreten. Demgegenüber reflektiert »stress involvement« die therapeutenseitige Erfahrung häufiger Schwierigkeiten während der Sitzungen, ein wenig konstruktives und vermeidendes Coping und das Auftreten von Gefühlen der Langeweile und der Angst während der Sitzungen. Mehr als 70 % der Psychotherapeuten erlebten hohe Niveaus von »healing involvement« in ihrer therapeutischen Arbeit, während etwa 10 % ein Muster mit ausgeprägtem »stressful involvement« und nur gering ausgeprägtem »healing involvement« zeigten. Das durch negative Affekte und Selbstzweifel geprägte »stressful involvement« wirkte sich ungünstig auf die Einschätzung der Qualität der therapeutischen Allianz durch die Patienten aus. Deutlich günstiger wird die therapeutische Allianz von Patienten beurteilt, wenn Therapeuten ein Muster zeigen, das durch positive Affekte, das Erleben von Selbstwirksamkeit und Engagement (»healing involvement«) charakterisiert ist (Nissen-Lie et al. 2010)[4]. In der deutschen Studie von Zeeck et al. (2012) war »stessful involvement« stark mit negativen Gefühlen von Therapeuten gegenüber ihren Patienten und der Therapie assoziiert, ferner mit einer wenig bestätigenden und tendenziell »ansprüchlichen« Haltung gegenüber Patienten.

Was kann auf unserer Seite Stress auslösen?

1. Es kann für uns belastend sein, wenn durch die Begegnung mit den unbewussten Konflikten des Patienten auf unserer Seite *unbewusste Konflikte aktiviert* werden.

2. Stress kann vor allem durch negative Emotionen der Patienten entstehen, vor allem, wenn diese auf dem Wege der *projektiven Identifizierung* in uns »deponiert« werden (→Kap. 9.4.4). Die stärkste Belastung erleben wir, wenn Gefühle der Ohnmacht und Hilflosigkeit, aber auch der Scham in uns ausgelöst werden.

3. *Körperliche Reaktionen* können ebenfalls eine Quelle von Stress für uns sein. Von »körperzentrierter Gegenübertragung« sprechen wir, wenn wir mit unterschiedlichen Körpersymptomen auf Patienten reagieren.

4. Das oft unvermeidliche *Aushalten von Nicht-Wissen* kann belastend und angstauslösend sein. Bion (1975) hat darauf aufmerksam gemacht, dass nicht nur Patienten, sondern auch Therapeuten sich unwohl und ängstlich fühlen können, wenn sie mit dem Unbekannten konfrontiert sind.

5. Auch die *Konfrontation mit Details traumatischer Erfahrung* kann stark belastend sein und im Extremfall zur Ausbildung einer sekundären Traumatisierung führen (Pearlman & Saakvitne 1995).

6. Vermeidbare Belastungen können sich ergeben, wenn wir uns nicht authentisch mit der Behandlungstechnik identifizieren können, von der wir glauben, dass sie von uns erwartet wird, oder wenn wir glauben, den von fachlichen Autoritäten ausgehenden Anforderungen an eine bestimmte Behandlungstechnik nicht entsprechen zu können[5]. Zur Reduktion von Belastungen kann die Klärung konzeptueller Missverständnisse beitragen.

Ein häufig anzutreffendes und nach unserer Auffassung dringend klärungsbedürftiges Missverständnis des »Containing«-Konzepts (Bion 1962) besteht in der Annahme, ohne ein langes »Aushalten« projizierter negativer Emotionen könne es keine Heilung geben.

Zusammenfassend denken wir, dass es notwendig ist, behandlungstechnische Regeln und Vorgehensweisen unter dem Aspekt des Selbstschutzes des Therapeuten zu betrachten. Dies scheint wenig geschehen zu sein, wie überhaupt die Selbstfürsorge des Therapeuten in der psychotherapeutischen Literatur wenig Erwähnung findet.

9.4.3 Nachdenken über Patienten zwischen den Sitzungen

Wir wollen an dieser Stelle auch auf das häufig von Therapeuten praktizierte Nachdenken über die Patienten und ihre Therapie eingehen, das besonders dann, wenn es negative Aspekte der Therapie betrifft, belastend sein kann.

1. Was Therapeuten während der therapeutischen Sitzungen und im Intervall zwischen ihnen denken und erleben, ist eine wichtige Komponente des Psychotherapieprozesses. Wir können diese im Allgemeinen wenig reflektierte Tatsache aus dem Blickwinkel der Therapeuten, aber auch der Patienten betrachten.

2. Für uns Therapeuten kann das Nachdenken über die Sitzung als eine Form der Problemlösung verstanden werden, die dann einsetzt, wenn wir das Gefühl haben, dass unsere routinemäßig angewendeten Interventionen nicht den gewünschten Effekt gebracht haben oder wenn eine Schwierigkeit in der Therapie aufgetreten ist.

Es kann ein Weg sein, den wir unbewusst einschlagen, um mit aufgetretenen Schwierigkeiten in der therapeutischen Beziehung umzugehen. Das Nachdenken über unseren Eigenanteil an unserer Gegenübertragung ist ein wichtiger Aspekt unserer psychodynamischen Haltung. Es dürfte erheblich zur Verbesserung des Therapieprozesses beitragen, wenn wir uns so gut und so oft wie möglich Klarheit darüber verschaffen, was in uns im Kontakt mit einem bestimmten Patienten »aufgerührt, verwundet, wiederbelebt« wird (Smirnoff 1988, S. 19).

3. Unter dem Blickwinkel der Patienten kann man die Beschäftigung mit den Patienten außerhalb der Sitzungen auch als eine Form des »Haltens« im Sinne von Winnicott (1960) verstehen, die darin zum Ausdruck kommt, dass sich jemand auch noch außerhalb der Sitzungen um sie bemüht.

Das Erleben, dass sich jemand um die eigene Person Gedanken macht, kann eine notwendige Voraussetzung für Entwicklung sein (Allen & Fonagy 2020). Für die meisten Patienten dürfte es überraschend sein sich vorzustellen, dass ihre Therapeuten sich zwischen den Sitzungen mit ihnen beschäftigen. Da es aber in vielen Fällen eine Realität ist, dass wir uns mit Patienten beschäftigen, können wir die während dieser Zeit angestellten Überlegungen zumindest in Teilen den Patienten auch zur Verfügung stellen.

4. Wir können davon ausgehen und es ist auch unmittelbar einleuchtend, dass Therapeuten mentale Repräsentanzen ihrer Patienten bilden, wie ja die Patienten Repräsentanzen ihrer Therapeuten ausbilden. Die darin enthaltenen Gedanken, Gefühle und Erwartungen können für den Therapieprozess von großer Relevanz sein.

Von daher ist es verwunderlich, dass dieser Aspekt in der Forschung bisher wenig Aufmerksamkeit erfahren hat – möglicherweise mit der – einem nachvollziehbaren Bedürfnis nach Grenzziehung zu Patienten entspringenden, jedoch illusionären – Vorstellung, eine Patientenbehandlung ließe sich auf einen sachlichen und professionellen Kontakt reduzieren.

5. Therapeuten verwenden offensichtlich mehr Zeit auf die Arbeit mit ihren Patienten, als es sich in ihrem Zeitplan niederschlägt. Diese Arbeit dehnt sich offensichtlich auch auf den privaten Lebensbereich aus.

Zwar müssen die Gedanken an Patienten nicht immer belastend sein; auch werden wir immer wieder auch mit Freude oder Stolz an die Fortschritte denken, die Patienten gemacht haben. Wenn aber das Ringen um Problemlösungen oder die Besorgnis um das Wohlergehen unserer Patienten dominieren, kann die Beschäftigung mit ihnen sehr wohl zum Stress beitragen, dem Therapeuten ausgesetzt sind.

6. Dass eine innere Grenzziehung notwendig ist, dürfte unbestritten sein. Wie sie geschehen kann, ist bisher zu wenig diskutiert worden. Doch wird vermutlich die innere Grenzziehung umso besser gelingen, je mehr die Aspekte der »Grenzüberschreitung« im Bewusstsein verankert sind.

Wenn es doch unvermeidlich ist, außerhalb der Therapiesitzungen an Patienten zu denken, könnte es sinnvoll sein, dies strukturiert zu tun. Wir können uns ein Zeitfenster während eines Arbeitstages schaffen, das der Verarbeitung andrängender patientenbezogener Affekte, Gedanken oder Bilder dient.

9.4.4 Das Konzept der projektiven Identifizierung

Das aus der kleinianischen Psychoanalyse stammende Konzept der projektiven Identifizierung und das von Bion (1962) entwickelte Containing-Konzept haben für das Verständnis unserer Mentalisierungsfunktion zu Recht eine hohe Bedeutung. Es kann uns wertvolle Dienste leisten, um die in den Therapien vor allem schwerer gestörter Patienten ablaufenden Prozesse und die emotionalen Belastungen von Therapeuten besser zu verstehen[6].

Klinisch manifestieren sich Prozesse der projektiven Identifizierung dadurch, dass in unserer Gegenübertragung Emotionen, Gedanken und Handlungsimpulse überwiegend negativer Art auftreten, die wir als unsere eigenen empfinden, obwohl sie sich überwiegend als in uns projizierte Selbstanteile unserer Patienten verstehen lassen. Bion (1962) hat für diesen Vorgang die Metapher des »Deponierens« geprägt.

> Wir können uns im Kontakt mit einem Patienten klein, hilflos, ohnmächtig, verletzlich, schwach und inkompetent fühlen, ohne dass diese Gefühle unser sonstiges Selbstverständnis als Therapeuten prägen. Auch können Handlungsimpulse in uns aufsteigen, die für uns ungewohnt sind und nicht zu unserem vertrauten Spektrum an Reaktionsmustern, geschweige denn zu unserem üblichen therapeutischen Handlungsrepertoire passen. Bei näherem Hinsehen passen sie jedoch gut zu schwer erträglichen Selbstzuständen der Patienten, die diese zur eigenen Druckentlastung zumindest in Teilen aus ihrem bewussten Erleben abgespalten und über nonverbale Kommunikationskanäle an uns weitergegeben haben.

Die Auffassungen von der projektiven Identifizierung haben sich seit der ersten Einführung des Begriffs durch Melanie Klein fortlaufend modifiziert. Die wichtigsten Entwicklungen wollen wir im Folgenden nachzeichnen.

1. Während Melanie Klein (1946) die projektive Identifizierung als einen frühen Abwehrmechanismus aufgefasst hatte, hat Wilfried Bion (1962) in ihr eine primitive Form in der frühen Kommunikation zwischen Mutter und Kind gesehen. Bion unterschied eine kommunikative von einer evakuativen Form der projektiven Identifizierung. Während die Erstere eine adaptive Funktion erfüllt, handelt es sich bei der Letzteren um eine pathologische Manifestation. Die *kommunikative Form* der projektiven Identifizierung kann in der frühen Mutter-Kind-Dyade wichtige psychologische Verbindungen schaffen, wenn verbale Möglichkeiten der Kommunikation noch nicht existieren. Demgegenüber hat die *evakuative oder defensive Form* der projektiven Identifizierung in erster Linie die Funktion, unerträgliche Selbstzustände aus dem eigenen Erlebensbereich zu entfernen.

> In Bions (1962) klinischer Theorie wird die projektive Identifizierung zur wichtigsten Form der Kommunikation zwischen Patient und Therapeut. In seinem einflussreichen Modell des Container-Contained weist er uns die Aufgabe zu, die in der Regel mit negativen Emotionen verbundenen »unverdauten Beta-Elemente« des Patienten so lange in uns aufzubewahren und zu »metabolisieren«, bis wir sie dem Patienten in einer verträglichen Weise auf dem Wege einer Deutung wieder zur Verfügung stellen können. Bion hat diesen Prozess als Alpha-Funktion bezeichnet. Mit dem Begriff der »unverdauten Beta-Elemente« beschreibt er unerträgliche emotionale Zustände, aber auch Impulse und Symptomausprägungen, deren Gemeinsamkeit darin besteht, keine symbolische Repräsentanz zu haben.

2. Thomas Ogden (1979) hat das Konzept Bions um einige wichtige Gesichtspunkte ergänzt und erweitert. So fügte er der kommunikativen und der defensiv-evakuativen Funktion noch die Funktion einer Brücken-

bildung zwischen dem intrapsychischen und dem interpersonellen Bereich zu. Patienten und Therapeuten gehen auf diese Weise eine Beziehung ein, bei der sie zugleich getrennt und eins sind.

> Was wir erleben, ist ein gegenseitiges Durchdringen von Subjektivitäten. Für Ogden stellt die projektive Identifizierung einen universellen Aspekt der Externalisierung einer inneren Objektbeziehung und damit etwas Normales dar; lediglich variiert das Ausmaß, in dem eine äußere Person als Mitspieler bei der Externalisierung der inneren Objektbeziehung herangezogen wird.

Vor allem war es Ogden wichtig, festzustellen, dass die projektive Identifizierung nicht durch einen wie auch immer gearteten geheimnisvollen Austausch zustande kommt, sondern Folge des *interpersonellen Druckes* ist, den ein Patient auf nahe Bezugspersonen und insbesondere auf uns Therapeuten ausübt. Ogden (1979) hat die einzelnen Schritte, die am Prozess der projektiven Identifizierung beteiligt sind, in drei Phasen eingeteilt und wie folgt präzisiert:

- Im ersten Schritt entledigt sich der Projizierende einer bestimmten Beziehungsfantasie und *bringt diese in uns unter.* Die Fantasie dringt gewissermaßen in uns ein, besetzt und kontrolliert uns von innen.
- Im zweiten Schritt übt der Projizierende einen *interpersonellen Druck* aus, der die andere Person dazu bringen soll, das, was projiziert wurde, zu erleben und sich unbewusst damit zu identifizieren, um so dem auf sie projizierten Bild zu entsprechen.
- Der dritte Schritt besteht darin, dass wir im günstigen Falle das in uns Projizierte *halten, verarbeiten* und dem Patienten in einer für ihn verträglichen Form *zurückgeben* können. Dies kann dann zu einer Reintrojektion in modifizierter Form führen[7].

Ogden (1979) vertrat die Auffassung, dass eine *Deutung nicht notwendig* ist, um eine therapeutische Veränderung herbeizuführen; vielmehr kann die mit einem Verständnis der Vorgänge getragene therapeutische Interaktion selbst zu ihr beitragen. Die Patienten können Deutungen zwar als einen Weg erleben, um die Emotionen zu verarbeiten, doch profitieren sie möglicherweise noch mehr von der »stillen« Interaktion, die darin besteht, dass wir die auf uns gerichteten Projektionen nicht zurückweisen, sondern die naturgemäß entstehenden Spannungen und Frustrationen ertragen. Es geht bei dem beschriebenen Containing-Prozess nicht darum, was wir denken, sondern wie wir gelebte Erfahrung verarbeiten (Ogden 2004). Durch Rêverie und Denken verarbeiten wir unser emotionales Erleben, ohne es einfach abzuführen oder ihm auszuweichen.

> Vermutlich werden wir in unserer therapeutischen Praxis immer bis zu einem gewissen Grad von dem beeinflusst, was Patienten in uns projizieren. Wir sollten also realistischerweise anerkennen, dass wir dem Druck der in uns projizierenden Patienten – dem Druck, uns so zu verhalten, wie es dem entspricht, was in uns hineinprojiziert wurde – immer zumindest ein wenig nachgeben. Joseph (1994) spricht davon, dass die Patienten uns regelrecht dahin »schubsen«.

3. Feldman (1999) hat auf die unterschiedlichen Möglichkeiten hingewiesen, wie wir als Therapeuten auf die projektive Identifizierung der Patienten reagieren können: Wir können irritiert oder verstört auf die Veränderung unserer psychischen und physischen Verfassung reagieren, zumindest so

lange, wie wir ihren Ursprung nicht erkennen können. Oft bemerken wir aber auch nicht, wie wir in eine subtile und komplexe Inszenierung hineingezogen worden sind. Erst im Nachhinein erkennen wir, dass nicht nur Gedanken und Gefühle als Ausdruck einer Objektbeziehungsfantasie in uns hineinprojiziert wurden, sondern dass auch unser Handeln durch sie beeinflusst wurde.

> Erst allmählich und bei Wiederholungen werden wir mit der Einsicht vertraut, dass wir allzu leicht bereit sind, uns, einem Druck der Patienten folgend, an einer gemeinsamen Reinszenierung einer frühen Objektbeziehung zu beteiligen. Dies kann vor allem dann geschehen, wenn wir die »dritte Position« und mit ihr die Möglichkeit einer Reflexion des Geschehens »von außen« verlieren und aus einem solchen Zustand ins Handeln kommen – mit der Gefahr schädigenden Umgehens mit den Patienten.

Von Feldman (1999) stammt auch der aus unserer Sicht bedeutsame Hinweis, dass wir mit einer stärkeren Projektionsneigung unserer Patienten rechnen müssen, wenn sie sich von uns *nicht genügend verstanden fühlen* und wir das von ihnen wahrgenommene Empathie-Defizit nicht bemerken. Je empathischer wir die therapeutische Beziehung gestalten können, desto weniger müssen wir mit – uns in aller Regel belastenden – Projektionen der Patienten rechnen, die, zumindest solange sie unerkannt bleiben, unser Empathievermögen einzuschränken pflegen.

4. Schließlich wurde von verschiedenen Autoren darauf aufmerksam gemacht, dass es irreführend sein kann, den Ursprung jeder intensiven emotionalen Regung, die wir in Reaktion auf das Verhalten eines Patienten spüren, im Patienten zu suchen. Auch wenn wir die durch projektive Identifizierung in uns entstehenden Gefühle wie etwas Äußeres, als eine fremde Gewalt erleben, dürfen wir nicht vergessen, dass es sich dabei um einen Teil unserer eigenen Welt der Selbst- oder Objektrepräsentanzen handelt, der uns möglicherweise inzwischen fremd geworden, aber durch den Interaktionsdruck des Patienten in uns selbst aktiviert worden ist (Gabbard 1995; Joseph 1994).

> Damit eine bestimmte projektive Identifizierung bei uns »hängen bleibt«, bedarf es bestimmter Voraussetzungen auf unserer Seite. Letztlich entscheidet die spezifische Art unserer Abwehrmechanismen, Konflikte und verinnerlichten Objektbeziehungen darüber, ob die projektive Identifikation bei uns »andockt« oder nicht. Entscheidend ist, ob das Projizierte in irgendeiner Weise zu uns passt oder nicht. Ist dies nicht der Fall, kommt es gar nicht dazu, dass die projektive Identifizierung von uns Besitz ergreift; sie ließe sich dann einfach »abschütteln« (Scharff 1992)[8].

5. Verschiedene Autoren haben Verbindungslinien zwischen dem Konzept der projektiven Identifizierung und dem von ich-psychologischer Seite entwickelten Enactment-Konzept (Jacobs 1986) gezogen. Während ein Enactment immer eine Handlung impliziert, muss eine projektive Identifizierung nicht zwingend in eine Handlung münden.

> Zumindest ist es vorstellbar, dass wir in unserer Gegenübertragung ein vom Patienten induziertes Gefühl erleben, ohne es handelnd ausagieren zu müssen. Beziehen wir jedoch auch die subtilen Veränderungen im Ton der Stimme und in der Körperhaltung mit ein, so ist es nur ein schmaler Grat zwischen dem Induzieren von Gefühlen und der Induktion von Handlungen.

6. Wichtig erscheint uns noch der Hinweis, dass projektive Identifizierungen keineswegs nur in therapeutischen, sondern auch in anderen zwischenmenschlichen Interaktionen vorkommen können. Nicht nur in uns, sondern auch in Interaktionspartner des Alltagslebens können unerträgliche Selbstzustände »deponiert« werden.

Die Interaktionspartner des Alltagslebens sind jedoch nicht immer bereit, den Druck der in sie projizierten Emotionen und Selbstzustände auszuhalten, was zur Folge hat, dass sie sich aus dem gemeinsamen emotionalen Feld der Interaktion entfernen und dem projizierenden Partner aus dem Wege gehen. Diese Situation liegt oft vor, wenn Patienten nicht verstehen, warum andere Menschen immer wieder den ersehnten Kontakt zu ihnen abbrechen.

9.4.5 Missverständnisse und Grenzen des Containing-Modells

Es erscheint uns notwendig, auf einige mögliche Missverständnisse einzugehen, die uns im Umgang mit dem therapeutischen Prinzip des Containing häufiger begegnet sind[9], und unsere im Vergleich zu dem ursprünglichen Modell etwas veränderte Akzentsetzung zu erläutern.

1. Ein erstes Missverständnis bezieht sich auf die verbreitete Vorstellung, mit Containing sei ein passiver Prozess des Abwartens gemeint, bei dem es – vergleichbar dem Begriff des »Holding« bei Winnicott (1965) – vor allem darum geht, da zu sein, Sicherheit zu vermitteln und nötigenfalls auch die Unlust und den Schmerz der Patienten mitzutragen, ohne ungeduldig oder destruktiv zu werden. Vielmehr sollten wir unter Containing einen *aktiven Prozess der Verarbeitung* verstehen, der die Transformation des Projizierten zum Ziel hat.

2. Ein weiteres mögliches Missverständnis kann in der Vorstellung bestehen, auch Beschuldigungen und respektloses Verhalten unserer Patienten so lange aushalten zu müssen, bis wir das in uns Projizierte ausreichend »verdaut« haben, um es den Patienten schließlich in einer für sie verträglichen Weise zurückzugeben. Einer solchen Auffassung würden wir energisch widersprechen. Wir denken, dass es einer therapeutischen Beziehung nicht zuträglich sein kann, wenn Therapeuten sich unter der Vorstellung eines notwendigen »Containing« zu einer bis an die Grenze des Masochistischen gehenden Toleranz gegenüber unangemessenen Formen des Patientenverhaltens verpflichtet fühlen.

3. Unsere gegenüber der Auffassung von Bion (1962) leicht veränderte Akzentsetzung wollen wir so formulieren, dass wir den *Akt des Erkennens*, dass etwas »Fremdes« in uns projiziert wurde, als das Kernstück des therapeutischen Umgangs mit der projektiven Identifizierung ansehen. Er gestattet bereits die Distanzierung von den in uns projizierten Affekten oder Impulsen und ihre Transformation. Für uns ist er auch der entscheidende Schritt, um unsere Blockade des empathischen Zugangs aufzulösen. Abweichend von Bion verzichten wir in aller Regel auf die *»Rückgabe«* des Projizierten an den Patienten. Meist können wir darauf vertrauen, dass die Patienten ihre Projektionen selbstständig zurücknehmen, sobald sie sich dafür bereit und sicher genug fühlen.

Unsere Aufgabe sehen wir eher darin, die dafür notwendigen atmosphärischen Bedingungen in der therapeutischen Beziehung herzustellen.

Auch wenn das »Zurückgeben« der projizierten Inhalte in einer modifizierten und »verdaulichen« Form geschieht, fürchten wir dabei dennoch die beschriebene Gefahr der »Rückprojektion des Projizierten«, die darin besteht, den Patienten das Unerträgliche wieder aufzubürden. Besonders möchten wir vor Deutungen warnen, die das Ziel verfolgen, unseren Patienten das zuvor Projizierte wieder zugänglich zu machen, ohne genügend zu beachten, ob sie auch dazu bereit sind, es aufzunehmen. Zu leicht können wir dabei etwas, das wir selbst nicht ertragen können, in sie »deponieren«. Statt sie durch unsere Deutung einem Verständnis näher zu bringen, verstärken wir ihre Angst und setzen die therapeutische Zusammenarbeit aufs Spiel. Die Gefahr einer Rückprojektion sehen wir vor allem dann, wenn die vom Patienten abgespaltenen und dann auf uns projizierten Anteile auf unsere eigenen ungelösten konflikthaften Aspekte treffen und wir beides nicht gut voneinander trennen können. Besonders problematisch wird es, wenn wir die aus patientenseitig deponierten Inhalten und eigenen traumatischen oder konflikthaften Erfahrungen gespeisten Affektzustände, die typischerweise Gefühle von Minderwertigkeit, Unfähigkeit, Scham, Ohnmacht und Hilflosigkeit enthalten, nicht mehr ertragen können und, um uns von diesen Gefühlen zu befreien, Interventionen wählen, durch die wir unsere Patienten ängstigen, beschämen oder kontrollieren. Durch diese Formen defensiver Rückprojektion kann ein maligner »Zyklus des Missverstehens« in Gang gesetzt werden, der ein empathisches Containing untergräbt (Weiß 2007)[10].

4. Ein Weg, um mit dieser Schwierigkeit umzugehen, kann in der Nutzung sog. analytikerzentrierter Deutungen (Steiner 1998) bestehen.

Statt den Vorgang des Projizierens zu deuten, beschränken wir uns darauf, das Bild zu untersuchen, das der Patient in einem bestimmten Moment von uns hat. Wir schonen damit das noch immer bestehende Projektionsbedürfnis. Zu einem späteren Zeitpunkt können dann auch patientenzentrierte Deutungen zum Zuge kommen.

5. Ein professioneller Umgang mit der projektiven Identifizierung impliziert, dass wir bereit sind, die Belastungsgrenzen, die uns gesetzt sind, genügend zu respektieren. Sie können leicht überschritten werden, wenn sich negative Emotionen und Selbstanteile zu sehr und zu lange in uns ansammeln[11].

Die Gefahr, durch die Projektionen der Patienten »vergiftet« zu werden, halten wir für sehr real. Gelingt es uns nicht, uns wirksam vor ihnen zu schützen, werden wir ungünstige Auswirkungen auf unsere Lebenszufriedenheit und professionelle Arbeitsleistung kaum vermeiden können. Nicht nur können in unnötiger Weise destruktive Fantasien in uns mobilisiert werden, die einer kooperativen therapeutischen Beziehung abträglich sind. Immer besteht auch die Gefahr, dass unbewusste Abwehrmechanismen uns daran hindern, sie bewusst zu reflektieren und wir in die Lage kommen, sie auf die eine oder andere Art »zurückzuprojizieren«, d. h. unbewusst zulasten unserer Patienten auszuagieren.

6. Wir denken, dass wir die Notwendigkeit, negative Emotionen der Patienten zu ertragen, einerseits anerkennen und andererseits reflektieren sollten. Entsprechend dem

Grundsatz »so viel wie nötig, so wenig wie möglich«, sollten wir patientenseitig projizierte negative Emotionen nur in dem Umfang aushalten müssen, wie sie für die Stabilität unserer Patienten und ihre Projektionsbedürfnisse erforderlich sind – jedoch nicht darüber hinaus.

Wir dürfen unser Wohlbefinden nicht unnötig einschränken und unsere therapeutische Arbeitsfähigkeit nicht leichtfertig gefährden. Für uns ist es eher Ausdruck unseres Verantwortungsgefühls, wenn wir uns zugestehen, dass wir die Grenzen, die uns unser eigenes Unbewusstes setzt, nicht nach Belieben ignorieren dürfen – auch wenn wir alles dafür tun, um einen reflektierenden Umgang mit unseren Patienten und uns selbst zu bewahren[12].

9.4.6 Grundbedürfnisse von Therapeuten und ihre Verpflichtung, sich vor einem Übermaß negativer Emotionen zu schützen

Wir haben in Kap. 5.4 ausgeführt, dass das Bedürfnis nach Sicherheit und Orientierung zu den zentralen Bedürfnissen eines jeden Menschen zählt, ebenso die Bedürfnisse nach Bindung, Selbstwerterhöhung und Selbstwertschutz und nicht zuletzt auch das Bedürfnis nach Lustgewinn und Unlustvermeidung. Davon sind auch wir Psychotherapeuten nicht ausgenommen. Jeder von uns möchte sich hinreichend sicher gegenüber möglichen Verletzungen durch seine Patienten fühlen; niemand von uns möchte in seinem Selbstwertgefühl beeinträchtigt werden; kaum jemand wird über längere Zeit darauf verzichten wollen, angenehme Emotionen bei seiner Arbeit zu empfinden[13]. Dazu folgende Überlegungen:

1. Wenn wir von unserem legitimen Bedürfnis sprechen, in unserer Arbeit vor negativen Emotionen stärkeren Ausmaßes geschützt zu sein, geht es uns nicht darum, ein hedonistisches Ideal zum Maßstab für unsere Arbeit zu erheben. Lediglich sollten wir berücksichtigen, dass sich eine Psychotherapie, die uns selbst – und den Patienten – ein Gefühl von Befriedigung verschafft und Freude und Spaß vermittelt, mit einer höheren Wahrscheinlichkeit als wirksam erweisen wird.

Dies gilt umso mehr, wenn wir mit belastenden Erfahrungen und negativen Emotionen unserer Patienten in Kontakt kommen. Auch dann können wir uns darum bemühen, einen Zustand überwiegend positiver Emotionalität zu bewahren, und dafür sorgen, dass negative Erfahrungen unserer Patienten, von denen wir Kenntnis erlangen, nicht dazu führen, dass wir uns persönlich schlecht fühlen, sondern auf unserer Seite positive Zustände des Mitgefühls und die Bereitschaft, den Patienten bei der Lösung seiner Probleme unterstützen zu wollen, aktivieren.

2. In der Regel zeigt uns ein angenehmes Körpergefühl in der Sitzung an, ob unsere eigenen Grundbedürfnisse im Wesentlichen befriedigt sind und wir uns in der Lage sehen, unserer therapeutischen Aufgabe so gut wie möglich nachzugehen. Dieses positive Körpergefühl wird sich jedoch bei uns nur dann einstellen, wenn wir auch von unseren Patienten Signale erhalten, dass sie sich in ihren Grundbedürfnissen zumindest wahrgenommen fühlen. Häufig genug erhalten wir von ihnen aber gegenteilige Signale – was in der Regel zur Folge hat, dass auch bei uns negative emotionale Zustände

auftreten, die von negativen Körpergefühlen begleitet sind. Wir kommen jedoch immer wieder auch in negative emotionale Zustände, die von negativen Körpergefühlen in einer Therapiesitzung begleitet sind.

Wir können uns unwohl, angespannt, unter Umständen gelähmt fühlen und können uns kaum konzentrieren. Wir werden bemerken, dass wir auch negative Gedanken über den Patienten und über uns selbst entwickeln, dass wir Patienten innerlich Vorwürfe machen, warum sie nicht konsequent an ihren Problemen arbeiten, warum sie immer wieder abschweifen, immer wieder neue Begebenheiten erzählen, ohne sich mit den dringenden Themen auseinanderzusetzen. Wir werden in Situationen kommen, in denen wir das Gefühl entwickeln, die Kontrolle über den therapeutischen Prozess zu verlieren. In unterschiedlichem Maße kann auch unser professionelles Selbstwertgefühl in ungünstiger Weise berührt sein. Wenn Therapiefortschritte oder bestätigende Rückmeldungen unserer Patienten, dass unsere Therapie bereits geholfen hat, ausbleiben, kann dies unser professionelles Selbstwertgefühl tangieren. Ein Patient, der Therapiesitzungen nach Belieben nicht wahrnimmt oder zum wiederholten Male stark verspätet in die Sitzung kommt, wird zwangsläufig unser Bedürfnis nach Selbstwertschutz verletzen. Kurzum: Wir werden nicht verhindern können, dass wir mit unseren Patienten und uns selbst unzufrieden sind und dass die Therapie uns keine Freude bereitet.

Entscheidend ist die Konsequenz, die wir daraus ziehen: Wir erblicken unsere Aufgabe nicht primär darin, diese negativen Zustände auf unserer Seite, denen in der Regel negative Zustände der Patienten korrespondieren, in heroischer Weise »auszuhalten«. Vielmehr bemühen wir uns, aktiv und zügig eine Beziehungsklärung herbeizuführen, Rupturen der therapeutischen Beziehung zu identifizieren und zu reparieren, um die Blockaden aufzulösen, die uns und unsere Patienten daran hindern, in eine emotional positiv getönte, kooperative therapeutische Beziehung einzutreten.

3. In uns Therapeuten werden sich unvermeidlich *Konflikte* zwischen den Ansprüchen unserer Bedürfnisse und Wünsche, den Ansprüchen unserer inneren normgebenden Instanzen und den Ansprüchen der Realität der therapeutischen Situation ausbilden.

> Nicht anders als unsere Patienten erleben wir Konflikte und Spannungen zwischen unseren Impulsen, Affekten und Wünschen, unseren rationalen und realitätsorientierten mentalen Prozessen und den Anforderungen aufgrund unseres professionellen Selbstverständnisses mit seinen verinnerlichten Idealen und Verboten. Allein wenn wir auf unsere Grundbedürfnisse schauen, fällt schon auf, wie diese zwangsläufig in Konflikt mit anderen Ansprüchen geraten. Zwangsläufig wird unser Bedürfnis nach Sicherheit und Ordnung in Konflikt geraten mit der Einsicht, dass wir mit Unsicherheiten im therapeutischen Prozess leben müssen. Das Gleiche gilt für unser Bedürfnis nach Selbstwertschutz und Selbstwerterhöhung. Wir werden damit umgehen müssen, dass wir nicht einfach Bestätigung und narzisstische Zufuhr erwarten können und ebenso nicht nur Lustgefühle in der Therapie erzeugen und Unlustgefühle vermeiden können (Carveth 2012).

Es verwundert also nicht, dass Spannungen zwischen diesen Ansprüchen zur Normalität der therapeutischen Arbeit gehören. Wir unterscheiden uns dadurch nicht von unseren Patienten, bei denen – ich-psychologisch formuliert – die gleichen Konfliktspannungen zwischen den Instanzen des Ich, Es und Überich auftreten können wie bei uns.

> In ganz ähnlicher Weise, wie wir, Anna Freud (1936) folgend, in der Beziehung zu unseren Patienten gehalten sind, eine Äquidistanz, d. h. den gleichen Abstand zu den Instanzen des Ich, Es und Überich einzunehmen, sollten wir dies auch in der Beziehung zu uns selbst tun. Ganz ähnlich wie die Empathie mit unseren Patienten von uns eine wohlwollende Äquidistanz zu deren Instanzen verlangt, verlangt Selbstempathie eine ähnlich wohlwollende Äquidistanz zu unseren eigenen Instanzen. Weder dürfen wir uns zu sehr auf die Seite unserer eigenen Bedürfnisse und Wünsche, noch zu sehr auf die Seite unserer professionellen Über-Ich-Anforderungen, noch zu sehr auf die Seite der Wünsche des Patienten stellen, die in dieser Hinsicht für uns die »äußere Realität« repräsentiert.

Es leuchtet ein, dass wir dafür eine vom unmittelbaren Affekt distanzierte beobachtende Haltung brauchen, die jedoch nicht nur den Patienten, sondern auch uns selbst gegenüber wohlwollend, respektvoll und von Mitgefühl getragen ist[14]. Auch wenn wir, realistisch betrachtet, davon ausgehen müssen, dass uns unsere eigenen unbewussten Konflikte bei der Wahrnehmung einer äquidistanten Haltung behindern werden, werden wir auch das als eine Realität annehmen müssen, die wir nicht verhindern, um deren Reflexion wir uns jedoch stetig bemühen können.

Weiterführende Literatur

Bion WR (1962/1990). Lernen durch Erfahrung. Frankfurt a. M.: Suhrkamp.

Feldman M (1999). Projektive Identifizierung: Die Einbeziehung des Analytikers Psyche – Z Psychoanal 53, 991–1014.

Gabbard GO (1995). Gegenübertragung: Die Herausbildung einer gemeinsamen Grundlage. Psyche – Z Psychoanal 53, 972–990.

Joseph B (1994). Psychisches Gleichgewicht und psychische Veränderung. Stuttgart: Klett-Cotta.

Ogden TH (1979/1988). Die projektive Identifikation. Forum Psychoanal 4, 1–21.

Pflichthofer D (2008a). Performanz in der Psychoanalyse: Inszenierung – Aufführung – Verwandlung. Psyche – Z Psychoanal 62, 28–60.

Pflichthofer D (2008b). Spielräume des Erlebens. Performanz und Verwandlung in der Psychoanalyse. Gießen: Psychosozial-Verlag.

Sandler J (1988). Das Konzept der projektiven Identifizierung. Z Psychoanal Theor Prax 3, 147–164.

Sandler J, Sandler AM (1999). Innere Objektbeziehungen. Entstehung und Struktur. Stuttgart: Klett-Cotta.

Steiner J (1998). Probleme der psychoanalytischen Technik – Patientenzentrierte und analytikerzentrierte Deutung. In: Steiner J. Orte des seelischen Rückzugs. Stuttgart: Klett-Cotta; 191–212.

Weiß H (2007). Ein mehrphasiges Modell der projektiven Identifizierung. Psyche – Z Psychoanal 61, 151–173.

Anmerkungen

1 Damit ist keine »ruminierende« Beschäftigung mit sich selbst gemeint, die in der Regel unfreiwillig, emotional negativ und durch Angst motiviert ist, sondern eine auf die Beziehung zum Patienten gerichtete, willentlich gesteuerte, emotional positiv getönte und von Neugier geleitete Aktivität (Barreto & Matos 2018).

2 Untersuchungen, die sich mit den Belastungen von Psychotherapeuten beschäftigt

haben, kommen durchweg zu dem Ergebnis, dass zumindest für einen Teil der Psychotherapeuten der Stress, dem diese während ihrer beruflichen Tätigkeit ausgesetzt sind, als beträchtlich anzusehen ist. Studien zur Stressbelastung bei Psychotherapeuten kommen zu widersprüchlichen Ergebnissen (Elliot & Guy 1993; Mahoney 1997). Vermutlich ist die generelle Stressbelastung denen anderer Berufsgruppen wie Ärzten oder Rechtsanwälten vergleichbar, wenn auch anderer Art. Die von Davis et al. (1987) untersuchten Therapeuten benannten es als schwierig, wenn sie sich in den Sitzungen inkompetent, bedroht oder verwirrt fühlten oder wenn sie keine tragfähige Beziehung zu ihren Patienten herstellen konnten. Spezifische Verhaltensweisen von Patienten tragen weiter zu der Stressbelastung bei. So bewirkt offene Feindseligkeit der Patienten, dass Therapeuten sich ängstlich, inkompetent und verärgert fühlen (Hill et al. 2003).

3 Die Tatsache, dass viele Psychotherapeuten, obwohl sie nicht geringen Stressbelastungen ausgesetzt sind, keine generelle schlechtere Lebenszufriedenheit angeben als vergleichbare Berufsgruppen, ist bemerkenswert angesichts der Tatsache, dass sie in ihrer Gesamtheit häufiger Traumatisierungen in ihrer Kindheit ausgesetzt waren als vergleichbare Berufsgruppen. Studien zur Prävalenz psychischer Traumatisierung in der Kindheit von Psychotherapeuten zeigen mit großer Übereinstimmung, dass sie signifikant mehr Traumatisierungen in der Kindheit aufweisen als Angehörige vergleichbarer Berufsgruppen wie Rechtsanwälte und Ärzte (Elliot & Guy 1993; Nikcevic et al. 2007). In der Untersuchung von Nuttall und Jackson (1994) hatten 21 % der untersuchten 656 Psychotherapeuten ein Kindheitstrauma erlitten. Eine Prävalenzrate von 33,1 % fanden Pope und Feldman-Summers (1992). Allerdings weisen Psychotherapeuten nicht die aufgrund der erhöhten Traumaprävalenz zu erwartende höhere Symptombelastung auf. Im Vergleich zu den genannten Berufsgruppen klagten sie sogar weniger über Ängste, Depressionen, Schlafstörungen und Einschränkungen in zwischenmenschlichen Beziehungen. Zu ähnlichen Ergebnissen kamen Radeke und Mahoney (2000). Obwohl sie mehr Traumen in der Kindheit hatten, gaben die Therapeuten häufiger an, sich zufrieden mit ihrem Leben zu fühlen (Klott 2012). Wir können aus den Befunden den Schluss ziehen, dass Psychotherapeuten, vermutlich aufgrund der Selbsterfahrungsanteile ihrer Psychotherapieausbildung, im Mittel einen besseren Umgang mit ihren Kindheitstraumatisierungen gefunden haben als andere Personen. Offenbar trägt die Arbeit mit den Patienten weiter dazu bei, die Verarbeitungsmöglichkeiten zu vertiefen und zu erweitern. Es wurde vermutet, dass es ihnen durch die tägliche Beschäftigung mit den psychischen Problemen der Patienten möglich ist, ein tieferes Verständnis und eine Resilienz gegenüber dem eigenen psychischen Schmerz zu entwickeln. Gleichwohl sind Psychotherapeuten mit einer eigenen Vorgeschichte psychischer Traumatisierung vor allem dann, wenn sie vorwiegend mit traumatisierten Patienten arbeiten, gut beraten, ihr erhöhtes Risiko für persönlichen und professionellen Stress zu beachten (Pearlman & Saakvitne 1995).

4 Inzwischen wurden Studien zur Psychobiologie während psychotherapeutischer Sitzungen durchgeführt. So ist es möglich, den Cortisol-Spiegel als Indikator für Beziehungsstress zu messen (Euler et al. 2005).

5 Das trifft auf das über lange Zeit gültige, inzwischen aber fragwürdig gewordene Ideal eines besonders zurückhaltenden Therapeutenverhaltens bei analytischen Psychotherapien zu.

6 Für Vertreter der postkleinianischen psychoanalytischen Tradition avancierte die projektive Identifizierung zu dem Schlüsselkonzept für ein Verständnis der Vorgänge in therapeutischen Sitzungen. Doch gab es immer auch Stimmen, die mit der gleichen Berechtigung nicht nur die theoretischen Grundlagen des Konzepts hinterfragt, sondern auch vor einer allzusehr ausufernden Verwendung des Konzeptes gewarnt haben. Trotz bestehenden Schwächen kann eine Kenntnis des Konzepts nach unserer Auffassung entscheidend dazu beitragen, Störungen im Bereich der therapeutischen Beziehung aufzuklären und zu beheben.

7 Eine ähnliche Phasengliederung des Prozesses der projektiven Identifizierung haben Sandler (1988) und Sandler und Sandler (1999) vorgeschlagen. Sie haben den ersten Schritt

der projektiven Identifizierung als einen Abwehrprozess aufgefasst, der intrapsychisch abläuft. Dabei findet die Projektion eines abgespaltenen und unerwünschten Aspekts der Selbstrepräsentanz in die Objektrepräsentanz einer wichtigen Bezugsperson statt. Folglich enthält diese Objektrepräsentanz nun auch den unerwünschten Selbstaspekt. In einem zweiten Schritt wird die Objektrepräsentanz externalisiert. Zu diesem Zweck wird der Interaktionspartner mithilfe unbewusster verbaler oder nonverbaler Manöver gedrängt, den Patienten gegenüber eine bestimmte Rolle einzunehmen.

8 Auch andere Aspekte der projektiven Identifizierung wurden gesehen. So kann man das Phänomen der projektiven Identifizierung von der Seite des Therapeuten betrachten und es als eine ästhetische Erfahrung auffassen (Hübner 2006). Dies meint, sich auf das sinnliche Erleben der leiblichen Präsenz der Patienten und auf die durch sie erzeugte Atmosphäre einzulassen. Dies gestattet es, die nicht erinnerbaren Beziehungserfahrungen lebendig werden zu lassen (Pflichthofer 2008a, 2008b).

9 Bion (1962) hatte offenbar selbst den Eindruck, dass das Modell des Containers nicht ideal geeignet ist, um das auszudrücken, was ihm ein Anliegen war, er fand lediglich keinen geeigneteren Ausdruck.

10 Wir sollten auch mit der Möglichkeit rechnen, dass es nicht allen Patienten möglich sein wird, die Projektionen zurückzunehmen. So hat Weiß (2007) zu Recht darauf hingewiesen, dass durch die Rückgewinnung zuvor abgespaltener Teile des Selbst eine Erfahrung vermittelt wird, die ein Erleben von Getrenntheit von der Person des Therapeuten einschließt, zu dem nicht alle Patienten bereit sind. Vor allem Patienten, deren psychisches Gleichgewicht auf der Wirksamkeit projektiver Abwehrmechanismen und auf wenig symbolisierten Teilobjektbeziehungen beruht, können sich damit überfordert fühlen, weil sie den mit der Rücknahme der Projektion verbundenen Schmerz der Getrenntheit nicht ertragen. Den Versuch, ihnen mittels einer Deutung fehlende Teile ihres Selbst wieder zur Verfügung zu stellen, werden sie unbewusst als Bedrohung ihres psychischen Gleichgewichts erleben und sich gegen eine solche Deutung zur Wehr setzen. Auf der bewussten Ebene entsteht dann leicht das Gefühl, als wollten wir ihnen etwas unterschieben, was mit ihnen nichts zu tun hat. Statt einer destabilisierenden Deutung sollen wir ihnen vielmehr unser empathisches Verständnis zur Verfügung stellen, wobei wir ihr Projektionsbedürfnis behutsam respektieren.

11 Allein das spricht nach unserer Auffassung schon gegen ein ausgeprägt zurückhaltendes und abwartendes Therapeutenverhalten. Die dabei bei den Patienten leicht entstehenden Gefühle von Ohnmacht und Alleingelassensein lassen den Projektionsdruck weiter ansteigen und verstärken unsere Belastung weiter.

12 Bion (1959) hatte durchaus gesehen, wie herausfordernd es für uns Therapeuten sein kann, die Containing-Funktion wahrzunehmen. Ihm war bewusst, dass es uns schwerfallen kann, über ein bestimmtes Maß hinausgehende Erfahrungen wie Ärger, Feindseligkeit oder andere missbilligte Gefühle unserem Containment anzuvertrauen, auch, dass unsere Containing-Funktion durch Verhaltensweisen der Patienten, die er als »Angriffe auf das Denken« (Bion 1959) bezeichnete, vermindert sein kann. Statt das in uns Projizierte zu »entgiften«, geschieht es leicht, dass wir es, um uns davon zu befreien, ausagieren, projizieren oder verleugnen. Für Bion besteht jedoch kein Zweifel, dass wir unsere Verantwortung wahrnehmen und uns der in uns entstandenen Emotionalität zuwenden sollten, statt sie zu vermeiden – selbst wenn dies schmerzhaft oder ängstigend sein sollte (Billow 2003). Dieser Appell an die Verantwortung und Pflichterfüllung kommt in ähnlicher Weise in anderen Ausführungen zum Ausdruck, in denen er – mal realistisch und verständnisvoll, mal aber auch mit kritischem Unterton – darauf verweist, dass Therapeuten nicht selten dazu neigen, sich vor eigenen Ängsten und anderer negativer Emotionalität zu schützen, und es dann vorziehen, ein unbewusstes, der Konfliktvermeidung dienendes, oft auch von irreführender Freundlichkeit geprägtes Agreement mit den Patienten einzugehen, statt sich der schwierigen Aufgabe des Containing negativer Emotionen zu stellen (Lamanno-Adamo 2006; Quinodoz et al. 2006). Wir halten eine solche, an Berufsethik und Verantwortung

appellierende Haltung nur begrenzt für geeignet, um den geschilderten Prozessen wirksam zu begegnen, zumal immer auch unbewusste Abwehrprozesse an ihnen beteiligt sind, und möchten dieser für unser Empfinden zu wenig an unseren Bedürfnissen als Therapeuten orientierten Auffassung eine stärker ressourcenorientierte Sichtweise entgegensetzen. Wir denken an die Überforderung, der ein an Bions (1962) Containing-Konzept orientierter psychodynamischer Therapeut ausgesetzt sein kann, wenn er bereit sein soll, sich während eines gesamten Tages als seelischer Container von zum Teil massiven negativen Emotionen und destruktiven Erlebensmodi anfüllen zu lassen. Wenn wir unseren Patienten das Recht einräumen, alle schlechten Objekte in ihrem »emotionalen Gepäck« zu uns zu bringen, um sie in uns zu deponieren und mit uns gemeinsam zu erleben, ist dies eine heroische Aufgabe. Naturgemäß werden unsere eigenen Ängste angerührt, wenn die verstörenden unbewussten Fantasien des Patienten über die gemeinsame Beziehung in uns auftauchen (Feldman 1999).

13 Auch wir stellen zu unseren Patienten Bindungen her. Dies wird besonders dann unübersehbar, wenn Patienten, für uns unerwartet, eine Therapie abbrechen.

14 Wir glauben, dass diese Möglichkeit am ehesten in einer achtsamkeitsbasierten Haltung realisiert werden kann (→ Kap. 9.7.4).

9.5 Scheiternde Behandlungen und verwundete Therapeuten

9.5.1 Scheiternde Behandlungen

Wenn in einem Buch, das die Grundlinien psychodynamischer Therapie darstellen will, von scheiternden Behandlungen und negativen Behandlungsverläufen die Rede ist, bedarf dies einer Begründung. Wir denken, dass gerade die Auseinandersetzung mit scheiternden Behandlungen und die Beschäftigung mit der allfälligen Unzulänglichkeit derer, die Psychotherapie ausüben, eine große Chance beinhaltet, auf essenzielle Aspekte zu achten, die für gelingende Psychotherapien bedeutsam sind.

Üblicherweise werden ideale Konzepte zur Behandlung von bestimmten Störungen entworfen. Wenn sie einer Evaluation unterzogen werden, erweisen sie sich häufig als wirksam und anderen Behandlungsformen überlegen. Scheiternde Behandlungen erfahren dagegen selten die Aufmerksamkeit, die sie erhalten sollten (Schleu 2021). Möglichkeiten, aus Fehlern zu lernen und die gewonnene Erfahrung für künftige konzeptuelle Modifikation zu nutzen, sind auf diese Weise gering. Hier wird eine Chance vertan, denn scheiternde Behandlungen sind keinesfalls selten. Wie wir bereits in Kapitel 3.10.1 gesehen haben, müssen wir über alle Psychotherapieformen hinweg mit einer »Basisrate« von ca. 10 % negativen Behandlungsergebnissen rechnen (Hoffmann et al. 2008; Kaczmarek & Strauß 2018).

Wenn wir aus dem bestehenden Wissensfundus die Grundlagen für ein zeitgemäßes psychodynamisches Behandlungskonzept entwickeln wollen, ist die Auseinandersetzung mit scheiternden Behandlungen von unschätzbarem Wert.

Sie gestattet uns, menschliche Fehlerhaftigkeit und Unzulänglichkeit nicht mehr nur als bedauerliche Störfaktoren in einem prinzipiell wirksamen Therapieverfahren zu betrachten, sondern in ihnen ernstzunehmende Einflussfaktoren auf Behandlungsverläufe zu sehen.

Statt scheiternde Prozesse auf gelegentlich auftretende »Betriebsunfälle« in einem normalerweise reibungslos funktionierenden System Psychotherapie zu reduzieren, die wegen ihres vermeintlich seltenen Auftretens einer wissenschaftlichen Aufarbeitung nicht bedürften, fassen wir sie als realistische Möglichkeiten auf, wie therapeutische Prozesse verlaufen können. Die Psychotherapieforschung hat uns unmissverständlich den Einfluss der Person des Psychotherapeuten auf das Behandlungsergebnis vor Augen geführt (→ Kap. 3.10). Wir wenden uns daher entschieden gegen die gängige Praxis, ideale Behandlungskonzepte aufzustellen, die zudem für die Mehrzahl der damit behandelten Patienten als evidenzbasiert wirksam gelten können, und das Scheitern der mit diesen Konzepten durchgeführten Behandlungen entweder mit Bedauern zur Kenntnis zu nehmen, moralisch zu verurteilen oder gar zu versuchen, Patienten dafür verantwortlich zu machen.

Wir glauben, dass wir die scheiternden Entwicklungen gerade auch dann, wenn sie sich in unprofessionellen, moralisch verwerflichen oder gar strafrechtlich relevanten Verhaltensweisen manifestieren sollten, als Ausdruck einer *conditio psychotherapeutica*, die ihrerseits Teil einer *conditio humana* (Malraux 1933) ist, in unsere Betrachtungen einschließen sollten.

Wir sind davon überzeugt, dass wir als Therapeuten effektiver werden, wenn wir die Faktoren verstehen, die zu Grenzverletzungen beitragen. Damit soll nicht gesagt sein, dass die Einnahme eines moralischen Standpunktes unangemessen sei, sie trägt lediglich nicht dazu bei, den Prozess des Scheiterns besser zu verstehen und im Sinne einer Fehlerkultur daraus zu lernen (Schleu 2021).

Beim Versuch einer Systematisierung scheiternder Behandlungen lassen sich unterschiedliche Muster des Scheiterns unterscheiden. Sie reichen von therapeutischen Stillständen auf der Basis behandlungstechnischer Fehler bis zu destruktiven Entwicklungen in der Therapeut-Patient-Beziehung, die im Extremfall schwerwiegende Fehlverhaltensweisen mit berufsrechtlich oder strafrechtlich relevanten Verstößen gegen ethische Richtlinien umfassen. Entsprechend reichen die Folgewirkungen scheiternder Behandlungen von der Wirkungslosigkeit bis zu schweren Schäden, wie sie bei Verstößen gegen ethische Richtlinien vorkommen.

Nach Hoffmann et al. (2008) lassen sich Behandlungsfehler einschließlich negativer Behandlungsfolgen wie folgt klassifizieren:

- Es liegen Verstöße gegen ethische Richtlinien vor, die strafrechtlich relevant sein können, aber nicht müssen, und zu Schädigungen von Patienten führen.
- Die Therapie wurde fehlerhaft indiziert oder unkorrekt durchgeführt und führt zu einer Verschlechterung.
- Die Therapie wurde korrekt indiziert und sachgerecht durchgeführt, führte jedoch nicht zum Erfolg oder gar zu einer Verschlechterung oder war mit Nebenwirkungen verbunden.

Unter den Verstößen gegen ethische Richtlinien kommt dem – seit 1998 strafrechtlich (§ 174c StGB) verfolgbaren – sexuellen Missbrauch in der Psychotherapie eine besondere Rolle zu; von ihm gehen besonders schwerwiegende Folgen für die Patienten aus (Gabbard & Lester 1995; Krutzenbichler & Essers 2002; Schleu 2021). Nicht nur ihre schädlichen Wirkungen sind enorm, auch ihre Verbreitung geht weit über das hinaus, was wir uns als Angehörige der gleichen Profession vorstellen mögen (Krutzenbichler & Essers 2010; Hirsch 2012; Schleu et al. 2013)[1].

Hinzu kommen Fehlbehandlungen, die

nicht im engeren Sinne auf ethische Verstöße, sondern auf andere Faktoren zurückzuführen sind. Möglicherweise kommt ihnen unter rein quantitativem Aspekt eine noch größere Relevanz zu (Hoffmann et al. 2008; Schleu 2019). Das sind zum einen die Phänomene, die dem praktizierenden Therapeuten als »unerwünschte Ereignisse« (Linden & Strauß 2018; Strauß et al. 2014) vertraut sind. Dazu zählen:

- eine fehlende Wirksamkeit des Verfahrens,
- Behandlungsabbrüche,
- Verschlechterungen der Symptomatik,
- Stillstände und fehlende Therapiefortschritte,
- das Auftreten neuer Symptome während der Therapie,
- negative Auswirkungen der Therapie auf das Umfeld,
- Beeinträchtigungen der Befindlichkeit des Therapeuten.

Gelingt es, diese gescheiterten Behandlungen näher unter die Lupe zu nehmen, lassen sich in der Regel gut benennbare behandlungstechnische Mängel erkennen. Als Prädiktoren eines negativen Therapieergebnisses gelten nach Mohr (1995):

- mangelnde Empathie,
- die Unterschätzung der Schwere der Probleme des Patienten,
- eine negative Gegenübertragung,
- eine mangelhafte Behandlungstechnik,
- ein übermäßiger Gebrauch von Übertragungsdeutungen
- und schließlich auch eine fehlende Übereinstimmung zwischen Patienten und Therapeuten in der Bewertung des Therapieprozesses.

Darüber hinaus werden weitere schädigende Verhaltensweisen von Psychotherapeuten beobachtet, die strafrechtlich nicht relevant und oft auch schwer zu identifizieren sind. Im Sinne eines gemeinsamen Nenners zeichnen sie sich durch eine emotionale Bedürfnisbefriedigung der Therapeuten zu Lasten der Patienten aus, die daraus erhebliche Schäden erleiden:

- Insbesondere die Funktionalisierung von Patienten zur Regulation narzisstischer Bedürfnisse oder zur Substitution von Defiziten des Therapeuten gehört dazu (Rüger 2009).
- So kann fehlende Responsivität, d.h. die rigide Anwendung der Methode ein Fehler sein, aber auch Unabgegrenztheit des Therapeuten und narzisstischer Missbrauch bei unreflektierter Bedürftigkeit (Fäh 2002). Castonguay et al. (2010) haben darauf verwiesen, dass unabhängig von der Behandlungsmethode entweder die Rigidität der Behandlungsführung oder subtile feindliche Interaktionen beider an der therapeutischen Beziehung beteiligten Partner mit einem negativen Behandlungsergebnis korrelieren.
- Bemerkenswert ist, dass 67% der Beschwerden, die von Patienten an den Verein »Ethik in der Psychotherapie« gerichtet wurden, Empathieversagen und Verletzung therapeutischer Basisvariablen betrafen. Klagen wie z.B. Entwertungen oder Beschimpfungen durch Therapeuten, das Äußern von Vorurteilen, inhaltlich oder zeitlich unpassende Deutungen oder eine unzureichende Berücksichtigung von Lebensumständen wie Todesfälle oder Prüfungen etc. waren neben sexuellen Grenzverletzungen die häufigsten Beschwerdegründe (Schleu 2021; Kaczmarek et al. 2012).
- Als eine andere Form therapeutenseitigen Fehlverhaltens wurde beschrieben, wie manche einem traditionellen Behandlungsverständnis verhafteten Psychoanalytiker eine nur geringe Neigung zeigten, einzugreifen, wenn von ihnen behandelte Patienten sich misshandelnd

oder vernachlässigend gegenüber ihren Kindern verhielten (Hilgers 2009)[2].

Zwischen den unterschiedlichen Typen von Behandlungsfehlern spannt sich ein breites Feld der Möglichkeiten auf.

Wenn zum Beispiel Patienten durch zu frühe und zu ambitionierte Deutungen verunsichert werden, wenn bei ansonsten nicht zu beanstandender therapeutischer Technik mögliche negative Auswirkungen der Therapie auf das persönliche Umfeld der Patienten – Partner, Kinder, Eltern – nicht genügend berücksichtigt werden oder wenn durch das deutende Bewusstmachen unbewusster erotischer Übertragungswünsche bei einer Patientin, die keinen Partner hat, unrealistische Hoffnungen geweckt und neue Lebensprobleme erzeugt werden, sehen wir darin nicht einfach »unerwünschte Ereignisse«, sondern schädigende Verhaltensweisen von Therapeuten, die auf vermeidbaren Versäumnissen beruhen (Hilgers 2009; Kächele & Schachter 2014).

Eine gewisse Schwierigkeit bei der Beurteilung von Grenzüberschreitungen kann aus der Tatsache resultieren, dass unter einer zeitgenössischen Perspektive Enactments der Gegenübertragung bis zu einem gewissen Grad unvermeidlich sind und in minderen Ausprägungen unter Umständen weite Strecken der Behandlung durchziehen können (Renik 1993)[3].

9.5.2 Therapeutische Stillstände und destruktive Entwicklungen in der Therapeut-Patient-Beziehung

Von großer Bedeutung sind wegen ihrer starken Verbreitung therapeutische Stillstände und destruktive Entwicklungen in der Therapeut-Patient-Beziehung, die, obwohl rechtlich nur sehr schwer fassbar, schwere Schäden bei den Patienten hinterlassen können. Diese schädlichen Verhaltensmuster geschehen meist nicht in einem einzigen, entscheidenden Augenblick, sondern entwickeln sich im Therapieprozess schleichend auf der Grundlage einer rigiden und nicht durch Selbstkritik gemilderten Haltung. Charakteristisch sind neben einem Mangel an Empathie die Verleugnung und Rationalisierung von Behandlungsfehlern und eine unzureichende Fähigkeit oder Bereitschaft, eigene Anteile am Zustandekommen einer verfahrenen therapeutischen Situation zu reflektieren. Einige der wichtigsten schädigenden Verhaltensmuster wollen wir nun betrachten (Gabbard 2006; Ruff et al. 2011):

- Ein Therapeut hält an einer regressionsfördernden Behandlungstechnik fest, obwohl eine *maligne Regression* beim Patienten bereits eingesetzt hat.
- Ein Therapeut nimmt aus eigenen Abwehrgründen das affektive Beziehungsangebot einer Patientin *nicht wahr* oder missversteht sie.
- Therapeuten tragen ihre eigene narzisstische Bedürftigkeit unkritisch an den Patienten heran und *instrumentalisieren* ihn im Dienst der eigenen Bedürfnisbefriedigung. Bedürfnisse nach Selbstwerterhöhung werden, verbunden mit dem Wunsch nach Ausübung von Macht, zulasten der Patienten befriedigt.
- Therapeuten können ein intensives *Bedürfnis nach Idealisierung* durch den Patienten haben. Vor dem Hintergrund von Omnipotenzfantasien können andauernde Rettungsbemühungen beste-

hen, wobei der mit dem Patienten überidentifizierte Therapeut davon überzeugt ist, dass nur er den Patienten aus seiner Notlage erlösen kann. Dem *Bedürfnis nach Idealisierung* entspringt auch die Tendenz von Therapeuten, sich ihren Patienten durch wiederholte Bekundungen von Liebe und Zuneigung als – im Vergleich zu den versagenden Eltern der Kindheit – bessere Elternfigur zu präsentieren[4].

- Aufgrund einer erhöhten narzisstischen Vulnerabilität können Therapeuten *höchst empfindlich* auf Einwände der Patienten reagieren, sie vom Tisch wischen oder in eine feindselige Selbstverteidigung verfallen.
- Die *narzisstische Ausbeutung* der Patienten kann von entwertenden Tendenzen bis zu materieller oder sexueller Ausbeutung gehen. Sie kommt auch in Therapien zum Ausdruck, die nicht zum Ende kommen oder zum Ersatz für ein eigenes, ungelebtes Leben der Therapeuten werden. Die Beziehung zum Patienten wird dann zum Ersatz für eigene nicht gelebte Beziehungen.
- Unreflektierte Impulse der *Machtausübung* können auch durch willkürliche Verhaltensweisen und feindselige Affekte zum Ausdruck kommen.
- *Unbewusste ödipal-narzisstische Bedürfnisse* können einen Therapeuten veranlassen, bei einer gestörten Paarbeziehung seiner Patientin Impulse zur Trennung zu fördern, statt das Verbindende in den Vordergrund zu stellen, um sich auf diese Weise als der attraktivere Geschlechtspartner für sie fühlen und anbieten zu können.

Erschwerend kommen verschiedene *patientenseitige Faktoren* hinzu, die eine destruktive Entwicklung fördern können. In ihrem Selbstwertgefühl vulnerable Patienten möchten die narzisstische Gratifikation, in besonderer Weise mit ihrem Therapeuten verbunden zu sein, nicht missen. Auch stellen sie aufgrund ihrer eigenen traumatischen Vorgeschichte die eigene Wahrnehmung infrage und neigen dazu, eher sich selbst als anderen die Schuld für eine ungünstige Entwicklung zu geben. Schließlich wagen sie oft nicht, ihren ambivalenten Wunsch, die Therapie zu beenden, auszudrücken, weil sie fürchten, dies ihrem immer auch geliebten Therapeuten nicht antun zu können. Solche Faktoren können von Therapeuten aus verschiedenen Motivationen heraus verstärkt und verfestigt werden (Schleu 2021).

So gut wie immer finden sich im Nachhinein Hinweise darauf, dass es den Therapeuten nicht mehr gelungen war, ihre Patienten und deren Bedürfnisse und Anliegen zu verstehen. Sie waren dann dazu übergegangen, das Ausbleiben eines Behandlungsfortschritts ausschließlich dem Patienten anzulasten, ohne den eigenen Beitrag zu reflektieren und das eigene therapeutische Vorgehen zu überprüfen. Der Weg vom Ausbleiben der Selbstkritik in Verbindung mit einem fehlenden Verantwortungsbewusstsein hinsichtlich möglicher Behandlungsfehler bis zu traumatisierenden Grenzverletzungen ist dann nicht weit. Dabei ist der sexuelle Missbrauch sicherlich die offensichtlichste und dramatischste Form der Beziehungsstörung zwischen Therapeuten und Patienten. Daneben finden sich zahlreiche Form einer gestörten Beziehung, die weit weniger spektakulär verlaufen und wegen ihrer Subtilität oft gar nicht auffallen, in ihrer Destruktivität jedoch nicht geringer sein müssen[5].

9.5.3 Trauma und Grenzverletzungen bei Psychotherapeuten

Insgesamt ist bisher wenig darüber bekannt, welche Faktoren Psychotherapeuten veranlassen, eine sexuelle Beziehung mit ihren Patienten einzugehen. Dennoch stehen uns verschiedene Hinweise zur Verfügung, die wir zur Kenntnis nehmen sollten:

1. Gabbard (2007, 2016) gelangte aufgrund seiner Erfahrung mit über 150 Fällen grenzverletzender Therapeuten zu der Schlussfolgerung, dass es *keine einfache Formel* gibt, mit der sich Therapeuten, die Grenzverletzungen verübt haben, beschreiben lassen. Obwohl die Gründe für die Grenzverletzungen bei den untersuchten Psychotherapeuten vielfältig waren, richtete sich seine Aufmerksamkeit besonders auf solche Fachkollegen, die, obwohl sie sich ethischen Grundsätzen verpflichtet fühlten, unter besonderen Begleitumständen in *Übertragungs-Gegenübertragungs-Inszenierungen* hineingezogen wurden, in deren Verlauf es zu Grenzverletzungen kam. Auffällig war für ihn die Häufung von Traumatisierungen in der Vorgeschichte dieser Therapeuten.

2. Die Annahme, dass *unverarbeitete Traumatisierungen* eine wichtige Rolle spielen, hat eine hohe Plausibilität, doch dürfte sie keine erschöpfende Antwort geben[6]. Dass Patientenfaktoren beim Zustandekommen sexueller Übergriffe bedeutsam sind, sollte uns nicht wundern. Auch wenn sich kein allgemeingültiges Profil von Patienten, die sich von Therapeuten in sexuelle Aktivitäten verwickeln lassen, nachweisen ließ, spricht doch vieles dafür, dass besonders Patienten, die in ihrer Biografie Grenzverletzungen erfahren haben, auch in Therapien ein erhöhtes Risiko aufweisen, wieder Grenzverletzungen zu erfahren (Pope & Bouhoutsos 1986; Kluft 1990; Somer & Saadon 1999; Aviv et al. 2006)[7]. Allerdings können auch biografisch durch Missbrauch nicht belastete Patienten Opfer von sexuellem Missbrauch in der Therapie werden (Gabbard 2016). Aufgrund von Interviews mit Patienten, die sexuelle Grenzverletzungen erlitten hatten, fanden Somer & Saadon (1999), dass die als Täter aktiv gewordenen Therapeuten meistens angesehene Kollegen waren, die allein arbeiteten, und dass die Grenzverletzungen sich allmählich entwickelt haben, vor allem bei Patienten, die selbst Opfer von sexuellem Missbrauch waren[8].

> In den Beratungsdaten des Ethikvereins zeigten sich persönliche Risikofaktoren aufseiten der Therapeuten (Geschlecht, Alter, Ansehen, Machtwünsche) und auch situative Faktoren (Lebenskrisen von Therapeuten, erhöhte narzisstische Bedürftigkeit, fachliche Überforderung, Unterschätzen der Störung des Patienten), die nicht ausreichend wahrgenommen wurden, so dass konkrete, auf der Handlungsebene wahrnehmbare Indizien als Warnsignale angesehen werden müssen (Schleu 2021).

3. Mit Gabbard (2007, 2016) sind wir der Auffassung, dass sich *grundsätzlich alle Psychotherapeuten*, insbesondere auch solche, die sich ethischen Grundsätzen gegenüber verpflichtet fühlen und die in den Augen ihrer Kollegen als seriös und kompetent gelten, unter dem Einfluss persönlicher Belastungen mit ihren Patienten so verwickeln können, dass Grenzverletzungen nicht mehr ausgeschlossen werden können[9].

> Eine Scheidung, eine ernsthafte Erkrankung eines Familienmitgliedes, der Tod eines Elternteils oder Partners oder der Suizid eines Patienten können Therapeuten, die normalerweise ethisch denken, fühlen und handeln, in Zustände verzwei-

felter Bedürftigkeit versetzen, in denen sie unbewusst den Patienten die Aufgabe antragen, sie aus dem Zustand der Verzweiflung herauszuführen (Gabbard & Lester 2003). Sind Omnipotenzfantasien in dem Sinne vorhanden, dass nur der Therapeut selbst die Patienten retten kann, können umfassende Rettungsbemühungen in Gang kommen, in deren Verlauf eine Grenze nach der anderen verletzt wird – bis der Prozess schließlich unumkehrbar wird.

4. Wie die meisten Therapeuten dürften auch wir der festen Überzeugung sein, dass uns selbst derartiges nie passieren könnte. Wir können uns nicht vorstellen, dass auch wir unter bestimmten Bedingungen unter den Einfluss unbewusster Abwehrmechanismen – vor allem der Verleugnung und der Rationalisierung – geraten können, die uns der Fähigkeit zur Selbstkritik berauben.

In pragmatischer Hinsicht plädieren wir dafür, dass wir uns prinzipiell als verwundbar und schädigender Grenzverletzungen fähig betrachten sollten, namentlich in belastenden Lebenssituationen und unter dem Einfluss spezifischer Auslösebedingungen. Nur eine radikal selbstkritische Haltung kann uns in die Lage versetzen, Frühwarnzeichen wahrzunehmen und rechtzeitig die Hilfe einer Supervision oder eigenen Therapie in Anspruch zu nehmen.

9.5.4 Das Problem der malignen Regression

Dem Abgleiten einer therapeutischen Beziehung in eine maligne Regression liegen destruktive interpersonelle Prozesse zugrunde, die wir verstehen sollten – umso mehr, als die Entwicklung einer aussichtslosen und hoffnungslosen Abhängigkeit eines Patienten von seinem Therapeuten offensichtlich nicht nur in Therapien vorkommt, die eine tiefe Regression als zentrales Wirkprinzip nutzen. Das entscheidende Merkmal einer malignen Regression ist ihre Irreversibilität (Balint 1968).

Auch wenn die Gründe für derartige tragische Entwicklungen vielfältig sein dürften, vermuten wir, dass drei prinzipiell vermeidbare Einflüsse in den meisten Fällen zur Entwicklung maligner Regressionen beitragen:

- eine unzureichend ausgebildete Fähigkeit des Therapeuten, die Auswirkung projektiver Identifizierungen zu erkennen,
- eigene unerkannte Übertragungen von Therapeuten auf Patienten
- und ein empathisches Versagen bei der Anerkennung einer tiefen, weil unbefriedigten Sehnsucht des Patienten nach einer versorgenden Abhängigkeitsbeziehung zu einer liebenden Bezugsperson.

Dazu möchten wir die folgenden Erläuterungen geben:

1. Die *Rolle unentdeckter projektiver Identifizierungen* bei gleichzeitig bestehenden unentdeckten Übertragungen sehen wir bei Beziehungskonstellationen, bei denen sich Therapeuten in einen Handlungsdialog (Klüwer 1983; Schreiber-Willnow 2014) verwickeln lassen, der in eine tiefe und nicht mehr umkehrbare Regression führt. In den von Bettinghofer (1992) untersuchten Fällen von maligner Regression fanden sich regelhaft ausgeprägte Übertragungen der Thera-

peuten auf ihre Patienten, die sie für die Projektionen der Patienten besonders vulnerabel machten und eigene kindheitstraumatische Erfahrungen aktivierten[10]. Eine zu einer malignen Abhängigkeit führende Psychodynamik entstand auch dann, wenn Therapeuten sich durch die Abhängigkeitsbedürfnisse ihrer Patienten bedrängt und bedroht und sich gleichzeitig unter Druck fühlten, den Patienten das geben zu müssen, was diese in der Kindheit vermissen mussten[11].

Ein Therapeut geriet durch die kindlichen Bedürfnisse seiner Patientin nach mütterlicher Fürsorge und ihre Sehnsucht nach einem idealisierten Vater zunehmend unter Druck. Unbewusst hatte er selbst eine Elternübertragung auf die Patientin entwickelt und gehofft, von ihr eine liebevolle Anerkennung für seine empathische Zuwendung zu erhalten. Als die Patientin noch qua projektiver Identifizierung eigene unerträgliche Gefühle von Minderwertigkeit und Ungenügen in ihn »deponiert« hatte, war er nicht mehr in der Lage, diese von seinen eigenen ähnlich gearteten Introjekten zu unterscheiden. Er entwickelte ein umfassendes Gefühl, gescheitert zu sein, war davon überzeugt, der Patientin nicht das geben zu können, was sie gebraucht hätte. Er quälte sich mit Schuldgefühlen, weil es der Patientin trotz einer schon länger bestehenden Therapie noch immer nicht besser ging. Auf der Basis dieser Schuldgefühle wuchs in ihm der Druck, der Patientin in vielen ihrer Wünsche entgegenzukommen und etwas Besonderes für sie zu tun. Schließlich ließ er sich zu Verhaltensweisen, die er bei anderen Patienten abgelehnt hätte, verleiten, indem er die Patientin in immer mehr alltagspraktischen Angelegenheiten unterstützte, bis diese ihren Alltag ohne seine konkrete Hilfe nicht mehr bewältigen konnte.

Obwohl wir nicht für ein regressionsförderndes Setting eintreten, kann es Situationen geben, in denen Patienten den dringenden Wunsch haben, ihre unbefriedigten Abhängigkeitswünsche in der Therapie erleben zu dürfen. Wir sollten ihnen den Raum dafür zugestehen, solange darunter die Alltagsfunktionalität nicht leidet.

Einmal zugelassen, erweisen sich die Abhängigkeitswünsche in der Regel als passager und reversibel und münden keinesfalls in eine bleibende kindliche Abhängigkeit. Wir sollten anerkennen, dass es Phasen einer Therapie geben kann, in der ein Patient sich tatsächlich sehr abhängig von uns fühlen kann und die Erfahrung einer guten, nicht grenzüberschreitenden Abhängigkeit braucht. Aber gerade dann benötigen diese Patienten nicht die reale Erfahrung der Erfüllung kindlicher Bedürfnisse, sondern die therapeutische Beziehung als einen Raum, in dem ein Gegenüber die Abhängigkeitswünsche wohlwollend annimmt, ohne sie unter Überschreitung des professionellen Rahmens konkret handelnd zu befriedigen[12].

2. Eine weitere, nicht zu vernachlässigende Quelle maligner Regressionen sehen wir in einer unzulässigen *Ausweitung der Indikationsstellung* für eine übertragungsorientierte psychoanalytische Therapie bei ichstrukturell deutlich gestörten Patienten.

Gemeint ist die nicht seltene Neigung zu »heroischen Indikationen«, deren Leidtragende die Patienten sind. Durch sie können maligne Regressionen induziert werden, die sich nicht aufhalten lassen und sich in autodestruktiven Handlungen und psychosomatischen bis psychotischen Symptombildungen manifestieren können. Angesichts einer derartigen Gefährdungssituation muss die Frage aufgeworfen werden, wie weit Fehleinschätzungen bei der Indikationsstellung für analytische Therapien unter dem Blickwinkel ethisch fragwürdigen Handels zu betrachten sind (Schneider 2005, 2013; Trimborn 2012).

3. Schließlich sollten wir nicht unerwähnt lassen, dass *akute Verluste* enger Bezugspersonen durch Tod oder Trennung auf dem Boden biografischer Mangelerfahrungen bei fehlender verlässlicher elterlicher Versorgung und frühen Verlust- oder Vernachlässigungserfahrungen eine weitere Quelle für maligne Regressionen bei einer psychoanalytischen Behandlung darstellen können (Schleu 2021, persönliche Mitteilung).

Diese Gefährdungsmöglichkeit sollten wir sehen, bevor wir uns entschließen, unseren Patienten ein, wie auch immer therapeutisch begründbares regressionsförderndes Therapieangebot zu unterbreiten.

9.5.5 Konsequenzen

Soweit uns bekannt ist, wurde eine ausgearbeitete Theorie des psychotherapeutischen Scheiterns in ihren unterschiedlichen Facetten bisher nicht vorgelegt. Als Folge davon wird das reale Scheitern von Psychotherapie nach wie vor zu oft als bedauerliches Randphänomen zur Kenntnis genommen und lediglich dann Gegenstand weiterer Betrachtung, wenn die geschädigten Betroffenen wegen der Tatsache ihrer Schädigung in einem berufsrechtlichen oder strafrechtlichen Rahmen Beschwerde führen. Wir können hier keine Systematik der Fehlentwicklungen und des Scheiterns psychotherapeutischer Behandlungen vorlegen, doch scheinen uns einige Gesichtspunkte der Beachtung wert zu sein:

1. Zunächst einmal sollten wir ein annäherndes *Verständnis* darüber erzielen, was wir unter dem Scheitern einer Psychotherapie verstehen wollen. In jedem Fall darf die Patientenperspektive nicht außer Acht gelassen werden (Schleu 2021). Eine ausbleibende Symptombesserung rechtfertigt es nicht, von einem Scheitern einer Therapie zu sprechen, da Patienten nicht selten den Erfolg von Psychotherapien nach anderen Kriterien beurteilen als die meist an Symptomkriterien orientierten Therapeuten.

Bei nicht wenigen Patienten kann sich das Gefühl einer zufriedenstellenden Therapieerfahrung auch dann einstellen, wenn keine Symptomreduktion eingetreten ist, sie aber das Gefühl von Wertschätzung und Anerkennung erleben durften. Umgekehrt würden wir das Scheitern einer Therapie nicht ausschließlich an einer ausbleibenden Symptombesserung festmachen, sondern auch das am Ende einer Therapie eintretende Gefühl gewichten, eine negative Beziehungserfahrung gemacht zu haben, die alte negative Selbstkognitionen verstärkt und die Aussicht auf eine befriedigende Lebensgestaltung verringert hat.

2. Generell ist zu klären, ob sich ein Therapeut formal an die Regeln des von ihm angewandten Verfahrens gehalten hat oder ob er sich einer *ethisch relevanten Grenzverletzung oder Schädigung* des Patienten durch einen klar beschreibbaren Behandlungsfehler schuldig gemacht hat.

Unterhalb der Schwelle ethisch relevanter Grenzverletzungen und Schädigungen können zahlreiche Möglichkeiten inadäquaten Therapeutenverhaltens vorkommen, die von Kompetenzmängeln über unbemerkte Verstrickungen in Übertragungs-Gegenübertragungs-Szenarien bis hin zu groben Fehleinschätzungen auf der Basis unbewusster Abwehrvorgänge reichen.

3. Fragen wir nach der *Verantwortlichkeit* für das Scheitern einer Psychotherapie, werden wir zwar immer auch extratherapeutische Faktoren und Umstände, die nicht in unserem Einflussbereich liegen – eintretende Erkrankungen oder nicht vorhersehbare familiäre Entwicklungen im Umfeld der Patienten – in Betracht ziehen müssen. Auch kann ein eindeutiges Fehlverhalten auf Seiten des Patienten – das Vorenthalten wichtiger Information, irreführende Angaben oder mit der Therapie unvereinbares Verhalten – einmal zum Scheitern einer Behandlung führen, ohne dass uns eine Schuld trifft. Sehen wir von diesen besonderen Fällen ab, liegt nach unserer Auffassung die Verantwortung für ein Scheitern zumindest jeder längeren psychotherapeutischen Behandlung eindeutig bei uns.

Insofern halten wir es auch nicht für zulässig, die Verantwortung für das Scheitern einer Therapie nachträglich einseitig dem Patienten – etwa seiner unzureichenden Motivation oder Mitarbeit – anzulasten. Sollte es tatsächlich an der Motivation oder Mitarbeit des Patienten gemangelt haben, hätte es in unserer Verantwortung gelegen, die Fortführung der Therapie frühzeitig in Frage zu stellen.

4. Abgesehen von behandlungstechnischen Kompetenzdefiziten, die zum Scheitern der Behandlung beigetragen haben können, ist es auch möglich, dass die *Idealisierung einer bestimmten Methode* – im Vertrauen darauf, dass ihr eine heilende Kraft innewohnt, die die Therapie letztlich einem guten Ende zuführt – zu einem rigiden Festhalten an dem bisherigen Vorgehen geführt hat, obwohl die veränderten Bedingungen in der Therapie einen Wechsel des Vorgehens erfordert hätten[13].

In diesem Falle könnte die Vermittlung von Kenntnissen der neueren Psychotherapieforschung zu Befunden, die ein flexibles Vorgehen nahelegen, und solchen, die die Bedeutung von Brüchen und Reparaturen der therapeutischen Allianz betonen, zu einem Umdenken Anlass geben. Bekanntlich können sich schwierige Behandlungs- und Beziehungssituationen entscheidend entspannen, wenn es uns gelingt, nicht defensiv zu reagieren und den Patienten anzuklagen, sondern eigene Behandlungsfehler einzuräumen. Wie wir ausführlich dargestellt haben (→ Kap. 5.8), kann damit sogar eine Stärkung der therapeutischen Allianz erreicht werden.

5. Wie wir erläutert haben, können Therapeuten, die selbst beziehungstraumatische Erfahrungen machen mussten, besonders vulnerabel gegenüber bestimmten Manifestationen der Psychopathologie von Patienten sein, die eigenen traumatischen Erfahrungen reaktivieren und in *Übertragungs-Gegenübertragungs-Verstrickungen* geraten, die sie ohne die Hilfe einer Supervision nicht mehr auflösen können.

Problematisch und ethisch relevant werden solche Verstrickungen dann, wenn wir uns in unseren basalen Regulationsmöglichkeiten überfordert fühlen und unter Einsatz einer Verleugnungs- und Rationalisierungsabwehr unerfüllt gebliebene Grundbedürfnisse zu Lasten unserer Patienten befriedigen. Wir gehen davon aus, dass die wenigsten Psychotherapeuten, wenn sie sich für diesem Beruf entscheiden, bewusst beabsichtigen oder in Kauf nehmen, in der Praxis unethisch und verantwortungslos zu werden. Doch offensichtlich sind sie dem Druck der auf sie projizierten negativen Selbstanteile der Patienten nicht immer gewachsen, mit der Folge, dass sie zur Abwehr der zwangsläufig in einer nahen Beziehung auftretenden Ängste und zur Realisierung ihrer Sicherheitsbedürfnisse unbewusst auf Abwehrformen zurückgreifen, die Beziehungsbedürfnisse der Patienten nicht nur verfehlen, sondern regelrecht verletzen. Wir vermuten, dass ein Teil der schädigenden Verhaltensmuster von Therapeuten ihren Ursprung in einer Überlastung durch negative Emotionen hat. Vor allem bei den von Patientenseite besonders häufig angeführten Empathiemängeln sollten wir an die Möglichkeit denken, dass es während der Therapie zu einer Bedrohung unserer Grundbedürfnisse nach Sicherheit und Selbstwertschutz gekommen ist, zu deren Restitution eine narzisstische Abwehr mit Mechanismen der Verleugnung und Rationalisierung und nachfolgender Kritiklosigkeit gegenüber dem eigenen Handeln eingesetzt hat. Unsere therapeutische Wirksamkeit reicht nur so weit wie die eigene Affekttoleranz (Schore 2007).

6. Das Problem besteht aus unserer Sicht nicht allein darin, dass Therapeuten, die sich zu ethischen Verfehlungen haben hinreißen lassen, eine ungenügende *Kenntnis* über ethische Vorgaben hätten[14]. Auch dürfte kaum jemand, der sich zur Berufswahl des Psychotherapeuten entschlossen hat, ernsthaft bestreiten, dass Patienten die Möglichkeit haben müssen, sich so sicher zu fühlen, dass sie sich emotional auf die Therapie einlassen können, dass sie sich verletzlich präsentieren können und auf die professionelle Handhabung durch ihre Psychotherapeuten verlassen können. Das Problem besteht vielmehr darin, dass Psychotherapeuten auch dann, wenn sie eine umfangreiche *Selbsterfahrung* durchlaufen haben, nicht davor geschützt sind, in bestimmten kritischen Situationen und Konstellationen unter den Einfluss unbewusster Abwehrmechanismen, grenzüberschreitende und moralisch verwerfliche Verhaltensweisen nicht nur für zulässig, sondern oft sogar für therapeutisch geboten halten.

Allerdings gibt es Hinweise, dass auch Psychotherapeuten unzureichende Kenntnisse über schädigende Verhaltensweisen haben können. 2,5 % der untersuchten Therapeuten vertraten in der Studie von Haberfellner & Zankl (2008) die Ansicht, dass sexuelle Kontakte in einer Behandlung hilfreich sein können. Es sei dahingestellt, wie weit einer solchen Auffassung tatsächlich Unkenntnis oder möglicherweise doch eine massive Verleugnungstendenz zugrunde liegt.

7. Eine verbreitete und nachvollziehbare *emotionale Reaktion* auf die Tatsache des Vorkommens von Missbrauch und Ausbeutung in Psychotherapien ist Erschrecken und Entsetzen, gerade auch angesichts des Ausmaßes krimineller Vorkommnisse in einem Gebiet mit impliziter ethischer Zielsetzung[15]. Aus unserer Sicht genügt es nicht, bedauernd, anklagend oder mit Abscheu festzustellen, dass offensichtlich einige unserer Kollegen unter den Einfluss narzisstischer Größenfantasien gelangt sind, die sie vermeintlich berechtigen, sich wegen der Besonderheiten des Falls oder ihrer Person über die von ihnen selbst als gültig betrachteten ethischen Grundsätze zu stellen. Vielmehr sollten wir uns die Frage vorlegen, welche Bedingungen für die betroffenen Kollegen für das Inkrafttreten derartiger Abwehrmechanismen auslösend waren oder sind. Wir denken, dass Aspekte der

emotionalen Überlastung und Erschöpfung bei Psychotherapeuten nicht die nötige Aufmerksamkeit erfahren haben, die sie verdienen.

> Zumindest ist nicht erkennbar, dass systematische Anstrengungen unternommen werden, um dieser Gefahr zu begegnen. Nun wollen wir keinesfalls den Eindruck erwecken, als liege eine Lösung des schwerwiegenden Problems auf der Hand, und sicherlich wird man die Chancen einer Einflussnahme realistisch einschätzen müssen, doch sollte die sehr reale Gefahr für unsere Patienten jede Bemühung um eine Reflexion der bedrückenden Realität rechtfertigen. Erfreulicherweise ließ sich zeigen, dass eine eingehende im Vergleich zu einer kursorischen Beschäftigung mit der Thematik von Machtmissbrauch in der Therapie in der Selbstauskunft von Therapeuten einen signifikanten positiven Einfluss zu haben scheint (Frenzl et al. 2020).

8. Soweit charakterologische Mängel der Therapeutenpersönlichkeit maßgeblich beteiligt sind, wird es wenig andere Einflussmöglichkeiten geben, als die betroffenen Personen, soweit sie überhaupt identifizierbar sind, nicht zu einer Psychotherapie-Ausbildung zuzulassen.

> Dabei wird deutlich, welche Verantwortung auf denjenigen lastet, die über die Zulassung von Kandidaten zu Psychotherapieausbildungen zu befinden haben. Für die Ausbildung zum Psychoanalytiker wurde dies bereits thematisiert (Gabbard & Lester 1996; Tibone & Schmieder-Dembek 2015)[16]. Für zukünftige Generationen von Psychotherapeuten wird diese Problematik noch zunehmen, da sie als approbierte Kollegen in eine Weiterbildung gehen, die nicht ohne größere Probleme vorzeitig beendet werden kann.

9. Wenden wir den Blick zurück auf die von Gabbard (2007) untersuchte Gruppe von Psychotherapeuten, die sich grundsätzlich ethischen Standards verpflichtet fühlen, sich jedoch unter dem Einfluss von Übertragungs-Gegenübertragungs-Verwicklungen zu grenzüberschreitenden und schädigenden Verhaltensweisen haben hinreißen lassen. Die Auseinandersetzung damit ist deshalb so wichtig, weil die angesprochenen Verwicklungen prinzipiell jeden von uns betreffen können. In diesem Zusammenhang möchten wir als entscheidenden Faktor die oft verbesserungswürde Selbstfürsorge von Therapeuten anführen. Als Therapeuten dürfen wir die Sorge für das eigene Wohlbefinden bei der Ausübung unserer Tätigkeit und unseren Schutz vor einer Überlastung durch negative Emotionen nicht derart vernachlässigen, dass wir letzten Endes Gefahr laufen, unter Zuhilfenahme der erwähnten Abwehrmechanismen die Befriedigung unserer Grundbedürfnisse zu Lasten unserer Patienten zu realisieren. Gabbard (2007) vergleicht die Situation des Therapeuten mit derjenigen eines Bademeisters oder Lebensretters, der zunächst einmal für seine eigene Sicherheit sorgen muss, bevor er einen anderen Menschen retten kann.

> Eine solche psychodynamische Perspektive schließt nicht aus, dass wir als Psychotherapeuten auch dann, wenn wir unter den Einfluss verleugnender oder rationalisierender Abwehrmechanismen geraten sind, für unser Handeln und für die daraus resultierenden Schäden vollumfänglich verantwortlich und zur Verantwortung zu ziehen sind. Lediglich könnten wir – so unsere These –, bevor es zum Einsetzen dieser Abwehrmechanismen kommt, unsere eigenen Regulationsbedürfnisse besser in den Blick nehmen, um die Wahrscheinlichkeit der Entwicklung schädigender Prozesse zu vermindern.

10. Zum Schluss möchten wir noch darauf aufmerksam machen, dass auch die Wahl des Therapiekonzeptes dazu beitragen kann, die Wahrscheinlichkeit des Auftretens negativer Emotionen auf Seiten der Therapeuten zu erhöhen oder zu vermindern.

Wenn wir von einem Therapiekonzept geleitet werden, das die Wahrscheinlichkeit des Auftretens negativer Emotionen in unserer Gegenübertragung erhöht, kann das zur Folge haben, dass wir im Laufe der Therapien – speziell wenn patientenseitig Prozesse projektiver Identifizierung dominieren und auf unserer Seite noch persönliche Belastungsmomente oder das Erleben eigener Erschöpfung hinzukommen – in Gefühlszustände der Ohnmacht, der Hilflosigkeit oder auch der Minderwertigkeit geraten, die unser Bedürfnis nach Selbstachtung und Selbstwirksamkeit bedrohen und zu deren Restitution wir unbewusst auf Abwehrmechanismen zurückgreifen, die schädigende Auswirkungen haben können. Möglicherweise tragen ressourcenaktivierende therapeutische Konzepte, die die Ausbreitung negativer Emotionen in der therapeutischen Beziehung aktiv begrenzen, dazu bei, dass sich projektive Identifizierungen bei Patienten *und* Therapeuten weniger zu Lasten des jeweils anderen ausbreiten. Wenn zudem mehr Kenntnisse über die Wirkung »deponierter« negativer Emotionen und die Möglichkeiten, sich vor ihren Auswirkungen zu schützen, vorhanden wären, bestünde die Hoffnung, dass destruktive Abwehrmuster nicht mehr in dem Maße wie bei traditionellen Behandlungskonzepten zur Restitution des Selbsterlebens von Therapeuten nötig werden.

Weiterführende Literatur

Bettighofer S (1992). Der Beitrag des Analytikers zur Entstehung der malignen Regression. Prax Psychother Psychosom 37,297–309.

Eichenberg C, Dornial J, Fischer G (2009). Sexuelle Übergriffe in therapeutischen Beziehungen: Risikofaktoren, Folgen und rechtliche Schritte. Psychother Psychosom Med Psychol 59, 337–344.

Fäh M (2002). Wenn Analyse krank macht. Methodenspezifische Nebenwirkungen psychoanalytischer Therapien. In: Märtens M, Petzold H (Hg). Therapieschäden. Risiken und Nebenwirkungen von Psychotherapie. Mainz: Matthias-Grünewald; 109–147.

Fischer G, Becker-Fischer M (2005). Folgetherapie nach sexuellem Missbrauch. In: Egle UT, Hoffmann SO, Joraschky P (Hg). Sexueller Missbrauch, Misshandlung, Vernachlässigung. 3. Aufl. Stuttgart: Schattauer, 608–620.

Frenzl D, Gawlytta R, Schleu A, Strauß B (2020). (Kunst)Fehler in der Psychotherapie, Pilotstudie zur Erfassung von Fehlbehandlungen in der Psychotherapie aus TherapeutInnensicht, Psychotherapeut 65, 475–486.

Gabbard GO (2007). Die Rolle des Traumas des Analytikers bei der Pathogenese professioneller Grenzverletzungen. In: Müller M, Wellendorf F (Hg). Zumutungen – Die unheimliche Wirklichkeit der Übertragung, edition discord, Tübingen; 301–313.

Haberfellner EM, Zankl S (2008). Einstellung zu sexuellen Kontakten in der Psychotherapie: Ergebnisse einer Befragung von österreichischen Psychotherapeuten, Psychother Forum 16, 92–97.

Hilgers M (2009). Schäden und Nebenwirkungen in der Psychotherapie. Persönlichkeitsstörungen – PTT 13, 15–30.

Hirsch M (2012). »Goldmine und Minenfeld«. Liebe und sexueller Machtmissbrauch in der analytischen Psychotherapie und anderen Abhängigkeitsbeziehungen. Gießen: Psychosozial.

Hoffmann SO, Rudolf G, Strauß B (2008). Unerwünschte und schädliche Nebenwirkungen von Psychotherapie. Eine Übersicht mit dem Entwurf eines eigenen Modells. Psychotherapeut 53, 4–16.

Holzbecher M (2014). Sexuelle Grenzverletzungen und deren Auswirkungen. In: Schleu A, Schreiber-Willnow K, Wöller W (Hg). Verwickeln und Entwickeln. Ethische Fragen in der Psychotherapie. Bad Homburg: VAS; 122–135.
Kaczmarek S, Strauß B (2018). Empirische Befunde zum Spektrum und zur Häufigkeit von unerwünschten Wirkungen, Nebenwirkungen und Risiken von Psychotherapie. In: Linden M, Strauß B (Hg). Risiken und Nebenwirkungen von Psychotherapie; 15–32.
Kaczmarek S, Passmann K, Cappel R, Hillebrand V, Schleu A, Strauß B (2012). Wenn Psychotherapie schadet ... Systematik von Beschwerden über psychotherapeutische Behandlungen. Psychotherapeut 57, 402–409.
Kind J (2017). Das Tabu, Klett-Cotta, Stuttgart.
Krutzenbichler S, Essers H (2002). Muss denn Liebe Sünde sein. Zur Psychoanalyse der Übertragungs- und Gegenübertragungsliebe. Gießen: Psychosozial.
Krutzenbichler HS, Essers H (2010). Übertragungsliebe. Psychoanalytische Erkundungen zu einem brisanten Phänomen. Gießen: Psychosozial.
Lange E, Hillebrand V, Pfäfflin F (2009). Beschwerden über Therapeuten. Psychotherapeut 54, 307–309.
Linden M, Strauß B (2013). Risiken und Nebenwirkungen von Psychotherapie. Medizinisch Wissenschaftliche Verlagsgesellschaft, Berlin.
Ruff W, von Ekesparre D, Grabenstedt Y, Kaiser-Livne M, Längl W, Nagell W (2011). Behandlungs- und Kunstfehler in der Psychoanalyse. Forum Psychoanal 27, 43–60.
Rüger U (2009). Über unreflektiertes Funktionalisieren von Patienten in der Psychotherapie und seine schädlichen Auswirkungen. Persönlichkeitsstörungen – PTT 13, 31–41.
Schleu A, Hillebrand V, Kaczmarek S, Strauß B (2013). Patientenbeschwerden über psychotherapeutische Behandlungen. In: Linden M, Strauß B (Hg). Risiken und Nebenwirkungen von Psychotherapie. Erfassung, Bewältigung, Risikovermeidung. Berlin: Medizinisch-Wissenschaftliche Verlagsgesellschaft.
Schleu A (2019). Spektrum von Grenz- und Abstinenzverletzungen in Psychotherapien, Psychotherapeut 64, 455–462.
Schleu A (2021). Umgang mit Grenzverletzungen. Professionelle Standards und ethische Fragen, Berlin: Springer
Schneider G (2005). Die Gefahr der Heilung – psychische Veränderungen als tödliche Bedrohung Jahrb Psychoanal 51, 81–112.
Schreiber-Willnow K (2014). Liebe und andere Zumutungen. In: Schleu A, Schreiber-Willnow K, Wöller W (Hg). Verwickeln und Entwickeln. Ethische Fragen in der Psychotherapie. Bad Homburg: VAS; 108–121.
Strauß B, Linden M, Haupt ML, Kaczmarek S (2014). Unerwünschte Wirkungen, Nebenwirkungen und Fehlentwicklungen. In: Schleu A, Schreiber-Willnow K, Wöller W (Hg). Verwickeln und Entwickeln. Ethische Fragen in der Psychotherapie. Bad Homburg: VAS; 84–107.
Tibone G (2014). Wie kommt es zu problematischen Verläufen in Psychotherapien? Erkenntnisse aus der Behandlung von Patientenbeschwerden. In: Schleu A, Schreiber-Willnow K, Wöller W (Hg). Verwickeln und Entwickeln. Ethische Fragen in der Psychotherapie. Bad Homburg: VAS; 29–38.
Tibone G, Schmieder-Dembek B (2015). Abstinenz und Abstinenzverletzungen in der psychoanalytischen Ausbildung. Forum Psychoanal 31, 17–34.

Anmerkungen

1 Die Prävalenz strafrechtlich bedeutsamen Fehlverhaltens wird aufgrund der vorliegenden Studien konservativ auf 10 % für männliche und bis zu 2,5 % für weibliche Therapeuten geschätzt (Hoffmann et al. 2008). Dieser Befund gilt für alle Formen psychiatrischer und psychotherapeutischer Tätigkeit und alle Qualitäten von Ausbildung und Ausbildungsstand. Allein für die Richtlinientherapie ist von 300 Fällen von sexuellem Missbrauch pro Jahr auszugehen. Noch einmal so viel Fälle kommen hinzu, wenn man auch die nicht kassenfinanzierten Behandlungen hinzurechnet (Fischer & Becker-Fischer 2005; Kaczmarek & Strauß 2018, S. 24 ff.). In 80 % der Fälle hat man es mit Wiederholungstätern zu tun. In den letzten Jahren hat sich die Befundlage durch die Aufarbeitung von

Beschwerden über psychotherapeutische Behandlungen stark verbessert (Lange et al. 2009; Kaczmarek et al. 2012; Schleu et al. 2013, 2021; Tibone 2014). Großangelegte Untersuchungen zeigen, dass bei etwa 20 % aller Grenzverletzungen weibliche Therapeuten und bei 20 % gleichgeschlechtliche Dyaden involviert sind (Schoener et al. 1989). Es wird berichtet, dass Zulassungsausschüsse und Ethikkommissionen immer wieder Beschwerden angeblichen sexuellen Fehlverhaltens von Therapeuten abweisen, weil sie die Aussagen der Beschwerdeführer offensichtlich nicht für glaubwürdig hielten (Sell et al. 1986).

2 Hilgers (2009, S. 26), der diesen offenbar nicht selten vorkommenden Zustand beklagt, rät, für ein psychoanalytisches Therapieverständnis eher ungewöhnlich, zu einer direkten konfrontativen Intervention: »Ich erwarte von Ihnen, dass Sie sich aktiv darum kümmern, diese Missstände abzustellen. Was wollen Sie dafür unternehmen?«

3 Diese »gutartigen« Formen der Grenzübertretung, in die wir im Rahmen eines Gegenübertragungs-»Enactments« geraten können, können, wenn sie bemerkt und gemeinsam reflektiert werden, sogar für den therapeutischen Prozess förderlich sein. Sie sind gemeint, wenn davon gesprochen wird, dass der Fehler einer analytischen Therapie inhärent und die temporäre, jedoch anschließend reflektierte Abstinenzverletzung geradezu konstitutiv für sie sei (Zwiebel 2017). Sie muss von groben und eklatanten »malignen« Enactments unterschieden werden, in denen ebenfalls in der Gegenübertragung entstehende Impulse ungefiltert ausagiert werden, die aber im Unterschied zu der erstgenannten Form sowohl schädlich für Patienten als auch zerstörend für die therapeutische Beziehung sind. Diese Formen von Enactment werden typischerweise nicht reflektiert, sondern existieren gleichsam außerhalb der therapeutischen Beziehung. Bei ihnen sollte eher von Grenz*verletzungen* gesprochen werden (Gutheil & Gabbard 1993).

4 Bedürfnisse nach Idealisierung können sich auch hinter dem Mitleid des Therapeuten mit seinem Patienten verstecken, wenn er glaubt, ihm wie eine gute Elternfigur in sozialen Schwierigkeiten hilfreich sein zu müssen. Dabei überidentifiziert sich der Therapeut mit dem Patienten, wobei er glaubt, nur er könne ihn aus der Rolle des hilflosen Opfers befreien (Gabbard 2006).

5 Zur Psychodynamik von sexuellen Missbrauchshandlungen liegen inzwischen genügend Erkenntnisse vor, die zeigen, dass speziell sexuelle Grenzverletzungen eine längere Vorgeschichte in der therapeutischen Beziehung haben, die durch »vorbereitende Aktivitäten« – verstärkte Selbstmitteilungen des Therapeuten, Verlegung von Sitzungen auf den Abend und Verzicht auf Honorare – eine schrittweise Aushöhlung der therapeutischen Neutralität bewirken (Kaczmarek & Strauß 2018). Von besonderer Bedeutung ist der Befund, dass die Initiative zu sexuellen Grenzverletzungen zu 80 % von den behandelnden Therapeuten ausgegangen ist (Eichenberg et al. 2009).

6 In Anbetracht der großen Zahl von Psychotherapeuten, die allein der Wahrscheinlichkeit nach Traumatisierungen in ihrer Lebensgeschichte erlitten haben dürften, ist dringend vor vorschnellen Verallgemeinerungen zu warnen.

7 Patientinnen mit dissoziativen Störungen scheinen besonders gefährdet zu sein, ebenso Patienten, die die Neigung haben, sich mit Angreifern zu identifizieren, weiterhin Patienten, die wenig Möglichkeiten der Selbstfürsorge haben sowie Patienten, die Defizite in der Beurteilung von Schuld und Verantwortung aufweisen (Kluft 1990). Nicht wenige berichteten über angenehme Gefühle während der »Affäre«, empfanden die Erfahrung im Rückblick aber als verletzend und ausbeuterisch. Eine Empfehlung von Somer und Saadom (1999) geht dahin, dass Therapeuten äußerst vorsichtig sein sollten mit vermeintlich unschädlichen körperlichen Tröstungen und Nähebekundungen, besonders im Kontakt mit Opfern von Kindesmissbrauch. In allen diesen Fällen sind Interventionen und Supervisionen dringend geboten. Es scheint, als kämen die gröbsten Abweichungen vom therapeutischen Rahmen gerade in der Behandlung hochgradig gestörter und traumatisierter Patienten vor, die in besonderem Maße auf eine klare Grenzziehung angewiesen sind.

8 Eine besondere Psychodynamik, die sich bei Therapeuten findet, die selbst Kindheitstraumen erlitten haben, beschreibt Gabbard mit

dem Begriff der »Desidentifikation mit dem Aggressor« (Gabbard 1997). Therapeuten, die in der Kindheit sexuell missbraucht wurden und deren Missbrauch unzureichend durchgearbeitet wurde, können in einem verzweifelten Versuch, eigene täteridentifizierte Persönlichkeitsanteile und die mit ihnen verbundene Aggression abzuspalten oder durch Verleugnung abzuwehren, dazu übergehen, den Patienten retten zu wollen. In Überidentifikation mit ihm kann der Wunsch entstehen, ihn durch eine reale Nachbeelterung zu heilen. Der Therapeut hat dann das Gefühl, dem Patienten etwas geben zu müssen, was dieser, genauso wie er selbst, in der Kindheit nicht erhalten hat. Diese Dynamik kann sich soweit steigern, bis die Grenzen der Therapiesituation überschritten sind. Das prominente Beispiel für diese Haltung findet sich bei den problematischen therapeutischen Experimenten von Sándor Ferenczi (1932) der – ungeachtet seiner großen Verdienste für das Verständnis der Pathologie komplex traumatisierter Patienten – eine kalte Mutterbeziehung erfahren hatte und, wie aus seinem Tagebuch hervorgeht, seinen Patienten etwas von dem geben wollte, was er selbst nicht erhalten hatte.

9 Die Geschichte der Psychoanalyse und Psychotherapie ist voll von Hinweisen, die bezeugen, dass das Problem sexueller Grenzüberschreitungen durch Therapeuten immer existiert hat (Carotentuto 1982; Grosskurth 1991; Kind 2017).

10 Gerät ein Therapeut in die Übertragungsposition des ohnmächtigen, bedürftigen und von Schuldgefühlen gequälten Kindes, wird er die in die gleiche Richtung weisenden Projektionen des Patienten kaum noch von den aus seiner Kind-Identifikation stammenden Gefühlen trennen können. Er läuft dann Gefahr, zur eigenen Druckentlastung vermeintliche Wiedergutmachungsansprüche der Patienten auch unter Überschreitung der professionellen Grenzen zu erfüllen – ohne zu bemerken, dass er damit unbewusst gleichzeitig eigene Wünsche nach Macht und Beherrschung bedient.

11 Unter dem Eindruck von Fantasien, die Patienten nie mehr aus der Therapie entlassen zu können, können Therapeuten von einem überfürsorglich zugewandten Beziehungsangebot in eine Haltung forcierter Abgrenzung wechseln, bei der sie sich dem Verständnis ihrer Abhängigkeitsbedürfnisse verschließen, die Patienten energisch zu Selbstständigkeit auffordern oder sogar die Therapie abbrechen. Nicht selten stellt sich, ausgelöst durch Schuldgefühle wegen dieser nunmehr forciert abgegrenzten Haltung, wieder das ursprüngliche Muster grenzüberschreitender Versorgungsbereitschaft ein, womit sich der schädigende Wechsel der Beziehungsangebote wiederholt. Wenn eine Patientin in schneller Abfolge mal die Bereitschaft des Therapeuten zu partieller Wiedergutmachung und im nächsten Moment seine Angst vor einer sich entwickelnden Abhängigkeit spürt und sich zurückgewiesen fühlt, fördert dies die Entwicklung einer Abhängigkeitsbeziehung. Nicht die Regressionstiefe an sich führte bei den von Bettinghofer (1992) untersuchten Patienten zur malignen Regression, sondern der soeben beschriebene Interaktionszirkel, bei dem eine Hoffnung auf Realisierung genährt und sofort wieder mit schroffer Distanzierung beantwortet wird – besonders wenn er unbemerkt über einen längeren Zeitraum besteht. Offensichtlich müssen wir mit dem Einsetzen einer malignen Regression besonders dann rechnen, wenn tiefe Abhängigkeitswünsche aus Angst, sie könnten Realität werden, nicht dem bewussten Erleben zugänglich gemacht und somit keine Repräsentanz im Sinne grundsätzlich berechtigter Beziehungsbedürfnisse erhalten dürfen.

12 Darüber hinaus können wir unseren Patienten die bewährte Technik der Selbstfürsorge auf der inneren Bühne nahebringen, die – ohne die Notwendigkeit einer Regression in der therapeutischen Beziehung – eine symbolische Nachbeelterung kindlicher Anteile der Persönlichkeit zum Inhalt hat (→ Kap. 8.3.3).

13 Berichtet werden immer wieder ins Stocken geratene psychoanalytische Behandlungsverläufe, bei denen Supervisoren trotz fortschreitender Verschlechterung des Befindens der Patienten darauf bestanden, an der Methode der freien Assoziation festzuhalten und auf ihre heilende Wirkung zu vertrauen (Bettinghofer 1992).

14 Es besteht kein Mangel an klaren Vorgaben, welche ethischen Grundsätze in Psychotherapien zu beachten sind (Beauchamp & Chil-

dress 2009; Schleu et al. 2013; Tibone 2014, Berufsordnung BptK). Sie umfassen den Aspekt des Respekts für die Autonomie des Patienten; die Forderung, dass die Therapie unterstützend sein und Schaden vermieden werden soll; sie fordern, dass Therapien von Fairness, Loyalität und Zuverlässigkeit geprägt sein und in einer Atmosphäre der Wahrhaftigkeit vonstatten gehen sollen.

15 In ihr spiegelt sich nach unserer Auffassung die ebenso verbreitete Neigung wider, die Augen vor der enormen kriminellen Handlungsbereitschaft zu verschließen, die auch in anderen gesellschaftlichen Bereichen erkennbar ist. Bei rationaler Betrachtung wird niemand bestreiten, dass Kriminalität ein ernst zu nehmender Bestandteil unserer Gesellschaft ist. Warum sollten Angehörige von Heilberufen da eine Ausnahme bilden? Anzunehmen, dass die implizite ethische Dimension der Heilberufe vor kriminellen Absichten schützen könnte, ist eine naive Form von Wunschdenken mit ungebrochener Attraktivität. Im Gegenteil ist davon auszugehen, dass Heilberufe durch das inhärente Machtgefälle dieser Gefahr in besonderem Maße ausgesetzt sind. Zum einen macht die Aussicht, Macht ausüben zu können, die Wahl eines Heilberufs für potenzielle Täter besonders attraktiv. Zum anderen stellt die Abhängigkeit des Hilfesuchenden eine besondere Versuchungssituation für Machtausübung dar.

16 Dies ist besonders wichtig in Zeiten rückläufiger Kandidatenzahlen an psychoanalytischen Instituten, in denen es besonders schwierig, aber eben wichtig ist, motivierten, aber ungeeigneten Kandidaten eine Absage zu erteilen.

9.6 Von der Idealisierung der Methode zur erwünschten Fehlerkultur

9.6.1 Historischer Umgang mit Behandlungsfehlern und die Gefahren der Idealisierung einer Behandlungstechnik

Betrachten wir den historischen Umgang mit Behandlungsfehlern in der frühen Psychoanalyse, so fällt auf, dass therapeutische Misserfolge über lange Zeit nahezu ausschließlich der Psychodynamik der Patienten angelastet wurden. Später wurde unter Psychoanalytikern die Frage von Behandlungsfehlern vor allem unter dem Blickwinkel der Korrektheit der Interventionen im Sinne einer idealtypischen Behandlungstechnik diskutiert. Fragen der professionellen Ethik wurden in der frühen psychoanalytischen Welt insgesamt selten thematisiert. Das Abstinenzgebot galt es zu beachten, ansonsten war Freud (1904) der Auffassung, die Moral verstehe sich von selbst (Picht 2014). So war die Bereitschaft, sich mit Fragen möglicher Fehlverhaltensweisen von Mitgliedern der psychoanalytischen Gemeinschaft auseinanderzusetzen (Sandler 2007). Mag man auch manche Entwicklungen in der Psychoanalyse in dieser Zeit dem Umstand ihrer gesellschaftlichen Bedrohung zurechnen, so mutet es doch befremdlich an, dass Diskussionen zu ethischen Fragen und Grenzverletzungen in der Therapie in psychoanalytischen Institutionen über lange Zeit vermieden wurden. Auch war die Auseinandersetzung mit Behandlungsfehlern lange tabuisiert, und es gab eine unausgesprochene Weigerung, sie überhaupt zur Kenntnis zu nehmen (Kächele & Schachter 2014).

Die langjährige weitgehende Tabuisierung von Grenzverletzungen in psychoanalytischen Kontexten ist ein irritierendes Phänomen, das einer Analyse bedarf[1]. Sie ging Hand in Hand mit einer verbreiteten Idealisierung der psychoanalytischen Methode. Von ihr wurde angenommen, dass sie generell anderen Methoden überlegen sei, wenn man sie nur konsequent genug anwende und sich dabei nicht irritieren lasse (Zwiebel 2017)[2]. Angesichts des erheblichen Aufwandes, den eine psychoanalytische Ausbildung erfordert, wundert es nicht, dass die durch sie erreichbaren Resultate in unrealistischer Weise überschätzt wurden.

Immer wieder taucht die Frage auf, ob bei einer über Jahre gehenden hochfrequenten psychoanalytischen Behandlung mit negativen Folgen zu rechnen ist, die bei anderen Therapien nicht in diesem Maße vorkommen. Zwar liegen keine empirischen Hinweise vor, die belegen könnten, dass die psychoanalytische Behandlung – wie es ein weitverbreitetes Laienurteil suggeriert – mit einer höheren Gefährdung durch Behandlungsfehler verbunden ist als kürzere Therapien mit niedrigerer Stundenfrequenz und geringerer personaler Dichte. Doch lässt die nicht geringe Zahl kasuistischer Berichte scheiternder Analysen an der Gültigkeit der überhöhten Idealvorstellungen zweifeln, die nicht wenige Vertreter der Psychoanalyse noch immer mit der Methode verbinden.

> In ihrer sicherlich polemisch zugespitzten Kritik an einer bestimmten Ausformung psychoanalytischer Therapie sehen Hoffmann et al. (2008, S. 10) »das Verhaftetbleiben in der eigenen Schlusslogik der Psychoanalyse, wenn es denn zu einer kritischen Entwicklung kommt« als besonders fatal für die Ergebnisse psychoanalytischer Behandlungen an. In psychoanalytischen Supervisionen werde immer »mehr des Gleichen« empfohlen: »mehr Übertragungsdeutungen, mehr Regression, höhere Sitzungsfrequenz, längere Behandlungsdauer« etc.; ein »Weniger« werde ebenso wenig in Betracht gezogen wie ein Wechsel des Settings, der Therapiemethode oder des Behandlers. »In einzelnen Fällen scheint hier dem Therapeuten aufgrund übermäßiger Identifikation mit seinem Verfahren das Festhalten an dem psychoanalytischen Reglement wichtiger zu sein als das Eingehen auf die Grenzen und Möglichkeiten des individuellen Patienten« (Hoffmann et al. 2008, S. 11)[3]. Besonders problematische Verläufe würden sich in psychoanalytischen Behandlungen zeigen, »die in einer strikten, theoriebasierten Technik die strukturellen Einschränkungen des Patienten als Abwehr gegen therapeutisch angebotene Veränderungsmöglichkeiten deuten bzw. das dysfunktionale Verhalten des Patienten in der Übertragung als gegen die Therapie gerichtete destruktive Impulse interpretieren«.

Man mag die Verallgemeinerungen der Autoren kritisieren und sich dagegen wehren, wenn diese »über das Ziel hinausschießen und dazu geeignet sind, psychoanalytische Behandlungen generell zu diskreditieren« (Herrmann 2016, S. 586). Doch sollten sie ernst genommen werden, und man kann die Frage stellen, wie es kommt, dass unbefriedigende Entwicklungen eintreten können, wenn die Indikation offensichtlich richtig gestellt und die Behandlung allem Anschein nach »lege artis« durchgeführt wurde. Dass unsere Bedenken nicht unberechtigt sind, zeigen auch einige unter psychoanalytischen Autoren immer wieder zu vernehmende Stimmen, die das potenziell »Traumatische« der psychoanalytischen Situation benennen, wiewohl sie gleichzeitig auch das darin enthaltene Entwicklungspotential hervorheben. Dass das analytische Setting eine potenziell traumatische Situation sein kann, wird an Kasuistiken von Behandlungen deutlich, in denen traumatische Erfahrungen bereits in den Anfangsphasen der Behandlungen aktiviert werden.

Wenn Grabska (2005) als überzeugter und erfahrener Psychoanalytiker seiner Arbeit den Titel »Analyse als potenzielles Trauma-Objekt: Ohnmacht als intersubjektiv geteilte Ausgangssituation des analytischen Prozesses« gegeben hat, so ist das definitiv nicht als Kritik an der Psychoanalyse gemeint, doch macht es auf die enorme Verantwortung aufmerksam, die auf dem Analytiker lastet. Symington (1999) geht sogar so weit zu sagen, dass das analytische Setting notwendigerweise eine potenziell traumatische Situation ist und dass der analytische Prozess aus ihrer Bewältigung entspringt.

Unsere Bedenken werden eher größer, wenn wir den Zug ins Heroische wahrnehmen, der anklingt, wenn namhafte psychoanalytische Autoren von der besonderen Qualität der Arbeit des Analytikers sprechen.

So ist die Rede von der »täglichen Unerschrockenheit des Analytikers« und der »Kühnheit (...), Psychoanalytiker zu sein« (Quinodoz et al. 2007, S. 15)[4]. Dieser müsse fähig sein, »unerträgliche Seelenzustände zu ertragen« (Riesenberg-Malcolm 2003), sowie fähig sein, diese Erfahrung selbst zu machen und in sich wahrzunehmen – und gleichzeitig, »eine eigene Psyche« aufrechtzuerhalten, um zu erfassen, was gerade geschieht. Es bedürfe einer Kühnheit und des Mutes, sich mit dem Schmerz des Patienten zu konfrontieren, der an den eigenen Schmerz erinnert, heißt es bei Symington (1996).

Warum ist die Problematik der Idealisierung der psychoanalytischen Methode und der Heroisierung des Analytikers von solcher Wichtigkeit, dass wir uns ernsthaft mit ihr beschäftigen müssen?

1. Sie ist deshalb so wichtig, weil wir nicht davon ausgehen dürfen, dass jeder Therapeut zu jeder Zeit in der Lage oder willens ist, heroische Leistungen von höchster Kompetenz zu vollbringen – allein schon deshalb, weil (1) er nicht zu jedem Zeitpunkt auf der Höhe des ihm möglichen Mentalisierungsniveaus sein kann und (2) Kompetenzmängel zur Normalität jeder Profession gehören und nicht erkennbar ist, warum das bei der Profession der Psychoanalytiker anders sein sollte. Die für psychodynamisches Denken unumstößliche Tatsache, dass unsere therapeutischen Aktivitäten immer auch von unbewussten Motiven, Konflikten, Ängsten und Erwartungen bestimmt sind, sollte uns veranlassen, darüber nachzudenken, ob das von uns gewählte Verfahren *robust genug gegenüber unsachgemäßer Anwendung* ist. Im Hinblick auf die Psychoanalyse hat Müller-Pozzi (2002)[5] eindringlich darauf hingewiesen, dass sie, gerät sie in falsche Hände, ein riskantes und gefährliches Unternehmen sein kann.

Wir müssen davon ausgehen, dass ein nicht unbedeutender Teil aller durchgeführten Psychotherapien – welcher Provenienz oder Verfahrensrichtung auch immer, sei es aus Mangel an Kompetenz oder charakterologischer Eignung, sei es aus Gründen unbewusster Verstrickung oder anderen Gründen – nicht in der Weise lege artis durchgeführt werden, wie es dem Geist des Verfahrens entspricht.
Für uns stellt sich die Frage, ob sich unterschiedliche Verfahren hinsichtlich ihres Gefährdungspotenzials bei unsachgemäßer Anwendung unterscheiden.

2. Unsere persönlichen *Belastungsgrenzen, Überforderungen und Verletzlichkeiten* spielen dabei eine große Rolle (→Kap. 9.4.2).

Wenn beispielsweise Pflichthofer (2009) das vermeintliche Ideal des »unverwundbaren Containers« kritisiert, das unsere tatsächliche eigene Verwundbarkeit nicht annähernd widerspiegelt, entnehmen wir diesen Äußerungen die Sorge, was geschieht, wenn wir die Auswirkungen unserer eigenen Verwundbarkeit aus dem Blick verlieren.

3. Wir müssen uns daher die Frage stellen, mit welchem Verlauf wir rechnen müssen, wenn der geforderte äußerst sorgfältige Umgang mit der Übertragungs-Gegenübertragungs-Problematik ausbleibt und eine *suboptimale Behandlungstechnik* zur Anwendung kommt.

Die entscheidende Frage muss daher lauten: Wie robust ist das Verfahren gegenüber einer unsachgemäßen Anwendung, mit der grundsätzlich immer gerechnet werden muss? Sind sich die Anwender des Verfahrens der Gefahren bewusst, die eine unter Umständen über Jahre andauernde, ungewöhnliche Nähe und Dichte des persönlichen Austauschs und das damit verbundene unvermeidliche Machtgefälle mit sich bringen kann? Ist ihnen klar, dass sie es mit einer Hochrisikobehandlung zu tun haben? Haben sie den Sachverhalt ausreichend reflektiert, dass eine noch so umfangreiche Ausbildung sie nicht davor schützen kann, von unbewussten Prozessen erfasst zu werden, die sie selbst nur noch schwer kontrollieren können?

4. Die Sorge um eine mögliche unsachgemäße Anwendung erhält eine unmittelbare praktische Relevanz im Zusammenhang mit der Frage, wie weit *schwere Traumatisierungen* in der Kindheit *in der Übertragung* auf die Therapeutin durchgearbeitet werden sollten.

Wir sind davon überzeugt, dass eine psychoanalytische Behandlung, die auch die Durcharbeitung traumatischer Beziehungsmuster in der Übertragung einschließt, von hoher Wirksamkeit sein kann, wenn sie mit großer Kompetenz und Sorgfalt durchgeführt wird und die sie durchführenden Therapeuten die dafür notwendigen persönlichen Voraussetzungen mitbringen. Doch ist es nicht realistisch, davon immer auszugehen. Aus unserer Sicht müsste ein Verfahren, das bei diesen Patienten mit einer systematischen Nutzung der Übertragung arbeitet, anderen Vorgehensweisen derartig überlegen sein, dass es gerechtfertigt wäre, das immer auch bestehende Risiko seiner suboptimalen Anwendung einzukalkulieren. Das ist derzeit nicht erkennbar, zumal nichts darauf hindeutet, dass die uns zur Verfügung stehenden – weitaus weniger belastenden und ohne regressive Beziehungsgestaltung konzipierten – Methoden schonender Traumakonfrontation (→Kap. 8.1.5) weniger wirksam wären[6].

5. Wir vermuten, dass das Gefahrenpotenzial unsachgemäß durchgeführter Behandlungen umso höher anzusetzen ist, je mehr das therapeutische Vorgehen mit einem impliziten *Machtgefälle* verbunden ist, und umso geringer ausfallen müsste, je mehr eine Beziehungsgestaltung auf Augenhöhe angestrebt wird.

Ein stärker ausgeprägtes Machtgefälle würden wir beispielsweise bei direktiven Therapietechniken oder bei regressionsfördernden Arten der Therapiegestaltung, die in klassischen psychoanalytischen Therapien gefordert werden, annehmen. Nicht zuletzt aus den genannten Gründen plädieren wir für eine Auffassung ressourcenorientierter psychodynamischer Therapie, die das jeder Psychotherapie inhärente Machtgefälle zwar anerkennt, aber auch auf ein Mindestmaß beschränkt und eine aktive und kritische Mitwirkung der Patienten auf Augenhöhe zu einem zentralen Prinzip macht.

9.6.2 Theoriegeleitete institutionelle Fehlentwicklungen

Die Geschichte psychoanalytischer Institutionen bietet ausreichend Anschauungsmaterial, wie Theorien der Psychoanalyse in den Dienst unbewusster Gruppenprozesse treten konnten. Mit ihrer Hilfe konnten zwar zahlreiche Ausbildungsbedürfnisse ihrer Mitglieder auf individueller und Gruppenebene erfüllt werden, doch ist unverkennbar, dass vielfach auch gegenüber dem ursprünglichen aufklärerischen Anliegen der Psychoanalyse fremde Motive auf intransparente Weise bedient wurden.

Unabhängig von der Frage, inwieweit die Organisationsform der privaten Ausbildungsinstitute auch in Zukunft bestehen bleiben wird, stellt sich uns die bedeutsame Aufgabe, die Vorgänge, die sich während der letzten Jahrzehnte an vielen psychoanalytischen Ausbildungsinstituten vollzogen haben, zu reflektieren. Die Vorgänge sind geradezu ein Lehrstück, wie auch Institutionen, deren Mitglieder sich auf der bewussten Ebene dem Anspruch schonungsloser Reflexion der eigenen Motivationen verschrieben haben, in den Strudel unbewusster psycho- und soziodynamischer Prozesse geraten können, die genau diesen Anspruch verraten. Selbst wenn die Organisationsform der privaten Ausbildungsinstitute künftig der Vergangenheit angehören sollte, erübrigt sich eine solche Analyse nicht, da sich die unbewussten Prozesse jederzeit in anderer Form wiederholen können. Daher die folgenden Überlegungen:

1. Bevor im Folgenden einige einschlägige Beobachtungen zusammengetragen werden, sei der Hinweis vorausgeschickt, dass es uns nicht darum geht, unzulässig zu verallgemeinern und Klischees zu konservieren. Psychodynamische und psychoanalytische Ausbildungseinrichtungen unterschieden und unterscheiden sich naturgemäß in ihren theoretischen Überzeugungen und ihren Hintergrundannahmen. So finden sich Institute, die eher traditionellen Behandlungsnormen verhaftet sind, und andere, die eher bereit sind, die subjektive Natur der Konstruktion von Sinn und Bedeutung auf Seiten der Patienten und der Therapeuten und die grundsätzliche Fehlbarkeit aller therapeutischen Interventionen anzuerkennen.

Im Übrigen wäre herablassende Kritik der schlechteste Dienst, den man der Sache der psychodynamischen Therapie erweisen könnte. Angemessen ist vielmehr ein tiefer Respekt vor der Macht unbewusster Prozesse und eine große Ernsthaftigkeit in der Auseinandersetzung mit der zu schildernden Problemlage.

2. Kaum jemand, der eine psychoanalytische Ausbildung durchlaufen hat, kennt nicht die *Gewissenskonflikte*, die entstehen, wenn man von den verinnerlichten Regeln der professionellen Bezugsgruppe abweicht.

Nahezu regelmäßig geraten nicht nur Ausbildungskandidaten, sondern auch erfahrenere Praktiker in Loyalitätskonflikte, wenn sie den Verpflichtungen ihres verinnerlichten Regelkanons und den wahrgenommenen Bedürfnissen der Patienten gleichermaßen Rechnung tragen wollen. Selbst dann, wenn sie eine Regelabweichung aus gutem Grunde vornahmen, hatten die meisten Ausbildungsteilnehmer dennoch den Anspruch, regelkonform zu handeln, und gerieten dadurch ihren Supervisoren, ihren Instituten und sich selbst gegenüber in eine defensive Position. Überich-Ängste aufgrund der verinnerlichten Normen mischten sich mit realen oder fantasierten Befürchtungen, wegen einer nicht ausreichend »analytischen« Arbeit aus der psychoanalytischen Gemeinschaft ausgeschlossen zu werden.

3. Wenn Therapeuten ihr Vorgehen an den spezifischen Erfordernissen des jeweiligen Patienten ausrichteten und ihr behandlungstechnisches Vorgehen modifizierten, um für ihre Patienten und sich selbst eine bestmögliche Arbeitsatmosphäre zu schaffen, wurde dies oft eher kritisch betrachtet als wertgeschätzt.

Eine häufige Folge davon war, dass die faktisch schon immer praktizierten Abweichungen vor Supervisoren oder der Fachöffentlichkeit verborgen wurden (Sandler 1983). Die Ängste vor Kritik waren vielerorts noch immer so verbreitet, dass die unter diesen Bedingungen angefertigten Behandlungsberichte nur selten einen authentischen Einblick in das beschriebene therapeutische Geschehen geben konnten. Nicht viel anders verhält es sich mit kasuistischen Präsentationen, die in Fachzeitschriften publiziert oder auf Konferenzen vorgestellt wurden. Auch sie geben weniger das tatsächliche therapeutische Geschehen als einen idealtypischen Therapieverlauf wieder, indem theoriekonforme Interventionen akzentuiert und real angewendete, aber potenziell kritikwürdige Interventionen vorsorglich weggelassen wurden (Simon 1993).

4. Ein damit zusammenhängendes Phänomen besteht darin, dass Therapeuten unter dem Eindruck der für sie maßgeblichen Theorie nicht selten zu einer *idealisierenden Wahrnehmung der eigenen Theorienwelt* neigen (Pflichthofer 2011).

Es konnte gezeigt werden, dass Psychoanalytiker mit einer bemerkenswerten Perseveranz ihren Theorien verhaftet bleiben und die Tendenz haben, ihre Aufmerksamkeit solchen Fakten zuzuwenden, die ihre Theorien stützen, und Fakten zu ignorieren, die mit ihnen nicht in Einklang zu bringen sind (Chessick 1992). Dazu gehört auch die Verabsolutierung eines einmal eingenommenen und seitdem favorisierten theoretischen Standpunktes, die der Identitätssicherung des Einzelnen dienen mag, einer zeitgemäßen Wissenschaft aber abträglich ist[7]. Dabei kommt es nicht selten vor, dass, polemisch formuliert, die klinische Realität so verzerrt wird, bis sie in vorgegebene Kategorien oder das Denken des jeweiligen Modeautors passt (Jiménez 2009)[8].

5. Dazu zählt auch die *Idealisierung der psychoanalytischen Methode*, soweit sie sich auf die Anwendung der klassischen Technik der freien Assoziation und den deutenden Umgang mit den Einfällen der Patienten bezieht. Zweifellos ist die Anwendung dieser Techniken in vielen Fällen von hohem therapeutischen Wert. Doch statt die gewählte Methode von der therapeutischen Zielsetzung abhängig zu machen, wurde sie zum Maßstab »richtigen« Vorgehens – in der nicht

hinterfragten Annahme, ihre Anwendung würde garantieren, dass am Ende etwas – wie auch immer definiertes – Wertvolles stünde, das mit Zuwachs an Bewusstheit, Selbstbestimmung und Emanzipation einherginge – eine Annahme, die unbewiesen und, wie nicht wenige Absolventen nach langjährigen psychoanalytischen Behandlungen erfahren mussten, in der Verallgemeinerung unzutreffend ist.

Zwar sind grobe Idealsierungen der psychoanalytischen Methode, wie sie noch vor nicht langer Zeit üblich waren, einer realitätsgerechten Einschätzung der Psychoanalyse und ihrer Konzepte und Theorien gewichen. Auch haben im Zuge der Begrenzung der Sitzungszahl durch die Psychotherapie-Richtlinien (2009/2018) unrealistische Ideale ganzheitlicher Heilung und Fantasien vollständigen Analysiertseins ihre Bedeutung verloren (Blomeyer 1989). Doch finden sich noch immer hartnäckige Idealisierungen, besonders wenn Therapeuten sich im Laufe ihrer professionellen Weiterbildung sehr mit einem bestimmten Psychotherapie-Verfahren identifiziert haben. Wer in seiner eigenen Lehrtherapie gute Erfahrungen mit einem Verfahren gemacht hat, wird ihm naturgemäß ein so großes Vertrauen schenken, dass ihm die Wirksamkeit dieser Methode wie eine Selbstverständlichkeit vorkommt. Die Annahme liegt dann nahe, dass die alleinige Anwendung dieser Methode sie durch alle Schwierigkeiten hindurchtragen wird[9].

6. Im Zusammenhang mit der Idealisierung der eigenen Theorie und Behandlungstechnik wurde häufiger ein in psychoanalytischen Kreisen nicht unübliches *Überlegenheitsgebaren* beobachtet, das mit der Tendenz zur Entwertung anderer Auffassungen einherging.

In die gleiche Richtung weisen auch Tendenzen in der Fachliteratur, die eigenen Überlegungen ins beste Licht zu rücken und von konträren Auffassungen anderer Autoren vor allem die Schwachpunkte herauszuarbeiten. Diesen Verhaltensmustern werden kompensatorische Funktionen angesichts schwer zu ertragender Verletzlichkeit und Verunsicherung in der Einsamkeit der therapeutischen Arbeit zugeschrieben (Poland 2009).

7. Ein Ausweg aus Zuständen der Verunsicherung und Orientierungslosigkeit wurde oft genug in *orthodoxen Positionen* der »reinen Lehre« gesucht – ungeachtet der Tatsache, dass Prinzipien des psychoanalytischen Denkens verletzt werden, wenn nicht mehr die Offenheit für einen unbegrenzten Raum von Bedeutungen zählt, sondern unterkomplexe Sichtweisen an Attraktivität gewinnen, um verlorene Sicherheit wiederzugewinnen (Gabbard 2007; Poland 2009).

Je stärker die Widersprüchlichkeit der Theorien ist, desto stärker bietet die Idealisierung charismatischer Lehrerpersönlichkeiten, aber auch der Rückzug in private Orthodoxien Schutz und Rettung vor der unbewusst befürchteten völligen Verunsicherung. Eine andere vermeintliche Lösung des Problems der professionellen Verunsicherung besteht in einer unbegrenzt gleichmütigen – *»postmodernen« – Akzeptanz widersprüchlicher Positionen*, verbunden mit dem Empfinden, dass jede Kritik an der Position des anderen nur Kränkung und Verdruss hervorrufen würde.

8. Wir wissen, welche Bedeutung die Gemeinschaft gleichgesinnter Pioniere und die unangefochtene Führungsrolle Freuds unter den Bedingungen äußerer Bedrohung für die Produktion von Theorien in der *Frühzeit der Psychoanalyse* hatten. Vieles spricht da-

für, dass dieses Modell bis in die heutige Zeit tradiert wurde und die in ihm wirksamen Mechanismen sich bis zuletzt in der Struktur und Organisation privat organisierter psychoanalytischer oder auch psychodynamischer Ausbildungsinstitute reproduziert haben. Kernberg (1986) hat in einem provozierenden Papier »Thirty methods to destroy the creativity of analytic candidates« mit beißender Kritik die *Angst und Paranoia* erzeugende und kreativitätsmindernde Atmosphäre in psychoanalytischen Instituten realsatirisch gegeißelt. Andere Autoren beschrieben ein religiös anmutendes Gepräge in manchen psychoanalytischen Zirkeln, das sogar auf Tagungen spürbar sei (Kirsner 2004).

Zweifellos hat sich in den Jahren seit Kernbergs Papier manches in Sinne eines stärker partnerschaftlichen Umgangs zwischen Lehrenden und Kandidaten geändert. Auch gehören viele identitätsstiftende Rituale – wie die über lange Zeit mit religiöser Inbrunst betriebene Lektüre Freudscher Originaltexte – inzwischen überwiegend der Vergangenheit an. Von daher ist zu hoffen, dass es gelingen wird, den *circulus vitiosus* aufzubrechen, der zwangsläufig entsteht, wenn eine Wissenschaft zu einer Institution geworden ist, die ihre Aufgabe nicht in erster Linie in der Förderung einer kritischen Geisteshaltung, sondern faktisch in einer Vielzahl von Beziehungsbedürfnissen ihrer Mitglieder sieht, die von Machtansprüchen bis zu ambivalenten regressiven Wünschen nach Geborgenheit und Identitätsstiftung gehen.

9. Schließlich ist eine Fehlentwicklung zu nennen, die mit der systematischen *Unterschätzung der Wirkung unbewusster Faktoren auf Seiten der Therapeuten* zu tun hat.

Während in der therapeutischen Arbeit mit Patienten die Möglichkeit, auf bewusster Ebene zu wichtigen Klärungen und Einsichten zu gelangen, tendenziell unterschätzt und die Arbeit an unbewussten Motivationen für bedeutsamer gehalten wurde, war das Gegenteil der Fall, wenn es um die Person des Therapeuten ging. Hier wurde weithin unterschätzt, in welchem Maße ein analytisch oder psychodynamisch arbeitender Psychotherapeut auch dann, wenn er eine analytische Selbsterfahrung durchlaufen hat, noch unbewussten Einflüssen ausgesetzt ist. Die Idealisierung der Lehranalyse und ihrer Möglichkeiten trug zusätzlich zu der illusionären Vorstellung bei, zumindest hinsichtlich der durchgeführten Behandlungen die Einflüsse eigener unbewusster Motivationen kontrollieren zu können.

9.6.3 Wie kann eine neue Fehlerkultur aussehen?

Ungeachtet der beschriebenen Umstände hat, wenn auch zögerlich, während der letzten Jahrzehnte in der von der Psychoanalyse beeinflussten Welt auch eine ernsthafte Auseinandersetzung mit Behandlungsfehlern begonnen. Seit sich Ende der 1980er Jahre eine zunehmende Bereitschaft entwickelte, sich unter Qualitätsaspekten systematisch mit Misserfolgen und negativen Effekten in Psychotherapien zu befassen (Dieckmann et al. 2020), wurden auch Fragen der Behandlungstechnik und Persönlichkeitseigenschaften der Therapeuten ins Auge gefasst.

Das Bewusstsein für Fehler scheint sich derzeit zu ändern, eine neue Fehlerkultur beginnt sich zu etablieren. Es ist erfreulich, dass die Auseinandersetzung mit Fragen der Ethik nach einer längeren Zeit der Zurückhaltung nun auch einen Ort der Diskussion in der psychoanalytischen Gemeinschaft gefunden hat. Im Sinne einer wünschenswerten Fehlerkultur gehen wir davon aus, dass Fehler ein alltäglicher und unvermeidlicher Teil der psychotherapeutischen Behandlung sind und dass es entscheidend darauf ankommt, wie reflektierend wir mit ihnen umgehen (Kächele & Hilgers 2013). Wir sehen das Ziel unserer therapeutischen Bemühungen nicht darin, fehlerfrei zu sein. Vielmehr gebietet die Ethik eines sich ständig verbessernden Therapeuten eine Bereitschaft zur verantwortlichen, empathischen und sensiblen Diskussion für den Umgang mit fehlerhaften Verhaltensweisen (Zwiebel 2014, 2017). Worauf sollten wir achten?

1. Das Spektrum der Ursachen von Behandlungsfehlern reicht von unzureichender Kompetenz über mangelnde Ausbildung bis zu charakterologischen Mängeln der Therapeuten. Die Auseinandersetzung mit scheiternden Behandlungen, »unerwünschten Ereignissen« und Behandlungsfehlern (→Kap. 9.5) ist deshalb so verdienstvoll, weil negative Entwicklungen in Psychotherapie und Psychoanalyse vielfach noch immer mit einem Tabu belegt sind (Zwiebel 2017).

2. Eindeutige Hinweise, welche Behandlungstechniken verlässlich »richtig« und welche *eindeutig als fehlerhaft* anzusehen sind, stehen uns vor dem Hintergrund des heutigen Theorienpluralismus (→Kap. 1.2) nicht mehr zur Verfügung.

Auch wenn immer wieder verdienstvolle Versuche gemacht werden, transparente Kriterien zur Einschätzung psychoanalytischer Kompetenz zu entwickeln (Tuckett 2007), lässt der gegenwärtige Pluralismus der Theorien wenig Hoffnung aufkommen, einen »common ground« behandlungstechnischer »No-Gos« zu definieren[10]. Das bedeutet, dass wir ohne die Sicherheit klarer Regeln, die unser therapeutisches Handeln leiten können, andere Wege gehen müssen, um zu einer überzeugenden Fehlerkultur zu gelangen.

3. Die Entwicklung einer Fehlerkunst ist mit der nicht geringen Herausforderung konfrontiert, zwischen Fehlern zu unterscheiden, die für die Behandlung nur dann schädlich sind, wenn sie unentdeckt bleiben, aber sogar *produktiv* sein können, wenn sie gemeinsam verstanden werden – und solchen, die eindeutig als *schädigend* aufzufassen sind (Zwiebel 2014). Wenn wir davon ausgehen, dass Verstrickungen und Enactments unvermeidlich sind (Schneider 2013) und ihre Auflösung – wie besonders Vertreter der relationalen Psychoanalyse glauben – sogar konstitutiv für erfolgreiche Behandlungen sind, werden wir ein positives Verhältnis gegenüber Fehlern in der Behandlung einnehmen müssen.

Hinshelwood (2002, S. 216) spricht von einem »Modell, das die Fehler in seinem Zentrum hat« und meint damit das dem analytischen Prozess inhärente Potenzial, Fehler nicht nur zu neutralisieren, sondern sie zum Nutzen der Patienten »verwandeln« zu können. Mit seiner Hilfe ist es uns möglich, uns aus den Verstrickungen mit Patienten konstruktiv zu lösen und diese Auflösung zu einem Gewinn für die Therapie zu machen (Scharff 2004, S. 1031)[11]. Insofern können Fehler sogar etwas Wertvolles sein, das den Therapieprozess erst voranbringt (Herrmann 2016).

Von diesem Typus teilweise vermeidbarer, oft aber auch unvermeidlicher Fehler sind solche Fehler zu unterscheiden, bei denen die Verwicklungen so weit gehen, dass die *Grenze ethisch vertretbaren Handelns* überschritten wird. Gleichzeitig müssen wir anerkennen, dass wir auch dann, wenn wir eine bewusste ethische Einstellung zur eigenen Arbeit haben, als Folge unbewusster Verstrickungen und Gegenübertragungswiderstände im Einzelfall doch zu unethischem Handeln neigen können (Zwiebel 2014). Letztlich wird es eine Gratwanderung bleiben, die uns die Mühe nicht erspart, immer wieder zu reflektieren, an welchem Punkt des Kontinuums zwischen einem Enactment, das wir als normalen Aspekt der Interaktion ansehen können, und einem Enactment, das ein behandlungstechnisches und moralisches Versagen reflektiert, wir uns gerade befinden (Bohleber et al. 2013).

In Anlehnung an die Vorschläge von Zwiebel (2014) wollen wir nun einige Kriterien zusammenstellen, die für eine Fehlerkultur hilfreich sein können:

1. Ausgangspunkt ist die Überzeugung, dass wir aufgrund des Wirkens unbewusster Prozesse nicht zu jedem Zeitpunkt einer Therapie »Herr im eigenen Hause« (Freud 1917, S. 11) sind und stets damit rechnen müssen, *Missverständnissen und Irrtümern* zu unterliegen. Da wir wesentlich mit emotionalen Prozessen befasst sind, die uns immer auch persönlich berühren, haben wir es weniger mit kognitiven Defiziten als mit *unbewussten Abwehrvorgängen* zu tun (Hinshelwood 2003). Von daher ist es auch eine Selbstverständlichkeit, dass es in der Behandlung nicht nur zu »problematischen« Situationen, sondern auch zu Fehlern kommen kann.

   Gleichwohl muss es unsere Aufgabe sein, diese für die Entwicklung des Patienten nutzbar zu machen. Daher können wir nicht zu einer von übertriebener Vorsicht geprägten Haltung raten, die unsere Spontaneität und Authentizität unverhältnismäßig einschränken würde, sondern zu einer Haltung, die die Bereitschaft beinhaltet, Fehler machen zu dürfen, sie korrigieren zu können, um daraus zu lernen, wie wir den weiteren Umgang mit unseren Patienten mehr zu ihrem Nutzen gestalten können.

2. In dem wir uns eingestehen, dass wir viele Aspekte die Psychodynamik unserer Patienten nicht oder noch nicht verstanden haben können und es uns nur sehr begrenzt möglich ist, vorherzusagen, wie eine bestimmte Intervention von einem Patienten verstanden und aufgenommen werden wird, bleibt uns oft nur ein nach dem Prinzip von *Versuch und Irrtum* voranschreitendes Vorgehen.

   Anzuerkennen, dass alle unsere Interventionen prinzipiell glücken oder misslingen können und dass wir für viele der in unseren Therapien auftretenden problematischen Situationen kein fertiges Rezept haben, sondern auf unsere Intuition und Kreativität angewiesen sind, darf nicht als Mangel an professionellem Wissen missdeutet werden. Im Gegenteil, es ist Ausweis einer wohl verstandenen psychodynamischen Kompetenz, die die Dimension des Unbekannten ernstnimmt.

3. Auch wenn wir bereit sind, die Dynamik von Gelingen und Scheitern (Zwiebel 2014) zuzulassen, können wir versuchen, *typische Fehler zu vermeiden*.

   Dazu zählen – um nur einige von ihnen exemplarisch zu nennen – die Neigung, die Mitteilungen des Patienten, »zu schnell« zu verstehen und ihnen unser eigenes Verständnis aufzunötigen, statt das ihrige zu explorieren; oder die Neigung, uns zu schnell zu Ratschlägen hinreißen zu lassen, ohne die Mitwirkung der Patienten ausreichend stimuliert zu haben; und ebenso die Tendenz, Patienten, die uns nahestehen oder die uns durch intellektuelle Brillanz beeindrucken, in ihrem Strukturniveau zu überschätzen und bei ihnen relevante ich-strukturelle Defizite zu übersehen.

4. Gleichwohl kann es sehr wohl nützlich sein, auf eigene biografisch begründete »Schwachpunkte« zu achten, die den Therapieprozess auch dann noch ungünstig beeinflussen können – wenn auch nicht müssen! –, wenn wir glauben, sie hinreichend in unseren Ausbildungstherapien durchgearbeitet zu haben.

Wir versuchen, uns ein Bewusstsein dafür zu bewahren, dass wir in überraschend eintretenden auslösenden Therapiesituationen, die konflikthafte oder traumatische Beziehungserfahrungen aktivieren, unter Druck geraten können und zur Abwehr unserer eigenen Verletzlichkeit mit Interventionen reagieren können, die mehr der eigenen Druckentlastung als der Förderung des Therapieprozesses dienen. Je mehr wir bereit sind, anzuerkennen, dass eine solche Entwicklung real eintreten kann, desto besser sind wir auf die Möglichkeit daraus resultierender Brüche in der therapeutischen Beziehung vorbereitet, die aber, wenn wir sie bemerken, so gut wie immer reparabel sind (→ Kap. 5.8).

5. Schließlich gehört es zur Entwicklung einer Fehlerkultur, Hinweise des Patienten auf Irrtümer, Täuschungen und Fehler ernst zu nehmen und als willkommene Indikatoren für mögliche Allianzbrüche aufzufassen.

Patienten weisen auf mögliche Missverständnisse oder Fehleinschätzungen von unserer Seite oft nur indirekt und in Andeutungen hin. Nicht selten können wir sie nur ihren Assoziationen entnehmen (Casement 2002; Zwiebel 2014).

6. Schließlich erfordert eine gute Fehlerkultur auch eine genügende Portion Mut, um gerade die Behandlungsverläufe in Supervisionen oder Intervisionen vorzustellen, bei denen unsere Verstrickung und die ihr zugrunde liegende eigene Verletzlichkeit offenbar werden können.

Dabei müssen wir von unseren Supervisoren oder Kollegen erwarten können, dass sie uns nicht aus der überlegenen Position derer, die es besser verstanden haben, belehren, sondern uns mit einer Haltung von Respekt und Mitgefühl gegenüber unserer Verletzlichkeit zu einem neuen Verständnis verhelfen wollen – im Wissen darum, dass jeder von uns durch einen massiven oder subtilen Interaktionsdruck von Patienten und unter dem Eindruck eigener biografischer Betroffenheit in unbewusste Inszenierungen geraten kann.

Weiterführende Literatur

Blomeyer R (1989). Psycho-Therapie: Praktische Zielsetzung versus Reifungsphantasie. Forum Psychoanal 5, 61–75.

Fäh M (2011). Wenn Psychoanalytiker Fehler machen – Möglichkeiten und Grenzen einer psychoanalytischen Fehlerkultur. Psychother Sozialwissenschaft 13, 29–48.

Grabska K (2005). Analyse als potenzielles Trauma-Objekt: Ohnmacht als intersubjektiv geteilte Ausgangssituation des analytischen

Prozesses. In: Springer A, Gerlach A, Schlösser AM (Hg). Macht und Ohnmacht. Gießen: Psychosozial; 219–229.

Herrmann A (2016). Behandlungsfehler und Fehlerkultur in der psychoanalytischen Praxis. Psyche – Z Psychoanal 70, 585–617.

Hoffmann SO, Rudolf G, Strauß B (2008). Unerwünschte und schädliche Nebenwirkungen von Psychotherapie. Eine Übersicht mit dem Entwurf eines eigenen Modells. Psychotherapeut 53, 4–16.

Kächele H, Hilgers M (2013). Spezifische Nebenwirkungen von psychodynamischer Psychotherapie. Linden M, Strauß B (Hg). Risiken und Nebenwirkungen von Psychotherapie. Berlin: Medizinisch Wissenschaftliche Verlagsgesellschaft; 41–57.

Kind J (2017). Das Tabu. Stuttgart: Klett-Cotta.

Müller-Pozzi H (2002). Psychoanalytisches Denken. Eine Einführung. 3. Aufl. Bern; Göttingen; Toronto; Seattle: Huber.

Picht J (2014). Zur ethischen Grundlegung der Abstinenz. In: Jahrb Psychoanal 69, 77–100.

Pflichthofer D (2009). »Wer, wenn ich schrie, hörte mich denn …?« Die trostlose Couch? In: Wellendorf F, Wesle T (Hg). Über die (Un)Möglichkeit zu trauern, Stuttgart: Klett-Cotta; 343–363.

Sandler AM (2007). Reaktionen der psychoanalytischen Institutionen auf Grenzverletzungen – Masud Khan und Winnicott. In: Zwettler-Otte S (Hg). Entgleisungen in der Psychoanalyse. Berufsethische Probleme. Göttingen: Vandenhoeck & Ruprecht; 93–119.

Scharff JM (2004). ›Ein Modell, das die Fehler in seinem Zentrum hat.‹ Neuere Arbeiten zur psychoanalytischen Behandlungstechnik. Psyche – Z Psychoanal 68, 1011–1031.

Schneider G (2014). Es gibt nicht das Wahre im Unwahren, wohl aber das Richtige im Falschen. Über Fehler, Probleme, die sie machen, und Fehler-Leistungen in der Psychoanalyse. Jahrb Psychoanal 69, 15–47.

Tuckett D (2007). Ist wirklich alles möglich? Über die Arbeit an einem System zur transparenteren Einschätzung psychoanalytischer Kompetenz. Forum Psychoanal 23, 44–64.

Zwiebel R (2014). Behandlungsfehler, Fehlerkultur und Verantwortung in der psychoanalytischen Praxis. Ansatz für eine psychoanalytische Irrtumstheorie. Jahrb Psychoanal. 69, 49–76.

Zwiebel R (2017). Vom Irrtum lernen. Behandlungsfehler und Verantwortung in der psychoanalytischen und psychotherapeutischen Praxis. Stuttgart: Klett-Cotta.

Anmerkungen

1 Eine Analyse, die sich mit den Besonderheiten der Leitungsstrukturen in der frühen psychoanalytischen Bewegung und deren Rückwirkungen auf gegenwärtige psychoanalytische Organisationstrukturen auseinandersetzt, hat kürzlich Kind (2017) vorgelegt.

2 Dass auch Psychoanalysen in ihrer therapeutischen Reichweite begrenzt sind, wird heute nicht mehr ernsthaft bestritten. So konnte Schneider (2014) in überzeugender Argumentation darlegen, dass in Psychoanalysen »aporetische« Situationen auftreten können, die mit den Mitteln der analytischen Behandlungstechnik allein nicht mehr auflösbar sind. Sie treten auf, wenn Deutungen nicht mehr der Einsichtsvermittlung dienen, sondern frühe und u. U. destruktive Objektbeziehungen aktualisieren, sodass zu ihrer Überwindung kreative Lösungen gefunden werden müssen, die die deutende Position überschreiten, also behandlungstechnisch nicht mehr »abstinent« sind.

3 Ein Beispiel, das Hoffmann et al. (2008, S. 9 f.) anführen, kann als tragischer Behandlungsverlauf angesehen werden: »Von meinem Gefühl her ist in der Psychoanalyse damals etwas kaputt gegangen, etwas, das nicht mehr reparabel ist. Es hat nichts mit ›nachtragend‹ zu tun, es ist ein Gefühl, als hätte ich ein Bein verloren, ein Stück von mir, unwiederbringlich … Der Stumpf ist heute einigermaßen verheilt, aber ich werde nie wieder so gehen können, wie ich es vor der Therapie konnte.« So beschreibt eine Patientin ihren Zustand 4 Jahre nach einer Psychoanalyse bei einem qualifizierten Behandler und nach 3 Jahren sich anschließender Psychotherapie bei einem anderen Therapeuten, welcher die unerwünschten Wirkungen der ersten Therapie nur teilweise revidieren

konnte. Natürlich können nur Vermutungen angestellt werden, was zu einer derartigen Entwicklung beigetragen hat. Die Autoren vermuten, dass »es die Betonung von Übertragungsdeutungen und die Verkennung der Verletzlichkeit der Patientin [waren], die im Sinne einer Retraumatisierung zu solch nachteiligen Folgen geführt hatten« (S. 10). Die Vermutungen, darauf weist Herrmann (2016) zu Recht hin, wurden nicht belegt, doch werden die Bedenken gegen die ausgiebige Nutzung von Übertragungsdeutungen des Öfteren erhoben.

4 Auch wenn die Zitate im Einzelnen andere Bedeutungsnuancen transportieren wollen, ist diese heroische Konnotation nicht zu übersehen.

5 »Psychoanalytisches Arbeiten ist ein risikoreiches und, wird der Psychoanalytiker zum Zauberlehrling, gar gefährliches Unterfangen« (Müller-Pozzi 2002, S. 200).

6 Im Übrigen fehlen auch jegliche Belege für die Annahme, dass es unumgänglich sei, als Therapeut die Wirkung der unter Umständen äußerst grausamen und bedrohlichen inneren Welt eines schwer traumatisierten Patienten selbst zu spüren, um hilfreich zu sein.

7 So wertvoll die Erkenntnisse der Selbstpsychologie zur Regulierung narzisstischer Bedürfnisse sind, so verfehlt wäre es, unbewussten Konflikten keinerlei Beachtung mehr zu schenken. So hilfreich der Hinweis auf die Möglichkeit der Übertragungsdeutung im Hier und Jetzt ist, so schädlich wäre es, sich nur noch auf die Gegenwart zu konzentrieren und die Augen vor den Traumatisierungen der Vergangenheit zu verschließen.

8 »So reden [die Kollegen] letzten Endes nicht darüber, was tatsächlich in der klinischen Praxis geschieht, oder darüber, was sie tatsächlich im Behandlungszimmer tun (oder sagen), sondern darüber, was sie gern getan (oder gesagt) hätten, das heißt, sie stellen eine idealisierte Klinik dar, was den Austausch unter Kollegen enorm erschwert« (Jimenez 2009, S. 26).

9 Nicht selten wird bei der Beschreibung schwieriger Behandlungsverläufe im Rahmen psychoanalytischer Behandlungen erwähnt, in welchem Maße Therapeuten schwierige Situationen durch ein unerschütterliches Festhalten an der einmal gewählten Methode im Vertrauen auf die Wirksamkeit der Methode »durchgestanden« haben. Dies kann im Einzelfall nützlich gewesen sein, in anderen Fällen ist es dies nicht.

10 Renik (2003, übers. und zit. nach Tuckett 2007, S. 44 f.) hat die aus dem Pluralismus der Theorien resultierende Problematik in folgende Worte gefasst: »Was einige von uns als die kreative und nützliche technische Innovation eines Analytikers bewerten«, sagt er, »werden andere von uns für unverantwortliche Maßlosigkeit seitens des Analytikers halten, was einige von uns als ratsame Vorsicht und Zurückhaltung eines Analytikers wertschätzen, werden andere von uns als ein den Analytiker schützendes Hemmnis ansehen; was einige von uns als sensible Deutung der Hier-und-Jetzt-Erfahrung des Patienten beeindrucken mag, werden andere als Vermeidung der Übertragungssituation und als Behinderung der Entfaltung unbewusster Konflikte des Patienten ansehen; was manchen als Rekonstruktion zur rechten Zeit erscheint, werden andere als Aufforderung zur Intellektualisierung und zum Ruminieren über die Vergangenheit auffassen, und so weiter …«

11 »As analysts we have a particular method that can turn failures to advantage by understanding them.« (Hinshelwood 2002, S. 216)

9.7 Regulation und Transformation therapeutenseitig negativer Emotionalität

9.7.1 Therapeutenseitige Emotionsregulierung als Voraussetzung für den Erhalt der Mentalisierungsfunktion

Wir haben gesehen, wie wichtig es sein kann, eine sich in der therapeutischen Situation ausbreitende negative Affektivität in eine positive Emotionalität zu transformieren, da eine ausreichende Emotionsregulierung für uns Therapeuten – nicht anders als für unsere Patienten – eine unverzichtbare Voraussetzung für eine gute Mentalisierungsfunktion ist (→ Kap. 9.4.1). Die Notwendigkeit einer solchen Transformation ergibt sich für unsere Patienten und uns selbst gleichermaßen.

In Anbetracht der häufig auftretenden negativen Emotionen in unserer Gegenübertragung und der Bedeutung einer überwiegend positiven Grundstimmung für eine fruchtbare therapeutische Zusammenarbeit wollen wir uns der Frage zuwenden, wie wir eine zufriedenstellende Emotionsregulierung und eine ausreichend positive, die Mentalisierungsfunktion begünstigende Arbeitsatmosphäre in der therapeutischen Sitzung erreichen können. Wir sind davon überzeugt, dass uns nur eine überwiegend positive emotionale Verfassung in die Lage versetzen kann, unsere therapeutische Aufgabe zu erfüllen. Was können wir tun, um unsere Emotionen und unser Spannungsgefühl während der Sitzung angemessen zu regulieren? Wie kann die Transformation negativer in positive Emotionalität geschehen? Was können wir tun, um unsere Mentalisierungsfunktion bestmöglich zu erhalten und so ungestört wie möglich zum Einsatz zu bringen? Können wir mögliche sich abzeichnende Brüche der Mentalisierungsfunktion bestmöglich erkennen?

1. Für die Atmosphäre und das Gelingen einer Therapiesitzung ist es nicht unerheblich, ob es uns gelingt, sie in einem überwiegend positiv getönten emotionalen Zustand zu beginnen. Zum einen können wir davon ausgehen, dass eine positiv getönte Stimmung die *Qualität unserer Informationsverarbeitung* erhöht und unsere Fähigkeit verbessert, die aktuelle Befindlichkeit und Bedürfnislage unserer Patienten annähernd realistisch und ganzheitlich zu erfassen. Je besser uns das gelingt, desto besser können wir die Emotionen unserer Patienten regulieren und ihre Mentalisierungsfunktion anregen. Je nachdem, in welchem Maße die Patienten unsere Stimmungslage wahrnehmen, kann das darüber hinaus eine nicht unerhebliche Auswirkung auf ihr subjektives Sicherheitsgefühl haben[1].

> Wenn wir in guter Verfassung und in einer entspannten Stimmungslage sind, können wir uns eher explorativen Aktivitäten und kreativen Problemlösungen zuwenden; bei negativer Stimmung werden wir vorsichtiger und angestrengt darum bemüht sein, die Quelle der Bedrohung unseres Sicherheitsgefühls zu lokalisieren. Bei positiver Stimmung wird unser Denken eher ganzheitlich, bei negativer Stimmung eher analytisch ausgerichtet sein (Bless et al. 1990).

2. Traditionell begegnen psychodynamisch orientierte Therapeuten einer überwiegend positiven Stimmung in Therapiesitzungen – sowohl bei Patienten als auch bei Therapeuten – mit *Skepsis,* weil sie davon ausgehen,

dass damit eine Problemverleugnung verbunden ist und der Zugang zu negativen Emotionen, der für die Aufdeckung unbewusster motivationaler Konflikte erforderlich ist, erschwert wird. Eine derartig generalisierende Auffassung sollte im Lichte neuerer Forschung *revidiert* werden – auch wenn es im Einzelfall zutreffen kann, dass eine positive Stimmungslage in der therapeutischen Sitzung Ausdruck unserer Abwehr von uns unerträglich erscheinenden negativen Emotionen sein kann. Empirische Ergebnisse lassen keinen Zweifel daran, dass eine positive Stimmung des Therapeuten für den Therapieverlauf vorteilhaft ist (Chui et al. 2016).

Lieber einmal zu viel als zu wenig wollen wir daran erinnern, dass unser Bemühen, eine positive Arbeitsatmosphäre herzustellen, keinesfalls bedeuten darf, jede Art negativer Emotionalität zu vermeiden oder negativen Emotionen grundsätzlich aus dem Wege zu gehen. Ein gewisses Gefühl der Unsicherheit oder auch der Angst wird sich immer dann einstellen, wenn wir mit Neuem und Unbekanntem konfrontiert sind und die Reaktionsweisen unserer Patienten noch nicht hinreichend verstehen können. Auch werden wir mit eigenen negativen Emotionen in Kontakt kommen, wenn wir uns von dem Leid und der Not unserer Patienten berühren lassen. Doch achten wir darauf, dass in unserem Gesamterleben nicht negative, sondern positive Affekte – der Neugier, des Interesses, des Mitgefühls – in den Vordergrund treten. Zwar kann es im Sinne des Containing (Bion 1962) notwendig werden, negative Emotionen eine Weile so in uns aufzubewahren, sie dürfen jedoch nicht das positive Grundgefühl einer hilfreichen therapeutischen Beziehung auf unserer Seite verdrängen. Vor allem dürfen Gefühle der Ohnmacht, Hilflosigkeit und Verzweiflung nicht dominieren!

3. Für uns Therapeuten gilt, dass wir uns, ebenso wie unsere Patienten, in einem therapeutischen Fenster *optimaler Aktivierung* bewegen sollten (→ Kap. 5.3.5).

Um die Problembereiche unserer Patienten therapeutisch gut bearbeiten zu können, ist auch auf unserer Seite eine mittlere emotionale Aktivierung günstig. Ein Zuwenig an Spannung deutet darauf hin, dass der therapeutische Prozess zu oberflächlich verläuft und die für Veränderungen notwendige Bearbeitungstiefe verhindert – oder es zeigt an, dass wir uns unbewusst mit unseren Patienten auf die Vermeidung konflikthafter Themen geeinigt haben. Ein Zuviel an Spannung beeinträchtigt unsere kognitiven Potenziale, die wir für die weitere Konzeptualisierung des Therapieprozesses und für eine angemessene Empathie brauchen, und beeinträchtigt unsere Mentalisierungsfunktion.

4. Nicht immer gelingt es uns, eine angespannte oder negative Stimmung, die wir aus einer anderen Situation, zum Beispiel aus der vorhergehenden Behandlung, mitbringen, sofort zu regulieren. In diesem Fall machen wir unseren Patienten transparent, dass die emotionale »Ladung« nichts mit ihnen zu tun hat, sondern aus einer anderen Situation stammt, die uns beansprucht hat. Wir bitten die Patienten um Verständnis und sagen ihnen zu, dass wir uns um eine Regulation bemühen.

In der Regel hat eine solche Erläuterung einen doppelt entlastenden Effekt: Die Patienten brauchen sich nicht zu sorgen, dass sie die Irritation ausgelöst haben, und erleben gleichzeitig, dass auch wir einmal Probleme mit der emotionalen Regulation haben können.

9.7.2 Selbstwahrnehmung und erste Regulationsschritte

Den Ausgangspunkt unseres transformativen Prozesses bildet die Wahrnehmung unserer aktuellen emotionalen Befindlichkeit. Dazu benötigen wir eine Haltung der Beobachtung, die es uns gestattet, unser eigenes Wohlbefinden einzuschätzen und mögliche negative Emotionen oder Körperzustände zu erfassen. Dabei geht es uns zunächst nur um eine erste Annäherung an unser Befinden und um die Frage, ob ein grobes Unwohlsein oder eine stärkere Erregung aufgetreten ist – und ob wir uns unter einem stärkeren Handlungsdruck fühlen, durch eine Intervention oder eine andere Handlung den in uns entstandenen emotionalen Zustand schnell zu beenden. Wie gehen wir vor?

1. Wir versuchen unser eigenes Spannungs- und Erregungsniveau einzuschätzen.

> Wie angespannt oder erregt bin ich? Befinde ich mich in einem Zustand angenehmer Spannung der Neugier, wie es im Kontakt mit meinem Patienten weitergeht – oder in einem Zustand unangenehmer Anspannung, verbunden mit Unruhe und anderen negativen Emotionen? Erlebe ich mich in Ruhe und im Wesentlichen als ausgeglichen – oder bin ich aufgewühlt und dünnhäutig? Signalisiert mir mein Körperempfinden eine positive physiologische Synchronie mit dem Patienten – oder erlebe ich ein unangenehmes, möglicherweise sogar quälendes Spannungsgefühl? Erlebe ich mich als angenehm vitalisiert – oder quält mich ein Gefühl der Lähmung und Betäubung? Empfinde ich die körperliche und emotionale Distanz zum Patienten als angenehm, oder habe ich das Gefühl, dass der Patient zu nah an mich herangerückt oder zu weit in die Ferne gerückt ist? Empfinde ich mich unter einem unmittelbaren Druck, etwas zu sagen oder zu tun, von dem ich nicht genau weiß, was ich therapeutisch damit bewirken könnte – oder verfüge ich über genügend innere Distanz, um die in mir entstandene emotionale und körperliche Befindlichkeit in Ruhe zu betrachten? Brauche ich dringend einen »Befreiungsschlag«? Habe ich den Eindruck, meine professionelle Distanz verloren zu haben? Bin ich in der Lage, die emotionale Befindlichkeit meiner Patientin einzuschätzen und mich auf sie einzustellen?

2. In Momenten hoher eigener Spannung oder Erregung kann es notwendig werden, zunächst »die *Stopp-Taste* zu drücken«, um uns eine Möglichkeit des Innehaltens zu schaffen. Wir werden uns in diesem Moment noch nicht in der Lage fühlen, die aktuell entstandene Therapiesituation angemessen zu reflektieren, sondern konzentrieren uns zunächst ganz darauf, unseren emotionalen Zustand zu regulieren. Die wichtigste Ressource, die wir bei einem stärkeren Spannungs- oder Erregungsniveau benötigen, ist die *Fähigkeit und Bereitschaft, uns selbst zu beruhigen* und die sich in Reaktion auf die Äußerungen oder Verhaltensweisen der Patienten unmittelbar einstellenden *Handlungsimpulse zu kontrollieren*, um sie nicht unreflektiert auszuagieren.

> Ist der von den Patienten ausgeübte Interaktionsdruck hoch, kann es einer nicht geringen Anstrengung bedürfen, um den in uns aufsteigenden Handlungsimpulsen zu widerstehen. Das kann während einer laufenden Therapiesitzung nicht einfach sein, da die Patienten sich meist ebenfalls in einem erhöhten Spannungs- oder auch Erregungszustand befinden und ihr anhaltender Interaktionsdruck unser momentanes Reagieren erfordert. Daher ist es ist

von größter Bedeutung, ob es uns gelingt, einen Weg zu finden, wie wir für unsere Patienten und uns selbst gleichermaßen ein optimales Spannungsniveau herstellen können.

3. Dabei erweist es sich als günstig, wenn wir selbst ein *Handlungsmuster* zur Verfügung haben, das es uns gestattet, in einen beruhigten Zustand überzuwechseln. Wir schaffen damit die Voraussetzungen, um mit mehr Distanz intervenieren zu können.

Das kann eine Atemübung sein, die wir während der Sitzung ausführen können, oder ein positives Erinnerungsbild mit beruhigendem Charakter, das wir aktivieren können. Auch Klopftechniken der energetischen Psychologie[2] (Bohne 2010) oder ressourcenorientierte imaginative Techniken eignen sich dafür. Wenn wir das Gefühl haben, dass ein Patient emotional zu nah an uns herangerückt ist, können wir versuchen, imaginativ Distanz herzustellen, indem wir uns vorstellen, er befinde sich in größerer räumlicher Distanz zu uns. Da wir aus der Embodiment-Forschung (→ Kap. 3.4.2) wissen, dass es möglich ist, durch eine Veränderung der Körperhaltung eine Veränderung der Stimmungslage herbeizuführen, können wir zum Beispiel versuchen, aktiv eine *entspannte Körperhaltung* einzunehmen.

4. Um eine emotionale Zuspitzung, die sich bei uns eingestellt und bei uns einen schwer handhabbaren *Handlungsdruck* ausgelöst hat, zu entaktualisieren, schlagen wir unseren Patienten einen *Moment der Beruhigung und Reflexion* vor.

Wir können unsere Patienten bitten, innezuhalten, um über das soeben Gesprochene nachzudenken, und zu versuchen zu erspüren, wie dies emotional auf sie gewirkt hat. Die auf diese Weise eintretende Pause im Fluss des Gesprochenen gibt uns Gelegenheit, die in der Gegenübertragung auftauchenden Emotionen, Gedanken, Fantasien und Handlungsimpulse zu registrieren. Oft sind die Patienten gerne bereit, ebenfalls eine der Beruhigung dienende Technik zu praktizieren, wenn wir sie zu einer gemeinsamen Atemübung oder zum gemeinsamen Praktizieren einer Klopftechnik einladen.

9.7.3 Vertiefte Selbstwahrnehmung

Nach diesem ersten Schritt gemeinsamer Beruhigung können wir beginnen, die Wahrnehmung unserer eigenen emotionalen und körperlichen Verfassung zu vertiefen, und die in unserer Gegenübertragung auftauchenden Gefühle, Gedanken, Fantasien und Körperempfindungen so weit wie möglich in den Blick nehmen. Dabei registrieren wir aufmerksam, wenn sich Abweichungen vom Erwarteten ergeben. Wir schaffen damit bereits eine erste kognitive Einordnung, die auch eine innere Distanzierung gestattet, und vollziehen damit erste wichtige Schritte eines umfassenden Mentalisierungsprozesses (Barreto & Matos 2018):

1. Indem wir die von unseren körperlichen Empfindungen ausgehenden Signale wahrnehmen und ihnen die Qualität zusprechen, eine beziehungsrelevante Information zu transportieren, tragen wir bereits zur Distanzierung von unserer heftigen Emotionalität bei. Lediglich dürfen wir dabei nicht vergessen, dass wir damit eine subjektive

Sinnkonstruktion schaffen, deren Gültigkeit sich erst in einem gemeinsamen Verständnis des aktuellen und weiteren Beziehungsgeschehens erschließen muss.

> Von unserem persönlichen Stil und von der momentanen therapeutischen Situation wird es abhängen, ob wir unsere Körperwahrnehmung für ein weiteres Verständnis der therapeutischen Situation nutzen oder sogar zum Ausgangspunkt einer Intervention machen. Hier ist jedoch Vorsicht geboten, wenn wir dazu neigen, aufgrund unserer Körperempfindungen vorschnell auf das Erleben unserer Patienten zu schließen. Zumindest sollten unsere an den Patienten gerichteten Formulierungen vorsichtig und offen gestaltet sein und genügend Raum für eine andersartige Bedeutungserteilung durch die Patienten lassen.

2. In diesem Zusammenhang achten wir auch darauf, unsere eigene Mentalisierungsfunktion kritisch zu überprüfen. Befindet sie sich auf dem Niveau, das wir aus unseren erfolgreich verlaufenden Therapien kennen, oder weicht es davon in bedeutsamer Weise ab? Wir versuchen, uns, so gut es geht, Klarheit darüber zu verschaffen, inwieweit es uns gelingt, eine reflektierende Distanz zu unseren Emotionen einzunehmen und eine offene therapeutische Haltung zu bewahren, die unterschiedliche Perspektiven auf die von den Patienten präsentierten Phänomene und unsere Reaktionen darauf zulässt. Wenn es uns auf die geschilderte Weise gelingt, Veränderungen unserer Selbstzustände zu identifizieren und sie mit der inneren Welt der Patienten in Verbindung zu bringen, befinden wir uns auf dem besten Weg, um wieder mit ihrem inneren Erleben in Kontakt zu kommen.

> Vor allem achten wir darauf, ob wir durch unser eigenes Verhalten möglicherweise die Mentalisierungsfunktion des Patienten ungünstig beeinflusst oder gar zu deren Zusammenbruch beigetragen haben könnten. Nicht selten finden wir eine wechselseitige Beeinflussung der Mentalisierungsfunktionen. Wenn sich, etwa in Momenten hoher emotionaler Aktivierung, die Mentalisierungsfähigkeit des Patienten verschlechtert oder ganz aussetzt, kann leicht auch unsere Mentalisierungsfähigkeit in Gefahr geraten. Aber auch das Umgekehrte kann vorkommen: Wenn wir selbst emotional nicht gut reguliert sind, können wir die Mentalisierungsfunktion unserer Patienten gefährden.

9.7.4 Achtsamkeitsbasierte Haltung

Wir glauben, dass uns bei diesem Bemühen besonders gut eine achtsamkeitsbasierte Haltung unterstützen kann. Sie kann uns die Möglichkeit einräumen, eine beobachtende Haltung einzunehmen, ohne auf eine wertschätzende und mitfühlende Teilnahme am Beziehungsgeschehen verzichten zu müssen. Es muss jedoch eine für unsere spezifische Aufgabe modifizierte Form der achtsamen Haltung sein, die uns nicht daran hindert, einzelne Beobachtungen für psychodynamisch bedeutsamer zu halten als andere, und die insofern von einem strikten Verbot des Bewertens und Kategorisierens (Kabat-Zinn 2007) abweichen darf. Wir brauchen eine Haltung, die es uns ermöglicht, das gesamte Beziehungsgeschehen einschließlich der uns zugänglichen Indikatoren einer eigenen Verstrickung in Übertragungs-Gegenübertragungsszenarien bewusst zu registrieren, ohne dadurch emotional so affiziert zu werden, dass unser professionelles Denken und Handeln in Mitleidenschaft gezogen wird[3].

Mit seiner 2500 Jahre alten Tradition und seinen Ursprüngen in der buddhistischen Philosophie hat das Achtsamkeitsparadigma eine zunehmende Bedeutung für psychotherapeutische Ansätze aller Art erlangt[4]. In einer modernen und praxisorientierten Definition wird Achtsamkeit als ein Gewahrsein betrachtet, bei dem sich die Aufmerksamkeit mit Absicht und ohne zu bewerten auf die Erfahrungen richtet, die sich von Moment zu Moment entfalten (Kabat-Zinn 2007)[5].

Seit den 1970er Jahren gab es immer wieder Versuche, die Praxis der Achtsamkeit für ein psychodynamisch-therapeutisches Verständnis zu nutzen (Safran 2003; Germer et al. 2009; Weischede & Zwiebel 2009)[6]. Die Vorteile, die eine achtsamkeitsbasierte Haltung für die Gestaltung einer psychodynamisch informierten therapeutischen Beziehung hat, lassen sich wie folgt zusammenfassen (Weiss & Harrer 2010; C. Will 2016):

1. Eine achtsamkeitsbasierte Haltung kann helfen, die patientenseitige und die eigene *Moment-zu-Moment-Regulation* in der therapeutischen Beziehung wahrzunehmen.

Befürworter einer regelmäßigen Achtsamkeitspraxis verweisen besonders auf die verbesserte Wahrnehmung eigener körpernaher Gegenübertragungsreaktionen.

2. Ein Wirkprinzip von Achtsamkeit kann auch als *Desidentifikation* bezeichnet werden. Im Alltag sind Menschen besonders dann, wenn sie unter emotionaler Belastung stehen, mit ihren jeweiligen Zuständen so identifiziert, dass sie kaum noch den für eine Reflexion notwendigen Abstand zu ihnen halten können.

Statt von negativen Gedankengängen gelähmt, von traumatischem Erleben überflutet oder von Schmerz gequält zu werden, gestattet Achtsamkeit eine größere Toleranz gegenüber aversivem Erleben (Ogden et al. 2009; Reddemann 2006; Weiss & Harrer 2010)[7].

3. Eine Haltung der Achtsamkeit stärkt unsere eigene *Emotionsregulierung* und kann gleichzeitig unsere Bemühung um das für eine wirksame Therapiepraxis unverzichtbare Wohlbefinden in der Sitzung unterstützen. Sie erleichtert es uns zu reflektieren, wie weit unsere eigenen Grundbedürfnisse und diejenigen unserer Patienten befriedigt oder verletzt werden.

Auf diese Weise kann eine achtsamkeitsbasierte Haltung einen wertvollen Beitrag leisten, um mit den Herausforderungen einer negativen Gegenübertragung umzugehen. Indem die negativen Emotionen in wohltuende Ferne rücken, nehmen sie auftretenden Handlungsimpulsen einen Teil ihrer bedrängenden Qualität. Die achtsamkeitsbasierte Haltung kann uns darin unterstützen, eigene unerwünschte oder unerträgliche Affekte – vor allem Angst, Scham- und Schuldgefühle, aber auch aggressive Regungen und Gefühle des Hasses – besser wahrzunehmen, um sie anschließend regulieren zu können.

4. Die Haltung kann uns, ebenfalls durch die Distanz zu den begleitenden Affekten, helfen, *nicht gewünschte oder zurückgewiesene Anteile unseres eigenen Selbst* zu erkennen, die sich andernfalls aufgrund von Schamgefühlen blockierend auf den Therapieprozess auswirken würden.

Auch unzureichend integrierte Persönlichkeitsanteile können einer Integration nähergebracht werden, wenn sie zuvor aus einer beobachtenden Distanz akzeptiert und wahrgenommen wurden (Siegel 2014).

5. Durch die Haltung einer beobachtenden Distanz, die verbunden ist mit einem *»liebevollen Blick«* auf den Patienten *und uns selbst* kann Achtsamkeit eine wirksame empathische Haltung unterstützen.

Sie kann für die unverzichtbare innere Abgrenzung vom Patienten und für eine professionelle Getrenntheit von ihm sorgen, die – scheinbar paradox – erst Nähe und Empathie ermöglicht (→ Kap. 5.6.1).

6. Eine achtsamkeitsbasierte Haltung kann das von uns geforderte *»Oszillieren«* zwischen unterschiedlichen mentalen Zuständen (→ Kap. 5.7) in der Therapiesitzung unterstützen, das durch die stärkere Distanz zu Affekten leichter fällt als unter dem Eindruck starker Gefühle. Vor allem kann Achtsamkeit helfen, auf den ersten Blick *widersprüchliche Anforderungen* an die therapeutische Haltung wohlwollend anzunehmen.

Dazu zählt beispielsweise die Erwartung, gleichzeitig eine Expertenrolle und die Rolle des akzeptierenden Gesprächspartners »auf Augenhöhe« einzunehmen, oder die Erwartung, gleichzeitig spontan und professionell mit dem Patienten umzugehen. Auch fällt darunter die paradox anmutende Anforderung, offen und neugierig gegenüber allem Neuen und Besonderen zu sein, und dennoch den Vorgaben eines Behandlungskonzepts und den Ansprüchen des Gesundheitssystems gerecht zu werden. Diese Paradoxien sind nicht anders aufzulösen als durch eine radikale Akzeptanz, die – im Wissen darum, dass für eine gelingende therapeutische Beziehung beides gleich bedeutsam ist – den Widerspruch wertschätzend stehen lassen kann.

7. Auch für die Stärkung der *Mentalisierungsfunktion* kann eine achtsamkeitsbasierte Haltung nützlich sein.

Praktisch erweist sich eine achtsam beobachtende Haltung als sehr geeignet, um Motive und Intentionen von sich und anderen zu erforschen.

8. Besonders hervorheben möchten wir die durch eine achtsamkeitsbasierte Haltung vermittelte Chance, auch das Auftreten von *Brüchen in der therapeutischen Allianz* als etwas »Normales« anzusehen, das in einer therapeutischen Beziehung vorzukommen pflegt (→ Kap. 5.8). Sie erhalten somit den Status üblicherweise in Psychotherapien vorkommender Ereignisse, die die therapeutische Beziehung deshalb nicht bedrohen müssen, weil sie reparierbar sind. Eine achtsamkeitsbasierte Haltung bietet auch gute Voraussetzungen, um die Allianzrupturen zu entdecken.

9. Schließlich kann eine achtsamkeitsbasierte Haltung auch eine *innere Distanz gegenüber Theorien und Modellen* schaffen und dazu beitragen, dass diese als Ressourcen und nicht als einengende Normen aufgefasst werden (→ Kap. 1.3.3).

Auf einige uns wichtig erscheinende Aspekte, die leicht zu Missverständnissen führen können, wollen wir abschließend noch hinweisen:

1. Eine achtsamkeitsbasierte Haltung einzunehmen heißt *nicht*, konflikthafte Themen zu vermeiden oder negativen Emotionen aus dem Wege zu gehen.

Sie verschafft uns vielmehr die Möglichkeit, die konflikthaften Themen und negativen Emotionen wohlwollend zu betrachten und zu bearbeiten. Dies gilt in besonderem Maße für sich anbahnende Konflikte in der therapeutischen Beziehung und die damit in Verbindung stehenden negativen Emotionen.

2. Eine achtsamkeitsbasierte Haltung ist mit einem *Fokussieren relevanter Themenbereiche* gut vereinbar. Im Gegenteil, manche Problembereiche können sogar schärfer fokussiert werden, wenn es gelingt, mit einem mitfühlend-beobachtenden Blick auf sie zu schauen.

In diesem Falle werden wir die beobachteten Phänomene nicht wie bei klassischen Achtsamkeitsübungen als etwas Vorübergehendes (»es sind nur Gedanken«) vorüberziehen gelassen. Vielmehr können sie aus dieser Haltung heraus fokussiert und vertiefend erforscht werden (Weiss et al. 2010).

3. Die mit einer achtsamkeitsbasierten Haltung verbundene *Gegenwartsorientierung* muss nicht im Widerspruch zur Nutzung von anamnestischen und Kontextinformationen stehen[8]. Sie bedeutet ebenfalls nicht, auf klare Positionierungen, verbindliche *Wertorientierungen* und notwendige *Grenzsetzungen* zu verzichten, wenn die therapeutische Situation dies erfordert.

Patienten werden therapeutisch notwendige Grenzsetzungen leichter akzeptieren, wenn sie unsere wohlwollende Grundhaltung spüren.

4. Eine achtsamkeitsbasierte Haltung wird und soll das Auftreten *negativer Emotionen in unserer Gegenübertragung* nicht verhindern. In der Regel verhindert sie jedoch ein höheres emotionales Erregungsniveau und trägt so zu ihrer Mentalisierung bei.

Die Einsicht, dass es sich auch bei heftigeren Emotionen und Fantasien »nur« um Gefühle oder Gedanken handelt, »die kommen und gehen«, kann uns die Wahrnehmung und Analyse dieser Phänomene und die Rückkehr zu einer wohlwollend empathischen Beziehung zu unseren Patienten erleichtern. Dennoch sollten wir mit der Möglichkeit rechnen, dass unsere achtsamkeitsbasierte Haltung unter der Einwirkung heftiger Emotionen auch einmal in Verlust geraten kann und emotionsregulierende Maßnahmen erforderlich werden, um sie zurückzugewinnen. Ressourcenaktivierende Imagination, die wir mit gutem Erfolg im Rahmen traumaorientierter Stabilisierung einsetzen, können unsere Selbstregulation wirksam unterstützen (→ Kap. 7.2.3 und Kap. 7.2.4).

5. Es gibt unterschiedliche Auffassungen zu der Frage, inwieweit formale *Ausbildungsgänge* notwendig sind, um die Haltung achtsamkeitsbasierter Präsenz im therapeutischen Kontext anwenden zu können.

Während Vertreter einer vertieften Achtsamkeitspraxis darauf hinweisen, dass die anspruchsvolle Aufgabe einen spezifischen Trainingsbedarf rechtfertigt, berichten Praktiker aber auch von wohltuenden Erfahrungen und therapeutischen Erfolgen, die sie erzielen konnten, ohne eine spezielle Ausbildung durchlaufen zu haben. Es bleibt abzuwarten, wie weit sich die Versuche, Achtsamkeitsschulung in die Ausbildung von Psychotherapeuten zu integrieren, in der Breite durchsetzen werden (Gehart & McCollum 2008). Nach unserem Eindruck kann schon die Anwendung basaler Prinzipien einer Achtsamkeitspraxis einen erheblichen Gewinn bringen.

9.7.5 Kognitive Schritte bei der Transformation unserer negativen Emotionalität

Für die weiteren Schritte benötigen wir die Bereitschaft und Fähigkeit, unsere negative Emotionalität in eine hinreichend positive Emotionalität zu transformieren. Dazu können wir folgende Überlegungen anstellen:

1. In erster Linie bemühen wir uns, ein Verständnis der *Regulationsbedürfnisse* des Patienten herzustellen. Dazu entwickeln wir eine Hypothese, welches zentrale Beziehungsbedürfnis für den Patienten wahrscheinlich aktuell im Vordergrund steht und mit welcher Regulationsform er die negative Emotionalität bei uns erzeugt hat. Oft trägt schon das Verständnis des Regulationsmusters zur Entlastung von den negativen Emotionen und zur Wiederherstellung unserer therapeutischen Arbeitsfähigkeit bei.

Ein Patient, der vorwurfsvoll reagiert, wird möglicherweise eigene Selbstvorwürfe abwehren. Eine Patientin, die uns entwertet, wird wahrscheinlich unsere Entwertung fürchten.

2. Eine besondere Bedeutung kommt dem Mechanismus der *projektiven Identifizierung* zu (→Kap. 9.4.4). Wir haben es uns zur Gewohnheit gemacht, beim Auftreten negativer Emotionen oder ungünstiger Körperspannungen in unserer Gegenübertragung stets an die Möglichkeit zu denken, dass für den Patienten unerträgliche Emotionen oder Selbstanteile auf uns projiziert worden sein könnten. Zur Klärung vergleichen wir das durch den Patienten induzierte Selbsterleben mit dem Selbsterleben, das wir aus dem Kontakt mit anderen Patienten kennen. Meist werden wir zu dem Ergebnis kommen, dass das uns belastende Gefühl von Ohnmacht, Lähmung oder auch professioneller Unzulänglichkeit bei den meisten anderen Patienten nicht aufgetreten ist. Mithilfe dieser Überlegung werden wir die in uns aufgetauchten Emotionen als weitgehend von unserem Patienten induziert einordnen können.

Wie können wir diesbezüglich zu mehr Klarheit gelangen? Wir können dazu die in uns aufgetretenen Emotionen, Gedanken und Impulse mit unseren eigenen vertrauten Erfahrungen vergleichen und uns fragen, ob sie tatsächlich zu uns passen: Gehören die Gefühle eigener Ohnmacht oder Inkompetenz, die sich in uns ausgebreitet haben, bei näherem Hinsehen tatsächlich zu uns? Sind wir tatsächlich so unwichtig und so inkompetent, wie unsere momentane Selbstwahrnehmung es uns suggeriert? Haben wir wirklich Anlass zu derartigen Scham- oder Schuldgefühlen, wie wir sie gerade erleben? Ist es möglich, dass ein Teil dessen, was wir als belastende Emotionen oder unangenehme Körpersensationen spüren, mehr der inneren Welt des Patienten als unserer eigenen entstammt? Was gehört zum Patienten und was gehört zu mir? Vor allem können wir uns die Frage stellen, wie es kommt, dass wir in die beschriebenen emotionalen Zustände nur bei bestimmten, aber nicht bei den meisten anderen Patienten geraten.

3. Gelingt uns das, werden wir auf die einsetzende Erkenntnis, dass die eigene emotionale Verfassung zu einem beträchtlichen Teil das Ergebnis einer projektiven Identifizierung ist, mit hoher Wahrscheinlichkeit mit einem Gefühl der *Entlastung* reagieren und erleichtert feststellen, dass uns nun ein empathischer Zugang zu unseren Patienten wieder besser möglich ist. Durch unsere nunmehr verbesserte Empathie wird auch

der *Projektionsdruck* der Patienten nachlassen, so dass wir nun einer emotional positiv getönten kooperativen therapeutischen Beziehung wieder näherkommen können.

Wir können den Rückblick auf das abgelaufene Geschehen in der therapeutischen Beziehung nun auch als Orientierungshilfe und als Ausgangspunkt nutzen, um das emotionale Befinden des Patienten weiter zu explorieren. Dabei können wir auch der Hypothese nachgehen, dass sie uns auf diese Weise einen Teil ihrer »unformulierten Erfahrung« (Stern 1997) kommuniziert haben, die sie auf andere Weise nicht übermitteln konnten – etwa die Botschaft, dass die emotionale Beziehung mit uns noch brüchig oder vielleicht reparaturbedürftig ist (Mills 2004).

4. Lohnend ist auch eine Überlegung, ob wir, ohne es zu bemerken, in die *Reinszenierung eines früheren Beziehungsmusters* eingebunden und zum Teil eines *Enactments* geworden sind. Wir können uns fragen, ob wir die professionelle Rolle verlassen haben und die uns zugewiesene Rolle einer früheren Bezugsperson des Patienten unreflektiert übernommen haben. Die mit der nun einsetzenden Reflexion möglich gewordene Auflösung dieser Verstrickung kann nicht nur wichtige Aufschlüsse über Muster *impliziter Beziehungsregulation* des Patienten geben, sondern auf die Patienten und uns *emotional befreiend* wirken, vor allem aber zur Wiederherstellung einer konstruktiven therapeutischen Arbeitsatmosphäre beitragen.

So werden wir möglicherweise auf die Erkenntnis stoßen, dass wir im Kontakt mit unserem Patienten unbemerkt die Rolle einer strafenden Elternfigur oder die eines gestraften Kindes übernommen haben und dadurch in eine der Therapie abträgliche emotionale Verfassung geraten sind.

5. In schwierigen Situationen eigener Verwicklung kann es hilfreich sein, *sich der professionellen Rolle zu erinnern*, um so zu der gebotenen professionellen Distanz zurückzufinden. Nicht immer wird es gelingen, eine unbewusste Inszenierung vollständig verstehend aufzulösen. Doch kann uns die Rückbesinnung auf unsere therapeutische Rolle – die ein anderes Rollenverhalten vorsieht als die Rolle, in die wir soeben geraten waren – als archimedischer Punkt dienen, um aus einer reinen reaktiven Position des Mitspielenden wieder in eine stärker aktive und auf den Patienten zentrierte therapeutische Haltung zu gelangen.

Wir könnten es auch mit Rosenfeld (1987, S. 193) so ausdrücken: Eine Minute des Nachdenkens kann uns daran erinnern, dass wir Therapeuten sind. Haben wir auf diese Weise wieder Boden unter den Füßen gefunden, können wir versuchen, den Punkt im therapeutischen Prozess aufzufinden, der uns veranlasst hat, die professionelle Rolle des wohlwollend reflektierenden Therapeuten zu verlassen. Wir können uns die Frage stellen, wodurch wir uns haben verführen lassen, die uns zugewiesene Rolle im Rahmen der Reinszenierung eines alten Musters zu übernehmen.

6. Die Differenzierung der eigenen von der patienteninduzierten Emotionalität wird uns lediglich dann schwerer fallen, wenn die projizierten Elemente auf einen unverstandenen *konflikthaften Bereich in unserem eigenen Inneren* treffen. Passen die von den Patienten angestoßenen Emotionen und Selbstzustände zu unseren eigenen lebensgeschichtlichen Erfahrungen, kann die Distanzierung erschwert sein. Gerade starke Emotionen in Reaktion auf Patienten stehen meist mit eigenen ungelösten lebensgeschichtlichen Konflikten in Verbindung.

Daher empfiehlt es sich, nach auslösenden Ereignissen für das eigene emotionale Reagieren im therapeutischen Geschehen zu forschen und diese mit eigenen lebensgeschichtlichen Erfahrungen in Zusammenhang zu bringen. Wir können uns fragen, welche Kindheitsängste oder welche unerträglichen oder unverständlichen emotionalen Zustände resonant durch die Patienten aktiviert wurden. Unter Umständen sollten wir die Hilfe einer Supervision in Anspruch nehmen, um die patientenseitigen Projektionen zuverlässiger von unseren eigenen, dafür empfänglichen Seiten zu differenzieren.

7. Im Zusammenhang mit den bisher dargelegten Perspektiven kann es nützlich sein, das emotionale Geschehen in der therapeutischen Beziehung unter dem Blickwinkel einer *Ruptur der therapeutischen Beziehung* zu betrachten. Es ist zwar nicht zwingend, aber naheliegend, davon auszugehen, dass ein Teil – und möglicherweise der im Moment wichtigste Teil – eines unerträglich gewordenen emotionalen Zustandes, den die Patientin abspalten und uns auf dem Weg der positiven Identifizierung zugänglich machen musste, zu einem Bruch in der therapeutischen Beziehung geführt hat oder dazu führen kann (→ Kap. 5.8).

Hypothetisch folgen wir der Annahme, dass dieser wegen seiner Unerträglichkeit abgespaltene Zustand aus einem – diffusen und meist nicht greifbaren – Gefühl unserer Patientin resultiert, in der therapeutischen Beziehung nicht genügend verstanden oder wertgeschätzt worden zu sein. Er könnte auch die Folge eines Gefühls sein, verletzt, alleingelassen oder verraten worden zu sein. Offensichtlich wurde, so die Hypothese – durch welche Auslösemomente auch immer – ein verinnerlichtes Beziehungsmuster aktualisiert, das wir kaum hätten antizipieren können. Indem wir unsere negative Emotionalität als indirekten Indikator eines Bruchs der therapeutischen Allianz auffassen, können wir Überlegungen anstellen, wie wir diesen alsbald reparieren und der Patientin und uns die zügige Rückkehr zu einer gemeinsam gefühlten positiv getönten Emotionalität ermöglichen können. Der Vorteil, das Geschehen aus der Perspektive eines Allianzbruchs zu betrachten, liegt nach unserer Auffassung darin, dass sie die Möglichkeit seiner Reparatur impliziert.

9.7.6 Möglichkeiten der »Entgiftung« der therapeutischen Beziehung

Welche Möglichkeiten stehen uns noch zur Verfügung, um nach wie vor bestehende negative Emotionen in unserer Gegenübertragung gezielt zu »entgiften«? In gewissem Umfang können kognitive Haltungen von Neugier, Interesse und Respekt eine »entgiftende« Funktion übernehmen und zumindest ansatzweise eine positive Emotionalität erzeugen, wenn sie bewusst an die Stelle von Ekel, Verachtung, Wut, Trauer und Angst gesetzt werden (Krause 2002)[9]. Dennoch wird es uns auch nach Anwendung der geschilderten Maßnahmen nicht immer möglich sein, negative Emotionen in der Gegenübertragung vollständig in eine von wohlwollendem Interesse und Mitgefühl getragene warmherzige Anteilnahme zu transformieren. Welche Möglichkeiten stehen uns noch zur Verfügung?

1. Statt die noch immer vorhandenen negativen Gefühle, Gedanken und Impulse allzu bereitwillig dem Wirken unbewusster Abwehrmechanismen – der Verleugnung, Rationalisierung oder Reaktionsbildung – zu überlassen und uns der Gefahr auszusetzen, sie unbewusst auszuagieren, bemühen wir uns, sie im Bewusstsein zu halten, jedoch so, dass sie *auf Distanz* bleiben und keine schädigende Wirkung auf die therapeutische Beziehung entfalten. Hilfreich kann dabei die *Metapher des »Wegpackens«* sein, die den Sinn hat, eine ausreichende Distanz zu diesem Erlebnisbereich herzustellen.

Bewährt hat sich dabei die uns aus der Behandlung von Patienten mit Traumafolgestörungen vertraute »Container«- oder »Tresor«-Technik, bei der negatives Material in einen imaginären Container oder Tresor verpackt wird, der anschließend verschlossen und weggestellt wird (→ Kap. 7.2.3).

2. Darüber hinaus kommen *weitere imaginative Hilfen* bei der Bewältigung negativer emotionaler Zustände in Betracht. Sie unterscheiden sich nicht grundsätzlich von den ressourcenaktivierenden Techniken, die wir auch unseren Patienten vorschlagen.

Einige Therapeuten berichten davon, wie sie während »schwieriger« Therapien Bilder oder Stichworte mit ressourcenreichen Inhalten bereithalten, auf die sie häufiger schauen, um positive Emotionen »aufzutanken«.

3. Naturgemäß werden die Wege, die uns helfen, wieder zu einer ausgeglichenen Emotionalität zu gelangen, verschieden sein. Einigen von uns hilft es, wenn sie die inneren Frustrationen nicht unterdrücken oder vermeiden müssen, sondern sie zusammen mit den negativen oder auch aggressiven Fantasien – beispielsweise nach dem Ende der Sitzung – in kontrolliertem Umfang *zulassen und abreagieren können.*

Eine Therapeutin erlebte es als hilfreich, gelegentlich die Fantasie zulassen zu können, wie sie die Patientin »auf den Mond schießt«.

4. So sehr wir uns auch bemühen, die regulatorischen Vorgänge zu verstehen, die den Patienten zu Verhaltensweisen bringt, die wir als unangenehm, bedrohlich, verletzend oder ärgerlich erleben, so wenig können wir erwarten, dass es uns immer gelingt, die in uns projizierten Reste negativer Emotionalität aus unserem Erlebensbereich zu entfernen. Wir werden, um mit Winnicott (1949b) zu sprechen, ein Containment für den Hass in unserer Gegenübertragung finden müssen.

Um dieses Containment leisten zu können, kann es sehr hilfreich sein, wenn wir uns zugestehen, dass es uns nicht möglich ist, in jedem Falle empathisch auf die Patienten zu reagieren, und toleranter gegenüber unserer eigenen Unzulänglichkeit bei der empathischen Erfassung der Reaktionen und Bedürfnisse der Patienten werden. Manchmal teilen wir den Patienten mit, dass wir momentan Schwierigkeiten haben, empathisch auf sie einzugehen, bitten um Verständnis dafür und sichern ihnen zu, dass wir uns darum bemühen, den empathischen Zugang schnellstmöglich wiederzugewinnen. Meist danken uns die Patienten diese Ehrlichkeit.

Dabei kann es uns helfen, wenn wir
- uns darüber im Klaren sind, dass es nicht nur *legitim*, sondern sogar therapeutisch

wertvoll sein kann, wenn wir unsere negativen Gefühle und unsere eigenen destruktiven Impulse und Wünsche gegenüber Patienten bewusst wahrzunehmen;

- bereit sind, *verinnerlichte Überzeugungen* zu reflektieren, die Hass und andere negative Emotionen mit einer Identität als Psychotherapeut nicht für vereinbar halten;
- uns fragen, auf welchem Wege der Patient Hass und andere negative Emotionen in uns *erzeugt hat oder erzeugt;*
- uns klarzumachen, dass unser Hass *nicht dem Patienten gilt*, der vor uns sitzt, sondern aus einer Beziehungserfahrung stammt, die den Hass verständlich macht.

5. Schließlich wollen wir nochmals die Anwendung *achtsamkeitsbasierter Techniken* empfehlen, die hervorragend geeignet sind, um Distanz zu negativen emotionalen Zuständen zu gewinnen.

Wenn absehbar ist, dass negative emotionale Zustände in der bevorstehenden Therapiesitzung mit hoher Wahrscheinlichkeit erneut auftreten werden, planen wir achtsamkeitsbasierte Übungen schon vor Beginn der nächsten Therapiesitzung ein. Wir können auch im Anschluss an eine Therapiesitzung oder vor Beginn einer Therapiesitzung einige Minuten des Nachdenkens oder Hinspürens einplanen. Dies erscheint besonders dann notwendig, wenn wir mit einer stärkeren emotionalen Erregung des Patienten oder mit stärkerer emotionaler Erregung auf unserer Seite konfrontiert sind.

6. Schließlich wird es bei allem auch darauf ankommen, ob wir in der Lage sind, *bei uns selbst aktiv positive Emotionen als Ressourcen zu generieren*. Positive Emotionen, die dafür hervorragend geeignet sind, sind *Überraschung und Neugier*. Je mehr es uns gelingt, eine klinische Situation – auch wenn sie belastend ist – so wahrzunehmen, dass wir über ihr Eintreten überrascht sind und unsere Neugier, sie zu verstehen, herausgefordert wird – setzt dies im Gehirn Prozesse in Gang, die geeignet sind, bei uns Wohlbefinden und Lernprozesse zu fördern.

Je stärker der »Neuheitsdetektor« – der neue Sinneseindrücke im Hippocampus mit bekannten Gedächtnisinhalten vergleicht (Strange et al. 2005) – aktiviert wird, desto stärker werden die Belohnungszentren im Gehirn stimuliert. Die dadurch einsetzende vermehrte Ausschüttung von Dopamin erleichtert über verschiedene Rückkopplungsschleifen die Langzeitpotenzierung (LPT), einen Grundmechanismus des Lernens, der zu einer dauerhaften Verstärkung der Verbindung zwischen Neuronen führt (Menning 2018).

9.7.7 Selbstfürsorge der Therapeuten

Die bisherigen Ausführungen lassen es nachvollziehbar erscheinen, dass Selbstfürsorge und Psychohygiene von Psychotherapeuten einen großen Stellenwert einnehmen sollten. Was im Einzelnen eine gute Selbstfürsorge ist, ist so sehr von situativen und persönlichen Faktoren abhängig, dass es nicht schematisch behandelt werden kann. Die gleiche therapeutische Situation, die eine Therapeutin als anstrengend, lähmend oder stresserzeugend erlebt, kann von einer anderen als belebend, inspirierend und aktivierend empfunden werden. Was einem Therapeuten die Kraft zur Entfaltung seiner Potenziale nimmt, stellt für einen anderen eine Herausforderung dar, die seine Kreativität stimuliert.

Auch wenn die individuellen Bedürfnisse einzelner Therapeuten verschieden und die belastenden Momente sehr unterschiedlich sind, können einige Hinweise hilfreich sein:

1. Wir können die Tatsache reflektieren, dass wir als Therapeuten regelmäßig *mit menschlichen Kontakten überladen* sind.

   Den meisten Therapeuten fällt es leicht, private von professionellen Beziehungen innerlich zu trennen. Anderen, denen dies schwerer fällt, kann es helfen, »Auszeiten« vom menschlichem Kontakt einzuplanen, in denen sie allein sind und sich ohne Kontakt mit anderen Menschen ausruhen oder einer meditativen oder anderen Beschäftigung nachgehen (Skovholt 2001).

2. Es lohnt sich zu überlegen, ob wir eine bestimmte Patientengruppe als *besonders belastend* erleben.

   Der oft gegebene Rat, man solle die Anzahl gleichzeitig behandelter Patienten mit Persönlichkeitsstörungen oder Traumafolgestörungen begrenzen, berücksichtigt die individuell höchst unterschiedliche und von bestimmten Schlüsselmerkmalen abhängige Irritierbarkeit von Therapeuten zu wenig. So kann es Therapeuten geben, die mit Borderline-Patienten gut und mit depressiven Patienten weniger gut zurechtkommen, und andere, für die genau das Gegenteil gilt. Allerdings hängt die persönliche Belastung eines Psychotherapeuten auch von Spezifika des gewählten Therapiekonzeptes ab, insbesondere der Frage, ob es konzeptuell für notwendig gehalten wird, sich belastenden Emotionen auszusetzen, oder ob dies gerade begrenzt werden soll[10].

3. Selbstfürsorglich verhalten wir uns auch, wenn wir uns unsere eigenen psychotherapeutischen Kompetenzen in Erinnerung rufen und uns auch der Bereiche bewusst werden, in denen unsere Stärken weniger liegen.

   Stärken und Schwächen können bekanntlich unterschiedlich verteilt sein: Wir kennen Therapeuten, die ihre Patienten auf hervorragende Weise durch ihre klar strukturierte Problemanalyse unterstützen können, und andere, die ihren Patienten besonders gut eine warme, mütterliche Zuwendung geben können. Beide Qualitäten können von großem Nutzen sein, wiewohl sie in unterschiedlicher Weise die Bedürfnisse der Patienten treffen. Den Anspruch, allen Patienten und allen Bedürfnissen in gleicher Weise gerecht werden zu wollen, betrachten wir dem gegenüber als unrealistisch und kontraproduktiv.

4. Weiterhin können wir uns noch fragen, *welche Ressourcen* im Sinne von Kompetenzen, inneren Bereitschaften und äußeren Unterstützungsangeboten wir noch *benötigen*, um uns in der therapeutischen Beziehung hinreichend wohlzufühlen und um unseren professionellen Auftrag gut ausführen zu können. Hier lohnt es sich, ressourcenaktivierende Techniken, die wir ansonsten erfolgreich bei Patienten anwenden, bei uns selbst zu erproben (→ Kap. 7.2.4).

   Mit einem ressourcenorientierten Blick werden wir oft genug feststellen, dass uns die aktuell benötigten Ressourcen zu einem früheren Zeitpunkt einmal zur Verfügung gestanden hatten und wir lediglich den Zugang zu ihnen verloren haben.

Einem Therapeuten fehlte angesichts der Langsamkeit, mit der ein Patient Therapieschritte vollzog, die Fähigkeit zur Geduld. Er konnte jedoch in seiner Lebensgeschichte Situationen identifizieren, in denen er genau diese Ressource problemlos zur Verfügung hatte. Es gelang ihm, mehrere dieser Situationen zu erinnern und die aktivierte Fähigkeit der Geduld zum Vorteil des Patienten zu nutzen.
Einer Therapeutin, die sich durch die quälende und langatmige Erzählweise ihrer Patientin in ihrer Lebendigkeit und Spontanität beeinträchtigt fühlte, konnte diese Qualitäten wiedererlangen und nutzbringend in der Therapie einsetzen, nachdem sie Szenen ihres Lebens erinnert und in der Imagination aktiviert hatte, in denen sie sich lebendig und spontan erlebt hatte.

5. Wo immer möglich, sollten wir die Ressource *Humor* nicht aus den Augen verlieren. Die anhaltende Konfrontation mit psychischem Leid, Sorgen und negativen Emotionen lassen einen Sinn für Humor sehr wertvoll werden. Humor kann Spannungen vermindern und die Energie steigern (Lawson & Myers 2011). In einer Untersuchung zu Coping-Strategien von Psychotherapeuten fanden es 82 % wichtig, sich einen Sinn für Humor zu bewahren, um ihre berufliche Tätigkeit durchführen zu können (Skovholt et al. 2001).

Weiterführende Literatur

Germer CK, Siegel RD, Fulton PR (Hg) (2009). Achtsamkeit in der Psychotherapie. Freiburg: Arbor.

Kabat-Zinn J (2019). Gesund durch Meditation. 3. Aufl. München: Knaur Menssana.

Michalak J, Heidenreich T (2012). Achtsamkeit. Göttingen: Hogrefe.

Reddemann L (2006). Achtsamkeit in der tiefenpsychologisch fundierten Traumatherapie. PiD 7, 297–301.

Siegel DJ (2014). Das achtsame Gehirn. 5. Aufl. Freiburg: Arbor.

Weischede G, Zwiebel R (2009). Neurose und Erleuchtung. Stuttgart: Klett-Cotta.

Weiss H, Harrer ME (2010). Achtsamkeit in der Psychotherapie. Psychotherapeutenjournal 9, 14–25.

Weiss H, Harrer ME (2018). Wirkfaktoren der Achtsamkeit. Wie sie die Psychotherapie verändern und bereichern. Stuttgart: Schattauer.

Zwiebel R (2013). Was macht einen guten Psychoanalytiker aus? Grundelemente professioneller Psychotherapie. Stuttgart: Klett-Cotta.

Anmerkungen

1 Stimmungen wirken als Signale, die Informationen über die Freundlichkeit des Umfelds übermitteln. Von ihrem biologischen Sinn her signalisiert eine positive Stimmung, dass die Umgebung sicher und unproblematisch ist, eine negative Stimmung zeigt dagegen eine mögliche Bedrohung für das Sicherheitsgefühl an (Bless et al. 1990).

2 Leicht erlernbare Klopfroutinen von Akupunkturpunkten eignen sich gut zur Beruhigung. Sie können gemeinsam mit den Patienten durchgeführt werden (Bohne 2010). Wir haben sie regelmäßig in der traumaspezifischen Stabilisierung eingesetzt (Wöller 2013, 2014).

3 Je mehr wir in der gleichschwebenden Aufmerksamkeit eine ästhetische Erfahrung sehen, die uns eine wohltuende Distanz »zum pragmatischen Lebensalltag mit seiner theoretischen oder utilitaristischen Haltung«

(Gödde & Zirfas 2007, S. 144) verschafft, desto mehr nähern wir uns der Haltung der Achtsamkeit an.

4 Interessanterweise wurden die Konzepte von Achtsamkeit von verhaltenstherapeutischer Seite eher aufgegriffen als von psychodynamischen Therapeuten.

5 Das Konstrukt der Achtsamkeit beinhaltet eine absichtsvolle Lenkung der Aufmerksamkeit, die bewusst, aber mit zunehmendem Training auch weitgehend automatisch erfolgen kann. Achtsamkeit bezieht sich auf den gegenwärtigen Moment. Indem die gewohnheitsmäßige Beschäftigung mit Vergangenheit und Zukunft unterbrochen wird, ermöglicht sie eine Qualität von Präsenz. Zentrales Merkmal ist eine akzeptierende, beobachtende und nicht bewertende Haltung. Der Praktizierende kann wahlweise das Kommen und Gehen von Gedanken, Gefühlen und Empfindungen beobachten oder auf einen Gegenstand fokussiert bleiben (Weiss & Harrer 2010).

6 Kritische Stimmen haben immer wieder warnend auf die Gefahr einer Trivialisierung des Konzepts der Achtsamkeit hingewiesen, wenn es aus seinem ursprünglichen philosophischen Kontext gelöst und in moderne westlich geprägte Therapiekonzepte integriert wird (Grossman 2008). So bedenkenswert diese Kritik ist, plädieren wir doch dafür, die für unsere therapeutischen Aufgaben ausgesprochen hilfreichen Prinzipien auch dann zu nutzen, wenn sie nicht mehr in ihrem ursprünglichen philosophischen Kontext verankert sind. Auch ohne diese Fundierung können sie einen wertvollen Beitrag zur Korrektur übermäßig handlungsorientierter therapeutischer Strategien sein.

7 Forschungsstudien zur zerebralen Aktivität während achtsamkeitsbasierter Meditation zeigen übereinstimmend, dass Hirnstrukturen durch eine anhaltende Achtsamkeitspraxis modifiziert werden. Zonen des Gehirns, die mit Gefühlen der Freude verbunden sind, weisen einen Aktivitätsanstieg auf (Zhang et al. 2000). Auch besteht ein Zusammenhang zwischen tiefer Meditation und dem Auftreten positiver Emotionen (Trupp 2003). Allerdings ist konsequentes Training nötig, um einen nachweisbaren Umbau der Hirnarchitektur herbeizuführen (Luders et al. 2009). Achtsamkeit kann als ein Weg verstanden werden, um das Gefühl von Kontrolle zu erhöhen, wenn ein so wichtiges Kontrollsystem wie der präfrontale Cortex durch die Einwirkung von Stress in seiner Funktionsfähigkeit eingeschränkt ist. Es verwundert daher nicht, dass ein breites Anwendungsfeld für achtsamkeitsbasierte Interventionen in der Behandlung von psychischen und psychosomatischen Störungsbildern unterschiedlichster Art beschrieben wurde (Weiss & Harrer 2010).

8 Ähnliches wie das, was wir schon bei der Diskussion der Worte Bions (1970) des »no memory, no desire« (→ Kap. 2.6.2) ausgeführt haben, gilt auch für die Empfehlung, man solle »die Übung mit dem Geist des Anfängers durchführen, damit wir frei von den Erwartungen vergangener Erfahrungen sind [...]. Kein Augenblick gleicht dem anderen, jeder ist einzigartig.« (Kabat-Zinn 2007, S. 50). So wertvoll ein solcher Hinweis sein kann, um den Blick auf den gegenwärtigen Moment nicht durch Vorwissen und diagnostische Kategorisierungen einzuengen, so wenig darf er dazu verleiten, wichtige Kontextinformationen außer Acht zu lassen oder die Orientierung an Heilungszielen zu vernachlässigen.

9 Krause (2002) hat im Sinne positiver Behandlungsempfehlungen komplementäre innere affektive Reaktionen auf die gezeigten Mikroaffekte von Patienten zusammengestellt.

10 Psychotherapeuten, die sich auf die Behandlung von Patienten mit Traumafolgestörungen spezialisiert haben und Therapiekonzepte anwenden, die die emotionale Belastung der Therapeuten bewusst gering halten (→ Kap. 8.1.4), können eine größere Anzahl dieser Patienten am Tag erfolgreich behandeln, ohne dies als belastend zu erleben.

10 Schluss – Rückschau und Ausblick

10.1 Rückschau und Zusammenfassung

Zum Abschluss dieses Buches wollen wir Rückschau halten auf das, was uns bei der Konzeption einer zeitgemäßen, dem Prinzip der Ressourcenorientierung verpflichteten psychodynamischen Therapie mitzuteilen wichtig war. Der zweite Teil soll sich mit möglichen künftigen Entwicklungen und Herausforderungen beschäftigen, mit denen psychodynamische Therapie sich gegenwärtig konfrontiert sieht.

Wenn wir die Kerngedanken unserer ressourcenorientierten Auffassung psychodynamischer Psychotherapie zusammenfassen wollen, können wir in aller Kürze die folgenden Aspekte hervorheben:

1. Wir hoffen gezeigt zu haben, dass sich psychodynamische Therapie ausgezeichnet mit einem Ressourcenverständnis *vereinbaren* lässt.

Wir wären froh, wenn wir unsere psychodynamisch arbeitenden Kolleginnen und Kollegen davon überzeugen könnten, dass ein ressourcenorientiertes Denken nicht gleichbedeutend mit einer Verflachung des Prozessverständnisses sein muss, sondern, im Gegenteil, einem psychodynamischen Beziehungs- und Bedeutungsverständnis zusätzliche Impulse verleihen kann, die eine Vertiefung des Prozessgeschehens erst möglich machen. Den Kolleginnen und Kollegen dürfte auch nicht entgangen sein, in welchem Maße es uns eine Herzensangelegenheit war, die uns vertraute und hochgeschätzte Kernsubstanz psychodynamischen Denkens und den in mehr als einem Jahrhundert gesammelten Erfahrungsschatz zu bewahren.

2. Wir haben versucht darzustellen, warum wir den Ressourcenbegriff für ein modernes Verständnis psychodynamischer Therapie für besonders geeignet halten (→Kap. 1.3). Wir schätzen ihn nicht nur, weil Ressourcenaktivierung als wichtiger *Wirkfaktor* von Psychotherapie etabliert ist (→Kap. 3.1.5) und auch nicht nur wegen des mit ihm verbundenen *Menschenbildes*, das unsere Patienten nicht als Objekte einer »Behandlung«, sondern als kompetente Mitgestalter eines an Therapiezielen und therapeutischen Aufgaben orientierten kooperativen Prozesses sieht.

Wir schätzen ihn auch nicht nur wegen der Vielfalt und Qualität gut in psychodynamische Therapien integrierbarer ressourcenorientierter *Interventionstechniken* – sondern weil er nach unserem Verständnis dem Status von psychodynamischer Psychotherapie als einer – in einem umfassenden und nicht nur auf Symptomreduktion beschränkten Sinne – an *Heilung, psychischer Gesundheit und Wohlbefinden* orientierten *Handlungswissenschaft* Rechnung trägt.

3. Eine diesem umfassenden Ressourcenbegriff verpflichtete Haltung fragt sehr kon-

kret, welche Ressourcen im Sinne von Kompetenzen und Unterstützungsquellen *vorhanden* sind, welche *aktivierbar* sind und welche *benötigt* werden. In einem so breit gefassten Verständnis können wir als Ressourcen, die nach ihrer Brauchbarkeit und ihrem Nutzen zu bewerten sind, auffassen:

- psychotherapierelevante Kompetenzen wie Fachwissen und Beziehungskompetenzen (→ Kap. 3.10),
- Varianten des Verfahrens hinsichtlich des Settings (→ Kap. 1.1.3),
- Störungs- und zielgruppenorientierte Varianten (→ Kap. 10.2),
- spezifische Interventionen, Konzepte und Theorien (→ Kap. 1.3.3),
- mentale Zustände des Therapeuten wie seine Affektregulierung und Mentalisierungsfunktion und die Handhabung der Gegenübertragung (→ Kap. 9),
- personale Ressourcen in Form von Supervisionen, Intervisionen und Teamkontakten,
- beobachtete oder erfragte Reaktionen und Rückmeldungen von Patienten (→ Kap. 5.8.5).

4. Während Aspekte von *Motivation, Emotionen und Beziehungsrepräsentanzen* nach wie vor im Zentrum psychodynamischen Arbeitens stehen[1], hat die Ressourcenperspektive die – in traditionellen psychoanalytischen Emotionstheorien eher vernachlässigte – *Rolle positiver Emotionalität* und emotional positiv getönter Fantasiebildungen ins Zentrum der Aufmerksamkeit gerückt.

Mehr als wir es von herkömmlichen Ansätzen gewohnt sind, nutzt sie die umfangreichen Wirkungen positiver Emotionalität (→ Kap. 3.1.4).

5. Ressourcenorientierung betont die Bedeutung der entwicklungstheoretischen Erkenntnisse zur *Selbst- und Beziehungsregulierung* für das Verständnis psychotherapeutischer Prozesse, darunter vor allem die Rolle von Resonanz, biologischen Synchronien und der Schaffung »gemeinsam geteilter positiver Affektzustände« (→ Kap. 3.3). Sie ist mit den neurobiologischen Grundlagen der Wirkung von Psychotherapie (→ Kap. 3.6) gut vereinbar und betont die herausragende Bedeutung der *Präsenz eines regulierenden Anderen* für das neuronale Wachstum.

Es besteht aller Grund anzunehmen, dass die Regulationsprinzipien, die allgemein für Beziehungen gelten, auch für die psychotherapeutische Situation Gültigkeit beanspruchen können. Das erklärt die wichtige Rolle impliziter und expliziter Regulation in der therapeutischen Beziehung. Aus diesem Grund erhalten *regulierende Interventionen* – der Bestätigung, der Ermutigung, der Entlastung und der Anerkennung – unter diesem Blickwinkel einen deutlich höheren Stellenwert als bisher (→ Kap. 5.3).

6. Psychodynamische Therapie versteht sich auch aus ressourcenorientierter Perspektive zu Recht als eine *moderne Beziehungswissenschaft*, für die die Erfassung von *Beziehungsrepräsentanzen* und ihrer Schicksale samt der sie begleitenden Emotionen zentral ist (→ Kap. 3.2). Die innere Welt der Repräsentanzen und der Fantasien steht in ständiger dynamischer Wechselwirkung mit der Welt der äußeren Beziehungen. Beide beeinflussen einander fortwährend. Die Erforschung des Fantasielebens ist ähnlich wichtig wie die Auseinandersetzung mit der äußeren Realität.

Die Ressourcenperspektive betont dabei die Notwendigkeit, nicht nur die unmittelbar zugänglichen, in der Regel negativen Beziehungsrepräsentanzen, sondern auch die so gut wie immer vorhandenen, wenngleich oft verborgenen, »verschütteten« oder durch die negativen Realerfahrungen überschatteten *positiven* Beziehungsrepräsentanzen zu betrachten – und darüber hinaus den Blick auch auf die *potenziellen, gewünschten und fantasierten Beziehungsrepräsentanzen zu lenken,* um diese zu aktivieren und positive Emotionen zu generieren. Damit erhält das klassische psychoanalytische Konzept der unbewussten – in der Regel negativ getönten – Fantasie ein Pendant in Gestalt einer therapeutisch erzeugten bewussten und positiven Beziehungsfantasie.

7. Die für das psychodynamische Grundverständnis ebenfalls zentrale Dimension des *Unbewussten* erfährt im Lichte moderner Neurowissenschaften und angesichts der überwältigenden Zahl unbewusster Prozesse eine weitere Aufwertung. Für die therapeutische Praxis bedeutet das, dass sich die therapeutische Aufgabe der Bewusstmachung nicht nur auf symbolisierte repräsentierte konflikthafte psychische Inhalte, sondern auch auf implizit gespeicherte modifikationsbedürftige beziehungsrelevante Prozeduren bezieht (→ Kap. 3.7).

Die hohe Wertschätzung des Unbewussten lenkt auch unsere Aufmerksamkeit auf die Bedeutung der nonverbalen Kommunikation für den Therapieprozess (→ Kap. 3.4).

8. Herzstück einer ressourcenorientierten Haltung ist die Orientierung an *Grundbedürfnissen* und die Überzeugung, dass die Grundbedürfnisse nach Sicherheit, Orientierung und Kontrolle, das Bindungsbedürfnis und das Bedürfnis nach Selbstwertregulierung – so essenzieller Natur sind, dass wir sie in unserem Therapieangebot zuallererst zur Verfügung stellen müssen, um auf dieser Basis an motivationalen Konflikten, strukturellen Defiziten oder traumatischen Erinnerungen arbeiten zu können (→ Kap. 5.4).

9. Im Einklang mit den Ergebnissen der Psychotherapieforschung betrachtet die Ressourcenperspektive die *kooperative Natur der therapeutischen Beziehung* und die Rolle der Person des Therapeuten und dessen Fähigkeit zu Responsivität und Flexibilität als zentral. Die Wirkungsäquivalenz unterschiedlicher Psychotherapieverfahren, die Rolle der sogenannten unspezifischen Wirkfaktoren und der lange unterschätzte Einfluss der Persönlichkeit des Therapeuten lassen den Schluss zu, dass eine psychotherapeutische Beziehungskompetenz, die dazu beitragen kann, eine kooperative therapeutische Allianz auch unter schwierigen Bedingungen aufrechtzuerhalten, für das Therapieergebnis wichtiger ist als die gewählte Behandlungstechnik (→ Kap. 3.10.1).

Von größter Bedeutung sind Hinweise auf die Möglichkeit, Rupturen der therapeutischen Allianz zu reparieren (→ Kap. 5.8).

10. Die auf der Basis der geschilderten beziehungsregulierenden Arbeit aufbauenden spezifisch psychodynamischen Paradigmen der Bewusstmachung des Unbewussten und der strukturbezogenen Arbeit an Ich-Funktionen bedürfen nach unserer Auffassung der Ergänzung durch ein drittes Paradigma, das der *Assoziation des Abgespaltenen und der Repräsentanzenbildung* gewidmet ist (→ Kap. 3.9)[2]. Aus unserer Sicht muss das Ziel psychodynamischer Therapie auch darin bestehen, ein Instrumentarium bereitzustellen, um abgespaltene Erinnerungsfragmente traumatischer Erfahrungen mit dem Erfahrungswissen des Alltagsbewusstseins zu verbinden (→ Kap. 8.1) und nicht repräsentierten psychischen Zuständen eine symbolische Repräsentation zu verschaffen (→ Kap.

8.2). Bei Pathologien mit einer dissoziativ aufgespaltenen Persönlichkeitsorganisation wurden therapeutische Zugänge zur Integration unzureichend integrierter Persönlichkeitsanteile entwickelt (→ Kap. 8.3).

Während die beiden erstgenannten Paradigmen zum festen Bestand psychodynamischer Psychotherapie gehören, stellt die theoretische und behandlungspraktische Integration dissoziativ abgespaltener traumatischer Erinnerungsfragmente und der therapeutische Umgang mit nicht repräsentierten psychischen Zuständen noch immer eine Herausforderung dar (→ Kap. 8).

11. Um die Möglichkeiten *ressourcenaktivierender Interventionen* voll ausschöpfen zu können, sollte die – vielfach praktisch schon vollzogene, aber unter dem Blickwinkel der Kohärenz der psychodynamischen Behandlungstheorie oft widerstrebend akzeptierte – *Integration therapeutisch wertvoller Elemente aus anderen Verfahrens- oder Schulrichtungen* fortschreiten – sofern sie vor dem Hintergrund des psychodynamischen Beziehungsverständnisses erfolgt.

Sollten sich Interventionen mit Herkunft aus anderen Therapieverfahren bei bestimmten Indikationsstellungen – zum Beispiel in der Behandlung von Patienten mit Traumafolgestörungen – genuin psychodynamischen Interventionsmöglichkeiten als überlegen erweisen, ist ihre Integration in ein psychodynamisches Therapiekonzept unseres Erachtens nicht nur ethisch geboten, sondern auch behandlungstheoretisch unbedenklich, wenn wir die Essenz psychodynamischen Arbeitens nicht auf eine – wie auch immer geartete – Interventionspraxis eingeengt, sondern in unserem psychodynamischen Beziehungsverständnis und unserer umfassend reflektierten Grundhaltung realisiert sehen wollen. Vor allem sollte sie nicht an einem fragwürdigen, auf Ausgrenzung alles Fremden bedachten Bedürfnis nach einer psychodynamischen Identität scheitern (→ Kap. 10.2).

12. Waren traditionelle Zugänge vorrangig am Verständnis *unbewusster Zusammenhänge* interessiert und geneigt, die *Technik der freien Assoziation* im Sinne der Grundregel Freuds als Standard festzulegen, plädieren wir dafür, diese Methode *sparsam und gezielt* im Kontext der Bewusstmachung unbewusster Konflikte einzusetzen, um dem Grundbedürfnis der Patienten nach *Orientierung und Kontrolle* zu entsprechen und ihnen die bewusste Kontrolle über das therapeutische Geschehen zu überlassen. Wir können so auch den ebenso notwendigen kognitiven Interventionen in der therapeutischen Arbeit besser gerecht werden[3].

Viele psychodynamisch bedeutsame Zusammenhänge – zum Beispiel die Herleitung verinnerlichter Normen aus frühen Beziehungserfahrungen – erschließen sich auch dem bewussten Verständnis unserer Patienten, ohne dass dazu unbewusstes Material zu Tage gefördert werden muss.

13. Im Einklang mit den Forschungsbefunden zur Regulation von Beziehungen und der Psychotherapieforschung sprechen wir uns für eine Rehabilitierung der – lange Zeit unterschätzten – Rolle der *korrigierenden emotionalen Erfahrung* und eine Relativierung der – lange Zeit überschätzten – Rolle der *Übertragungsdeutung* aus (→ Kap. 6.5.2). Aus neurobiologischer und entwicklungspsychologischer Sicht können wir davon ausgehen, dass eine qualitativ neue Art der Beziehungsgestaltung auch ohne das Mittel der Übertragungsdeutung zu relevanten Veränderungen auf der Ebene der Prozedu-

ren des impliziten Beziehungswissens und im Bereich der neuronalen Strukturen führen wird.

Wir betrachten die Übertragungsdeutung nach wie vor als ein wichtiges therapeutisches Instrument, das, wenn für ihre Anwendung günstige Bedingungen bestehen, bemerkenswerte Veränderungen herbeiführen kann. Jedoch kann sie nicht mehr die ihr traditionell zugesprochene Vorrangstellung vor anderen Interventionen beanspruchen.

14. Wenn wir statt von Widerstandsphänomenen von *Blockaden des therapeutischen Prozesses* sprechen, wollen wir zum Ausdruck bringen, dass wir bei allen Phänomenen, die dem Fortschritt der Therapie im Wege stehen, auch unseren eigenen Beitrag zu reflektieren haben (→Kap. 9.1).

Dabei haben wir uns nicht nur intensiv mit bewussten und unbewussten Aspekten unserer *Gegenübertragung*, sondern auch mit unseren *eigenen mentalen Zuständen*, insbesondere unserer situativ wechselnden *Emotionsregulierung und Mentalisierungsfunktion* zu befassen. Dem Verständnis von Prozessen der projektiven Identifizierung kommt dabei eine besondere Bedeutung zu (→Kap. 9.4.4).

15. Wir sind uns bewusst, dass wir in unbewusste *Übertragungs-Gegenübertragungs-Inszenierungen* einbezogen werden und nicht immer sicher sein können, dass wir sie reflektierend auflösen können. Ebenso ist uns bewusst, dass wir auch nicht durch eine umfassende Selbsterfahrung davor geschützt sind, in bestimmten Belastungssituationen *Einbrüche unserer Emotionsregulierung und unserer Mentalisierungsfunktion* zu erleiden. Wir wissen, dass eine unzureichende Regulation dieser Funktionen bei uns unbewusste Abwehrvorgänge in Gang setzen kann, die zu *Blockaden und Stillständen des therapeutischen Prozesses* beitragen und im Extremfall zum *Scheitern* von Therapien oder sogar zu *grenzüberschreitenden oder grenzverletzenden Verhaltensweisen* führen können (→Kap. 9.3 bis Kap. 9.5). Daher betrachten wir die Entwicklung unserer Fähigkeit zur Regulation und Transformation unserer eigenen negativen Emotionalität als eine zentrale Aufgabe, um unsere Empathiefähigkeit zu erhalten oder – im Falles ihres Verlustes – wiederzugewinnen.

Nicht zuletzt aus diesen Gründen richten wir unsere Aufmerksamkeit so stark auf die Identifikation von Brüchen der therapeutischen Allianz und die Möglichkeit ihrer Reparatur (→Kap. 5.8). Rückmeldungen unserer Patienten betrachten wir als notwendiges Korrektiv unseres eigenen Unbewussten (→Kap. 5.8.6).

16. Wir wollen nicht versäumen zu erwähnen, dass ein Teil dessen, was wir skizziert haben, bereits in einem nicht unerheblichen Maße realisiert wird:

- So können wir erfreut eine zunehmende *Auseinandersetzung mit scheiternden Behandlungen und verbesserte Fehlerkultur* feststellen. Auch sind ethisch verwerfliche, grenzüberschreitende und schädigende Muster des Therapeutenverhaltens viel mehr als in früherer Zeit im Fokus der Fachöffentlichkeit (→Kap. 9.6.3).
- Weiterhin scheint sich eine *Lockerung der Regelorientierung* in der Interventionstechnik zugunsten einer flexiblen Anpassung an die Patientenbedürfnisse abzuzeichnen. Die Theorieentwicklung der Psychoanalyse der letzten Jahrzehnte hat – vor allem unter dem Einfluss der relationalen Psychoanalyse (→Kap. 2.7) – wesentlich dazu beigetragen, die Nachteile und Gefahren einer verengten und

unreflektierten Orientierung an fixierten Regeln zu hinterfragen.

Anstatt rigide an vermeintlich unumstößlichen Regeln festzuhalten, sind dynamische Therapeuten heute eher bereit, Patientenbedürfnisse zu respektieren – mitunter jedoch noch immer mit »schlechtem Gewissen«, weil sie glauben, damit gegen vermeintliche Abstinenzgebote zu verstoßen. Positiv zu werten ist auch die überfällige Deidealisierung der psychoanalytischen Methode – der nicht mehr eo ipso eine heilende Wirkung zugesprochen wird – zugunsten einer an den situativen Anforderungen und Patientenbedürfnissen orientierten Praxis, ebenso eine Deidealisierung der Lehranalyse, mit deren Abschluss nicht mehr – pointiert formuliert – die illusionäre Erwartung verbunden wird, »Herr im eigenen Hause« werden zu können (→ Kap. 9.6.1).

- Schließlich begrüßen wir auch die unter psychodynamischen Therapeuten zunehmende Bereitschaft, sich den Forschungsergebnissen anderer Wissenschaftsdisziplinen zu öffnen.

Eine solche Öffnung kann zum Wachstum und zur Vitalität des eigenen Feldes beitragen – vor allem dann, wenn eine ernsthafte Bereitschaft besteht, eigene Vorstellungen im Lichte der Nachbarwissenschaften zu rekonzeptualisieren, und das Interesse – etwa an den Neurowissenschaften – nicht nur durch die Hoffnung motiviert ist, durch sie eine Bestätigung schon bestehender psychoanalytischer Konzepte zu finden[4].

17. Wir haben den Eindruck, dass vieles von dem, was wir darzustellen versucht haben, in den letzten Jahren – als Folge von Erfahrungswissen und klinischer Intuition – mehr und mehr zu einem fast selbstverständlichen Teil der therapeutischen Praxis geworden ist, jedoch ohne dass dazu eine ausreichende theoretische Konzeptualisierung vorgelegt wurde – was nicht verwundert, weil die unter einem unmittelbaren Handlungsdruck stehende therapeutische Praxis der Theoriebildung schon immer voraus zu sein pflegte.

18. Am Ende dieses Buches bedauern wir es, nicht mehr auf die zahlreichen wichtigen *Verfahrensvarianten und störungs- und zielgruppenorientierten Anwendungen* psychodynamischer Therapie (→ Kap. 4.5.3) eingehen zu können, die äußerst wertvolle therapeutische Ressourcen darstellen und ebenso viel Aufmerksamkeit beanspruchen sollten wie die Ausführungen dieses Buches[5]. Ebenso bedauern wir es, dass es in diesem Rahmen nicht möglich war, auf die Spezifika der psychodynamischen Behandlung von Kindern und Jugendlichen einzugehen (Seiffge-Krenke 2020). Auch viele andere Perspektiven sind zu kurz gekommen, von denen wir hier nur die systemischen (Rieforth & Graf 2014) und gesellschaftlichen Perspektiven nennen wollen.

19. Vermutlich haben wir auch die Herkunft mancher *Interventionen aus anderen Verfahrensrichtungen und Therapieschulen* nicht immer in dem Maße kenntlich gemacht, wie es notwendig gewesen wäre. Wir betrachten sie als so wertvolle Ressourcen, die unser tägliches Arbeiten begleiten, und ihre Anwendung ist uns schon so zur Selbstverständlichkeit geworden, dass wir ihren Ursprung aus anderen Therapieschulen nicht mehr beachten. Das gilt für viele Interventionsstrategien, wie den systemischen Therapien (Rieforth & Graf 2014), aber auch viele ressourcenaktivierende Techniken mit Herkunft aus der Hypnotherapie (Leutner & Cronauer 2022; Peichl 2019; Reddemann 2021)[6].

10.2 Ausblick und Herausforderungen für eine künftige psychodynamische Therapie

Betrachten wir zum Schluss die Herausforderungen, denen sich psychodynamische Therapie heute zu stellen hat:

1. Eine Quelle vielfältiger ungünstiger Entwicklungen, die der psychodynamischen Therapie im akademischen Umfeld einen nicht geringen Schaden zugefügt hat und noch zufügt, sehen wir in der *ungeordneten Theorienlandschaft der Psychoanalyse* und der inkonsistenten theoretischen Fundierung ihrer Krankheits- und Behandlungstheorie, bei der Theoriebestandteile, die mit heutigen neurowissenschaftlichen und entwicklungspsychologischen Erkenntnissen gut vereinbar sind, neben Theorieelementen stehen, die unter diesem Blickwinkel nicht mehr haltbar sind (→ Kap. 1.2).

> Bedauerlicherweise hat das undisziplinierte Denken der psychoanalytischen Theoriebildung nicht nur in unnötiger Weise die Reputation der Psychoanalyse in der wissenschaftlichen Welt beschädigt; es erweckt darüber hinaus den unzutreffenden Eindruck chaotischer Verhältnisse im therapeutischen Zugang. Wie wir in Kap. 1.2 ausführlich dargestellt haben, ist dabei *nicht* der – mal als ausufernd beklagte, mal als bereichernd und inspirierend gelobte – »Theorienpluralismus« der Psychoanalyse das wichtigste Problem, sondern die Tatsache, dass (1) der für jede Wissenschaft notwendige Prozess einer systematischen *Revision* des Theorienbestandes – bei dem nicht mehr haltbare Teile des Theoriengebäudes »in Ehren« verabschiedet werden – unterblieben ist und (2) die in der Wissenschaftstheorie allgemein anerkannten *Gütekriterien für Theorien* nicht genügend beachtet wurden und infolgedessen (3) Theorien oder Theorieelemente nicht sauber von klinisch nützlichen Metaphern unterschieden werden[7]. Der ungeordnete Status der psychoanalytischen Theorienbildung lässt Vertreter relevanter Nachbarwissenschaften leicht übersehen, dass die wichtigsten Grundannahmen der Psychoanalyse durch die Befunde moderner Neurowissenschaften bestätigt wurden (→ Kap. 1.1)[8].

2. Eine sorgfältige Rezeption der Ergebnisse der Psychotherapieforschung muss Auswirkungen auf die Inhalte von *Psychotherapieausbildungen* haben. Die vielfältig replizierten Befunde, dass die Person des Therapeuten und seine Fähigkeit, eine tragfähige therapeutische Allianz herzustellen, einen weitaus größeren Einfluss auf das Therapieergebnis hat als die gewählte Behandlungstechnik (→ Kap. 3.10.1) muss ebenso wachrütteln, wie uns die ebenfalls replizierte und ernüchternde Befundlage irritieren muss, dass ein Effekt von Psychotherapieausbildungen auf das Behandlungsergebnis bisher nicht sicher nachgewiesen werden konnte.

> Auch wenn aus dem fehlenden Nachweis der Wirksamkeit von Psychotherapieausbildungen nicht auf deren Unwirksamkeit geschlossen werden darf – zumal lediglich ihre Dauer und keine qualitativen Merkmale untersucht wurden – wirft er dennoch die Frage auf, ob in den Psychotherapieausbildungen tatsächlich die für die Wirksamkeit von Psychotherapien relevanten Inhalte vermittelt werden. Insgesamt entsteht der Eindruck, dass unter der Vielzahl der vermittelten Ausbildungsinhalte die behandlungspraktischen Aspekte der Gestaltung einer tragfähigen therapeutischen Beziehung auch unter schwierigen Bedingungen nicht immer die Aufmerk-

samkeit erfahren haben, die sie im Blick auf die Wirksamkeit von Psychotherapie verdienen.

3. Von umso größerer Bedeutung sind Forschungsergebnisse der letzten Zeit, die nahelegen, dass nicht nur eine allgemeine Beziehungskompetenz oder emotionale Intelligenz – die offensichtlich auch einen Einfluss haben, aber nur schwer lehrbar wären –, sondern ein für den Bereich der Psychotherapie spezifisches Beziehungswissen für den Therapieerfolg entscheidend sein könnte. Vor allem scheint die prinzipiell lehrbare Fähigkeit, schwierige Beziehungskonstellationen mit Patienten zu bewältigen, einen nachweisbaren Effekt auf das Behandlungsergebnis zu haben (→ Kap. 3.10.6).

Erste Erfahrungen mit Trainingsprogrammen zur Beurteilung und Stärkung therapiespezifischer interpersoneller Fähigkeiten wie die Facilitative Interpersonal Skills-Übung (FIS; Anderson et al. 2020, Gumz et al. 2020a; Gumz et al. 2020b; Gumz 2020) sind ermutigend.

4. Während Gedanken zur Lehre psychodynamischer Therapie in der Vergangenheit eher die Ausnahme waren (z.B. Jaeggi et al. 2003), hat im Zuge der neu eingeführten universitären Direktausbildung die Beschäftigung mit Fragen der Didaktik neue Fahrt aufgenommen (Ehrenthal & Seiffge-Krenke 2021; Möller 2016). Lehrformate zu erfahrungsbasiertem Lernen (Ehrenthal et al. 2019) wurden entwickelt, die auch Rollenspiele, Videofeedback und Simulationspatienten einschließen (Partschefeld et al. 2013). Mit diesen neuen Lehrformen ließen sich messbare Kompetenzanstiege erzielen (Nikendei et al. 2019).

Aus unserer Sicht könnte die Vermittlung einer zeitgemäßen psychodynamischen Praxis zusätzlich von der Integration der Ressourcenperspektive profitieren. Da die Grundsätze ressourcenorientierter Praxis und die durch sie geprägten Interventionsstrategien inzwischen gut ausgearbeitet vorliegen, wäre es nicht schwer, die Lernenden anzuregen, die mit ihr verbundenen therapeutischen Potenziale zu nutzen.

5. Auf der praktischen und politischen Ebene stellen sich durch die neu eingeführte Direktausbildung von Psychotherapeuten Herausforderungen, die mit der derzeitigen unzureichenden Präsenz *verfahrenskundiger psychodynamischer Dozenten an Universitäten* zu tun haben. Sie macht eine neuartige Form der Zusammenarbeit von Universitäten und psychodynamischen Weiterbildungseinrichtungen erforderlich (Benecke & Krause 2020).

Zwar wird psychodynamische Psychotherapie im medizinischen Bereich sowohl im Studium wie auch in der Weiterbildung zum Facharzt für Psychosomatische Medizin und Psychotherapie umfänglich gelehrt, doch nimmt sie in den Studiengängen der klinischen Psychologie aktuell nur eine Randstellung ein. Unklar ist bisher, wie die Forderung des Gesetzgebers, dass die universitäre Lehre die relevanten praxisnahen Theorien und Handlungskompetenzen in *allen* psychotherapeutischen Verfahren vermitteln soll[9], umgesetzt werden kann, wenn gegenwärtig die Lehrstühle in der Psychologie nahezu komplett verhaltenstherapeutisch besetzt sind.

6. Weitere Herausforderungen ergeben sich aus dem angekündigten Wegfall des Gutachterverfahrens in der Richtlinienpsychotherapie. Es entsteht dann ein Bedarf nach angemessenen *Qualitätsindikatoren* jenseits der Symptomreduktion, die an die Stelle der Begutachtung von Psychotherapie-Anträ-

gen (Hohage 2018; Jungclaussen 2018) treten sollen.

7. Die Entwicklung einer *zeitgemäßen psychodynamischen Identität* kann ebenfalls eine Herausforderung darstellen. Wenn sich, wie wir es aus unterschiedlichen Gründen für sinnvoll halten, eine inklusive »psychodynamische« Identität von Therapeuten entwickeln soll, der sich sowohl Therapeuten der analytischen oder der tiefenpsychologisch-fundierten Richtung zugehörig fühlen können, werden die unterschiedlichen Identifikationen beider Therapeutengruppen zu beachten sein: Während unter analytischen Psychotherapeuten vielfach eine traditionsreiche Identität als »Analytikerin« oder »Analytiker«[10] verbreitet ist, unterscheidet sich die Identität psychodynamischer Therapeuten mit einer tiefenpsychologisch fundierten Identität von ihnen insofern, als sie eher (1) eine mit der Gesamtgruppe der Psychotherapeuten gemeinsam geteilte Identifikation aufweisen, (2) stärker zur Annäherung an Nachbarwissenschaften tendieren und (3) der Ausbildungsreform optimistischer gegenüberstehen als ihre analytischen Kollegen (Reininger et al. 2021).

Auch wenn das über längere Zeit von analytischer Seite gepflegte Überlegenheitsgebaren gegenüber »nur« tiefenpsychologisch ausgebildeten Kollegen spürbar nachgelassen hat, bleibt es offen, ob es angesichts der nicht unerheblichen Unterschiede in den Identifikationen zu einer gemeinsamen Identität als »psychodynamische Psychotherapeuten« kommen kann. Inhaltlich könnten die von Shedler (2010) angeführten sieben Merkmale psychodynamischen Denkens – (1) der Fokus auf Affekte und den Ausdruck von Emotionen, (2) die Exploration von Vermeidungsversuchen hinsichtlich negativer Gedanken und Gefühle, (3) die Identifikation wiederkehrender Themen und Muster, (4) das Besprechen vergangener, gesammelter Erfahrungen, (5) der Fokus auf interpersonelle Beziehungen, (6) der Fokus auf die therapeutische Beziehung und (7) die Exploration des Fantasieerlebens – eine von anderen Verfahren gut abgrenzbare und hinreichend attraktive psychodynamische Identität begründen. Sie wäre eine positiv formulierte Identität, die es nicht notwendig machte, das Gefühl von Identität durch eine forcierte Abgrenzung und Aussonderung aller dem eigenen Zugang fremden Elemente herzustellen – eine leider noch immer anzutreffende Tendenz, die den Eindruck erweckt, als gehe es mehr um die Konstitution einer Gruppenidentität als um die reale Versorgung von Patienten[11].

8. Wir plädieren für eine kritische Offenheit gegenüber neuen Entwicklungen im Bereich *internetbasierter therapeutischer Möglichkeiten*, die in Anbetracht ihrer faktischen Verbreitung in ihrer Beziehungsdimension verstanden und erforscht werden sollten (Zwrenz & Beutel 2017).

Im Gefolge der durch die Corona-Pandemie bedingten Kontakteinschränkungen wurden Erfahrungen mit psychodynamischen Online-Therapien und telefonisch durchgeführten Therapien gesammelt, die in dieser Breite bisher nicht vorlagen. Die uns zugänglichen Erfahrungen haben mit erstaunlicher Übereinstimmung gezeigt, dass sich sowohl Online-Therapien als auch telefonische Therapien bei unterschiedlichen Störungsbildern überraschend gut durchführen ließen. Eine ausreichende empirische Datenbasis, die belastbare Schlüsse zuließe, liegt bisher nicht vor. Zumindest finden sich keine sicheren Hinweise auf eine mindere Wirksamkeit der über diese Zugangswege erfolgten Therapien. Selbstverständlich wird niemand die Vorzüge in Präsenz durchgeführter Therapiesitzungen infrage stellen wollen. Allein schon wegen der Fülle nonverbaler Austauschprozesse werden sie nie durch Online- oder telefonische Kontakte ersetzbar sein. Dennoch sehen wir derzeit keinen triftigen Grund, die Durchführung einer therapeutischen Behandlung über einen Online- oder telefonischen Kontakt aus grundsätzlichen Erwägungen abzulehnen, wenn sich dadurch auch Patienten der Zugang zur Psychotherapie erschließen lässt, denen er wegen einer zu großen räumlichen Entfernung zwischen Wohn- und Therapieort, schwieriger beruflicher Bedingungen oder anderen Barrieren bisher verschlossen war. Die wichtige Frage, ob ein produktiver therapeutischer Prozess in Gang kommt, ist offensichtlich weitaus komplexer und nicht durch das Medium allein bestimmbar. Nach unserem Verständnis sollte sich eine psychodynamische Therapie offen gegenüber unterschiedlichen behandlungstechnischen Modifikationen zeigen, soweit ihre Grundsätze gewahrt bleiben.

9. Schließlich scheint es dringend geboten zu sein, die *Fachöffentlichkeit* über die tatsächliche Befundlage zur Wirksamkeit psychodynamischer Psychotherapien aufzuklären und insbesondere auf die langfristigen Effekte hinzuweisen.

Tatsächlich sind wir mit einer verbreiteten Tendenz zur Desinformation konfrontiert, wenn in Medien und sogar in universitären Einrichtungen psychodynamische Psychotherapie in irreführender Weise mit längst überholten Konzepten aus der Frühzeit der Psychoanalyse gleichgesetzt und ihr gegenwärtiger Stand ignoriert wird (Abbass et al. 2017; Wöller & Kruse 2020)[12].

10. Trotz der noch zu bestehenden Herausforderungen sollten die Verankerung der psychodynamischen Therapie in der ambulanten und stationären Versorgung psychisch und psychosomatisch erkrankter Patienten – in Verbindung mit dem erklärten Willen des Gesetzgebers, diese Verankerung auch in der universitären Direktausbildung künftiger Psychotherapeuten zu repräsentieren – und die für viele Studierende trotz der geschilderten Barrieren ungebrochene Attraktivität psychodynamischen Denkens[13] und Arbeitens als Ausdruck einer hoffnungsvollen Entwicklung gewertet werden.

Abschließend sei noch ein persönliches Wort gestattet. Wir hoffen sehr, dass wir mit unseren Ausführungen zu einem zeitgemäßen Verständnis psychodynamischer Therapie beitragen konnten. Wir wären sehr froh, wenn wir nicht nur Neugier wecken, sondern auch ein wenig dazu beitragen konnten, dass die Art und Weise, wie wir psychodynamische Therapie aufgefasst wissen wollen, allen, die sie als Therapeuten anwenden, zu mehr Freude bei ihrer Arbeit und allen, die sie als Patienten nutzen, zu mehr Zufriedenheit in ihrem Leben verhilft. Bei allem wollen wir nicht vergessen, dass wir alle entscheidenden Erkenntnisse, die unser Therapieverständnis vorangebracht haben, unseren Patienten verdanken.

Weiterführende Literatur

Benecke C, Krause R (2020). Zusammenarbeit von Universitäten und psychodynamischen Weiterbildungseinrichtungen nach der Ausbildungsreform. Forum Psychoanal 36, 27–38.

Ehrenthal JC, Dinger U, Montan I, Nikendei C (2019). Neue Lehrformen zur Förderung therapeutischer Kompetenzen. PiD – Psychotherapie im Dialog 20, 64–68.

Ehrenthal JC, Seiffge-Krenke I (2021). Psychodynamische Konzepte und Behandlungstechnik lehren und lernen. Göttingen: Vandenhoeck & Ruprecht.

Jaeggi E, Gödde G, Hegener W, Möller H (2003). Tiefenpsychologie lehren – Tiefenpsychologie lernen. Stuttgar: Klett-Cotta.

Möller H (2016). Didaktische Überlegungen zur Ausbildung psychodynamischer Psychotherapeutinnen und Psychotherapeuten. Forum Psychoanal 32, 5–18.

Rieforth J, Graf G (2014). Tiefenpsychologie trifft Systemtherapie. Göttingen: Vandenhoeck & Ruprecht.

Seiffge-Krenke I (2020). Jugendliche in der Psychodynamischen Psychotherapie: Kompetenzen für Diagnostik, Behandlungstechnik, Konzepte und Qualitätssicherung. Stuttgart: Klett-Cotta.

Wöller W, Kruse J (2020). Stand und Zukunft der tiefenpsychologisch fundierten Psychotherapie. PDP Psychodyn Psychother 19, 23–35.

Anmerkungen

1 Zwar steht uns seit der faktischen – wenn auch nicht offiziellen – Verabschiedung der dualistischen Triebtheorien Freuds bisher keine einheitliche psychoanalytische Motivationstheorie zur Verfügung, jedoch haben die Grundzüge psychoanalytischer Konflikttheorien ihre Gültigkeit auch dann behalten, wenn wir die emotional-motivationalen Strukturen der affektiven Neurowissenschaften (Panksepp 1998) und die Systematik der Motivationstheorie von Lichtenberg et al. (2000) zugrunde legen (→ Kap. 3.7.1).

2 In diesem Zusammenhang ist es an der Zeit, der über lange Zeit in den Hintergrund getretenen Dissoziationstheorie Pierre Janets (1889) neue Geltung zu verschaffen und die historisch verstehbare Periode der »Abspaltung des Abgespaltenen« durch den Mainstream der Psychoanalyse zu beenden (→ Kap. 2.2).

3 Während die kognitive Verhaltenstherapie nahezu ausschließlich die Rolle bewusst erfassbarer kognitiver Faktoren beachtet und die Bedeutung unbewusster Einflüsse weitgehend ignoriert hat, sehen wir für den psychodynamischen Therapiezugang eher die Notwendigkeit, die Ausrichtung der Aufmerksamkeit auf die Erfassung unbewusster Determinanten zu relativieren und kognitiv erfassbare Zusammenhänge stärker zu beleuchten.

4 Mitunter entsteht auch der Eindruck, als entspringe die zunehmende Bereitschaft, die eigene Praxis zum Gegenstand empirischer Beforschung zu machen, mehr einem Legitimationsdruck als einem genuinen Interesse an Wissenszuwachs. Bemerkenswert wenig scheinen unter Praktikern die Ergebnisse der Psychotherapieforschung bekannt zu sein – wobei gelegentlich die Auffassung zu hören ist, die empirisch gewonnenen Ergebnisse seien nur von begrenzter Relevanz, weil sie mit dem »Gegenstand« nicht angemessenen Methoden erhoben worden seien.

5 Weiterführende Literaturhinweise dazu finden sich am Ende der Kap. 4.5, Kap. 7.1, Kap. 8.1 und Kap. 8.3.

6 Fairerweise sollten wir nicht nur auf andere Verfahren schauen, die ungeniert und ohne Zitierung der Quellen psychodynamisches Gedankengut importieren und als das ihrige ausgeben, sondern auch selbst einen sorgfältigen Quellennachweis führen, wenn wir im Interesse unserer Patienten wertvolle Methoden und Techniken aus anderen Verfahren integrieren.

7 Es wäre ein erstrebenswertes Ziel, eine mit anderen Psychotherapieverfahren gemeinsame Wissenschaftssprache zu finden, mit deren Hilfe es möglich wäre, mit den anderen Verfahren in einen fruchtbaren Austausch einzutreten, um wechselseitig Lücken zu

schließen – aber auch, um den Erfahrungsschatz und die theoretische Kernsubstanz psychodynamischer Psychotherapie Vertretern anderer Verfahrensrichtungen verständlich machen zu können (Gumz & Geyer 2021). Nach wie vor befindet sich Psychotherapie durch die Zersplitterung in unterschiedliche Therapieschulen und -verfahren in einem »präparadigmatischen« Zustand, dem ein konsensfähiger wissenschaftlicher Kernbestand fehlt. Da derzeit zur Beschreibung gleicher oder ähnlicher Phänomene von Vertretern verschiedener Therapieverfahren oft unterschiedliche Begriffe gebraucht werden, wäre ein Abgleich durch Synopsen oder Synonymwörterbücher sinnvoll (Goldfried 2019). Jedoch ist es bis dahin ein weiter Weg, der zumindest auf psychodynamischer Seite zusätzlich durch die Tatsache erschwert ist, dass Vertreter unterschiedlicher Richtungen der Psychoanalyse die jeweils andere Begrifflichkeit nur schwer verstehen – man denke nur an die eigenwillige Sprache Bions und anderer kleinianischer und »(post)bionischer« Autoren, die schon für Vertreter einer zeitgenössischen Ich-Psychologie oder relationalen Psychoanalyse kaum verständlich ist (→ Kap. 2.6.5).

8 Einen ersten Schritt in diese Richtung haben wir mit unserem Versuch der Bewertung der wichtigsten Theorietraditionen der Psychoanalyse in Kap. 2 gemacht.

9 Bundesministerium für Gesundheit (2019) Entwurf einer Approbationsordnung für Psychotherapeutinnen und Psychotherapeuten (PsychTh-ApprO) (online), § 10,2 und § 18,2.

10 Die traditionsreiche Identität als »Analytiker« kann insofern einen Wert darstellen, als sie den allgemeinen Wirkfaktor der »Allegiance«, d. h. der Verfahrenstreue (Wampold et al. 2018) verwirklicht (Reininger et al. 2021).

11 Man könnte versucht sein, an den bissigen Aphorismus des kolumbianischen Philosophen Nicolás Gómez Dávila (2006, S. 328) zu denken: »Die Strafe dessen, der sich sucht, ist, dass er sich findet.«

12 Nicht nur einmal konnte der Verf. von Absolventen des Psychologie-Studiums hören, dass ihre Dozenten psychodynamische Therapie als überholt und erwiesenermaßen wirkungslos bezeichnet und zur Illustration ihrer Behauptung aus dem Zusammenhang gerissene Freud-Zitate angeführt hätten. Möglicherweise fiele der Anteil der Absolventen, die sich für eine psychodynamische Weiterbildung entscheiden – er liegt derzeit bei ca. 20 % – höher aus, wenn statt Desinformation valide Informationen gegeben würden.

13 Nicht wenige der im Psychologie-Studium desinformierten jungen Kolleginnen und Kollegen haben während ihrer praktischen Ausbildungszeit in psychosomatisch-psychotherapeutischen Kliniken nicht ohne Erstaunen den Wechsel ihrer Perspektive und die Potenziale psychodynamischen Arbeitens zur Kenntnis genommen.

Literaturverzeichnis

Aaron R (1974). The analyst's emotional life during work. J Am Psychoanal Assoc 22, 160–169.

Abbass A, Nowoweiski SJ, Bernier D, Tarzwell R, Beutel M (2014). Review of Psychodynamic Psychotherapy: Neuroimaging Studies. Psychother Psychosom 83, 142–147.

Abbass AA, Hancock JT, Henderson J, Kisely S (2006). Short-term psychodynamic psychotherapies for common mental disorders. Cochrane Database of Systematic Reviews, Issue 4, Article No. CD004687.

Abbass AA, Luyten P, Steinert C, Leichsenring F (2017). Bias toward psychodynamic therapy: Framing the problem and working toward a solution. J Psychiatr Pract 23, 361–365.

Abilgaard P (2013). Stabilisierende Psychotherapie in akuten Krisen. PITT für die psychotherapeutische Grundversorgung. Stuttgart: Klett-Cotta.

Ablon JS, Jones EE (1998). How expert clinicians' prototypes of an ideal treatment correlate with outcome in psychodynamic and cognitive-behavioral therapy. Psychotherapy Res 8, 71–83.

Abraham K (1924/1982). Versuch einer Entwicklungsgeschichte der Libido auf Grund der Psychoanalyse seelischer Störungen. In: Abraham, K., Gesammelte Schriften in zwei Bänden (Hg J. Cremerius.) Bd. 2. Frankfurt a. M.; 32–102.

Abraham K (1927). Selected Papers on Psychoanalysis. London: Hogarth.

Ackerman SJ, Hilsenroth MJ (2001). A review of therapist characteristics and techniques negatively impacting the therapeutic alliance. Psychol Psychother 38, 171–185.

Ackerman SJ, Hilsenroth MJ (2003). A review of therapist characteristics and techniques positively impacting the therapeutic alliance. Clin Psychol Rev 23, 1–33.

Adler A (1912/2008). Über den nervösen Charakter. 2. Aufl. Göttingen: Vandenhoeck & Ruprecht.

Adler RH (2009). Engel's biopsychosocial model is still relevant today. J Psychosom Res 67, 607–611.

Adorno TW (1963/1996). Probleme der Moralphilosophie. Frankfurt a. M.: Suhrkamp.

Aisenstein M (2006). The indissociable unity of psyche and soma: A view from the Paris Psychosomatic School. Int J Psychoanal 87, 667–680.

Albani C, Blaser G, Geyer M, Kächele H (1999). Die »Control Mastery« Theorie. Forum Psychoanal, 15, 224–236.

Alexander F (1950). Analyse der therapeutischen Faktoren in der psychoanalytischen Behandlung. Psyche – Z Psychoanal 4, 401–416.

Afari N, Ahumada SM, Johnson Wright L et al. (2014). Psychological Trauma and Functional Somatic Syndromes: A Systematic Review and Meta-Analysis. Psychosom Med 76, 2–11.

Alfasi G (1984). The effect of infancy research on psychoanalytic theory and practice. PsycCritiques 29, 553–554.

Algoe SB, Gable SL, Maisel NC (2010). It's the little things: Everyday gratitude as a booster shot for romantic relationships. Pers Relatsh 17, 217–233.

Allen JG, Fonagy P (Hg) (2020). Mentalisierungsgestützte Therapie. Das MBT-Handbuch. Konzepte und Praxis. 4. Aufl. Stuttgart: Klett-Cotta.

Allen JG, Fonagy P, Bateman AW (2011). Mentalisieren in der psychotherapeutischen Praxis. Stuttgart: Klett-Cotta.

Allison KL, Rossouw PJ (2013). The therapeutic alliance: Exploring the concept of »safety« from a neuropsychotherapeutic perspective. Int J Neuropsychother 1, 21–29.

Alt PA (2016). Sigmund Freud. Der Arzt der Moderne. München: Beck.

Altmeyer M, Thomä H (Hg) (2006). Die vernetzte Seele. Die intersubjektive Wende in der Psychoanalyse. Stuttgart: Klett-Cotta.

Alvarez A (1992/2001). Zum Leben wiederfinden. Psychoanalytische Psychotherapie mit autistischen, Borderline-, vernachlässigten und mißbrauchten Kindern. Frankfurt/M.: Brandes & Apsel.

Anderson EM, Lambert MJ (1995). Short-term dynamically oriented psychotherapy: A review and meta-analysis. Clin Psychol Rev 15, 503–514.

Anderson T, Crowley ME, Himawan L, Holmberg JK, Uhlin BD (2016). Therapist facilitative interpersonal skills and training status: A randomized clinical trial on alliance and outcome. Psychother Res 26, 511–529.

Anderson T, Finkelstein JD, Horvath SA (2020). The facilitative interpersonal skills method: difficult psychotherapy moments and appropriate therapist responsiveness. Couns Psychother Res 20, 463–446.

Anderson T, Ogles BM, Patterson CL, Lambert MJ, Vermeersch DA (2009). Therapist effects: Facilitative interpersonal skills as a predictor of therapist success. J Clin Psychol 65, 755–768.

Andrade VM (2005). Affect and the therapeutic action of psychoanalysis. Int J Psychoanal 86, 677–697.

Andrusyna TP, Luborsky L, Pham T, Tang TZ (2006). The mechanisms of sudden gains in supportive-expressive therapy for depression. Psychother Res 16, 526–53.

Angehrn E (2012). Das Menschenbild zwischen Hermeneutik und Naturalismus. In: Böker H, Seifritz E (Hg). Psychotherapie und Neurowissenschaften. Integration – Kritik – Zukunftsaussichten. Bern: Hans Huber; 103–114.

Angermeyer MC, Millier A, Kouki M, Refaï T, Schomerus G, Toumi M (2014). Biogenetic explanations and emotional reactions to people with schizophrenia and major depressive disorder. Psychiatry Res 220, 702–704.

Antonovsky A (1997). Salutogenese. Zur Entmystifizierung der Gesundheit. Tübingen: DGVT-Verlag.

APA – American Psychiatric Association (2015). Diagnostische Kriterien DSM-5: Dt. Ausgabe (Hg. Falkai P, Wittchen HU). Göttingen: Hogrefe.

Appelbaum AH (2006). Supportive psychoanalytic psychotherapy for borderline patients: An empirical approach. Am J Psychoanal 66, 317–332.

Arbeitskreis OPD (2014). Operationalisierte Psychodynamische Diagnostik OPD-2. Das Manual für Diagnostik und Therapieplanung. 3. Aufl. Bern: Huber.

Arbeitskreis PISO (2011). Psychosomatisch-interpersonelle Therapie bei somatoformen Störungen. Göttingen: Hogrefe.

Argelander H (1970). Die szenische Funktion des Ichs und ihr Anteil an der Symptom- und Charakterbildung. Psyche Z Psychoanal 24, 325–345.

Argelander H (2014). Das Erstinterview in der Psychotherapie. 10. Aufl. Darmstadt: Wissenschaftliche Buchgemeinschaft WBG.

Aristophanes (423 v. Chr./2014). Die Wolken. Stuttgart: Reclam.

Arlow J (1991). Methodology and reconstruction. Psychoanal Q 60, 539–563.

Armony N (1975). Countertransference: Obstacle and Instrument. Contemp Psychoanal 11, 265–280.

Aron L (1996). A Meeting of Minds. Hillsdale, NJ: The Analytic Press.

Atkins DC, Christensen A (2001). Is professional training worth the bother? A review of the impact of psychotherapy training on client outcome. Aust Psychol 36, 122–130.

Atwood GE, Stolorow RD (1984). Structures of Subjectivity: Explorations in Psychoanalytic Phenomenology. Hillsdale, NJ: The Analytic Press.

Aviv A et al (2006). Therapist-patient sexual relations: results of a national survey in Israel. Isr J Psychiatry Realt Sci 43, 119–125.

Bacal HA (1990). The elements of a corrective selfobject experience. Psychoanal Inq 10, 347–372.

Bacal HA (1994). The selfobject relationship in psychoanalytic treatment. In: Goldberg A (ed). A Decade of Progress: Progress in Self Psychology. Hillsdale, NJ: The Analytic Press.

Bacal HA (ed) (1998). Optimal Responsiveness. How Therapists Heal Their Patients. Aronson, Northvale NJ.

Bachelor A, Meunier G, Laverdiére O, Gamache D (2010). Client attachment to therapist: Relation to client personality and symptomatology, and their contributions to the therapeutic alliance. Psychotherapy 47, 454–68.

Badenoch B (2008). Being a Brain-wise Therapist: A Practical Guide to Interpersonal Neurobiology. New York, NY: Norton.

Baldwin SA, Imel ZE (2013). Therapist effects: Findings and methods. In: Lambert MJ (ed). Bergin and Garfield's Handbook of Psychotherapy and Behavior Change. 6th. New York, NY: John Wiley & Sons; 85–133.

Balint M (1966/1997). Die Urformen der Liebe und die Technik der Psychoanalyse. 2. Aufl. München: dtv/Klett-Cotta.

Balint M (1968/2018). Therapeutische Aspekte der Regression. Die Theorie der Grundstörung. 6. Aufl. Stuttgart: Klett-Cotta.

Bandura A (1997). Self-efficacy. The Exercise of Control. New York: Freeman.

Bänninger-Huber E (1992). Prototypical affective microsequences in psychotherapeutic interaction. Psychother Res 2, 291–306.

Bänninger-Huber E, Widmer C (1999). Affective relationship patterns and psychotherapeutic change. Psychother Res 9, 74–87.
Baranger M (1961). La situatión analítica como campo dinámico. Revista Uruguaya de Psicoanalisis 162, 3–54.
Baranger M (1993). The mind of the analyst: from listening to interpretation. Int J Psycho-Anal 74, 15–24.
Baranger W, Baranger M (2008). The analytic situation as a dynamic field. Int J Psychoanal 89, 795–826.
Bargh J, Chartrand T (1999). The unbearable automaticity of being. Am Psychol 54, 462–479.
Bargh JA, Shalev I (2012). The substitutability of physical and social warmth in daily life. Emotion 12, 54–62.
Barreto JF, Matos MP (2018). Mentalizing Countertransference? A Model for Research on the Elaboration of Countertransference Experience in Psychotherapy. Clin Psychol Psychother 25, 427–439.
Barwinski R (2014). Differenzierung der Gegenübertragung anhand entwicklungs- psychologischer Konzepte. Psyche – Z Psychoanal 68, 517–536.
Bateman A, Fonagy P (2008). 8 years follow up of patients treated for borderline personality disorder: mentalization-based treatment versus treatment as usual. Am J Psychiatry 165, 631–638.
Bateman A, Fonagy P (2014). Psychotherapie der Borderline-Persönlichkeitsstörung. Ein mentalisierungsgestütztes Behandlungskonzept. Gießen: Psychosozial.
Bateman A, Fonagy P (Hg). (2015). Handbuch Mentalisieren. Gießen: Psychosozial.
Bauer M, Ito S (2018). Musiktherapie im tiefenpsychologischen Setting. Strukturbezogene Musiktherapie im Rahmen klinischer Komplex Behandlung. In: Wöller W, Kruse J (Hg). Tiefenpsychologisch fundierte Psychotherapie. 5. Aufl., Stuttgart: Schattauer; 480–498.
Bauriedl T (1980). Beziehungsanalyse. Frankfurt/M.: Suhrkamp.
Beauchamp T, Childress J (2009). Principles of Biomedical Ethics. Oxford, New York: Oxford University Press.
Becker M (2013). Schweigen in der Psychotherapie und Pausen in der Musik. Psyche – Z Psychoanal 67, 1100–1125.
Becker N (2014). Vom Ganzwerden, Ich-selber-Werden und In-der-Realität-Ankommen. Donald W. Winnicott und Masud Khan. In: Kögler M, Busch E (Hg), Übergangsobjekte und Übergangsräume. Winnicotts Konzepte in der Anwendung. Gießen: Psychosozial; 187–205.
Beebe B, Jaffe J (2008). Dyadic Microanalysis of Mother-Infant Communication Informs Clinical Practice. New York: Cambridge University Press.
Beebe B, Knoblauch S, Rustin J, Sorter D, Jacobs TJ, Pally R (2005). Forms of Intersubjectivity in Infant Research and Adult Treatment. New York: Other Press.
Beebe B, Lachmann F (2004). Säuglingsforschung und Psychotherapie Erwachsener: Wie interaktive Prozesse entstehen und zu Veränderungen führen. Stuttgart: Klett-Cotta.
Beebe B, Lachmann F (2006). Die relationale Wende in der Psychoanalyse. Ein dyadischer Systemansatz aus Sicht der Säuglingsforschung. In: Altmeyer M, Thomä H (Hg). Die vernetzte Seele: Die intersubjektive Wende in der Psychoanalyse. Stuttgart: Klett-Cotta; 122–159.
Beebe B, Lachmann FM (1998). Co-constructing inner and relational processes: Self-and mutual regulation in infant research and adult treatment. Psychoanal Psychol 15, 480–516.
Beeghly M, Cicchetti D (1994). Child maltreatment, attachment, and the self system: Emergence of an internal state lexicon in toddlers at high social risk. Develop Psychopathol 6, 5–30.
Bellak L, Meyers B (1975). Ego function assessment and analysability. Int Rev Psycho-Anal 2, 413–427.
Bellak L, Hurvich M, Gediman H (1973). Ego Functions in Schizophrenics, Neurotics and Normals. New York: John Wiley and Sons.
Benecke C (2014). Klinische Psychologie und Psychotherapie. Ein integratives Lehrbuch. Stuttgart: Kohlhammer.
Benecke C (2016). Psychodynamische Therapien und Verhaltenstherapie im Vergleich: Zentrale Konzepte und Wirkprinzipien. Göttingen: Vandenhoeck & Ruprecht.
Benecke C, Billhardt F, Alhabbo S (2013). Wozu all das Neuro-Bashing? Forum Psychoanal 29, 435–443.
Benecke C, Brauner F (2017). Motivation und Emotion. Psychologische und psychoanalytische Perspektiven. Kohlhammer, Stuttgart.
Benecke C, Dammann G (2003). Unbewußte Emotionen. In: Stephan A, Walter H (Hg). Natur und Theorie der Emotionen. Paderborn: Mentis; 139–163.

Benecke C, Koschier A, Peham D, Bock A, Dahlbender RW, Biebl W, Doering S (2009). Erste Ergebnisse zu Reliabilität und Validität der OPD-2 Strukturachse. Z Psychosom Med Psychother 55, 84–96.

Benecke C, Krause R (2005). Facial-affective relationship: Offers of patients with panic disorder. Psychother Res 15, 178–87.

Benecke C, Krause R (2020). Zusammenarbeit von Universitäten und psychodynamischen Weiterbildungseinrichtungen nach der Ausbildungsreform. Forum Psychoanal 36, 27–38.

Benjamin J (1988). Die Fesseln der Liebe. Basel/ Frankfurt a. M.: Stroemfeld/Roter Stern.

Benjamin J (2006). Tue ich oder wird mir angetan? Ein intersubjektives Triangulierungskonzept. In: Altmeyer M, Thomä H (Hg). Die vernetzte Seele. Die intersubjektive Wende in der Psychoanalyse. Stuttgart: Klett-Cotta; 65–107.

Benjamin LS (1974). Structural analysis of social behavior. Psychol Rev 81: 392–425.

Benjamin W (1955/1977). Das Kunstwerk im Zeitalter seiner technischen Reproduzierbarkeit. In:Illuminationen. Frankfurt/M: Suhrkamp; 136–169.

Berglar J, Crameri A, von Wyl A, Koemeda-Lutz M, Köhler M, Staczan P, Schulthess P, Tschuschke V (2016). Therapist effects on treatment outcome in psychotherapy: A multilevel modelling analysis. Int J Psychother 20, 61–80.

Berking M (2008). Emotion-regulation skills as a treatment target in psychotherapy. Behav Res Ther 46, 1230–1237.

Bernardi R (2005). What after pluralism? Ulysses still on the road. Psychoanal Inq 25, 654–666.

Betan E, Heim AK, Zittel Conklin C et al. (2005). Countertransference phenomena and personality pathology in clinical practice: an empirical investigation. Am J Psychiatry 162, 890–898.

Bettighofer S (1992). Der Beitrag des Analytikers zur Entstehung der malignen Regression. Prax Psychother Psychosom 37, 297–309.

Bettighofer S (2010). Übertragung und Gegenübertragung im therapeutischen Prozess. 4. Aufl. Stuttgart: Kohlhammer.

Beutel M (2002). Neurowissenschaften und Psychotherapie. Neuere Entwicklungen, Methoden und Ergebnisse. Psychotherapeut 47, 1–10.

Beutler LE, Malik M, Alimohamed S, Harwood TM, Talebi H, Noble S et al. (2004). Therapist variables. In: Lambert MJ (ed). Bergin and Garfield's Handbook of Psychotherapy and Behavior Change. New York: Wiley; 227–306.

Bibring E (1953). The mechanism of depression. In: Greenacre P (ed). Affective Disorders. New York: International Universities Press; 13–48.

Bick E (1968). The experience of the skin in early object relations. International J Psycho-Anal 49, 558–566.

Billow RM (2003). Relational variations of the ›container-contained‹. Contemp Psychoanal 39, 27–50.

Bion WR (1959). Attacks on linking. Int J Psycho-Anal 40, 308–316.

Bion WR (1961/2018). Erfahrungen in Gruppen und andere Schriften. Stuttgart: Klett-Cotta.

Bion WR (1962/1990). Lernen durch Erfahrung. Frankfurt a. M.: Suhrkamp.

Bion WR (1963/64). Eine Theorie des Denkens. Psyche – Z Psychoanal 17, 426–435.

Bion WR (1965/2016). Transformationen. Gießen: Psychosozial.

Bion WR (1967). Notes on memory and desire. Psychoanal Forum 2, 271–280.

Bion WR (1970/2009). Aufmerksamkeit und Deutung. 3. Aufl. Frankfurt a. M.: Brandes & Apsel.

Bion WR (1975). Brazilian Lectures 2. Rio de Janeiro: Imago Editora.

Bion WR (1978). Four Discussions with W. R. Bion. Strath Tay, Perthshire: Clunie Press.

Bion WR (1980). Bion in New York and São Paulo. Strath Tay, Perthshire: Clunie Press.

Bion WR (1990). Brazilian Lectures: 1973 São Paulo; 1974 Rio de Janeiro/ São Paulo. London: Karnac Books.

Bion WR (1992). Cogitations. London: Karnac Books.

Bischof N (2009). Psychologie. Ein Grundkurs für Anspruchsvolle, 2. Aufl. Stuttgart: Kohlhammer.

Blanck G, Blanck R (1998). Angewandte Ich-Psychologie. Stuttgart, Klett-Cotta.

Bleger J (1966). Psycho-analysis of the psychoanalytic frame. Int J Psycho-Anal 48, 511–519.

Bless H, Bohner G, Schwarz N, Strack F (1990). Mood and persuasion: A cognitive response analysis. Pers Soc Psychol Bull 16, 331–345.

Blomeyer R (1989). Psycho-Therapie: Praktische Zielsetzung versus Reifungsphantasie. Forum Psychoanal 5, 61–75.

Blum H (1976). Masochism, the ego ideal and the psychology of women. J Am Psychoanal Assoc 24,157–192.

Boesky D (1983). The problem of mental representation in self and object theory. Psychoanal Q 52, 564–83.

Boesky D (1990). The psychoanalytic process and its components. Psychoanal Q 59, 550–584.

Boessmann U (2005). Wirksam behandeln – Nutzung von bewussten und unbewussten Aufträgen in der Psychotherapie, Medizin und Supervision«, Bonn: Deutscher Psychologen Verlag.

Bohart AC (1993). Experiencing: The basis of psychotherapy. J Psychother Integr 3, 51–68.

Bohart AC, Greaves Wade A (2013). The client in psychotherapy. In Lambert MJ (ed). Bergin and Garfield's Handbook of Psychotherapy and Behavior Change (6th ed.). Hoboken, NJ: John Wiley & Sons; 219–257.

Bohart AC, Greenberg L (1997). Empathy Reconsidered: New Directions in Psychotherapy. Washington DC: American Psychological Association.

Bohleber W (2000). Die Entwicklung der Traumatheorie in der Psychoanalyse. Psyche – Z Psychoanal 54, 797–839.

Bohleber W (2012). Was Psychoanalyse heute leistet. Identität und Intersubjektivität, Trauma und Therapie, Gewalt und Gesellschaft. Stuttgart: Klett-Cotta.

Bohleber W (2013). Towards a better use of psychoanalytic concepts: A model illustrated using the concept of enactment. Int J Psychoanal 94, 501–530.

Bohleber W, Fonagy P, Jiménez JP, Scarfone D, Varvin S, Zysman S (2013). Für einen besseren Umgang mit psychoanalytischen Konzepten, modellhaft illustriert am Konzept »Enactment«. Psyche – Z Psychoanal 67, 1212–1250.

Bohleber W, Jiménez JP, Scarfone D, Varvin S, Zysman S (2016). Unbewusste Phantasie und ihre Konzeptualisierungen: Versuch einer konzeptuellen Integration. Psyche – Z Psychoanal 70, 24–59.

Böhme G (1995). Atmosphäre. Essays zur neuen Ästhetik. Frankfurt/M: Suhrkamp.

Bohne M (2010). Klopfen mit PEP. Heidelberg: Carl Auer.

Boll-Klatt A, Kohrs M (2018). Praxis der psychodynamischen Psychotherapie. Grundlagen – Modelle – Konzepte. 2. Aufl. Stuttgart: Schattauer bei Klett-Cotta.

Bollas C (1983). Expressive uses of the countertransference. Contemp Psychoanal 19, 1–34.

Bollas C (1987/2014). Der Schatten des Objekts. 5. Aufl. Stuttgart: Klett-Cotta.

Bollas C (1992). Being a Character. New York: Hill & Wang.

Bollas C (2006a). Übertragungsdeutung als ein Widerstand gegen die freie Assoziation. Psyche – Z Psychoanal 60, 932–947.

Bollas C (2006b). Vom Unbewußten erarbeitete Transformationen. Kreationen des Unbewußten. Vincenzo Bonaminio interviewt Christopher Bollas. EPF Bull 60, 144–173.

Bollas C (2011). Die unendliche Frage. Zur Bedeutung des freien Assoziierens. Frankfurt/M.: Brandes & Apsel.

Bolm T (2009). Mentalisierungsbasierte Therapie (MBT) als Gruppenpsychotherapie. Persönlichkeitsstörungen – PTT 13, 94–103.

Bolognini S (2012). Die psychoanalytische Einfühlung. 2. Aufl. Göttingen: Psychosozial.

Boon S, Steele K, van der Hart O (2013). Traumabedingte Dissoziation bewältigen. Ein Skills-Training für Klienten und ihre Therapeuten. Paderborn: Junfermann.

Bordin ES (1979). The generalizability of the psychoanalytic concept of the working alliance. Psychother 16, 252–260.

Botella C, Botella S (2001). Psychic figurability and unrepresented States. In: Levine HB, Scarfone D, Reed GB (eds). Unrepresented States and the Construction of Meaning. London: Karnac Books; 95–121.

Bouchard MA, Lecours S (2008). Contemporary approaches to mentalization in the light of Freud's Project. In: Busch FN (ed). Mentalization: Theoretical Considerations, Research Findings, and Clinical Implications. New York: The Analytic Press; 103–129.

Bowlby J (1969). Bindung. Eine Analyse der Mutter-Kind-Beziehung. München: Kindler.

Bowlby J (1988/2021). Bindung als sichere Basis. Grundlagen und Anwendung der Bindungstheorie. 5. Aufl. München/Basel: Reinhardt.

Brand B (2001). Establishing safety with patients with Dissociative Identity Disorder. J Trauma Dissoc 2, 133–155.

Brenner C (1969). Discussion. J Am Psychoanal Assoc 17, 41–53.

Brenner C (1983). The Mind in Conflict. New York: International Universities Press.

Brenner C (1974). An Elementary Textbook of Psychoanalysis. New York: Random House.

Brenner I (2018). Die dunkle Materie der Seele. Dissoziation und Dissoziative Identitätsstörung als Folge schwerer Traumatisierungen. Gießen: Psychosozial.

Bressi C, Fronza S, Minacapelli E, Nocito EP, Dipasquale E, Magri L, Lionetti F, Barone L (2017).

Short-term psychodynamic psychotherapy with mentalization-based techniques in major depressive disorder patients: Relationship among alexithymia, reflective functioning, and outcome variables – A pilot study. Psychol Psychother 90, 299–313.

Bretherton I (1991). Intentional communication and the development of mind. In: Frye D, Moore C (eds). Children's Theory of Mind: Mental States and Social Understanding. Erlbaum, Hilldsdale NJ; 49–76.

Breuer J, Freud S (1895). Studien über Hysterie. In: S. Freud, Gesammelte Werke, Bd. 1 (S. 75–312); Nachtrags-Band: S. 217–310. Frankfurt a. M.: S. Fischer.

Brewin C (2005). Encoding and retrieval of traumatic memories. In: Vasterling JJ, Brewin C (eds). Neuropsychology of PTSD: Biological, Cognitive and Clinical perspectives. New York: Guilford Press; 113–157.

Brisch KH (2010). SAFE® – Sichere Ausbildung für Eltern. Sichere Bindung zwischen Eltern und Kind. 6. Aufl. Stuttgart: Klett-Cotta.

Brisch KH (2022). Bindungsstörungen. Grundlagen, Diagnostik und Therapie vom Säuglingsalter bis zum alten Menschen. 14. Aufl. Stuttgart: Klett-Cotta.

Brisch KH, Hellbrügge T (2014). Die Anfänge der Eltern-Kind-Bindung. Schwangerschaft, Geburt und Psychotherapie. 3. Aufl. Stuttgart: Klett-Cotta.

Britton R (1998). Belief and Imagination. London: Routledge.

Brody AL, Saxena S, Stoessel P Gillies LA, Fairbanks LA, Alborzian S, et al. (2001). Regional brain metabolic changes in patients with major depression treated with either paroxetine or interpersonal therapy: preliminary findings. Arch Gen Psychiatry 58, 631–640.

Bromberg PM (1998). Standing in the Spaces: Essays on Clinical Process, Trauma & Dissociation. Hillsdale, NJ: Analytic Press.

Bromberg PM (2006). Awakening the Dreamer: Clinical Journeys. Mahwah, NJ: Analytic Press.

Bromberg PM (2012). Stumbling along and hanging in: If this be technique, make the most of it! Psychoanal Inq 32, 3–17.

Broschmann D, Fuchs T (2020). Zwischenleiblichkeit in der psychodynamischen Psychotherapie. Ansatz zu einem verkörperten Verständnis von Intersubjektivität. Forum Psychoanal 36, 459–475.

Brown GS, Jones ER (2005). Implementation of a feedback system in a managed care environment: What are patients teaching us? J Clin Psychol 61, 99–110.

Brown GS, Lambert MJ, Jones ER, Minami T (2005). Identifying highly effective psychotherapists in a managed care environment. Am J Man Care 11 513–520.

Bruck E, Winston A, Aderholt S, Muran JC (2006). Predictive validity of patient and therapist attachment and introject styles. Am J Psychother 60, 393–406.

Brumberg J, Gumz A (2012). Was sind Übertragungsdeutungen und wie wirken sie? Eine systematische Übersicht. Z Psychosom Med Psychother 58, 219–235.

Brunner J (2016a). Psychotherapie oder Psychopharmakotherapie oder Kombinationstherapie? Psychotherapeut 61, 285–293.

Brunner J (2016b). Ressourcenorientierte Psychotherapie. Psychotherapeut 61, 255–270.

Brunner J (2017). Psychotherapie und Neurobiologie. Neurowissenschaftliche Erkenntnisse für die psychotherapeutische Praxis. Stuttgart: Kohlhammer.

Buber M (1936). Ich und Du. Berlin: Schocken.

Buber M (1978). Urdistanz und Beziehung – Beiträge zu einer philosophischen Anthropologie. Heidelberg: Lambert Schneider.

Buber M (2008). Ich und Du. Stuttgart: Reclam.

Bucci W (1997). Psychoanalysis and Cognitive Science: A Multiple Code Theory. New York: Guilford Press.

Bucci W (2011). The interplay of subsymbolic and symbolic processes in psychoanalytic treatment: It takes two to tango – but who knows the steps, who's the leader? The choreography of the psychoanalytic interchange. Psychoanal Dial 21, 45–54.

Buchheim A, Kächele H, Cierpka M, Münte T, Kessler H, Wiswede D, Taubner S, Bruns G, Roth G (2008). Psychoanalyse und Neurowissenschaften: Neurobiologische Veränderungsprozesse bei psychoanalytischen Behandlungen von depressiven Patienten – Entwicklung eines Paradigmas. Nervenheilkunde 5, 441–445.

Buchheim A, Kächele H (2015). Psychoanalyse im Spannungsfeld neurowissenschaftlicher Forschung. Z Psychiat Psychol Psychother 63, 1–8.

Buchheim A, Viviani R, Kessler H et al. (2012). Neuronale Veränderungen bei chronisch-depressiven Patienten während psychoanalytischer Psychotherapie. Funktionelle-Magnetresonanztomographie-Studie mit einem Bindungsparadigma. Psychotherapeut 57, 219–226.

Buchholz MB (2014). Patterns of empathy as embodied practice in clinical conversation: A musical dimension. Front Psychology 5, Article 349.

Buchholz MB (2015). Swing und Groove – Dancing Insight. Konversations-, Narrations- und Metaphernanalyse (KANAMA) bei der Untersuchung hilfreicher therapeutischer Gespräche. In: Gödde G, Pohlmann W, Zirfas J (Hg). Ästhetik der Behandlung. Beziehungs-, Gestaltungs- und Lebenskunst im psychotherapeutischen Prozess. Gießen: Psychosozial; 167–190.

Buchholz MB (2016). Psychoanalyse ist eine Wahrnehmungskunst. In Gödde G, Stehle S (Hg). Die therapeutische Beziehung in der psychodynamischen Psychotherapie. Göttingen: Psychosozial; 75–96.

Buchholz MB (2018). Kleine Theorie der Pause. Was in therapeutischen Gesprächen auch eine Rolle spielt. Psyche – Z Psychoanal 72, 91–121.

Buchholz MB, Bergmann J, Alder ML, Dittmann MM, Dreyer F, Scherer L, Thiesen LP, Zillich F, Kächele H (2016). Architekturen der Empathie. Erste Erfahrungen aus einem konversationsanalytischen Projekt. In Gödde G, Stehle S (Hg). Die therapeutische Beziehung in der psychodynamischen Psychotherapie. Göttingen: Psychosozial; 215–252.

Buchholz MB, Kächele H (2016). Rhythm & Blues – Amalies 152. Sitzung. Von der Psychoanalyse zur Konversations- und Metaphernanalyse – und zurück. Psyche – Z Psychoanal 70, 97–133.

Busch F (2000). What is a deep interpretation? J Am Psychoanal Assoc 48, 237–254.

Busch F (2009). Can you push a camel through the eye of a needle? Reflections on how the unconscious speaks to us and its clinical implications. Int J Psychoanal 90, 53–68.

Busch FN (1997). Understanding the patients use of the method of free association: An ego psychological approach. J Am Psychoanal Assoc 45, 407–423.

Busch FN (2003). Telling stories. J Am Psychoanal Assoc 57, 25–42.

Busch FN (2005). Conflict theory/trauma theory. Psychoanal Q 74, 27–45.

Busch FN (2010). Distinguishing psychoanalysis from psychotherapy. Int J Psychoanal 91, 23–34.

Busch FN (2013). Creating a Psychoanalytic Mind. A Psychoanalytic Method and Theory. New York: Routledge.

Busch FN (2017). A model for integration actual neurotic or unrepresented states and symbolized aspects of intrapsychic conflict. Psychoanal Q 86, 75–108.

Busch FN, Rudden M, Shapiro T (2004). Psychodynamic Treatment of Depression. Arlington, VA: American Psychiatric Publishing, Inc.

Bychowski G (1956). The release of internal images. Int J Psychoanal 39, 331–338.

Carlier IVE, Meuldijk D, van Vliet IM, van Fenema E, van der Wee NJA, Zitman FG (2012). Routine outcome monitoring and feedback on physical or mental health status: Evidence and theory. J Eval Clin Pract 18, 104–110.

Carotenuto A (1982). A secret symmetry: Sabrina Spielrein between Jung and Freud. New York: Pantheon.

Carsky M (2013). Supportive psychoanalytic therapy for personality disorder. Psychother 50, 443–448.

Carveth DL (2012). Concordant and complementary countertransference: A Clarification. Can J Psychoanalysis 20, 70–84.

Casement P (1991). Learning from the Patient. New York, London: The Guilford Press.

Casement P (2002). Learning from Our Mistakes: Beyond Dogma in Psychoanalysis and Psychotherapy. Hove: Brunner-Routledge.

Castaneiras C, Garcia F, Bianco JL, Fernandez-Alvarez H (2006). Modulating effect of experience and theoretical-technical orientation on the personal style of the therapist. Psychother Res 16, 687–593.

Castelnuovo-Tedesco P (1986). Fear of changes as a source of resistance in analysis. Am Psychoanal 14, 259–272.

Castonguay LG, Boswell JF, Constantino MJ, Goldfried MR, Hill CE (2010). Training implications of harmful effects of psychological treatments. Am Psychol 65, 34–49.

Castonguay LG, Goldfried MR, Wiser S, Raue PJ, Hayes AM (1996). Predicting the effect of cognitive therapy for depression: A study of unique and common factors. J Consult Clin Psychol 64, 497–504.

Cavell M (1998). Triangulation, one's own mind and objectivity. Int J Psychoanal 79, 449–467.

Chartrand TL, Bargh JA (1999). The chameleon effect: The perception-behavior link and social interaction. J Personality Soc Psychol 76 893–910.

Cheng Y, Lin C, Liu HL, Hsu Y, Lim K, Hung D, Decety J (2007). Expertise modulates the perception of pain in others. Curr Biol 17, 1708–1713.

Chessick RD (1992). The death instinct revisited. J Am Acad Psychoanal 20, 3–28.

Choi-Kain LW, Gunderson JG (2008). Mentalization: Ontogeny, assessment and application in the treatment of borderline personality disorder. Am J Psychiatry 165, 1127–1135.

Chu JA (2011). Rebuilding Shattered Lives. Treating Complex PTSD and Dissociative Disorders. New York: John Wiley & Sons.

Chui H, Hill CE, Kline K, Kuo P, Mohr JJ (2016). Are you in the mood? Therapist affect and psychotherapy process. J Couns Psychol 63, 405–418.

Cierpka M (2008). Handbuch der Familiendiagnostik. 3. Aufl. Berlin: Springer.

Clarkin JF, Levy KN, Lenzenweger MF, Kernberg OF (2007). Evaluating three treatments for borderline personality disorder: A multiwave study. Am J Psychiatry 164, 922–928.

Clarkin JF, Yeomans F, Kernberg OF (2017). Übertragungsfokussierte Psychotherapie für Borderline-Patienten. Das TFP-Praxismanual. Stuttgart: Schattauer.

Coles R (1992). Anna Freud: The Dream of Psychoanalysis. New York: Addison-Wesley.

Colli A, Lingiardi V (2009). The collaborative interactions scale: A new transcript-based method for the assessment of therapeutic alliance ruptures and resolutions in psychotherapy. Psychother Res 19, 718–734.

Cologon J, Schweitzer R, King R, Nolte T (2017). Therapist reflective functioning, therapist attachment style and therapist effectiveness. Adm Policy Ment Health 44, 614–625.

Connolly Gibbons MB, Crits-Christoph P, Barber JP, Stirman SW, Gallop R, Goldstein LA, Temes CM, Ring-Kurtz S (2009). Unique and common mechanisms of change across cognitive and dynamic psychotherapies. J Consult Clin Psychol 77, 801–813.

Constantino M, Smith-Hansen L (2008). Patient interpersonal factors and the therapeutic alliance in two treatments for bulimia nervosa. Psychother Res 18, 683–698.

Cooper J (1993). Speak of Me as I am: The Life and Work of Masud Khan. London: Kamac Books.

Cooper J (2002). »I treat her like a human being«: the role of naturalness in a boundaried relationship. In: Alfille H, Cooper J (eds) Dilemmas in the consulting room. London, New York: Karnac; 7–14.

Cooper S (2007). Begin the beguine: Relational theory and the pluralistic third. Psychoanal Dial 17, 247–271.

Cortina M, Marrone M (2003). Attachment Theory and the Psychoanalytic Process. London and Philadelphia: Whurr.

Couch AS (1999). Therapeutic functions of the real relationship in psychoanalysis. Psychoanal Study Child 54, 130–168.

Coutinho J, Ribeiro E, Hill C, Safran J (2011). Therapists' and clients' experiences of alliance ruptures: A qualitative study. Psychother Res 21, 525–540.

Cozolino L (2007). Die Neurobiologie menschlicher Beziehungen. Kirchzarten bei Freiburg: VAK.

Cozolino L (2017). Warum Psychotherapie wirkt. Mit unserem Geist das Gehirn verändern. Freiburg: Arbor.

Cremerius J (1981). Freud bei der Arbeit über die Schulter geschaut. Seine Technik im Spiegel von Schülern und Patienten. Jb Psychoanal 6, 123–158.

Cremerius J (1990). Wodurch wirkt Psychotherapie? In: Lang H (Hg). Wirkfaktoren der Psychotherapie. Berlin-Heidelberg-New York: Springer.

Csibra G, Gergely G (2009). Natural pedagogy. Trends in Cognitive Sciences 13, 148–153.

Csikszentmihalyi M (2019). Flow: Das Geheimnis des Glücks. 7. Aufl. Stuttgart: Klett-Cotta.

Cuddy AJC, Wilmuth CA, Carney DR (2012). The benefit of power posing before a high-stakes social evaluation. Harvard Business School Working Paper, No. 13–027.

Cutler RL (1958). Countertransference effects in psychotherapy. J Consult Psychol 22, 349–356.

Dahl H (1997). Emotion: Theory, research, and experience. J Am Psychoanal Assoc 45, 969–973.

Dahlitz MJ (2015). Neuropsychotherapy: Defining the emerging paradigm of neurobiologically informed psychotherapy. Int J Neuropsychother 3, 47–69.

Dally A (2014). Indikation zur Gruppenpsychotherapie. In: Staats H, Dally A, Bolm T (Hg). Gruppenpsychotherapie und Gruppenanalyse. Ein Lehr- und Lernbuch für Klinik und Praxis. Göttingen: Vandenhoeck u. Ruprecht; 80–84.

Damasio A (2005). Der Spinoza-Effekt. Wie Gefühle unser Leben bestimmen. Berlin: List.

Damasio A (2011). Selbst ist der Mensch: Körper, Geist und die Entstehung des menschlichen Bewusstseins. München: Siedler.
Damasio AR (2000). Ich fühle, also bin ich. Die Entschlüsselung des Bewusstseins. München: List.
Danckwardt JF (2001). Psychoanalytische Konzepte und ihre Implikationen für die Behandlung suizidaler Patienten. In: Gerisch B, Gans I (Hg) Ich kehre in mich selbst zurück und finde eine Welt. Autodestruktivität und chronische Suizidalität. Göttingen: Vandenhoeck; 11–35.
Danner-Weinberger A, Wöller W (2018). Innere und äußere Bilder – Kunst- und Gestaltungstherapie. In: Hölzer M, Wöller W, Berberich G (Hg) Stationäre Psychotherapie. Von der Anmeldung bis zur Entlassung. Stuttgart: Schattauer; 245–259.
Dantlgraber J (2006). Über das ›musikalische‹ Zuhören im psychoanalytischen Dialog. In: Tüpker R, Schulte A (Hg). Tonwelten: Musik zwischen Kunst und Alltag. Zur Psycho-Logik musikalischer Ereignisse. Gießen: Psychosozial, 89–105.
Dantlgraber J (2008). »Musikalisches Zuhören«. Zugangswege zu den Vorgängen in der unbewussten Kommunikation. Forum Psychoanal 24, 161–176.
Davanloo H (2001). Intensive Short-term Dynamic Psychotherapy. New York, NY: Wiley.
David L, Vaillant G (1998). Anonymity, neutrality and confidentiality in the actual methods of Sigmund Freud. Am J Psychiatry 155, 163–171.
Davies J (1998). Multiple perspectives on multiplicity. Psychoanal Dial 8, 195–206.
Davies JM, Frawley MG (1994). Treating the Adult Survivor of Childhood Sexual Abuse: A Psychoanalytic Perspective. New York: Basic Books.
Dávlla NG (2006). Scholien zu einem inbegriffenen Text. Wien, Leipzig: Karolinger.
de Jong K, van Sluis P, Nugter MA, Heiser WJ, Spinhoven P (2012). Understanding the differential impact of outcome monitoring: Therapist variables that moderate feedback effects in a randomized clinical trial. Psychother Res 22, 464–474.
de Jong P, Berg IK (2014). Lösungen (er-)finden. Das Werkstattbuch der lösungsorientierten Kurztherapie. 7. Aufl. Dortmund: Verlag Modernes Lernen.
De Jonghe F, Rijnierse P, Janssen R (1994). Psychoanalytic supportive psychotherapy. J Am Psychoanal Assoc 42, 421–446.
de Litvan MA (2007). Infant observation: A range of questions and challenges for contemporary psychoanalysis. Int J Psychoanal 88, 713–733.
De M'Uzan M (1994). La bouche de l'inconscient. Paris: Gallimard.
De M'Uzan M (1993). Während der Sitzung. Überlegungen zum psychischen Geschehen im Analytiker. Jahrb Psychoanal 31, 77–100.
de Maat S, de Jonghe F, Schoevers R, Dekker J (2009). The effectiveness of long-term psychoanalytic therapy: A systematic review of empirical studies. Harvard Rev Psychiatry 17, 1–23.
de Meulemeester C, Vansteelandt K, Luyten P, Lowyck B (2018). Mentalizing as a mechanism of change in the treatment of patients with borderline personality disorder: a parallel process growth modeling approach. Personal Disord 9, 22–29.
de Roten Y, Drapeau M, Michel L (2008). Are there positive emotions in short-term dynamic psychotherapy or is it all Freude-less? J Psychother Integr 18, 207–221.
de Roten Y, Fivaz-Depeursinge E, Stern DJ, Darwish J, Corboz-Warnery A (2000). Body and gaze formations and the communicational alliance in couple-therapist triads. Psychother Res 10, 30–46.
de Roten Y, Gilliéron E, Despland JN, Stigler M (2002). Functions of mutual smiling and alliance building in early therapeutic interaction. Psychother Res 12, 193–212.
Decety J, Chaminade T (2003). When the self represents the other: A new cognitive neuroscience view on psychological identification. Conscious Cogn 12, 577–596.
Decety J, Jackson PL (2006). A social-neuroscience perspective on empathy. Curr Dir Psychol Sc 15, 54–58.
Decety J, Yang CY, Cheng Y (2010). Physicians down-regulate their pain empathy response: An event-related brain potential study. Neuroimage 50, 1676–1682.
Dell PF, O'Neil JA (eds) (2009). Dissociation and the Dissociative Disorders: DSM-V and beyond. New York: Routledge.
Deneke FW (2013). Psychodynamik und Neurobiologie. Dynamische Persönlichkeitstheorie und psychische Krankheit. Eine Revision psychoanalytischer Basiskonzepte. Stuttgart: Schattauer.
Deneke FW, Hilgenstock B (1989/2008). Das Narzißmusinventar. Bern: Huber.

DeRubeis RJ, Siegle GJ, Hollon SD (2008). Cognitive therapy versus medication for depression: treatment outcomes and neural mechanisms. Nat Rev Neurosci 9, 788–796.

Deserno H (2016). Die Analyse und das Arbeitsbündnis. Kritik eines Konzepts. Frankfurt a. M.: Fischer.

Diamond D, Stovall-McClough C, Clarkin JF, Levy KN (2003). Patient-therapist attachment in the treatment of borderline personality disorder. Bull Menn Clin 67, 227–259.

Dieckmann M, Becker M, Neher M (2020). Faber Haarstrick. Kommentar Psychotherapie Richtlinien. 12. Aufl. München: Urban & Fischer in Elsevier.

Dilthey W (1883). Einleitung in die Geisteswissenschaften. Versuch einer Grundlegung für das Studium der Gesellschaft und der Geschichte. Bd. 1. Leipzig: Duncker & Humblot.

DiMatteo MR, Taranta A, Friedman HS, Prince LM (1980). Predicting patient satisfaction from physician's nonverbal communication skills. Med Care 18, 376–387.

Dinger U, Schauenburg H, Hörz S, Rentrop M, Komo-Lang M, Klinkerfuss M, Kobling J, Grande T, Ehrenthal JC (2014). Selfreport and observer ratings of personality functioning: a study of the OPD system. J Pers Assess 96, 220–225.

Dinger U, Strack M, Leichsenring F, Wilmers F, Schauenburg H (2008). Therapist effects on outcome and alliance in inpatient psychotherapy. J Clin Psychol 64, 344–354.

Doering S, Burgmer M, Heuft G, Menke D, Baumer B, Lubking M, Feldmann M, Hörz S, Schneider G (2013). Reliability and validity of the German version of the Structured Interview of Personality Organization (STIPO). BMC Psychiatry 13, 210.

Doering S, Hörz S (2012). Handbuch der Strukturdiagnostik. Konzepte, Instrumente, Praxis. Stuttgart: Schattauer.

Dornes M (1993/2015). Der kompetente Säugling. 14. Aufl. Frankfurt/M.: Fischer.

Dornes M (1997). Die frühe Kindheit. Entwicklungspsychologie der ersten Lebensjahre. Frankfurt a. M.: Fischer.

Dornes M (2000). Die emotionale Welt des Kindes. Frankfurt a. M.: Fischer.

Dornes M (2004). Über Mentalisierung, Affektregulierung und die Entwicklung des Selbst. Forum Psychoanal 20, 175–199.

Dornes M (2006a). Die Seele des Kindes. Entstehung und Entwicklung. Frankfurt a. M.: Fischer.

Dornes M (2006b). Ist die Kleinkindforschung irgendwann irrelevant für die Psychoanalyse? Anmerkungen zu einer Kontroverse und psychoanalytischen Epistemologie. In: Poscheschnik G (Hg). Empirische Forschung in der Psychoanalyse. Grundlagen – Anwendungen – Ergebnisse. Gießen: Psychosozial-Verlag; 145–174.

Dosamantes-Beaudry I (1997). Somatic experience in psychoanalysis. Psychoanal Psychol 14, 517–530.

Dreyer KA, Schmidt M (Hg) (2013). Niederfrequente psychoanalytische Psychotherapie. Theorie, Technik, Therapie. Stuttgart: Klett-Cotta.

Dubinsky A (2010). The musings of babies: reflective thinking, emotion and the re-integration of the good object. Inf Observ 13, 5–13.

Dudai Y, Eisenberg M (2004). Rites of passage of the engram: Reconsolidation and the lingering consolidation hypothesis. Neuron 44, 93–100.

Duncan B, Miller S (2000). The Heroic Client: Principles of Client-directed, Outcome-informed Therapy. San Francisco: Jossey-Bass.

Dupont J (1988a). Ferenczi's madness. Contemp Psychoanal 24, 250–261.

Dupont J (ed) (1988b). The Clinical Diary of Sandor Ferenczi. Cambridge, MA: Harvard University Press.

Eckhardt Henn A, Spitzer (Hg) (2017). Dissoziative Bewusstseinsstörungen. Grundlagen, Klinik, Therapie. 2. Aufl. Stuttgart: Schattauer.

Edelman G, Tononi G (2000). A Universe of Consciousness: How Matter Becomes Consciousness. New York: Basic Books.

Edelman GM (1992). Bright Air, Brilliant Fire: On the Matter of Mind. New York: Basic Books.

Ehlers W (2014). Abwehrmechanismen. In: Mertens W (Hg). Handbuch psychoanalytischer Grundbegriffe. 4. Aufl. Stuttgart: Kohlhammer; 14–29.

Ehlich K (1980). Der Alltag des Erzählens. In: Ehlich K (Hg). Erzählen im Alltag. Frankfurt: Suhrkamp; 11–27.

Ehrenthal JC (2014). Strukturdiagnostik. Neue Ergebnisse aus der Forschung für die Praxis. Psychodyn Psychother 13, 103–114.

Ehrenthal JC (2018). Konfliktdiagnostik. In: Gumz A, Hörz-Sagstetter S (Hg). Psychodynamische Psychotherapie in der Praxis. Basel: Beltz; 265–275.

Ehrenthal JC, Dinger U, Horsch L, Komo-Lang M, Klinkerfuss M, Grande T, Schauenburg H (2012). The OPD Structure Questionnaire (OPD-SQ):

first results on re liability and validity. Psychother Psychosom med Psychol 62, 25–32.

Ehrenthal JC, Dinger U, Schauenburg H, Horsch L, Dahlbender RW, Gierk B (2015). Development of a 12-item version of the OPD-Structure Questionnaire (OPD SQS). Z Psychosom Med Psychother 61, 262–274.

Ehrenthal JC, Dinger U, Montan I, Nikendei C (2019). Neue Lehrformen zur Förderung therapeutischer Kompetenzen. PiD – Psychotherapie im Dialog 20, 64–68.

Ehrenthal JC, Seiffge-Krenke I (2021). Psychodynamische Konzepte und Behandlungstechnik lehren und lernen. Göttingen: Vandenhoeck & Ruprecht.

Ehrenthal JC, Hörz-Sagstetter S (2014). Konflikt und Struktur. In: Gumz A, Hörz-Sagstetter S (Hg). Psychodynamische Psychotherapie in der Praxis. Basel: Beltz; 99–109.

Eichenberg C, Dornial J, Fischer G (2009). Sexuelle Übergriffe in therapeutischen Beziehungen: Risikofaktoren, Folgen und rechtliche Schritte. Psychother Psychosom Med Psychol 59, 337–344.

Eisenberg N, Eggum ND (2009). Empathic responding: Sympathy and personal distress. In: Decety J, Ickes W (eds). The Social Neuroscience of Empathy. Cambridge, MA: MIT Press; 71–83.

Eissler KR (1953). The effect of the structure of the ego on psychoanalytic technique, J Am Psychoanal Assoc 1, 104–143.

Ekman P (1992). An argument for basic emotions. Cogn Emot 6, 69–200.

Emanuel C (2019). Afterwardness and the postrelational turn. Psychoanal Inquiry 39, 174–178.

Emde RN (1992). Positive emotions for psychoanalytic theory: surprises from infancy research and new directions. In Shapiro T, Emde RN (eds) Affect: Psychoanalytic Perspectives. Madison, International Universities Press; 5–44.

Emde RN (1983). The prerepresentational self and its affective core. Psychoanal Study Child 38, 165–192.

Emde RN (1988). Innate and motivational action from infancy. Int J Psychoanal 69, 23–42.

Epstein S (1990). Cognitive-experiential selftheory for personality and developmental theory. In: Pervin LA (ed). Handbook of Personality: Theory and Research. New York: Guilford; 165–92.

Erickson MH, Rossi EL (1981/2020). Hypnotherapie. Aufbau – Beispiele – Forschungen. 13. Aufl. Stuttgart: Klett-Cotta.

Erikson EH (1966/1973). Identität und Lebenszyklus. 30. Aufl. Frankfurt a. M.: Suhrkamp.

Erim Y (2009). Klinische Interkulturelle Psychotherapie. Ein Lehr- und Praxisbuch. Stuttgart: Kohlhammer.

Ermann M (2008). Gegenübertragung. In: Mertens W, Waldvogel B (Hg). Handbuch psychoanalytischer Grundbegriffe. 3. Aufl. Stuttgart: Kohlhammer; 233–239.

Ermann M (2011). Identität, Identitätsdiffusion, Identitätsstörung. Psychotherapeut 56, 135–141.

Ermann M (2012). Psychoanalyse in den Jahren nach Freud. Entwicklungen 1940–1975. Stuttgart: Kohlhammer.

Ermann M (2014). Der Andere in der Psychoanalyse. Die intersubjektive Wende. Stuttgart: Kohlhammer.

Ermann M (2014b). Widerstand. In: Mertens W (Hg). Handbuch psychoanalytischer Grundbegriffe. 4. Aufl. Stuttgart: Kohlhammer; 1078–1083.

Ermann M (2015). Freud und die Psychoanalyse. Entdeckungen, Entwicklungen, Perspektiven. Stuttgart: Kohlhammer.

Ermann E (2021). Träume und Träumen. 3. Aufl. Stuttgart: Kohlhammer.

Eubanks-Carter C, Muran JC, Safran JD (2010). Alliance ruptures and resolution. In: Muran JC, Barber JP (eds). The Therapeutic Alliance: An Evidence-based Guide to Practice. New York, NY: Guilford Press; 74–94.

Eubanks CF, Muran JC, Safran JD (2018). Alliance rupture repair: a meta-analysis. Psychother 5, 508–519.

Euler S, Schimpf H, Hennig J, Brosig B (2005). Zur Psychobiologie in der Psychoanalyse: Speichel-Cortisol und sekretorisches IgA als psychoanalytische Prozessparameter. GMS Psycho-Social-Medicine, 2: Doc05.

Fäh M (2002). Wenn Analyse krank macht. Methodenspezifische Nebenwirkungen psychoanalytischer Therapien. In: Märtens M, Petzold H (Hg). Therapieschäden. Risiken und Nebenwirkungen von Psychotherapie. Mainz: Matthias-Grünewald-Verlag; 109–147.

Fäh M (2005). Warum haben die Psychoanalytiker Angst vor ihrer Kreativität? (online).

Fäh M (2011). Wenn Psychoanalytiker Fehler machen – Möglichkeiten und Grenzen einer psychoanalytischen Fehlerkultur. Psychother Sozialwissenschaft 13, 29–48.

Faimberg H (1996). Listening to listening. Int J Psychoanal 77, 667–677.

Faimberg H (2001). Dem Zuhören zuhören. Historische Wahrheiten und Verleugnung. In: Bobleber W, Drews S (Hg). Die Gegenwart der Psychoanalyse – die Psychoanalyse der Gegenwart. Stuttgart: Klett-Cotta; 424–434.

Faimberg H, Corel A (1990). Repetition and surprise: a clinical approach to the necessity of construction and Its validation. Int J Psychoanal 71, 411–420.

Fairbairn WRD (1946/2000). Objektbeziehungen und dynamische Struktur. In: Das Selbst und die inneren Objektbeziehungen. Eine psychoanalytische Objektbeziehungstheorie. Gießen: Psychosozial-Verlag.

Fairbairn WRD (1952). Psychoanalytic Studies of the Personality. London: Tavistock Publications and Kegan Paul, Trench, & Trubner.

Fairbairn WRD (1944/2000). Darstellung der endopsychischen Struktur auf der Grundlage der Objektbeziehungspsychologie. In: Das Selbst und die inneren Objektbeziehungen. Eine psychoanalytische Ob jektbeziehungstheorie. Gießen: Psychosozial-Verlag.

Fairbairn WRD (1949). Steps in the development of an object-relations theory of the personality. In Fairbairn (1952). Psychoanalytic Studies of the Personality. London: Routledge & Kegan Paul.

Fairbairn WRD (1952/2000). Das Selbst und die inneren Objektbeziehungen. Eine psychoanalytische Objektbeziehungstheorie (Hg von Hensel BF, Rehberger R). Gießen: Psychosozial.

Falkenberg I, McGhee P, Wild B (2021). Humorfähigkeiten trainieren. Manual für die psychiatrisch-psychotherapeutische Praxis. 2. Aufl. Stuttgart: Schattauer.

Falkenström F, Granström F, Holmqvist R (2013). Therapeutic alliance predicts symptomatic improvement session by session. J Couns Psychol 60, 317–328.

Falkenström F, Granström F, Holmqvist R (2014). Working alliance predicts psychotherapy outcome even while controlling for prior symptom improvement. Psychother Res 24, 146–159.

Falkenström F, Grant J, Broberg J & Sandell R (2007). Self-analysis and posttermination improvement after psychoana lysis, and long-term psychotherapy. J Am Psychoanal Assoc 55, 629–674.

Federn P (1958). Ichpsychologie und die Psychosen. Frankfurt a. M.: Suhrkamp.

Feldman M (1999). Projektive Identifizierung: Die Einbeziehung des Analytikers Psyche – Z Psychoanal 53, 991–1014.

Feldman R, Greenbaum CW, Yirmiya N (1999). Mother–infant affect synchrony as an antecedent of the emergence of self-control. Develop Psychol 35, 223–231.

FeldmanHall O, Dalgleish T, Evans D, Mobbs D (2015). Empathic concern drives costly altruism. NeuroImag, 105, 347–356.

Fenichel, O (1945/2018). Psychoanalytische Neurosenlehre. Gießen: Psychosozial-Verlag.

Ferenczi S (1933/2019). Sprachverwirrung zwischen den Erwachsenen und dem Kind. Bremen: Inktank Publishing.

Ferenczi S, Rank O (1924/2019). Entwicklungsziele der Psychoanalyse. Zur Wechselbeziehung von Theorie und Praxis. Bremen: Inktank Publishing.

Ferenczi S (1932/1999). Ohne Sympathie keine Heilung. Frankfurt a. M.: Fischer.

Ferro A (1993). Zwei Autoren auf der Suche nach Personen. Die Beziehung, das Feld, die Geschichte. Psyche – Z Psychoanal 47, 951–972.

Ferro A (2002). Interpretation, Dekonstruktion, Erzählung oder die Beweggründe von Jacques. Psyche – Z Psychoanal 56, 1–19.

Ferro A (2003). Das bipolare Feld. Konstruktivismus und Feldtheorie in der Kinderanalyse. Gießen: Psychosozial.

Ferro A (2017). Pensieri di uno psicoanalista irriverente. Guida per analisti e pazienti curiosi. Milano: Raffaello Cortina Editore.

Fetscher R (1997). Übertragung und Realität. Psyche – Z Psychoanal 51, 195–238.

Fiedler F (1950). A comparison of therapeutic relationships in psychoanalytic, nondirective, and Adlerian therapy. J Consult Psychology 14, 436–445.

Field N (1989). Listening with the body: An exploration in the countertransference. Br J Psychother 5, 512–522.

Fine C, Berkowitz A (2001). The wreathing protocol: The imbrication of hypnosis and EMDR in the treatment of dissociative identity disorder and other dissociative responses. Am J Clin Hypn 43, 275–290.

Firmansyah D, Mergel K, Benecke C et al. (2021). Deutungen: eine qualitative Studie unmittelbarer Patientenreaktionen. Forum Psychoanal 37, 323–336.

Fischer G, Becker-Fischer M (2005). Folgetherapie nach sexuellem Missbrauch. In: Egle UT, Hoffmann SO, Joraschky P (Hg). Sexueller Missbrauch, Misshandlung, Vernachlässigung. 3. Aufl. Stuttgart: Schattauer, 608–620.

Fischer-Kern M, Doering S, Taubner S, Horz S, Zimmermann J, Rentrop M, Schuster P, Buchheim P, Buchheim A (2015). Transference-focused psychotherapy for borderline personality disorder: change in reflective function. Br J Psychiatry 207, 173–174.

Flückiger C, Del Re AC, Wampold BE, Symonds D, Horvath AO (2012). How central is the alliance in psychotherapy? A multilevel longitudinal meta-analysis. J Couns Psychol 59, 10–17.

Flückiger C, Frischknecht E, Wüsten G, Lutz W (2008). Ressourcenpriming. Veränderung der Aufmerksamkeitsfokussierung bei Novizen und erfahrenen Therapeuten zu Therapiebeginn. Z Psychiat Psychol Psychother 56, 61–68.

Flückiger C, Grosse Holtforth M (2008). Focusing the therapist's attention on the patient's strengths – A preliminary study to foster a mechanism of change in outpatient psychotherapy. J Clin Psychol 64, 876–890.

Flückiger C, Horvath AO, Del Re AC, Symonds D, Holzer C (2015). Bedeutung der Arbeitsallianz in der Psychotherapie. Übersicht aktueller Metaanalysen. Psychotherapeut 60, 187–192.

Flückiger C, Wüsten G (2015). Ressourcenaktivierung. 2. Aufl. Bern: Huber.

Focke I (2007). Wie Deutungen gehört werden. In: Müller M, Wellendorf F (Hg). Zumutungen. Die unheimliche Wirklichkeit der Übertragung. Tübingen: edition diskord; 147–166.

Fogel A (1993). Developing Through Relationships: Origins of Communication, Self, and Culture. Chicago: University of Chicago Press.

Fogel A, Nwokah E, Dedo JY, Messinger D, Kickson KL, Matusov E et al. (1992). Social process theory of emotion: A dynamic systems approach. Soc Develop 1, 122–142.

Folkman S, Moskowitz JT (2000). Stress, positive emotion, and coping. Curr Dir Psychol Sci 9, 115–118.

Folkman S, Moskowitz JT (2003). Positive psychology from a coping perspective. Psychol Inq 14, 121–125.

Fonagy P (1999). Memory and therapeutic action. Int J Psychoanal 80, 215–223.

Fonagy P (2003). Some complexities in the relationship of psychoanalytic theory to technique. Psychoanal Q, 72, 13–47.

Fonagy P (2008). Psychoanalyse und Bindungstrauma unter neurobiologischen Aspekten. In: Leuzinger-Bohleber M, Roth G, Buchheim A (Hg). Psychoanalyse, Neurobiologie, Trauma. Stuttgart: Schattauer; 132–148.

Fonagy P (2018). Bindungstheorie und Psychoanalyse. 4. Aufl. Stuttgart: Klett-Cotta.

Fonagy P, Allison E (2014). The role of mentalizing and epistemic trust in the therapeutic relationship. Psychother 51, 372–380.

Fonagy P, Gergely G, Jurist EL, Target M (2011). Affektregulierung, Mentalisierung und die Entwicklung des Selbst. 4. Aufl. Stuttgart: Klett-Cotta.

Fonagy P, Target M (1996). Predictors of outcome in child psychoanalysis: A retrospective of 763 cases at the Anna Freud Centre. J Am Psychoanal Assoc 44, 27–77.

Fonagy P, Target M (2001). Mit der Realität spielen. Zur Doppelgesichtigkeit psychischer Realität von Borderline-Patienten. Psyche – Z Psychoanal 55: 961–995.

Foroni F, Semin GR (2009). Language that puts you in touch with your bodily feelings: The multimodal responsiveness of affective expressions. Psychol Sci 20, 974–980.

Fosshage JL (1992). Self psychology: The self and its vicissitudes within a relational matrix. In: Skolnick N, Warshaw S (eds) Relational Perspectives in Psychoanalysis. Hillsdale, NJ: Analytic Press; 21–42.

Fosshage JL (1994). Toward reconceptualising transference: theoretical and clinical considerations. Int. J. Psychoanal 75, 265–280.

Fosshage JL (2003). Contextualizing self psychology and relational psychoanalysis: bi directional influence and proposed syntheses. Contemp Psychoanal 39, 411–448.

Fraiberg S (1969). Libidinal object constancy and mental representation. Psychoanal Study Child 24, 9–47.

Frank JD (1961). Persuasion and Healing: A Comparative Study of Psychotherapy. Baltimore: Johns Hopkins University Press.

Frank R (Hg) (2010). Therapieziel Wohlbefinden – Ressourcen aktivieren in der Psychotherapie. Berlin: Springer.

Fredrickson BL (1998). What good are positive emotions? Rev Gen Psychol 2, 300–319.

Fredrickson BL, Joiner T (2002). Positive emotions trigger upward spirals toward emotional well-being. Psychol Sci 13, 172–175.

Frenzl D, Gawlytta R, Schleu A, Strauß B (2020). (Kunst)Fehler in der Psychotherapie, Pilotstudie zur Erfassung von Fehlbehandlungen in der Psychotherapie aus TherapeutInnensicht, Psychotherapeut 65, 475–486.

Freud A (1936/2012). Das Ich und die Abwehrmechanismen. Frankfurt a. M.: S. Fischer.
Freud S (1894). Die Abwehr-Neuropsychosen. Versuch einer psychologischen Theorie der acquirierten Hysterie, vieler Phobien und Zwangsvorstellungen und gewisser halluzinatorischer Psychosen. GW 1, 59–74.
Freud S (1895). Studien über Hysterie. GW 1, 75–312.
Freud S (1896a). Weitere Bemerkungen über die Abwehr-Neuropsychosen. GW 1, 379–403.
Freud S (1896b). Zur Ätiologie der Hysterie. GW 1, 425–459.
Freud S (1897/1986). Brief an Wilhelm Fließ. In: Masson JM (1986). Briefe an Wilhelm Fließ 1887–1904. Frankfurt a. M.: Fischer.
Freud S (1900). Die Traumdeutung. GW 2–3, 1–642.
Freud S (1901). Die Psychopathologie des Alltagslebens GW 4, 1–311.
Freud S (1904). Über Psychotherapie. GW 5, 13–26.
Freud S (1905a). Drei Abhandlungen zur Sexualtheorie. GW 5, 33–145.
Freud S (1905b). Bruchstück einer Hysterie-Analyse. GW 5, 161–286.
Freud S (1909). Analyse der Phobie eines fünfjährigen Knaben. GW 7, 241–377.
Freud S (1912a). Zur Dynamik der Übertragung. GW 8, 364–374.
Freud S (1912b). Ratschläge für den Arzt bei der psychoanalytischen Behandlung. GW 8, 376–387.
Freud S (1913). Zur Einleitung der Behandlung. GW 8, 454–478.
Freud S (1914a). Zur Einführung des Narzißmus. GW 10, 137–170.
Freud S (1914b). Zur Geschichte der psychoanalytischen Bewegung. GW 10, 43–113.
Freud S (1914c). Bemerkungen über die Übertragungsliebe. GW 10, 306–321.
Freud S (1915a). Triebe und Triebschicksale GW 10, 210–232.
Freud S (1915b). Die Verdrängung. GW 10, 248–261.
Freud S (1915c). Das Unbewußte. GW 10, 264–303.
Freud S (1916): Trauer und Melancholie. GW 10, 427–446.
Freud S (1916–17). Vorlesungen zur Einführung in die Psychoanalyse. GW 11.
Freud S (1917). Eine Schwierigkeit der Psychoanalyse. GW 12, 3–12.
Freud S (1920). Jenseits des Lustprinzips. GW 13, 1–69.
Freud S (1923a). Psychoanalyse und Libidotheorie. GW 13, 209–234.
Freud S (1923b). Psychoanalyse. GW 13, 211–229.
Freud S (1923c). Das Ich und das Es. GW 13, 237–289.
Freud S (1925). Die Verneinung. GW 14, 11–15.
Freud S (1926a). Hemmung, Symptom und Angst. GW 14, 111–205.
Freud S (1926b). Die Frage der Laienanalyse. GW 14, 207–296.
Freud S (1927). Die Zukunft einer Illusion. GW 14, 325–380.
Freud S (1930). Das Unbehagen in der Kultur. GW 14, 421–506.
Freud S (1933). Neue Folge der Vorlesungen zur Einführung in die Psychoanalyse. GW 15.
Freud S (1937). Die endliche und die unendliche Analyse. GW 16, 59–99.
Freud S (1938). Die Ichspaltung im Abwehrvorgang. GW 17, 59–62.
Freud S (1940). Abriss der Psychoanalyse. GW 17, 63–138.
Freyberger HJ (2015). Zukunft der Psychotherapie in der Psychiatrie. Psychotherapeut, 384–388.
Freyd JJ (1996). Betrayal Trauma. The Logic of Forgetting Childhood Abuse. Cambridge, Massachusetts: Harvard University Press.
Frosch A (1995). The Preconceptual Organization of Emotion. J Am Psychoanal Assoc 43, 423–447.
Fürstenau P (1977). Die beiden Dimensionen des psychoanalytischen Umgangs mit strukturell ich-gestörten Patienten. Psyche – Z Psychoanal 31, 197–207.
Fürstenau P (2004). Jenseits der Empathie – beginnt die Mystifikation. Zum Beitrag von Franz Wellendorf (1999) Jenseits der Empathie (Forum Psychoanal 15:9–24.) Forum Psychoanal 20, 240–243.
Fürstenau P (2005). Psychodynamische Psychotherapie als eigenständiges Verfahren gegenüber der »eigentlichen Psychoanalyse«. Psychotherapeut 50, 290–293.
Fusella P (2014). Hermeneutics versus science in psychoanalysis: A resolution to the controversy over the scientific status of psychoanalysis. Psychoanal Rev 101, 871–894.
Fuster J (2003). Cortex and Mind: Unifying Cognition. New York: Oxford University Press.

Gabbard GO (1995). Gegenübertragung: Die Herausbildung einer gemeinsamen Grundlage. Psyche – Z Psychoanal 53, 972–990.
Gabbard GO (1997). Challenges in the analysis of adult patients with histories of childhood sexual abuse. Can J Psychoanal 5, 1–25.
Gabbard GO (2000). A neurobiologically informed perspective on psychotherapy. Br J Psychiatry 177, 117–122.
Gabbard GO (2001). A contemporary psychoanalytic model of countertransference. In Session: Psychotherapy in Practice, 57: 983–991.
Gabbard GO (2003). Miscarriages of psychoanalytic treatment in suicidal patients. Int J Psychoanal 84, 249–261.
Gabbard G (2007a). ›Bound in a nutshell‹: Thoughts on complexity, reductionism, and ›infinite space‹. Int J Psychoanal 88, 559–574.
Gabbard GO (2007b). Die Rolle des Traumas des Analytikers bei der Pathogenese professioneller Grenzverletzungen. In: Müller M, Wellendorf F (Hg). Zumutungen – Die unheimliche Wirklichkeit der Übertragung, edition discord, Tübingen; 301–313.
Gabbard GO, Horowitz L, Allen JC, Frieswyk S, Newsom G, Colson DB, Coyne L (1994). Transference interpretation in psychotherapy of borderline patients: A high-risk, high-gain phenomenon. Harv Rev Psychiatry 2, 59–69.
Gabbard GO, Lester EP (1995). Boundaries and Boundary Violations in Psychoanalysis. New York: Basic Books.
Gabbard GO, Westen D (2003). Rethinking therapeutic action. Int J Psychoanal 84, 823–841.
Galatzer-Levy RM (2004). Chaotic possibilities. Toward a new model of development. Int J Psychoanal 85, 419–441.
Galatzer-Levy RM (2009). Good vibrations: Analytic process as coupled oscillations. Int J Psychoanal 90, 983–1007.
Gallese V (2009). Mirror neurons, embodied simulation, and the neural basis of social identification. Psychoanal Dial 19, 519–536.
Gampieri-Deutsch P (2004). Einleitung. In: Gampieri-Deutsch P (Hg) Psychoanalyse im Dialog der Wissenschaften. Band 2 Angloamerikanische Perspektiven. Stuttgart, Berlin, Köln: Kohlhammer; 15–44.
García-Castrillón F (2016). The empty symbol and its relation to the psychoanalytic process. Psychoanal Inq 36, 566–578.
Gasser R (1997). Nietzsche und Freud. Berlin: de Gruyter.
Gassmann D, Grawe K (2006). General change mechanisms. The relation between problem activation and resource activation in successful and unsuccessful therapeutic interactions. J Clin Psychol Psychother 13, 1–11.
Gast U (2011). Dissoziative Identitätsstörung – valides und dennoch reformbedürftiges Konzept. In: Reddemann L, Hofmann A, Gast U (Hg) Psychotherapie der dissoziativen Störungen. Stuttgart: Thieme; 24–35.
Gast U, Rodewald F, Kersting A, Emrich HM (2001). Diagnostik und Therapie Dissoziativer (Identitäts-)Störungen. Psychotherapeut 46, 289–300.
Gast U, Wabnitz P (2014). Dissoziative Störungen erkennen und behandeln. Stuttgart: Kohlhammer.
Gast U, Wirtz G (Hg) (2016). Dissoziative Identitätsstörung bei Erwachsenen. Expertenempfehlungen und Praxisbeispiele. Stuttgart: Klett-Cotta.
Gay P (1988). Freud: A Life for Our Time. New York: Norton & Co.
Gazzillo F, Lingiardi V, del Corno F, Genova F, Bornstein RF, Gordon RM, McWilliams N (2015). Clinicians' emotional responses and Psychodynamic Diagnostic Manual Adult Personality Disorders: A clinically relevant empirical investigation. Psychother 52, 238–246.
Gehart D, McCollum EE (2008). Inviting therapeutic presence. A mindfulness-based approach. In: Hick SF, Bien T (eds). Mindfulness and the Therapeutic Relationship. New York: Guilford Press; 176–194.
Gelernter D (2016). Gezeiten des Geistes. Die Vermessung unseres Bewusstseins. Berlin: Ullstein.
Geller JD (2011). Representations of the therapeutic dialogue and the post-termination phase of psychotherapy. In: Freedman N, Hurvich M, Ward R, Geller JD, Hoffenberg J (ed). Another Kind of Evidence. London: Karnac Books; 55–66.
Gelso CJ (2011). The Real Relationship in Psychotherapy: The Hidden Foundation of Change. Washington, DC: American Psychological Association.
Gelso CJ, Hayes J (2012). Countertransference and the Therapist's Inner Experience: Perils and Possibilities: Routledge.
Gelso CJ, Hill CE, Mohr JJ, Rochlen AB, Zack J (1999). Describing the face of transference: Psychodynamic therapists' recollections about transference in cases of successful long-term therapy. J Couns Psychol 46, 257–267.

Gelso CJ, Palma B, Bhatia A (2013). Attachment theory as a guide to understanding and working with transference and the real relationship in psychotherapy. J Clin Psychol 69, 1160–1171.

Gemeinsamer Bundesausschuss (2014). https://www.g-ba.de/informationen/beschluesse/2085/ (Zugriffsdatum: 10. 01. 2022)

Gendlin ET (1998). Focusing-orientierte Psychotherapie. Ein Handbuch der erlebensbezogenen Methode. Pfeiffer, München.

Germer CK, Siegel RD, Fulton PR (Hg) (2009). Achtsamkeit in der Psychotherapie. Freiburg: Arbor.

Gerson S (2004). The relational unconscious: A core element of intersubjectivity, thirdness, and clinical process. Psychoanal Q 73, 63–98.

Gesetz zur Verbesserung der Rechte von Patientinnen und Patienten (2013). Bundesgesetzblatt (BGBl). Bundesanzeiger Verlag, 25. Februar 2013, S. 277 (Zugriff am 10. 02. 2022).

Giesers P, Pohlmann W (2010). Die Entwicklung der Neurosenformel in den vier Psychologien der Psychoanalyse. Psyche – Z Psychoanal 64, 643–667.

Gill MM (1976). Metapsychology is not psychology. In: Gill MM, Holzman PS (eds). Psychology vs. Metapsychology: Psychoanalytic Essays in Memory of George S. Klein. Psychological Issues, Monogr. No. 36. New York: International Universities Press; 71–105.

Gill MM (1982/1996). Die Übertragungsanalyse. Frankfurt/M.: Fischer.

Gilroy P, Carrol L, Murra J (2002). A preliminary survey of counceling psychologists' personal experiences with depression and treatment. Prof Psychol Res Pract 33, 402–407.

Glover E (1931). The therapeutic effect of inexact interpretation. Int J Psychoanalysis 12, 397–411.

Glover E (1932). A psycho-analytical approach to the classification of mental disorders. J Mental Sci 78, 819–842.

Gnilka PB, Chang CY, Dew BJ (2012). The relationship between supervisee stress, coping resources, the working alliance, and the supervisory working alliance. J Couns Develop 90, 63–70.

Gödde G (2016). Die Weichenstellung zur therapeutischen Beziehung als vorrangigem Therapiefokus. In Gödde G, Stehle S (Hg). Die therapeutische Beziehung in der psychodynamischen Psychotherapie. Göttingen: Psychosozial; 19–50.

Gödde G (2021). Entwicklungslinien und Perspektiven der tiefenpsychologisch fundierte Psychotherapie. Forum Psychoanal 37, 343–360.

Gödde G, Buchholz MB (2011). Unbewusstes. Gießen: Psychosozial-Verlag.

Gödde G, Stehle S (Hg) (2016). Die therapeutische Beziehung in der psychodynamischen Psychotherapie. Göttingen: Psychosozial.

Gödde G, Zirfas J (2007). Von der Muße zur »gleichschwebenden Aufmerksamkeit« – Therapeutische Erfahrungen zwischen Gelassenheit und Engagement. psycho-logik – Jahrbuch für Psychotherapie Philosophie und Kultur 2, 135–153.

Goldberg C (1986). On Being a Psychotherapists: The Journey of the Healer. New York: Gardner.

Goldfried M (2019). Obtaining consensus in psychotherapy: What holds us back? Am Psychol 74, 484–496.

Golynkina K, Ryle A (1999). The identification and characteristics of the partially dissociated states of patients with borderline personality disorder. Br J Med Psychology 72: 429–445.

Grabska K (2005). Analyse als potenzielles Trauma-Objekt: Ohnmacht als intersubjektiv geteilte Ausgangssituation des analytischen Prozesses. In: Springer A, Gerlach A, Schlösser AM (Hg). Macht und Ohnmacht. Gießen: Psychosozial; 219–229.

Grande T (2007). Wie stellen sich Konflikt und Struktur in Beziehungen dar? Z Psychosom Med Psychother 53, 144–162.

Grawe K (1998). Psychologische Therapie. Göttingen: Hogrefe.

Grawe K (2004). Neuropsychotherapie. Göttingen, Bern, Toronto, Seattle: Hogrefe.

Gray P (1994). The Ego and the Analysis of Defense. Northvale, NJ: Jason Aronson.

Green A (2000). The Intrapsychic and Intersubjective in Psychoanalysis. Psychoanal Q 69, 1–39.

Green H, Barkham M, Kellett S, Saxon D (2014). Therapist effects and IAPT psychological wellbeing practitioners (PWPs): A multilevel modelling and mixed methods analysis. Behav Res Ther 63, 43–54.

Greenacre P (1950). General problems of acting out. Psychoanal Q 19, 455–467.

Greenberg J (1991). Oedipus and Beyond. Cambridge, MA: Harvard University Press.

Greenberg J, Mitchell SA (1986). Object Relations in Psychoanalytic Theory. Cambridge/MA: Harvard University Press.

Greenberg RP, Constantino MJ, Bruce N (2006). Are patient expectations still relevant for psychotherapy process and outcome? Clin Psychol Rev 26, 657–678.

Greenson R (1965). The working alliance and the transference neurosis. Psychoanal Q 34, 155–181.

Greenson RR (1960). Empathy and its vicissitudes Int J Psycho-Anal 41, 418–424.

Greenson RR (1967/2007). Technik und Praxis der Psychoanalyse. 9. Aufl. Stuttgart: Klett-Cotta.

Grieser J (2021). Triangulierung. Gießen: Psychosozial.

Gross JJ (2001). Emotion regulation in adulthood: Timing is everything. Curr Dir Psychol Sci 10, 214–219.

Grosskurth P (1991). The Secret Ring: Freud's Inner Circle and the Politics of Psychoanalysis. Reading, MA: Addison-Wesley.

Grossman P (2008). On measuring mindfulness in psychosomatic and psychological research. J Psychosom Res 64, 405–408.

Grossman W (1995). Psychological vicissitudes of theory in clinical work. Int J Psychoanal 76, 885–899.

Grossmann KE, Grossmann K (1995). Frühkindliche Bindung und Entwicklung individueller Psychodynamik über den Lebenslauf. Familiendynamik 20, 71–192.

Grotstein JS (2000/2010). Bion's »transformation in ›O‹«and the concept of the »transcendent position«. In: Ders: W. R. Bion: Between Past and Future. New York: Routledge.

Grünbaum A (1993). Validation in the clinical theory of psychoanalysis: A study in the philosophy of psychoanalysis. Psychological Issues: Monograph 611. Madison, CT: International Universities Press.

Guastello S, Pincus D, Grunderson PR (2006). Electrodermal arousal between participants in a conversation: Nonlinear dynamics and linkage effects.« Nonlin Dyn Psychol Life Sc 10, 365–399.

Gumbrecht HU (2004). Diesseits der Hermeneutik. Die Produktion von Präsenz. Frankfurt/M.: Suhrkamp.

Gumz A (2012). Kritische Momente im Therapieprozess. Psychotherapeut 57, 256–262.

Gumz A (2020). Kompetent mit Spannungen und Krisen in der therapeutischen Beziehung umgehen: Techniken und didaktische Konzepte. Göttingen: Vandenhoeck & Ruprecht.

Gumz A, Bauer K, Brähler E (2012). Corresponding instability of patient and therapist process ratings in psychodynamic psychotherapies. Psychother Res 22, 26–39.

Gumz A, Geyer M (2021). Wie wird psychodynamische Psychotherapie an der Universität lehrbar? PDP – Psychodyn Psychother 20, 112–126.

Gumz A, Kästner D, Geyer M, Brähler E (2010a). Abrupte vorübergehende Verschlechterungen der therapeutischen Interaktion und deren Bezug zum Erleben anderer Bezugspersonen – Eine Methode zur Operationalisierung von Übertragungsaspekten im Therapieprozess. Z Psychosom Med Psychother 56, 373–384.

Gumz A, Kästner D, Geyer M, Wutzler U, Villmann T, Brähler E (2010b). Instability and discontinuous change in the experience of therapeutic interaction: An extended single-case study of psychodynamic therapy processes. Psychother Res 20, 398–412.

Gumz A, Longley M, Schestag L et al. (2020a). Die »Facilitative interpersonal skills«-Übung. Messen therapeutischer Kompetenz mit der deutschsprachigen Version. Psychotherapeut 65, 465–474.

Gumz A, Reuter L, Flückiger C et al. (2020b). Umgang mit Spannungen und Krisen in der therapeutischen Beziehung: Erste Erfahrungen mit einem handlungsorientierten Ausbildungs- und Supervisionskonzept. Psychother Psychosom Med Psychol 70, 122–129.

Gumz A, Rugenstein K, Munder T (2018). Allianz-Fokussiertes Training. Psychotherapeut 63, 55–61.

Gumz A, Villmann T, Bergmann B, Geyer M (2008). Übertragung – Ein attraktiver Systemzustand. Forum Psychoanal 24, 229–245.

Guntrip H (1975). My experience of analysis with Fairbairn and Winnicott (How complete a result does psycho-analytic therapy achieve?). Int Rev Psycho-Anal 2, 145–156.

Gurman AS (1972). Therapists' mood patterns and therapeutic facilitativeness. J Couns Psychol 19, 169–170.

Gutheil TG, Gabbard GO (1993). The concept of boundaries in clinical practice: theoretical enriched management dimensions. Am J Psychiatry 150, 188–196.

Haberfellner EM, Zankl S (2008). Einstellung zu sexuellen Kontakten in der Psychotherapie: Ergebnisse einer Befragung von österreichischen Psychotherapeuten, Psychother Forum 16, 92–97.

Habermas J (1973/2019). Erkenntnis und Interesse. 17. Aufl. Frankfurt: Suhrkamp.

Habermas J (2005). Zwischen Naturalismus und Religion. Philosophische Aufsätze. Frankfurt/M.: Suhrkamp.

Hacohen N, Atzil-Slonim D, Tuval-Mashiach R, Bar-Kalifa E, Fisher H (2017). Multiplicity and mutuality in the transition of patient and therapist's self-states: Comparison of good vs. poor outcome groups. Psychother Res 29, 770–783.

Haesler L (1992). Freie Assoziation, Grundregel und die Freiheit des psychoanalytischen Prozesses. Z psychoanal Theo Prax 7, 268–285.

Haesler L (1997). Psychoanalyse und Musik. Z Psychoanal Thor Prax 12, 227–252.

Haken H (1990). Synergetik – eine Einführung. (Nichtgleichgewichts-Phasenübergänge und Selbstorganisation in Physik, Chemie und Biologie). Berlin: Springer.

Haken H, Schiepek G (2010). Synergetik in der Psychologie. Selbstorganisation verstehen und gestalten. Göttingen: Hogrefe.

Hall JA, Harrigan JA, Rosenthal R (1995). Nonverbal behavior in clinician-patient interaction. Appl Prev Psychol 4, 21–37.

Hamilton V (1996). The Analyst's Preconscious. Hillsdale NJ: Analytic Press.

Hampe M (2003). Pluralism of sciences and the unity of reason. In: Leuzinger-Bohleber M, Dreher AU, Canestry J (eds). Plurality or Unity? Methods of Research in Psychoanalysis. London: International Psychoanalytic Association; 45–63.

Hanly C (2011). Narcissism, hypochondria and the problem of alternative theories. Int J Psychoanal 92, 593–608.

Hannan C, Lambert MJ, Harmon C, Nielsen SL, Smart DW, Shimokawa K et al. (2005). A lab test and algorithms for identifying clients at risk for treatment failure. J Clin Psychol 61, 155–163.

Harmon SC, Lambert MJ, Smart DM, Hawkins E, Nielsen SL, Slade K, Lutz W (2007). Enhancing outcome for potential treatment failures: Therapist-client feedback and clinical support tools. Psychother Res 17, 379–392.

Harrison AM (2013). The sandwich model: the ›music and dance‹ of therapeutic action. Int J Psychoanal 95, 313–340.

Hartkamp N (2008). Ich-Psychologie. In: Mertens W, Waldvogel B (Hg). Handbuch psychoanalytischer Grundbegriffe. 3. Aufl. Stuttgart: Kohlhammer; 328–32.

Hartmann A, Wirth C, Zeeck A (2007). Predictors of failure of inpatient treatment of anorexia nervosa from early weight gain. Psychother Res 17, 226–229.

Hartmann H (1939/1975). Ich-Psychologie und Anpassungsproblem. 3. Aufl. Stuttgart: Klett.

Hartmann H (1950). Psychoanalyse und Entwicklungspsychologie. Psyche – Z Psychoanal 18, 354–366.

Hartmann HP (1993). Grundbegriffe der Selbstpsychologie – Teil 1. In: Kutter P, Paál J, Schöttler C, Hartmann HP, Milch W (Hg). Der therapeutische Prozeß. Psychoanalytische Theorie und Methode in der Sicht der Selbstpsychologie. Frankfurt/M.: Suhrkamp; 23–36.

Hartmann Kottek L (2012). Gestalttherapie. 3. Aufl. Stuttgart: Springer.

Hase M, Hofmann A (2005). Risiken und Nebenwirkungen beim Einsatz der EMDR-Methode. PTT –Persönlichkeitsstörungen Theorie Therapie 9, 16–21.

Hatcher RL (1999). Therapists' view of treatment alliance and collaboration in therapy. Psychother Res 9, 405–423.

Hattie J (2009). Visible Learning: A Synthesis of 800+ Meta-analyses on Achievement. Abingdon: Routledge.

Haubl R, Mertens W (1996). Der Psychoanalytiker als Detektiv. Stuttgart: Kohlhammer.

Hauten L (2021). Tiefenpsychologisch fundierte Psychotherapie. Stuttgart: Schattauer.

Hayes J, Gelso C (1991). Effects of therapist-trainees' anxiety and empathy on countertransference behavior. J Clin Psychol 147, 284–290.

Hayes J, Gelso C, Hummel A (2011). Managing countertransference. Psychother 48, 89–97.

Hayes JA (2004). The inner world of the psychotherapist: A program of research on countertransference. Psychother Res 14, 21–36.

Hefftler D, Mehler S (2010). Gruppentherapie mit komplex traumatisierten Menschen im stationären Setting. Gruppenpsychother Gruppendyn 46, 41–54.

Heigl-Evers A, Heigl F (1983). Das interaktionelle Prinzip in der Einzel- und Gruppenpsychotherapie. Z Psychosom Med Psychoanal 29, 1–14.

Heigl-Evers A, Ott J (Hg) (1998). Die psychoanalytisch-interaktionelle Methode. 2. Aufl. Göttingen: Vandenhoeck & Ruprecht.

Heimann P (1950/1996). Über die Gegenübertragung. Forum Psychoanal 12, 179–184.

Heinonen E, Lindfors O, Laaksonen MA, Knekt P (2012). Therapists' professional and personal characteristics as predictors of outcome in

short- and long-term psychotherapy. J Affect Disord 138, 301–312.
Heinonen E, Nissen-Lie HA (2020). The professional and personal characteristics of effective psychotherapists: a systematic review. Psychother Res 30, 417–432.
Heisterkamp G (1999). Zur Freude in der analytischen Psychotherapie. Psyche – Z Psychoanal, 53, 1247–1265.
Heisterkamp G (2000). Ist die Psychoanalyse ein freudloser Beruf? In: Schlösser AM, Höhfeld K (Hg). Psychoanalyse als Beruf. Gießen: Psychosozial-Verlag; 275–296.
Heisterkamp G (2002). Basales Verstehen. Handlungsdialoge in Psychotherapie und Psychoanalyse. Stuttgart: Pfeiffer bei Klett-Cotta.
Heller M (1993). Unconscious communication. In: Maul B (ed). Body Psychotherapy or the Art of Contact. Berlin: European Association for Bodypsychotherapy; 155–179.
Heller M, Haynal V (1996). The doctor's face: A mirror of his patient's suicidal projects. In: Guimón J (ed). The Body in Psychotherapy. Int. Congress, Geneva 1996. Basel, Karger; 46–51.
Helm FL (2018). Free association continues. Psychoanalyt/c Inquiry, 38(6), 446–456.
Henningsen P (1998). Im Spiegel des Anderen sich selbst erkennen? Zur Bedeutung der kognitiven Neurowissenschaft für die Psychoanalyse. Psychother Psychosom med Psychol 48, 78–87.
Henningsen P (2000). Vom Gehirn lernen? Zur Neurobiologie von psychischer Struktur und innerer Repräsentanz. Forum Psychoanal 16:99–115.
Henningsen P (2009). Vom Nutzen der Neurobiologie für die Erforschung der Seele. In: Anghern E, Küchenhoff J (Hg). Die Vermessung der Seele. Konzepte des Selbst in Philosophie und Psychoanalyse. Weilerswist: Velbrück Wissenschaft; 126–138.
Henningsen P (2021). Allgemeine psychosomatische Medizin. Krankheiten des verkörperten Selbst im 21. Jahrhundert. Berlin: Springer.
Henningsen P, Kirmayer LJ (2000). Mind beyond the net: implications of cognitive neuroscience for cultural psychiatry. Transcult Psychiatry 37, 467–494.
Henry WP, Schacht TE, Strupp HH (1990). Patient and therapist introject, interpersonal process and differential outcome. J Cons Clin Psychol 58, 768–774.
Henry WP, Strupp HH (1994). The Therapeutic Alliance as Interpersonal Process. Oxford, England: John Wiley & Sons.
Herrmann A (2016). Behandlungsfehler und Fehlerkultur in der psychoanalytischen Praxis. Psyche – Z Psychoanal 70, 585–617.
Herzog W, Kruse J, Wöller W (2016). Psychosomatik. Erkennen – Erklären – Behandeln. Stuttgart: Thieme.
Heuft G (1990). Bedarf es eines Konzepts der Eigenübertragung? Forum Psychoanal 6, 299–315.
Hilgers M (2009). Schäden und Nebenwirkungen in der Psychotherapie. Persönlichkeitsstörungen – PTT 13, 15–30.
Hill CE, Nutt-Williams E, Heaton KJ, Thompson BJ, Rhodes RH (1996). Therapist retrospective recall of impasses in long term psychotherapy: A qualitative analysis. J Couns Psychol 43, 207–217.
Hinshelwood RD (1997). The elusiveconcept of 'internal objects‹ (1934–1943): its role in the formation of the Klein group. Int J Psychoanal 78, 877–897.
Hinshelwood RD (2002). What we can learn from failures: Using the analyst and the countertransference »fit«. In: Reppen J, Schulman MA (eds). Failures in Psychoanalytic Treatment. Madison CT: International Universities Press; 199–217.
Hinshelwood RD (2004). Wörterbuch der kleinianischen Psychoanalyse. 2. Aufl. Stuttgart: Klett-Cotta.
Hirsch M (1999/2013). Realer Inzest. Psychodynamik des sexuellen Mißbrauchs in der Familie. 3. Aufl. Gießen: Psychosozial.
Hoffman IZ (1991). Discussion: Toward a social-constructivist view of the psychoanalytic situation. Psychoanal Dial 1, 74–105.
Hoffman IZ (1992). Some practical implications of a social-constructivist view of the psychoanalytic situation. Psychoanal. Dial. 2, 287–304.
Hoffman IZ (1998). Ritual and Spontaneity in the Psychoanalytic Process. Hillsdale NJ: The Analytic Press.
Hoffman IZ (2006). The myths of free association and the potentials of the analytic relationship. Int J Psychoanal 87, 43–61.
Hoffman IZ (2012). Response to Safran: The Development of Critical Psychoanalytic Sensibility. Psychoanal Dial 22, 721–731.
Hoffmann SO (Hg) (1983). Deutung und Beziehung. Kritische Beiträge zur Behandlungs-

konzeption und Technik in der Psychoanalyse. Frankfurt a. M.: S. Fischer.

Hoffmann SO (1984). Charakter und Neurose, Ansätze zu einer psychoanalytischen Charakterologie. Suhrkamp, Frankfurt a. M.: Suhrkamp.

Hoffmann SO (2015). Psychodynamische Therapie von Angststörungen. Einführung und Manual für die kurz- und mittelfristige Therapie. 2. Aufl. Stuttgart, New York: Schattauer.

Hoffmann SO (2017). Psychodynamische Psychotherapie. Herkunft, Stand und künftige Entwicklung. PDP – Psychodyn Psychother 16, 60–72.

Hoffmann SO (2019). Der therapeutische Prozess in der PDP. Beginn und konstitutive Merkmale. PDP – Psychodyn Psychother 18, 68–75.

Hoffmann SO, Rudolf G, Strauß B (2008). Unerwünschte und schädliche Nebenwirkungen von Psychotherapie. Eine Übersicht mit dem Entwurf eines eigenen Modells. Psychotherapeut 53, 4–16.

Hofmann A (2014). EMDR. Praxishandbuch zur Behandlung traumatisierter Menschen. 5. Aufl. Stuttgart: Thieme.

Høglend P (1993). Transference interpretations and long-term change after dynamic psychotherapy of brief to moderate length. Am J Psychother 4, 494–507.

Høglend P, Amlo S, Marble A, Bogwald KP, Sorbye O, Sjaastad MC et al. (2006). Analysis of the patient-therapist relationship in dynamic psychotherapy: An experimental study of transference Deutungs. Am J Psychiatry 10, 1739–1746.

Høglend P, Bogwald KP, Amlo S, Marble A, Ulberg R, Sjaastad MC et al. (2008). Transference interpretations in dynamic psychotherapy: Do they really yield sustained effects? Am J Psychiatry 6, 763–771.

Høglend P, Gabbard GO (2012). When is transference work useful in psychodynamic psychotherapy? A review of empirical research. In Levy A, Ablon JS, Kächele H (eds). Psychodynamic Psychotherapy Research. Evidence-Based Practice and Practice-Based Evidence. New York: Springer; 449–467.

Høglend PA, Marble A, Bogwald KP, Sorbye O, Sjaastad MC, Heyerdahl O (2006). Analysis of the patient-therapist relationship in dynamic psychotherapy: an experimental study of transference interpretations. Am J Psychiatry 163, 1667–1669.

Hohage R (2008). Analytisch orientierte Psychotherapie in der Praxis. Behandlungsplanung, Kassenanträge, Supervision. Stuttgart: Schattauer.

Holmes EA, Lang TJ, Shah DM (2009). Developing interpretation bias modification as a ›cognitive vaccine‹ for depressed mood: Imagining positive events makes you feel better than thinking about them verbally. J Abnorm Psychol 118, 76–88.

Holmes EA, Mathews A, Dalgleish T, Mackintosh B (2006). Positive interpretation training: Effects of mental imagery versus verbal training on positive mood. Behav Ther 37, 237–247.

Holmes J (2010). Exploring in Security: Towards an Attachment Informed Psychoanalytic Psychotherapy. New York: Routledge.

Holmes J (2012). Sichere Bindung und Psychodynamische Theorie. Stuttgart: Klett-Cotta.

Holt RR (1981). The death and transfiguration of metapsychology. Int Rev Psycho-Anal 8, 129–143.

Holzbecher M (2014). Sexuelle Grenzverletzungen und deren Auswirkungen. In: Schleu A, Schreiber-Willnow K, Wöller W (Hg). Verwickeln und Entwickeln. Ethische Fragen in der Psychotherapie. Bad Homburg: VAS; 122–135.

Hölzer M, Heck N (2018). Bewegen und Wahrnehmen – körperorientierte Therapien. In: Hölzer M, Wöller W, Berberich G (Hg). Stationäre Psychotherapie. Von der Anmeldung bis zur Entlassung. Stuttgart: Schattauer; 223–245.

Hölzer M, Kächele H (2010). Einige (neuere) Bemerkungen zur Freien Assoziation. Forum Psychoanal 26, 121–127.

Hölzer M, Wöller W, Berberich G (Hg) (2018). Stationäre Psychotherapie. Von der Anmeldung bis zur Entlassung. Stuttgart: Schattauer.

Horvath AO, Bedi RP (2002). The alliance. In: Norcross JC (ed). Psychotherapy Relationships That Work. Therapist Contributions and Responsiveness to Clients. New York: Oxford University Press; 37–70.

Horvath AO, Del Re AC, Flückiger C, Symonds D (2011). Alliance in individual psychotherapy. Psychother 48, 9–16.

Hove MJ, Risen JL (2009). It's all in the timing: Interpersonal synchrony increases affiliation. Soc Cogn 27, 949–960.

Howe D (1993). On Being a Client: Understanding the Processes of Counseling and Psychotherapy. London, UK: Sage.

Howell EF (2005). The Dissociative Mind. Hillsdale, NJ: Analytic Press.
Howell EF, Itzkowitz S (2016). The Dissociative Mind in Psychoanalysis. New York: Taylor & Francis.
Hristeva G (2018). A searchlight on the road to freedom: Why do we still need free association? Psychoanal Inq 38, 435–445.
Huber D, Klug G (2017). Ressourcenaktivierung auch in der psychodynamischen Psychotherapie. Psychotherapeut 62, 113–120.
Huber M (2010). Multiple Persönlichkeiten. Seelische Zersplitterung nach Gewalt. Paderborn: Junfermann.
Huber M (2011). Viele sein – ein Handbuch. Komplextrauma und dissoziative Identität – verstehen, verändern, behandeln. Paderborn: Junfermann.
Hübner W (2006). »Jenseits der Worte«. Versuch über projektive Identifizierung und ästhetische Erfahrung. Psyche – Z Psychoanal 60, 319–348.
Hübner W (2009). Notwendige Regelverletzungen. Der Analytiker als Vermittler zwischen der Welt der inneren und der Welt der äußeren Objekte. Psyche – Z Psychoanal 63, 22–49.
Huppert JD, Bufka LF, Barlow DH, Gorman JM, Woods W (2001). Therapists, therapist variables, and cognitive-behavioral therapy outcome in a multicenter trial for panic disorder. J Consult Clin Psychol 69, 747–755.
Imel Z, Barco J, Brown H, Baucom B, Baer J, Kircher J, Atkins D (2014). The association of therapist empathy and synchrony in vocally encoded arousal. J Couns Psychol 61, 146–153.
Irle E, Lange C, Sachsse U, Weniger G (2011). Neurobiologie komplexer Traumafolgestörungen. In: In: Dulz B, Herpertz SC, Kernberg OF, Sachsse U (Hg). Handbuch der Borderline-Störungen. 2. Aufl. Stuttgart: Schattauer; 134–41.
Isabella RA, Belsky J (1991). Interactional synchrony and the origins of infant-mother attachment: A replication study. Child Develop 62, 373–384.
ISSTD – International Society for the Study of Trauma and Dissociation (2011). Guidelines for treating dissociative identity disorder in adults, 3rd revision. Journal of Trauma and Dissociation 12: 115–187. Deutsch: Expertenempfehlung für die Behandlung der Dissoziativen Identitätsstörung (DIS) bei Erwachsenen – deutsche Übersetzung der 3. Bearbeitung.
Izard CE (1993). Four systems for emotion activation: Cognitive and noncognitive processes. Psychol Rev 100, 68–90.
Jacob GA, Arendt J, Kolley L, Scheel CN, Bader K, Lieb K, Arntz A, Tüscher O (2011). Comparison of different strategies to decrease negative affect and increase positive affect in women with borderline personality disorder. Behav Res Ther 49, 68–73.
Jacobs L (1998). Optimal responsiveness and subject-subject relating. In: Bacal HA (ed). Optimal Responsiveness: How Therapists Heal Their Patients. Northvale, NJ, & London: Aronson; 191–212.
Jacobs T (1986). On countertransference enactments. J Am Psychoanal Assoc 42, 741–762.
Jacobs T (1994). Nonverbal communications: Some reflections on their role in the psychoanalytic process and psychoanlytic education. J Am Psychoanal Assoc 42, 741–762.
Jacobson E (1964/1998). Das Selbst und die Welt der Objekte. 6. Aufl. Frankfurt: Suhrkamp.
Jacobson E (1971/1983). Depression. Frankfurt: Suhrkamp.
Jacobus M (2005). The Poetics of Psychoanalysis. In the Wake of Klein. Oxford: Oxford University Press.
Jaeggi E, Gödde G, Hegener W, Möller H (2003). Tiefenpsychologie lehren – Tiefenpsychologie lernen. Stuttgart: Klett-Cotta.
Janet P (1889). L'automatisme Psychologique. Paris: Alcan.
Janssen PL (2012). Zur Theorie und Praxis psychoanalytisch begründeter stationärer Psychotherapie. Forum Psychoanal 28, 337–359.
Janssen PL (2016). Indikation zu Psychoanalyse und analytischer Psychotherapie. Psychotherapeut 61, 299–308.
Jarero I, Artigas L, Montero M (2008). The EMDR integrative group treatment protocol: Application with child victims of mass disaster. J EMDR Pract Res 2, 97–105.
Jiménez JP (2005). The search for integration or how to work as a pluralist psychoanalyst. Psychoanal Inq 25, 602–34.
Jimenez JP (2009). Das Erfassen der Praxis des Psychoanalytikers gemäß ihrem eigenen Wert. Psyche – Z Psychoanal 63, Supplement: 25–50.
Johansson P, Hoglend P, Ulberg R, Amlo S, Marble A, Bogwald KP, Sorbye O, Sjaastad MC, Heyerdahl O (2010). The mediating role of insight for long-term improvements in psychodynamic therapy. J Consult Clin Psychol 78, 438–448.
Joksimovic L, Bergstein V, Rademacher J (2019). Mentalisierungsbasierte Psychotherapie und Beratung von Geflüchteten. Grundlagen und

Interventionen für die Praxis. Stuttgart: Kohlhammer.
Jones EE (2000). Therapeutic Action: A Guide to Psychoanalytic Therapy. Northvale, NJ: Jason Aronson.
Joseph B (1994). Psychisches Gleichgewicht und psychische Veränderung. Stuttgart: Klett-Cotta.
Joseph B (1994). Übertragung. Die Gesamtsituation. In: Joseph B. Psychisches Gleichgewicht und psychische Veränderung. Stuttgart: Klett-Cotta, 231–248.
Jung CG (1948). Über psychische Energetik und das Wesen der Träume. Über psychische Energetik und das Wesen der Träume. Zürich: Rascher.
Jungclaussen I (2018). Handbuch Psychotherapieantrag – Psychoanalytische Theorie und Ätiologie, Psychotherapie-Richtlinien, Psychodynamik, Psychogenetische Konflikttabelle, Fallbeispiele. 2. Aufl. Stuttgart: Schattauer.
Jurist EL (2005). Mentalized affectivity. Psychoanal Psychol 22, 426–444.
Kabat-Zinn J (2007). Gesund durch Meditation. Frankfurt/M.: Fischer.
Kächele H (2010). Distinguishing psychoanalysis from psychotherapy. Int J Psychoanalysis 91: 35–43.
Kächele H, Buchheim A, Schmücker G, Brisch KH (2001). Development, Attachment and Relationship: New Psychoanalytic Concepts. In: Henn FA, Sartorius N, Helmchen H, Lauter H (Eds). Contemporary Psychiatry. Springer, Berlin; 358–370.
Kächele H, Caspar F (2012). Vom Studium negativer Affekte zur Pflege einer Fehlerkultur. In: Springer A, Janta B, Münch K (Hg). Nutzt Psychoanalyse?! Gießen: Psychosozial; 237–251.
Kächele H, Grundmann E, Thomä H (2012). Metaphern der Seele. In: Böker H, Seifritz E (Hg) Psychotherapie und Neurowissenschaften. Integration – Kritik – Zukunftsaussichten. Bern: Hans Huber; 115–127.
Kächele H, Hilgers M (2013). Spezifische Nebenwirkungen von psychodynamischer Psychotherapie. Linden M, Strauß B (Hg). Risiken und Nebenwirkungen von Psychotherapie. Berlin: Medizinisch Wissenschaftliche Verlagsgesellschaft; 41–57.
Kächele H, Schachter J (2014). On side effects, destructive processes, and negative outcomes in psychoanalytic therapies: Why is it difficult for psychoanalysts to acknowledge and address treatment failures? Contemp Psychoanal 50, 233–258.
Kächele H, Schachter J, Thomä H (2009). From Psychoanalytic Narrative to Empirical Single Case Research. New York: Routledge.
Kaczmarek S, Passmann K, Cappel R, Hillebrand V, Schleu A, Strauß B (2012). Wenn Psychotherapie schadet … Systematik von Beschwerden über psychotherapeutische Behandlungen. Psychotherapeut 57, 402–409.
Kaczmarek S, Strauß B (2013). Empirische Befunde zum Spektrum und zur Häufigkeit von unerwünschten Wirkungen, Nebenwirkungen und Risiken von Psychotherapie. In: Linden M, Strauß B (Hg). Risiken und Nebenwirkungen von Psychotherapie; 15–32.
Kallestad H, Valen J, McCullough L, Svartberg M, Hoglend P, Stiles TC (2010): The relationship between insight gained during therapy and long-term outcome in short-term dynamic psychotherapy and cognitive therapy for cluster C personality disorders. Psychother Res 20, 526–534.
Kandel E (2006). Auf der Suche nach dem Gedächtnis. München: Siedler.
Kandel ER (1979). Psychotherapy and the single synapse. The impact of psychiatric thought on neurobiological research. N Engl J Med 19, 1028–1037.
Kandel ER (1998). A new intellectual framework for psychiatry. Am J Psychiatry 155: 457–69.
Kandel ER (1999). Biology and the future of psychoanalysis: A new intellectual framework for psychiatry revisited. Am J Psychiatry 156, 505–24
Kant I (1787/1995). Kritik der reinen Vernunft. Werke in sechs Bänden. Band 2. Köln: Könemann.
Kantrowitz JL (1993). Outcome research in psychoanalysis: Review and reconsideration. J Am Psychoanal Assoc 41(Suppl), 313–328.
Kantrowitz JL (1999). The role of the preconscious in psychoanalysis. J Am Psychoanal Assoc 47: 65–89.
Kaplowitz M, Safran J, Muran C (2011). Impact of therapist emotional intelligence on psychotherapy. J Nerv Ment Dis 199, 74–84.
Keats J (1970). The Letters of John Keats: A selection (ed. Gittings R). Oxford: Oxford University Press.
Kelso JAS(1995). Dynamic Patterns: The Self-organization of Brain and Behavior. Cambridge: MIT Press.
Kenny DT (2016). A brief history of psychoanalysis: From Freud to fantasy to folly. Psychother Couns J Australia.

Kernberg OF (1979). The contributions of Edith Jacobson: and overview. J Am Psychoanal Assoc 27, 793–819.
Kernberg OF (1986). Institutional problems of psychoanalytic education. J Am Psychoanal Assoc 34, 799–834.
Kernberg OF (1991). Sexuelle Erregung und Wut: Bausteine der Triebe. Forum Psychoanal 13, 97–118.
Kernberg OF (1992/2010). Objektbeziehungen und Praxis der Psychoanalyse. 7. Aufl. Stuttgart: Klett-Cotta.
Kernberg OF (1996a). Eine ich-psychologische Objektbeziehungstheorie der Struktur und Behandlung des pathologischen Narzißmus – ein Überblick. In: Kernberg, OF (Hg) Narzißtische Persönlichkeitsstörungen. 2. Aufl. Schattauer, Stuttgart-New York; 248–254.
Kernberg OF (1996b). Ein psychoanalytisches Modell der Klassifizierung von Persönlichkeitsstörungen. Psychotherapeut; 41: 288–296.
Kernberg OF (2011). Borderline-Störungen und pathologischer Narzissmus. 15. Aufl. Frankfurt a. M.: Suhrkamp.
Kernberg OF (2014). Liebe und Aggression. Eine unzertrennliche Beziehung. Stuttgart: Schattauer.
Kettner M, Mertens W (2010). Reflexionen über das Unbewusste. Göttingen: Vandenhoeck & Ruprecht.
Killingmo B (1995). Affirmation in psychoanalysis. Int J Psycho-Anal 76, 503–518.
Killingmo B (2006). A plea for affirmation relating to states of unmentalised affects. Scand Psychoanal Rev 29, 13–21.
Kim M, Wampold BE, Bolt DM (2006). Therapist effects in psychotherapy: a random-effects modelling of the National Institute of Mental Health Treatment of Depression Collaborative Research Program data. Psychother Res 16, 161–172.
Kind J (2017). Das Tabu. Stuttgart: Klett-Cotta.
King P, Steiner R (eds) (1991). The Freud-Klein Controversies 1941–1945. London: Tavistock/ Routledge.
Kirsner D (2004). Psychoanalysis and its discontents. Psychoanal Psychology 21, 339–352.
Kitcher P (1992). Freud's Dream: A Complete Interdisciplinary Science of Mind. Cambridge, MA: MIT Press.
Klauber J (1976). Einige wenig beschriebene Elemente der psychoanalytischen Beziehung und ihre therapeutischen Implikationen. Psyche – Z Psychoanal 30, 813–826.
Klein GS (1973). Two theories or one? Bull Menninger Clin 37, 102–132.
Klein M (1926/1975). Die psychologischen Grundlagen der Frühanalyse. In: Die Psychoanalyse des Kindes. München: Frommann-Holzboog; 17–31.
Klein M (1946/2000). Bemerkungen über einige schizoide Mechanismen. In: M Klein, Gesammelte Schriften. Bd. 3. Stuttgart-Bad Cannstadt: Frommann-Holzboog; 1–41.
Klein M (1962/2015). Das Seelenleben des Kleinkindes und andere Beiträge zur Psychoanalyse. 11. Aufl. Stuttgart: Klett-Cotta.
Klöpper M (2014). Die Dynamik des Psychischen. Praxishandbuch für das Verständnis der Beziehungsdynamik. Stuttgart: Klett-Cotta.
Klott R (2012). What Psychotherapists Have to Teach Us About Childhood Developmental Trauma: The Roles of Attachment Orientation and Coping Strategy. Dissertation at the Western Michigan University Kalamazoo, Michigan.
Kluft RP (1990). Dissociation and subsequent vulnerability. A preliminary study. Dissociation 3, 167–173.
Kluft RP (2011). Behandlung der dissoziativen Identitätsstörung aus psychodynamischer Sicht. In: Reddemann L Hofmann A, Gast U (Hg). Psychotherapie der dissoziativen Störungen. Krankheitsmodelle und Therapiepraxis – störungsspezifisch und schulenübergreifend. 3. Aufl. Stuttgart: Thieme; 64–90.
Klüwer R (1983). Agieren und Mitagieren. Psyche – Z Psychoanal 37, 828–840.
Klüwer R (1995). Agieren und Mitagieren – zehn Jahre später. Z Psychoanal Theorie Prax 10, 45–70.
Klüwer R, Lachauer R (Hg) (2004). Der Fokus – Perspektiven für die Zukunft. Göttingen: Vandenhoeck & Ruprecht.
Knoblauch SH (1997). Beyond the word in psychoanalysis: The unspoken dialogue. Psychoanal Dial 7, 491–516.
Knox S, Hess SA, Hill CE, Burkard AW, Crook-Lyon RE (2012). Corrective relational experiences: Client perspectives. In: Castonguay LG, Hill CE (eds). Transformation in Psychotherapy: Corrective Experiences Across Cognitive Behavioral, Humanistic, and Psychodynamic Approaches. Washington, DC: American Psychological Association; 51–67.

Kohut H (1971/2021). Narzißmus. Eine Theorie der psychoanalytischen Behandlung narzißtischer Persönlichkeitsstörungen. 18. Aufl. Frankfurt a. M.: Suhrkamp.

Kohut H (1977/2021). Die Heilung des Selbst. 13. Aufl. Frankfurt a. M.: Suhrkamp.

Kohut H, Seitz P (1978). Concepts and theories of psychoanalysis. In: Ornstein P (ed). The Search for the Self, Vol 1. New York: International Universities Press; 337–374.

König K (1981). Angst und Persönlichkeit. Göttingen: Vandenhoeck & Ruprecht.

König K (2007). Abwehrmechanismen. 4. Aufl. Göttingen: Vandenhoeck & Ruprecht.

König K (2010). Kleine psychoanalytische Charakterkunde. 10. Aufl. Vandenhoeck & Ruprecht.

Korn D, Leeds A (2002). Preliminary evidence of efficacy for EMDR resource development and installation in the stabilization phase of treatment of complex posttraumatic stress disorder. J Clin Psychol, 58, 1465–1487.

Körner J (1989). Kritik der »therapeutischen Ich-Spaltung«. Psyche – Z Psychoanal 43, 385–396.

Körner J (1995). Der Rahmen der psychoanalytischen Situation. Forum Psychoanal 11, 15–26.

Körner J (1998). Einfühlung: Über Empathie. Forum Psychoanal 14, 1–17.

Körner J (2013). Abwehr und Persönlichkeit. Stuttgart: Kohlhammer.

Körner J (2017). Die Dynamik von Übertragung und Gegenübertragung. Stuttgart: Kohlhammer.

Krause MS, Lutz W (2009). Process transforms inputs to determine outcomes: Therapists are responsible for managing process. Clin Psychol 16, 73–81.

Krause R (1992). Die Zweierbeziehung als Grundlage der psychoanalytischen Therapie. Psyche – Z Psychoanal 46, 588–612.

Krause R (2002). Affekte und Gefühle aus psychoanalytischer Sicht. PiD – Psychotherapie im Dialog 2, 120–125.

Krause R (2012). Allgemeine psychodynamische Behandlungs- und Krankheitslehre. Grundlagen und Modelle. 2. Aufl. Stuttgart: Kohlhammer.

Krause R, Steimer-Krause E, Merten J, Ullrich B (1998). Dyadic interaction regulation, emotion, and psychopathology. In: Flack WF, Laird J (eds). Emotions in Psychopathology: Theory and Research. New York: Oxford University Press; 70–80.

Kris E (1977). Die ästhetische Illusion. Phänomene der Kunst in der Sicht der Psychoanalyse. Frankfurt/M.: Suhrkamp.

Kruse J (2017). Was ist Struktur? Psychotherapeut 62, 106–112.

Kruse J, Joksimovic L, Cavka M, Wöller W, Schmitz N (2009). Effects of trauma-focused psychotherapy upon war refugees. J Trauma Stress 22, 585–592.

Kruse J, Larisch A, Hofmann M, Herzog W (2013). Ambulante psychosomatische und psychotherapeutische Versorgung in Deutschland – Versorgungsprofile abgebildet durch Daten der Kassenärztlichen Bundesvereinigung (KBV). Z Psychosom Med Psychother 59, 254–272.

Kruse J, Wöller W (2018). Bevor die Therapie beginnt. In: Wöller W, Kruse J (Hg). Tiefenpsychologisch fundierte Psychotherapie. 5. Aufl., Stuttgart: Schattauer; 57–104.

Kruse J, Herzog W (2012). Gutachen zur ambulanten psychotherapeutischen/psychosomatischen Versorgung – Formen der Versorgung und ihre Effizienz – Zwischenbericht Januar 2012.

Krutzenbichler HS, Essers H (2010). Übertragungsliebe. Psychoanalytische Erkundungen zu einem brisanten Phänomen. Gießen: Psychosozial.

Krutzenbichler S, Essers H (2002). Muss denn Liebe Sünde sein. Zur Psychoanalyse der Übertragungs- und Gegenübertragungsliebe. Gießen: Psychosozial.

Krystal H (2002). Trauma und Affekte. Posttraumatische Folgeerscheinungen und ihre Konsequenzen für die psychoanalytische Technik. In: Bohleber W, Drews S (Hg). Die Gegenwart der Psychoanalyse – die Psychoanalyse der Gegenwart. Stuttgart: Klett-Cotta; 197–207.

Küchenhoff J (2016a). Das verkörperte Selbst und der Andere. Psychotherapeut 61, 124–129.

Küchenhoff, J (2016b). Notwendig? Psychoanalytisches Denken in psychiatrischen Institutionen. Forum Psychoanal 32 (4), 1–14.

Küchenhoff J (2018). Psychosen. 2. Aufl. Göttingen: Psychosozial.

Küchenhoff J, Mahrer Klemperer R (2009). Psychotherapie im psychiatrischen Alltag. Stuttgart: Schattauer.

Kugiumutzakis G (1998). Neonatal imitation in the intersubjective companion space. In: Bråten S (ed). Intersubjective Communication and Emotion in Early Ontogeny. Cambridge Univ Press, Cambridge; 63–88.

Kuhn TS (1967). Die Struktur wissenschaftlicher Revolutionen. Frankfurt am Main: Suhrkamp.
Lachauer R (1992). Der Fokus in der Psychotherapie. München: Pfeiffer.
Lachauer R (2021). Der Fokus in der tiefenpsychologisch fundierten Psychotherapie. Das aktuelle Hauptproblem – Vom Hindernis zum Wegweiser. Forum Psychoanal 37, 361-377.
Lachmann F, Beebe B (1996). Three principles of salience in the organization of the patient-analyst interaction. Psychoanal Psychol 13, 1–22.
Lakatos I (2001). The Methodology of Scientific Programmes. Cambridge: University Press.
Lakin JL, Chartrand TL (2003). Using nonconscious behavioral mimicry to create affiliation and rapport. Psychol Sci 14, 334–339.
Lamanno-Adamo VLC (2006). Aspects of a compliant container: Considering narcissistic personality configurations. Int J Psychoanal 87, 369–382.
Lambert M J, Shimokawa K (2011). Collecting client feedback. Psychother 48, 72–79.
Lambert MJ (2013). The efficacy and effectiveness of psychotherapy. In: Lambert MJ (ed). Bergin and Garfield's Handbook of Psychotherapy and Behavior Change. 6th ed. Hoboken NJ: Wiley; 169–218.
Lange E, Hillebrand V, Pfäfflin F (2009). Beschwerden über Therapeuten. Psychotherapeut 54, 307–309.
Lansford E (1986). Weakenings and repairs of the working alliance in short-term psychotherapy. Prof Psychol Res Pr 17, 364–366.
Laplanche J (1988). Die allgemeine Verführungstheorie und andere Aufsätze. Tübingen: edition diskord.
Laplanche J (1992). Die unvollendete kopernikanische Revolution in der Psychoanalyse. Frankfurt/M.: Fischer.
Laplanche JB, Pontalis B (1973). Das Vokabular der Psychoanalyse. Frankfurt/M.: Suhrkamp.
Lauer M, Tangen-Petraitis C (2014). Behagen und Unbehagen in der niederfrequenten analytischen Psychotherapie. Forum Psychoanal 30, 317–393.
Lawson G, Myers JE (2011). Wellness, professional quality of life, and career- sustaining behaviors: What keeps us well? J Couns Develop 89, 163–171.
Lecours S (2007). Supportive interventions and nonsymbolic mental functioning. Int J Psychoanal 88, 895–915.
Lecours S, Bouchard M (1997). Dimensions of mentalization: outlining levels of psychic transformation. Int J Psychoanal 78: 855–875.
LeDoux J (1998). Das Netz der Gefühle. Wie Emotionen entstehen. München: Hanser.
Lee SWS, Schwarz N (2011). Clean slate effects: the psychological consequences of physical cleansing. Curr Dir Psychol Sci 20, 307–311.
Leichsenring F, Rabung S (2008). Effectiveness of long-term psychodynamic psychotherapy: A meta-analysis. J Am Med Assoc 300, 1551–1565.
Leichsenring F, Rabung S, Leibing E (2004). The efficacy of short-term psychodynamic psychotherapy in specific psychiatric disorders: A meta-analysis. Arch Gen Psychiatry 61, 1208–1216.
Leichsenring F, Steinert C, Crits-Christoph P (2018). On mechanisms of change in psychodynamic therapy. Z Psychosom Med Psychother 64, 16–22.
Leikert S (2011). Die kinästhetische Semantik. Der Wahrnehmungsakt und die ihm korrespondierende Form der psychischen Organisation. Psyche – Z Psychoanal 65, 409–438.
Leikert S, Niebuhr A (Hg). (2017). Von der Musik zur Sprache und wieder zurück. Jahrbuch für Psychoanalyse und Musik, Bd. 1. Gießen: Psychosozial.
Lemma A (2003). Introduction to the Practice of Psychoanalytical Psychotherapy. Chichester: Wiley.
Lemma A (2018). Der Körper spricht immer. Körperlichkeit in psychoanalytischen Therapien und jenseits der Couch. Brandes & Aspel.
Lemma A, Target M, Fonagy P (2011). The development of a brief psychodynamic intervention (dynamic interpersonal therapy) and its application to depression: a pilot study. Psychiatry 74, 41–48.
Leutner S, Cronauer E (2022). Traumatherapie-Kompass. Begegnung, Prozess und Selbstentwicklung in der Therapie mit Persönlichkeitsanteilen. Göttingen: Vandenhoeck & Ruprecht; 14–15.
Leuzinger-Bohleber M (2007). Forschende Grundhaltung als abgewehrter »common ground« von psychoanalytischen Praktikern und Forschern? Psyche – Z Psychoanal 61, 966–994.
Leuzinger-Bohleber M (2015). Development of a plurality during the one hundred year old history of research of psychoanalysis. In: Leuzinger-Bohleber M, Kächele H (eds.) An Open Door

Review of Outcome and Process Studies in Psychoanalysis. 3rd edn; 18–32.
Leuzinger-Bohleber M, Böker H, Fischman T, Northoff G, Solms M (Hg) (2015). Psychoanalyse und Neurowissenschaften: Chancen-Grenzen-Kontroversen. Stuttgart: Kohlhammer.
Levin FM (1980). Metaphor, affect, and arousal: How interpretations might work. Ann Psychoanal 8, 231–245.
Levin FM (1997). Integrating some mind and brain views of transference: The phenomena. J Am Psychoanal Assoc 45, 1121–1151.
Levin FM (2002). Psyche and Brain: The Biology of Talking Cures. Madison, CT: International Universities Press.
Lévinas E (1989). Die Zeit und der Andere. Hamburg: Meiner.
Levine HB (1994). The analyst's participation in the analytic process. Int J Psychoanal 75, 665–676.
Levine HB (2014). Die nichtfarbige Leinwand: Repräsentation, therapeutisches Handeln und die Bildung der Psyche. Psyche – Z Psychoanal 68, 787–819.
Levine J (1997). On leaving out what it's like. In: Block N, Flanagan O, Güzeldere G (eds). The Nature of Consciousness: Philosophical Debates. Cambridge: MIT Press; 543–555.
Levy KN, Meehan KB, Kelly KM, Reynoso JS, Weber M, Clarkin JF, Kernberg OF (2006). Change in attachment patterns and reflective function in a randomized control trial of transference focused psychotherapy for borderline personality disorder. J Consult Clin Psychology 74, 1027–1040.
Levy KN, Scala JW (2012). Transference, transference interpretations, and transference-focused psychotherapies. Psychother 49, 391–403.
Lichenberg JW, Wettersten KB, Mull H, Moberly RL, Merkey KB, Corey AT (1988). Relationship and control as correlates of psychotherapy quality an outcome. J Clin Couns Psychol 45, 322–337.
Lichtenberg J, Lachmann F, Fosshage J (2000). Das Selbst und die motivationalen Systeme. Zu einer Theorie psychoanalytischer Technik. Frankfurt a. M.: Brandes & Apsel.
Lichtenberg J, Lachmann F, Fosshage J (2002). A Spirit of Inquiry Communication in Psychoanalysis. Hillsdale, NJ: The Analytic Press.
Lichtenberg JD (1991). Psychoanalyse und Säuglingsforschung. Berlin, Heidelberg: Springer.
Linden DEJ (2005). How psychotherapy changes the brain – the contribution of functional neuroimaging. Mol Psychiatry 11, 528–538.
Linden M, Strauß B (2013). Risiken und Nebenwirkungen von Psychotherapie. Berlin: Medizinisch Wissenschaftliche Verlagsgesellschaft.
Liotti G (2004). Trauma, dissociation and disorganized attachment: Three strands of a single braid. Psychol Psychother 14, 472–486.
Liotti G (2006). A model of dissociation based on attachment theory and research. J Trauma Dissoc 7, 55–74.
Lipton S (1977). Freud's technique as shown in his analysis of the Rat Man. Int J Psycho-Anal 58, 255–274.
Löchel E (2013). Ringen um psychoanalytische Haltung. Psyche – Z Psychoanal 67, 1167–1190.
Loewald HW (1960). Zur therapeutischen Wirkung der Psychoanalyse. In: Loewald HW. Psychoanalyse. Aufsätze aus den Jahren 1951–1979. Stuttgart: Klett-Cotta, 209–247.
Loewald HW (2000). The waning of the Oedipus complex: J Psychother Pract Res 9: 239–249.
Loewald, H (1986). Psychoanalyse. Aufsätze aus den Jahren 1951–1979. Stuttgart: Klett-Cotta.
Lorenzer A (1970). Sprachzerstörung und Rekonstruktion, Frankfurt/M.: Suhrkamp.
Lorenzer A (1973). Über den Gegenstand der Psychoanalyse oder Sprache und Interaktion. Frankfurt/M.: Suhrkamp.
Lothane Z (2006). Reciprocal free association: Listening with the third ear as an instrument in psychoanalysis. Psychoanal Psychol 23, 711–727.
Luborsky L (1999). Einführung in die analytische Psychotherapie. 3. Aufl, Berlin, Heidelberg, New York: Springer.
Luders E, Toga AW, Lepore N, Gaser C (2009). The underlying anatomical correlates of long-term meditation: Large hippocampal and frontal volumes of gray matter. NeuroImage 45, 672–678.
Luhmann N (1984). Soziale Systeme: Grundriß einer allgemeinen Theorie. Frankfurt: Suhrkamp.
Lutz W, Leon SC, Martinovich Z, Lyons JS, Stiles WB (2007). Therapist effects in outpatient psychotherapy: A three-level growth curve approach. J Couns Psychol 54, 32–39.
Lutz W, Rubel J, Schiefele AK, Zimmermann D, Böhnke JR, Wittmann WW (2015). Feedback and therapist effects in the context of treatment outcome and treatment length. Psychother Res 25, 647–660.

Luyten P, Blatt SJ, Corveleyn J (2006). Minding the gap between positivism and hermeneutics in psychoanalytic research. J Am Psychoanal Assoc 54, 571–610.

Luyten P, Fonagy P, Lowyck B, Vermote R (2011). Assessment of mentalization. In: Bateman A, Fonagy P (eds). Handbook of Mentalizing in Mental Health Practice, American Psychiatric Pub, Washington DC; 43–65.

Lyons-Ruth K (1998). Implicit relational knowing: Its role in development and psychoanalytic treatment. Inf Ment Health J 19, 282–289.

Lyons-Ruth K (1999). Two-person unconscious: Intersubjective dialogue, enactive relational representation, and the emergence of new forms of relational organization. Psychoanal Q 19, 576–617.

Lyons-Ruth K, and the Boston Change Process Study Group (2001). The emergence of new experiences: Relational improvisation, recognition process, and nonlinear change in psychoanalytic therapy. Newsletter of the Division of Psychoanalytic Psychology of the American Psychological Association 21; 13–17.

Lyons-Ruth K, Dutra L, Schuder M, Bianchi I (2006). From infant attachment disorganization to adult dissociation: Relational adaptations or traumatic experiences? Psychiatr Clin North America 29, 63–86.

Lyotard JF (2012). Das postmoderne Wissen (Hg von Peter Engelmann), 7. Aufl. Wien: Passagen.

Maercker A, Brewin CR, Bryant RA, Cloitre M, Reed GM, van Ommeren M, Humayun A, Jones LM, Kagee A, Llosa AE, Rousseau C, Somasundaram DJ, Souza R, Suzuki Y, Weissbecker I, Wessely SC, First MB, Saxena S (2013). Proposals for mental disorders specifically associated with stress in the International Classification of Diseases-11. Lancet 38, 1683–1685.

Magagna J (2016). Three years infant observation with Esther Bick. In: Thomson-Salo F (ed). Infant Observation: Creating Transformative Relationships. London: Karnac, 30–47.

Mahler MS, Pine F, Bergman A (1980). Die psychische Geburt des Menschen. Frankfurt/M.: Fischer.

Main M (1993). Discourse, prediction and recent studies in attachment: Implications for psychoanalysis. J Am Psychoanal Assoc 41 (Suppl), 209–244.

Mallinckrodt B, Porter MJ, Kivlighan DM (2005). Client attachment to therapist, depth of in-session exploration, and object relations in brief psychotherapy. Psychother Theor Res Pract Train 42, 85–100.

Malloch S, Trevarthen C (Hg) (2010). Communicative Musicality: Exploring the Basis of Human Companionship. Oxford: Oxford University Press.

Malraux A (1933). La condition humaine. Paris: Gallimard.

Marci CD, Ham J, Moran E, Orr SP (2007). Physiologic correlates of perceived therapist empathy and social-emotional process during psychotherapy, J Nerv Ment Dis 195, 103–111.

Marks-Tarlow T (2015). Embodied clinical truths. Int Body Psychother J 14, 12–27.

Maroda KJ (1991). The power of countertransference: Innovations in analytic technique. San Francisco: Wiley.

Martin JR (1997). Mindfulness: A Proposed Common Factor. J Psychother Integ 7, 291–312.

Marty P (1991). Mentalisation et Psychosomatique. Paris: Synthelabo.

Masson JM (1984). Was hat man dir, du armes Kind, getan? Sigmund Freuds Unterdrückung der Verführungstheorie. Reinbek: Rowohlt.

Matte Blanco I (1975). The Inconscious as Infinite Sets. London: Duckworth.

Mattheß H, Nijenhuis E (2013a). Strukturelle Dissoziation der Persönlichkeit. Störungsbilder mit schwerer dissoziativer Persönlichkeitsdesintegration mit der Wertigkeit einer Persönlichkeitsstörung. In: Wöller W. Trauma und Persönlichkeitsstörungen. 2. Auflage. Stuttgart: Schattauer; 113–135.

Mattheß H, Sack M (2010b). Bewährte und nützliche Strategien in der Behandlung von Patienten mit komplexen dissoziativen Störungen. Persönlichkeitsstörungen – PTT 14, 104–116.

Mattke D, Reddemann L, Strauß B (2017). Keine Angst vor Gruppen! Gruppenpsychotherapie in Praxis und Forschung. 3. Aufl. Stuttgart: Klett-Cotta.

Mattke D, Wöller W (2018). Gruppenpsychotherapie. In: Wöller W, Kruse J (Hg). Tiefenpsychologisch fundierte Psychotherapie. 5. Aufl., Stuttgart: Schattauer; 443–454.

Maturana HR, Varela FJ (1984/2009). Der Baum der Erkenntnis. 9. Aufl. Frankfurt/M.: Fischer.

Mayberg HS, Silva JA, Brannen SK (2002). The functional neuroanatomy of the placebo effect. Am J Psychiatry 159, 718–737.

Mayes LC (2006). Arousal regulation, emotional fiexibility, medial amygdala function, and the impact of early experience: comments on the

paper of Lewis et al. Ann N Y Acad Sci 1094, 178–192.
McCullough L, Kuhn N, Andrews S, Kaplan Romanowsky A, Wolf J (2019). Affektfokussierte psychodynamische Psychotherapie. Ein integratives Manual zur Behandlung von Affektphobien. Stuttgart: Kohlhammer.
McCullough L, Winston A, Farber BA, Porter F, Pollack J, Vingiano W, Laikin M, Trujillo M (1991). The relationship of patient-therapist interaction to outcome in brief psychotherapy. Psychother Theor Res Pract Train 28, 525–533.
McDougall J (1974). The psychosoma and the psychoanalytic process. Int Rev Psychoanal 1, 437–459.
McDougall J (1985). Plädoyer für eine gewisse Anormalität. Frankfurt/M: Suhrkamp.
McDougall J (1989). Theatres of the Body. London: Free Association Books.
McLeod J (2013). Qualitative research: Methods and contributions. In: Lambert MJ (ed). Bergin and Garfield's Handbook of Psychotherapy and Behavior Change (6th ed). Hoboken, NJ: John Wiley & Sons; 49–84.
McWilliams N (2011). Psychoanalytic Diagnosis. Understanding Personality Structure in the Clinical Process (2nd ed). New York: Guilford.
Meares R (2012). A Dissociation Model of Borderline Personality Disorder. New York, London: Norton.
Meier BP, Schnall S, Schwarz N, Bargh JA (2012). Embodiment in social psychology. Top Cogn Sci. 4, 705–716.
Meissner WW (2000). On analytic listening. Psychoanal Q 69, 317–367.
Meltzer D (1976). Temperatur und Distanz als technische Dimensionen der Deutung. EPF (European Psychoanalytic Federation) Bull 9, 45–52.
Meltzer D (1988). Gedanken zu Veränderungen meiner psychoanalytischen Methode. In: Kutter P, Páramo-Ortega R, Zagermann P (Hg). Die psychoanalytische Haltung. Auf der Suche nach dem Selbstbild der Psychoanalyse. München: Verlag Internationale Psychoanalyse; 247–258.
Menning H (2018). Positive Emotionen. In: Schiepek H (Hg). Neurobiologie der Psychotherapie. 2. Aufl. Stuttgart: Schattauer; 250–262.
Mentha D (2013). Zur Neurobiologie der Ressourcenorientierung. In: Schemmel H, Schaller J (Hg). Ressourcen. Ein Hand- und Lesebuch zur therapeutischen Arbeit. 2. Aufl. Tübingen: dgvt; 87–129.
Mentzos S (1984/2013). Neurotische Konfliktverarbeitung. Einführung in die psychoanalytische Neurosenlehre unter Berücksichtigung neuer Perspektiven. 24. Aufl. Frankfurt a. M.: Fischer.
Mentzos S (1988). Interpersonale und institutionalisierte Abwehr. 8. Aufl. Frankfurt/M.: Suhrkamp.
Mentzos S (2017). Lehrbuch der Psychodynamik. Die Funktion und Dysfunktion Psychischer Störungen. 8. Aufl. Göttingen: Vandenhoeck & Ruprecht.
Mergenthaler E (2008). Resonating minds: A school-independent theoretical conception and its empirical application to psychotherapeutic processes. Psychother Res 18, 109–127.
Merleau-Ponty M (1945/1976). Phänomenologie der Wahrnehmung. Berlin: De Gruyter.
Mertens W (2013). Das Zwei-Personen-Unbewusste – unbewusste Wahrnehmungsprozesse in der analytischen Situation. Psyche – Z Psychoanal 67, 817–843.
Mertens W (2014). Freie Assoziation, zulassen und fördern. In: ders. Psychoanalytische Erkenntnishaltungen und Interventionen. Schlüsselbegriffe für Studium, Weiterbildung und Praxis. 2., aktualisierte und erweiterte Auflage. Stuttgart: Kohlhammer.
Mertens W (2018). Psychoanalytische Schulen im Gespräch über die Konzepte Wilfred R. Bions. Gießen: Psychosozial.
Mertens W (2020a). Anmerkungen zu gängigen, aber veralteten Abgrenzungen. PDP – Psychodyn Psychother 19, 173–185.
Mertens W (2020b). Die freie Assoziation. Generativer Wandel im Verständnis einer zentralen Behandlungsmethode? In: Moeslein-Teising I, Schäfer G, Martin R (Hg). Generativität. Gießen: Psychosozial; 215–230.
Milch WE (1997). Kleinkindforschung und Erwachsenenbehandlung. Forum Psychoanal 13, 139–153.
Milch WE (2001). Lehrbuch der Selbstpsychologie. Stuttgart: Kohlhammer.
Milch WE (2019). Selbstpsychologie. Göttingen: Vandenhoeck & Ruprecht.
Milch WE, Hartmann HP (1996). Zum gegenwärtigen Stand der psychoanalytischen Selbstpsychologie. Psychotherapeut 41, 1–12.
Miller ML (2008). The emotionally engaged analyst I. Theories of affect and their influence

on Therapeutic action. Psychoanal Psychol 25, 3–25.
Mills J (2004). Countertransference revisited. Psychoanal Rev 91, 467–515.
Mitchell S (2003). Bindung und Beziehung. Auf dem Weg zu einer relationalen Psychoanalyse. Gießen: Psychosozial.
Mitchell SA (1997). Influence and Autonomy in Psychoanalysis. Hillsdale, NJ: Analytic Press.
Mitchell SA (2004). My psychoanalytic journey. Psychoanal Inq 24, 531–541.
Mitchell SA (2005). Psychoanalyse als Dialog. Einfluss und Autonomie in der analytischen Beziehung. Gießen: Psychosozial.
Mitrani JL (ed) (2008). A Framework for the Imaginary: Clinical explorations of primitive states of being. London: Routledge.
Mitrani JL, Mitrani T (2015). Introduction to the life and work of Frances Tustin. In Mitrani JL, Mitrani T (eds). Frances Tustin Today. London: Routledge; 21–35.
Modell A (2003). Imagination and the Meaningful Brain. Cambridge, MA: MIT Press.
Modell AH (1973). Affects and psychoanalytic knowledge. Ann Psychoanal 1, 117–124.
Modell AH (1978). Affects and the complementarity of biologic and historical meaning. Ann Psychoanal 6, 167–180.
Möller H (2016). Didaktische Überlegungen zur Ausbildung psychodynamischer Psychotherapeutinnen und Psychotherapeuten. Forum Psychoanal 32, 5-18.
Mohr DC (1995). Negative outcome in psychotherapy: A critical review. Clin Psychol Sci Pr 2, 1–27.
Money-Kyrle R (1955). Normale Gegenübertragung und mögliche Abweichungen. In: Bott Spillius E (Hg). Melanie Klein Heute. Bd. 2: Anwendungen. Stuttgart: Verlag Internationale Psychoanalyse; 29–44.
Morehead D (1999). Oedipus, Darwin & Freud: one big happy family? Psychoanal Q 68, 347–375.
Moscovitch M, Cabeza R, Winocur G, Nadel L (2016). Episodic memory and beyond: The hippocampus and neocortex in transformation. Annu Rev Psychol 67, 105–134.
Mosquera D, Gonzalez A, Van der Hart O (2009). Borderline personality disorder, childhood trauma and structural dissociation of the personality. Persona, 44–72.
Muller RT (2010). Trauma and the Avoidant Client: Attachment-based Strategies for Healing. New York, NY: Norton.
Müller T (2000). Rahmen, Setting. In: Mertens W, Waldvogel B (Hg). Handbuch Psychoanalytischer Grundbegriffe, Stuttgart/Berlin/Köln: Kohlhammer; 594–599.
Müller-Pozzi H (2002). Psychoanalytisches Denken. Eine Einführung. 3. Aufl. Bern; Göttingen; Toronto; Seattle: Huber.
Müller-Pozzi H (2008). Eine Triebtheorie für unsere Zeit. Sexualität und Konflikt in der Psychoanalyse. Bern: Huber.
Mundo E (2006). Neurobiology of dynamic psychotherapy. J Am Acad Psychoanal Dyn Psychiatry 34, 679–691.
Muran CJ, Barber JP (eds). (2010). The Therapeutic Alliance: An Evidence-based Guide to Practice. New York, NY: Guilford.
Muraven M, Baumeister RF (2000). Self-regulation and depletion of limited resources: Does self-control resemble a muscle? Psychol Bull 126, 247–259.
Murray L, Trevarthen C (1985). Emotional regulation of interactions between two-month-olds and their mothers. In: Field T, Fox NA (eds). Social Perception in Infants. Norwood NJ: Ablex; 177–197.
Navarro V, Gastó C, Lomena F, Mateos JJ, Marcos T (2002). Normalization of frontal cerebral perfusion in remitted elderly major depression: A 12-month follow-up SPECT study. NeuroImage 16, 781–787.
Nemeroff CB, Bremner JD, Foa EB et al (2006). Posttraumatic stress disorder: A state-of-the-science review. J Psychiatr Res 40, 1–21.
Nestler EJ (2009). Epigenetic mechanisms in psychiatry. Biol Psychiatry 65,189–190.
Nestmann F (1996). Psychosoziale Beratung – ein ressourcentheoretischer Entwurf. VPP (Verhaltenstherapie und Psychosoziale Praxis) 28, 359376.
Neubaur C (2019). Buchbesprechung zu: Mertens W: Psychoanalytische Schulen im Gespräch über die Konzepte Wilfred R. Bions. Gießen (Psychosozial-Verlag) 2018. Psyche – Z Psychoanal 73, 391–394.
Neumann E (2017). Grundlagen der psychodynamischen Psychotherapie. In: Neumann E, Naumann-Lenzen M (Hg) Psychodynamisches Denken und Handeln in der Psychotherapie. Gießen: Psychosozial; 31–136.
Neumann E, Naumann-Lenzen M (Hg) (2017). Psychodynamisches Denken und Handeln in der Psychotherapie. Gießen: Psychosozial.

Nezu AM, Nezu CM, Blissett SE (1988). Sense of humor as a moderator of the relation between stressful events and psychological distress: A prospective analysis. J Personality Soc Psychol 54, 520–525.
Nickel R, Egle UT (1999). Therapie somatoformer Schmerzstörungen. Manual zur psychodynamisch-interaktionellen Gruppentherapie. Stuttgart: Schattauer.
Niedenthal PM (2007). Embodying emotion. Science 316, 1002–1005.
Nietzsche F (1887/1980). Zur Genealogie der Moral. Kritische Studienausgabe in 15 Bänden (KSA), Bd. 5 (S. 245–412). Hg von G. Colli & M. Montinari. München: dtv.
Nijenhuis ERS, den Boer JA (2009). Psychobiology of traumatisation and trauma-related structural dissociation of the personality. In: Dell PF, O'Neil JA (eds). Dissociation and the Dissociative Disorders: DSM-V and Beyond. New York: Routledge; 337–367.
Nikcevic AV, Kramolisova-Advani J, Spada M (2007). Early childhood experiences and current emotional distress: What do they tell us about aspiring psychotherapists? J Psychol 141, 25–34.
Nikendei C, Herzog W (2005). Psychodynamische Therapiekonzepte bei der Behandlung von Anorexia und Bulimia nervosa. Psychotherapie 10, 116–128.
Nikendei C, Huber J, Ehrenthal JC, Herzog W, Schauenburg H, Schultz JH, Dinger U (2019). Intervention training using peer roleplay and standardised patients in psychodynamic psychotherapy trainees. Couns Psychother Res 19, 508–522.
Nissen-Lie H, Monsen JT, Rønnestad MH (2010). Therapist predictors of early patient-rated working alliance: A multilevel approach. Psychother Res 20, 627–646.
Norcross JC, Lambert, MJ (2011). Evidence-based therapy relationships. In J. C. Norcross (Ed.). Psychotherapy Relationships That Work: Evidence-based Responsiveness. London, England: Oxford University Press; 3–21.
Norcross JC (Ed.). (2011). Psychotherapy Relationships That Work (2nd ed). New York: Oxford University Press.
Norcross JC, Wampold BE (2011). Evidence-based therapy relationships: Research conclusions and clinical practices. Psychotherapy 48, 98–102.
Nuetzel EJ (1993). Learning from our unsuccessful cases. J Am Psychoanal Assoc 41, 743–754.
Nuttall R, Jackson H (1994). Personal history of childhood abuse among clinicians. Child Abuse Neglect 18, 455–412.
Ogden P, Minton K, Pain C (2009). Trauma und Körper. Ein sensumotorisch orientierter psychotherapeutischer Ansatz. 2. Aufl. Paderborn. Junfermann.
Ogden TH (1979/1988). On projective identification. Int J Psychoanal 60, 357–373. Deutsch: Die projektive Identifikation. Forum Psychoanal 4, 1–21.
Ogden TH (1989). On the concept of an autistic-contiguous position. Int J Psychoanal 70, 127–140.
Ogden TH (1994). Subjects of Analysis. Northvale, NJ: Aronson.
Ogden TH (1995). Analyzing forms of aliveness and deadness in the transference-countertransference. Int J Psycho-Anal 76, 695–709.
Ogden TH (1999). The music of what happens in poetry and psychoanalysis. Int J Psycho-Anal 80, 979–94.
Ogden TH (2004b). On holding and containing, being and dreaming. Int J Psychoanal 85, 1349–1364.
Ogden TH (2006). Das analytische Dritte, das intersubjektive Subjekt der Analyse und das Konzept der projektiven Identifizierung. In: Altmeyer M, Thomä H (Hg). Die vernetzte Seele. Stuttgart: Klett-Cotta; 35–64.
Ogrodniczuk JS, Piper WE, Joyce AS, McCallum M (1999). Transference interpretations in short-term dynamic psychotherapy. J Nerv Ment Dis 187, 571–578.
Okiishi J, Lambert MJ, Nielsen SL, Ogles BM (2003). Waiting for supershrink: An empirical analysis of therapist effects. Clin Psychol Psychother 10, 361–373.
Olden C (1985). Notes on the development of empathy. Psychoanal Study Child 13, 505–518.
Orange DM (1994). Countertransference, empathy, and the hermeneutic circle. In: Stolorow RD, Atwood GE, Brandchaft B (Hg). The Intersubjective Perspective. Northvale/NJ: Aronson; 177–186.
Orange DM (1995). Emotional Understanding. New York: Guilford.
Orange DM, Atwood GE, Stolorow RD (1997). Working Intersubjectively: Contextualism in Psychoanalytic Practice. Hillsdale, NJ: Analytic Press.

Orlinsky D, Rønnestad MH (2005). How Therapists Develop: A Study of Therapeutic Work and Professional Growth. Washington, DC: APA.

Orlinsky DE, Geller JD, Tarragona M, Farber BA (1993). Patients' representations of psychotherapy: A new focus for psychodynamic research. J Consult Clin Psychol 61, 596–610.

Ospina M, Bond TK, Karkhaneh M, et al. (2007). Meditation practices for health: state of the research. Evid Rep Technol Assess 155, 1–263.

Pally R (2001). A primary role for nonverbal communication in psychoanalysis. Psychoanal Inq 21, 71–93.

Panksepp J (1998). Affective Neuroscience. The Foundation of Human and Animal Emotions. Oxford: University Press.

Panksepp J, Biven L (2012). The Archaeology of Mind: Neuroevolutionary Origins of Human Emotions. New York: Norton & Company.

Papoušek H, Papoušek M (1977). Mothering and the cognitive head-start: psychobiological considerations. In: Schaffer HR (ed). Studies in Mother-infant Interaction. London: Academic Press; 63–85.

Parsons M (2006). The analyst's counter-transference to the psychoanalytic process. Int J Psychoanal 87, 1183–1198.

Partschefeld E, Strauß B, Geyer M, Philipp S (2013). Simulationspatienten in der Psychotherapieausbildung. Psychotherapeut 58, 438–445.

PaulickJ, Deisenhofer AK, Ramseyer F, Tschacher W, Boyle K, Rubel J, Lutz W (2018). Nonverbal synchrony: A new approach to better understand psychotherapeutic processes and drop-out. J Psychother Integr 28, 367–384.

Pearlman LA, Saakvitne KW (1995). Trauma and the Therapist: Countertransference and Vicarious Traumatization in Psychotherapy. New York: Norton.

Peichl J (2019). Hypno-analytische Teilearbeit. Ego-State-Therapie mit inneren Selbstanteilen. Stuttgart: Klett-Cotta.

Pennebaker JW, Francis ME (1996). Cognitive, emotional, and language processes in disclosure. Cogn Emot 10, 601–626.

Perls FS, Hefferline RF, Goodman P (1957/2006). Gestalt-Therapie. Grundlagen der Lebensfreude und Persönlichkeitsentfaltung. 7. Aufl. Stuttgart: Klett-Cotta.

Pflichthofer D (2005). Hörräume – Klanghüllen. Die Stimme als ästhetisches Element in der analytischen Aufführung. Forum Psychoanal 21, 333–349.

Pflichthofer D (2008a). Performanz in der Psychoanalyse: Inszenierung – Aufführung – Verwandlung. Psyche – Z Psychoanal 62, 28–60.

Pflichthofer D (2008b). Spielräume des Erlebens. Performanz und Verwandlung in der Psychoanalyse. Gießen: Psychosozial.

Pflichthofer D (2009). »Wer, wenn ich schriee, hörte mich denn …?« Die trostlose Couch? In: Wellendorf F, Wesle T (Hg). Über die (Un)Möglichkeit zu trauern, Stuttgart: Klett-Cotta; 343–363.

Pflichthofer D (2011). (Un)mögliche Begegnungen – Unsere Angst, aus dem Rahmen zu fallen. In: Diederichs P, Frommer J, Wellendorf F (Hg). Äußere und innere Realität. Theorie und Behandlungstechnik der Psychoanalyse im Wandel. Stuttgart: Klett-Cotta; 124–141.

Pflichthofer D (2016). »Kann sein, dass ich Angst habe, ich weiß es aber nicht!« Erscheinungsformen traumatischer Ängste in der psychoanalytischen Beziehung. In: Walz-Pawlita S, Unruh B, Janta B (Hg). Körper-Sprachen. Göttingen: Psychosozial; 245–257.

Pfllichthofer D (2012). Spielregeln der Psychoanalyse. Göttingen: Psychosozial.

Picht J (2014). Zur ethischen Grundlegung der Abstinenz. Jahrb Psychoanal 69, 77–100.

Pine F (1990). Drive, Ego, Object, and Self: A Synthesis for Clinical Work. New York: Basic Books.

Piper WE, Azim HF, Joyce AS, McCallum M (1991). Transference interpretations, therapeutic alliance, and outcome in short-term individual psychotherapy. Arch Gen Psychiatry 48, 946–953.

Piper WE, Joyce AS, McCallum M, Azim HF (1993). Concentration on correspondence of transference interpretations in short-term psychotherapy. J Consult Clin Psychol 61, 586–595.

Plassmann R (1989). Grundriß einer analytischen Körperpsychologie am Beispiel der Artefaktkrankheit. Fragmente. Schriftenreihe zur Psychoanalyse 31: 59–79.

Plassmann R (2007a). Die Kunst des Lassens. Psychosozial-Verlag, Gießen.

Plassmann R (2010). Kann man Heilungsprozesse hören und fühlen? Die musikalischen Eigenschaften mentaler Transformationsprozesse. Psychother Körper 16, 43–59.

Plassmann R (2016). Die Technik der Prozessdeutung. Forum Psychoanal 32, 443–460.

Plassmann R (Hg) (2009). Im eigenen Rhythmus. Gießen: Psychosozial.

Pohlmann W (2019). Das Werk von Wilfred R Bion. Eine wissenschaftstheoretische Darstellung. Forum Psychoanal 35, 53–72.

Poland WS (2009). Probleme des kollegialen Lernens in der Psychoanalyse: Narzißmus und Neugier. Psyche – Z Psychoanal 63 Supplement, 3–24.

Polanyi M (1985). Implizites Wissen. Frankfurt/M.: Suhrkamp.

Pope KS, Bouhoutsos JC (1986). Sexual intimacy between therapists and patients. New York: Praeger.

Pope KS, Feldman-Summers S (1992). National survey of psychotherapists' sexual and physical abuse history and their evaluation of training and competence in these areas. Profb Psychol Res Pract 23, 353–361.

Popper K (1959/2013). Logik der Forschung. 4. Aufl. Berlin: De Gruyter.

Popper K (1962). Conjectures and Refutations. London: Routledge.

Porder MS (1991). Projektive Identifikation: Eine Alternativ-Hypothese. Forum Psychoanal 7, 189–201.

Porges SW (2021). Die Polyvagal-Theorie und die Suche nach Sicherheit. Traumabehandlung, soziales Engagement und Bindung. 4. Aufl. Lichtenau: Probst.

Poscheschnik G (Hg) (2006). Empirische Forschung in der Psychoanalyse. Grundlagen – Anwendungen – Ergebnisse. Gießen: Psychosozial-Verlag; 239–256.

Potreck-Rose F, Jacob G (2016). Selbstzuwendung, Selbstakzeptanz, Selbstvertrauen. Psychotherapeutische Interventionen zum Aufbau von Selbstwertgefühl. 12. Aufl. Stuttgart: Klett-Cotta.

Potthoff P, Wollnik S (Hg) (2014). Die Begegnung der Subjekte. Die intersubjektiv-relationale Perspektive in Psychoanalyse und Psychotherapie. Gießen: Psychosozial.

Premack D, Woodruff G (1978). Does the chimpanzee have a theory of mind? Behav Brain Sci 4, 515–629.

Psychotherapie-Richtlinien (2009/2018). Richtlinie des Gemeinsamen Bundesausschusses über die Durchführung der Psychotherapie (Psychotherapie-Richtlinie) in der Fassung vom 19. Februar 2009 BAnz. Nr. 58 (S. 1399) vom 17. 04. 2009, zuletzt geändert am 18. Oktober 2018, veröffentlicht im Bundesanzeiger (BAnz AT 20. 12. 2018 B2) in Kraft getreten am 21. Dezember 2018.

Pulver S (1993). The eclectic analyst: or the many roads to insight and change. J Am Psychoanal Assoc 41, 339–357.

Quinodoz D, Aubry C, Bonard O, Dejussel G, Reith B (2007). Die tägliche Unerschrockenheit des Psychoanalytikers. In: Junkers (Hg). Schweigen. Ausgewählte Beiträge aus dem International Journal of Psychoanalysis. Band 2. Berin: Edition discord; 15–41.

Quinodoz D, Aubry C, Bonard O, Dejussel G, Reith B (2006). Being a psychoanalyst: An everyday audacity. Int J Psychoanal 87, 329–347.

Racker H (1959/2017). Übertragung und Gegenübertragung. 7. Aufl. München/Basel: Reinhardt.

Radeke JT, Mahoney MJ (2000). Comparing the personal lives of psychotherapists and research psychotherapists. Prof Psychol Res Practice 31, 82–84.

Ramseyer F (2008). Synchronisation nonverbaler Interaktion in der Psychotherapie. Universität Bern: Dissertation.

Ramseyer F, Tschacher W (2011). Nonverbal synchrony in psychotherapy: Coordinated body movement reflects relationship quality and outcome. J Cons Clin Psychol 79, 284–295.

Ramseyer F, Tschacher W (2014). Nonverbal synchrony of head-and bodymovement in psychotherapy: Different signals have different associations with outcome. Frontiers in Psychology 5.

Rangell L (1990). The Human Core. Madison, CT.: International Universities Press.

Rapaport D (1970). Die Struktur der psychoanalytischen Theorie. Versuch einer Systematik. Stuttgart: Klett.

Reading RA, Safran JD, Origlieri A, Muran JC (2019). Investigating therapist reflective functioning, therapeutic process, and outcome. Psychoanal Psychol 36, 115–121.

Reddemann L (2006). Achtsamkeit in der tiefenpsychologisch fundierten Traumatherapie. Psychother im Dialog 7, 297–301.

Reddemann L (2016). Imagination als heilsame Kraft. 19. Aufl. Stuttgart: Klett-Cotta.

Reddemann L (2021). Psychodynamisch Imaginative Traumatherapie – PITT. Ein Mitgefühls- und Ressourcen-orientierter Ansatz in der Psychotraumatologie. 11. Aufl. Stuttgart: Klett-Cotta.

Reddemann L, Gast U, Hofmann, A (2011). Psychotherapie der dissoziativen Störungen. Krankheitsmodelle und Therapiepraxis – störungsspezifisch und schulenübergreifend. 3. Aufl. Stuttgart: Thieme.

Reed G (1987). Rules of clinical understanding in classical psychoanalysis and in self psychology. J Am Psychoanal Assoc 35, 421–455.

Reed GM, Sharan P, Rebello TJ, et al (2018). The ICD-11 developmental field study of reliability of diagnoses of high-burden mental disorders: results among adult patients in mental health settings of 13 countries. World Psychiatry 17, 174–186.

Regan AM, Hill CE (1992). Investigation of what clients and counsellors do not say in brief therapy. J Couns Psychol 39, 186–174.

Rehahn-Sommer R, Kämmerer A (2019). Prophylaxe von Belastungsreaktionen bei Psychotherapeutinnen: Risikofaktoren erkennen und Resilienz stärken. Psychotherapeutenjournal 18, 365–372.

Reich CM, Berman JS, Dale R, Levitt HM (2014). Vocal synchrony in psychotherapy. J Soc Clin Psychology 33, 481–494.

Reich G, Boetticher A (2020). Psychodynamische Paar- und Familientherapie. Stuttgart: Kohlhammer.

Reich W (1933). Charakteranalyse. Technik und Grundlagen für Studierende und praktizierende Analytiker. Wien: Selbstverlag.

Reik Th (1948/2017). Hören mit dem dritten Ohr. Hohenwarsleben: Westarp.

Reinecke KCH, Joraschky P, Lausberg H (2021). Hand movements that change during psychotherapy and their relation to therapeutic outcome: An analysis of individual and simultaneous movements. Psychother Res 11, 1–11.

Reininger KM, Biel HM, Zapf H et al. (2021). Psychotherapeutische gruppenbezogene Identifikationen. Psychotherapeutische gruppenbezogene Identifikationen, Vertiefungsverfahrenszugehörigkeit und Einstellungen zur Reform der Psychotherapeut:innenausbildung. PDP – Psychodyn Psychother 20, 167–181.

Reis D, Schröder A, Schlarb A (2014). Wohlbefinden, Burn-out und Res- sourcen bei Psychotherapeuten. Psychotherapeut 59, 46–51.

Renik O (1993). Analytic interaction. Conceptualizing technique in light of the analyst's irreducible subjectivity. Psychoanal Q 62, 553–571.

Renik O (2003). Standards and standardization. J Am Psychoanal Assoc 51 (Suppl.), 43–55.

Rennie DL (1994). Client's deference in psychotherapy. J Couns Psychol 41, 427–437.

Rhodes RH, Hill CE, Thompson BJ, Elliot R (1994). Client retrospective recall of resolved and unresolved misunderstanding events. J Couns Psychol 41, 473–483.

Richter HE (1975). Eltern, Kind und Neurose. Zur Psychoanalyse der kindlichen Rolle in der Familie. 3. Aufl. Reinbek: Rowohlt.

Ricoeur P (1974/2004). Die Interpretation. Ein Versuch über Freud. 5. Aufl. Frankfurt/M.: Suhrkamp.

Rieck T, Callahan JL (2013). Emotional intelligence and psychotherapy outcomes in the training clinic. Train Educ Prof Psychol 7, 42–52.

Rieforth J, Graf G (2014). Tiefenpsychologie trifft Systemtherapie. Göttingen: Vandenhoeck & Ruprecht.

Riesenberg-Malcolm R (2003). Unerträgliche seelische Zustände erträglich machen. Psychoanalytisches Arbeiten mit extrem schwierigen Patienten. Stuttgart: Klett-Cotta.

Ringstrom P (2012). Principles of Improvisation. A model of therapeutic play in Relational Psychoanalysis. In: Aron L, Harris A (eds). Relational Psychoanalysis, Vol. 5; 447–478.

Riskind JH (1984). They stoop to conquer: guiding and self-regulatory functions of physical posture after success and failure. J Pers Soc Psychol 47, 479–493.

Riviere J (1940/1987). A character trait of Freud's. In: Sutherland JD (ed). Psychoanalysis and Contemporary Thought. London: Hogarth.

Riviere J (1952). General Introduction to Developments in Psycho-analysis. London: Hogarth.

Rizzolo GS (2016). The critique of regression: The person, the field, the lifespan. J Am Psychoanal Assoc 64, 1097–1131.

Rizzuto AM (2003). Is there such a thing as happy shame? Am J Psychoanal 63, 333–343.

Roffman JL, Marci CD, Glick DM, Dougherty DD, Rauch SL (2005). Neuroimaging and the functional neuroanatomy of psychotherapy. Psychol Med 35, 1385–1398.

Romano V, Fitzpatrick M, Janzen J (2008). The secure-base hypothesis: Global attachment, attachment to counselor, and session exploration in psychotherapy. J Couns Psychol 55, 495–504.

Rosa H (2005). Beschleunigung. Die Veränderung der Zeitstrukturen in der Moderne. Frankfurt a. M.: Suhrkamp.

Rosenfeld HA (1987). Impasse and Interpretation. London and New York: Tavistock.

Rosenzweig S (1936). Some implicit common factors in diverse methods of psychotherapy. Am J Orthopsychiatry 6, 412–415.

Ross JM (1999). Once more onto the couch, consciousness and preconscious defences on psychoanalysis. J Am Psychoanal Assoc 47, 91–111.

Rossberg JI, Karterud S, Pedersen G, Friis S (2010). Psychiatric symptoms and countertransference feelings: An empirical investigation. Psychiatr Res 178, 191–195.

Rotenberg VS (2004). The ontogeny and symmetry of the highest brain skills and the pathogenesis of schizophrenia. Behav Brain Sci 27, 864–865.

Roth G (2003). Fühlen, Denken, Handeln. Wie das Gehirn Verhalten steuert. Frankfurt a. M.: Suhrkamp.

Rubovits-Seitz P (1992). Interpretive methodology: Some problems, limitations, and remedial strategies. J Am Psychoanal Assoc 40, 139–168.

Rudolf G (2020). Strukturbezogene Psychotherapie. Leitfaden zur psychodynamischen Therapie struktureller Störungen. 4. Aufl. Stuttgart: Schattauer.

Rüegg JC (2011). Mind & Body. Wie unser Gehirn die Gesundheit beeinflusst. Stuttgart: Schattauer.

Ruff W, von Ekesparre D, Grabenstedt Y, Kaiser-Livne M, Längl W, Nagell W (2011). Behandlungs- und Kunstfehler in der Psychoanalyse. Forum Psychoanal 27, 43–60.

Rugenstein K (2018a). Freie Assoziation und gleichschwebende Aufmerksamkeit. In: Gumz A, Hörz-Sagstetter S (Hg). Psychodynamische Psychotherapie in der Praxis. Basel: Beltz; 172–175.

Rugenstein K (2018b). Humor in der psychodynamischen Therapie. Göttingen: Vandenhoeck & Ruprecht.

Rüger U (1987). Fehldiagnose »Psychosomatische Erkrankung«. Prax Psychother Psychosom 32, 12–20.

Rüger U (2009). Über unreflektiertes Funktionalisieren von Patienten in der Psychotherapie und seine schädlichen Auswirkungen. Persönlichkeitsstörungen – PTT 13, 31–41.

Sachsse U (2018). Traumazentrierte Psychotherapie. Theorie, Klinik und Praxis. Stuttgart: Schattauer.

Sack M (2018). Individualisierte Psychotherapie. Ein methodenübergreifendes Behandlungskonzept. Stuttgart: Schattauer.

Sack M (2010). Schonende Traumatherapie. Ressourcenorientierte Behandlung von Traumafolgestörungen. Stuttgart: Schattauer.

Sack M, Sachsse U, Schellong J (Hg) (2013). Komplexe Traumafolgestörungen. Diagnostik und Behandlung von Folgen schwerer Gewalt und Vernachlässigung. Stuttgart: Schattauer.

Safran J (2012). Doublethinking or Dialectical Thinking: A Critical Appreciation of Hoffman's »Doublethinking« Critique. Psychoanal Dial 22, 710–720.

Safran JD (ed). (2003). Psychoanalysis and Buddhism. Boston: Wisdom Publications.

Safran JD, Muran JC (2000). Negotiating the Therapeutic Alliance: A Relational Treatment Guide. New York, NY, US: Guilford Press.

Safran JD, Muran JC, Demaria A, Boutwell C, Eubanks-Carter C, Winston A (2014). Investigating the impact of alliance-focused training on interpersonal process and therapists' capacity for experiential reflection. Psychother Res 24, 269–285.

Safran JD, Muran JC, Eubanks-Carter C (2011). Repairing alliance ruptures. Psychother 48, 80–87.

Sammet I, Brockmann J, Schauenburg H (2007). Therapeutische Intervention bei Suizidalität: Eine empirisch fundierte Einzelfalldarstellung auf Grundlage der Control-Mastery-Theorie. Forum Psychoanal 23, 18–32.

Samuels A (1985). Countertransference, the »mundus imaginalis« and a research project. J Anal Psychol 30, 47–71.

Sandell R (2007): Die Menschen sind verschieden – auch als Patienten und Therapeuten. Aus der psychotherapeutischen Forschung. In: Springer A, Münch K, Munz D (Hg). Psychoanalyse heute?! Gießen: Psychosozial; 461–481.

Sander L (1995). Identity and the experience of specificity in a process of recognition. Psychoanal Dial 5, 579–593.

Sander L (2002). Thinking differently: Principles of process in living systems and the specificity of being known. Psychoanal Dial 12, 11–42.

Sandler AM (2007). Reaktionen der psychoanalytischen Institutionen auf Grenzverletzungen – Masud Khan und Winnicott. In: Zwettler-Otte S (Hg). Entgleisungen in der Psychoanalyse. Berufsethische Probleme. Göttingen: Vandenhoeck & Ruprecht; 93–119.

Sandler J (1960). Sicherheitsgefühl und Wahrnehmungsvorgang. Psyche – Z Psychoanal 15, 124–131.

Sandler J (1964). Zum Begriff des Über-Ichs. Psyche – Z Psychoanal 18, 721–743.

Sandler J (1976). Gegenübertragung und Bereitschaft zur Rollenübernahme. Psyche – Z Psychoanal 30, 297–305.
Sandler J (1983). Die Beziehung zwischen psychoanalytischen Konzepten und psychoanalytischer Praxis. In: Psyche – Z Psychoanal 37: 577–595.
Sandler J (1988). Das Konzept der projektiven Identifizierung. Z psychoanal Theor Prax 3, 147–164.
Sandler J (1993). On communication from patient to analyst: not everything is projective identification. Int J Psycho-Anal 74, 1097–1107.
Sandler J, Dare C, Holder A (1973/2018). The Patient and the Analyst. The Basis of the Psychoanalytic Process. London: Taylor & Frances.
Sandler J, Dare C, Holder A (2019). Die Grundbegriffe der psychoanalytischen Therapie. 12. Aufl. Stuttgart: Klett-Cotta.
Sandler J, Joffe WJ (1969). Auf dem Wege zu einem Grundmodell der Psychoanalyse. Psyche – Z Psychoanal 28, 461–480.
Sandler J, Rosenblatt B (1962/1984). The concept of the representational world. Psychoanal Study Child 17, 128–145. Dt. Übers.: Der Begriff der Vorstellungswelt. Psyche – Z Psychoanal 38, 235–253.
Sandler J, Sandler A (1978). On the development of object relationships and affects. Int J Psycho-Anal 59, 285–296.
Sandler J, Sandler AM (1985). Vergangenheits-Unbewußtes, Gegenwarts-Unbewußtes und die Deutung der Übertragung. Psyche – Z Psychoanal 39, 800–829.
Sandler J, Sandler AM (1999). Innere Objektbeziehungen. Entstehung und Struktur. Stuttgart: Klett-Cotta.
Sauer EM, Anderson MZ, Gormley B, Richmond CJ, Preacco L (2010). Client attachment orientations, working alliances, and responses to therapy: A psychology training clinic study. Psychother Res 20, 702–711.
Saunders SM, Howard KI, Orlinsky DE (1989). The therapeutic bond scales: Psychometric characteristics and relationship to treatment effectiveness. J Consult Clin Psychol 1, 323–330.
Saypol E, Farber BA (2010). Attachment style and patient disclosure in psychotherapy. Psychother Res 20, 462–471.
Scaer RC (2001). Trauma, Dissociation, and Disease: The Body Bears the Burden. New York: The Haworth Press.
Schafer R (1959). Generative empathy in the Treatment situation. Psychoanal Q 28, 342–373.
Schafer R (1968). Aspects of internalization. New York: International Universities Press.
Schafer R (1983). The Analytic Attitude. New York: Basic.
Schafer R (1985). Die Handlungssprache – eine Alternative zur Metapsychologie. Psyche – Z Psychoanal 39, 961–980.
Scharff JM (2007). Psychoanalysieren und die Kunst der Balance. Psyche – Z Psychoanal 61, 837–863.
Scharff JM (2009). Verwickeln und Entwickeln – das analytische Paar und das Sexuelle. Psyche – Z Psychoanal 63, 1–21.
Scharff JM (2010). Die leibliche Dimension in der Psychoanalyse. Frankfurt: Brandes & Apsel.
Scharff JS (1992). Projective and Introjective Identification and the Use of the Therapist's Self. Northvale: Jason Aronson.
Schauenburg H, Buchheim A, Beckh K, Nolte T, Brenk-Franz K, Leichsenring F et al. (2010). The influence of psychodynamically oriented therapists' attachment representations on outcome and alliance in inpatient psychotherapy. Psychother Res 20, 193–202.
Schauenburg H, Dinger U, Komo-Lang M, Klinkerfuß M, Horsch L, Grande T, Ehrenthal JC (2012). Der OPD-Strukturfragebogen (OPD-SF). In: Doering S, Hörz S (Hg) Handbuch der Strukturdiagnostik. Stuttgart: Schattauer; 284–307.
Scheflen AE (1965). Quasi-courtship behavior in psychotherapy. Psychiatry 28, 245–257.
Schemmel H, Schaller J (Hg) (2013). Ressourcen. Ein Hand- und Lesebuch zur therapeutischen Arbeit. 2. Aufl. Tübingen: dgvt.
Scheytt-Hölzer N, Hölzer M (2018). Hören und gehört werden – Musiktherapie. In: Hölzer M, Wöller W, Berberich G (Hg). Stationäre Psychotherapie. Von der Anmeldung bis zur Entlassung. Stuttgart: Schattauer; 260–272.
Schiepek H (Hg) (2018). Neurobiologie der Psychotherapie. 2. Aufl. Stuttgart: Schattauer.
Schleu A (2019). Spektrum von Grenz- und Abstinenzverletzungen in Psychotherapien, Psychotherapeut 64, 455–462.
Schleu A (2021). Umgang mit Grenzverletzungen. Professionelle Standards und ethische Fragen. Berlin: Springer.
Schleu A, Hillebrand V, Kaczmarek S, Strauß B (2013). Patientenbeschwerden über psychotherapeutische Behandlungen. In: Linden M, Strauß B (Hg). Risiken und Nebenwirkungen

von Psychotherapie. Erfassung, Bewältigung, Risikovermeidung. Berlin: Medizinisch-Wissenschaftliche Verlagsgesellschaft.

Schmidt M (2014). Der Einfluss der Präsenztheorie auf die psychoanalytische Behandlungstechnik. Psyche – Z Psychoanal 9/10, 951–971.

Schmidt MG (2020). Zur therapeutischen Wirksamkeit von Handlungen in der Psychoanalyse. Forum Psychoanal 36, 261–276.

Schmidt-Hellerau C (1995). Lebenstrieb & Todestrieb. Libido & Lethe. Ein formalisiertes und konsistentes Modell der psychoanalytischen Trieb- und Strukturtheorie. Stuttgart: Verlag Internationale Psychoanalyse.

Schneider G (2005). Die Gefahr der Heilung – psychische Veränderungen als tödliche Bedrohung. Jahrb Psychoanal 51, 81–112.

Schneider G (2014). Es gibt nicht das Wahre im Unwahren, wohl aber das Richtige im Falschen. Über Fehler, Probleme, die sie machen, und Fehler-Leistungen in der Psychoanalyse. Jahrb Psychoanal 69, 15–47.

Schoener GR, Milgrom JH, Gonsiorek JC, Luepker ET, Conroe RM (1989). Psychotherapists' Sexual Involvement with Clients: Intervention and Prevention. Minneapolis, MN, Walk-In Counseling Center.

Schore A (2007). Erkenntnisfortschritte in Neuropsychoanalyse, Bindungstheorie und Traumaforschung: Implikationen für die Selbstpsychologie. In: Schore A. Affektregulation und die Reorganisation des Selbst, Klett-Cotta, Stuttgart; 150–200.

Schore AN (2007). Affektregulation und die Reorganisation des Selbst. Stuttgart: Klett-Cotta.

Schore AN (2010). Projective Identification, Unconscious Communication, and the Right Brain.

Schore AN (2011). The right brain implicit self lies at the core of psychoanalysis. Psychoanal Dial 21, 75–100.

Schore AN (2014). The right brain is dominant in psychotherapy. Psychother 51, 388–397.

Schultz-Hencke H (1940). Der gehemmte Mensch: Entwurf eines Lehrbuches der Neo-Psychoanalyse. Stuttgart: Thieme.

Schultz-Venrath U (2015). Lehrbuch Mentalisieren. Psychotherapien wirksam gestalten. 3. Aufl. Stuttgart: Klett-Cotta.

Schultz-Venrath U, Felsberger H (2016). Mentalisieren in Gruppen. Mentalisieren in Klinik und Praxis. Stuttgart: Klett-Cotta.

Schwartz RC (2008). Systemische Therapie mit der inneren Familie. 5. Aufl. Stuttgart: Klett-Cotta.

Schwartz-Salant N, Stein M (eds). (1986). The Body in Analysis. Wilmette, IL: Chiron.

Segal H (1957). Notes on symbol formation. Int J Psychoanal 38, 391–397.

Seiffge-Krenke I (2017). Widerstand, Abwehr und Bewältigung. Göttingen: Vandenhoeck & Ruprecht.

Seiffge-Krenke I (2020). Jugendliche in der Psychodynamischen Psychotherapie: Kompetenzen für Diagnostik, Behandlungstechnik, Konzepte und Qualitätssicherung. Stuttgart: Klett-Cotta.

Shamay-Tsoory SG, Aharon-Peretz J, Perry D (2009). Two systems for empathy: A double dissociation between emotional and cognitive empathy in inferior frontal gyrus versus ventromedial prefrontal lesions. Brain 132, 617–627.

Shapiro F (2012). EMDR – Grundlagen und Praxis. Handbuch zur Behandlung traumatisierter Menschen. 3. Aufl. Paderborn: Junfermann.

Shapiro Y, Marks-Tarlow T, Fridman J (2017). Listening beneath the Words. Parallel Processes in Music and Psychotherapy. Am J Play 9, 227–251.

Sharpless BA, Barber JP (2012). Corrective emotional experiences from a psychodynamic perspective. In: Castonguay LG, Hill CE (eds). Transformation in Psychotherapy: Corrective Experiences Across Cognitive Behavioral, Humanistic, and Psychodynamic Approaches; 31–49.

Shedler J (2010). The efficacy of psychodynamic psychotherapy. Am Psychologist 65, 98–109.

Siegel DJ (1999). The Developing Mind: Toward a Neurobiology of Interpersonal Experience. New York: Guilford.

Siegel DJ (2001). Toward an interpersonal neurobiology of the developing mind: attachments relationships, »mindsight«, and neural Integration. Inf Ment Health J 22, 67–94.

Siegel DJ (2014). Das achtsame Gehirn. 5. Aufl. Freiburg: Arbor Verlag.

Simon B (1993). In search of psychoanalytic technique: Perspectives from behind the couch. J Am Psychoanal Assoc 41, 1051–1082.

Simon W, Lambert MJ, Harris MW, Busath G, Vazquez A (2012). Providing patient progress information and clinical support tools to therapists: Effects on patients at risk of treatment failure. Psychother Res 22, 638–647.

Simpson S, Simionato G, Smout M, van Vreeswijk MF, Hayes C, Sougleris C, Reid C (2019). Burnout amongst clinical and councelling psychologists:

The role of early maladaptive schemas and coping modes as vulnerability factors. Clin Psychol Psychother 26, 35–46.
Singer T, Seymour B, O'Doherty J, Kaube H, Dolan RJ, Frith CD (2004). Empathy for pain involves the affective but not sensory components of pain. Science 303, 1157–1162.
Singer W (2018). Das Gehirn – ein komplexes, sich selbst organisierendes System. In: Schiepek H (Hg). Neurobiologie der Psychotherapie. 2. Aufl. Stuttgart: Schattauer; 133–141.
Skovholt TM, Grier TL, Hanson MR (2001). Career counseling for longevity: Self-care and burnout prevention strategies for counselor resilience. J Career Develop 27, 167–176.
Slochover J (1996). Holding and Psychoanalysis. Hillsdale, New Jersey: The Analytic Press.
Smirnoff V (1988). Die Gegenübertragung. So lebt der Analytiker. Jahrb Psychoanal 22, 9–35.
Snyder CR, Lopez SJ (2007). Positive Psychology: The Scientific and Practical Explorations of Human Strengths. Thousand Oaks, CA: Sage.
Solano P, Quagelli L (2015). On »free associative activities«. Psychoanal Rev 702, 237–264.
Soldt P (2006). Bildliches Denken. Zum Verhältnis von Anschauung, Bewusstsein und Unbewusstem. Psyche – Z Psychoanal 60, 543–572.
Solms M (2003). Preliminaries for an integration of psychoanalysis and neuroscience. In: Leuzinger-Bohleber M, Dreher AU, Canestri J (eds). Pluralism and Unity? Methods of Research in Psychoanalysis. London: IPA; 184–206.
Solms M (2011). Neurobiology and the neurological basis of dreaming. Handbook of Clinical Neurology, 98, 519–544.
Solms M (2015). Sigmund Freud heute – eine neurowissenschaftliche Perspektive auf die Psychoanalyse. In: Leuzinger-Bohleber M, Böker H, Fischman T, Nordhoff G, Solms M (Hg). Psychoanalyse und Neurowissenschaften: Chancen – Grenzen – Kontroversen. Stuttgart: Kohlhammer; 56–88.
Solms M (2018). The scientific standing of psychoanalysis. BJPsych International 15, 5–8.
Solms M, Turnbull O (2002). The Brain and the Inner World: An Introduction to the Neuroscience of Subjective Experience. New York, NY: Other Press.
Somer E, Saadon M (1999). Therapist-client sex: Clients' retrospective reports. Prof Psychol Res Pract 30, 504–509.
Sözeri-Varma G, Karadag F (2012). The biological effects of psychotherapy in major depressive disorders: a review of neuroimaging studies. Psychol 3, 857–863.
Speerforck S, Schomerus G, Pruess S, Angermeyer MC (2014). Different biogenetic causal explanations and attitudes towards persons with major depression, schizophrenia and alcohol dependence: is the concept of a chemical imbalance beneficial? J Affect Disord 168, 224–228.
Spence D (1982). Narrative Truth and Historical Truth: Meaning and Interpretation in Psychoanalysis. New York: Norton.
Sperber D, Clement F, Heintz C, Mascaro O, Mercier H, Origgi G, Wilson D (2010). Epistemic Vigilance. Mind Language 25, 359–393.
Spezzano C (1993). Affect in Psychoanalysis: A Clinical Synthesis. Hillsdale, NJ: Analytic Press.
Spitz RA (1954/1992). Die Entstehung der ersten Objektbeziehungen. Direkte Beobachtungen an Säuglingen während des ersten Lebensjahres. 5. Aufl. Stuttgart: Klett.
Spurling LS (2008). Is there still a place for the concept of therapeutic regression in psychoanalysis? Int J Psychoanal 89, 523–540.
Staats H, Dally A, Bolm T (Hg). (2014). Gruppenpsychotherapie und Gruppenanalyse. Ein Lehr- und Lernbuch für die klinische Praxis. Göttingen: Vandenhoeck & Ruprecht.
Staemmler FM (2008). Empathie in der Psychotherapie aus neuer Perspektive. Dissertation an der Universität Kassel.
Stahl SM (2012). Psychotherapy as an epigenetic ›drug‹: psychiatric therapeutics target symptoms linked to malfunctioning brain circuits with psychotherapy as well as with drugs. J Clin Pharm Ther 37, 249–253.
Staines GL (2007). Comparative outcome evaluations of psychotherapies: Guidelines for addressing eight limitations of the gold standard of causal inference. Psychother 44, 161–174.
Steele K, Boon S, van der Hart O (2017). Die Behandlung traumabasierter Dissoziation. Eine praxisorientierte, integrative Vorgehensweise. Lichtenau: Probst.
Steiner J (1998). Probleme der psychoanalytischen Technik – Patientenzentrierte und analytikerzentrierte Deutung. In: Steiner J. Orte des seelischen Rückzugs. Stuttgart: Klett-Cotta; 191–212.
Steinert C, Munder T, Rabung S, Hoyer J, Leichsenring F (2017). Psychodynamic therapy: As efficacious as other empirically supported treatments? A meta-analysis testing equiva-

lence of outcomes. Am J Psychiatry 174, 943–953.
Steinert C, Bumke PJ, Hollekamp RL, Larisch A, Leichsenring F, Mattheß H, Sek S, Sodemann U, Stingl M, Ret T, Vojtova H, Wöller W, Kruse J (2016). Treating post-traumatic stress disorder by resource activation in Cambodia. World Psychiatry 15, 183–185.
Steinert C, Bumke PJ, Hollekamp RL, Larisch A, Leichsenring F, Mattheß H, Sek S, Sodemann U, Stingl M, Ret T, Vojtova H, Wöller W, Kruse J (2017). Resource activation for treating post-traumatic stress disorder, co-morbid symptoms and impaired functioning: a randomized controlled trial in Cambodia. Psychol Med 4, 553–564.
Steinert C, Kruse K, Leichsenring F, Matthess H, Wöller W (2019). Psychodynamically informed treatment for trauma in the context of refugee crises and political violence. In: Kealy D, Ogrodniczuk JS (eds) Contemporary Psychodynamic Psychotherapy. Evolving Clinical Practice. London, San Diego, Cambridge, Oxford: Elsevier; 419–434.
Steinhelber J, Patterson V, Cliffe K, LaGoullon M (1984). An investigation of some relationships between psychotherapy supervision and patient change. J Clin Psychol 40, 1346–1353.
Stern D (2010). Der Gegenwartsmoment. Frankfurt/M.: Brandes & Aspel.
Stern DB (1997). Unformulated Experience: From Dissociation to Imagination in Psychoanalysis. Hillsdale, NJ: Analytic Press.
Stern DN (1992/2020). Die Lebenserfahrung des Säuglings. 12. Aufl. Stuttgart: Klett-Cotta.
Stern DN (1998a). The process of therapeutic change involving implicit knowledge: Some implications of developmental observations for adult psychotherapy. Inf Ment Health J 19, 300–308.
Stern DN (1998b). »Now-moments«, implizites Wissen und Vitalitätskonturen als neue Basis für psychotherapeutische Modellbindungen. In: Trautmann-Voigt S, Voigt B (Hg). Bewegung ins Unbewusste. Beiträge zur Säuglingsforschung und analytischen Körperpsychotherapie. Frankfurt a. M.: Brandes & Apsel; 82–96.
Stern DN, Sander LW, Nahum JP, Harrison AM, Lyons Ruth K, Morgan AC, Bruschweiler-Stern N, Tronick EZ (2002). Nicht deutende Mechanismen in der psychoanalytischen Therapie. Das »Etwas-Mehr« als Deutung. Psyche – Z Psychoanal 56, 974–1006.
Stevens S, Hynan M, Allen M (2000). A meta-analysis of common factor and specific treatment effects across the outcome domains of the phase model of psychotherapy. Clin Psychol 7, 273–290.
Stierlin H (1978). Delegation und Familie. Beiträge zum Heidelberger Familiendynamischen Konzept. Frankfurt/M.: Suhrkamp.
Stiles WB, Glick MJ, Osatuke K, Hardy GE, Shapiro DA, Agnew-Davies R, et al. (2004). Patterns of alliance development and the rupture-repair hypothesis: Are productive relationships U-shaped or V-shaped? J Couns Psychol 51, 81–91.
Stolorow R, Atwood G, Brandchaft B (1994). The Difficult Patient. In: Stolorow Atwood G, Brandchaft B (eds). The Intersubjective Perspective. New York/Toronto/Oxford: Jason Aronson Book; 93–112.
Stolorow RD (2005). The contextuality of emotional experience. Psychoanal Psychol 22, 101–106.
Stone L (1993). Die psychoanalytische Situation: Entwicklung und Bedeutung. Frankfurt a. M.: Fischer.
Storch M, Cantieni B, Hüther G, Tschacher W (2006). Embodiment. Bern: Huber.
Storck T (2018). Trieb. Stuttgart: Kohlhammer.
Storck T (2020). Eine frühe Grundlegung von Struktur und Objektbeziehung in der Psychoanalysse. Die Bedeutung WRD Fairbairns für zeitgenössisches psychodynamisches Arbeiten. Forum Psychoanal 36, 297–310.
Storck T (2021). Abwehr und Widerstand. Stuttgart: Kohlhammer.
Strachey J (1935). Die Grundlagen der therapeutischen Wirkungen der Psychoanalyse. Int Z Psychoanal 21, 486–516.
Strange BA, Duggins A, Penny W et al. (2005). Information theory, novelty and hippocampal responses: unpredicted or unpredictable? Neural Netw 18, 225–30.
Strauß B (2022). Gruppenpsychotherapie. Grundlagen und integrative Konzepte. Stuttgart: Kohlhammer.
Strauß B, Linden M, Haupt ML, Kaczmarek S (2014). Unerwünschte Wirkungen, Nebenwirkungen und Fehlentwicklungen. In: Schleu A, Schreiber-Willnow K, Wöller W (Hg). Verwickeln und Entwickeln. Ethische Fragen in der Psychotherapie. Bad Homburg: VAS; 84–107.
Streeck U (1986). Hintergrundannahmen im psychoanalytischen Behandlungsprozeß. Forum Psychoanal 2, 98–110.

Streeck U (2000). Erinnern, Agieren und Inszenieren. Enacthments und szenischen Darstellungen im therapeutischen Prozess. Göttingen: Vandenhoeck & Ruprecht.

Streeck U, Leichsenring F (2011). Handbuch psychoanalytisch-interaktionelle Therapie. Behandlung von Patienten mit strukturellen Störungen und schweren Persönlichkeitsstörungen. 2. Aufl. Göttingen: Vandenhoeck & Ruprecht.

Strenger C (1991). Between Hermeneutic and Sciences: An Essay on the Epistemology of Psychoanalysis. Madison, CT: International UP.

Strenger C (2013). Why psychoanalysis must not discard science and human nature. Psychoanal Dial 23, 197–210.

Strupp HH (1996). Nachhaltige Lektionen aus der psychotherapeutischen Praxis und Forschung. Psychotherapeut 41, 84–87.

Strupp HH, Anderson T (1997). On the limitations of therapy manuals. Clin Psychol 4, 76–82.

Strupp HH, Fox RE, Lesser K (1969). Patients View Their Psychotherapy. Baltimore, MD: Johns Hopkins University Press.

Sullivan HS (1953). The Interpersonal Theory of Psychiatry. New York: Norton.

Sullivan MF, Skovholt TM, Jennings L (2005). Master Therapists' Construction of the Therapy Relationship. J Ment Health Couns 27, 48–70.

Summers F (2016). The dialectics of psychoanalytic decision-making. Psychoanal Inq 36, 538–547.

Summers RF, Barber JP (2010). Psychodynamic Therapy: a Guide to Evidence-based Practice. New York Guilford Press.

Sussman MB (1992). A Curious Calling: Unconscious Motivations for Practicing Psychotherapy. Northvale, NJ: Jason Aronson.

Sweatt JD (2009). Experience dependent epigenetic modifications in the central nervous system. Biol Psychiatry 65, 191–197.

Symington N (1996). The Making of a Psychotherapist. London: Karnac.

Symington N (1999). Narzissmus. Neue Erkenntnisse zur Überwindung psychischer Störungen. Gießen: Psychosozial.

Symington, N (2008). Foreword. In: Mitrani JL (Ed.). A Framework for the Imaginary: Clinical explorations of primitive states of being. London: Karnac; 19.

Taubner S, Fonagy P, Bateman AW (2019). Mentalisierungsbasierte Therapie. Göttingen: Hogrefe.

Taubner S, Nolte T, Luyten P, Fonagy P (2010). Mentalisierung und das Selbst. Persönlichkeitsstörungen – PTT 14, 243–258.

Taubner S, Sevecke K (2015). Kernmodell der Mentalisierungsbasierten Therapie. Psychotherapeut 60, 169–184.

Teicholz JG (2009). A strange convergence: Postmodern theory, infant research, and psychoanalysis. In: Rie R, Orange D (eds). Beyond Postmodernism: New Dimensions in Clinical Theory and Practice. New York: Routledge; 69–91.

Thomä H (1981). Schriften zur Praxis der Psychoanalyse. Vom spiegelnden zum aktiven Psychoanalytiker. Frankfurt/M.: Suhrkamp.

Thomä H (1984). Der Beitrag des Psychoanalytikers zur Übertragung. Psyche – Z Psychoanal 38, 29–62.

Thomä H (1999). Zur Theorie und Praxis von Übertragung und Gegenübertragung im psychoanalytischen Pluralismus. Psyche – Z Psychoanal 53, 820–872.

Thomä H (2000). Gemeinsamkeiten und Widersprüche zwischen vier Psychoanalytikern. Psyche — Z Psychoanal 54, 172–189.

Thomä H, Grünzig H, Böckenförde H, Kächele H (1976). Das Konsensusproblem in der Psychoanalyse. Psyche – Z Psychoanal 30, 978–1027.

Thomä H, Kächele H (1975). Problems of metascience and methodology in clinical psychoanalytic research. Annual of Psychoanalysis, Vol. 3, New York, NY: International University Press; 49–119.

Thomä H, Kächele H (2006). Lehrbuch der psychoanalytischen Therapie, 3. Aufl. Berlin Heidelberg New York Tokyo: Springer.

Thompson MG (2004). Happiness and chance: A reappraisal of the psychoanalytic conception of suffering. Psychoanal Psychol 21, 134–153.

Tibone G (2014). Wie kommt es zu problematischen Verläufen in Psychotherapien? Erkenntnisse aus der Behandlung von Patientenbeschwerden. In: Schleu A, Schreiber-Willnow K, Wöller W (Hg)- Verwickeln und Entwickeln. Ethische Fragen in der Psychotherapie. Bad Homburg: VAS; 29–38.

Tibone G, Schmieder-Dembek B (2015). Abstinenz und Abstinenzverletzungen in der psychoanalytischen Ausbildung. Forum Psychoanal 31, 17–34.

Tice DM, Baumeister RF, Shmueli D, Muraven M (2007). Restoring the self: Positive affect helps improve self-regulation following ego depletion. J Experim Soc Psychol 43, 379–384.

Tomasello M (2002). Die kulturelle Entwicklung des menschlichen Denkens. Zur Evolution der Kognition. Frankfurt/M: Suhrkamp.

Tomkins SS (1962/2000). Affect, Imagery and Consciousness. New York: Springer.

Trautmann-Voigt S, Voigt B (2018). Integration des Körpers in das tiefenpsychologische Setting. Was bewegt die Bewegung im therapeutischen Kontakt? In: Wöller W, Kruse J (Hg). Tiefenpsychologisch fundierte Psychotherapie. 5. Aufl., Stuttgart: Schattauer; 455–466.

Trautmann-Voigt S, Voigt B (2020). Grammatik der Körpersprache. Ein integratives Lehr- und Arbeitsbuch zum Embodiment. 3. Auflage. Stuttgart: Schattauer.

Trautmann-Voigt S, Voigt B (Hg) (1998). Bewegung ins Unbewusste. Beiträge zur Säuglingsforschung und analytischen Körperpsychotherapie. Frankfurt a. M.: Brandes & Apsel.

Tress W (Hg) (1993). Die Strukturale Analyse Sozialen Verhaltens: SASB. Heidelberg: Asanger.

Trimborn W (1994). Analytiker und Rahmen als Garanten des therapeutischen Prozesses. Psychotherapeut 39, 94–103.

Trimborn W (2012). Die Gefahr der Heilung. Pathologische Identifizierungs- und Mentalisierungsprozesse als Grenzen therapeutischer Möglichkeiten. In: Internalisierung und Strukturbildung. In: Schneider G, Seidler GH (Hg). Theoretische Perspektiven und klinische Anwendungen in Psychoanalyse und Psychotherapie. Gießen: Psychosozial; 181–203.

Tronick E (2007). The Neurobehavioral and Social-Emotional Development of Infants and Children. New York: W. W. Norton.

Tronick EZ, Bruschweilwer-Stern N, Harrison AM, Lyons-Ruth K, Morgan AC, Nahum JP, Sander L, Stern DN (1998). Dyadically expanded states of consciousness and the process of therapeutic change. Inf Ment Health J 19, 290–299.

Tronson NC, Taylor JR (2007). Molecular mechanisms of memory reconsolidation. Nat Rev Neurosci 8, 262–275.

Trupp MS (2003). The mind and the brain: Neuroplasticity and the power of mental force. J Nerv Ment Dis 191, 765–766.

Tryon GS, Blackwel SC, Hammel EF (2007). A meta-analytic examination of client-therapist perspectives of the working alliance. Psychother Res 17, 629–642.

Tschacher W, Dauwalder J (2003). The Dynamical Systems Approach to Cognition. Singapore: World Scientific.

Tschacher W, Ramseyer F, Grawe K (2007). Der Ordnungseffekt im Psychotherapieprozess: Replikation einer systemtheoretischen Vorhersage und Zusammenhang mit dem Therapieerfolg. Z Klin Psychol Psychother 36, 18–25.

Tschacher W, Scheier C (1999). Der Ansatz der Embodied Cognitive Science: Konzepte, Methoden und Implikationen für die Psychologie. Forschungsberichte der Universitären Psychiatrischen Dienste Bern, Nr. 99–1.

Tschuschke V (Hg) (2009). Gruppenpsychotherapie. Von der Indikation bis zu Leitungstechniken. Stuttgart: Thieme.

Tschuschke V, Crameri A, Köhler M, Berglar J, Muth K, Staczan P, von Wyl A, Schulthess P, Koemeda-Lutz M (2015). The role of therapists' treatment adherence, professional experience, therapeutic alliance, and clients' severity of psychological problems: Prediction of treatment outcome in eight different psychotherapy approaches. Preliminary results of a naturalistic study. Psychother Res 25, 420–434.

Tuckett D (2007). Ist wirklich alles möglich? Über die Arbeit an einem System zur transparenteren Einschätzung psychoanalytischer Kompetenz. Forum Psychoanal 23, 44–64.

Tuckett D (2007). Wie können Fälle in der Psychoanalyse verglichen und diskutiert werden? Implikationen für künftige Standards der klinischen Arbeit. In: Psyche – Z Psychoanal 61, 1042–1071.

Tuckett D (2014). Die Sitzung träumen. Psyche – Z Psychoanal 68, 289–305.

Tustin F (1969). Autistic processes. J Child Psychother 2, 23–39.

Tustin F (1993). Anmerkungen zum psychogenen Autismus. Psyche – Z Psychoanal 47, 1172–1183.

Tustin F (1996). Die Zementierung eines Irrtums. Arbeitshefte Kinderanalyse, Heft 22/23, 15–37.

Valentine L, Gabbard GO (2014). Can the use of humor in psychotherapy be taught? Acad Psychiatry 38, 75–81.

Valkonen J, Hänninen V, Lindfors O (2011). Outcomes of psychotherapy from the perspective of the users. Psychother Res 21, 227–240.

van Baaren RB, Holland RW, Kawakami K, Knippenberg AV (2004). Mimicry and prosocial behavior. Psychol Sci 15, 71–74.

van der Hart O (2016). Die Geschichte der traumabedingten Dissoziation unter besonderer Berücksichtigung der Dissoziativen Identitätsstörung. In: Eckhardt-Henn A, Spitzer C (Hg) Dissoziative Bewusstseinsstörungen. Stuttgart: Schattauer; 3–23.

van der Hart O, Nijenhuis ERS, Steele K (2008). Das verfolgte Selbst. Trauma und Dissoziation. Strukturelle Dissoziation und die Behandlung chronischer Traumatisierung: Paderborn: Junfermann.

van der Kolk B (2021). Verkörperter Schrecken. Traumaspuren in Gehirn, Geist und Körper und wie man sie heilen kann. 7. Aufl. Lichtenau: Probst.

Vandekerckhove M, Panksepp J (2011). A neurocognitive theory of higher mental emergence: From anoetic affective experiences to noetic knowledge and autonoetic awareness. Neurosci Beh Rev 35, 2017–2025.

Vandieken R (2014). Aufklärung in der Psychotherapie. Verpflichtung und »vorbeugende Maßnahme«. In: Schleu A, Schreiber-Willnow K, Wöller W (Hg). Verwickeln und Entwickeln. Ethische Fragen in der Psychotherapie. Bad Homburg: VAS; 136–144.

von der Lippe A, Monsen JT, Rønnestad MH, Eilertsen DE (2008). Treatment failure in psychotherapy: The pull of hostility. Psychother Res 18, 420–432.

von Wachter M, Hendrischke A (2017). Das Ressourcenbuch. Selbstheilungskräfte in der Psychotherapie erkennen und von Anfang an fördern. Stuttgart: Klett-Cotta; 10–12.

Waelder R (1936). The principle of multiple function: Observations on over-determination. Psychoanal Q 5, 45–62.

Walfish S, McAllister B, O'Donnell & Lambert MJ (2012). An investigation of self-assessment bias in mental health professionals. Psychol Rep 110, 639–944.

Wallerstein RS (1990). Psychoanalysis: The common ground. Int J Psychoanalysis 71, 3–20.

Walter H, Müller S (2011). Neuroethik und Neuropsychotherapie. In: Schiepek H (Hg) Neurobiologie der Psychotherapie. 2. Aufl. Stuttgart: Schattauer; 646–655.

Wampold BE, Brown GS (2005). Estimating variability in outcomes attributable to therapists: A naturalistic study of outcomes in managed care. J Consult Clin Psycho 73, 914–923.

Wampold BE, Imel ZE (2015). The Great Psychotherapy Debate: The Evidence For What Makes Psychotherapy Work (2nd ed). New York, NY: Routledge.

Wampold BE, Imel ZE, Flückiger C (2018). Die Psychotherapie-Debatte. Bern: Hogrefe.

Warren JS, Nelson PL, Mondragon SA, Baldwin SA, Burlingame GA (2010). Youth psychotherapy change trajectories and outcomes in usual care: Community mental health versus managed care settings. J Consult Clin Psychol 78, 144–155.

Warsitz RP (2006). Der Raum des Sprechens und die Zeit der Deutung im psychoanalytischen Prozeß. Psyche – Z Psychoanal 60, 1–30.

Waska RT (2000). Intrapsychic momentum and the psychoanalytic process. Am J Psychother 54, 26–42.

Watkins J, Watkins HH (2012). Ego-States – Theorie und Therapie. Ein Handbuch. 3. Aufl. Heidelberg: Carl-Auer-Systeme.

Watzlawick P, Beavin JH, Jackson D (1967). Menschliche Kommunikation. Bern: Huber.

Weber M (1919/1999). Politik als Beruf. Frankfurt/M.: Büchergilde Gutenberg.

Weiß H (2007). Ein mehrphasiges Modell der projektiven Identifizierung. Psyche – Z Psychoanal 61, 151–173.

Weischede G, Zwiebel R (2009). Neurose und Erleuchtung. Stuttgart: Klett-Cotta.

Weiss H, Harrer ME (2010). Achtsamkeit in der Psychotherapie. Psychotherapeutenjournal 9, 14–25.

Weiss J, Sampson H (1986). The Mount Zion Psychotherapy Research Group (1986). The Psychoanalytic Process: Theory, Clinical Observations and Empirical Research. New York: Guilford Press.

Wellendorf F (1999). Jenseits der Empathie. Forum Psychoanal 15, 9–24.

Werner C, Langenmayr A (2006). Die Bedeutung der frühen Kindheit. Göttingen: Vandenhoeck & Ruprecht.

Westen D (1998). The scientific legacy of Sigmund Freud: Toward a psychodynamically informed psychological science. Psychol Bull 124, 333–371.

Westen D (2002). The language of psychoanalytic discourse. Psychoanal Dial 12, 857–898.

Westen D, Gabbard GO (2002). Developments in cognitive neuroscience II. Implications for theories of transference. J Am Psychoanal Assoc 50, 99–134.

Whitebook J (2010). Sigmund Freud – A philosophical physician. Lecture at the 11th Joseph Sandler Research Conference: Persisting shadows of early and later trauma. Frankfurt a. M.

Whitehead AN (1929). The Aims of Education. New York: Macmillan.
Widlöcher D (2010). Distinguishing psychoanalysis from psychotherapy. Int J Psychoanal 91, 45–50.
Wild B (Hg) (2016). Humor in Psychiatrie und Psychotherapie. Neurobiologie – Methoden – Praxis. 2. Aufl. Stuttgart: Schattauer.
Will C (2016). Achtsamkeit und gleichschwebende Aufmerksamkeit. In Gödde G, Stehle S (Hg). Die therapeutische Beziehung in der psychodynamischen Psychotherapie. Göttingen: Psychosozial; 293–312.
Will H (2008). Die Position eines Analytikers, der keiner Schule entstammt. Eine Fallstudie zum Verhältnis von privater und öffentlicher Theorie. Psyche – Z Psychoanal 62, 1–27.
Will H (2010). Psychoanalytische Kompetenzen. Standards und Ziele für die psychoanalytische Ausbildung und Praxis. 2. Aufl. Stuttgart: Kohlhammer.
Will H (2016). Ungesättigte und gesättigte Deutungen. Psyche – Z Psychoanal 70, 2–23.
Will H (2018). Wie ungesättigte Deutungen entstehen. Die Arbeit der Figurabilität. Psyche – Z Psychoanal 72, 374–396.
Willutzki U, Reinke-Kappentein B, Hermer M (2013). Ohne Heiler geht es nicht. Bedeutung von Psychotherapeuten für Therapieprozess und -ergebnis. Psychotherapeut 58, 427–437.
Willutzki U, Teismann T (2013). Ressourcenaktivierung in der Psychotherapie. Göttingen: Hogrefe.
Willutzki U, Veith A (2018). Burnout und professionelle Entwicklung von Psychotherapeuten. PID – Psychotherapie im Dialog 19, 55–59.
Wilson A (2016). Theorizing about theorizing: an examination of the contributions of William I. Grossman to psychoanalysis. J Am Psychoanal Assoc 57, 9–36.
Winnicott D (1953). Transitional objects and transitional phenomena: a study of the first not-me possession. Int J Psychoanal 34, 89–97.
Winnicott DW (1947/1964). Further thoughts on babies as persons. In: Winnicott DW. The Child, the Family, and the Outside World. Harmondsworth, England: Penguin Books; 85–92.
Winnicott DW (1949a/2008). Von der Kinderheilkunde zur Psychoanalyse. Gießen: Psychosozial.
Winnicott DW (1949a). Fear of breakdown. In: Winnicott DW: Psycho-Analytic Explorations (ed Winnicott C, Shepherd R, Davis M. Cambridge, Massachusetts: Harvard University Press; 87–95.
Winnicott DW (1949b). Hate in the countertransference. Int J Psycho-Anal 30, 69–74.
Winnicott DW (1955). Metapsychological and clinical aspects of regression within the psycho-analytical set-up. Int J Psychoanal 36, 16–26.
Winnicott DW (1955/1983). Metapsychologische und klinische Aspekte der Regression im Rahmen der Psychoanalyse. In: Winnicott DW. Von der Kinder heilkunde zur Psychoanalyse. Frankfurt a. M.: Fischer; 183–207.
Winnicott DW (1958). The capacity to be alone. Int J Psychoanal 39, 416–20.
Winnicott DW (1960). The theory of the parent-infant relationship. Int J Psychoanal 41, 585–595.
Winnicott DW (1965/2020). Reifungsprozesse und fördernde Umwelt. 3. Aufl. Gießen: Psychosozial.
Winnicott DW (1971/2018). Vom Spiel zur Kreativität. Stuttgart: Klett-Cotta.
Winnicott DW (1980). Fear of breakdown: a clinical example. Int J Psychoanal 61, 351–357.
Winnicott DW (1967). Spiegelfunktion von Mutter und Familie in der kindlichen Entwicklung. In: Winnicott DW. Vom Spiel zur Kreativität. Klett-Cotta; 128–135.
Winston A, Laikin M, Pollack J, Samstag LW, McCullough L, Muran JC (1994). Short-term psychotherapy of personality disorders. Am J Psychiatry 151, 190–194.
Wirth HJ (2007). Schismatic processes in the psychoanalytic movement and their impact on the formation of theories. Int Forum Psychoanal 16, 4–11.
Wirth HJ (2016). Intersubjektivität als zentrales Moment der therapeutischen Beziehung. In: Gödde G, Stehle S (Hg). Die therapeutische Beziehung in der psychodynamischen Psychotherapie. Göttingen: Psychosozial; 51–74.
Wissenschaftlicher Beirat Psychotherapie (2005). Stellungnahme zur Psychodynamischen Psychotherapie bei Erwachsenen vom 11. Nov. 2004. Dtsch Ärztebl 102: A73–5.
Wolf-Poschkamp RM (2018). Kunst- und Gestaltungstherapie im tiefenpsychologischen Setting. Vom Tun über das Sichtbarwerden zum Begreifen. In: Wöller W, Kruse J (Hg). Tiefenpsychologisch fundierte Psychotherapie. 5. Aufl., Stuttgart: Schattauer; 467–479.
Wöller W (1993). Psychoanalytische Theorien zur Depersonalisierung. Forum Psychoanal 9, 122–131.

Wöller W (2003). EMDR in der Psychotherapie von Persönlichkeitsstörungen. Z Psychotraumatol Psychol Med 1, 73–78.

Wöller W (2005). Traumawiederholung und Reviktimisierung nach körperlicher und sexueller Traumatisierung. Fortschr Neurol Psychiat 73, 83–90.

Wöller W (2013a). Trauma und Persönlichkeitsstörungen. Ressourcenbasierte psychodynamische Therapie. 2. Aufl. Stuttgart: Schattauer.

Wöller W (2013b). Tiefenpsychologisch fundierte Psychotherapie – Ein Adoptivkind der Psychoanalyse? Agora. Sonderheft 30. Jubiläum des Instituts für Psychoanalyse und Psychotherapie Düsseldorf e. V., 34–37.

Wöller W (2014). Bindungstrauma und Borderline-Störung. Stuttgart: Schattauer.

Wöller W (2014b). Depersonalisierung. In: Mertens W (Hg). Handbuch psychoanalytischer Grundbegriffe. 4. Aufl. Stuttgart: Kohlhammer; 160–161.

Wöller W (2015). Tiefenpsychologisch fundierte Psychotherapie als ressourcenbasiertes integratives Verfahren. PDP – Psychodyn Psychother 14, 3–12.

Wöller W (2016a). Der ausreichend gute Therapeut. Psychotherapeut 61, 105–109.

Wöller W (2016b). Assoziationsmodell. Drittes psychodynamisches Theoriemodell neben Konflikt- und Strukturmodell? Psychotherapeut 61, 66–72.

Wöller W (2017a). Dissoziative Phänomene. Psychoanalytische Perspektiven und Theorien. PiD – Psychother Dial 18, 24–28.

Wöller W (2017c). Geleitwort. In: von Wachter M, Hendrischke A. Das Ressourcenbuch. Selbstheilungskräfte in der Psychotherapie erkennen und von Anfang an fördern. Stuttgart: Klett-Cotta; 10–12.

Wöller W (2019). Therapeutische Beziehung bei komplex traumatisierten Patienten. PiD – Psychother Dial 20, 83–86.

Wöller W (2020). Dissoziation. Gießen: Psychosozial.

Wöller W, Berberich G, Janta B, Thiele C (2018a). Orientierung – Theorien und Modelle. In: Hölzer M, Wöller W, Berberich G (Hg). Stationäre Psychotherapie. Von der Anmeldung bis zur Entlassung. Stuttgart: Schattauer; 56–89.

Wöller W, Berberich G, Thiele C (2018b). »Muss ich wirklich in die Gruppe?« – Einzel- und Gruppentherapie als sich ergänzende Settings. In: Hölzer M, Wöller W, Berberich G (Hg). Stationäre Psychotherapie. Von der Anmeldung bis zur Entlassung. Stuttgart: Schattauer; 171–191.

Wöller W, Kruse J (2018). Tiefenpsychologisch fundierte Psychotherapie. 5. Aufl., Stuttgart: Schattauer.

Wöller W, Kruse J (2020). Stand und Zukunft der tiefenpsychologisch fundierten Psychohotherapie. PDP – Psychodyn Psychother 19, 23–35.

Wöller W, Lampe A, Mattheß H, Schellong J, Leichsenring F, Kruse J (2020). Psychodynamische Therapie der komplexen posttraumatischen Belastungsstörung. Ein Manual zur Behandlung nach Kindheitstrauma. Stuttgart: Schattauer.

Wöller W, Mattheß H (2018). Komplexe Traumafolgestörung. In: Schellong J, Epple F, Weidner K (Hg). Praxisbuch Psychotraumatologie. Stuttgart: Thieme; 120–112.

Wolpe J (1969). The Practice of Behavior Therapy. New York: Pergamon Press.

Wulf C, Zirfas J (2005). Bild, Wahrnehmung und Phantasie. Performative Zusammenhänge. In: Wulf C, Zirfas J (Hg). Ikonologie des Performativen. Paderborn, München: Fink; 7–32.

Wurmser L (1997). Die verborgene Dimension. Psychodynamik des Drogenzwangs, Göttingen: Vandenhoeck & Ruprecht.

Wurmser L (2011). Flucht vor dem Gewissen. Analyse von Über-Ich und Abwehr bei schweren Neurosen. 2. Aufl. Berlin, Heidelberg: Springer.

Wurmser L (2012). Die zerbrochene Wirklichkeit. Psychoanalyse als das Studium von Konflikt und Komplementarität. Berlin: Springer.

Wurmser L (2017 statt 1990). Die Maske der Scham. Die Psychoanalyse von Schamaffekten und Schamkonflikten. 7. Aufl. Berlin: Springer.

Yamada M, Decety J (2009). Unconscious affective processing and empathy: An investigation of subliminal priming on the detection of painful facial expressions. Pain 143, 71–75.

Yeomans FW, Clarkin JF, Kernberg OF (2017). Übertragungsfokussierte Psychotherapie für Borderline-Patienten. Stuttgart: Schattauer.

Young JE, Klosko JS, Weishaar ME (2008). Schematherapie. Ein praxisorientiertes Handbuch. 2. Aufl. Paderborn: Junfermann.

Yulis S, Kiesler DJ (1968). Countertransference response as a function of therapist anxiety and content of patient talk. J Consult Clin Psychol 32, 413–419.

Zajonc RB (2000). Feeling and thinking: Closing the debate over the independence of affect. In: Forgas JP (Hg) Feeling and Thinking: The Role of Affect in Social Cognition. Cambridge University Press; 31–58.

Zanarini MC, Frankenburg FR, Fitzmaurice G (2013). Defense mechanisms reported by patients with borderline personality disorder and axis II comparison subjects over 16 years of prospective follow-up: description and prediction of recovery. Am J Psychiatry 170, 111–120.

Zeeck A, Hartmann A, Orlinsky DE (2004). Inter-Session-Prozesse – ein vernachlässigtes Thema der Psychotherapieforschung. Psychother Psychosom Med Psychol 53, 236–242.

Zeeck A, Orlinsky DE, Hermann S, Joos A, Wirsching M, Weidmann W, Hartmann A (2012). Stressful involvement in psychotherapeutic work: Therapist, client and process correlates. Psychother Res 22, 543–555.

Zepf S (2009). Brauchen wir das Konzept der Spaltung? Forum Psychoanal 25, 219–235.

Zetzel E (1966). The analytic situation. In: Litman RE (ed). Psychoanalysis in America. New York: International Universities Press; 86–106.

Zhang T, Sakaida H, Kawano K, Yamamoto M, Machi Y (2000). An experiment on cerebral activity during visual imagery. J Int Soc Life Inform Sci 18, 400–403.

Zhong CB, Leonardelli GJ (2008). Cold and lonely: does social exclusion feel literally cold? Psychol Sci 19, 838–842.

Zilcha-Mano S, Muran JC, Hungr C, Eubanks CF, Safran JD, Winston A (2016). The relationship between alliance and outcome: Analysis of a two-person perspective on alliance and session outcome. J Consult Clin Psychol 84, 484–496.

Zoubek-Windaus A (2020). Tango und Microprozesse in der psychoanalytischen Situation. Forum Psychoanal 36, 277–296.

Zwerenz M, Beutel M (2017). Online-Interventionen zur Behandlung psychischer Erkrankungen und Belastungen. Welche aktuellen Ansätze gibt es und wie wirksam sind diese? Arbeitsmedizin Sozialmedizin Umweltmedizin 52, 452–460.

Zwettler-Otte S (Hg) (2007). Entgleisungen in der Psychoanalyse. Berufsethische Probleme. Vandenhoeck & Ruprecht, Göttingen.

Zwiebel R (2013). Was macht einen guten Psychoanalytiker aus? Grundelemente professioneller Psychotherapie. Stuttgart: Klett-Cotta.

Zwiebel R (2014). Behandlungsfehler, Fehlerkultur und Verantwortung in der psychoanalytischen Praxis. Ansatz für eine psychoanalytische Irrtumstheorie. Jahrb Psychoanal 69, 49–76.

Zwiebel R (2017). Vom Irrtum lernen. Behandlungsfehler und Verantwortung in der psychoanalytischen und psychotherapeutischen Praxis. Stuttgart: Klett-Cotta.

Zysman S (2012). Theories as objects: a psychoanalytic inquiry into minds and theories. In: Canestri J (ed) Putting theory to work: How are theories actually used in practice? London: Karnac; 135–156.